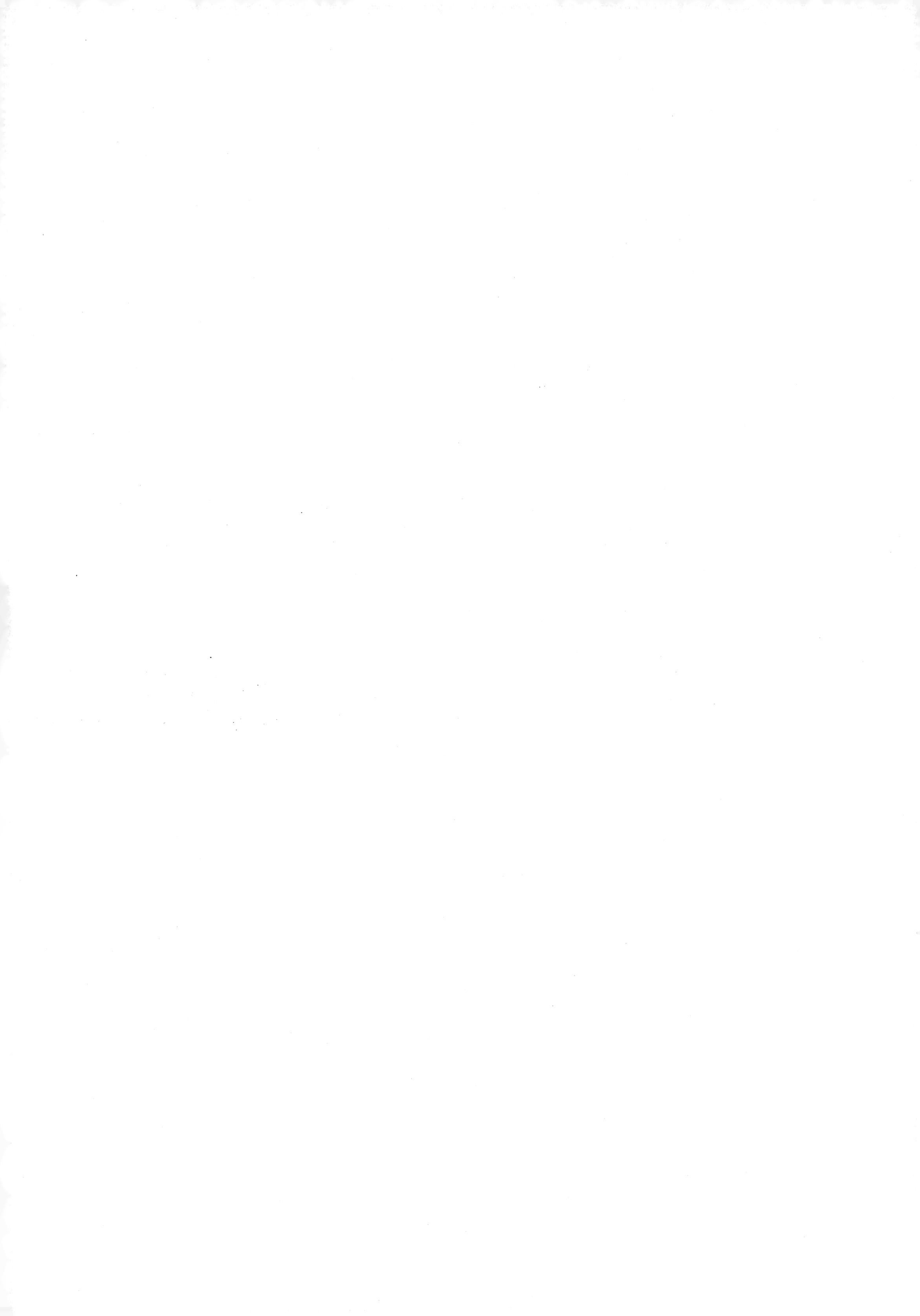

国家科学技术学术著作出版基金

基于膜过程的中药制药分离技术：基础与应用

主　编　郭立玮　朱华旭
副主编　唐志书　李　博　潘永兰

科学出版社
北　京

内 容 简 介

本书较全面地阐述了中药制药工业对膜科技的重大需求，内容具有新颖性、系统性和实用性的特点，从理论创新、技术创新和应用创新三方面，针对适应性、应用范围、膜过程优化设计、膜污染防治等膜分离技术应用于中药制药行业的关键问题，系统介绍以本书著者及主要合作者为核心的科研团队所取得的最新进展。

本书可供理工、医药、中医药等高等院校化学工程、制药工程、中药学、中药制药、药剂学等相关专业的教师、科研人员，以及药品、药械生产研发单位和医药科研单位技术人员作为教学、科研的参考书使用，也可作为上述相关专业研究生的学位论文设计与实验研究的参考资料。

图书在版编目（CIP）数据

基于膜过程的中药制药分离技术：基础与应用 / 郭立玮，朱华旭主编. —北京：科学出版社，2019.6

ISBN 978-7-03-061238-0

Ⅰ. ①基… Ⅱ. ①郭… ②朱… Ⅲ. ①膜-分离-化工过程-应用-中药制剂学-研究 Ⅳ. ①R283

中国版本图书馆 CIP 数据核字（2019）第 092719 号

责任编辑：闵 捷 / 责任校对：王晓茜
责任印制：黄晓鸣 / 封面设计：殷 靓

科学出版社 出版
北京东黄城根北街 16 号
邮政编码：100717
http：//www.sciencep.com
苏州市越洋印刷有限公司 印刷
科学出版社发行 各地新华书店经销
*
2019 年 6 月第 一 版 开本：889×1194 1/16
2019 年 6 月第一次印刷 印张：35 3/4
字数：1100 000
定价：200.00 元
（如有印装质量问题，我社负责调换）

前　言

中药包括植物药、动物药和矿物药等天然产物，不可避免地需要“去伪存真，去粗取精”，因而“分离”是中医药领域的共性关键技术。

膜技术以先进材料为载体，可借膜孔筛分及扩散作用，依分子大小、亲和能力等不同性质对物质进行分离。因其具有节能、环保、高效等特点，被国际上公认为21世纪最有发展前景的重大高新技术之一，也被公认为我国中药制药工业急需推广的高新技术。鉴于膜分离过程与溶液环境密切相关，不同领域的膜科学家均针对各自物料体系的溶液环境，建立了相关数学模型，对膜传质过程和污染机制进行预报、监控与阐述。但中药生产的基本物料——中药水提液组成复杂，因无法以常规传质模型预报、监控膜滤过程，极易造成膜污染和堵塞，成为膜技术及其产业化发展的瓶颈。

千百年来，以水煎服为主的中药汤剂是中医临床用药的主要方式，充分说明了中药水提液中药效物质的安全性与有效性。目前，国内绝大多数中药厂家仍以由水煎煮而成的中药水提液作为生产过程的基本物料。然而，中药水提液组成极其复杂，长期以来因其密度、黏度、表面张力等基本物性数据缺乏，只能以若干指标性成分的转移率高低作为提取工艺设计的依据，而该方法不能全面客观反映工艺过程真实状态，往往导致中药生产工艺优化设计“失真”甚至失败。能否突破对“中药水提液-分离性能”相关性认知空白，建立与先进材料分离性能接轨、可用于工艺设计的中药水提液溶液环境检测系统，是中药膜领域，也是中药制药行业值得探索的重要课题。

围绕这一思路，以本书著者及主要合作者为核心的科研团队（即笔者课题组），在多个国家重大科技专项与国家自然科学基金的资助下，历经15年，针对中药制药工业对新技术、新材料的需求，密切结合中医药理论，将复杂适应系统科学原理、现代分离科学理论与技术引入中药制药分离工程研究领域，以中药液体物料与分离工艺相关的理化性质的科学表征为突破口，通过建立基于中药溶液环境的膜过程研究模式，以及面向中药溶液环境的膜过程优化技术集成，比较系统、深入地开展了中药膜分离基础研究与产业化应用，为构筑以膜技术为核心的中药“清洁生产”应用流程提供了切实保障。本书将从理论创新、技术创新和应用创新三方面总结笔者课题组在中药制药膜分离领域取得的一些初步成果，以冀得到同行的指导与交流。

本书约110万字，插图500余幅，共16章，分基础篇与应用篇。

（1）第一章为绪论，在概述膜科技的基础上，论述了中药制药工程对膜科技的重大需求及“基于膜过程的中药制药分离工程”的理论框架与研究方法。

（2）基础篇共10章，第二章至第九章分别就相关的基础研究与应用基础研究进行介绍，主要内容包括：膜技术与中药制药分离工程；基于筛分效应的中药膜分离技术原理；中药溶液环境及其与膜过程的相关性探索；中药共性高分子模拟体系溶液环境对有机膜分离过程的影响；中药共性高分子模拟体系溶液环境对陶瓷膜分离过程的影响；中药膜污染及防治；基于溶液环境优化机制的中药物料预处理研究；膜组件对中药膜过程的影响。为了适应中药复杂体系多学科研究的需要，专辟第十章介绍了基于计算机化学的中药膜过程研究模式，阐述关于复杂系统理论和方法用于中药制药分离工程领域的思考与实践。第十一章则介绍了笔者课题组引入分子动力学仿真技术，探索分子模拟技术在中药膜过程研究中的应用。

（3）应用篇共 5 章，着重介绍笔者课题组所开展的膜分离技术在中药制药领域的应用研究。其中，第十二章介绍了膜分离技术精制中药工艺设计与应用。第十三章介绍了基于筛分机制膜过程的中药挥发油富集技术。第十四章至第十六章分别为基于膜过程的中药分离单元集成、膜浓缩技术、膜生物反应器及其在中药领域的应用。

膜科技及其在中药制药工程的应用研究正处于蓬勃发展之中，新论点、新方法、新技术不断涌现，我们的工作只是一种尝试和探索，其中不乏值得探讨之处。由于水平有限，本书难免有疏漏之处，敬请专家和读者提出宝贵意见，以便我们通过研究实践，逐步解决问题、完善内容。

本书主要取材于南京中医药大学植物药深加工工程研究中心、中药复方分离工程重点实验室近年的研究成果，潘永兰博士、潘林梅博士、董洁博士、徐萍博士、徐雪松博士、付廷明博士、黄山博士、樊文玲博士、姚薇薇博士、陆瑾博士、李玲娟副教授等及研究生陈丹丹、林瑛、王晴、曹云台、沈洁、乐康、殷爱玲、张梦、张刘红、石飞燕、胡涛等为此付出了艰辛的努力。在本书的编写过程中，研究生屈娜、刘静、王正俊、曹慧婷等先后放弃寒、暑假等休息时间，协助检索文献、处理图表、校对文字等，开展了大量卓有成效的工作。江苏久吾高科技股份有限公司、江苏康缘药业股份有限公司、劲牌生物医药有限公司等多年来提供了大量的支持和帮助，在此表示衷心的感谢！

特别感谢南京工业大学膜科学技术研究所徐南平院士，邢卫红、金万勤、范益群等教授一直以来对我们的关心、支持与指导。衷心感谢上海大学陆文聪教授等在计算机化学方面给予的指导与帮助。感谢《膜科学与技术》编委会各位专家、学者的关心、支持与指导。同时对本书撰写中所引用资料的作者们一并致以深切的谢意。

本书相关项目研究及编写工作得到了校内外许多专家的帮助和本校各级领导的大力支持，在此一并深表谢意。

本书的研究工作得到国家自然科学基金项目（30171161、30572374、30873449、81274096）、“十五”国家重大科技专项（2001BA701A41）、“十五”国家科技攻关计划（2004BA721A42）、“十一五”国家科技支撑计划（2006BAI09B07-03、20060604-04）、国家“重大新药创制”科技重大专项（2011ZX09201-201-26、2011ZX09401-308-008）、江苏省科技厅产学研联合创新资金（BY2012036）等的支持，特此致谢！

郭立玮

2018 年 5 月

目　　录

第三章　基于筛分效应的中药膜分离技术原理

第四章　中药溶液环境及其与膜过程的相关性探索

第九章　膜组件对中药膜过程的影响

第十章　基于计算机化学的中药膜过程研究模式

第十三章 基于筛分机制膜过程的中药挥发油富集技术

第十四章 基于膜过程的中药分离单元集成

第十五章 膜浓缩技术

第十六章 膜生物反应器及其在中药领域的应用

第一章

绪　　论

第一节
中医药继承创新研究在国家科技战略中占有重要地位

中医药学已有数千年的历史，而现代膜技术问世尚不足一百年。诚如本书书名《基于膜过程的中药制药分离技术：基础与应用》所述，这本书的目的是要把现代膜技术引入到中医药科技领域，让它们结为“忘年交”。那么，为什么要让它们结为“忘年交”？它们能成为“忘年交”吗？要寻找这些问题的答案，须从中医药继承创新研究被提升为国家科技战略说起。

2015 年 12 月，习近平总书记致信祝贺中国中医科学院成立 60 周年时强调：“中医药学是中国古代科学的瑰宝，也是打开中华文明宝库的钥匙。”

同年同月，李克强总理致信国家中医药管理局祝贺屠呦呦获得诺贝尔生理学或医学奖中提到：“屠呦呦获得诺贝尔生理学或医学奖，是中国科技繁荣进步的体现，是中医药对人类健康事业做出巨大贡献的体现，充分展现了我国综合国力和国际影响力的不断提升。”

国务院 2016 年印发的《中医药发展战略规划纲要（2016—2030 年）》，把中医药继承创新研究作为国家科技战略的重要方面。

中药资源作为中医药资源的重要组成部分，是国家战略资源，是集生态属性、医疗属性、经济属性、科技属性及文化属性为一体的特殊资源。中药资源是全球竞争中国优势的体现，具有国家战略意义。

现代研究表明，中药中产生疗效的物质基础主要是生物碱、黄酮、苷类等成分，其分子质量大多不超过 1 kDa，它们被称为“天然组合化学库”（natural combinatorial chemical libraries，NCCL），通过多靶点作用机制起到治疗作用[1]。鉴于中药药效物质的复杂性与不确定性，为从中药及其复方中获取尽可能完整的“天然组合化学库”，科学的中药制药分离目标应是具有各种活性成分的化学组合体，这是中药资源的核心价值所在。由此可见，由于中药成分的多元化，适宜的中药制药分离技术应使产物具有某一分子量区段的多种成分（有效组分或有效部位）。

2015 年 10 月 5 日，中国中医科学院屠呦呦教授，因发现青蒿素创制抗疟新药而成为首位获得诺贝尔奖科学类奖项的中国人。这一事实充分表明，中医药学是我国有能力、有可能跻身国际科学前沿的重要领域。

屠呦呦在以《青蒿素——中医药给世界的一份礼物》为题所做的获奖演讲中说：“中国医药学是一个伟大宝库，应当努力发掘，加以提高。青蒿素正是从这一宝库中发掘出来的……”

越是民族性的东西，越具有生命力。中医药是我国具有自主知识产权的主要领域，蕴含着巨大的原创性科技资源，与现代科技结合，就有可能产生许多原创性的重大科研成果，造福人类。

如今，中药工业已成为我国医药工业的重要支柱。中药工业是我国国民经济中优势明显、发展迅速、市场前景广阔的朝阳产业。2016 年中成药工业总产值达到 7 864 亿元[2]。

统计数据显示，2001 年，我国中草药出口额占国际市场总额的 3.6%。2015 年，这个比例已经降到

2%。而日本在国际中药市场占的份额则超过 80%，这与日本早在 20 世纪 80 年代即把膜分离等高新技术成功用于中药生产不无关系。例如，日本最大的汉方制剂生产企业津村顺天堂，采用膜技术领域常用的超滤法除去生药提取液中的高分子杂质，由此可将葛根汤片的剂量由每副 18 片减少至 4 片[3]。其产品完全符合联合国世界卫生组织（World Health Organization，WHO）关于传统药物“安全、有效、稳定、经济”的原则，深受市场欢迎。

为了应对严峻的国际竞争，为了满足人类健康事业对中医药日益迫切的需求，《中医药发展战略规划纲要（2016—2030 年）》中制定了重点任务：促进中药工业转型升级，包括实施中药绿色制造工程，形成门类丰富的新兴绿色产业体系，逐步减少重金属及其化合物等物质的使用量，严格执行《中药类制药工业水污染物排放标准》（GB 21906-2008），建立中药绿色制造体系等。

膜技术具有节能、环保、高效等特点，是国际公认的最有发展前途的技术之一，也是我国中药工业亟须推广的“绿色制造”高新技术。如何紧密围绕膜技术在中药工业的产业化应用，扎扎实实地开展基础研究与产业化开发，对于每个膜技术工作者而言，既是摆在面前的挑战，又是时代赋予的机遇。

第二节
膜技术在中药工业环境、资源领域的重大需求及关键问题与对策

一、中药工业面临的环境、资源问题及膜技术的应对作用

1. 中药工业面临的环境、资源问题　中药工业有着漫长的发展历程，目前已成为相对独立和系统的制药行业。据有关统计，截至 2015 年 7 月，我国中药制造企业已有 2 540 家，能生产包括滴丸、气雾剂、注射剂在内的现代中药剂型 40 多种，品种 60 727 种。近几年，中药工业经济保持比较稳健的发展态势，已成为我国国民经济中优势明显、发展迅速、市场前景广阔的朝阳产业。

与此同时，中药制造业成本也急剧提升[4]。从总体上看，主要原因如下：中药工业的厂家多、规模小、设备陈旧；中药质量标准体系不够完善，质量检查控制技术比较落后；中药生产工艺技术水平不高；中药研究开发技术平台有待完善，创新能力较弱；中药企业管理水平普遍较低；缺乏国际竞争力，在国际中药市场，我国仅占不到 3%的份额，日本所占份额超过 80%。

更引人注目的是，中药工业能源的消耗是一个惊人的数字，浓缩工段对大多数厂家来说是能耗（蒸汽）的重头（一般占全厂总蒸汽耗量的 60%左右甚至更多）。目前常用的三效或双效真空浓缩工艺，高达 75～95℃的加热温度易使有效成分分解；固形物易黏附于加热管壁，不但造成传热速度减慢、能源浪费，而且会使垢层炭化造成滤液污染；第三效或第二效后蒸出的水蒸气还须冷凝冷却。按照能耗统计，蒸出 1 吨水需要消耗 1.2 吨蒸汽，冷凝冷却 1 吨水蒸气及其热水需要消耗 3～4 吨水，其能耗相当可观[5]。

环境、资源状况与经济发展的矛盾已经上升成为现阶段我国社会主义建设的主要矛盾之一。在这个问题上没有其他选择，只有坚持节约发展、清洁发展、安全发展，才是实现经济又好又快发展的正确道路。综上所述，中药制药工业正日益面临战略转型升级的重大挑战。

2. 膜技术的特点及其在国家支柱产业发展中扮演的战略角色　膜技术是材料科学与过程工程科学等诸多学科交叉结合、相互渗透而产生的新领域。其中利用压力梯度场的膜技术主要指微滤（micro-filtration，MF）和超滤（ultra-filtration，UF），系筛分效应的一种，利用待分离混合物各组成成分在质量、体积大小和几何形态的差异，借助孔径不同的膜达到分离的目的；利用温度场、化学势梯度场及电位梯度场（电压）的膜技术，则包括膜蒸馏（MD）、反渗透（RO）、气体膜分离（GS）及电渗析（EDR）等，依赖的

是膜扩散机制，即利用待分离混合物各组分对膜亲和性的差异，使那些与膜亲和性大的成分，能分散于膜中并从膜的一侧扩散到另一侧，而实现与其他成分的分离。

与一般的分离技术比较，膜技术具有以下特点：①无相变，操作温度低，适用于热敏性物质；②不耗用有机溶媒（尤其是乙醇），降低有效成分的损失，节约资源，保护环境；③以膜孔径大小为特征将物质进行分离，分离产物可以是单一成分，也可以是某一分子量区段的多种成分；④分离、分级、浓缩与富集可同时实现，分离系数较大，适用范围广；⑤装置和操作简单，周期短，易放大，可实现连续和自动化操作，易与其他过程耦合。正因为如此，膜技术特别适合现代工业对节能、低品位原材料再利用和消除环境污染的需要，成为推动国家支柱产业发展、改善人类生存环境的共性技术。膜技术自 20 世纪 60 年代开始工业化应用后发展十分迅速，其品种和应用领域不断发展，广泛应用于水处理、石油化工、制药、食品等领域。欧洲和日本明确提出，在 21 世纪的工业中，膜技术扮演着战略角色。

因为膜技术领域面临着国家的重大需求[6]，近年来，膜技术被视为我国中药工业亟须推广的高新技术之一[7]，一直受到国家高新技术研究发展计划（国家 863 计划）、国家重点基础研究发展计划（国家 973 计划）与“十五”国家科技攻关计划、“十一五”国家科技支撑计划、“十二五”重大专项等的高度关注。而“十三五”期间，膜产业已被定位为国家战略产业。

中药（含复方，下同）包括植物药、动物药和矿物药等天然产物，不可避免地需要“去伪存真，去粗取精”，因而“分离”是中医药领域的共性关键技术。近年来，我国中药行业的一批企业因率先采用了膜技术而获得了巨大的经济效益与社会效益。例如，河北某药业“中药制剂先进工艺单元集成与生产过程自动控制”项目自 2004 年投产以来，已累计新增产值 14 亿元以上，同时创造了清开灵注射液、参麦注射液、舒血宁注射液等多个年销售收入过亿元的市场大品种。吉林某药业自主研发的安神补脑液已由当初年销售额不足 10 万元的小品种，发展成为如今年销售额达 4 亿元、销售总额突破 26 亿元的大品牌[8, 9]。此外，江苏扬子江药业集团有限公司、太极集团有限公司、江苏康缘药业股份有限公司、云南白药集团股份有限公司、劲牌生物医药有限公司等一批大中型医药企业在中药提取、分离、纯化等流程采用膜技术均已取得重要成果，相关情况将在下文介绍。

上述事实传递给笔者课题组一个重要信息：膜技术全面体现了节约、清洁、安全的原则，完全符合建设资源节约型社会、环境友好型社会及发展循环经济的思路，当然也是中药工业符合科学发展观、实践科学发展观的选择。当前高分子科学和分析技术的进展及环境友好战略的实施使膜技术步入了快速发展的新阶段，为中药生产的提取、分离、浓缩、纯化一体化工程技术提供了机遇与保证（图 1-1）。同时

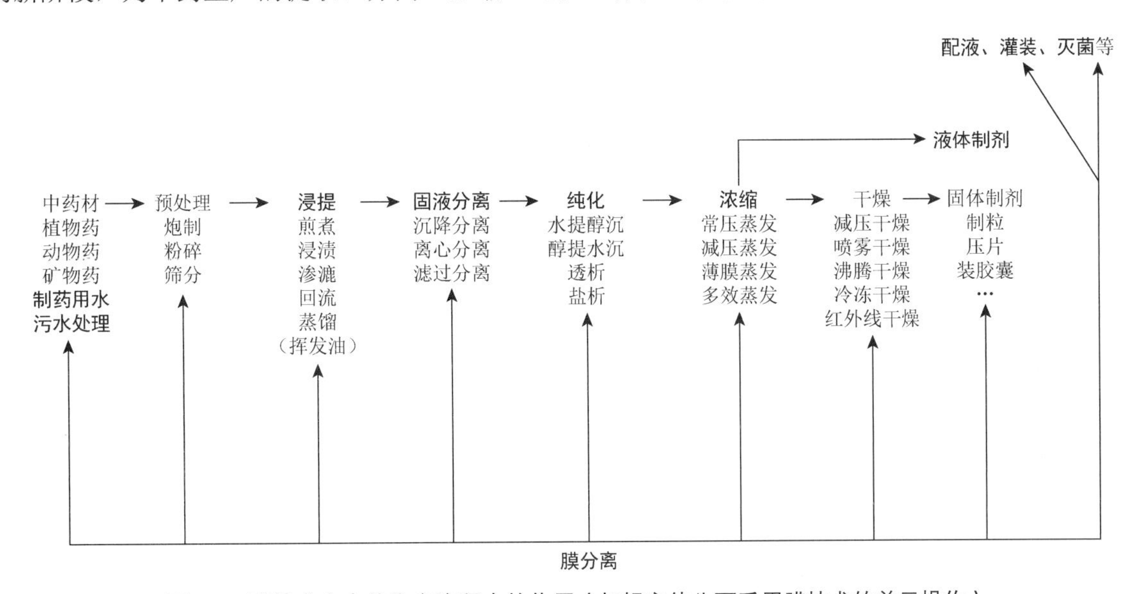

图 1-1 膜技术在中药生产流程中的作用（加粗字体为可采用膜技术的单元操作）

膜技术在与中药体系特性接近的生物大分子的分离、浓缩和纯化上所得到的广泛应用，也说明膜技术如果用于中药生产，应当同样会获得较高的效率。

3. 膜技术对中药制药工业战略转型升级的作用

（1）膜技术对中药药效物质的集群筛选作用：中药的一个重要特点是组成复方使用，药效物质的整体性与多元性是中药复方的本质特征，也是中医药治病防病的核心价值所在。沿用上千年的汤剂表明，从中药复方水提液中获取药效物质最能体现安全性与有效性[10]，因而中药复方水提液应是研究开发现代中药的基础。

鉴于中药复方是高度复杂的“天然组合化学库”，其整合调节作用在整体、器官、组织、细胞等多个层次发生，至少就目前而言，用药理模型来筛选可代表中药复方整体作用的化学成分几乎不可能[11]。为从中药复方“天然组合化学库”中获取尽可能完整的药效物质，科学的分离目标应是组成多元化的化学组合体[12]。然而，中药复方水提液体系（以下简称：中药体系）的化学成分繁多，其中的生物碱、黄酮、皂苷等有效物质的分子质量一般小于 1 kDa [13]，它们是“天然组合化学库”的主体；而其中的高分子物质如淀粉、果胶等需设法去除（以具有活性的高分子物质为目标产物的品种应另作考虑）。因而，基于中药药效物质的整体观，适宜的分离技术应使目标产物完整保留原处方中分子质量小于 1 kDa 的各种化学成分。

鉴于中药有效成分的分子量分布特征，可利用膜技术中的微滤和超滤所具有的筛分效应（即利用待分离混合物各组成成分在分子量、体积和几何形态等方面的差异，借助孔径不同的膜达到分离的目的，分离产物为某一分子量区段的多种成分），将中药复方中 1 kDa 以下的小分子药效物质组（以下简称小分子药效物质组）进行集群筛选[14]，使其作为创新中药的基本组成。这既与“小分子化合物吸收和渗透均较好”的国际研究成果不谋而合[15]，又真正体现了膜技术相对于其他分离技术的最重要的优势与特色，及其在中药制药工业中的战略地位。

（2）膜技术改造中药传统工艺、推进技术进步的作用：口服液是中药制剂中品种广泛的一类，传统的水提醇沉制备工艺能耗高，乙醇消耗量大，生产周期长，提取液中的鞣质、淀粉、树脂和蛋白质等不易除尽，故成品黏度大，质量不稳定。具有一定截留分子量的微/超滤膜，可替代水提醇沉工艺除去这些杂质，提高澄明度与有效成分含量。徐南平等[16]在陶瓷膜结构优选和工艺优化的基础上，建成了年产万吨中药口服液的陶瓷膜成套装备，使产品的收率和品质得到了显著的提高。经过长期运行考核，该装备的膜通量稳定在 70 L/(m^2·h)以上，生产周期由原来的 15 天缩短为 9 天，仅乙醇消耗这一项成本每年可节约达 180 万元。据统计，我国现有中药口服液有 2 000 多种，假使均采用该技术，仅乙醇消耗这一项成本，一年可以节省 40 亿元。

同理，微/超滤工艺也可用于固体浸膏制剂的制备，在有效成分含量基本相同的前提下，采用微/超滤工艺制得的浸膏服用量比常规方法制得的浸膏减少 1/5～1/3，并可使片、丸等剂型的崩解速度加快。中药固体制剂是中成药的主体，可为膜技术提供巨大的用武之地。

膜技术为从植物中获取某些大类成分、制备医药工业中间体/原料药提供了新的工业模式。利用中药的目标成分和非目标成分分子量的差异，可用截留分子量适宜的超滤膜将两者分开。例如，从麻黄中提取麻黄碱，采用膜法脱色取代传统的活性炭脱色；利用膜法浓缩取代传统的苯提或减压蒸馏，经一次处理就可得到麻黄碱 98.1%，色素去除率达 96.7%以上。与传统工艺相比，膜技术收率高，质量好，生产安全可靠，成本显著降低，也避免了对环境的污染。对一个年产 30 吨麻黄碱的工厂，膜法可至少增加 5 吨麻黄碱年产量，同时减少了污水排放[17]。

（3）膜技术降低中药工业能耗的关键性作用：膜分离过程，如反渗透、膜蒸馏、超滤、纳滤（nanofiltration，NF）等作为一种高效浓缩技术，近年来已逐渐用于医药中间体、食品等工业生产。

与真空减压浓缩工艺相比，膜浓缩具有能耗小、成本低等优点。例如，浓缩 16 倍的水，纳滤浓缩与真空浓缩的能耗成本各约为 33 元/吨、360 元/吨，前者约为后者的 1/12；分离 1 吨水的费用，反渗透、超滤、电渗析等膜法仅为其他工艺的 1.25%～30%[18]。几种常用浓缩技术的费用比较见表 1-1。

表 1-1　几种常用浓缩技术的费用比较

分离技术	分离 1 吨水的费用（元）
反渗透、超滤	0.44～11
真空蒸发	0.88～33
冷冻浓缩	0.99～99
凝胶过滤	440～880
离心分离	0.66～2.2
电渗析	0.44～11

据报道，采用反渗透膜技术从胡芦巴提取液中分离 4-羟基异亮氨酸[19]，含固损失率在 0.7%以下，有效成分损失率小于 0.2%，能耗低、浓缩效率高；电渗析法在分离提纯 *N*-乙酰-*L*-半胱氨酸研究[20]、处理苹果酸废水溶液[21]、大豆低聚糖溶液脱盐[22]上均具有重要的工业应用前景；膜蒸馏技术在浓缩益母草与赤芍提取液等上均具有效率高、耗能少、操作方便的优点，且有效成分水苏碱和芍药苷的截留率均达到 100%[23]。

纳滤也是一种高效节能浓缩技术。纪晓声等采用纳滤技术浓缩中药乙醇提液（12 m^3/d）及水提液（24 m^3/d），与原三效蒸馏相比，每天节约乙醇约 1.5 吨，价值 1 万元，能耗显著降低；无相变运行，产品质量更加稳定，对三七总皂苷截留率达到 99.5%，生产周期缩短到原来的 1/5～1/3[24]。

中药生产工艺有时需使用大量的有机溶剂乙醇，丙酮、甲醇、乙酸乙酯等也有应用。膜技术是一种净化回收有机蒸气（VOC）的新型高效技术，对大多数间歇过程，因温度、压力、流量和 VOC 浓度会在一定范围内变化，所以要求回收设备有较强的适应性，膜技术系统正好能满足这一要求。与传统的吸附法和冷凝法相比，膜技术具有高效、节能、操作简单和不产生二次污染并能回收有机溶剂等优点（表 1-2）[25, 26]。

表 1-2　膜技术、碳吸附及冷凝法的分离特点

回收方法	适用 φ(VOC)($\times10^{-6}$)	废气流量(m^3/h)	VOC 回收率(%)	二次污染物	备注
碳吸附法	20～5 000	600～360 000	90～95	再生剂废活性炭	不适用于相对湿度大于 50%的废气
冷凝法	5 000～12 000	600～120 000	50～90	无	对含沸点小于 38℃的 VOC 的废气不适用
膜分离法	＞500	无	90～99		膜通量较小

（4）膜技术对制药用水与中药注射液的安全保障作用：膜法生产制药用水是时代发展的必然趋势。自 1975 年起，《美国药典》（USP）已连续在 7 个版本中规定反渗透法为制取注射用水的法定方法，显示了人们对采用膜技术生产制药用水的信心。《中华人民共和国药典》（2005 版）开始将反渗透法作为制备纯化水的方法，与世界发达国家的药典实现接轨，这是我国制药用水生产发展史上的一大进步。

膜技术与常规水处理工艺处理范围的相对应关系：反渗透对应于离子交换、吸附法和蒸馏法；超滤法对应于凝聚法、紫外线杀菌法；微滤法对应于固-液分离法。

采用膜技术结合常规处理工艺，可以缓冲因原水、树脂交换能力变化等因素引起的产品水质量的变化，并使常规处理工艺得以简化、改善。因树脂再生所产生的药品费、人工费及废水处理的费用均可大幅度下降。

热原又称内毒素，是一种脂多糖物质，分子质量介于几千至几十万道尔顿，对人体的危害很大，是

中药注射剂的大敌。目前常规除热原的高温消毒法与吸附法成本都较高，且前者耗费能源，可造成中药成分的破坏；后者效能低，吸附剂的再生也较困难。膜分离法是近年发展起来的除热原新技术，一般可用 5～10 kDa 截留分子量的超滤膜去除有效成分为低分子量物质的中药注射液中的热原。如果注射液中的热原形成较大分子量缔合体，可采用截留分子量较大的超滤膜；若药液中热原浓度很高，则应采用超滤加吸附法二级工艺。由于药物中热原存在的性状比较复杂，一般都应经过充分的试验工作，以确定最为合适的超滤膜及其处理运行工艺。据报道[27, 28]，超滤技术用于去除川参通注射液、冠舒注射液、松梅乐注射液及大输液中的热原，截除率达到《中华人民共和国药典》的规定；超滤加活性炭吸附处理黄芪注射液，使产品热原合格率从原来的经常波动到目前的 100%合格。超滤在去除热原的同时，还可去除大于膜孔的致敏性物质及高分子物质，大大提高注射液的安全性、澄明度和稳定性。

（5）膜技术对中药制药生产污水的治理、减排作用：制药企业的工艺用水量占总用水量的 70%左右，所产生的工业废水因药物产品、生产工艺的不同而差异较大。中药制药生产废水水质成分复杂、有机污染物种类多、浓度高；化学需氧量（chemical oxygen demand，COD）浓度高，一般为 14 000～100 000 mg/L，有些浓渣水甚至更高；生化需氧量（biochemical oxygen demand，BOD）/COD 一般在 0.5 以上，适宜进行生物处理；悬浮物（suspended solids，SS）浓度高，色度深；NH_3-N（氨氮）浓度高、pH 波动较大。已于 2010 年实施的《中药制药工业污染物排放标准》除了常规综合性控制指标外，还将总氰化物与急性毒性 96 h 半数致死浓度（LC_{50}）值作为废水毒性控制指标。

膜生物反应器（membrane bio-reactor，MBR）技术可为实现上述排放标准提供有力的技术支撑。膜生物反应器由微滤、超滤或纳滤膜组件与生物反应器组成，在污水处理中用得比较多的是通过活性污泥法与膜过程相组合，将活性污泥（AS）和已净化的水分开。与常规二沉池相比，膜生物反应器不但装置紧凑，且可通过活性污泥回用，使反应器中微生物浓度高达 20 g/L（常规活性污泥工艺为 3～6 g/L）。因此，COD 脱除率可大于 98%，悬浮物脱除率达 100%，并可回收水资源，大大减少总用水量。

图 1-2 所示为一体式膜生物反应器处理中药厂混合废水工艺流程，经过前处理的废水中的有机物在膜生物反应器中被微生物分解，并通过微孔滤膜实现泥水分离。该系统废水处理规模为 150 m^3/d。膜生物反应器内设 40 片孔径为 0.2 μm 的中空纤维微孔过滤膜，总膜面积为 500 m^2。系统运行费用为 1.55 元/立方米（包括 1.04 元/立方米的折旧）[17]。

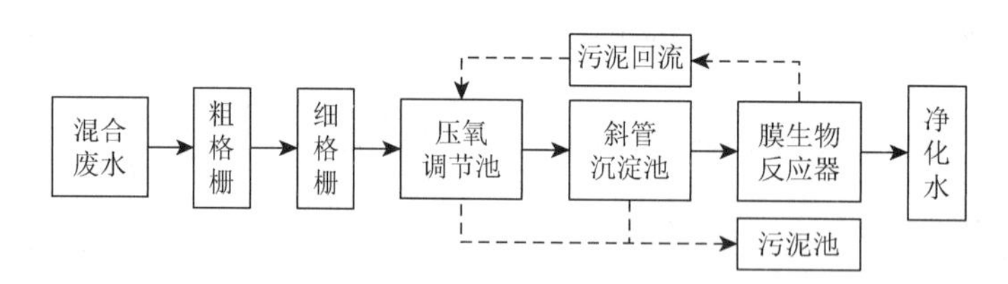

图 1-2　一体式膜生物反应器处理中药厂混合废水工艺流程

（6）膜技术对中药工业技术创新的平台支撑作用：中药现代化的进程，使传统的分离方法面临着挑战和机遇。以中药药效物质精制为目标的分离体系，原料液浓度低、组分复杂、回收率要求较高，现有的建立在既有化工分离技术基础上的中药精制分离方法，往往难以满足这类分离任务的要求。

膜技术为上述问题的解决提供了一个宽阔的平台。为使整个生产过程达到优化，可把各种不同的膜过程合理地集成在一个生产循环中，组成一个膜分离系统。该系统可以包括不同的膜过程，也可以包括非膜过程，称其为“集成膜过程”[29]。进入 21 世纪以来，膜集成工艺日益成为膜技术领域的新生长点，如笔者所承担的国家“十一五”支撑项目“基于膜集成技术的中药挥发油高效收集成套技术研究”，可用于中药含油水体中挥发油及其他小分子挥发性成分的富集；由膜过程和液液萃取过程耦合所构成的膜萃取技术，可避免萃取剂的夹带损失和二次污染，拓展萃取剂的选择范围；使过程免受“返混”影响和“液泛”条件的限制，提高传质效率和过程的可操作性。该技术已用于从麻黄水提液中萃取分离麻黄碱和从北豆根中分离北豆根总碱，后者在优化条件下，平均萃取率达到 86.0%[30, 31]。笔者课题组还通过湿法超微粉碎系统、膜分离系统、分子排阻系统三者耦合，获得了三组高纯度纤溶活性地龙蛋白（图 1-3），为动物类中药的精制、纯化提供了一条新途径。

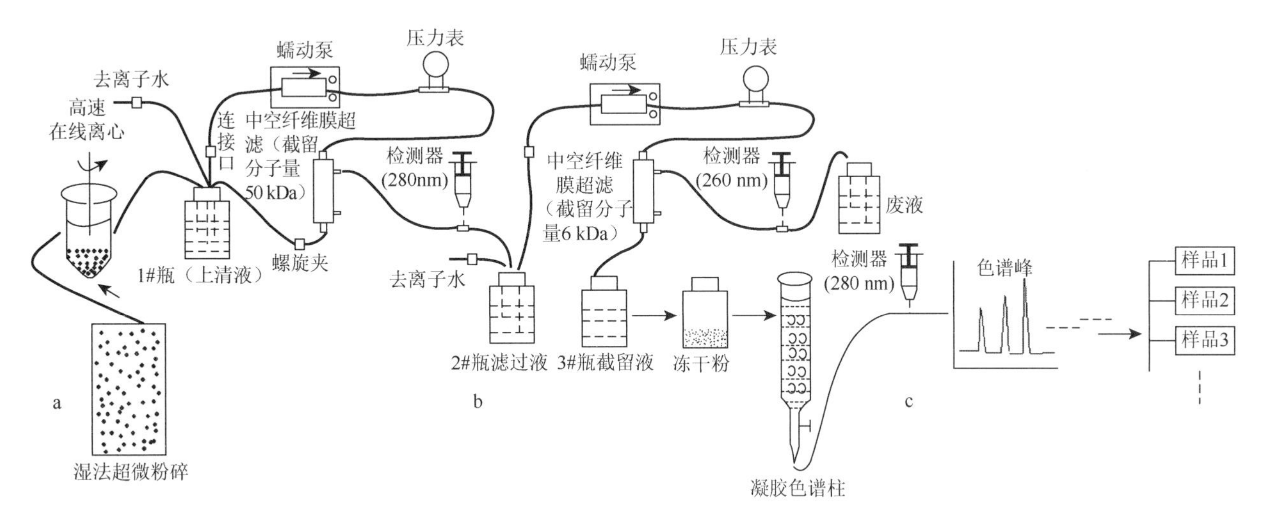

图 1-3 膜与凝胶耦合纯化纤溶活性蛋白装置原理示意图

a. 湿法超微粉碎系统；b. 中空纤维膜分离系统；c. 分子排阻系统

膜技术在乳剂、现代给药系统等制剂领域也有着广泛的用途[32-34]。膜乳化技术原理如图 1-4 所示：利用加压方法使分散相液体通过孔径分布窄的多孔质膜，形成微细的液滴分散到分散介质（连续相）中成为微乳液。该法所制备的乳液粒径分布窄，具有单分散特征，乳体系稳定，通过将膜管阵列式组装到膜组件中，可以实现规模放大。

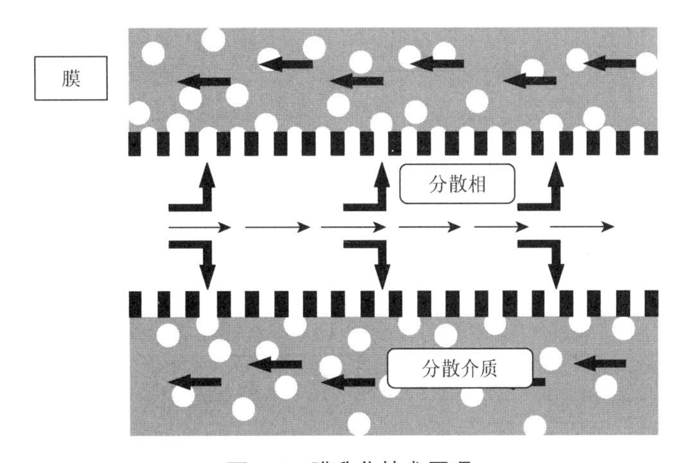

图 1-4 膜乳化技术原理

用膜乳化方法制备药用与食用乳状液、W/O/W 型抗癌药物复乳国外多有报道，用此法制备的聚乳酸微球、乳酸-羟基乙酸共聚物微球、白蛋白微球、海藻酸钙微球，因具有良好的生物相容性，在药物控释领域有着广泛的应用。

近来，笔者课题组采用 SPG 膜制备粉防己碱-聚乳酸（TET-PLA）肺靶向微球亦取得阶段性成果。自制外压式膜乳化装置如图 1-5 所示，微球平均粒径（mean diameter，MV）为 3.16 μm，符合肺靶向微球粒径范围（2～10 μm）的要求，跨度（span，“粒径分布”标示量）值仅为 0.67 的单分散微球，平均载药率为 12%，平均包封率为 81%，体外释放符合一级释放模型和 Higuchi 方程模型（图 1-6，图 1-7，表 1-3）。

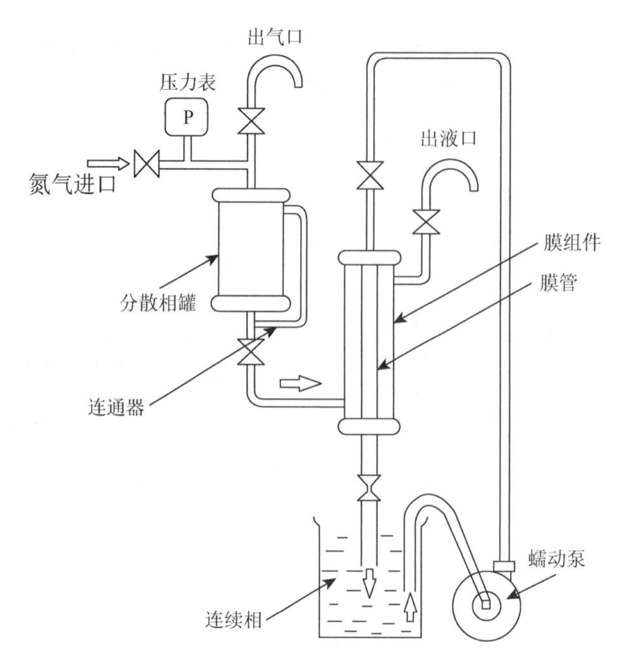

图 1-5　SPG 膜乳化实验装置示意图

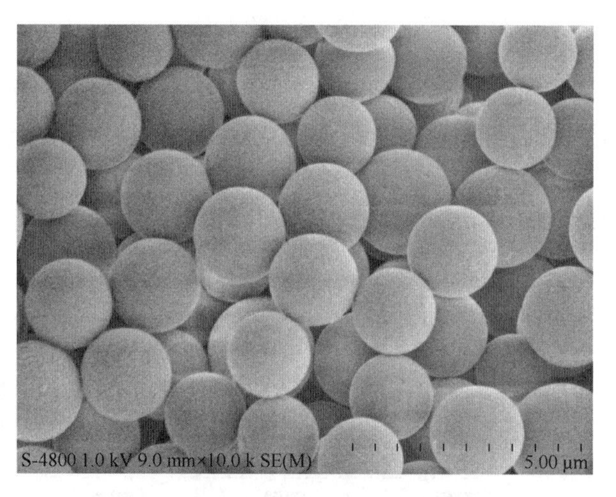

图 1-6　TET-PLA 微球扫描电子显微镜（SEM）图

表 1-3　优化条件制备的 TET-PLA 微球表征参数

批号	载药率（%）	包封率（%）	span 值	MV（μm）
1	0.132	0.82	0.63	3.04
2	0.125	0.83	0.71	3.32
3	0.108	0.78	0.67	3.13
平均值	0.12	0.81	0.67	3.16

二、中药膜分离科技领域存在的关键问题与对策

目前仍存在一些严重制约中药膜技术发展的问题，如分离膜抗污染能力差，通量衰减严重；分离过程中对操作参数的控制随意性太大；膜分离装置远未在优化的条件下使用。其后果是人们对膜技术从期望过高到怀疑，甚至失望。为此，笔者认为应针对以上关键问题，采取下述对策。

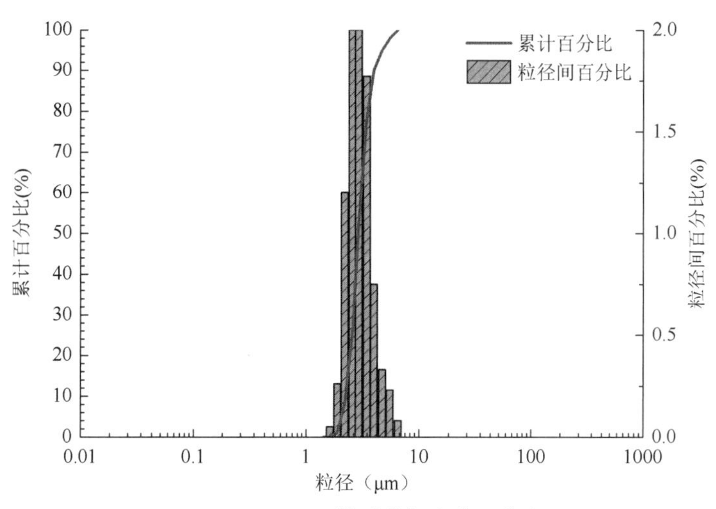

图 1-7 TET-PLA 微球粒径大小及分布图

1. 瞄准先进的国际膜质量标准，加速中药膜技术的标准化 依据统一、简化、协调、最优化四项标准化原理，针对膜设备及膜分离技术用于中药行业的适应性、应用范围及技术关键问题，如膜过程优化设计、膜污染防治、膜系统完整性监测技术等，在实验室及中试、大生产规模开展中药膜分离技术的有效性、安全性、稳定性及可控性研究。从研究方法科学化、工艺流程规范化、生产设备系统化等角度开展中药膜分离技术标准化攻关研究。在上述研究基础上建立相应的标准操作规范（SOP）。当前迫切需要加快在分离膜领域标准的制修订及标准的国际化等方面工作进程，令人欣慰的是，全国分离膜标准化技术委员会成立大会暨第一届委员大会已于 2008 年 6 月制定并通过了《分离膜领域国家标准体系框架》等技术文件，深刻体现了国家对分离膜新技术领域的高度重视。近年来，在江苏康缘药业股份有限公司中药制药过程新技术国家重点实验室开放基金的资助下，笔者课题组已着手利用计算机化学技术与常用的计算机软件与网络资源，广泛收集相关信息，瞄准先进的国际膜质量标准，针对膜分离技术较难在中药制药行业中大规模应用的缺点，通过国内外膜质量差异性评价新方法的研究，为建立相关标准规范或技术指南提供依据。

2. 引进复杂系统科学原理，探讨中药膜污染机制及其防治手段 膜污染至今是制约膜分离技术实际应用的主要因素之一，因缺乏系统的理论指导，特别是膜污染机制不明确，至今尚无理想的膜污染控制方法。

值得注意的是，目前国内外有关膜污染机制的研究，基本上都是采用单一或若干纯物质（实验体系）人工模拟污染的思路，通过膜通量变化，考察膜污染过程，建立膜污染数学模型，选用膜清洗方法。但对于中药水提液这一存在大量非线性、高噪声、多因子复杂体系的溶液环境而言，由于各种影响因素和物料体系多样性，可能不存在通用的模型。近年来，在 3 个连续的国家自然科学基金项目的资助下，笔者课题组依据非线性复杂适应系统科学原理及研究思路，以大样本中药及其复方为实验体系，初步建立起中药膜分离技术膜污染基础数据库，应用中药制剂学、物理化学、分析化学、计算机化学、化学工程学，跨学科交叉研究中药水提液膜分离过程的规律，开展膜污染及防治关键技术研究，已取得一定进展[35]。

3. 深化中药膜过程基础研究，开发中药分离专用膜技术 中药药效物质化学组成多元化，又具有多靶点作用机制，是一个非常特殊的复杂体系。由于中药物料的特殊性等诸多因素的制约，中药制药工程理论研究和工艺技术的应用还处于粗放式的初级阶段。

就膜技术而言，由于缺乏深入系统的基础研究，至今未能开发出专门针对中药体系的膜分离技术。对于实际的应用过程，只能从其他领域已具有的相关工艺中去选择，如果现有技术达不到所需的技术要求或技术经济比较不过关，则认为这一技术不适用于中药体系。这一现实导致膜技术的应用受到限制，同时现有的膜分离技术不一定在最优状态下工作。这两点都是制约中药膜分离技术及其产业发展的重要障碍。

解决这一问题的根本方法是建立中药“最优分离”的概念，即对中药膜技术应用系统进行优化设计，徐南平院士[36]提出的面向应用过程的陶瓷膜材料设计、制造与应用的理论与方法为这一工作指明了正确的方向。就中药膜分离领域未来优先研究的课题而言，在基础理论研究方面，应面向获取中药整体药效物质的重大需求，着力开展成膜材料与中药复杂体系多元性成分的兼容问题、中药大类成分的空间结构与膜微结构参数的相关性等研究；在工程化方面，应面向中药制药清洁生产的重大需求，积极开发针对精制、浓缩等关键单元操作的膜集成技术与创新流程。

建立膜传质模型是实现膜技术优化的必由之路。鉴于中医药研究面临的是一个非线性复杂系统，笔者课题组针对中药体系膜过程所具有的复杂数据特征，结合多种算法，形成一整套包括样本可靠性评估、最佳变量组合优选、定性和定量数学建模的信息处理流程，并以此开展了基于计算机化学方法的中药膜过程研究[37-40]，为探索中药膜过程提供了新的研究模式：①一定样本量中药体系的选择；②与研究对象相关的表征参数的筛选；③数据库设计与构建；④多种数据挖掘算法的相互印证；⑤潜在规律的发现与验证。事实证明，这种研究方法可迅速、有效锁定复杂环境中的主要影响因素，使研究工作取得突破性进展。

此外，笔者课题组还借助原子力显微镜（AFM）、扫描电镜、计算流体力学（CFD）、分子模拟技术等先进手段技术，以小檗碱、栀子苷等为模型药物，开展了基于中药复方小分子药效物质组溶液结构特征的膜分离技术优化原理探索、超滤膜对生物碱类等物质的透过/截留及其定量结构关系的研究[41, 42]。

需指出的是，膜浓缩技术虽然能耗小、成本低，但不同膜过程因技术原理造成的缺陷却可影响其优势的发挥。目前国内有关膜浓缩中药的研究，多集中在对膜通量衰减、某1～2个指标成分保留等方面。因膜过程机制不明，工艺条件难以真正优化，亦无法在生产中有效实施。而国际上成功地将该技术用于工业生产，并产生了明显效益的范例，如Nabetanit[43]的反渗透/纳滤膜系统，Separasystems LP公司的Freshnote系统[44]，Cassano[45]的超滤/反渗透/渗透蒸馏集成，以及Cassano等的UF/RO/OD集成[46]，Lagana的RO/OD集成[47]等，其所采取的基本策略是系统掌握待浓缩物料的流变学特征，再在深入开展膜传质机制研究、建立数学模型的基础上进行工艺优化设计。在江苏省中药学优势学科项目支持下，笔者课题组借鉴上述思路，通过实验研究与FCD模拟，正在开展基于物料流变特征-膜传质过程动态分析的中药膜集成浓缩技术优化原理与方法研究。

第三节
基于膜过程的中药制药分离工程设计理念和方法

膜技术以其优良的分离性能在众多领域得到广泛的应用。就目前状况而言，面对膜技术需要解决的中药分离问题，首先，要对物料体系进行详细分析并初步提出可行的解决方案，其次，要进行系列实验室小试（膜的选择和操作条件的优化等）和中试实验，最后，完成工业放大和工程的安装调试。中药膜技术领域发展最大的问题在于能否达到相关的分离要求，经济技术指标是否占有优势。带着上述问题，笔者课题组紧密围绕中药工业对新技术、新材料的产业化需求，历经十余年，在多项国家、部省级课题资助下，通过高校与膜研制企业、医药企业的产学研合作，聚焦膜技术对中药工业的适宜性，以中药液体物料与分离工艺相关的理化性质的科学表征为突破口，创建了具有自主知识产权、基于中药溶液环境的膜分离及其集成共性关键技术，实现了中药膜分离工艺在工业化生产中的高效、环保、稳定与智能控制，为现代分离技术在中药制药领域的推广和应用提供了示范。

一、基于膜过程的中药制药分离工程设计理论框架和研究方法

（一）基于膜过程的中药制药分离工程设计理念的提出

基于膜过程的中药制药分离工程设计的核心是建立最优膜的概念，其关键在于根据处理对象的实际情况来选择以至设计膜材料，同时进行工艺条件的优化。事实上，膜过滤性能是膜的材料性质和工艺操作条件贡献的叠加，膜的材料性质主要包括膜微结构（孔径、孔径分布、孔隙率、厚度等）及材料表面性质；而工艺操作条件是指操作压差、膜面流速、温度、外加场等。如何协同优化膜的材料性质和工艺操作条件是膜技术领域需要探讨的问题，也是推进膜技术应用发展的关键所在。针对这一问题，徐南平院士团队提出面向应用过程的陶瓷膜材料设计与制备的构思，通过理论与实验相结合的研究，建立依据应用过程的需要进行膜材料设计的理论框架，将陶瓷膜过程的设计从工艺操作条件的优化设计推进到膜材料微结构的优化设计。受到该思路的启发，笔者课题组提出了基于膜过程的中药制药分离工程设计理论框架，如图 1-8 所示。

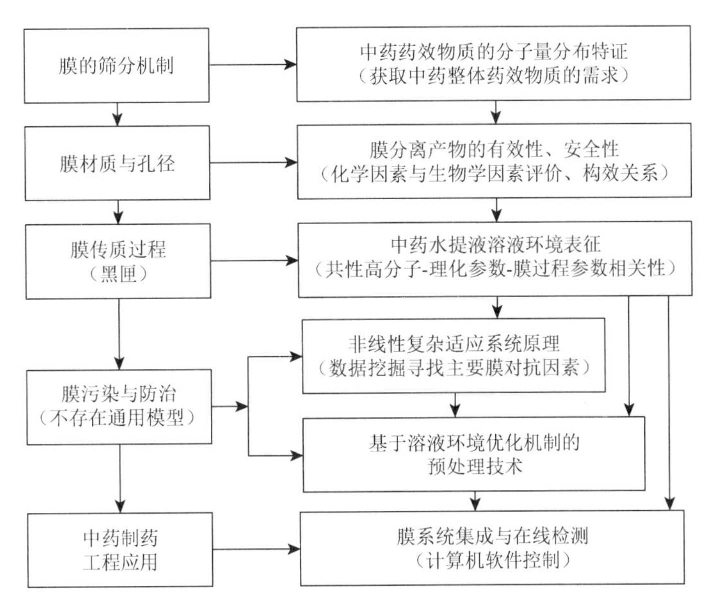

图 1-8 基于膜过程的中药制药分离工程设计理论框架

基于膜过程的中药制药分离工程设计的基本设想是，针对实际应用体系的性质和需求，以实现高通量和高分离因子的统一为目标，根据中药物料复杂体系的化学多元性和药效物质整体观，建立中药水提液溶液环境检测技术，基于安全性、有效性对膜技术进行系统考察，开展膜过程优化、工艺集成等工艺设计。

鉴于中药物料体系的化学组成的复杂性，在这个过程中，有两个关键科学问题需要解决：其一是中药成分的化学性质及分子量分布特征与膜材质、膜孔径的关系，这关系到膜的分离功能，是分离产物安全、有效的基本保障；其二是中药水提液组成复杂，难以建立常规传质模型预报、难以监控待分离组分在膜滤过程中的运行状态，极易造成膜污染和堵塞，成为膜技术及其产业化发展瓶颈。

膜的功能参数主要包括膜的机械强度与分离功能参数，膜的机械强度决定了膜的使用寿命，而分离功能则决定了膜的使用效果和运行成本。特别要强调的是这些功能参数是膜在变化的应用环境中所表现出来的性能，不仅取决于膜材料的固有性质，也与应用环境密切相关。膜的分离功能与膜材料微结构关系的基础是膜的传递机制。依据膜的性质，其科学内涵表现在纳米、微米尺度孔结构中的传递理论，致密膜材料的传递理论，促进传递膜材料的传递理论，以及膜材料微结构的表征。膜的渗透分离性能（分

离系数和膜通量）、操作条件（温度、压力、膜面流速等）和膜材料微结构的关系是膜传递机制研究的主要内容。

鉴于中药水提液体系中的高分子物质组成、物理化学参数、膜分离工程特征量等最重要的几个数据集之间存在大量非线性、高噪声、多因子的复杂关系，难以建立通用传质模型问题，笔者课题组在提出“中药溶液环境”学术思想的基础上，通过现代分离理论推导，从数万中药膜分离工艺参数组成的数据库中，筛选可客观反映中药水提液膜滤过程的理化参数集，建立与先进材料分离性能接轨、可用于工艺设计的中药溶液环境检测系统；同时引入计算机化学方法创建中药膜过程研究模式，通过揭示理化参数-高分子组成-膜工艺参数复杂关系，采用精确、易测的中药溶液环境指标动态评判膜滤过程，以攻克中药物料建立传质模型的行业难题。

（二）基于现代信息学手段的跨学科研究方法

在研究方法上，着重采用现代信息学手段，通过“模拟体系机制模型、定量构效关系模型、分子动力学仿真”与“实际体系膜工程数据”“计算机数据挖掘所获取的半经验模型”三者之间的相关分析，以数据库与计算机控制软件的形式，实现膜材料与膜结构优选及膜操作条件的优化（图 1-9）。

1. 将复杂系统原理引入中药制药分离领域，建立中药膜过程计算机化学研究模式　针对中药体系膜过程所具有的复杂数据特征，结合多种算法，形成一整套包括样本可靠性评估、最佳变量组合优选、定性和定量数学建模的信息处理流程，并以此开展了基于计算机化学方法的中药膜过程研究，为破解中药膜过程“黑匣”提供了新的研究模式：①一定样本量中药体系的选择；②与研究对象相关的表征参数的筛选；③数据库设计与构建；④多种数据挖掘算法的相互印证；⑤潜在规律的发现与验证。该研究方法可迅速、有效锁定中药膜过程复杂环境中的主要影响因素，使研究工作取得突破性进展。

（1）综合应用多种算法有效解决中药体系膜过程复杂数据特征问题：

1）应用异常数据预测和不确定数据流预测等相关算法分析，克服了传统数据挖掘算法分离不明显、性能差，对不确定数据不能识别等缺陷，有效识别影响膜分离性能和使用寿命的关键参数。

2）引入支持向量机理论对中药水提液的膜污染度进行主要影响因素的筛选和预测，从而发现各主要影响因素与膜污染度间的数值影响关系，此工程化的方法一是可通用于研究分析中药复杂系统的其他类似问题；二是通过对作用函数的多次复合，利用神经网络成功实现中药体系膜过程参数输入与输出之间的高度非线性映射，为中药复杂系统的研究提供了一个有效的途径和方法。

（2）构建“陶瓷膜精制中药的膜污染预报与防治系统”：针对中药物料组成复杂难以建立膜污染模型的问题，完成“陶瓷膜精制中药的膜污染预报与防治系统”软件编制，针对不同中药体系实现表征参数检测-膜污染预报-提供优化治理方案的个体化膜污染控制模式，为类似复杂体系的膜过程及其机制研究提供了一种全新的模式。

2. 以定量构效关系（QSAR）模型优选超滤膜孔径　针对中药成分因较大的立体结构而产生的分子量与膜孔径不兼容及不同成分的膜竞争透过问题，通过建立中药模拟体系，将 QSAR 模型引入中药超滤膜分离技术机制研究，首创以 QSAR 技术优选超滤膜孔径。构建相对可靠和准确的中药药效物质超滤膜透过/截留率的 QSAR 传质模型，开展动力学分析，从中药药效物质分子结构的角度探索其截留机制，将中药超滤膜分离技术的研究提高到分子水平。所构建的小檗碱、栀子苷等 8 种中药成分的 3 种不同超滤膜透过率与其分子结构参数的 QSAR 模型，预测值与试验值误差均在±6%以内。

3. 以分子模拟方法探索中药体系大小分子的动态表现及其对膜过程的影响　针对膜材料微孔体系的空间限制，其中流体的行为与性质难以通过实验观察和测定，而相关研究又具有重要理论意义。将分子模拟技术引入中药制药工程领域，利用计算机以原子水平的分子模型来模拟中药分子的结构与行为、分子体系的各种物理化学性质，包括分子体系的动态行为，如氢键的缔合与解缔、吸附、扩散等。通过采用探索多尺度复杂现象的有效方法，借助 AFM 等手段发现中药复方及其模拟体系中多种成分具不同的三维结构与粒径分布，并对果胶、淀粉高分子与小檗碱的聚集体进行了分子模拟。

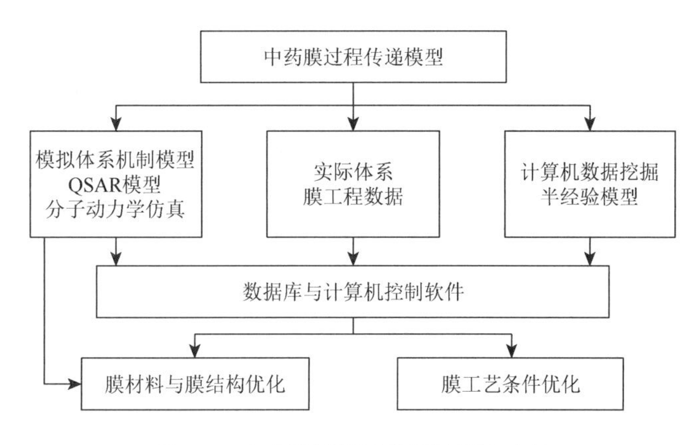

图 1-9 中药膜过程工艺设计研究方法

二、主要研究内容与已取得成果效益分析

笔者课题组开展的基于膜过程的中药制药分离工程理论、技术与应用研究主要涉及制药分离工程领域中的下述内容：①中药传统精制工艺的改造（以微/超滤工艺替代水提醇沉工艺除杂）；②制药工业能耗的调控（膜集成浓缩工艺）；③中药注射液的安全保障（超滤膜终端处理）；④制药含油水体的净化处理（膜技术富集回收中药挥发油）。通过与江苏久吾高科技股份有限公司、江苏康缘药业股份有限公司、劲牌生物医药有限公司、云南白药集团股份有限公司等膜研制企业、医药企业长达十几年的产学研合作，已取得若干重要研究成果。

1. 理论创新 面对先进制药技术工程化需求，提出“中药溶液环境”学术思想，创新中药膜分离过程研究模式。

溶液环境是指溶液体系所具有的黏度、pH、离子强度等性质。这些性质对膜的表面性质有直接影响，还会改变物料中待分离微粒或大分子溶质的性质，从而影响膜的分离性能。鉴于膜分离过程与溶液环境密切相关，不同领域的膜科学家均针对各自物料体系的溶液环境，建立了相关数学模型，对膜传质过程和污染机制进行预报、监控与阐述，但关于中药水提液溶液环境及其膜传质与污染模型的研究，国内外未见文献报道。

千百年来，以水煎服为主的中药汤剂，是中医临床用药的主要方式，充分显示了自中药水提液中获取药效物质的安全性与有效性。目前，国内绝大多数中药厂家仍以由水煎煮而成的中药水提液作为生产过程的基本物料。然而，中药水提液组成极其复杂，长期以来因其密度、黏度、表面张力等基本物性数据缺乏，只能以若干指标性成分的转移率高低作为提取工艺设计的依据，该法不能全面客观反映工艺过程的真实状态，往往导致中药生产工艺优化设计失真甚至失败。

针对中药行业存在的这一共性问题，笔者课题组提出：中药水提液的系统研究是寻找膜分离过程共性规律的前提和关键因素，通过构筑适用于先进制药技术的“中药溶液环境”学术思想和研究方法，阐明中药膜分离过程的传质机制，创建多尺度、多指标的膜工艺优化设计共性关键技术。

（1）提出“中药溶液环境”学术思想，构建基于分离性能的中药物料评价系统：在对中药水提液进行深入、系统研究的基础上，提出基于“中药溶液环境”学术思想的膜过程研究模式：任何依据中药单、复方所得到的中药水提液体系都具有特定的中药溶液环境；依据溶液环境的定义，中药溶液环境的宏观性质，可用黏度、pH、离子强度等多种物理化学参数描述。此类表征参数，既来源于体系中各种物质的化学组成，又是其中各种物质不同理化性质的综合反馈，必定与体系中影响膜过程的因素密切相关。其中，高分子物质组成、物理化学参数、膜分离工程特征量等最重要的几个数据集之间虽存在大量非线性、高噪声、多因子的复杂关系，但借助人工智能技术，从大量已知数据和实验事实中挖掘规律性，可有效解决中药物料难以建立通用膜传质模型问题[48, 49]。

通过现代分离理论推导，从中药水提液膜分离过程基础数据库（由 118 种单方、100 种复方膜过程所得数万工艺参数组成）中，筛选出可客观反映中药水提液与分离过程相关的理化参数集，建立了与先进材料分离性能接轨、可用于工艺设计的中药溶液环境检测系统，形成了类似人体体检指标，可采用现代仪器对不同品种中药水提液进行检测、评估的技术体系。

该成果填补了对中药水提液微观世界的认知空白，其作用与意义如下所示：①可通过测定、识别膜对抗因素，开展天然产物复杂物料膜滤过程运行状态的评估与预警；②为中药膜技术及其他先进分离技术的工艺设计与过程控制提供可与现代分离科学兼容的评判、分析手段；③为中药及天然药物生产过程实现在线检测提供全新研究思路与方法。

（2）引入计算机化学等现代信息技术，建立探索中药膜分离过程复杂规律的全新研究方法：针对上述数据库中多变量、非线性、强噪声、自变量相关、非正态分布、非均匀分布等复杂数据特征，创建、引入异常数据预测和不确定数据流预测等 20 种计算机化学相关算法，辅以采用分子模拟手段构建的中药膜分离过程传质模型和静态吸附模型，开展基于中药溶液环境的理化参数-高分子组成-膜过程特征相关性研究[50, 51]。在此基础上，通过研发“陶瓷膜精制中药的膜污染预报与防治系统”与“含油水体膜过程数据管理与分析系统”，对不同中药溶液环境物料实现了表征参数检测-膜污染预报-提供优化治理方案的个体化膜污染控制模式。

该成果攻克了中药物料难以建立膜传质模型问题，揭示了中药水提液在宏观与微观尺度膜分离过程的共性特征，对新材料、新技术在中药行业的推广应用具有示范作用与普遍参考价值。

（3）引入 QSAR 模型，阐明中药膜分离机制，开辟中药多元组分溶液结构这一新研究领域：针对中药成分分子量与膜孔径截留分子量不兼容及不同成分存在膜竞争透过的问题，首次以 QSAR 模型从中药药效成分分子结构角度探索膜分离机制[52, 53]。进而，借助 AFM、计算机仿真等先进手段，发现中药溶液环境是影响中药水提液中大、小分子存在形态［胶体和（或）水合物形态］与空间结构的重要因素，从而揭示中药膜分离技术的化学工程科学问题本质：中药溶液环境中多元组分的溶液结构特征与膜孔径（微结构）的相关性，形成从中药水提液体系定向筛选与分离中药药效成分的中药溶液结构研究方向[52]。该成果揭示了中药膜过程的科学问题，开辟了中药溶液结构研究新领域。

2. 技术创新　针对中药膜技术工程化应用瓶颈，构建面向中药溶液环境的中药膜过程优化技术集成。

中药水提液含有大量微细药渣和淀粉、多糖、胶体等高分子物质，待分离中药药效物质所处溶液环境复杂，在分离操作时，膜极易被污染和堵塞，造成膜通量锐减，以致膜不能正常运行[53]。针对中药溶液环境的上述复杂特征，通过料液预处理、膜组件结构改进、操作条件优化、专用膜清洗方法等多项技术创新与集成，从膜过程前、中、后三环节入手，有效解决中药膜领域普遍存在的“膜污染”共性关键问题，实现了高膜通量和高分离因子的统一，为膜分离技术用于中药工业化生产提供了可靠保障。

（1）基于中药溶液环境优化机制，建立物料预处理技术：通过建立相关膜过滤模型，形成可调控中药水提液中不同高分子物质的多种预处理技术组合，有效降低物料中的膜对抗因素，显著延缓膜通量衰减过程[54, 55]。该技术还可解决中药提取工序中得膏率波动大等难题，用于中药新药研发，获得授权发明专利 2 项、新药临床批件 2 项。

（2）基于节能高效设计，研制新型陶瓷膜组件：通过膜设备设计与优化，降低能耗与运行成本。①针对提高回收率与浓缩倍数的工艺需求，通过特殊设计，研制膜组件，使管路变得更加简单，减少膜过程的管路损失，降低能耗；②开展膜组件优化设计，大幅减少膜材料用量，降低膜组件在生产中的运行成本。

（3）基于外加场强化原理，建立超声（微波）-膜分离耦合技术：通过改善膜面水力学条件，有效减少膜阻力，大幅提高膜效率。①将超声波（微波）作用引入陶瓷膜过程，通过强化膜传质作用而控制膜表面污染、降低膜污染总阻力。②采用外加超声场，可增加 0.2 μm ZrO_2 微滤对增液口服液、痹通药酒的膜通量，通量提高率分别为 33.2%、31.6%。

（4）基于膜过滤临界通量模型与特种膜清洗方法，建立中药膜污染防治技术：针对中药膜动力学过程及膜污染物理化学特征，建立专门中药膜污染防治技术。①通过中药膜过程临界通量测定[56]，精确监控膜污染形成，预报最佳膜清洗时间点；②通过中药膜专用清洗流程、高效清洗剂独特配方（含有阻垢剂、杀菌剂等）的研发，建立针对中药物料的特种膜清洗方法[57, 58]。

3. 应用创新　构筑以膜技术为核心的中药清洁生产应用流程，突破水醇法、溶剂萃取挥发油法等传统工艺，实现中药产业升级。

针对常规中药生产水醇法工艺能耗高、乙醇消耗大、生产周期长、质量不稳定等问题，本项目利用膜孔的筛分作用除去中药大分子杂质，并以一体化膜技术集成改造中药行业固液分离、纯化、浓缩多种设备混杂的通用生产流程，形成了以膜技术为核心的中药清洁生产应用流程，突破水醇法、溶剂萃取挥发油法等中药提取分离传统工艺，实现中药产业升级。与常用中药提取分离工艺比较，膜工艺技术以水为基本溶剂，保留了中医传统用药特色，无有机溶媒污染，装置设备和工艺操作简单，易放大，可实现连续和自动化操作；产品后续成型性好，普遍适用于中药及天然药物生产。

（1）建立以膜分离为核心的新型中药精制技术，对传统水醇法形成突破：根据不同物料中药溶液环境所具有的分子量分布特征，可选择一定孔径的微/超滤膜，替代水提醇沉工艺除去大分子杂质以对中药进行精制，并系统开展了膜适用性、膜设备选型、膜工艺过程优化等产业化关键环节的研究。①根据国家中药新药注册技术规范，将产品指标（主要指标成分与得膏率、HPLC 特征图谱[59]、主要药效学指标等）与传统水醇法进行比较，并系统评估产品的临床安全性、有效性。②将膜分离与树脂吸附等分离技术集成，形成中药精制的一种基本方法。所得产物纯度高（有效部位或指标成分含量为70%左右）、临床服用量小（得膏率 6%左右），便于制成现代给药剂型。

（2）建立膜一体化中药提取生产线，实现中药生产的高效、环保、稳定与智能控制：针对传统中药提取生产线混杂压滤、离心、蒸发浓缩等不同技术原理的多种设备而造成耗能、费时、高噪声、操作烦琐、劳动强度大等问题，以微滤进行固液分离、超滤进行精制、纳滤进行浓缩，劲牌生物医药有限公司建成国内外首条以“微滤-超滤-纳滤”一体化膜集成技术实现固液分离、纯化、浓缩的中药提取生产线；引入过程分析技术（process analytical technology，PAT），采用密度、pH、温度等中药物料主要物理化学参数传感器，设立在线检测点 380 多个，控制点 1 800 多个，通过数字化控制和信息化管理对生产实施自动化操作。

该生产线实现了中药制药生产的高效、环保、稳定与智能控制，经济效益、社会效益显著。①江苏某药业股份有限公司将该生产线用于有关中药品种，使产品更加安全、有效、可控。②湖北某生物医药企业的中药提取生产线，以 0.05 μm Al_2O_3 陶瓷膜处理中药，其有效成分转移率比传统醇沉工艺提高 20%，大于 95%；以 10～50 kDa 有机膜处理多糖、总黄酮等成分，截留率大于 95%，纳滤浓缩比达 10～15 倍；生产周期由 12 天缩短为 2 天，能耗降低 10%，资源利用率提高 15%，劳动生产率提高 30%。③云南某药业集团股份有限公司采用陶瓷膜工艺所生产的宫血宁胶囊入选《中华人民共和国药典》（2010 版）[60]，生产周期由 7 天缩短为 0.5 天，能耗降低 20%，资源利用率提高 50%，劳动生产率提高 70%。上述企业均获得了显著的经济效益与社会效益。

（3）创建中药挥发油膜富集流程与装置，解决水蒸气蒸馏工艺收油率低、环境污染问题：本研究根据挥发油在水中形成颗粒的中药溶液环境特征，利用膜分离技术截留微小油粒，从常规水蒸气提取挥发油生产工艺所产生的油水混合废水中回收挥发油。①以 12 个科 50 种常用中药及其含油水体为实验样本，系统考察膜种类、油水混合体系理化性质、操作工况和操作环境对油水分离过程的影响，建立了油水分离过程工艺参数数据库和数学模型，成功研制膜富集挥发油装置。②通过系统研究挥发油对膜的污染机制与防治方法，研制出专用膜清洗剂，建立了膜富集挥发油应用流程与集成技术[61]。

该成果成功替代挥发油溶剂萃取法，解决工业生产中水蒸气蒸馏工艺收油率低、环境污染问题，属国内外首创的基于膜分离技术的中药挥发油工业生产模式。

自20世纪70年代至今，中药膜技术已走过了近50年的历程，其技术研发的深度与广度不断提升，在中药提取、分离、纯化等工艺流程采用膜技术已取得重要成果，应用规模也从当年寥若晨星的几个实验室、制剂室发展到遍及国内数不清的高等学校、科研机构与制药厂家，产生了明显的社会效益与经济效益，对提升中药产业竞争力功不可没。可以预料随着中药现代化进程的深入开展，膜技术的战略转型升级作用日益彰显，必然在中药工业中扮演越来越重要的角色。

面临当前中药膜技术存在的问题，应从中药现代化与节能减排国家战略需求的高度出发，借鉴国际膜技术领域先进理念，开展中医药学与现代分离科学、计算机化学等多学科交叉研究，构筑化学工程学科与生命科学相互融合的新生长点，在推动我国中医药领域化学工程基础研究走向国际前沿的同时，以中药生产共性关键技术突破为目标，实现中药膜工艺技术层面上的性能优化与升级，促进中药膜技术理论层面上高效性能的充分发挥，推动中药制药工程技术创新和理论研究。

参考文献

[1] 周俊. 中药复方——天然组合化学库与多靶作用机理. 中国中西医结合杂志，1998，18（2）：67.
[2] 中华人民共和国国务院. 中医药发展战略规划纲要（2016—2030年）. 国发〔2016〕15号.
[3] 潘桂娟，樊正伦. 日本汉方医学. 北京：中国中医药出版社，1994.
[4] 中华人民共和国发展和改革委员会. www.ndrc.gov.cn. 2012-2-28.
[5] 郭维图. 膜分离技术在中药提取液浓缩中的应用. 机电信息，2007，（23）：8-15.
[6] 徐南平，高从堦，时钧. 我国膜领域的重大需求与关键问题. 中国有色金属学报，2004，14（1）：327-331.
[7] 王北婴，苏钢强，王跃生. 我国中药制药工业中亟需推广的高新技术. 世界科学技术——中医药现代化，2000，2（2）：18-24.
[8] 冯志生，冯进茂，屈晓明. 神威药业膜分离中药制剂先进工艺单元集成项目获国家奖励. http://www.membranes.com.cn/xingyedongtai/kejidongtai/2015-01-20/16246.html. 2008-11-14.
[9] 李己平，李红光. 膜分离技术是敖东药业自主创新攻占的制高点之一. http://www.membranes.com.cn/xingyedongtai/gongyexinwen/2015-01-19/6155.html. 2009-3-11.
[10] 香港科技大学生物技术研究所. 中药研究与开发综述——生物技术研究所访问学者文集. 北京：科学出版社，2000.
[11] Wang M，Lamers R J，Korthout H A，et al. Metabolomics in the context of systems biology：bridging traditional Chinese medicine and molecular pharmacology. Phytotherapy Research，2005，19：173-182.
[12] Fidock D A，Rosenthal P J，Croft S L，et al. Antimalarial drug discovery：efficacy models for compound screening. Nature Reviews Drug Discovery，2004，3（6）：509-520.
[13] 郭立玮. 中药膜分离领域的科学与技术问题. 膜科学与技术，2003，23（4）：209-213.
[14] 郭立玮，金万勤. 无机陶瓷膜分离技术对中药药效物质基础研究的意义. 膜科学与技术，2002，22（4）：46-49.
[15] Lipinski C A，Lombardo F，Dominy B W，et al. Experimental and computational approaches to estimate solubility and permeability in drug discovery and development settings. Advanced Drug Delivery Reviews，2001，46（1-3）：3-26.
[16] 徐南平. 面向应用过程的陶瓷膜材料设计、制备与应用. 北京：科学出版社，2005.
[17] 刘茉娥，蔡邦肖，陈益棠. 膜技术在污水处理及回用中的应用. 北京：化学工业出版社，2005.
[18] 杨祖金，袁雨婕，葛发欢，等. 纳滤技术在中药浓缩中的应用. 中药材，2008，31（6）：910-912.
[19] 洪宜斌，曹礼群，李五洲，等. 反渗透膜过滤在胡芦巴提取中的应用. 现代中药研究与实践，2003，17（6）：41-43.
[20] 周静，张关永. 电渗析法分离提纯N-乙酰-L-半胱氨酸研究. 氨基酸和生物资源，1999，21（2）：1-3.
[21] 叶微微，章樟红，朱江，等. 电渗析法处理苹果酸废水溶液的研究. 西北农业学报，2006，15（3）：216-219.

[22] 王秋霜，应铁进，赵超艺，等.电渗析技术在大豆低聚糖溶液脱盐上的应用. 农业工程学报，2008，24（10）：243-247.
[23] 李建梅，王树源，徐志康，等. 真空膜蒸馏法浓缩益母草及赤芍提取液的实验研究. 中成药，2004，26（5）：423-424.
[24] 纪晓声，楼永通，高从堦. 膜分离技术在中药制备中的应用. 水处理技术，2006，32（3）：11-14.
[25] 刘鹏，周湘梅. VOC 的回收与处理技术简介. 石油化工环境保护，2001，（3）：39-42.
[26] 闫勇. 有机废气中 VOC 的回收方法. 化工环保，1997，17（6）：332-335.
[27] 姜翠莲，郝素梅，薄少英，等. 超滤技术在中药注射液制备中应用的体会. 中国医药学报，2000，15（6）：64-65.
[28] 楼福乐，毛伟钢，陆晓峰，等. 超滤技术在制药工业中除热原的应用. 膜科学与技术，1999，19（3）：8-12.
[29] Jiao B，Cassano A，Drioli E. Recent advances on membrane processes for the concentration of fruit juices：A review. Journal of Food Engineering，2004，63（3）：303-324.
[30] 鲁传华，贾勇，张菊生，等. 麻黄及黄连生物碱膜提取方法的研究. 中成药，2002，24（4）：251-253.
[31] 莫凤奎，王晶，王焕青，等. 乳状液膜法提取北豆根总碱. 沈阳药科大学学报，1996，13（4）：278-281.
[32] 穆锐，邓爱民，尾见信三. 用 SPG 膜乳化法合成单分散性高分子微粒子. 高分子材料科学与工程，2003，19（4）：83-88.
[33] 谢锐，褚良银，陈文梅，等. SPG 膜乳化与界面聚合法制备单分散多孔微囊膜. 高校化学工程学报，2003，17（4）：400-405.
[34] 包德才，张琼钢，刘袖洞. 含 VE 微胶囊的制备及其控制释放性能研究. 物理化学学报，2004，20（2）：178-181.
[35] 郭立玮，付廷明，李玲娟. 面向中药复杂体系的陶瓷膜污染机理研究思路与方法. 膜科学与技术，2009，29（1）：1-7.
[36] 徐南平，李卫星，邢卫红. 陶瓷膜工程设计：从工艺到微结构. 膜科学与技术，2006，26（2）：1-5.
[37] 郭立玮，董洁，樊文玲，等. 数据挖掘方法用于中药水提液膜过程优化的研究. 世界科学技术——中医药现代化，2005，7（3）：42-47.
[38] 李玲娟，郭立玮. 基于特征提取的中药水提液膜分离预测系统. 计算机工程与设计，2010，31（9）：2023-2026.
[39] 李玲娟，翟双灿，郭立玮，等. 用支持向量机预测中药水提液膜分离过程. 计算机与应用化学，2010，27（2）：149-154.
[40] 李玲娟，李刚. BP 神经网络在中药水提液膜过滤中的应用. 计算机仿真，2009，26（6）：195-199.
[41] 郭立玮，陆敏，付廷明，等. 基于中药复方小分子药效物质组“溶液结构”特征的膜分离技术优化原理与方法初探. 膜科学与技术，2012，32（1）：1-11.
[42] 董洁，郭立玮，李玲娟，等. 截留相对分子质量 1000 的超滤膜对生物碱和环烯醚萜类物质的透过率及其定量构效关系研究. 中国中药杂志，2011，36（2）：127-131.
[43] 王丽玲. 几种膜分离技术在果汁浓缩中的应用. 中国食品添加剂，2005，（2）：94-99.
[44] Nabetani H. Development of a membrane system for highly concentrated fruit juice. Journal of Membrane（Japanese），1996，21（2）：102-108.
[45] Cassano A，Jiao B，Drioli E，et al. Production of concentrated kiwifruit juice by integrated membrane process. Food Research International，2004，37：139-148.
[46] Cassano A，Drioli E，Galaverna G. Clarification and concentration of citrus and carrot juices by integrated membrane processes. Journal of Food Engineering，2003，57：153-163.
[47] Lagana F，Barbieri G，Drioli E. Direct contact membrane distillation：modeling and concentration experiments. Journal of Membrane Science，2000，166（1）：1-11.
[48] 董洁，朱华旭，郭立玮. 黄连解毒汤模拟体系的超滤膜过程研究. 中国中药杂志，2009，34（19）：2458-2462.
[49] 潘永兰，郭立玮，黄浩，等. 关于中药水提液的粘度特征及其与膜通量的相关性初步研究. 化工时刊，2009，23（5）：36-41.
[50] 郭立玮，李玲娟，董洁. 基于计算机化学方法的中药膜过程研究. 膜科学与技术，2011，31（3）：196-204.

[51] 徐雪松，李玲娟，郭立玮. 基于稀疏表示的数据流异常数据预测方法. 计算机应用，2010，30（11）：2956-2958.
[52] 郭立玮，陆敏，付廷明，等. 基于中药复方小分子药效物质组“溶液结构”特征的膜分离技术优化原理与方法初探. 膜科学与技术，2012，32（1）：1-11.
[53] 林瑛，樊文玲，郭立玮. 0.2 μm Al_2O_3 陶瓷膜微滤杞菊地黄丸水提液的污染机制研究. 中草药，2006，37（3）：353-355.
[54] 李博，张连军，郭立玮，等. 基于溶液环境调节理论的黄连解毒汤陶瓷膜微滤过程的预处理研究. 中国中药杂志，2014，39（1）：59-64.
[55] 樊文玲，郭立玮，李磊，等. 超滤精制热毒宁处方水提液的预处理方法及其工艺研究. 中草药，2010，41（11）：1793-1796.
[56] 刘红波，李博，郭立玮，等. 亚临界通量操作对黄连解毒汤超滤过程的影响. 膜科学与技术，2013，33（3）：81-87.
[57] 樊文玲，林瑛，郭立玮. 陶瓷膜澄清糖渴清水提液的膜清洗研究. 中草药，2008，39（3）：369-371.
[58] 李博，曹桂萍，郭立玮，等. 用于中药含油水体分离的超滤膜化学清洗研究. 南京中医药大学学报，2008，24（3）：165-169.
[59] 须明玉，周洪亮，郭立玮. 不同相对分子质量膜处理对黄连解毒汤 HPLC 特征图谱的影响. 中国中药杂志，2011，36（12）：1582-1586.
[60] 国家药典委员会. 中华人民共和国药典（一部）. 北京：中国医药科技出版社，2010.
[61] Li B，Han Z F，Cao G P，et al. Enrichment of Citrus reticulate Blanco essential oil from oily wastewater by ultrafiltration membranes. Desalination and Water Treatment，2013，51（19/21）：3768-3775.

基础篇

膜技术与中药制药分离工程

基于筛分效应的中药膜分离技术原理

中药溶液环境及其与膜过程的相关性探索

中药共性高分子模拟体系溶液环境对有机膜分离过程的影响

中药共性高分子模拟体系溶液环境对陶瓷膜分离过程的影响

中药膜污染及防治

基于溶液环境优化机制的中药物料预处理研究

膜组件对中药膜过程的影响

基于计算机化学的中药膜过程研究模式

分子模拟技术在中药膜过程研究中的应用

第二章

膜技术与中药制药分离工程

什么是膜？著名科学家霍金在其著作 *The Universe in a Nutshell* 中广义地描述了膜及其构成的世界模型。他认为我们生活在一张大“膜”上，这是一个四维空间，除了三维之外，另一维即为时空（space time）[1]。目前最通用的广义定义是把“膜”定义为两相之间的一个不连续区间，其中一维的尺度远小于其他二维，极薄。膜可以为气相、液相和固相，或是它们的组合。狭义“膜”是指分隔两相的界面，以特定的形式限制和传递各种化学物质，有选择性，其厚度可以从几微米到几百微米。膜涉及多种物质和多种结构，也涉及各种不同的用途。

正如著名膜科学家高从堦院士所言[2]：膜科学与技术引起人们的高度重视，仅有半个世纪的历史。在短短的 50 年中，它从实验室的珍品快速地形成大规模工业应用的新产业。已经成熟和不断研究开发的膜过程有微滤、超滤、纳滤、反渗透、渗析、膜反应器和生物膜等，已广泛应用于信息、能源、石油、化工、重工业、轻工业、食品、饮料、医药、生物工程、军事和环境保护等各领域，对社会的进步、经济的发展、人民生活水平的提高和环境保护等产生了显著的作用。我们应扩大膜科学与技术的应用范围，保持其可持续发展的态势，使其继续深入地发展。

第一节 膜分离机制及膜分类

本章第一至四节将对膜分离机制及膜分类、膜分离装置和膜组件、中药制药工程常用膜分离技术及膜过程的主要故障（影响膜性能的主要因素）等膜技术的基本知识做一概述。

一、两种主要的膜分离机制

1. 机械过筛分离机制　依靠分离膜上的微孔，利用待分离混合物各组成成分在质量、体积和几何形态上的差异，用过筛的方法使大于微孔的组分很难通过，而小于微孔的组分容易通过，从而达到分离的目的，如微滤、超滤、纳滤和渗析。

现代研究表明，中药有效成分如生物碱、黄酮、苷类等，其分子质量大多数不超过 1 kDa，它们是构成中药药效物质基础的主体；非药效成分如淀粉、蛋白质、果胶、鞣质则属于分子质量在 50 kDa 以上的高分子物质，可以认为，它们是造成当前中药制剂服用量大、稳定性差、质量控制体系落后、固体制剂吸湿性强，以及难以开展各种高效、速效、长效新剂型研究的主要因素，因而需通过精制单元操作加以去除。

目前，用于精制中药水提液的方法主要有醇沉法、絮凝澄清法、大孔树脂吸附法及膜分离法等，其目的都是除去非药效高分子物质。其中醇沉法的主要机制是利用大、小分子物质在乙醇中溶解度不同，而使高分子物质形成沉淀析出除去；絮凝澄清法是通过加入澄清剂以吸附架桥和电中和方式，除去溶液中的粗粒子；大孔吸附树脂法则是利用大孔树脂对不同分子的筛孔性和范德瓦耳斯力的差异将物质进行分离。膜分离法精制中药的原理则是借助膜孔过筛筛分作用，依分子大小将物质进行分离，以除去高分子物质。因其属物理过程，不必使用化学分离剂，相对其他精制方法，在防止药效成分结构变化及环境保护等方面具有独特的优势。

2. 膜扩散机制　利用待分离混合物各组分对膜亲和性的差异，用扩散的方法使那些与膜亲和性大的成分分散于膜中并从膜的一侧扩散到另一侧，实现与膜亲和性小的成分分离，包括反渗透、气体分离、液膜分离、渗透蒸发。借助膜扩散机制，可利用水与中药成分或不同中药成分间在膜中的扩散速度差异，进行浓缩（反渗透、渗透蒸发等）或纯化（凝胶电泳、电渗析等）操作[3]。

二、膜分类与常见中药分离用膜

根据材料特性，膜可以分为无机膜和有机膜两大类。无机膜材料主要有金属、陶瓷、金属氧化物（氧化铝、氧化锆、氧化钛）、多孔玻璃等。有机膜，即高分子膜材料家族，目前主要由以下五类成员组成。

1. 纤维素类　包括二醋酸纤维素（CA）、三醋酸纤维素（CTA）、醋酸丙酸纤维素（CAP）、再生纤维素（RCE）、硝酸纤维素（CN）、混合纤维素（CN-CA）。

2. 聚烯烃类　主要有聚丙烯（PP）、聚乙烯（PE）、聚偏氟乙烯（PVDF）、聚四氟乙烯（PTFE）、聚氯乙烯（PVC）、聚丙烯腈（PAN）。

3. 聚砜类　主要有聚砜（PS）、聚醚砜（PES）、双酚 A 型聚砜（PSF）、聚砜酰胺（PSA）。

4. 聚酰胺类　主要有芳香聚酰胺（P1）、尼龙-6（NY-6）、尼龙-66（NY-66）、聚醚酰胺（PEI）。

5. 聚酯类　主要有聚酯、聚碳酸酯（PC）等。

中药药效物质化学组成多元化，而又具有多靶点作用机制，是一个非常特殊的复杂体系。针对令人眼花缭乱的膜材料家族，选择膜材料时应考虑膜的吸附性问题。由于各种膜的化学组成不同，对各种溶质分子的吸附情况也不相同。此外，某些介质也会影响膜的吸附能力，如磷酸缓冲液常会增加膜的吸附作用。使用膜时，应检索有关文献资料，或者通过预试验，确认所选品种及应用溶液环境对目标成分的吸附，尽可能减少干扰。

据报道[4]，目前中药制剂生产中主要使用的膜材料有聚砜类，如双酚 A 型聚砜（PSF）占总数的 26%，聚砜酰胺（PSA）占 6%；纤维素材料，如二醋酸纤维素（CA）占 13%，三醋酸纤维素（CTA）占 7%；聚烯烃类，如聚丙烯腈（PAN）占 6%。陶瓷膜作为低污染的新型膜材料，在应用中也占据越来越多的份额，其中三氧化二铝（Al_2O_3）膜约占总量的 22%。其他的膜材料的使用约占总数的 20%。

膜家族的重要成员陶瓷膜，因其构成基质为 ZrO_2 或 Al_2O_3 等无机材料及其特殊的结构特征具有如下优点。①耐高温，适用于处理高温、高黏度流体。②机械强度高，具良好的耐磨、耐冲刷性能，可以高压反冲使膜再生。③化学稳定性好，耐酸碱、抗微生物降解。④使用寿命长，一般可用 3～5 年，甚至 8～10 年。这些优点，与有机高分子膜相比较，使它在许多方面有着潜在的应用优势，尤其适合于中药煎煮液的精制。其中孔径为 0.2 μm 的微滤膜可用于除去药液中的微粒、胶团等悬浮物，而孔径为 0.1 μm、0.05 μm 及更小的超滤膜则可用于不同分子量成分的分级处理。目前国内绝大多数中药厂家以水煎煮为基本提取工艺，因而陶瓷膜分离技术在我国中药行业具有普遍的适用性。

陶瓷膜所具有的优异的材料性能使其在化学工业、石油化工、冶金工业、生物工程、环境工程、食品行业、发酵和制药等领域有着广泛的应用前景。20 世纪 90 年代，陶瓷膜在食品行业中即已广泛应用，涉及奶制品、酒类、果汁饮料的澄清、浓缩、除菌。例如，应用无机膜对甘蔗汁、草莓汁及南瓜汁的澄清过滤取得了较好的结果，为纯天然果汁饮料的澄清提供了一条经济、可行的途径。

近年来，新型陶瓷膜材料与新的陶瓷膜应用工程日益发展，陶瓷膜与应用行业的集成、与其他分离与反应过程的耦合、膜材料与膜应用过程的交叉研究成为 21 世纪无机陶瓷膜领域发展的主要趋势。

第二节
膜组件及其种类

对一个膜分离过程，不仅需要具有优良分离性能的膜，还必须把膜制成结构紧凑、性能稳定的膜组件及装置才能应用于工业过程。将膜、固定膜的支撑材料、间隔物或管式外壳等通过一定的黏合或组装构成的一个单元称为膜组件。膜组件匹配以泵、阀门、仪表和管道及常规预滤器、储液罐和自动化控制装置等，即装配成膜分离装置。膜组件是膜分离装置的核心部件，泵提供分离压力和药液等待分离混合物流动的能量，阀门和仪表对各种操作参数进行显示和控制。

工业上常用的膜组件主要类型有四种，即板式、管式、中空纤维式和卷式。不论何种形式其使用和设计的共同要求有如下几点。①尽可能大的有效膜面积。②为膜提供可靠的支撑装置，这是因为膜很薄，其中还含有百分之几十的水分，仅仅靠膜本身是不能承受很高压力的。因此，除了增加膜本身强度外，还必须采用辅助支撑装置。③提供可引出透过液的方法。④使膜表面的浓差极化达最小值。

一、板式膜组件

板式膜组件又称板框式，图 2-1 为典型的平板超滤组件示意图。平板组件的基本单元由刚性的支撑板、膜片及置于支撑板和膜片间的透过液隔网组成。透过液隔网提供透过液流动的流道。支撑板两侧均放置膜片和透过液隔网。将膜片的四周端边与支撑板、透过液隔网密封，且留有透过液移排出口，遂构成膜板。两相邻膜板借助其间放置进料液隔网（进料液隔网较透过液隔网厚且网眼大）或其间周边放置密封垫圈而彼此间隔。此间隔空间作为供进料液/截留液流动的流道，该流道高度为 0.3～1.5 mm。目前，许多新型的超滤组件都采用进料液隔网以改进局部混合，提高组件的传质性能，此进料液隔网是湍流促进器之一。若干膜板、进料液隔网（或垫圈）有序叠放在一起，两端用端板、螺杆紧固便构成平板组件。

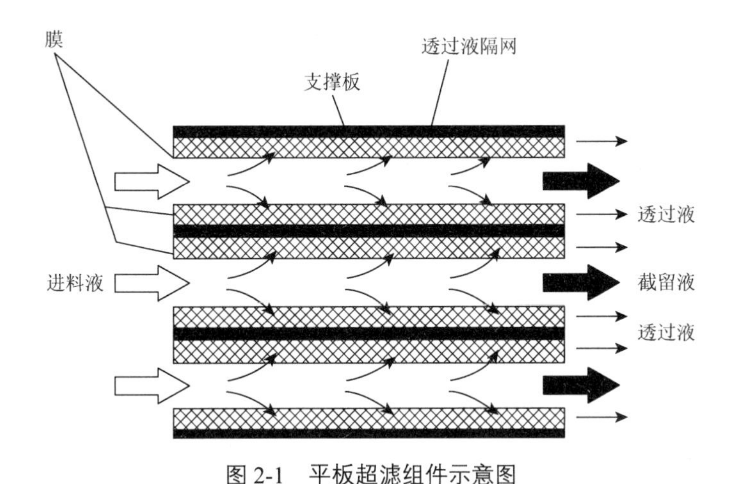

图 2-1　平板超滤组件示意图

二、管式膜组件

管式膜组件的形式很多，管的组合方式有单管（管径一般为 25 mm）及管束（管径一般为 15 mm）；液流的流动方式有管内流和管外流。

若干根单根膜管或若干根整装成一体的束状膜管放在塑料和不锈钢筒体内用合适的端帽定位紧固，构成管式组件。依据端帽的结构可对各膜管进行串联、并联或并串联兼而有之的双入口连接。在双入口连接下，料液同时平行地流入两根膜管，然后各自流过串联的其他膜管。料液流经膜管的内腔，透过液通过膜和多孔支撑管径向外流出，汇集后由筒侧透过液出口排出（图 2-2）。

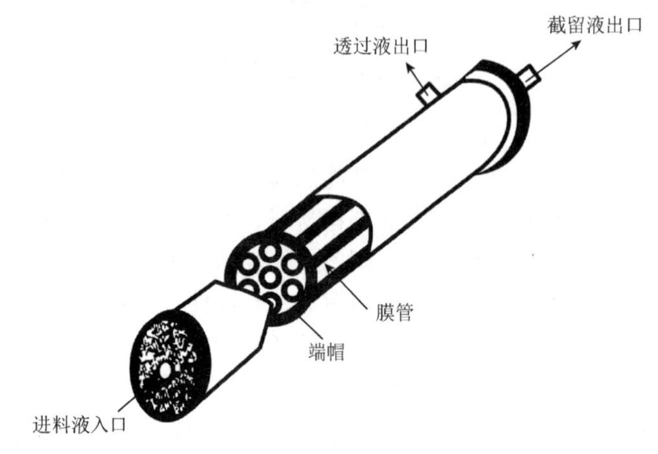

图 2-2　管式超滤组件示意图

需要注意的是，为使透过液移出组件，在膜管的透过液侧和透过液出口间需有一定的压力梯度，即膜透过液侧需有一定的背压，该背压可通过增加透过液管路的流动阻力实现，但背压不可过高，以免损失通量和损伤膜。管式超滤装置由于其结构简单，适应性强，压力损失小，透过量大，清洗、安装方便并能耐高压，适宜于处理高黏度及稠厚液体，故比其他类型的超滤装置应用得更为广泛。

三、中空纤维膜组件

中空纤维膜实质是管式膜，两者的主要差异是中空纤维膜为无支撑体的自支撑膜，其基本结构如图 2-3 所示。中空纤维超滤膜的皮层一般在纤维的内侧，也有的在纤维内、外两侧，称双皮层。该双皮层结构赋予中空纤维超滤膜更高的强度和可靠的分离性。中空纤维超滤膜的直径通常为 200～2 500 μm，壁厚约 200 μm。由于中空纤维很细，它能承受很高压力而不需要任何支撑物，使得设备结构大大简化。中空纤维膜组件的一个重要特点是可采用气体反吹或液体逆洗的方法来除去粒子，以恢复膜的性能。

中空纤维超滤膜的主要用途：各种纯水与饮用水的净化与除菌；医用无菌水与注射用水的净化与除热原；生化发酵液的分离与精制；血液制品的分离与精制；生产与生活用水的除污净化；果汁饮料的浓缩与精制；低度白酒的除污净化；葡萄酒的澄明化过滤；中药提取液的分离与精制。

四、卷式膜组件

卷式膜装置的主要元件是螺旋卷，它是将膜、支撑材料、膜间隔材料依次选好，如图 2-4a 所示，围绕一中心管卷紧，形成一个膜组，见图 2-4b。料液在膜表面通过间隔材料沿轴向流动，而透过液则以螺旋的形式由中心管流出。

卷式膜的特点是螺旋卷中所包含的膜面积很大，湍流情况较好，适用于反渗透。缺点是膜两侧的液体阻力都较大，膜与膜边缘的粘接要求及制造、装配要求高，清洗、检修不便。卷式超滤膜分离装置可用于工业废水处理及再利用、料液的浓缩和提纯、乳品果汁及蛋白质浓缩、电泳漆回收、矿泉水制造、医用除热原、印染等领域。

五、新型膜组件

陶瓷膜应用发展到今天，在中药体系开始获得规模化应用，在生物制药行业，从有机酸、氨基酸到

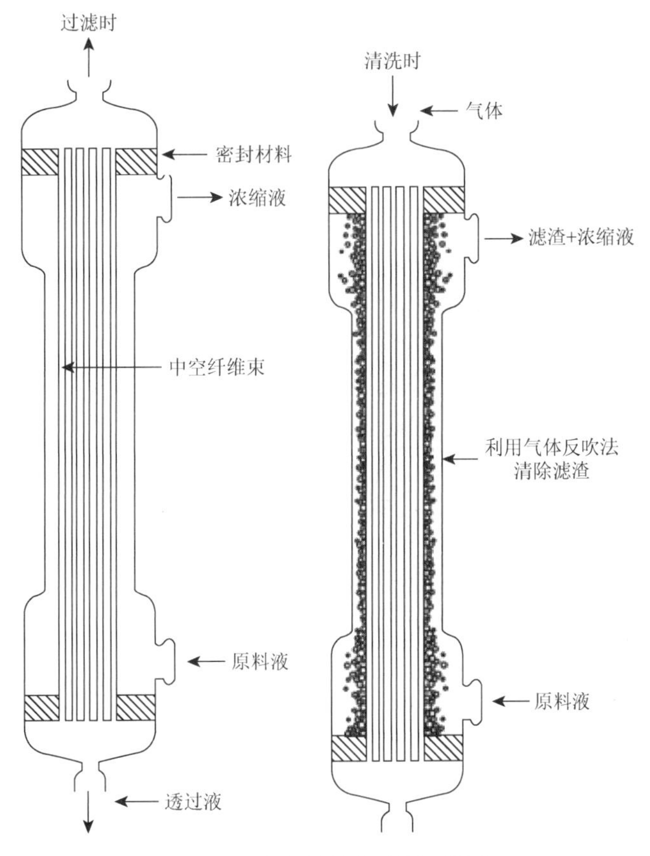

图 2-3　中空纤维膜组件示意图

抗生素生产，陶瓷膜系统普遍得到应用，成套装置的规模一般在 500 m^2 以上，在提高产品收率和质量、降低能耗和工业废水量等方面，取得了极好的技术经济效益。

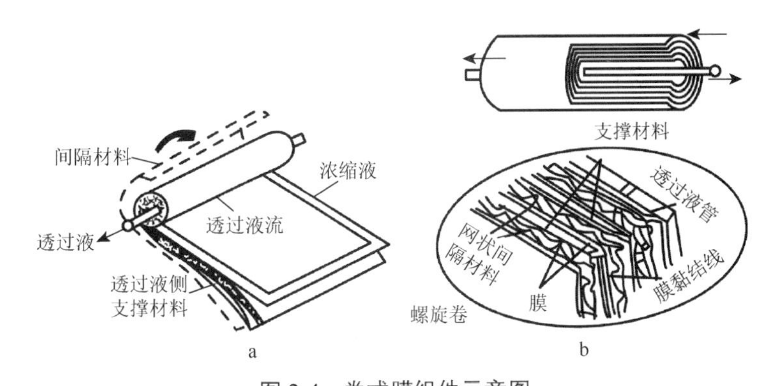

图 2-4　卷式膜组件示意图

a. 卷式膜结构示意图；b. 卷式膜剖面结构示意图

目前，已商品化的无机膜几何结构有三种，即平板式、管式和多通道管式（蜂窝型）。其中管式和多通道管式无机膜组件为常用的两种形式。管式膜组件是由多支单流道膜元件组装成的换热器形式的微滤或超滤组件；多通道管式膜结构是单管和管束型结构的改进，每支多通道管式膜元件的流道数可以为 7、19 及 37 个不等。这种多通道结构膜组件，具有单位体积内膜面积装填密度大、组件强度较高、设备紧凑、更换成本低、可在高温下连续运行等优点。

多通道管式结构的陶瓷膜，管壁密布微孔，与传统终端过滤不同，它是一种错流过滤形式的流体分离过程。在过滤过程中始终存在着两股流体，一股是渗透液，另一股是用于提供膜表面冲刷作用的循环流体。在压力驱动作用下，原料液在膜管内侧（或外侧）流动，小分子物质（或流体）透过膜，大分子物质（或固体）被膜截留，从而使流体达到分离、浓缩和纯化的目的。管式结构的陶瓷膜见图 2-5；多通道管式膜元件中流体的渗透途径示意图见图 2-6；陶瓷膜组件的进出料示意图见图 2-7。

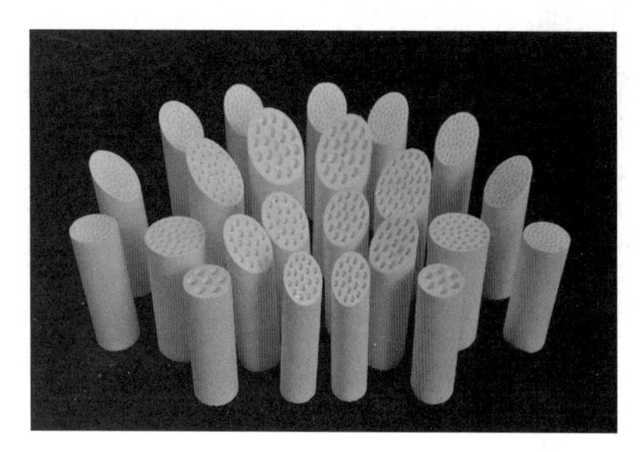

图 2-5 管式结构的陶瓷膜

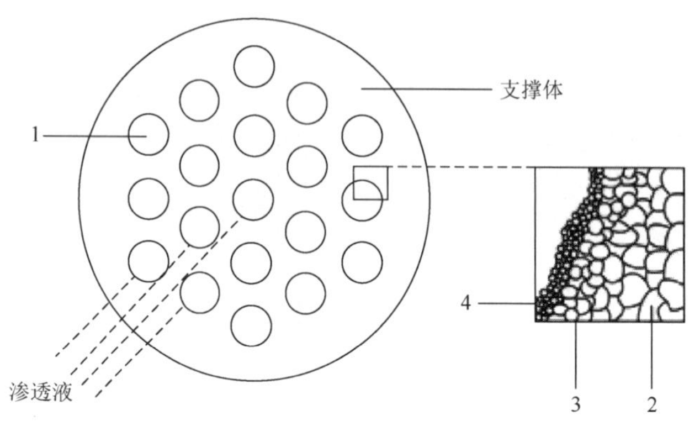

图 2-6 多通道管式膜元件中流体的渗透途径示意图

1. 通道；2. 多孔载体；3. 过渡层；4. 分离层

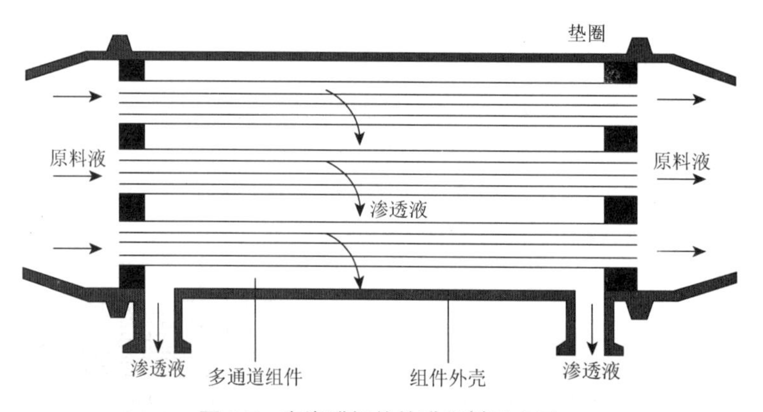

图 2-7 陶瓷膜组件的进出料示意图

第三节
中药制药工程常用膜分离过程

一、微滤

微滤主要应用于分离大分子、胶体粒子、蛋白质及其他微粒，其分离原理是根据分子或微粒的物理化学性能、所使用膜的物理化学性能和它们的相互作用（如大小、形状和电性能）不同而实现分离的。

微滤膜是指微细孔直径为 0.01～10 μm 的多孔质分离膜，它可以把细菌、胶体及气溶胶等微小粒子从流体中比较彻底地除去。膜的这种分离能力称为膜对微粒的截留性能。

微滤膜的截留作用大体可分为以下几种（图 2-8）。

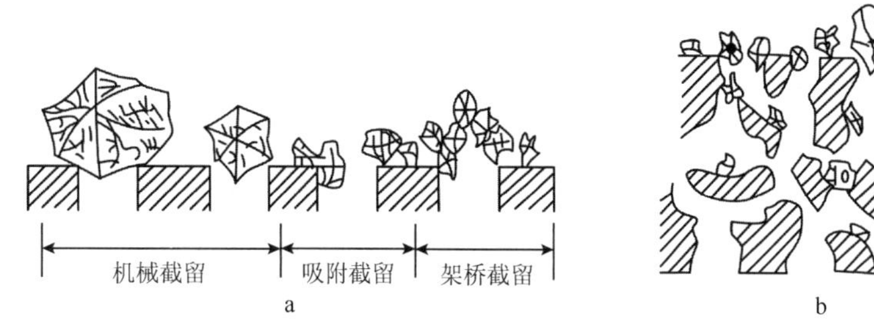

图 2-8　微滤膜截留机制示意图

a. 在膜表面层截留；b. 在膜内部的网络中截留

（1）机械截留作用：是指膜具有截留比其孔径大或与其孔径相当的微粒等物质的作用，即筛分作用。

（2）物理作用或吸附截留作用：除了要考虑孔径因素造成的筛分作用之外，还要考虑其他因素的影响，其中包括吸附和电性能的影响。

（3）架桥作用：通过电镜可以观察到，在孔的入口处，微粒因为架桥作用也同样可被截留。

（4）网络型膜的网络内部截留作用：这种截留是将微粒截留在膜的内部，而不是在膜的表面。

可见，对滤膜的截留作用来说，机械作用固然重要，但微粒等杂质与孔壁之间的相互作用有时较其孔径的大小更为重要。

目前的微滤膜已发展成两种结构形态，一种为非对称深层过滤型微滤膜，膜的孔径沿膜厚度方向呈明显的梯度；另一类为筛网式表面过滤型微滤膜，其膜孔径与孔结构确定，孔径分布较狭窄。

微滤膜的截留作用因其结构上的差异而不相同。对于表面层截留（表面型）而言，膜易清洗，但杂质捕捉量相对于膜内部截留较少；而对于膜内部截留（深层型）而言，杂质捕捉量较多，但不易清洗，多属于用毕废弃型。

微滤分离的过程一般经历几个阶段：①过滤初始阶段，比膜孔径小的粒子进入膜孔，其中一些由于各种力的作用被吸附于膜孔内，减小了膜孔的有效直径；②当膜孔内吸附趋于饱和时，微粒开始在膜表面形成滤饼层；③随着更多微粒在膜表面的吸附，微粒开始部分堵塞膜孔，最终在膜表面形成一层滤饼层，膜通量趋于稳定。

流体中含有粒子的浓度不同，微滤膜的使用方式也不同。当浓度较低时，常常使用一次性滤膜。当浓度较高时，需选择可以反复使用的膜。

二、超滤

超滤是近几十年迅速发展起来的一项分子级分离技术，它以超滤膜为分离介质，以膜两侧的压力差为推动力，将不同分子量的物质进行选择性分离。

1. 超滤的基本原理　超滤是通过膜的筛分作用将溶液中大于膜孔的大分子溶质截留，使它们与溶剂及小分子组分分离的过程。膜孔的大小和形状对分离效果起主要影响。由于超滤过程分离的对象是大分子溶质，所以超滤膜通常不以其孔径大小作为指标，而以截留分子量作为指标。所谓截留分子量是指截留率达 90%以上的最小被截留物质的分子量。它表示每种超滤膜所额定的截留溶质分子量的范围，大于这个范围的溶质分子绝大多数不能通过该超滤膜。理想的超滤膜应该能够非常严格地截留与切割不同分子量的物质。

由于额定截留分子量的水平多以球形溶质分子的测定结果表示，而受试溶质分子能否被截留及截留率的大小还与其分子形状、化学结合力、溶液条件及膜孔径差异有关，所以相同分子量的溶质截留率不尽相同。用具有相同分子量及截留分子量的不同膜材料制备的超滤膜对同一物质的截留率也不完全一致，故截留分子量仅为选膜的参考，需通过必要的试验来确定膜的种类。

2. 超滤动力学过程分析　超滤用以分离、净化和浓缩溶液，一般是从含小分子溶质的溶液中分离出分子量大的组分，即分离分子质量为数千到数百万道尔顿、微粒直径为 $1\times10^{-9}\sim100\times10^{-9}$ m 的混合物。超滤过程中，往往是水（或溶剂）与分子量低的组分一起通过膜，较大分子量的组分则被截留于膜的高压侧。

表示超滤膜基本参数的是溶剂通量（一般是水通量）与截留率，水通量是指一定压力下、单位时间内通过单位膜面积的水量。设水通量的 J_W 和所受的外力成正比，即

$$J_W = \frac{W}{A\cdot\tau} \tag{2-1}$$

或

$$J_W = L_P\cdot\Delta p \tag{2-2}$$

式中，J_W 为单位时间单位面积透过的水量，单位为 mol/(m²·s)；L_P 为穿透度，单位为 m³/(m²·h·MPa)；Δp 为施加的外压，单位为 Pa；W 为透过的水量，单位为 kg；A 为膜的有效面积，单位为 m²；τ 为超滤过程时间，单位为 s。

把待分离物质超滤除去的百分数称作截留率，即

$$R(\%) = \frac{c_1 - c_2}{c_1}\times100 \tag{2-3}$$

式中，c_1 为料液中目的溶质的浓度，单位为 kmol/m³；c_2 为透过液中目的溶质的浓度，单位为 kmol/m³。

通常，溶剂（水）通量与施加的压力 Δp 成正比，与膜的阻力 R_M 成正比，故可用 Poiseills 定律表示，即

$$J_W = \frac{\Delta p}{R_M} = \frac{\varepsilon r^2\Delta p\rho}{8\eta^2\mu\delta_M} \tag{2-4}$$

式中，r 为滤膜微孔半径，单位为 m；ρ 为料液密度，单位为 kg/m³；ε 为膜材空隙率，常等于膜含水量；μ 为溶剂黏度，单位为 Pa·s；δ_M 为膜的厚度；单位为 m；η 为微孔弯曲系数。

式（2-1）有时会有较大的误差，因为超滤过程的浓差极化现象，而式（2-2）或式（2-4）的压力差 Δp 需减去渗透压 π 后才能代入计算。此外，还需考虑膜对溶质的排斥系数 α。若膜对所有溶质都有排斥，则 $\alpha = 1.0$；反之，若膜可让溶质和溶剂自由通过，则 $\alpha = 0$。由上述可知，式（2-2）和式（2-4）的 Δp 应用（$\Delta p-\alpha\pi$）代替。故式（2-2）变为

$$J_W = L_P(\Delta p-\alpha\pi) \tag{2-5}$$

式（2-5）即为超滤的基本方程。

3. 超滤系统工艺流程　超滤过程的操作方式有间歇式和连续式两种。连续操作的优点是产品在系统中停留时间短，这对热敏产品或对剪切力敏感的产品是有利的。连续操作主要用于大规模生产，它的主要特点是在较高的浓度下操作，故通量较低。

间歇操作平均通量较高，所需膜面积较小，装置简单，成本也较低，主要缺点是需要较大的储槽。在药物和生物制品的生产中，由于生产规模和性质原因多采用间歇操作。

在超滤过程中，有时在被超滤的混合物溶液中加入纯溶剂（通常为水），以增加总渗透量，并带走残留在溶液中的小分子溶质，达到更好分离、纯化产品的目的，这种超滤过程被称为渗滤（diafiltration，又称洗滤）或重过滤。渗滤是超滤的一种衍生过程，常用于小分子和大分子混合物的分离或精制，被分离的两种溶质的分子量差异较大，通常选取的膜的截留分子量介于两者之间，对大分子的截留率为 100%，而对小分子则完全透过。

图 2-9a 所示为间歇渗滤过程，渗滤前的料液体积 100%，料液中含有大分子和小分子两类溶质，随着渗滤过程的进行，小分子溶质随溶剂（水）透过膜后，溶液体积减少到 20%，再加水至 100%，将未透过的溶质稀释，重新进行渗滤。这种过程可重复进行，直至料液中的小分子溶质全部经由透过液被分离。

连续渗滤过程如图 2-9b 所示，其主要特点是通过连续加入水，不断稀释料液，而实现大、小分子物质的较完全分离。

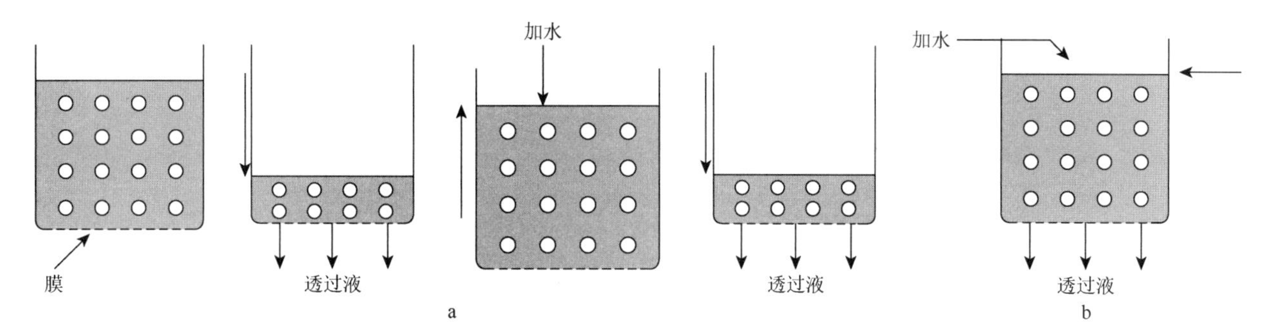

图 2-9　间歇渗滤和连续渗滤过程

a. 间歇渗滤；b. 连续渗滤

三、反渗透

反渗透借助半透膜对溶液中溶质的截留作用，以高于溶液渗透压的压差为推动力，使溶剂渗透通过半透膜，以达到溶液脱盐的目的。图 2-10 为反渗透过程的原理图。把只允许水透过的凝胶半透膜作为介质，两侧分别是海水和纯水。显然，右侧纯水室的水分子数量要高于左侧海水室中水分子数量，水会从右室向左室透过，这就是渗透现象。当水不断地进入左侧，使左侧海水面升高，相应地膜面左侧的压力也升高，直至左侧水的化学势与右侧相等时，渗透即停止。这时海水面与纯水面之间的水位静压差与渗透压相等，若此时在右侧的海水面上施加大于渗透压的压力（图 2-10c），水就会从左室向右室渗透，这就是反渗透过程的原理。

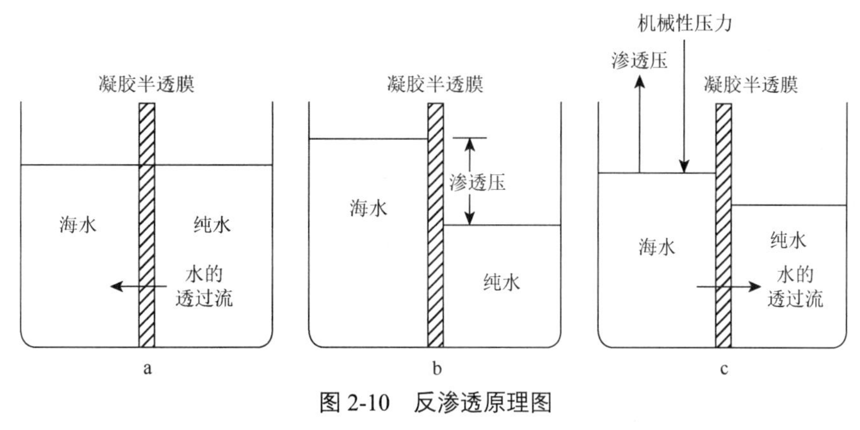

图 2-10　反渗透原理图

a. 正渗透；b. 渗透平衡；c. 反渗透

反渗透膜组件的基本形式与前述四种膜组件相同。由于操作压力较高，设计上相应地有一些针对性处理。例如，海水淡化时操作压力高，多采用中空纤维式组件；制造超纯水时，操作压力相对较低，则多采用卷式组件。

反渗透工艺流程的基本情况如图 2-11 所示。由于反渗透只对水进行选择性透过，不能透过膜的物质都滞留在膜面上，使膜不能充分发挥出其本来所具有的分离功能。例如，悬浮物可能会形成凝胶层或者饼层，使透过速度下降，膜的劣化又使分离效率降低。所以原料液事先要经过严格的预处理，除去劣化因素，尽量减缓膜的劣化速度。另外，流程中还应该配置高压泵，将原料液压力提高至操作压力再送至膜组件，由膜组件完成透过液与浓缩液的分离。这时浓缩液仍处于高压状态，如果其量较大时，可在流程中设置动力回收用的涡轮泵（turbine），来回收浓缩液的压力能。

四、纳滤

纳滤是一种介于反渗透和超滤之间的压力驱动膜分离过程，纳滤膜截留分子量为 200～1 000 Da，

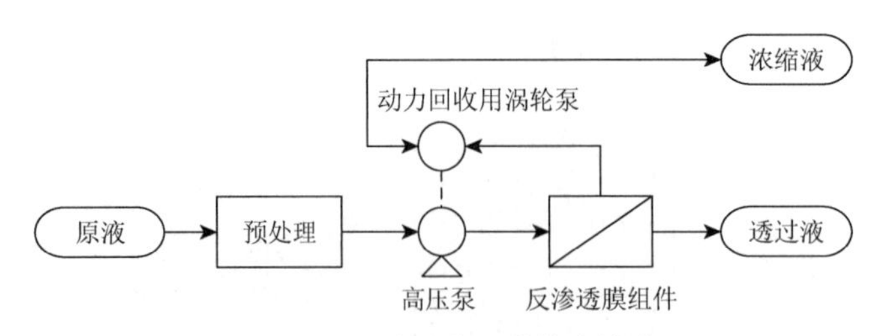

图 2-11 反渗透流程的基本构成

孔径为几纳米，比反渗透膜要疏松得多，且其操作压力比反渗透低，因此纳滤又被称为疏松型反渗透或低压反渗透。基于这一特性可以用于分离低分子量有机小分子物质。纳滤膜大多是复合型膜，即膜的表面分离层和其支撑层化学组成不同，表面分离层由聚电解质构成，膜表面负电荷对不同电荷和不同价态的阴离子的唐南（Donnan）电势不一样。这一独特性决定了其另一应用范围：可对不同价态的离子进行分离。因此纳滤不仅能有效的截留小分子有机物，同时可将透析盐、浓缩、透析于一体，具有不影响分离物质生物活性、节能、无公害的优点，所以得以广泛应用于医药、生物化工、食品等行业。

纳滤的传统分离范围介于超滤和反渗透，是一种新型分子级分离技术，是分离膜家族的新成员。实验证明，它能使 90%的 NaCl 透过膜，而使 99%的蔗糖被截留。由于该膜在渗透过程中截留率大于95%的最小分子直径约为 1 nm（非对称微孔膜平均孔径为 2 nm），故被命名为纳滤膜，这就是纳滤一词的由来。

与其他分离膜的分离性能比较，纳滤膜恰好填补了超滤与反渗透之间的空白，它能截留透过超滤膜的那部分小分子量的有机物，透析被反渗透膜所截留的无机盐。

纳滤类似于反渗透与超滤，均属压力驱动型膜过程，但其传质机制却有所不同。一般认为，超滤膜由于孔径较大，传质过程主要为孔流形式；反渗透膜通常属于无孔致密膜，溶解-扩散的传质机制能够充分地解释膜的截留性能。由于大部分纳滤膜为荷电型，其对无机盐的分离行为不仅受化学势控制，也受到电势梯度的影响，所以，其确切的传质机制至今尚无定论。

由于无机盐能透过纳滤膜，使纳滤膜渗透压远比反渗透膜的低，因此，在通量一定时，纳滤过程所需的外加压力比反渗透的低得多；而在同等压力下，纳滤的通量则比反渗透的大得多。此外，纳滤能使浓缩与脱盐同步进行。所以用纳滤代替反渗透时，浓缩过程可有效、快速地进行，并达到较大的浓缩倍数。

如上所述，纳滤膜的一个很大的特征是膜本体带有电荷性。这是它在很低压力下具有较高脱盐性能和截留分子量为数百的膜也可脱除无机盐的重要原因。

纳滤膜组件的操作压力一般为 0.7 MPa 左右，最低的为 0.3 MPa。它对分子量大于 300 的有机溶质有 90%以上的截留能力，对盐类有中等程度以上的脱除率。

纳滤膜材料基本上和反渗透膜材料相同，主要有二醋酸纤维素（CA）、二醋酸纤维素-三醋酸纤维素（CA-CTA）、磺化聚砜（S-PS）、磺化聚醚砜（S-PES）和芳香族聚酰胺复合材料及无机材料等。目前，最广泛用的为芳香族聚酰胺复合材料。

商用的纳滤膜组件多为卷式，另外还有管式和中空纤维式。

第四节
影响膜过程的主要因素

膜材料的理化性质、膜的操作条件（压力、温度、流速等）等因素均可对膜性能产生影响，严重时可导致膜过程出现故障[5-12]。

一、膜的化学损伤

化学耐受性是造成膜的化学损伤的主要因素。不同型号的膜与各种溶剂或药物作用存在很大差异。使用前必须查明膜的化学组成，了解其化学耐受性。有的膜禁用强碱、氨水、肼、二甲基甲酰胺、二甲基亚砜、二甲基乙酰胺等；有的膜禁用丙酮、乙腈、糠醛、硝基乙烷、硝基甲烷、环酮、胺类等；另一些型号膜则禁用强离子型表面活性剂和去污剂，而且可用的溶剂也不能超过一定浓度，如磷酸缓冲液浓度不得大于 0.05 mol/L，HCl 和 HNO_3 的溶液浓度不得超过 10%，酚浓度不得超过 0.5%，碱的 pH 不能大于 12；此外还有些型号的膜禁用芳香烃、氯化烃、酮类、芳香族烃化物、脂肪族酯类、二甲基甲酰胺、二甲基亚砜及浓度大于 10%的磷酸等。

二、膜的物理损伤

操作温度及运行压力的不当可造成膜的物理损伤。不同的膜基材料对温度的耐受能力差异很大。某些膜使用温度不能超过 50℃，而另外一些膜则能耐受高温灭菌（120℃）。

中药生产，尤其是中药注射剂生产需要在无菌条件下进行，所以必须对膜及膜组件实行无菌处理。对于未配置清洁剂和消毒剂的膜设备，通常可采用高温灭菌法。但不少膜材料及膜组件不耐受高温，不可进行高温灭菌，通常可采用化学灭菌法。常用的试剂有 70%乙醇、5%甲醛、20%的环氧乙烷等。

每套膜分离装置都有标定的可承受压力，如操作不当，使运行压力超过标定压力，可造成膜的物理损伤，出现膜破损、部件接头处泄露等状态而影响膜的分离性能。

膜因反复使用而会被污染，因而必须经常将膜面上积存的微粒除去，以恢复膜的性能。但由于膜的反复使用及其再生过程，常常可导致膜产生物理损伤。因而膜还应该具有较高的强度，一般情况下，用金属和陶瓷制成的滤膜具有足够的耐久性。而有机材料制成的滤膜，由于材料本身化学性能所致强度的限制，使用寿命会受到一定影响。

三、浓差极化

在膜分离过程中，料液中的溶剂在压力驱动下透过膜，溶质被截留，从而在膜与本体溶液界面或邻近膜界面区域的浓度越来越高；在浓度梯度作用下，溶质又会由膜面向本体溶液扩散，形成边界层，使流体阻力与局部渗透压增加，从而导致溶剂透过流量下降。当溶剂向膜面流动引起溶质向膜面流动的速度与溶质向本体溶液扩散的速度达到平衡时，在膜面附近形成一个稳定的浓度梯度区，该区域称为浓差极化边界层，这一现象称为浓差极化。浓差极化只有在膜设备运行过程中才发生。

浓差极化的危害主要体现在以下方面：①浓差极化使膜表面溶质浓度增高，引起渗透压的增大，从而减小传质驱动力，主要发生在反渗透、纳滤过程；②当膜表面溶质浓度达到饱和浓度时，便会在膜表面形成沉积层或凝胶层，增加透过阻力，主要发生在反渗透、纳滤和超滤浓缩过程；③膜表面沉积层或凝胶层的形成会改变膜的分离特性；④有机溶质在膜表面达到一定浓度时，有可能使膜发生溶胀或溶解，以至劣化膜的性能；⑤严重的浓差极化可导致结晶析出，阻塞流道，运行恶化。

浓差极化是一个可逆过程，通过降低料液浓度或改善膜面附近料液侧的流体力学条件，如提高流速、采用湍流促进器和设计合理的流通结构等方法，可以减轻已经产生的浓差极化现象，使膜的分离特性得以部分恢复。

四、膜污染

膜污染是指处理物料中的微粒、胶体颗粒及溶质大分子由于与膜存在物理、化学作用或机械作用，而引起的在膜表面或膜孔内吸附或沉积，造成膜孔堵塞或变小并使膜的透过流量与分离特性产生不可逆变化的现象。例如，在膜纳滤过程中，膜对溶质的截留性能更多地依赖于膜的污染状态及污染物的性质，而与初始膜的性质无关。研究发现，当可逆污染占优势时，膜的渗透能力受到膜表面浓差极化层的限制，膜的表观孔径（5～6 nm）与初始膜的孔径（20 nm 以上）相差甚远，污染层的性能对膜的性能产生了很大影响。而且，当纳滤体系中存在多种组分如盐、氨基酸或多肽时，这些组分会相互作用，发生协同效应共同造成膜污染。尤其是多价盐与氨基酸或多肽共存时，会造成更大的污染[13]。

膜污染的过程一般可分为两个阶段：第一阶段是溶质等被吸附在膜上，这个过程在溶质分子同膜接触后的 10min 内便完成，它可使膜通量下降 30%；第二阶段是膜表面缓慢形成凝胶层，使膜孔道堵塞，膜通量相对缓慢地进一步连续下降。

如上所述，浓差极化是一个可逆过程，降低膜两侧压差或原料液浓度，可以减轻已产生的浓差极化现象；而对于膜污染，即使膜两侧没有压差，只要料液与膜接触就会产生。在实际过程中，膜污染和浓差极化又相互联系、相互影响。浓差极化增加了膜面被截留物质的浓度，加速了膜的污染；而膜污染也会促成浓差极化。

计算膜污染度 F_d 的公式为

$$F_d(\%)=(F_0-F_w)/F_0\times 100 \tag{2-6}$$

式中，F_0 为初始纯水通量，单位为 $L/(m^2\cdot h)$；F_w 为膜被污染后稳定通量，单位为 $L/(m^2\cdot h)$。F_d 值越大，表示透过量衰减越大，膜污染越严重。

膜污染度同膜材质、孔径、膜过程的操作压力，以及待分离体系中大分子溶质的浓度、性质，料液的 pH、离子强度、电荷组成等有关。例如，关于中药体系膜污染物质及其形成过程的研究表明，中药提取液体系中高分子物质的溶解性、流变学特征、电化学性质、絮凝作用、增稠作用等对膜分离过程可产生较大的影响，而水溶性高分子是造成膜污染的重要因素。

膜材料对待处理物料中有关物质的吸附是造成膜污染的主要原因。特别是待处理溶液体系中的蛋白质，有很强的表面活性，极容易吸附在聚合物表面而造成膜污染。

理论分析中常用的污染模型包括阻力模型和阻塞模型。阻力模型用于确定污染阻力分布情况，较为直观。目前，Darcy-Poiseuille 定律过滤模型是最常用的研究阻力分布的模型。

Darcy-Poiseuille 定律过滤模型如下所示。

$$J_\upsilon=\frac{\Delta p}{\mu\times r} \tag{2-7}$$

根据上述模型可将滤膜在过滤过程中引起膜通量减小的过滤阻力分成膜本身、膜与溶质的相互吸附、溶质的堵孔、膜面形成的凝胶层和浓差极化几部分。由于浓差极化的程度很难确定，常把凝胶层引起的阻力和浓差极化引起的阻力统一考虑，即在过滤过程中，膜的总阻力 r_n 等于膜自身阻力 r_m、表面沉积阻力 r_e、膜孔内阻力 r_i 和浓差极化阻力 r_p 之和。各部分过滤阻力可按下列公式计算。

$$r_m=\Delta p/\mu J_i \tag{2-8}$$

$$r_e=\Delta p/\mu J_a-r_m \tag{2-9}$$

$$r_i=\Delta p/\mu J_f-r_m-r_e \tag{2-10}$$

$$r_p=\Delta p/\mu J_\upsilon-r_m-r_e-r_i \tag{2-11}$$

式中，J_i 为干净膜的清水通量；J_a 为静态吸附料液后膜的清水通量；J_f 为过滤料液后膜的清水通量；J_υ 为过滤料液时膜的通量，上述通量单位均为 $L/(m^2\cdot h)$；Δp 为膜压差，单位为 Pa；μ 为黏度，单位为 Pa·s。

鉴于采用上述阻力模型比较各部分过滤阻力的相对大小，往往导致过高估计浓差极化阻力而过低估计因溶质吸附引起的阻力，因而对该模型进行了修正。下述 R_m、R_e、R_i 和 R_p 可分别称为修正后的膜自身阻力、表面沉积阻力、膜孔内阻力和浓差极化阻力。

$$R_m=r_m \tag{2-12}$$

$$R_e = r_e \frac{r_{总}}{r_m + r_e} \tag{2-13}$$

$$R_i = r_i \frac{r_m r_{总}}{(r_m + r_e)(r_m + r_e + r_i)} \tag{2-14}$$

$$R_p = r_p \frac{r_m}{r_m + r_e + r_p} \tag{2-15}$$

为便于读者理解，本书后续章节将阻力分布用 R 来进行表达，实际为修正后的阻力。

由于中药水提液组成极为复杂，且大都含有大量微细药渣和胶粒，其中各类物质的表现，均可对膜过程产生影响。而膜材料自身的特征对膜过程也有一定影响，如材质不同的膜，其表面荷电性、亲水性与污染物质的吸附、沉积会有何关系？孔径不同的膜，其膜阻力分布与膜对抗物质有何关系？因对中药水提液缺乏深入系统的研究，特别是其中高分子物质的表现不明，至今难以对中药膜技术应用系统进行优化设计（对其他精制技术亦如此），成为严重制约其产业化进程的瓶颈。

参考文献

[1] Hawking S. The Universe in a Nutshell. New York：Bantam Books，2001.
[2] 朱长乐. 膜科学技术. 北京：高等教育出版社，2004.
[3] 郭立玮. 中药分离原理与技术. 北京：人民卫生出版社，2010.
[4] 王姣，姜忠义，吴洪，等. 中药有效成分和有效部位分离用膜. 中国中药杂志，2005，30（3）：165-170.
[5] 孙俊芬，王庆瑞. 影响聚醚砜超滤膜性能的因素. 水处理技术，2003，29（6）：323-326.
[6] 高春梅，孟彦宾，奚旦立. PVDF/PVC 膜化学稳定性研究. 纺织学报，2008，29（1）：17-21.
[7] 蒋波，王丽萍，华素兰，等. MBR 膜污染形成机理及控制. 环境科学与管理，2006，31（1）：110-112.
[8] 李平华，赵汉臣，闫荟. 膜分离技术在中药研究开发中的应用. 中国药房，2007，18（24）：1918-1920.
[9] 张洪杰，于水利，赵方波，等. 膜生物反应器膜污染影响因素的分析. 哈尔滨商业大学学报（自然科学版），2005，21（4）：440-443.
[10] 刘忠洲，张国俊，纪树兰. 研究浓差极化和膜污染过程的方法与策略. 膜科学与技术，2006，26（5）：1-15.
[11] 贺立中. 药液超滤过程中的膜污染及其防治. 膜科学与技术，2000，20（5）：49-54.
[12] 马敬环，项军，李娟，等. 无机陶瓷膜错流超滤海水污染机理研究. 盐业与化工，2009，38（3）：31-34.
[13] 管萍，胡小玲，范晓东，等. 多肽和氨基酸纳滤膜分离中的膜污染及防治研究进展. 材料导报，2003，17（8）：47-50.

第三章

基于筛分效应的中药膜分离技术原理

膜分离作为非均一场分离技术，其可利用的动力除压力梯度场及离心力场外，还有温度场、化学势梯度场及电位梯度场（电压）。利用压力梯度场及离心力场的膜分离技术主要指微滤和超滤，系筛分效应的一种；而利用温度场、化学势梯度场及电位梯度场（电压）的膜分离技术，则包括渗透气化、透析、反渗透、气体膜分离及电渗析、载体电泳等，均系在凝胶层及平衡关系的基础上开发的分离技术。如第二章所述，筛分效应的膜分离机制主要是机械过筛分离，即依靠分离膜上的微孔，利用待分离混合物各组成成分在质量、体积大小和几何形态上的差异，用过筛的方法使大于微孔的组分难以通过，而小于微孔的组分容易通过，从而达到分离的目的。与传统的分离方法相比，膜技术，尤其是基于筛分效应的膜分离技术对于中药体系有其独特的优势。

而对基于筛分效应的中药膜分离技术原理的认识，依据笔者的理解，中药分离原理的内涵应该包括两个方面，其一为基于中医药理论的中药分离原理，可称为中药分离第一性原理；其二为基于现代分离科学的中药分离原理，可称为中药分离第二性原理。中药分离第一性原理的要旨在于，在中医药理论的指导下，确认分离目标，选择技术路线，其内涵是如何从中药中筛选出有效成分，又如何将它们进行有效分离，被分离产物能否代表中药的功用，能否在中医理论指导下，在临床取得原有汤剂应有的疗效并有所提高，这实质上就是中药分离所面临的科学问题。中药分离第二性原理则侧重于解决技术层次的问题，即如何使具有不同技术原理的分离手段与所研究中药体系的性质相互适应，从而选择合理的工艺技术，优化操作参数。根据上述分析，可以认为中药分离原理应由以下三要素构成：中药分离目标的选择与确认、中药体系可用于分离的性质、中药分离过程工艺设计。本章将对与膜技术相关的中药分离目标的选择与确认及中药体系可用于分离的性质两要素进行简扼的讨论，而将第三要素中药分离过程工艺设计留待第十一章介绍。

第一节
膜筛分效应获取中药整体药效物质的科学假说

中药（含复方，下同）由植物、动物和矿物等天然产物构成，不可避免的需要去伪存真，去粗取精，因而分离是中医药领域的共性关键技术。依据中医药研究与应用的不同需要，中药的分离目标可以是单体成分、有效部位、有效组分等，所采用的分离手段有膜分离、树脂吸附、超临界流体萃取、双水相萃取、分子蒸馏、亲和色谱等。但这些分离技术均源于其他学科领域，因中药复杂体系不能与其密切“兼容”，而存在以下两方面的基本问题：①这些技术的应用范围受限；②这些技术不一定在最优状态下工作。

而普遍存在的“提取物越纯，药理及临床作用越不理想”“单体成分不能完整体现中医药整体治疗作用”等深深困惑着中医药界的严重问题，更令人痛感中药分离技术的滞后已成为中药现代化的瓶颈之一。如何寻找突破口呢？显然应深入、系统地开展面向中药复杂体系的分离科学与技术研究，努力构造可体现中医药整体观念的中药分离理论与技术体系。

一、关于中药药效物质整体观的基本认识

1. 关于“中药药效物质”的学说与思路　为使读者对中药药效物质有一个比较全面的认识，笔者课题组在广泛搜集近年中药药效物质“各家学说”的基础上，从中摘选我国中医药及相关领域的部分著名学者所提出的关于中药药效物质的学说及其研究成果，如下所示。

中国科学院昆明植物研究所周俊院士提出“天然组合化学库”与“多靶点作用机制”的学说[1]，推论中药复方是“天然组合化学库”，即根据中医理论和实践及单味药的功能主治及性味，通过人工组合形成的具有疗效的相对安全的“天然组合化学库”。“天然组合化学库”的化学成分包括有效和无效化学成分，大量成分是单味药本身所含有的，少量成分是加工炮制过程中形成的。“天然组合化学库”的特点：①“天然组合化学库”是有效复方形成的生物活性的化学成分；②“天然组合化学库”内含的化学成分是多种类型的，可能含有酚类、生物碱、萜类、甾体和苷元等，因而是一个多样化的库。

另外，现代药理学的研究揭示中药复方有多个作用靶点（multitarget），基于中药复方的多靶点作用机制，复方中多种有效成分以低于它们中某一单体治疗剂量进入人体后，有选择地反复作用于某种疾病的多个直接靶点（治标）和间接靶点（治本），从而达到治疗疾病的目的。显然，能否使中药加工的产物（单味或复方）成为化学成分多样性的“天然组合化学库”，以力求其产生多靶点作用效果，应是中药选择与确认分离目标的基本思路。

王阶、郭丽丽等[2]及张伯礼、王永炎院士等[3]经过多年努力，从方剂的文献、药效物质制备关键技术、药效物质分析方法和技术、活性筛选及评价研究、有效组分配比优化筛选模式五个方面进行了深入、系统的研究，提出了以组分配伍研制现代中药的新模式：方剂通过配伍提高临床疗效，组分配伍是中药方剂配伍的新形式。组分配伍以中医学理论为指导，其目标是能够按照中医理论辨证用药，并且具有较高的安全性，临床适应证明确且针对性好，成分及作用机制相对清楚，质量稳定可控，能够产业化推广。该模式的基本方法是，从传统有效复方中寻找最佳配伍，从成分清楚的单味标准组分中按中医理论组合最佳配伍，突破以临床经验积累作为中药研制的传统方法。

清华大学罗国安教授等[4]以中医药学和系统生物学为基础，探讨建立一个整合化学物质组学的整体系统生物学体系，用于研究外部干预系统（中药复方）与生物应答系统（人体复杂系统）之间系统-系统的相互作用。整合化学物质组学的整体系统生物学提供了一个中医药学与现代科学交流融合的平台，有助于全面、系统、深刻的揭示中医方剂的药效物质基础和作用机制，并将上述所建立的技术体系应用于双龙方的复方配伍和作用机制研究。他们采用冠心病心肌梗死模型开展双龙方的组效学研究，通过化学物质组学的方法确定了双龙方的主要有效组分，在增效减毒的原则下对双龙方中的有效组分进行了筛选和优化，实现了从药材配伍到有效组分配伍的二次开发，药效作用优于原方，主要的药效物质（90%以上）明确可控。

整体观念、辨证施治是中医药理论的精髓，而化学组成的多元化则是中药药效物质的核心价值所在。根据上述列举的若干学说或思路，可以认为，化学组成多元化的药效物质观正成为中药分离科学的主流意识。

2. 中药药效物质分离所面临的科学问题与科学的中药分离目标　中药的一个重要特点是组成复方使用，这一特征既体现了中医辨证论治，依时、依地、因人而定的个体化给药方案特色，又反映了药效物质基础的复杂性及其作用机制的综合性。中药药效物质的整体性是研究中药分离问题时必须时时记住的一条原则。依据现代天然产物化学的研究，许多植物类中药已能鉴定出 100 种左右化学成分。由此，一个由 4～5 味中药组成的复方可能含有 300～500 种化学成分。如何从中筛选出有效成分，又如何将它们进行有效分离，被分离产物能否代表中药的功用，能否在中医药理论指导下，在临床取得原有汤剂应有的疗效并有所提高，这实质上就是中药分离所面临的科学问题。

鉴于中药药效物质的复杂性与不确定性，其整合调节作用在整体、器官、组织、细胞等多个层次发生，至少就目前而言，用药理模型来筛选可代表中药复方整体作用的化学成分几乎不可能。为从中药及其复方中获取尽可能完整的药效物质，科学的中药分离目标应是具有各种活性成分的化学组合体。由此可见，由于中药成分的多元化，适宜的分离技术应使产物具有某一分子量区段的多种成分（有效组分或有效部位）。对于这一观点，周俊院士所提出的“天然组合化学库”与“多靶点作用机制”学说，从物质基础与作用机制两方面做出了精辟论述，其中“天然组合化学库”一个非常重要的特点是，“天然组合化学库”内含的化学成分是多类型的，可能含有酚类、生物碱、萜类、甾体和苷元等，因而是一个多样化的库[1]。

3. 中药“天然组合化学库”的分子量分布特征　中药“天然组合化学库”中的化学成分非常复杂，通常含有无机物质，如无机盐、微量元素；小分子物质，如生物碱、酚类、酮类、皂苷、甾族和萜类化合物等；大分子物质，如蛋白质、多糖、淀粉、纤维素等，其分子质量从几十到几百万道尔顿（Da）不等（表 3-1）。现代研究表明，中药有效成分的分子质量大多数不超过 1 kDa，它们是构成“天然组合化学库”中药药效物质基础的主体；而无效成分如淀粉、蛋白质、纤维素则属于分子质量在 50 kDa 以上的高分子物质。这些物质的存在，使中药产品有效物质含量低、服用剂量大、易吸潮变质、难以保存，需设法去除（当然以具有活性的高分子物质为目标产物的品种应另作考虑）。因而，基于中药药效物质的整体观，适宜的分离技术应使目标产物完整保留原处方中分子质量小于 1 kDa 的各种化学成分。

表 3-1　部分中药主要成分的分子质量

成分	分子质量(Da)	成分	分子质量(Da)
淀粉	50 000～500 000	乌头碱	646
多糖	5 000～500 000	麦芽碱	165
树脂、果胶	15 000～300 000	喜树碱	348
蛋白质	5 000～500 000	苦参碱	248
葡萄糖	198	咖啡因	194
麦芽糖	360	可可豆碱	180
蔗糖	342	茶碱	180
芸香苷	64	麻黄碱	165
胡萝卜苷	577	鞣酸	170
大黄素	270	大叶菜酸	156
大黄酚	254	熊果酸	457
川芎嗪	136	胆酸	409
天麻素	286	大黄酸	284
丹参酮	276	甘草酸	413～822
梓醇	362	阿魏酸	194
补骨脂素	186	氨基酸	75～211
青蒿素	282	白果酸	346
柴胡皂苷	780		

二、膜的“集群筛选”作用

1. 中药分离问题的一般推论　中药资源以自然资源为基础，来源极为广博。从自然属性来讲分属于植物、动物和矿物三大范畴。据 1983 年开展的全国中药资源普查统计[5]，我国中药资源已达 12 800 多种，其中药用植物包括种以下单位（不含亚种），药用矿物以原矿物为单位。中药资源中，药用植物种类最多，约占全部种数的 87%；药用动物占 12%；药用矿物则不足 1%。药用植物资源包括藻类、菌类、地衣类、苔藓类、蕨类及种子类植物等植物类群。

目前我国药用植物资源有 383 科、2 309 属、11 146 种。植物类中药资源中，藻类、菌类、地衣类同属低等植物，共计 459 种；苔藓类、种子植物为高等植物，计 10 687 种。也就是说，约 95%的药用植物资源属于高等植物，其中种子植物占 90%以上，而藻类、菌类、地衣类、蕨类等孢子植物仅占 8.6%。显然，种子植物是我国药用植物资源的主体。植物类药材作为中药的主体，入药部位无论是根、根茎、茎、皮，还是叶、花、种子等，都是植物体的组织器官。根据植物生理学的基本原理，它们无一例外的均有大量构成各组织、器官细胞壁的成分及储藏的营养物质，它们的分子量很大，除少数外，一般无药理活性。从这个角度上来说，中药的分离问题就可推论为植物类中药高分子无活性物质的分离问题。或者说中药分离的主要矛盾在于除去植物类中药高分子无活性物质。这样我们就可以将欲分离的中药复杂体系视为由两类物质组成的混合物，一类是无生理活性的高分子物质；另一类是各小分子药效物质之和。前者所占比例很大，而后者仅占很小的比例。

2. 中药水提液体系与分离过程相关的性质　目前学术界一般认为，由中药材加水煎煮而成的中药水提液是一种由混悬液、乳浊液与真溶液混合而成的复杂体系。中药水提液既是数千年中医药传统用药习性的沿袭，又是目前中药制药行业中最常见、最重要的中间产物。水有着许多特性，对质子既是给予体又是接受体，具有极性基团的各种化合物都可与氢结合溶于水中。水的介电常数大，容易与离子水合将电解质溶解。高分子与胶体也可在水中稳定地存在，它们在复杂体系中的流变学特征、电化学性质等均为选择分离技术的基本依据。

从物理化学角度出发，中药水提液可被视为一种十分复杂的混合分散体系。按线度大小，该分散体系可由分子分散系统（粒子的线度＜10^{-9} m）、胶体分散系统（粒子的线度为 10^{-9}～10^{-7} m）及粗分散系统（粒子的线度＞10^{-7} m）所组成。其中胶体分散系统又由亲水胶体和疏水胶体组成。胶体分散系统具有高度的分散性和热力学不稳定性，但中药水提液中某些天然高分子成分（如蛋白质、淀粉等）又可形成均相稳定系统的真溶液而成为热力学稳定体系。如此复杂的体系其光学性质、热力学性质及电学性质等将对分离过程产生何种影响，分离过程又将使此复杂体系的组成及相关光学性质、热力学性质及电学性质产生何种改变，这是研究中药精制机制必须解决的首要问题。笔者课题组曾对大样本中药品种水提液的浊度、黏度、pH、导电率、粒径分布等开展表征研究；与此同时，对其中纤维素、淀粉、蛋白质、果胶、鞣质等高分子物质组成也进行了检测（详见本书第四章），继而开展分离过程特征量、表征参数与物质组成的相关性探索，该研究连续 3 次获国家自然科学基金资助。

三、科学假说的提出

中药本身是人类临床实践的积累，以煎服的汤剂为主的中药剂型，显示了从中药水提液中获取药效物质最能体现安全性与有效性。事实上，目前国内绝大多数中药厂家以水煎煮为基本提取工艺。因而中药水提液应是研究中药药效物质的基本载体，当然也是开发现代中药的基础。如何从中药水提液中科学、经济地获取药效物质，是中药行业目前急待解决的关键技术。为从中药（单味或复方）中获取尽可能完整的“天然组合化学库”，科学的中药分离目标应是具有各种活性成分的化学组合体。由此可见，由于中药成分的多元化，适宜的分离技术应使产物具有某一分子量区段的多种成分（有效组分或有效部位）。根据上述分析，笔者课题组提出中药（单味或复方）分离的科学假说：在基本保持水提取这一传统工艺的基础上，依据中药有效成分分子量特征，将中药（单味或复方）作为一组特殊的化学药物整体进行集群筛选。这既符合中医药理论，又与当前国际上方兴未艾的“天然组合化学库”思路“以混合物的形式提供，进行生物活性测定”不谋而合。

既然膜的筛分效应以膜孔径大小特征将物质进行分离，那就意味着，膜分离产物可以是某一分子量区段的多种成分——正好与中药药效物质的分子量分布特征相吻合。因而膜技术对于中药体系最重要的优势与特色在于基本保持水提取这一传统工艺，依据中药有效成分的分子量特征，将中药（单味或复方）作为一组特殊的化学药物整体进行集群筛选。中药化学成分组成的特点，使膜分离技术用于中药体系具有得天独厚的优势。

复旦大学乔向利等[6]所开展的《中药的不同相对分子质量成分对抑制超氧阴离子自由基的 EPR 研究》为上述论点提供了一项有力的佐证。该研究用不同截留分子量的超滤膜对中药活血化瘀方提取液进行分子量分级，并分别用二甲基亚砜体系和黄嘌呤-黄嘌呤氧化酶体系测定了药物的不同分子量成分淬灭超氧阴离子自由基（$\cdot O_2^-$）的能力。实验结果表明，经超滤膜分离后得到的低分子量成分抑制超氧阴离子自由基（$\cdot O_2^-$）的效果非常显著，说明药物的有效部位主要存在于低分子量成分中。从而说明，依据中药有效成分分子量特征，可通过膜技术有效地对中药药效物质进行集群筛选。

第二节
膜筛分效应对中药成分的影响及其定量构效关系研究

膜作为分离介质，对其性能的要求主要体现在以下方面。①分离能力：选择性透过某些物质的能力。②透过能力：膜通量大小，即单位时间、单位膜面积通过膜的料液量。③理化稳定性：耐热性、耐酸性、耐碱性、抗氧化性、抗微生物分解性和机械强度。

物质尺度与分离膜具有很大的相关性。通常所说的过滤分离机制，几乎都是在滤材表面拦截粒子后形成饼层，并借助这些颗粒层来完成固液分离的。也就是说，只有在过滤初始时，滤材才用到自身所具有的性能。如果滤材的细孔变得更小，分离机制就将趋向于半闭塞或完全闭塞的模式。作为与一般滤材的区别，可以处理像微胶粒、亚微米粒子大小的胶体和高分子物质这样小的粒子的滤材被称为分离膜。可根据处理粒子的大小对分离膜进行分类：能拦截 0.1～10 μm 粒子的分离膜被称为微滤膜；而可以处理 1～20 nm 的高分子及胶体粒子的分离膜被称为超滤膜。

在膜分离过程中，随着运行时间的延长，膜面上的滤饼层和凝胶层可逐渐增厚，从而影响到分离效果。为了提高膜分离过程的效率，采取了错流（cross flow）的运行模式，即使处理液平行地流过分离膜面，而滤液与处理液的流向互相垂直且成直角穿过膜的过滤方式。这样在分离膜表面形成的滤饼层（凝胶层）不会太厚，因而透过速度也就比较快。其原因在于适宜选择微滤膜或超滤膜分离的微小粒子，其运动方向很大程度上被处理液体的流动形态所左右，如果流体湍动较大，粒子会从膜面返回流动主体，不向膜面移动，而是沿着膜面随处理液流走。

一、微滤对中药成分的影响

微滤主要用于药液的澄清，它利用的是膜前后的压力差与膜的孔径，实现固态微粒、胶体粒子等与水溶性成分的分离，其面临的科学与技术问题主要如下：成膜材料对中药有效成分是否会产生吸附等作用；在过大压力差下，迅速形成的滤饼层是否会截留不应截留的物质。

为了探索陶瓷膜微滤技术对中药指标性成分及其提取液固含量的影响，笔者课题组以多种单味及复方中药水提液为实验体系进行了研究，结果表明陶瓷膜微滤技术具有很好的澄清除杂效果。中药水提液微滤前均为浑浊液体，微滤后成为颜色变浅的澄明液体。其总固体除去率为 15%～38%，总固体中指标成分含量提高率为 2%～29%，表明除去的大部分是杂质，如极细的药渣、泥沙、细菌等，因而相对提高了微滤液中有效成分的含量（表 3-2）[7]。

表 3-2　陶瓷膜微滤技术对中药成分的影响

药材	水提液（W）			微滤液（M）			总固体除去率（%）	指标成分含量提高率（%）
	总固含量（g）	成分总量（g）	成分含量（%）	总固含量（g）	成分总量（g）	成分含量（%）		
金银花	361.92	19.57（绿原酸）	5.41	257.75	15.46	6.00	28.78	10.90
白芍	151.04	3.70（芍药苷）	2.45	97.34	2.93	3.01	35.55	22.86
黄连	211.33	58.22（小檗碱）	27.55	178.83	52.13	29.15	15.38	5.81
甘草	193.34	58.17（甘草酸）	30.09	120.95	39.07	32.30	37.44	7.34
大黄	326.63	2.62（大黄酸）	0.80	235.45	1.92	0.82	27.92	2.50
陈皮	333.12	29.61（陈皮苷）	8.89	221.57	25.42	11.47	33.49	29.02
十味解毒颗粒	366.23	3.50（绿原酸）	0.96	265.22	2.86	1.08	27.58	12.50
		0.35（大黄酸）	0.09		0.27	0.10		11.11

陶瓷膜的构成基质有 ZrO_2、Al_2O_3、二氧化钛（TiO_2）、二氧化硅（SiO_2）等，不同材质的膜，其筛分效应也会有所不同，如膜自身的带电性质可能影响颗粒物质在膜表面的吸附。因此，不同材质的膜在其分离过程中的效果也有所差异。相关的研究有，戴启刚等[8]以不同材质的陶瓷膜分离地龙匀浆液中药效物质，通过比较膜通量的大小和膜通量的衰减速度，表明分级分离时一级膜管选择 0.2 μm 的 Al_2O_3 膜、二级膜管选择 50 nm 的 ZrO_2 膜最佳。黄敏燕等[9]考察陶瓷膜精制增液汤中药复方水提液的最优膜材质，对于 0.2 μm 的 ZrO_2、Al_2O_3 两种材质而言，ZrO_2 陶瓷膜的通量、指标性成分转移率都较高。李梅生等[10]选择发酵后的生黄酒胶体体系，系统研究膜材质、膜过程参数等对膜处理效果的影响。结果表明，经膜处理后的样品，生物稳定性和感官要明显优于传统工艺得到的样品，0.2 μm 的 ZrO_2 陶瓷膜精制效果优于 Al_2O_3 的陶瓷膜。

膜的孔径分布不同，对于膜通量及分离过程的各个方面也有较大的影响。从理论上讲，当待分离药液中颗粒分布的最小值大于膜孔径的最大值时，微滤过程中膜孔不会发生孔内堵塞；而当膜的孔径分布与药液中颗粒粒径分布发生交叉覆盖时，将发生膜孔堵塞，造成膜污染[11]。因此对于不同待分离体系应该选择最优膜孔径。目前较为常用的陶瓷膜孔径有 0.05 μm、0.2 μm、0.8 μm 等。锶景希等[12]考察 0.05 μm、0.2 μm、0.5 μm 三种孔径的陶瓷膜在川芎水提液纯化中的作用，表明 0.2 μm 孔径的陶瓷膜总固体除去率高，阿魏酸的损失较少，为纯化川芎水提液的最佳膜孔径。董洁等[13]考察了不同孔径的 Al_2O_3 膜对清络通痹中药复方水提液的适用性，并通过扫描电镜对膜面切片污染物进行分析，研究表明 0.2 μm 孔径的 Al_2O_3 膜较为适用，有较高的稳定通量和成分保留率，同时污染较轻。王永刚等[14]选择 0.1 μm、0.2 μm、0.5 μm、0.8 μm 四种不同孔径的陶瓷膜纯化田基黄水提液，通过槲皮苷转移率、总黄酮转移率、总固体除去率、HPLC 指纹图谱的比较，认为 0.2 μm 孔径陶瓷膜较适用于田基黄水提液的纯化精制。以上研究表明，针对不同待分离体系应选择合适的膜孔径，一般情况下，对于中药水提液的精制，0.2 μm 孔径的陶瓷膜较为适用。

二、超滤对中药成分的影响

在一定压力下，不同截留分子量的膜因孔径不同使物料中不同分子量的物质产生了速度差。超滤单元操作所面临的问题：某一有效成分的可分离特征除了分子量大小外，还有其空间结构等。如在分子量相近情况下，球状结构优于平面结构，线性结构优于有分支的网状结构等。笔者课题组的研究发现，截留分子量为 10 kDa 的超滤膜对分子质量为 384 Da 的马钱素无明显影响，而截留分子量为 1 kDa 的膜，则使马钱素损失 50%左右。从而提示，中药的化学成分分子量与膜截留分子量（以球蛋白计）有一定差异。

笔者课题组的另一研究结果如表 3-3 所示[15]。从中不难发现膜材质/孔径对中药成分存在一定相容性。如中空纤维聚砜（PS）膜及二醋酸纤维素（CA）膜对有机酸类（绿原酸、阿魏酸等）、环烯醚萜苷类（马钱素、栀子苷、梓醇等）、氮苷类（苦杏仁苷）、单萜苷类（芍药苷）等成分的影响均较小。超滤膜对生物碱类成分具有较强的选择性，其中中空纤维聚砜膜对生物碱类成分影响明显，而二醋酸纤维素膜却对其影响较小。中空纤维聚砜膜及二醋酸纤维素膜对挥发油类成分（藁本内酯）的保留率均较低，影响明显。

表 3-3　10 种中药在超滤前后药液成分的测试结果

药材	成分类型	膜材质	膜孔径（kDa）	检测成分	透过率（%）
金银花	有机酸类	PS	10	绿原酸	99.3
山茱萸	环烯醚萜类	PS	6	马钱素	98.5
		PS	6	莫诺苷	97.2
		CA	6	马钱素	96.1
		CA	6	莫诺苷	98.7
枳实	生物碱类	CA	10	辛弗林	99.0
		CA	10	*N*-甲基酰胺	99.2
		PS	10	辛弗林	33.3
		PS	10	*N*-甲基酰胺	33.7
桃仁	氮苷类	PS	6	苦杏仁苷	99.1
		CA	6	苦杏仁苷	99.1
赤芍	单萜苷类	PS	6	芍药苷	98.4
		CA	6	芍药苷	98.4
当归	有机酸类	PS	10	阿魏酸	94.1
	挥发油类	PS	10	藁本内酯	11.6
		CA	10	藁本内酯	17.5
生地	环烯醚萜类	PS	10	梓醇	97.4
大黄	蒽醌类	PS	6	芦荟大黄素	39.5
栀子	环烯醚萜类	PS	10	栀子苷	95.8
牡丹皮	酚类	CA	10	丹皮酚	53.1

造成不同成分透过膜的差异因素主要有膜孔径、化学成分的空间位阻、因膜材质的荷电性能而对有关成分造成的吸附作用等。此外，中药煎煮过程可能产生的新物质的溶解性能与分子结构也有可能影响其膜分离过程。

目前实际应用中，中药制剂一般采用 6～100 kDa 截留分子量的超滤膜。从理论上推导，分子质量小于 1 kDa 的小分子药效物质均应透过大于 1 kDa 的膜，但实际上，不同孔径的膜对各种小分子成分均有一定截留。

如表 3-3 所示，分子质量为 6 kDa 的中空纤维聚砜（PS）膜对芦荟大黄素的透过率为 39.5%；分子质量为 10 kDa 的中空纤维聚砜膜及二醋酸纤维素（CA）膜对藁本内酯的透过率分别为 11.6%、17.5%。其原因可能芦荟大黄素虽属小分子，但其蒽醌类母核的平面大骨架影响到膜透过性；而挥发油成分藁本内酯可在水中形成乳状粒子，亦难以透过膜。

又如，在黄连解毒汤水提液背景下，同一孔径的聚醚砜超滤膜对栀子苷、黄连碱、黄芩苷、小檗碱、黄芩素等 9 种成分各呈不同的透过率，多种孔径（6 kDa、10 kDa、20 kDa、30 kDa、50 kDa）的上述膜无一例外。其中某些组分的透过率因另一些组分的存在而下降，从而表现出多组分混合体系膜过程的复杂性。

结合有关理论知识分析上述现象，不难发现影响膜分离技术完整保留小分子药效物质组的主要问题：①小分子物质在膜过程中的透过竞争；②高分子物质对小分子物质的吸附、包裹；③化学成分的空间结构与膜孔径的位阻作用。

上述三个问题的科学本质是中药体系中小分子与高分子物质的微观结构及其对膜分离功能、膜材料微结构的影响，而膜分离功能与膜材料微结构关系的基础是膜的传递机制与传质模型。

中药复方水提液作为一种类似高分子稀溶液的体系，其中的淀粉、果胶等高分子物质与小分子药效物质可以胶体和（或）水合物形态存在，它们的微观结构——溶液结构特征成为选择分离技术的基本依据[16, 17]。近年来，借助傅里叶变换红外光谱、液相色谱-核磁共振及计算机模拟等新技术，科学家们对天花粉蛋白[18]、香菇多糖[19]、葛根素[20]、三七总皂苷[21]等高分子和小分子的溶液结构及其相互作用开展了研究，发现许多独特微观分子构象。笔者课题组则借助 AFM 等手段发现黄连解毒汤及其模拟体系中多种成分具不同的三维结构与粒径分布，并对果胶、淀粉高分子与小檗碱的聚集体进行了分子模拟[22]，相关内容将在第四章第三节及第十一章进行介绍。

三、超滤膜对生物碱类等物质的透过 QSAR 研究

目前，在中药领域应用中超滤膜的孔径或截留分子量的选择一般是根据被分离物的分子量，将中药实验体系先分别以不同截留分子量、不同材质的膜处理，以相应指标性成分的转移率考察不同材质、不同孔径的膜对相关成分的适用性。但在中药超滤分离过程中，经常出现药效物质透过/截留率与其分子量不匹配的异常现象，由于膜过程机制不明确而不能解释和预测。因而上述工艺设计一般带有盲目性，工作量巨大。

根据膜科学理论，超滤膜的分离效率不仅与被分离物质的分子量有关，而且还与被分离物质的分子空间结构、带电情况、亲水亲油性及聚集状态等密切相关。例如，在分子量相近的情况下，球状结构优于平面结构，线性结构优于有分支的网状结构。再如，偶极矩对化合物膜透过性也有较大影响，其原理可归结为静电吸引作用，由于静电吸引，带有与膜表面电荷相反电荷的偶极会靠近膜，因此偶极向膜孔移动并更容易进入膜的结构中。近几十年来，有机物的 QSAR 研究一直是非常活跃的领域。从理论上讲，QSAR 采用数学模型来描述分子性质/活性与结构间的定量依赖关系；从应用的观点来看，QSAR 研究是从一系列已知性质/活性的化合物中找出结构和性质/活性之间的定量关系，进而预测新化合物的性质/活性。

膜分离过程中影响有机物透过/截留率的因素众多，但归根结底都与待分离物质的分子结构有关。在环境化学等学科中，已将 QSAR 应用于有机物的结构与膜透过/截留性的相关性研究，进而可以利用模型分析阐明截留机制。那么这种方法是否适用于中药膜分离技术领域呢？

针对上述问题，笔者课题组以中药复方黄连解毒汤中生物碱类（小檗碱、巴马汀、黄连碱、药根碱及青藤碱）、环烯醚萜类（栀子苷、京尼平苷、梓醇、马钱子苷）两大类主要药效物质为研究对象（结构式见图 3-1），采用 HPLC、数据挖掘等技术手段初步建立相对可靠和准确的 QSAR 模型[23]。利用模型，通过中药药效物质的分子结构预测其在超滤膜分离过程中的透过/截留率，在探索超滤膜对中药药效物质的截留机制的基础上，用以指导大规模的试验及生产实践。

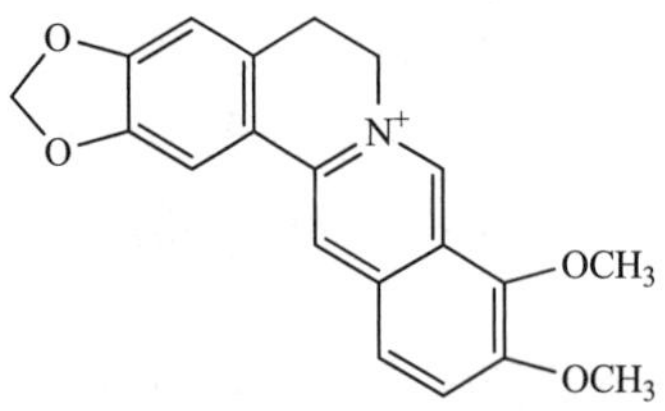

小檗碱(berberine) $C_{20}H_{18}NO_4$ 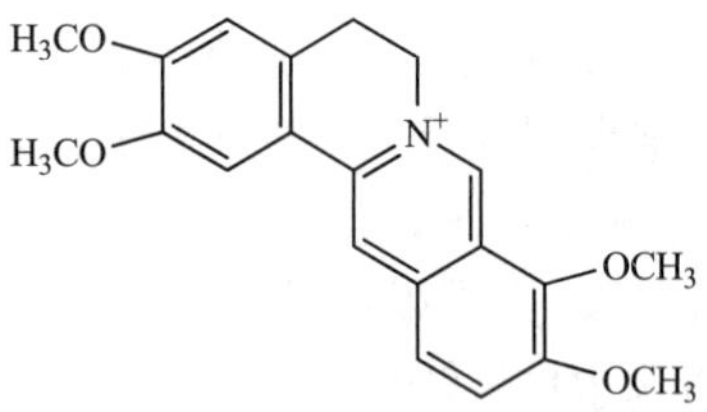　　巴马汀(palmatine) $C_{21}H_{22}NO_4$

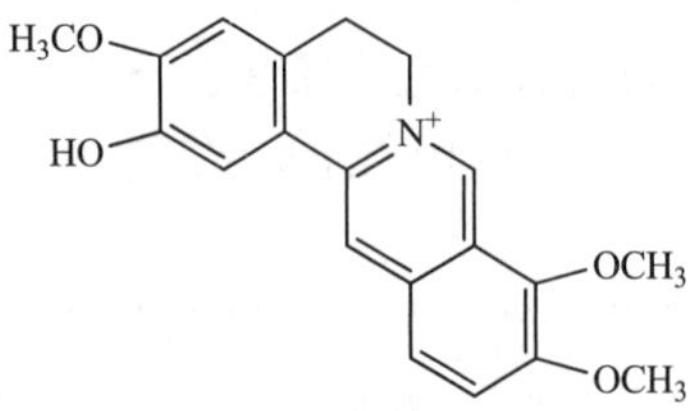

药根碱(jatrorrhizine) $C_{20}H_{20}NO_4$ 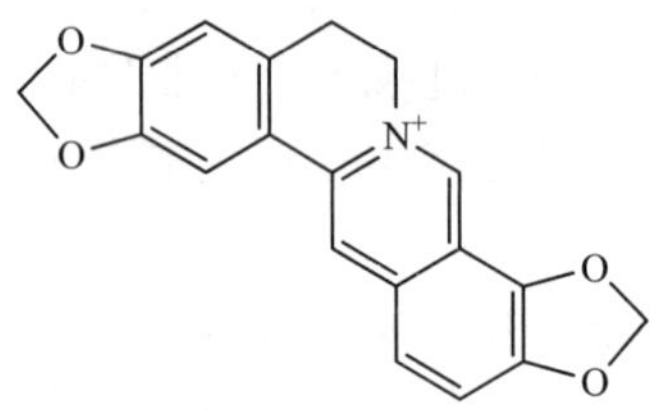　　黄连碱(coptisine sulfate) $C_{19}H_{14}NO_4$

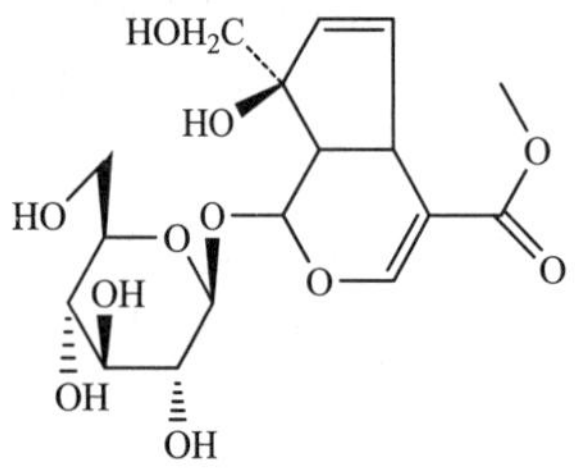

栀子苷(gardenoside) $C_{17}H_{24}O_{11}$ 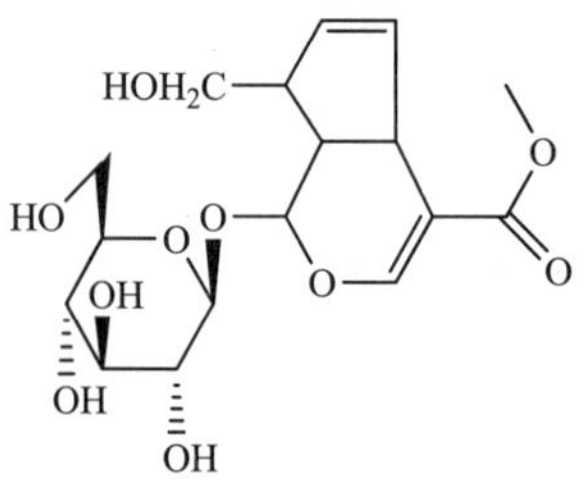　　京尼平苷(geniposide) $C_{17}H_{26}O_{10}$

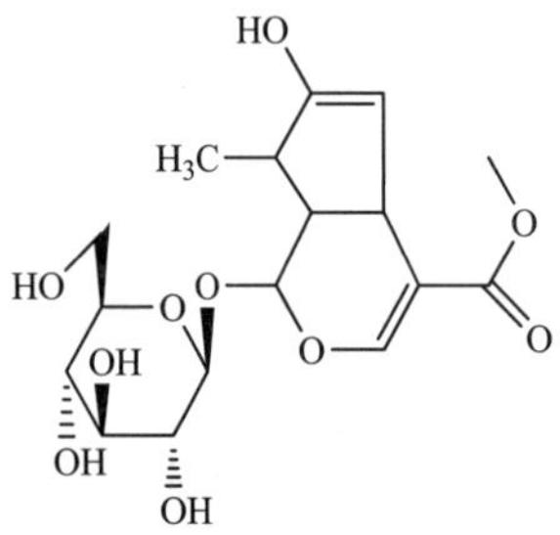

马钱子苷(loganin) $C_{17}H_{26}O_{10}$ 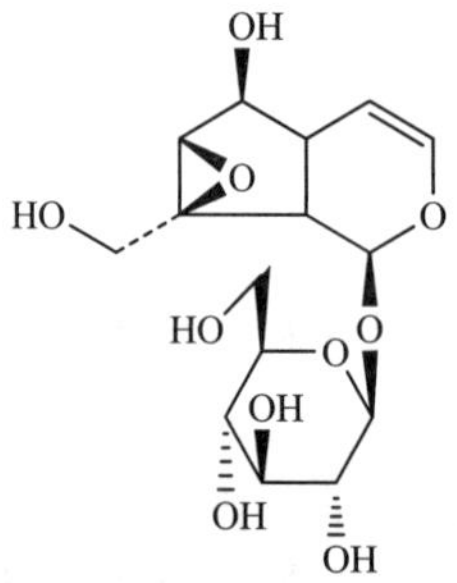　　梓醇(catalpol) $C_{15}H_{22}O_{10}$

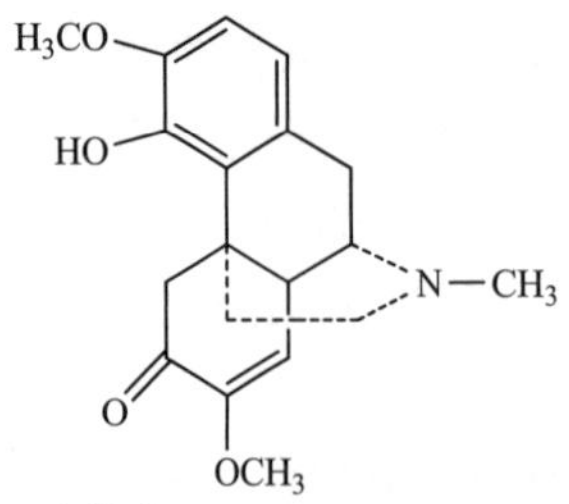

青藤碱(sinomenine) $C_{20}H_{25}NO_4$

图 3-1　黄连解毒汤中两类主要药效物质的化学结构式

1. 超滤膜对中药成分的透过率的研究

（1）实验装置：如图 3-2 所示。超滤膜组件为中国科学院上海原子核研究所的 MSC300 杯式超滤器，采用死端式操作模式，容积 300 mL；内设磁力搅拌浆；外加压力通过氮气钢瓶内高纯氮气提供；料液从顶部带旋钮的孔口加入；滤液流入电子天平上的容器中，通过在线监测记录通量。

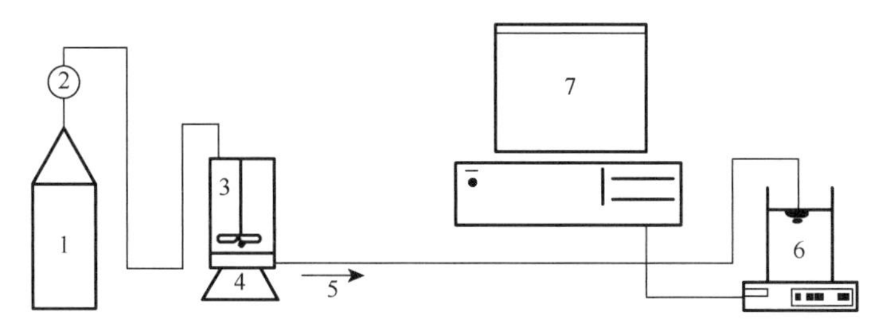

图 3-2　超滤装置示意图

1. 高纯氮；2. 减压阀；3. 杯式超滤器；4. 磁力搅拌浆；5. 渗透液；6. 电子天平；7. 微型计算机

根据中药药效物质的分子量大小，选用美国 Sepro 公司的五种超滤膜，其有效膜面积均为 45.34 cm^2，五种膜的性能参数如表 3-4 所示，其中，CA、PS、PES 等为常用膜材料的英文缩写，后缀 1 K、3 K 等代表膜的截留分子量为 1 kDa、3 kDa。

表 3-4　Sepro 公司五种膜的性能参数

品种	膜材质	截留分子量（kDa）
CA-1K	醋酸纤维素	1
PS-1K	聚砜	1
PES-1K	聚醚砜	1
PS-3K	聚砜	3
PES-3K	聚醚砜	3

（2）实验方法：实验所用水均为去离子水，化合物的水溶液浓度均为 0.1 g/L，温度 25℃，操作压力 0.2 MPa，磁力搅拌器转速 300 r/min。

使用新膜前，用去离子水浸泡 2 h，以洗去其中的保护剂；将处理过的膜片固定在超滤杯中，加入去离子水，在 0.2 MPa 下预压 0.5 h，使新膜性能稳定；补充超滤杯中的去离子水，调节压力测定膜的纯水通量。加入一定体积的含有黄连解毒汤中指标成分的水溶液滤过，收集滤过液测定含量。每次实验均用新膜，以减少膜污染对截留率的影响。每次实验结束后，用去离子水对膜和管路进行清洗。化合物透过率由式（3-1）计算。

$$\text{透过率（\%）} = (C_1 \times V_1)/(C_0 \times V_0) \times 100 \tag{3-1}$$

式中，C_1 为透过液中化合物浓度；C_0 为原液中化合物浓度；V_1 为透过液体积；V_0 为原液体积。

（3）分析仪器与试剂：Waters515 双泵液相色谱，2487 双波长紫外检测器，WDL-95 色谱工作站（中国科学院大连化学物理研究所生产）；Shimadzu Libror AEL-40SM 电子天平（十万分之一）；乙腈、甲醇为色谱纯（江苏汉邦科技有限公司）；水为亚沸蒸馏水；其余试剂均为分析纯。相关标准品均来源于中国食品药品生物制品检定院及芜湖诺尔塔医药科技有限公司。

（4）实验结果：超滤膜对不同药效物质的透过率见表 3-5。

表 3-5　五种超滤膜对黄连解毒汤中八种指标成分的透过率

名称	分子量	CA-1K（%）	PS-1K（%）	PES-1K（%）	PS-3K（%）	PES-3K（%）
小檗碱	336.37	91.1	85.0	87.4	92.2	93.7
巴马汀	352.41	94.0	85.1	88.1	89.7	88.8
药根碱	338.38	83.4	67.9	78.1	91.5	93.9
黄连碱	320.32	53.4	66.3	80.7	96.4	83.9

续表

名称	分子量	CA-1K（%）	PS-1K（%）	PES-1K（%）	PS-3K（%）	PES-3K（%）
栀子苷	404.37	32.2	43.7	45.3	83.3	90.2
京尼平苷	388.37	33.9	43.0	46.6	86.3	88.6
马钱子苷	388.37	27.4	43.1	45.9	85.6	85.8
梓醇	362.33	26.2	36.1	40.8	86.2	89.9

由图 3-3 可见：二醋酸纤维素、聚砜、聚醚砜三种材质截留分子量均为 1 kDa 的超滤膜对小檗碱等八种药效物质的透过率与分子量的关系曲线基本相同。化合物的透过率与分子量之间有较密切的关系，但并不呈简单线性相关，不同物质之间透过率差异较大，为 26%～94%不等。

栀子苷等四种环烯醚萜类化合物的分子量比较大，为 360～410，所以透过率比小檗碱等四种生物碱类物质低，均在 50%以下。

四种生物碱类物质分子量为 320～355，透过率较高，均在 50%以上，但其分子量与透过率之间并不是简单的递减关系。黄连碱分子量最小，透过率却最低，巴马汀分子量最大，透过率反而最高，这从一个侧面说明了化合物的膜过程并不完全是机械筛除，还与其他物理化学性质有关。

由图 3-4 可见：聚砜、聚醚砜两种材质截留分子量为 3 kDa 的超滤膜对小檗碱等八种药效物质的透过率均在 80%以上，且透过率差异不大，均为 85%～95%。PS-3K 的超滤膜，化合物的透过率与其分子量之间呈单向递减关系，分子量越大，透过率越低。PES-3K 的超滤膜，化合物的透过率与其分子量之间无明显规律。

从以上数据及分析可以看出：超滤膜对待分离物质的透过率与其分子量有关，但并不是呈简单的线性关系，还受其他多种因素影响，如待分离物质的体积大小、几何形态、膜与待分离物质的电性等。

2. 与超滤过程相关的化合物分子结构参数　涉及化合物超滤膜透过率的分子结构参数主要包括疏水性参数（hydrophobic parameter，HP）、空间参数（space parameter）和电性参数。

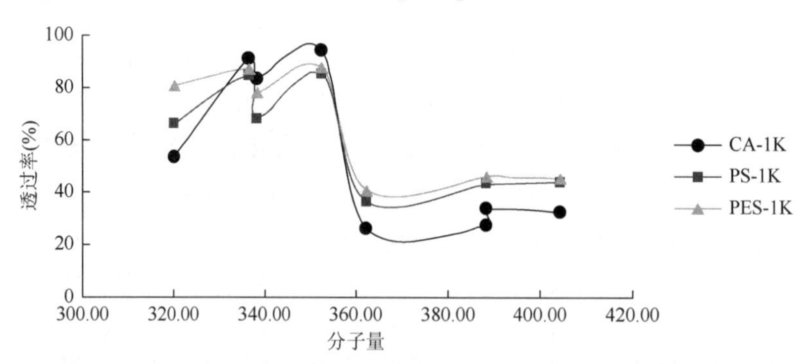

图 3-3　化合物分子量与截留分子量为 1 kDa 的超滤膜透过率的关系

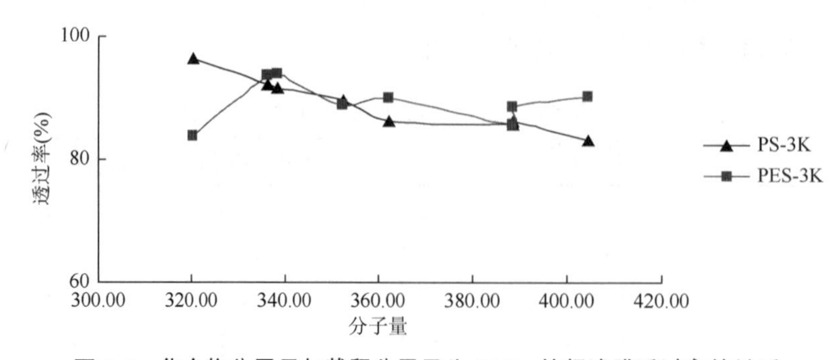

图 3-4　化合物分子量与截留分子量为 3 kDa 的超滤膜透过率的关系

（1）疏水性参数：是表示化合物的亲脂性、透过生物膜等性能的参数，常用的有脂水分配系数（AlogP）、HPLC 保留值及薄层色谱比移值等。

P 为化合物在油/水两相中分配达到平衡后，油相中药物与水相中的药物浓度之比，即 $P = C_o/C_w$。脂水分配系数是用来表示化合物亲脂性或疏水性的一个物理参数。有机物的分配系数值为 10^{-7}～10^{-3}，分配系数 P 常用对数值 $\lg P$ 表示。其中极性化合物的 $\lg P<0$，而非极性化合物 $\lg P>0$，一般当 $\lg P<1$ 可认为是亲水的，而 $\lg P>4$ 是亲脂的。

由于分配系数的实验测定比较困难，估算的方法具有实际意义。AlogP 即是基于原子加和法的计算值。

（2）空间参数：描述了取代基大小和形状对化合物性能的影响，常用的有分子量（MW）、分子体积（V_m）、分子折射率（CMR）、分子表面积（Area）、回转半径（ROG）、投影指数（shadow indices）、分子密度（density）、分子连接性指数（molecular connectivity index）等。空间参数又包括体积参数和几何参数两大类。

1）体积参数

A. 分子量（MW）：分子中所有原子质量的总和。分子大小的最简单度量。

B. 分子体积（V_m）：化合物的立体参数，表征其分子所占空间的大小，与分子或取代基的形状及大小有关。假定分子由以原子核为中心，范德瓦耳斯（van der Waals）原子半径为半径的球形原子组成，分子表面积 S 是分子中 van der Waals 球的相交面，代表分子暴露于周围环境的程度。分子表面积包围的体积就是分子体积 V_m。

C. 分子折射率（CMR）：化合物的立体参数，与分子或取代基的形状及大小有关。化合物的分子折射可以根据洛伦兹-洛伦茨（Lorentz-Lorenz）公式，应用化合物的折射率 n、分子量 MW、相对密度 d 表示。式中 N、α 分别是阿伏伽德罗常数和分子极化度。

$$\mathrm{CMR} = \frac{n^2-1}{n^2+2}\frac{\mathrm{MW}}{d} = \frac{4}{3}\pi N \cdot \alpha(\mathrm{cm}^2/\mathrm{mol}) \tag{3-2}$$

D. 分子表面积（area）：化合物的立体参数，与分子或取代基的形状及大小有关。假定分子由以原子核为中心，van der Waals 原子半径为半径的球形原子组成，分子表面积 S 是分子中 van der Waals 球的相交面，代表分子暴露于周围环境的程度。

2）几何参数

A. 回转半径（radius of gyration，ROG）：化合物的几何参数，与分子构象或者形状密切相关。回转半径可以表示原子在空间的分布情况，其计算公式如下所示。

$$\mathrm{ROG} = \frac{1}{\mathrm{MW}}\sum_{i=1}^{n} m_i r_i^2 \tag{3-3}$$

式中，m_i 为第 i 个原子的原子量；r_i 为第 i 个原子相对于质心的坐标；MW 为分子量。理论上讲，回转半径越小，分子结构越紧凑。

B. 投影指数（shadow indices，图 3-5）：化合物的几何参数，与分子构象或者形状密切相关。主要用来表征分子的形状。通过把分子的表面投影到三个相互垂直的表面得到。Rohrbaugh 和 Jurs 提出的投影指数包括 10 个不同的参数。

a. 分子在 XY 平面的投影面积（S_{XY}）。

b. 分子在 YZ 平面的投影面积（S_{YZ}）。

c. 分子在 XZ 平面的投影面积（S_{XZ}）

d. 分子在 XY 平面的投影面积占将其包围的矩形面积的比例（$S_{XY,f}$）。

e. 分子在 YZ 平面的投影面积占将其包围的矩形面积的比例（$S_{YZ,f}$）。

f. 分子在 XZ 平面的投影面积占将其包围的矩形面积的比例（$S_{XZ,f}$）。

g. 分子在 X 轴方向上的长度（L_X）。

h. 分子在 Y 轴方向上的长度（L_Y）。

i. 分子在 Z 轴方向上的长度（L_Z）。

j. 最长与最短轴长度之比（η）。

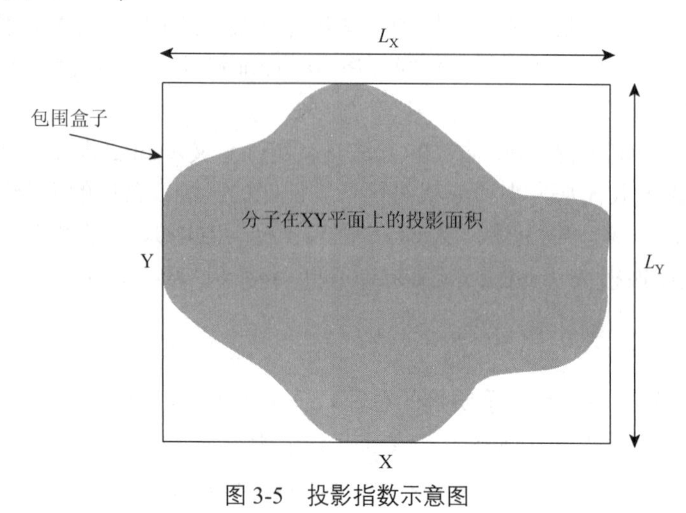

图 3-5 投影指数示意图

C. 分子密度（Density）：分子质量与分子体积的比值。分子密度反映分子内原子的类型和原子之间结合的紧密程度。

D. 分子连接性指数（molecular connectivity index，Kier&Hall index，K&H）：目前最成功的拓扑结构参数，被广泛用于 QSPR/QSAR 的研究中。帮助从分子尺寸大小、分支状况、柔性、全面形状等方面区别分子。

（3）电性参数（EP）

1）偶极距（Dipole）：正、负电荷中心间的距离 r 和电荷中心所带电量 q 的乘积，称为偶极矩 $\mu = r\times q$。根据讨论的对象不同，偶极矩可以指键偶极矩，也可以是分子偶极矩。分子偶极矩可由键偶极矩经矢量加法后得到。偶极矩可以用来判断分子的空间构型和极性大小。例如，同属于 AB_2 型分子，CO_2 的 $\mu = 0$，可以判断它是直线型的；H_2S 的 $\mu \neq 0$，可判断它是折线型的；分子的偶极矩越大，表示分子的极性越大。

2）极化率（atomic polarizability，Apol）：分子中所有原子极化率的总和。描述分子在电场中被极化的能力。

3）极性参数（polarity parameter，Pol）：分子中原子最大带电量与最小带电量的差值（Q_{max}–Q_{min}）。

4）离域性（S_r）：化学反应的活性不仅取决于电子反应的密度，还与前线轨道最高已占分子轨道（HOMO）、最低未占分子轨道（LUMO）能量有关。离域性正是综合这两种因素的指标，它是与反应过渡态相联系的。离域度值越大，反应的活化能越低，该部位的活性也越大。

5）最高已占分子轨道、最低未占分子轨道：最高已占分子轨道和最低未占分子轨道决定一种分子轨道理论。在分子中，最高已占分子轨道上电子能量最高所受束缚最小，所以最活泼，容易变动，代表分子给电子的能力；而最低未占分子轨道在所有的未占轨道中能量最低，最容易接受电子，代表分子得电子的能力。因此这两个轨道决定着分子的电子得失和转移能力，决定着分子间的空间取向、化学反应活性等重要化学性质。

3. 分子结构参数的筛选与计算 本研究优选偏最小二乘法（partial least square method，PLS）、支持向量机（support vector machine，SVM）、人工神经网络（artificial neural networks，ANN）等作为建模方法，并结合线性相关、投票法、超多面体法删除等多种方法进行变量筛选。建模过程使用 Master1.0 数据挖掘软件实现。

通过 Chemoffice 等软件计算和查阅资料得到可能影响膜透过率的 27 个结构参数，包括脂/水分配系数 AlogP、分子折射系数 CMR、偶极距 μ、极化率 α、分子量 MW、分子体积 V_M、van der Waals 半径 r、表面积 S、分子连接性指数等，见表 3-6。

表 3-6　九种化合物的结构参数

化合物	MW	V_M	CMR	Area	ROG	S_{XY}	S_{YZ}	S_{XZ}	$S_{XY,f}$	$S_{YZ,f}$	$S_{XZ,f}$	L_X	L_Y	L_Z
小檗碱	336.37	292.24	9.42	322.98	3.35	70.13	47.68	65.62	0.608 1	0.648 7	0.602 5	13.07	8.82	8.33
巴马汀	352.41	315.60	10.06	366.51	3.93	88.21	50.76	69.72	0.614 3	0.571 2	0.572 0	14.03	10.23	8.68
药根碱	338.38	302.77	9.59	349.20	3.51	78.83	46.22	58.41	0.740 3	0.648 7	0.655 2	11.54	9.23	7.72
黄连碱	320.32	267.87	8.77	322.35	4.30	94.52	34.69	58.59	0.657 1	0.680 7	0.660 8	15.82	9.09	5.60
栀子苷	404.37	342.11	9.04	429.46	3.91	90.25	60.13	70.48	0.608 7	0.656 7	0.611 7	13.66	10.86	8.44
京尼平苷	388.37	330.70	8.89	383.85	3.81	78.91	54.84	77.22	0.577 8	0.654 9	0.629 6	14.14	9.66	8.67
梓醇	362.33	301.33	7.76	366.35	3.70	81.68	45.59	65.85	0.622 6	0.705 9	0.709 7	13.73	9.56	6.76
马钱子苷	388.37	334.62	8.89	423.02	4.31	100.41	51.16	73.00	0.624 1	0.707 8	0.689 4	15.35	10.48	6.90
青藤碱	343.42	316.22	9.48	350.86	3.44	71.88	54.05	70.11	0.645 5	0.727 5	0.674 2	12.49	8.92	8.33

化合物	η	Desity	$K\&H_0$	$K\&H_1$	$K\&H_2$	$K\&H_3$	Dipole	Apol	Pol	S_r	HOMO	LUMO	AlogP
小檗碱	1.57	1.151 0	14.17	8.29	6.27	5.00	1.62	13 585.48	0.229 8	1.77	−13.02	−4.40	3.20
巴马汀	1.62	1.116 6	15.46	8.53	6.27	5.01	0.00	14 239.50	0.216 8	1.91	−12.25	−4.34	3.01
药根碱	1.49	1.117 6	14.50	8.14	6.09	4.81	5.42	13 726.24	0.265 1	1.83	−12.90	−3.98	2.98
黄连碱	2.82	1.195 8	12.87	8.05	6.27	4.99	3.76	12 931.46	0.214 0	1.56	−13.96	−3.87	3.39
栀子苷	1.62	1.182 0	14.99	8.69	6.96	5.33	3.52	12 927.16	0.264 4	3.27	−12.20	2.71	−2.15
京尼平苷	1.63	1.174 4	14.67	8.62	6.71	5.24	3.36	12 630.52	0.267 5	1.32	−11.27	2.84	−1.62
梓醇	2.03	1.202 4	13.16	8.19	6.91	5.51	6.54	11 039.26	0.263 8	0.53	−11.60	4.77	−2.38
马钱子苷	2.23	1.160 6	14.84	8.60	6.89	5.35	2.03	12 582.36	0.263 7	0.77	−11.73	2.62	−1.54
青藤碱	1.50	1.086 0	14.87	8.58	7.31	5.94	153.71	12 926.98	0.265 2	2.10	−10.38	2.32	1.72

4. QSAR 的研究　分别采用偏最小二乘、支持向量机和人工神经网络等方法对上述八种生物碱类和环烯醚萜类物质的五种超滤膜透过率建立 QSAR 模型，并用青藤碱对模型进行检验。

（1）CA-1K 超滤膜透过率 QSAR 模型的建立

1）变量筛选：①做变量相关性分析；②取与 Y（透过率）相关系数最大的变量最低未占分子轨道；③取与 Y 相关系数大于 0.8 以上的变量得到 AlogP、CMR、Apol、最低未占分子轨道、$K\&H_2$、$K\&H_3$；④删除与最低未占分子轨道相关系数大于 0.9 以上的变量得到 CMR；⑤经过以上筛选，最后得到变量最低未占分子轨道、CMR。

2）建模方法及其比较：三种建模方法的比较见表 3-7。

表 3-7　各种建模方法比较

方法	建模相关系数	留一法相关系数
PLS	0.926	0.749
SVM	0.933	0.912
ANN	0.995	0.947

由表 3-7 知，三种建模方法中人工神经网络建模结果最好。但考虑到样本过小，人工神经网络法更易过拟合，而支持向量机法与人工神经网络法结果相差不是太大，所以最终采用支持向量机法。支持向量机法参数：$C = 10$，$E = 0.25$。

3）建模结果：

A. the equation with normalized data：

$y = 0.164\ 523[\text{CMR}] - 0.524\ 561[\text{LUMO}] + 0.588\ 842$

B. the equation with original data：

$y = 4.849\ 856[\text{CMR}] - 3.882\ 136[\text{LUMO}] + 11.424\ 632$

可信度：y 值（20～100）。

4）结果分析：由方程可知，化合物 CA-1K 超滤膜的透过率主要与分子折射率和最低未占分子轨道这两个分子结构参数有关。其中分子折射率这个变量的增加能使透过率变大，而最低未占分子轨道的增加会降低透过率。

分子折射率是化合物的立体参数，与分子或取代基的形状及大小有关。对于同一类分子来说如果分子折射率大那么应该是缩小体积来增加其复杂度，而体积小的话其透过率就大。

最低未占分子轨道能量是化合物的电性参数，一般表示反应化合物的活化能程度。其值低则电子容易跃到此轨道，也就是说其化学性质可能更活泼。设想最低未占分子轨道能量小的化合物，化学性质活泼，可能发生分子间缔合反应（如同分子间缔合或与水分子缔合）从而增大过膜物质的表观分子量，所以透过率应该降低，但结果与之相反。其机制有待进一步研究。

（2）其他四种超滤膜透过率 QSAR 模型的建立：PES-1K、PS-1K、PES-3K、PS-3K 等其他四种超滤膜透过率 QSAR 模型的建立方法及结果类似上述 CA-1K 膜，具体内容略。

（3）五种膜构效关系模型比较：五种膜构效关系模型及其相关系数见表 3-8。

表 3-8　五种超滤膜的构效关系模型

超滤膜	回归模型	建模方法	相关系数
CA-1K	$Y = 4.849\ 856[\text{CMR}] - 3.882\ 136[\text{LUMO}] + 11.424\ 632$	SVM	0.933
PES-1K	$y = 61.740 - 5.217[\text{LUMO}]$	PLS	0.989
PS-1K	$Y = -40.606 - 22.670[\text{AlogP}] - 19.804[\text{LUMO}] - 87.665[\text{K\&H}_2] + 131.533[\text{K\&H}_3]$	PLS	0.996
PES-3K	$y = 127.633 - 5.118[\text{ROG}] - 1.334[L_X]$	PLS	0.984
PS-3K	$y = 103.634 - 0.917[\text{AlogP}] - 0.316[S_{YZ}]$	PLS	0.980

比较上述五种膜的构效关系回归模型，最低未占分子轨道对截留分子量为 1 kDa 的三种膜的透过率均有较大影响，且均与透过率成负相关，即最低未占分子轨道值越小的化合物，这三种膜的透过率越大。这表明化合物化学性质越活泼，其膜透过性越好，其机制有待进一步研究。但截留分子量为 3 kDa 的两种膜的回归模型中没有最低未占分子轨道这个参数，提示不同截留分子量超滤膜的截留机制不尽相同。

AlogP 这个疏水性参数出现在 PS-1K 和 PS-3K 两种膜的回归模型中，且与这两种膜透过率成负相关，即化合物亲水性越大，其在两种聚砜膜上的透过率就越大。

对膜透过率有影响的参数还有 CMR、K&H_2、K&H_3、ROG、L_X、S_{YZ}，这几个参数都是分子的空间参数，从不同角度描述分子的空间形状。一般来说，化合物的结构越紧凑、形状越规则、分支度越大，其膜透过率越高。

从选入模型的参数可以看出，在超滤膜分离化合物的过程中，影响透过率的因素主要包括化合物的自身性质（包括得失电子能力、亲水/疏水性）与膜性质的相互作用及化合物的空间结构。

5. 模型预测能力验证　用生物碱类化合物青藤碱来验证五种模型预报准确性，验证结果见表 3-9。可见模型对青藤碱五种膜透过率的预测值与实验值比较吻合，有较好的预测能力。说明这种方法在预测超滤膜对中药药效物质膜透过率方面具有意义，对中药药效物质截留机制的诠释起到了重要作用。

但五种模型建立的样本量偏少，使模型的准确性和预报范围均受到一定限制，还有待扩大样本量进行进一步研究。

表 3-9　模型对青藤碱透过率的预测结果

化合物	CA-1K 透过率（%）		PES-1K 透过率（%）		PS-1K 透过率（%）		PES-3K 透过率（%）		PS-3K 透过率（%）	
	实验值	预测值	实验值	预测值	实验值	预测值	实验值	预测值	实验值	预测值
青藤碱	43.2	48.4	48.8	49.6	20.2	14.93	96.8	93.24	92.0	88.1

本部分以黄连解毒汤中生物碱类、环烯醚萜类两大类主要药效物质为研究对象，采用数据挖掘等技术手段，建立了五种超滤膜相对可靠和准确的 QSAR 模型，该模型对生物碱类化合物青藤碱五种膜透过率预测结果较好。

上述五种模型入选参数包括最低未占分子轨道、AlogP、CMR、K&H_2、K&H_3、ROG、L_X、S_{YZ}等。从选入模型的参数可以看出，在超滤膜分离化合物的过程中，影响透过率的因素主要包括化合物的自身性质（包括得失电子能力、亲水/疏水性）与膜性质的相互作用及化合物的分子结构。

第三节
中药膜技术的有效性与安全性研究

安全、有效是一切工艺技术的重要原则，当然也是膜技术的最重要原则，由于中药水提液体系的复杂性，不可能存在普遍适用的过程参数。对于不同体系，在使用该技术前，均应从化学因素与生物学因素两方面对实际膜分离过程开展有效性与安全性研究。

一、中药膜分离过程影响有效性与安全性的化学因素研究

所谓化学因素，主要指药效物质的化学组成情况。针对化学因素的有效性与安全性评估，可通过相应指标性成分的转移率、指纹图谱考察不同材质、不同孔径的膜分离工艺对相关体系的影响，并与常规水提工艺、水醇法工艺进行比较。

中药指纹图谱的评价不同于含量测定，它强调的是相似性，而不是相同性，即着重辨识完整图谱“面貌”，而不是求索细枝末节，比较符合中药的整体观。分析比较的结果是对供试品之间的差异性或一致性做出的评价。相似性的比较可以用相似度表达，相似度可借助国家药典委员会推荐的“中药指纹图谱计算机辅助相似度评价软件”计算，一般情况下相似度为0.9～1.0即认为符合要求。

以下为笔者课题组运用指纹图谱知识来探讨不同截留分子量超滤膜处理中药复方后化学组成种类和含量差别。根据国家药品监督管理局2000年颁布的《中药注射剂指纹图谱研究的技术要求（暂行）》相关规定，采用高效液相色谱（HPLC）法对各种样品HPLC指纹图谱进行研究，并用中药色谱指纹图谱相似度评价系统A版对指纹图谱进行全谱的相似度分析。

1. 不同膜过程对三种中药注射剂中间体指纹图谱的影响　在寻找合适的中药注射剂制备工艺终端处理膜技术中，笔者课题组研究了不同膜过程对三种中药注射剂中间体（XX、QQ、SS）指纹图谱的影响（图3-6至图3-8），为选择膜孔径提供依据。

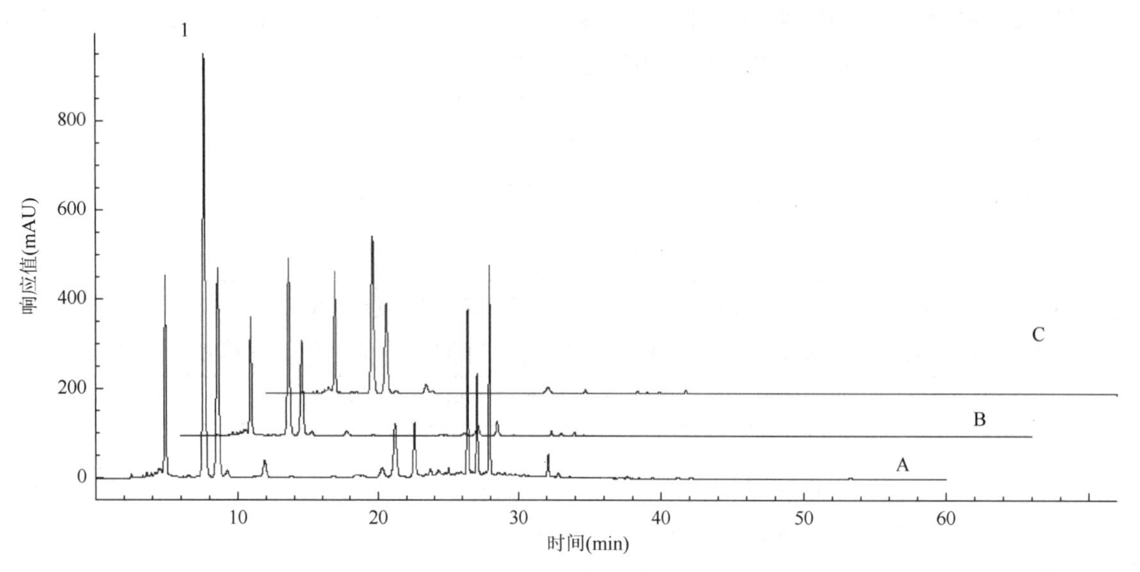

图3-6　XX中间体不同孔径膜处理后的指纹图谱

A. 0.2 μm值膜渗透液；B. 10 kDa截留分子量膜渗透液；C. 6 kDa截留分子量膜渗透液；1. XX中间体指标成分

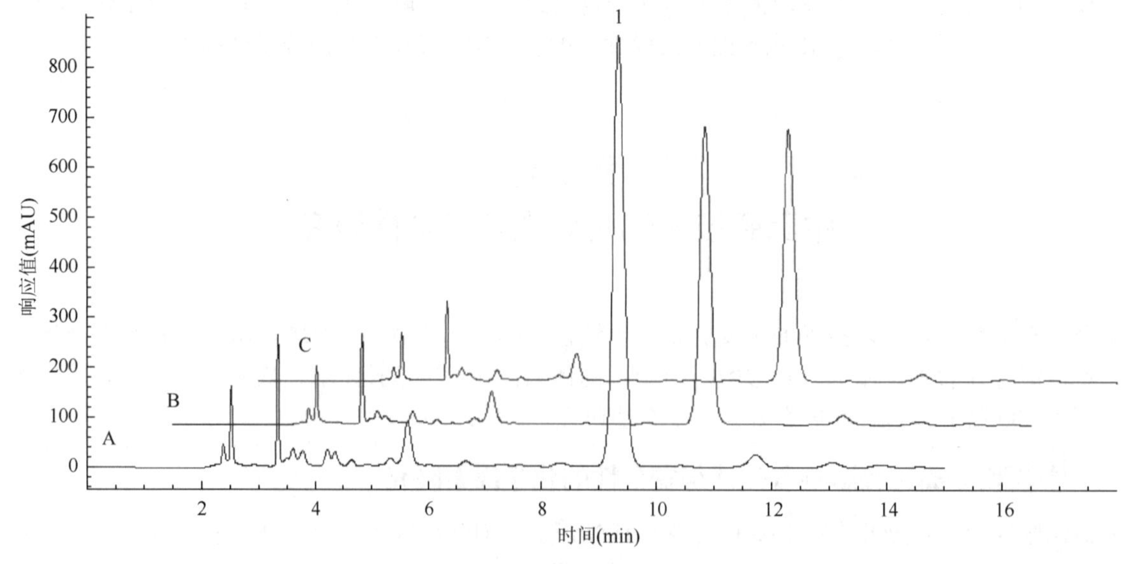

图3-7　QQ中间体不同孔径膜处理后的指纹图谱

A. 0.2 μm值膜渗透液；B. 10 kDa截留分子量膜渗透液；C. 6 kDa截留分子量膜渗透液；1.QQ中间体指标成分

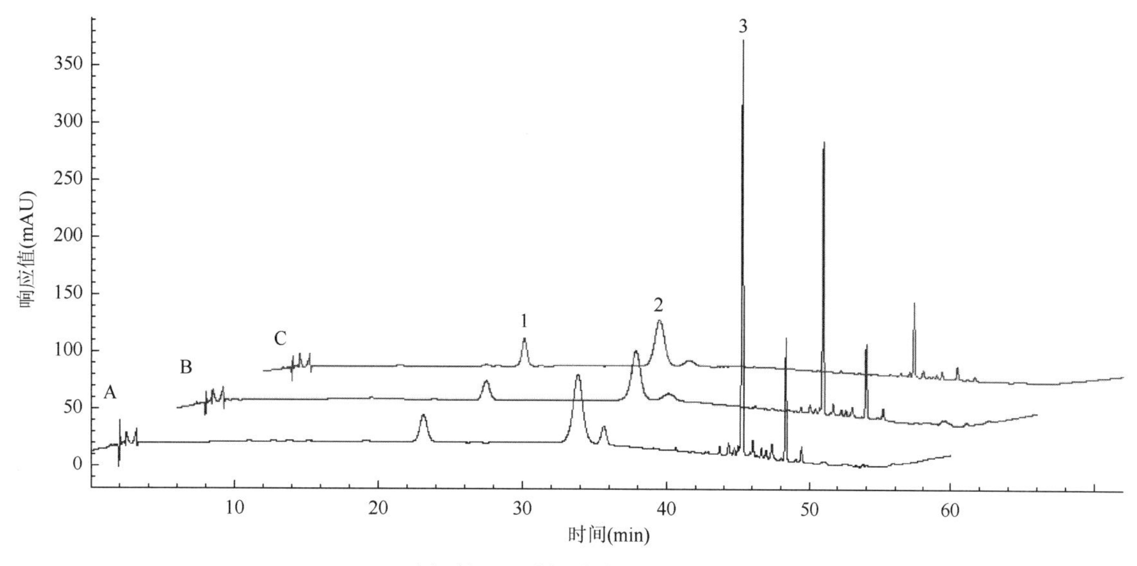

图 3-8　SS 中间体不同孔径膜处理后的指纹图谱的比较

A. 0.2 μm 值膜渗透液；B. 10 kDa 截留分子量膜渗透液；C. 6 kDa 截留分子量膜渗透液；1、2、3. SS 中间体指标性成分

2. 不同截留分子量膜对黄连解毒汤体系理化特征及化学组成的影响[24]　以黄连解毒汤为研究对象，按照图 3-9 工艺路线，探讨采用不同截留分子量聚醚砜（PES）超滤膜处理后黄连解毒汤成分的种类和含量情况，并测定其浊度、黏度等理化参数。结果发现，各级膜处理液的药根碱、小檗碱、黄芩素和汉黄芩素逐级明显变小，栀子苷有明显的逐级上升的现象；各药液的理化参数（pH、浊度、电导率）也呈规律性的变化；以离心液为参照，按膜分子量由大到小排序，样品的相似度依次为 0.993、0.992、0.984、0.982、0.975。

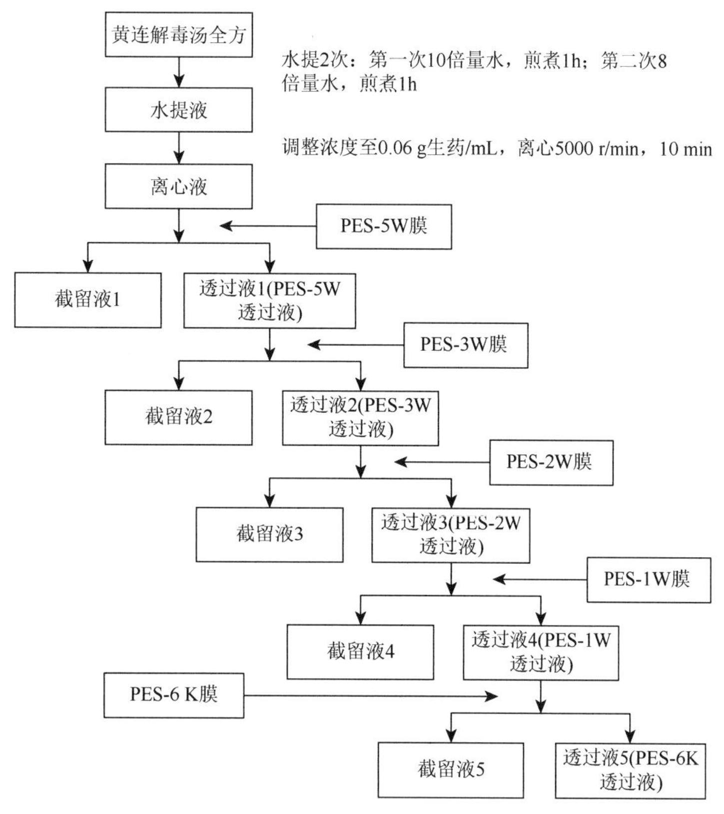

图 3-9　不同截留分子量膜处理中药工艺路线

（1）理化参数变化：离心液及各级渗透液的理化参数值见表 3-14。电导率随着膜过程从离心液的 1.943mS/cm 持续上升到最终 PES-6 K 渗透液的 3.740mS/cm。电导率表示溶液传导电流的能力，系溶液中所含盐成分、离子成分、杂质成分等物质的重要指标；分析其升高的原因可能如下所示。①超滤是一个精制浓缩过程，在每次的膜过程中药液体积缓慢变小。②离子成分等没有被截留下来。浊度是水的透明程度的量度，由于水中含有悬浮及胶体状态的微粒，使得原来无色透明的水产生浑浊现象，由表 3-10 可知，浊度随膜过程逐级下降，说明膜过程中去除物质较多，特别是经过 PES-5W 膜处理后，离心液中物质的除去作用尤为明显。黏度指液体在流动时，其分子间产生内摩擦大小的指标。表 3-10 所示黏度变化不大，或由于此数据为药液在 70℃时所测，而温度可能是黏度的主要决定因素所致。pH 大小可以衡量溶液酸碱程度，表 3-10 所示，pH 呈微弱的递增趋势。但是通过空白试验表明，这种变化趋势与膜过程本身无关，可能与由膜过程去除的某些物质有关。

表 3-10　不同截留分子量膜处理样品的理化参数

溶液	电导率(mS/cm)	pH	浊度(NTU)	黏度（mPa·s）
离心液	1.943	4.002	288.0	7.4
PES-5W*	2.540	4.278	73.2	7.8
PES-3W*	2.630	4.337	56.9	7.9
PES-2W*	2.800	4.431	47.1	7.3
PES-1W*	3.040	4.500	40.2	8.0
PES-6K*	3.740	4.743	10.9	6.3

*表示该级膜渗透液，单位为 Da。

（2）黄连解毒汤的混合对照品 HPLC 图及离心液的样品 HPLC 图谱：图 3-10 为黄连解毒汤离心液经处理后，所得的液相色谱图。图 3-11 为黄连解毒汤中主要指标性成分混合组成的对照图。由各图可知，这 9 个标准品中除了 10 号黄连碱与 11 号药根碱分离度不够理想外，其他都能达到很好的分离度。

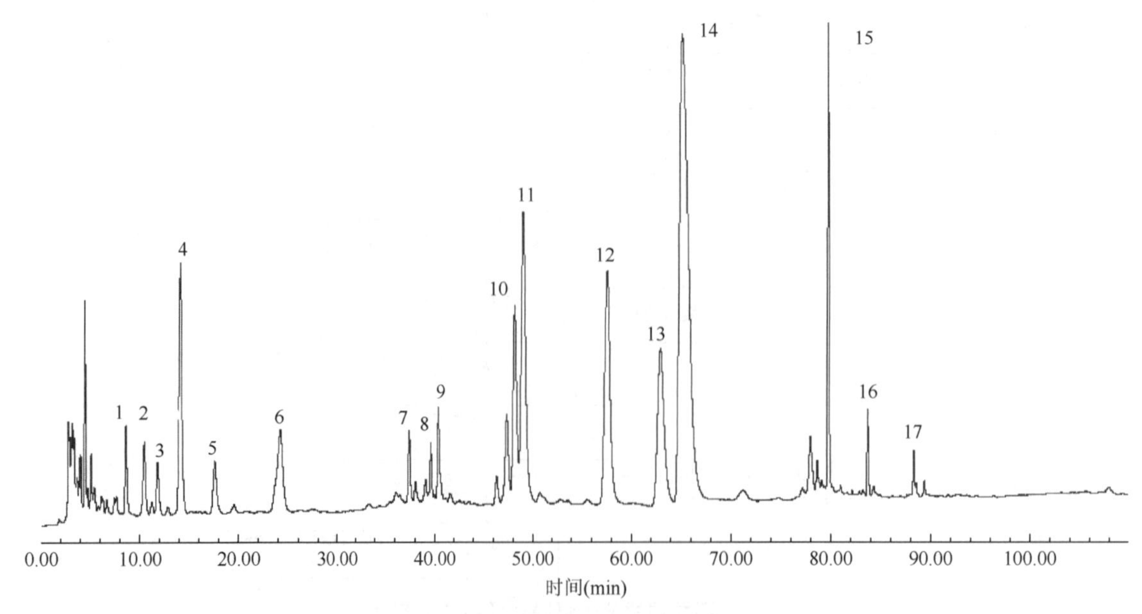

图 3-10　离心液 HPLC 特征图谱

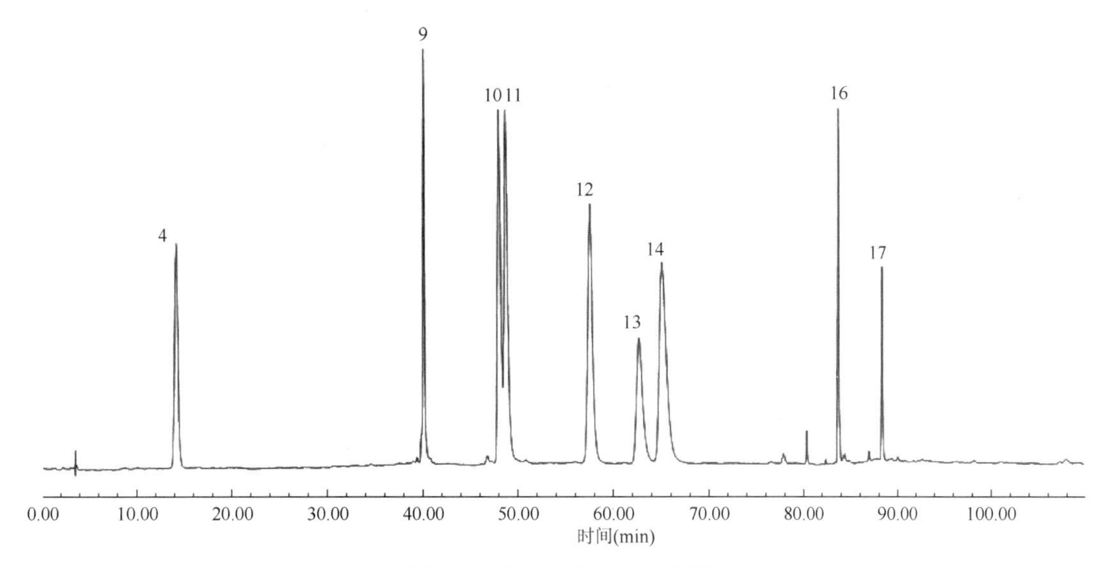

图 3-11　混合对照品 HPLC 图

4. 栀子苷；9. 野黄芩苷；10. 黄连碱；11. 药根碱；12. 黄芩苷；13. 巴马汀；14. 小檗碱；16. 黄芩素；17. 汉黄芩素

（3）离心液和各级渗透液的特征图谱图变化：离心液和各级渗透液的特征图谱见图 3-12。图 3-12 中各峰的分布形态可按时间分为三段：前 30 min 有环烯醚萜类成分栀子苷，在这段时间内所有的峰都能达到很好的分离度；30～65 min 段内以黄酮类和生物碱类成分为主，黄芩苷、巴马汀和小檗碱分离度好，且这三个峰的峰面积比较大；65 min 后以黄酮类成分为主。

以离心液图谱为参照图谱，进行匹配，相似度见表 3-11。由表 3-11 可知，随着膜过程的进行，从 PES-5W 渗透液到 PES-6K 渗透液的相似度变化为 0.993、0.992、0.984、0.982、0.975，即相似度随着膜过程呈降低趋势。

各级渗透液中各化学成分的峰面积值见表 3-12。根据表 3-12 中的数据作柱形图，见图 3-13。表 3-12 中和图 3-13 中显示的峰 1～17 均为图 3-11 所标示样品中的物质。由表 3-12 中峰面积可求出，S1～S6 各样品中 9 个对照品峰的面积之和均占总峰面积的 80%以上。

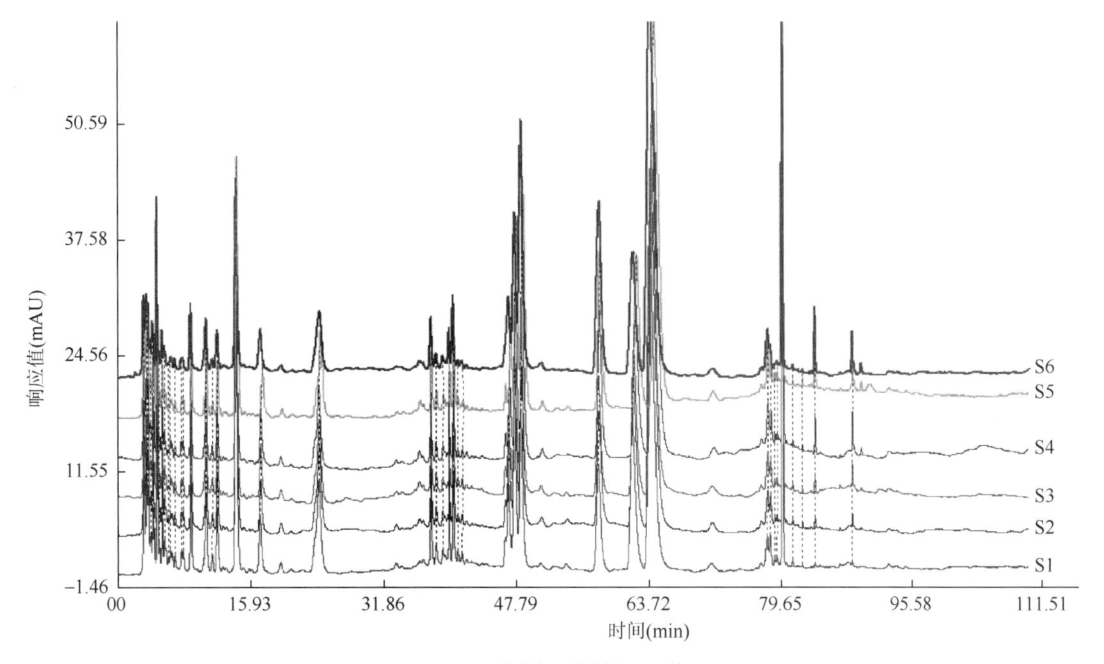

图 3-12　各样品的特征图谱图

S1. PES-6K 渗透液；S2. PES-1W 渗透液；S3. PES-2W 渗透液；S4. PES-3W 渗透液；S5. PES-5W 渗透液；S6. 离心液

表 3-11 各级样品的相似度比较

	S1	S2	S3	S4	S5	S6	对照指纹图谱
S1	1.000	0.999	0.998	0.992	0.993	0.975	0.995
S2	0.999	1.000	0.999	0.996	0.997	0.982	0.998
S3	0.998	0.999	1.000	0.997	0.997	0.984	0.999
S4	0.992	0.996	0.997	1.000	1.000	0.992	0.999
S5	0.993	0.997	0.997	1.000	1.000	0.993	1.000
S6	0.975	0.982	0.984	0.992	0.993	1.000	0.991
对照指纹图谱	0.995	0.998	0.999	0.999	1.000	0.991	1.000

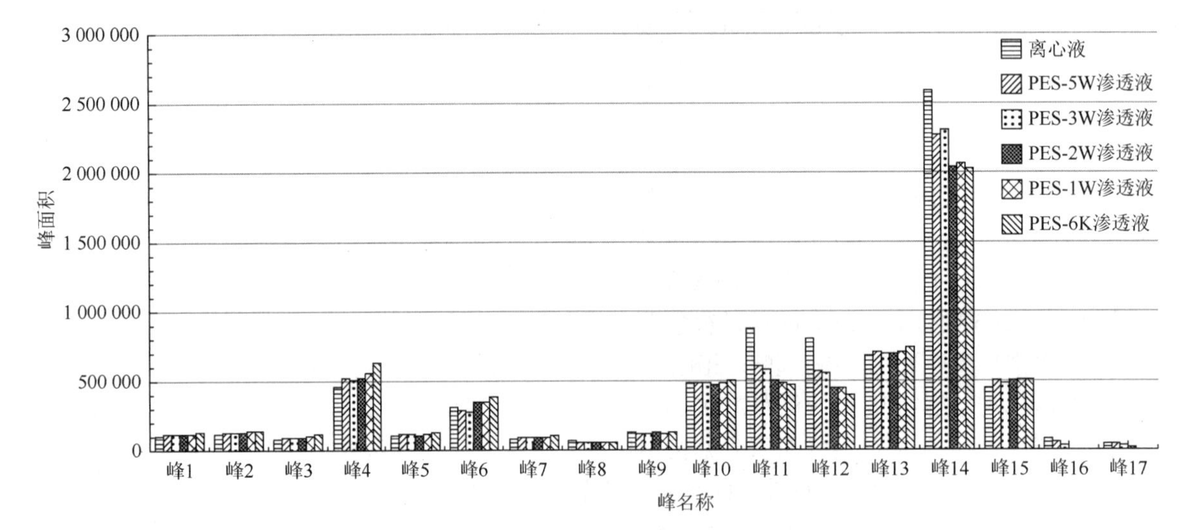

图 3-13 各样品峰面积比较图

表 3-12 各样品峰面积值比较

峰名称	离心液	PES-5W 渗透液	PES-3W 渗透液	PES-2W 渗透液	PES-1W 渗透液	PES-6K 渗透液
峰 1	107 763	114 839	115 050	117 259	119 949	133 360
峰 2	119 694	127 217	126 819	133 329	139 408	148 154
峰 3	83 555	92 746	94 418	96 381	103 097	113 563
峰 4	466 878	521 525	514 885	525 622	564 038	626 894
峰 5	112 362	115 995	114 932	112 218	118 413	129 687
峰 6	309 507	289 728	272 355	347 779	351 996	388 197
峰 7	85 725	95 230	93 366	94 835	98 057	109 809
峰 8	73 522	59 301	59 097	63 315	59 454	64 231
峰 9	134 053	123 454	123 483	125 857	122 370	126 984
峰 10	486 379	490 969	484 935	470 157	485 654	495 029
峰 11	879 702	608 714	586 343	500 247	491 033	475 102
峰 12	803 539	576 816	555 834	452 139	445 800	403 028
峰 13	675 165	700 080	689 333	693 520	701 647	736 606

续表

峰名称	离心液	PES-5W 渗透液	PES-3W 渗透液	PES-2W 渗透液	PES-1W 渗透液	PES-6K 渗透液
峰 14	2 588 635	2 271 668	2 309 090	2 040 935	2 067 249	2 027 088
峰 15	449 889	495 164	490 821	495 387	512 878	509 058
峰 16	78 508	57 797	39 969	19 954	13 962	4 761
峰 17	50 341	48 305	32 269	19 696	12 297	2 941

（4）讨论：虽然各级渗透液之间物质发生了复杂变化，但由表 3-11 可知，样品的相似度变化为 0.993、0.992、0.984、0.982、0.975，基本可认为对复方的整体药效物质未产生明显影响。黄连解毒汤中成分比较复杂，存在着很多弱酸弱碱性物质，所以 pH 的少许变化都可能对某些成分的存在状态产生影响。因溶液体系中存在很多弱酸弱碱的平衡反应，即使药液经过逐级过膜后 pH 呈现较小的上升趋势，亦可能有很多的反应发生，其结果可能促进溶解也可能产生沉淀，从而造成了表 3-12 中数据的复杂变化。

图 3-13 中峰 11、峰 12 和峰 14 分别代表了药根碱、黄芩苷和小檗碱，这三种物质的降低趋势在这 17 种物质中是最大的，可能是在膜过程打破了平衡，导致这两种物质结合成沉淀而被截留。

膜过程对黄连解毒汤的总体影响甚微；但由表 3-12 也可看出某些物质如黄芩素、汉黄芩素、药根碱等含量降低至一半或更多，尤其是黄芩素和汉黄芩素随着膜过程损失了 90%以上。各种样品的药理作用是否有区别、有何区别等问题有待进一步研究，而通过此类研究可以为黄连解毒汤精制工艺优选提供参考。

二、中药膜过程影响有效性与安全性的生物学因素研究

安全、有效是选择膜分离技术最重要的原则。以常规水提工艺、水醇法工艺、膜分离工艺制备样品，开展主要药效学、毒理学比较研究，是确保中药膜过程影响有效性与安全性的重要环节，其目的是在生物学的意义上确保膜选择的科学、合理。笔者课题组[25]为考察膜分离精制工艺对糖渴清复方服用剂量及疗效的影响，以《中华人民共和国药典》上的方法测定不同工艺样品的总固体含量，并以四氧嘧啶糖尿病小鼠血糖值为指标，比较不同工艺样品的降血糖效应。结果表明常规水提工艺组与两种膜分离工艺组对糖尿病小鼠均有显著降血糖作用，相互间无显著差异，而两种膜分离工艺组可使制剂固含物分别减少 29%与 37%。说明膜分离精制工艺可有效减少糖渴清服用剂量，而不影响其降血糖作用。笔者课题组开展的类似工作：①观察以膜分离工艺制备的清络通痹颗粒对佐剂性关节炎（AA）大鼠滑膜细胞分泌肿瘤坏死因子（TNF）的影响[26]，主要实验方法是将清络通痹颗粒治疗过的佐剂性关节炎大鼠滑膜细胞进行体外培养，收集细胞上清液，检测 TNF 的活性。结果发现治疗组滑膜细胞的 TNF 含量明显低于模型组。结果表明，膜分离工艺制备的清络通痹颗粒能明显降低佐剂性关节炎大鼠滑膜细胞分泌的 TNF。②研究采用膜分离技术制备的热毒净颗粒的药理作用[27]。通过实验，发现热毒净颗粒可明显提高感染金黄色葡萄球菌小鼠的存活率，明显降低感染流感病毒小鼠的肺指数和大肠杆菌内毒素致发热家兔的体温。说明采用膜分离技术对热毒净颗粒的抗菌、抗病毒及退热作用未产生影响。

相关的报道还有蔡宇等[28]用陶瓷微滤膜分离刺五加水煎液药效部位，采用 S_{180} 移植瘤动物模型，对膜分离后的刺五加药效部位上清液 A 和药效部位滤液 B 从抑瘤率、NK 细胞活性两方面评价其抗肿瘤和免疫调节功效。结果表明，刺五加药效部位上清液 A 的抑瘤率低于药效部位滤液 B，免疫活性高于药效部位滤液 B；药效部位上清液 A 高剂量组的抑瘤率和免疫活性与刺五加水煎液接近；刺五加药效部位滤液 B 高剂量组抑瘤率明显高于刺五加水煎液，免疫活性与刺五加水煎液接近。说明陶瓷膜微滤能分离刺五加水煎液中体现抗肿瘤活性功效的药效部位。乔向利等[6]用不同截留分子量的超滤膜对中药活血化瘀方提取液进行分子量分级，并分别用二甲基亚砜体系和黄嘌呤-黄嘌呤氧化酶体系测定了药物的不同分子量成分淬灭超氧阴离子自由基的能力。实验结果表明，经超滤膜分离后得到的低分子量成分抑制超氧阴离

子自由基的效果非常显著，说明药物的有效部位主要是在低分子量成分中，通过膜分离能有效地提高药物有效部位的浓度和药效。

以下为笔者课题组以高分子超滤膜制备的热毒净颗粒的药效学及毒理学试验结果。

1. 热毒净颗粒主要药效学实验[27]

（1）对感染甲型流感病毒小鼠肺指数的影响：

1）试验操作：取健康 KM 小鼠，♀♂各半，体重 17～20 g。随机分为 4 组，即模型组，利巴韦林阳性药物组，热毒净颗粒高、低 2 个剂量组。每天灌胃给药 1 次。各组动物给药 2 天后，在乙醚浅麻醉后，以 3 倍 LD_{50} 流感病毒（FM1）液滴鼻感染。待其自然苏醒后，继续给药，连续 4 天（共给药 6 天）。另设 1 个空白对照组。第 5 天称量体重后，解剖取鼠肺称重，按式（3-4）逐个计算肺指数，并求出肺指数抑制率，采用组间 t 检验法与模型组进行显著性测定比较。

$$肺指数=肺重（g）/体重（g）\times 10 \quad (3-4)$$

2）试验结果：热毒净颗粒在剂量为 22.5 g/kg、45 g/kg 时，可明显降低甲型流感病毒感染小鼠的肺指数值，经统计学处理，与模型组相比，有显著性意义（$P<0.01$）。

（2）对感染金黄色葡萄球菌小鼠存活率的影响：

1）试验操作：取 KM 小鼠 100 只，体重 18～22 g，随机分为 5 组，即模型组，双黄连阳性药物组，热毒净颗粒低、中、高 3 个剂量组，每组 20 只，雌雄各半。每天灌胃给药 1 次，连续 6 天，第 4 天给药 1 h 后，各组小鼠腹腔注射 1∶4 浓度金黄色葡萄球菌菌液 0.5 毫升/只，继续给药 2 天。观察感染金黄色葡萄球菌后小鼠 1 周内的死亡数，并采用 χ^2 检验与模型组进行显著性测定比较。

$$肺指数抑制率（\%）=\frac{模型组平均肺指数-给药组平均肺指数}{模型组平均肺指数}\times 100 \quad (3-5)$$

2）试验结果：热毒净颗粒在剂量为 27.2 g/kg、54.4 g/kg 时，可明显提高感染金黄色葡萄球菌小鼠的存活率，经统计学处理，与模型组相比，有显著性意义（$P<0.05$、$P<0.05$）。

（3）对大肠杆菌内毒素致发热家兔体温的影响：

1）试验操作：取大耳白家兔，体重 1.8～2.6 kg。雌雄不拘，雌者无孕。试验前禁食 12 h。保持实验室温度为（15±1）℃。试验前 1 天用 MC-3B 电脑数字式体温计测量各兔肛门体温，选择体温在 38.6℃以内家兔供实验用。试验当天早晨再测量 1 次肛门体温为正常体温，正常体温超过 38.6℃以上的家兔不用。每兔耳缘静脉注射大肠杆菌内毒素 1 μg/kg。1 h 后重复测量肛门体温，按体温升高程度随机分为 4 组，即模型组，安乃近阳性药物组，热毒净颗粒低、高 2 个剂量组，每组 8 只，雌雄兼用。1 次给药，给药后 1 h、2 h、3 h、4 h、6 h 各测定肛门体温 1 次，并采用组间 t 检验法与模型组进行显著性测定比较。

2）试验结果：热毒净颗粒在剂量为 13.6 g/kg、27.2 g/kg 时，可明显降低大肠杆菌内毒素致发热家兔的体温，经统计学处理，与模型组相比，有显著性意义（$P<0.05$、$P<0.001$）。

（4）对 2, 4-二硝基苯酚致发热大鼠体温的影响：

1）试验操作： 取雄性大鼠，体重 150～200 g。试验前禁食 12 h。保持实验室温度为（15±1）℃。试验当天在给药前用 MC-3B 电脑数字式体温计分别测量各鼠肛门体温为正常体温，正常体温超过 38.6℃的动物不予选用。将合格大鼠随机分为 4 组，即模型组，安乃近阳性药物组，热毒净颗粒低、高 2 个剂量组，每组 10 只。1 次灌胃给药，给药 1 h 后，各鼠背部皮下注射 0.25% 2, 4-二硝基苯酚溶液 10 mL/kg（25 mg/kg）致发热，在注射 2, 4-二硝基苯酚后，每隔 0.5 h 测定肛门体温 1 次，记录数据并采用组间 t 检验法与模型组进行显著性测定比较。

2）试验结果：热毒净颗粒在剂量为 27.2 g/kg、54.4 g/kg 时，可明显降低 2, 4-二硝基苯酚致发热大鼠的体温，经统计学处理，与模型组相比，有显著性意义（均为 $P<0.001$）。

（5）对二甲苯引起的小鼠耳肿胀程度的影响：

1）试验操作：取雄性 KM 小鼠，体重 25～28 g。随机分为 4 组，即模型组，醋酸泼尼松阳性药物组，热毒净颗粒低、高 2 个剂量组，每组 10 只。每天灌胃给药 1 次，连续 5 天。末次给药 1 h 后，各鼠右耳涂以二甲苯溶液 0.1 mL。1 h 后处死动物，用直径 8 mm 圆冲于各鼠的左、右耳的同一部位，分别冲下 1 圆耳片，称重，以右耳片重量减去左耳片重量为左、右耳片重量之差，作为肿胀程度的指标，按式（3-6）计算出肿胀抑制率（%），并采用组间 t 检验法与模型组进行显著性测定比较。

$$\text{肿胀抑制率（\%）}=\frac{\text{模型组平均肿胀率}-\text{给药组平均肿胀率}}{\text{模型组平均肿胀率}}\times 100 \tag{3-6}$$

2）试验结果：热毒净颗粒在剂量为 28 g/kg 时，可明显抑制二甲苯引起的小鼠耳肿胀程度，经统计学处理，与模型组相比，有显著性意义（$P<0.05$）。

（6）对角叉菜胶引起的大鼠足跖肿胀率的影响：

1）试验操作：取 SD 大鼠，雄性，体重 200～220 g，随机分为 5 组，即模型组，乙酸泼尼松阳性药物组，热毒净颗粒高、中、低 3 个剂量组，每组 10 只。每天灌胃给药 1 次，连续 3 天。末次给药 1 h 后，各鼠于右后足跖皮下注射 1%角叉菜胶 0.1 mL 致炎。在致炎前、致炎后 2 h、4 h、6 h，用毛细管放大容积测量装置以容积测量法——毛细管放大测量足跖容积法分别测定各鼠右后足跖容积，按照式（3-7）、式（3-8）计算足跖肿胀容积差及足趾肿胀率，并采用组间 t 检验法与模型组进行显著性测定比较。

$$\text{足趾肿胀容积差}=\text{致炎后足趾容积}-\text{致炎前足趾容积} \tag{3-7}$$

$$\text{足跖肿胀率（\%）}=\frac{\text{致炎后足趾容积}-\text{致炎前足跖容积}}{\text{致炎前足跖容积}}\times 100 \tag{3-8}$$

2）试验结果：热毒净颗粒在剂量为 13.6 g/kg、27.2 g/kg 时，可明显降低角叉菜胶引起的大鼠足跖肿胀率，经统计学处理，与模型组相比，有显著性意义（$P<0.05$、$P<0.01$）。

由以上 6 项主要药效学试验结果表明：热毒净颗粒可明显降低感染甲型流感病毒小鼠的肺指数；明显提高感染金黄色葡萄球菌小鼠的存活率；明显降低大肠杆菌内毒素致发热家兔的体温及明显降低 2, 4-二硝基苯酚致发热大鼠的体温；明显减少二甲苯引起的小鼠耳肿胀程度；明显降低角叉菜胶引起的大鼠足跖肿胀率，证明该药具有抗病毒作用、抗菌作用、退热作用及抗炎作用。

2. 热毒净颗粒毒理试验结果

（1）小鼠急性毒性试验：热毒净颗粒小鼠最大耐受量相当于生药量 1 080 g/(kg·d)，约为临床成人用药量的 397 倍。

（2）大鼠长期毒性试验：在大鼠经口服途径给药的长期毒性试验中，未发现热毒净颗粒在连续给药 4 周后对大鼠有毒性作用。实验结果表明：热毒净颗粒在临床上每天用量为 136 g 时是较安全的。

三、陶瓷膜微滤与醇沉精制中药的比较研究

醇沉工艺因设备成本相对低廉，可显著提高药液澄明度、减少得膏率等优点，应用非常普遍，近几十年来一直是我国中药生产企业的首选分离精制技术之一。目前中药生产企业普遍采用的醇沉工艺操作方式基本如下所示：在搅拌状态下加入一定浓度、一定体积的乙醇后，静置冷藏 24～72 h，然后过滤或离心除去沉淀颗粒，得到澄清液。一般情况下，中药醇沉工艺时间长，醇沉工序的操作时间几乎占了整个生产周期的一半，在某种程度上可以说醇沉操作已经成为中药生产中的主要耗时过程。醇沉工艺一般还需要长时间冷藏，设备因需要保持较低的温度而消耗巨大的能量，使得生产成本大幅度升高。与醇沉方法相比，减少工序、缩短生产周期、节约原料（尤其是乙醇）、降低成本并有利于工厂的安全生产是陶瓷膜微滤等膜工艺在中药制剂生产中具有的重要优势。其中，节约乙醇是膜法非常突出的效果。中药煮提液常用水煎醇沉精制方法，即将煎煮液浓缩至 0.5 g～1.0 g(生药)/mL，加乙醇使醇含量达到 60%～70%(体积分数)，沉淀去杂质。若煮提 100 kg 药材，需要进行醇沉的药液是 100～200 L，若使其中乙醇含量达到 60%，则需要加入 1.7 倍体积的 95%(体积分数）乙醇，即加 170～340 L

的乙醇。陶瓷膜微滤法与醇沉法各自的精制效果有何区别？以下是笔者课题组开展的两种方法精制中药的比较研究。

1. 实验方法

（1）提取方法：按处方称取适量药材，水煎2次，第一次10倍量水煎煮1.5 h，第二次5倍量水煎煮1.0 h。趁热用四层纱布过滤，滤液合并，取样测定固含量和有效成分含量。取滤液500 mL，浓缩至50 mL，供醇沉用；其余滤液供微滤用。

（2）微滤方法：取上述滤液用陶瓷膜微滤设备以错流方式进行循环微滤。微滤参数：膜材料为Al_2O_3，膜孔径0.2 μm，膜面积0.4 m^2，温度20～30℃，操作压力控制在0.1 MPa，错流速度控制在1～3 m^3/h。当微滤液收集到中药水提液的80%时，加入2倍药材量的蒸馏水继续微滤，待微滤液收集到中药水提液的90%以上时，停止微滤，截留液弃去，将所有微滤液合并，取样测定固含量和有效成分含量。

（3）醇沉方法：精密量取浓缩液20 mL，加入95%乙醇使含醇量达到70%，静置，滤纸抽滤，用适量70%乙醇洗涤沉淀，滤液用蒸馏水分别定容至200 mL。取样测定固含量和有效成分含量。

（4）分析方法：

1）固含量测定：按《中华人民共和国药典》（2000版）一部附录ⅩA浸出物测定法。

2）有效成分含量测定方法：麻黄碱、芍药苷、大黄酸、绿原酸等采用HPLC测定。

2. 实验结果　实验结果见表3-13。由表3-13可看出，虽然陶瓷膜微滤法除杂率一般低于70%醇沉法，但对各类有效成分的保留率均较高（70%以上），特别是对复方中的各类有效成分保留率基本一致，说明陶瓷膜微滤基本不改变复方的化学组成，因而能体现中医复方用药的整体特色。而醇沉法对各类有效成分的保留率很不一致，有的高达90%以上，有的低于50%，即使在同一复方中各类有效成分的保留率也差别较大，如麻杏石甘汤醇沉液中苦杏仁苷保留率为78.61%，但麻黄碱保留率只有58.75%。

表3-13　陶瓷膜微滤法与70%醇沉法的精制效果对比

药材	原液		微滤				70%醇沉			
	固含量(g/100 mL)	成分(mg/mL)	固含量(g/100 mL)	成分(mg/mL)	除杂率（%）	成分保留率（%）	固含量（g/100 mL）	成分（mg/mL）	除杂率（%）	成分保留率(%)
白芍	1.123	0.275	0.785	0.236	30.10	85.82	0.718	0.128	36.06	46.54
大黄	2.467	0.198	1.838	0.150	25.50	75.76	1.943	0.182	21.24	91.92
麻黄	1.368	1.362	1.098	1.074	19.74	78.85	0.902	0.931	34.06	68.36
金银花	2.295	1.241	1.905	1.143	17.00	92.10	1.718	1.161	25.14	93.55
热毒净颗粒	2.106	0.201 0.020 3	1.551	0.167 0.015 7	26.35	83.08 77.34	1.321	0.177 0.015 2	37.27	88.06 74.88
麻杏石甘汤	0.893	0.094 3 0.201	0.756	0.076 2 0.166	15.34	80.80 82.59	0.541	-	39.42	58.75 78.61

注：①所测成分中，白芍为芍药苷；大黄为大黄酸；麻黄为麻黄碱；金银花为绿原酸；热毒净颗粒为绿原酸（上）和大黄酸（下）；麻杏石甘汤为麻黄碱（上）和苦杏仁苷（下）。②除杂率（%）$=\frac{原液固含量-精制液固含量}{原液固含量}\times100$；成分保留率（%）$=\frac{精制液成分含量}{原液成分含量}\times100$。

众多文献指出，醇沉法可将大部分多糖除去。而现代研究表明多糖具有免疫调节、降血脂和降血糖等多方面的药理作用。因此醇沉法改变了复方的组成，可能导致疗效发生改变。导致陶瓷膜微滤法与醇沉法精制效果差异的原因在于：陶瓷膜微滤法根据中药水提液中各组分分子量的大小采用膜孔筛分进行分离，由于0.2 μm的膜孔远大于各类有效成分分子体积，故主要除去固体颗粒，可溶性有效成分损失小。而醇沉法是根据中药水提液中各类成分在乙醇中的溶解度不同而进行分离，因此导致各类成分的保留率差别很大。

此外，醇沉法生产周期长、不安全、成本高，而陶瓷膜微滤法工艺简单、生产周期短、成本低。因此采用陶瓷膜微滤法取代目前普遍应用的醇沉法精制中药，前景极其广阔。

四、膜分离技术与其他精制中药技术的比较

目前，用于精制中药水提液的方法主要有醇沉法、膜分离法、絮凝澄清法及大孔树脂吸附法等，其目的都是除去非药效高分子物质。其中醇沉法的主要机制是利用大、小分子物质在乙醇中溶解度不同而使高分子物质形成沉淀析出除去；膜分离法是利用膜孔径对不同分子量物质的截留差异，除去高分子物质；絮凝澄清法是通过加入澄清剂以吸附架桥和电中和方式除去溶液中的粗粒子；大孔吸附树脂法则是利用大孔树脂对不同分子的筛孔性和范德瓦耳斯力的差异将物质进行分离。

上述方法或可达到不同程度的精制效果，但都无一例外地存在着药效成分的损失、精制程度不高等共性问题，还存在着各自的缺陷。例如，醇沉法时间长、成本高、对后续工艺与临床疗效均有不良影响；膜分离法膜污染严重，通量下降快；絮凝澄清法、大孔树脂吸附法因采用了化学分离介质，存在着絮凝剂或树脂残留的问题等。总而言之，上述精制技术在安全性、有效性及技术经济指标等方面均不如人意[29, 30]。而对于不同的中药复方而言，因为化学组成、药效作用、剂型设计等方面的差异，在确认精制方法时，需综合考虑多方面因素，权衡利弊，加以优选。下述笔者课题组为清络通痹颗粒复方水提液筛选精制方法时所设计的研究方案可供读者参考：以性状、青藤碱损失率和除杂率等为评价指标，对陶瓷膜微滤和大孔树脂吸附等 6 种精制分离技术的精制效果进行对比，以确定清络通痹颗粒复方水提液的最佳适用精制技术[31]。

1. 实验流程　如图 3-14 所示。

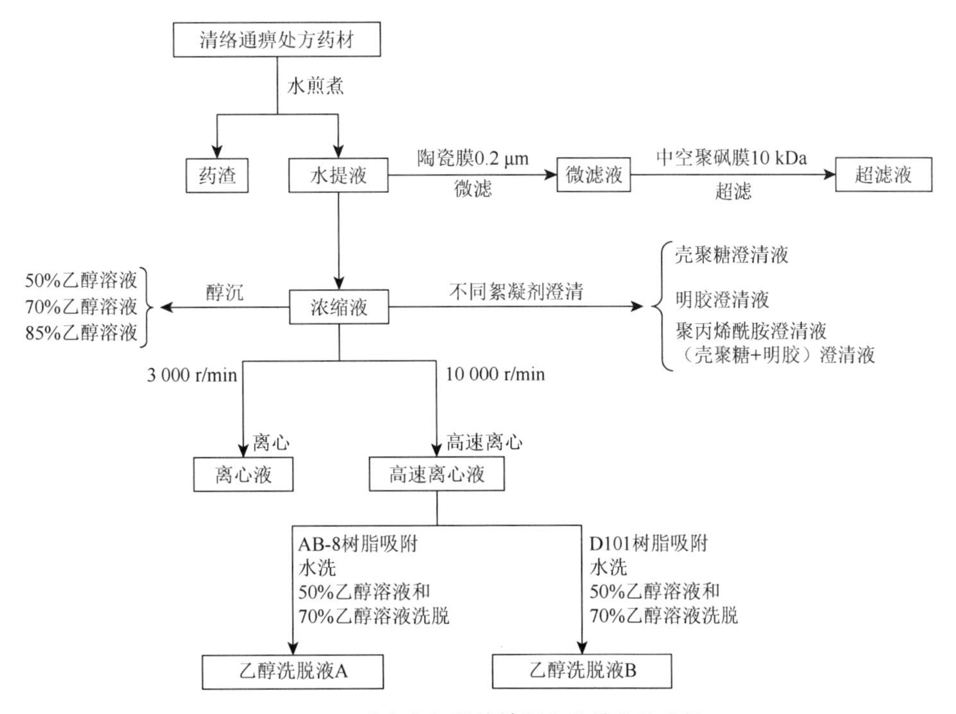

图 3-14　膜分离与其他精制中药技术的比较

2. 实验方法

（1）药材提取方法：按清络通痹颗粒处方比例称取药材，共 1.35 kg，按正交实验优选的水提取工艺提取，第一次加水 11 倍量，煎煮 1.5 h，第二次加水 7 倍量，煎煮 1.0 h，分别四层纱布过滤，合并，混匀备用。精确量取水提液 2 000 mL，水浴浓缩至约 200 mL，蒸馏水定容至 200 mL，即浓缩倍数为 10，每毫升含药材约 0.5 g，浓缩液密封备用。

（2）微滤方法：取上述水提液约 20 L，用孔径为 0.2 μm、膜面积为 0.4 m^2 的陶瓷膜微滤设备以错流方式进行循环微滤，记录操作压力、表面流速和膜通量变化等参数。待微滤液收集到约 17 L 时，加入 3 L 水，继续微滤，直至收集到 20 L 微滤液为止。

（3）超滤方法：取上述微滤液约 4 000 mL，用截留分子量为 10 kDa 的中空纤维聚砜膜组件以错流方式进行循环超滤，待超滤液收集到约 3 800 mL 时，加入 200 mL 水，继续超滤，至收集到 4 000 mL 为止，记录有关操作参数。

（4）高速离心方法：精密量取水提液的浓缩液 20 mL 2 份，分别用 3 000 r/min 和 10 000 r/min 的速度离心 10 min，倾出上清液，加适量水洗涤沉淀，洗涤液和上清液合并，用蒸馏水定容至 200 mL。

（5）絮凝澄清方法：精密量取水提液的浓缩液 15 mL 4 份，分别加入如下絮凝澄清剂，搅拌，80℃加热处理 15 min，滤纸过滤，适量蒸馏水洗涤沉淀，滤液和洗涤液合并，用蒸馏水定容至 150 mL。①壳聚糖-乙酸-水溶液（1∶1∶100）1.2 mL（壳聚糖量为浓缩液量的 0.08%）；②1%明胶水溶液 1.2 mL；③1%聚丙烯酰胺水溶液 1.2 mL；④1%明胶水溶液 0.75 mL + 壳聚糖-乙酸-水溶液（1∶1∶100）0.75 mL。

（6）醇沉方法：精密量取水提液的浓缩液 20 mL 3 份，分别加入计算量的 95%乙醇溶液 23 mL、56 mL 和 170 mL，使乙醇浓度分别达到 50%、70%和 85%，静置 12 h，滤纸抽滤，分别用相应浓度乙醇洗涤沉淀，滤液用蒸馏水分别定容至 200 mL。

（7）大孔树脂吸附方法：精密量取水提液的浓缩液 18 mL 两份，以 10 000 r/min 的速度离心 10 min，倾出上清液，加适量水洗涤沉淀，洗涤液和上清液合并，分别通过预处理好的 AB-8 大孔吸附树脂柱（层析柱长 60 cm，内径 2 cm，树脂床体积约 50 mL）和 D101 树脂吸附柱（树脂床体积 45 mL）进行吸附，流速分别为每小时 2 倍树脂床体积，即 1.6 mL/min 和 1.5 mL/min。先用 200 mL 蒸馏水以每小时 4 倍树脂床体积洗脱水溶性杂质，再依次用 50%乙醇溶液 150 mL 和 70%乙醇溶液 100 mL 以每小时 2 倍树脂床体积洗脱有效部位，最后依次用 95%乙醇溶液、蒸馏水、1% NaOH 溶液，蒸馏水，1% HCl 溶液，蒸馏水进行树脂再生。将 50%乙醇溶液洗脱部位分别用蒸馏水定容至 180 mL，70%乙醇溶液洗脱部位定容至 90 mL。

（8）浸膏测定方法：用 100 mL 容量瓶量取样品 100 mL，置已干燥至恒重的蒸发皿中，在水浴上蒸干后，移置于干燥器中，于 105℃干燥 3 h，冷却 30 min，迅速精密称定重量。将该重量减去空蒸发皿重量，即得 100 mL 药液中的固体含量。

（9）青藤碱含量测定方法：①色谱条件参照《中华人民共和国药典》（2000 版）一部青风藤项下 HPLC 含量测定方法，Lichrospher 5-SiO_2 硅胶柱（填充平均粒径为 5 μm，250 mm×4.6 mm），流动相为甲醇-乙二胺（100∶0.125），检测波长为 262 nm，流速为 1.0 mL/min。②对照品溶液的制备：精密称取青藤碱对照品适量，加甲醇制成每 1 mL 含 0.5 mg 的溶液，即得。标准曲线回归方程：$Y = -0.017\,51 + 3.719 \times 10^{-7} X$（$r = 0.999\,6$），其中 Y 为青藤碱量，单位为 μg；X 为积分面积。③供试品溶液的制备：精密量取各样品液 0.5 mL，加甲醇 1.0 mL，混匀，高速离心（12 000 r/min），取上清液即得。④测定法：分别精密吸取对照品溶液与供试品溶液各 5 μL，注入液相色谱仪，测定，即得。

3. 实验结果　见表 3-14。

表 3-14　膜分离等不同工艺精制清络通痹颗粒的对比研究

样品	澄明度	固含物 (g/100 mL)	青藤碱量 (mg/mL)	除杂率（%）	青藤碱损失率（%）	青藤碱纯度（%）
煎煮液	浑浊	1.285	0.139 8	0	0	1.09
微滤液	澄明	1.013	0.118 4	21.17	15.31	1.17
超滤液	澄明	0.954	0.102 8	25.76	26.47	1.08
3 000 r/min 离心液	轻微浑浊	1.146	0.104 6	10.82	25.18	0.91

续表

样品	澄明度	固含物(g/100 mL)	青藤碱量(mg/mL)	除杂率(%)	青藤碱损失率(%)	青藤碱纯度(%)
10 000 r/min 离心液	澄明	1.117	0.101 7	13.07	27.25	0.91
50%醇沉液	澄明	0.963	0.098 1	25.06	29.83	1.02
70%醇沉液	澄明	0.924	0.092 2	28.09	34.05	1.00
85%醇沉液	澄明	0.775	0.058 1	39.69	58.44	0.75
壳聚糖絮凝澄清液	轻微浑浊	1.056	0.101 8	17.82	27.18	0.96
明胶絮凝澄清液	轻微浑浊	1.073	0.114 4	16.50	18.17	1.07
聚丙烯酰胺絮凝澄清液	轻微浑浊	1.065	0.108 3	17.12	22.53	1.02
壳聚糖+明胶絮凝澄清液	轻微浑浊	1.109	0.106 3	13.70	23.96	0.96
AB-8 树脂处理液	澄明	0.201	0.095 2	82.00	6.39	4.74
D101 树脂处理液	澄明	0.198	0.087 1	82.27	14.36	4.40

4. 结论与讨论　从澄清角度看，各精制技术均能使药液颜色变浅，澄明度显著提高，除高速离心液和絮凝澄清液极轻微浑浊外，其余各技术精制液均为澄明透亮液体；从除杂率看，以树脂吸附除杂率最高，达 80%以上。陶瓷膜微滤除杂率为 21.17%，小于醇沉法和超滤法，但高于絮凝澄清法和高速离心法；从青藤碱的损失率看，以 AB-8 树脂吸附法的损失率最低(6.39%)，而 85%醇沉法最高(58.44%)。陶瓷膜微滤法损失率为 15.31%，小于超滤法、醇沉法、高速离心法和絮凝澄清法；从各精制液中青藤碱纯度看，仅陶瓷膜微滤法和树脂吸附法样品的除杂率高于青藤碱损失率，说明该两种方法对青藤碱具有富集提纯作用，但陶瓷膜微滤法富集作用较差，而树脂吸附法富集提纯作用强，可使纯度提高 4 倍以上。

综上所述，以陶瓷膜微滤法和大孔树脂吸附法的精制效果最佳。但清络通痹颗粒复方水提液有效成分复杂，大孔树脂依据吸附原理除杂，对各类有效成分保留率不一致，特别是多糖等水溶性有效成分损失大，导致复方组成改变，且工艺复杂、成本高。而陶瓷膜微滤技术根据筛分原理将绝大部分固体杂质除去，对各类可溶性有效成分损失较小，损失率基本一致，基本不改变复方组成，且工艺简单、生产周期短、成本低，因此可以选择陶瓷膜微滤法作为清络通痹颗粒复方水提液的分离纯化技术。

本章就膜筛分效应获取中药整体药效物质的科学假说、膜筛分效应对中药成分的影响及其 QSAR 关系研究、中药膜技术的有效性与安全性研究三个主题对基于筛分效应的中药膜分离技术原理开展了讨论，目的是探索基于筛分效应的膜分离技术与评价中药体系提取、分离过程的科学原则[32]是否兼容。

提取分离是中药制药领域的共性关键工艺流程。依据中医药研究与应用的不同需要，提取方法主要有浸渍法、渗漉法、回流法、煎煮法等，精制分离手段则有膜分离法、树脂吸附法、超临界流体萃取法、双水相萃取法、分子蒸馏法、亲和色谱法等。但这些分离技术多源于其他学科领域，对这些技术用于中药领域的最优工作状态目前尚缺乏科学、合理的评价标准，成为这些技术在中药提取分离应用范围受限的主要原因。而依据现代天然产物化学的研究，许多植物类中药已能分离鉴定出 100 种左右化学成分。一个由 4～5 味中药组成的复方可能含有 300～500 种甚至更多的化学成分。能否从中筛选出效应物质并将它们进行有效分离，使得被分离产物能够代表中药的功用，已经成为中药制药分离工程领域所面临的共性科学问题。

鉴于中药物质基础的复杂性，中药提取物是一个具有大量非线性、多变量及相关数据特征的复杂化学体系，其中蕴藏有非常丰富的生物医学信息。为适应中药制药分离工程的需要，可借鉴系统科学的原理，建立中药提取分离评价体系的若干科学原则。其中与本章内容高度相关的主要是系统性原则和相关性原则。

（1）系统性原则：在系统论看来，任何一个系统都是由若干部分按照一定规则有序组合构成的一个有机整体，整体具有部分或部分总和没有的性质与功能。换言之，整体不等于部分之和，或大于部分之和，或小于部分之和，或近似地等于部分之和。中药是各组分按一定规则组合的一个系统，各组分是组成中药的元素。由于中药本身就是一个复杂的复方化学体系，如将中药有效成分单体从中药材中分离提纯，使其脱离与其天然共存的化学体系，并不一定就能产生好的吸收与疗效，这也佐证了中药的“药辅共生”理论。

中医药配伍理论指出，方剂君、臣、佐、使的实质在于各效应成分的合理组合。主治效应成分对主病或主证起主要治疗作用，辅治效应成分通过对前者治疗效应的协同、不良反应的拮抗及直接治疗兼证或次要症状而起辅助治疗作用。两者在体外过程通过物理化学作用、在体内过程中通过药效和药动学作用表现出有规律的相互影响，最终使全方对主治证产生最佳的综合治疗效应。

以药物动力学角度而言，臣、佐、使药中的效应成分可能影响君药中效应成分的吸收、分布、代谢与排泄。另外，药物的疗效不仅与药物的化学结构和剂量有关，药物本身的理化性质不同，也会影响药物的体内过程，尤其是吸收过程，从而影响药物的疗效。以黄连解毒汤为例研究不同药味组合中盐酸小檗碱的吸收情况，结果表明，该方四味药组合应用的疗效明显优于单味生药及其他组合。即多个成分以合理的比例同时作用于机体时产生的药效要优于单个盐酸小檗碱的药效作用。

上述研究充分说明各个中药组分之间存在着潜在的协同或制约的关系，正是基于药物组分之间的潜在关系，针对复杂证候的需要和治则治法提出的要求，按君、臣、佐、使进行有序组合，从而形成既有分工又有合作、既有协同又有制约的整体目标、功能、定位都十分明确的药物组合体。这种组合体的属性或功能，绝不是各味中药属性或功能叠加的总和。根据系统性原则，在对中药及其复方进行提取分离工艺设计时，既要研究中药的组成部分，也要研究各组分之间有机联系的总和。根据本章的第一、二节，笔者课题组认为基于筛分效应的膜分离技术从中药水提液中获取的产物，可以比较科学、合理地体现中药提取分离评价体系中的系统性原则。

（2）相关性原则是指同一系统的不同组成部分之间按一定的方式相互联系、相互作用，由此决定着系统的结构与整体水平的功能特征。不存在与其他部分无任何联系的孤立部分；不可能把系统划分为若干彼此孤立的子系统。在中药配伍中各组成部分之间的联系，被形象地定义为君、臣、佐、使的关系。君、臣、佐、使某一部分的存在是以其他部分的存在为前提的。君、臣、佐、使之间的联系可以是主次关系，也可以是协同关系、制约关系等。若用逻辑术语表达，即有可能是因果关系、结构关系、功能关系等。因此，在建立中药及其复方提取分离评价体系时，将系统内各组成部分的关联性正确表达出来，应该是研究的着眼点之一。

显而易见，不同的提取、分离方法可得到不同的目标产物。那么如何评价哪种工艺技术得到的分离产物能够代表中药的功用？显然，最切实可靠的方法就是以药理学与毒理学实验指标表征各自的安全性与有效性。本章的第三节关于膜技术与其他精制中药技术的比较研究，可使我们清楚地认识到中药药效物质的整体性与安全性及有效性是密切相关的。在结束本章之际，笔者课题组建议有兴趣的读者可参考《不同精制工艺条件对骨痹颗粒喷干粉吸湿性能的影响及吸湿性物质基础的初步研究》中关于“陶瓷膜与醇沉等方法精制骨痹颗粒的药效学比较及其作用机制初探”的论述[33]。该研究以中药复方骨痹颗粒为实验体系，分别以陶瓷膜分离、醇沉法及大孔树脂吸附法所得精制产物为考察样品，以小鼠足趾肿胀、耳廓肿胀及软骨细胞实验评价不同精制液在高、中、低剂量下的药效学指标。结果发现：三种精制产物均对小鼠足趾肿胀和耳廓肿胀有不同程度的抑制效果，总体上，陶瓷膜组的抗炎效果在两种模型中的高、中、低剂量下都呈现出较好的抗炎效果；三种精制产物对软骨细胞的促增值率存在显著性差异，其中陶瓷膜组优于醇沉组、树脂组。陶瓷膜组产物总体抗炎效果较好的机制之一可能是膜技术在达到精制效果的同时，较好保留了中药复方药效物质的完整性，从而避免了原方中对软骨细胞具促增值作用的药效成分的损失。

参考文献

[1] 周俊. 中药复方——天然组合化学库与多靶作用机理. 中国中西医结合杂志，1998，18（2）：67-71.

[2] 王阶，郭丽丽，王永炎. 中药方剂有效成（组）分配伍研究. 中国中药杂志，2006，31（1）：5-9.

[3] 张伯礼，王永炎. 方剂关键科学问题的基础研究——以组分配伍研制现代中药. 中国天然药物，2005，3（5）：258-261.

[4] 罗国安，梁琼麟，刘清飞，等. 整合化学物质组学的整体系统生物学——中药复方配伍和作用机理研究的整体方法论. 世界科学技术——中医药现代化，2007，9（1）：10-15.

[5] 中国药材公司. 中国中药资源. 北京：科学出版社，1995.

[6] 乔向利，陈士明，严小敏，等. 中药的不同相对分子质量成分对抑制超氧阴离子自由基的 EPR 研究. 复旦学报（自然科学版），2000，39（4）：418-423.

[7] 董洁，郭立玮，陈丹丹，等. 0.2 μm 无机陶瓷膜微滤对黄芩等 7 种中药主要指标性成分转移率的影响.南京中医药大学学报，2003，19（3）：148-150.

[8] 戴启刚，金伟成，江沛，等. 无机陶瓷膜分离地龙匀浆液中药效物质的操作条件优化研究. 中成药，2009，31（5）：704-707.

[9] 黄敏燕，潘林梅，郭立玮. 无机陶瓷膜精制增液汤复方水提液的过程优化研究. 现代中药研究与实践，2009，23（6）：38-40.

[10] 李梅生，赵宜江，周守勇，等. 陶瓷微滤膜澄清生黄酒的工艺研究. 食品工业科技，2009，30（6）：164-166.

[11] 赵宜江. 陶瓷膜孔径参数对渗透性能的影响. 淮阴师范学院学报（自然科学版），2004，3（4）：292-295.

[12] 锶景希，彭中芳，刘声波. 无机陶瓷膜精制川芎水提液的实验研究. 中药新药与临床药理，2010，21（1）：80-82.

[13] 董洁，郭立玮，袁媛. 无机陶瓷膜精制清络通痹水提液的污染机制研究. 中草药，2005，36（12）：1794-1797.

[14] 王永刚，谭穗懿，苏薇薇. 田基黄水提液的陶瓷膜微滤工艺研究. 南方医科大学学报，2008，28（10）：1888-1890.

[15] 彭国平，郭立玮，徐丽华，等. 超滤技术应用对中药成分的影响. 南京中医药大学学报（自然科学版），2002，18（6）：339-341.

[16] [美]Garcia A A，Bonen M，Ramirez-Vick J，et al. 生物分离过程科学. 刘铮，詹劲，等译. 北京：清华大学出版社，2004.

[17] Tomaszewska M，Gryta M，Morawski A W. Mass transfer of HCl and H_2O across the hydrophobic membrane during membrane distillation. Journal of Membrane Science，2000，166（2）：149-157.

[18] 吴佩强，马星奇，吴奇. 激光光散射研究天花粉蛋白的聚集过程. 物理化学学报，1995，11（4）：331-336.

[19] 张俐娜. 天然高分子改性材料及应用. 北京：化学工业出版社，2006.

[20] 叶剑良，周兴旺，陈忠，等. 天然产物 3-甲氧基葛根素溶液结构的二维 NMR 研究. 厦门大学学报（自然科学版），2003，42（1）：69-72.

[21] 刘媛，谢孟峡，康娟. 三七总皂甙对牛血清白蛋白溶液构象的影响. 化学学报，2003，61（8）：1305-1310.

[22] 郭立玮，陆敏，付廷明，等. 基于中药复方小分子药效物质组“溶液结构”特征的膜分离技术优化原理与方法初探. 膜科学与技术，2012，32（1）：1-11.

[23] 董洁. 基于模拟体系定量构效（QSAR）与传质模型和动力学分析的黄连解毒汤超滤机理研究. 南京：南京中医药大学，2009.

[24] 须明玉. 多级超滤对黄连解毒汤提取物理化性质、溶出度及 PC12 细胞损伤的保护作用的影响. 南京：南京中医药大学，2011.

[25] 郭立玮，尚文斌，刘陶世，等. 膜分离工艺对糖渴清总固体含量及降血糖作用的影响. 中成药，2000，

22（7）：492-494.
[26] 詹秀琴，郭立玮，王明艳，等. 膜分离工艺对清络通痹颗粒抑制佐剂性关节炎大鼠滑膜细胞分泌 TNF 作用的影响. 南京中医药大学学报（自然科学版），2002，18（1）：29-30.
[27] 胡小鹰，郭立玮，陈汝炎，等. 膜分离技术制备的热毒净颗粒药理作用研究. 南京中医药大学学报（自然科学版），2002，18（5）：280-282.
[28] 蔡宇，梁少玲. 刺五加水煎液膜分离不同药效部位抗肿瘤作用研究. 山东中医杂志，2005，24（4）：238-239.
[29] 冯青然，王元喻，马振山，等. 中药水煎煮液分离、纯化工艺的比较研究. 中国中药杂志，2002，27（1）：28-30.
[30] 张彤，徐莲英，蔡贞贞. 壳聚糖澄清剂精制中药水提液的应用前景. 中国中药杂志，2001，26（8）：516-518.
[31] 刘陶世，郭立玮，周学平，等. 陶瓷膜微滤与树脂吸附等 6 种技术精制清络通痹水提液的对比研究. 中成药，2004，26（4）：266-269.
[32] 郭立玮. 制药分离工程. 北京：人民卫生出版社，2014.
[33] 宗杰. 不同精制工艺条件对骨痹颗粒喷干粉吸湿性能的影响及吸湿性物质基础的初步研究. 南京：南京中医药大学，2014.

第四章

中药溶液环境及其与膜过程的相关性探索

溶液环境是指溶液体系所具有的黏度、pH、离子强度等性质。这些性质对膜的表面性质有直接影响，还会改变物料中待分离微粒或大分子溶质的性质，从而影响膜的分离性能。在中药领域的应用中，膜所面对的溶液环境体系即为中药水提液。

鉴于膜分离过程与溶液环境密切相关，不同领域的膜科学家均针对各自物料体系的溶液环境，建立了相关数学模型，以对膜传质过程和污染机制进行预报、监控与阐述。但中药制药生产的基本物料——中药水提液组成复杂，因无法建立常规传质模型预报、监控膜滤过程，极易造成膜污染和堵塞，成为膜技术及其产业化发展瓶颈。

为使中药复杂体系的膜工艺研究上升到“可以针对不同物料体系的特征，采用计算机等先进手段进行预测、控制”的水平，从科学与技术的层面，笔者课题组采取了系统模拟与化工过程控制的思路和方法。

第一节
关于系统模拟方法、化工过程控制的讨论

一、系统模拟方法及其在中药复杂体系研究中的作用

如何从中医药“黑匣”中梳理出主要矛盾，并以现代科学的概念加以表达——首先面临的就是建立适宜中医药系统的模拟体系研究方法，即模拟方法。模拟方法是现代科学研究的一种重要方法。随着现代科学技术的飞速发展，模拟方法的应用领域日益广泛，在科学认识中的地位和作用日益突出。当研究对象为高度复杂的系统客体，它们是多因素、多变量的，传统的认识方式很难揭示它们的内部机制，可以将其简化为简单的模型系统进行模拟实验，用系统的方法去建立复杂系统的结构模型。因此，系统模拟方法就成为分析和预测复杂的大系统客体的有力工具。

就目前中药制药行业中最常见的中药水提液来说，它既是数千年中医传统用药习性的沿袭，又是中药制药工艺过程最基本的中间产物。从物理化学角度出发，中药水提液可被视为一种由混悬液、乳浊液与真溶液共组而成的十分复杂的混合分散体系；从中药成分化学的角度看，中药水提液由几十甚至上百种小分子化合物（包括挥发油、氨基酸及生物碱、有机酸、黄酮类、皂苷等化学成分）和生物大分子物质（包括肽、蛋白质、糖肽及多糖等）组成，是一种典型的高度复杂的大系统客体，因此，十分有必要引入现代自然科学系统模拟的方法对其进行研究。

二、化工过程控制及其在中药复杂体系研究中的作用

如何充分利用先进的现代科学技术手段和方法，对目前中药制药过程中相对落后的生产工艺实现高新技术产业化改造，生产出“安全、高效、稳定、可控”的，具有强大国际竞争力的现代中药，实现中药现代化及国际化，是笔者课题组面临的重要课题。“化工过程控制”原理提出：对于复杂的化工过程，

不能满足于在现有装置上通过测试获得所需的对象动态特性知识，更重要的是在对象处于设计阶段，就能利用计算方法预估其特性，以改变“黑匣”中的无知状态，指导工艺设计中的原理性设计。中药生产工艺的研究也应引入上述“化工过程控制”基本原理，结合数学建模的基本方法，将原型的某一部分信息简化、压缩、提炼构造成原型替代物，在开展中药制剂、分子生物学、分析化学、现代分离科学及计算机技术等多学科联合攻关的基础上，对中药水提液进行深入系统的基础研究，从而为开展中药膜技术应用系统优化设计提供依据。

王永炎院士指出：中医药研究所面临的是一个复杂巨系统，其主要特征是表征被研究对象的各个指标不是成比例的变化，各指标之间呈非线性关系，不遵循线性系统的运动规律叠加原理，即如果把整个系统分解成数个较小的系统，并获取各子系统的运动规律，则这些子系统运动规律的叠加不是整个系统的运动规律。鉴于中药药效物质是一个具有大量非线性、多变量、变量相关数据特征的复杂化学体系，在采用系统模拟方法和化工过程控制原理对中药制药工程进行研究的同时，必须引入非线性复杂适应系统科学原理及研究思路，通过数据挖掘（data mining）等计算机化学技术，进行知识发现（knowledge discovery in database，KDD），从中寻找规律性。

本部分尝试将系统模拟的方法和化工过程控制原理[1]引入中药水提液复杂体系的膜工艺研究，将复方中若干主要指标成分（代表主要药效物质——膜分离过程的目标产物）及淀粉、果胶、蛋白质等共性高分子物质（代表非药效物质——膜对抗物质，需通过分离过程去除）建立两大类不同模拟体系，分别研究其膜过程规律，建立相对可靠和准确的膜传质模型，探索共性高分子物质在膜分离过程的迁移表现，为探讨中药水提液膜传质作用及其机制，对中药膜技术应用系统进行优化设计提供依据。

第二节 建立中药溶液环境概念及其表征方法的研究

千百年来，以水煎服为主的中药汤剂，是中医临床用药的主要方式，充分说明了自中药水提液中获取药效物质的安全性与有效性。目前，国内绝大多数中药厂家仍以由水煎煮而成的中药水提液作为生产过程的基本物料。然而，中药水提液组成极其复杂，长期以来因其密度、黏度、表面张力等基本物性数据缺乏，只能以若干指标性成分的转移率高低作为提取工艺设计的依据，而该法不能全面、客观反映工艺过程的真实状态，往往导致中药生产工艺优化设计失真甚至失败。

针对中药行业存在的这一共性问题，笔者课题组认识到，中药水提液的系统研究是寻找膜分离过程共性规律的前提和关键因素，并力图通过构筑适用于先进制药工程技术的“中药溶液环境”学术思想和研究方法，阐明中药膜分离过程的传质机制，为创建多尺度、多指标的膜工艺优化设计共性关键技术提供依据。

一、关于中药水提液溶液环境和共性高分子物质的概念

1. 中药水提液中的共性高分子物质及其膜对抗作用　从生物学的角度来看，植物类药材作为中药的主体，入药部位无论是根、根茎、茎、皮，还是叶、花、种子等，都是植物体的组织器官。其水煎液中所含的除各种不同的活性成分外，无一例外的均有大量构成各组织、器官细胞壁的成分及所储藏的营养物质，如淀粉、果胶和蛋白质等，它们的分子量很大，在水中可以胶体形式存在，除少数外，一般无药理活性，因此可将它们称为共性高分子物质[2]。至于某些高分子化合物如活性多糖、天花粉蛋白、乳香和没药中的树脂等具有一定的生理活性或疗效，可将其作为特例考虑。

自 2001 年以来，笔者课题组在开展国家自然科学基金项目“陶瓷膜精制中药的机制研究”及“中药陶瓷膜分离技术中的膜污染机制及防治”等研究中，以单味中药及复方为实验对象，结合膜通量测试，

从物料体系物理化学性质表征与化学物质组成的角度对部分中药水提液复杂体系进行了较系统、深入的考察，发现了一些很有趣的现象。例如，一般认为，根、根茎及果实类中药因所含淀粉、果胶等高分子物质较多，易造成膜污染，其膜过程中通量衰减要比叶、花类中药快得多，也有报道支持这一推测。可笔者课题组却发现在同等条件下，叶类药材大青叶膜过程中通量衰减要快于根、根茎药材黄芪、生地而与果实类药材陈皮相近。为了寻找原因，对相关中药品种的水提液作了浊度、黏度、pH、导电率、粒径分布等物理化学性质表征分析。与此同时，对其中淀粉、蛋白质、果胶等共性高分子物质组成作了检测，继而对膜通量、物理化学性质表征参数与水提液化学组成作了相关性研究。结果发现各水提液样品固含物中，这几种高分子组成均占很大比例，且是影响水提液的物理化学性质表征参数及导致膜通量衰减的主要因素[3, 4]，因而起着膜对抗作用。

2. 基于中药溶液环境概念的中药膜过程研究科学假说　基于中药溶液环境的概念，在有关研究的基础上，笔者课题组提出面向中药膜过程研究的科学假说，如下所示：

（1）中药水提液作为在生命科学和天然产物产业化开发中常见的研究对象，本质上是一种多化学物质的混杂体系。任何由中药单、复方所得到的中药水提液体系都具有特定的中药溶液环境，应能对它进行科学、客观、准确的表述，并从中挖掘共性规律。因处方与提取工艺不同，各中药水提液体系中淀粉、果胶等共性高分子物质占有不同的比例，即具有化学组成不同的溶液环境。采用相对准确的化学分析方法测定共性高分子物质的含量，可定量研究它们在不同膜过程中对膜结构与膜动力学参数的作用，从而可剖析具有不同化学组成的中药溶液环境影响膜过程的机制。

（2）依据溶液环境的定义，中药溶液环境的宏观性质，可用黏度、pH、离子强度等多种物理化学参数描述。而这类物理化学性质表征参数，既来源于中药水提液中各种物质的化学组成，又是水提液体系中各种物质不同表现的综合反馈，当然也必定与水提液体系中各种物质的化学势、淌度等影响分离的因素密切相关。其中共性高分子物质所占比重极大，它们的热力学、动力学与电化学性质是影响膜过程、造成膜通量衰减的主要因素，因而共性高分子物质可被视为膜对抗物质。

（3）中药水提液作为一种高分子稀溶液类似体系，其高分子物质组成、物理化学参数、各分离工艺技术工程特征量等最重要的几个数据集之间存在大量非线性、高噪声、多因子的复杂关系，必须借助理论化学从简单物质研究的成果中抽提出若干参数和概念，运用人工智能技术，从大量已知数据和实验事实中抽提规律性。

基本思路是在现代分离理论的指导下，针对中药水提液中共性高分子物质，以膜分离技术为代表，采用数据挖掘理论与技术建立中药水提液溶液环境中各种与分离相关的物理化学参数、分离工艺技术工程特征量及各种共性高分子的化学组成、存在状态等的构效定量关系，在该关系模型的指导下：①根据应用体系的实际情况来选择、设计最优的分离工艺技术；②寻找新的可供分离的性质，以研究开发专用于从中药水提液中获取药效物质的创新性分离理论与技术。

二、建立中药溶液环境物理化学性质表征技术体系的研究

1. 构建中药溶液环境物理化学性质表征技术体系的理论依据　根据国际分离科学界著名学者日本大矢晴彦教授和美国 Gidding J. G. 教授提出的平衡速度差与反应及场-流分离理论[5, 6]，笔者课题组为构建中药水提液表征技术体系，进行了如下推导。

从本质上讲，分离就是溶质在空间的再分配，而这必将涉及溶质分子的迁移，即在外加场或内部化学势作用下，向预定的趋向于平衡的方向移动。从有关迁移方程（Fick 扩散定律等）中可以看到，有两大类操作可被用来控制和影响溶质在空间的分离和迁移：第一类是能够控制其迁移的选择性和最终平衡态的化学势（包括外加场的作用）；第二类是对流的控制，依据相界面或化学势模式的不同，使其产生不同的流向。

在平衡条件下，组分在流体中的空间分布状况必须满足 $dG=0$（G 为吉布斯自由能）。分离进行时，

因体系组分的变化，G 也将发生变化：$dG = \mu_i \cdot dn_i$（μ_i 为 i 组分的化学势，n_i 为 i 的摩尔组分数）。而在一给定相中溶质 i 的化学势 μ_i 取决于溶质 i 及相两者间相互作用力的大小，以及溶质 i 在该相中的稀释程度。

在无须外加场的情况下，仅用物质性质的细微差别（如化学势的不同），而达到的分离，应符合式（4-1）

$$dG = -S\,dT + V\,dp + \Sigma\mu_i\,dn_i \tag{4-1}$$

但在绝大多数情况下，分离是在外加场（如电场、离心力场等）的作用下进行的，此时式（4-1）应变为

$$dG = -S\,dT + V\,dp + \Sigma(\mu_{i\text{int}} + \mu_{i\text{ext}})dn_i \tag{4-2}$$

即外加场给予分子以某种随位置变化的势能，这种势能可转化为吉布斯自由能 G 的附加组分。

因而从热力学的角度来说，某一溶质在分离体系中的化学势、浓度都是与分离相关的参数。

根据 Fick 第一扩散定律

$$J = -\frac{RT}{f}\frac{dc}{dx} = -D\frac{dc}{dx} \tag{4-3}$$

流密度 J（单位时间里通过单位面积的所载送组分的物质的量）、浓度 c 和摩擦系数 f 均为与欲分离组分的物质的量有关的表征参数。

若在电解质溶液中，则式（4-3）式应变为式（4-4）

$$J_i = -\frac{kT}{|Z_i|e}\mu_i \cdot \left(\frac{\partial c_i}{\partial x}\right)_T \tag{4-4}$$

即流密度还与离子淌度及离子价数有关。而 Plank-Einstein 方程 $D = \frac{RT}{f}$ 则表示出摩尔系数的另一重要性质，即控制着扩散和几乎所有其他的迁移方程。因相对迁移的所有流速均与摩擦系数 f 成反比，因此，在实际的所有分离过程中，相对于迁移速度这个分离选择性的最终目标时，f 便成为一个关键参数。所以设计最优化高效分离体系，必须找到改变溶剂性质和系统的其他参数的方法，以使 f 变成最小。

Stocks 定律［式（4-5）］与 Stocks-Einstein 方程式［式（4-6）］

$$f = 6\pi\eta N_A r \tag{4-5}$$

$$D = \frac{RT}{6\pi\eta N_A r} \tag{4-6}$$

则指出 f 与 η、r 成正比，即不同高分子物质，因其形态与大小及因所处体系的 η 不同，而有不同的 f 值，而液体是影响 f 的最重要因素，并给出了分子大小和黏度对扩散的相对校正。有关研究指出，f 与分子量 MW 有如下近似的关系。

$$f = \text{常数} \times \frac{\text{MW}}{3} \tag{4-7}$$

但对于在溶液中的具有无规则线团状的线性聚合物而言，f 大体上与 MW/3 成正比，即线性分子与同等 MW 的球状分子比 f 要小。当然，溶质分子的溶剂化也会改变溶质分子的实际大小，从而也可改变 f 值。

胶体化学理论指出，pH 及离子强度的变化会改变体系性质，如胶体颗粒的电荷，特别在等电点附近，使胶体颗粒趋向于沉淀和不稳定，从而成为影响分离过程的因素。

综上所述，可以认为中药水提液体系的黏度、电导、pH、溶质浓度、化学势、淌度、MW、分子大小与形状都可能对分离过程产生影响。其中部分参数可用仪器直接测定，而另一些参数则可通过理论计算得到。这些参数共同构成了可科学表征中药水提液分离性质的集合。

2. 建立中药溶液环境物理化学性质表征技术规范的研究　选用入药部位为根、根茎、皮、叶、果实等植物器官，其所含指标性成分又基本涵盖生物碱、黄酮、苷、木脂素等各大类重要有效成分的 10 种常

用中药作为实验对象，常规方法制备中药水提液。采用多种物理化学检测手段，考察其在 0.2 μm 陶瓷膜分离前后的 pH、浊度、黏度、电导率、ξ 电位和粒径分布等物理化学性质的变化[3, 7-9]。

（1）中药水提液的 pH：膜材质在不同 pH 条件下可对某些成分产生不同吸附作用，胶体溶液的稳定性也与 pH 有关，蛋白质分子可因溶液的 pH 不同而带不同电荷。

pH 测定法：取样品 20 mL，以校正过 REX DHS-3C 的精密 pH 计测定样品的 pH，10 味中药水提液膜分离前后 pH 结果见表 4-1。

表 4-1　10 味中药水提液膜分离前后 pH

样品	青风藤	陈皮	大青叶	淫羊藿	黄芩	金银花	厚朴	枳实	生地	黄芪
原液	5.19	4.28	5.30	5.37	5.52	4.17	5.34	5.00	4.61	5.60
截留液	5.25	4.23	5.18	5.38	5.50	4.14	5.46	5.02	4.62	5.63
渗透液	5.23	4.30	5.20	5.12	5.50	4.14	5.49	5.07	4.58	5.66

由表 4-1 可知：10 味中药水提液均呈弱酸性，不同品种中药水提液的 pH 表现出一定差异，金银花、陈皮、生地等水提液酸性稍强，黄芩、黄芪等水提液酸性相对稍弱；同一品种中药水提液分离前后 pH 变化不大。

（2）中药水提液的浊度：浊度是水中大小、比重不同的悬浮物、胶体物质等对光所产生效应的表达语。胶体化学理论认为，高分子真溶液为均相系统，乳光甚弱，依此可区别高分子溶液与溶胶，乳光的强度即为浊度。水提液浊度可以反映出膜的截流性能，也从一个方面反映出中药水提液的特点。采用散射原理的浊度仪，使用福尔马肼（formazin）聚合物作为基准物质，以水中含有 1 mg 此种物质时的浊度称为 1 NTU。

浊度测定法：取样品 50 mL，以 HACH2100N 浊度仪测定样品的浊度值。10 味中药水提液膜分离前后的浊度值见表 4-2。

表 4-2　10 味中药水提液膜分离前后浊度值（NTU）

样品	青风藤	陈皮	大青叶	淫羊藿	黄芩	金银花	厚朴	枳实	生地	黄芪
原液	277	132	933	246	226	1 193	411	57.6	140	332
截留液	456	534	3 570	1 400	1 524	3 270	959	416	586	877
渗透液	0.60	0.79	1.32	1.32	1.98	1.73	2.09	0.52	3.00	1.20

浊度值反映出待处理体系中悬浮物、胶体物质的含量。表 4-2 显示，10 味中药水提液浊度值差异较大，最高值 1 193 NTU（金银花）几乎是最低值 57.6 NTU（枳实）的 20 倍。中药水提液经过膜分离处理后外观澄清度明显改善，说明固体悬浮颗粒及胶体物质明显减少。研究表明，中药水提液经过膜分离后其渗透液的浊度均十分微弱。可认为经过 0.2 μm 陶瓷膜分离，水提液均由多相不均匀粗分散系统变为接近均相真溶液系统，其热力学性质亦由不稳定趋向稳定。

（3）中药水提液的黏度：流体在运动时产生内切应力的特性称为黏度（或内摩擦），这是由流体分子的结构及分子间的吸引力所引起的。膜分离过程中，渗透体积通量可用 Darcy 定律来描述，膜通量正比于所施加的压力 $J = A\Delta P$，其中渗透常数 A 包括孔隙率、孔径（孔径分布）等膜结构的因素，也包括被分离体系的黏度。因此，体系的黏度对微滤过程有重要影响。

黏度测定法：取样品 150 mL，以 NDJ-1 型旋转式黏度计测定样品在 20℃时的黏度。10 味中药水提液膜分离前后的黏度值见表 4-3。

表 4-3 10 味中药水提液膜分离前后黏度值（mPa·s）

样品	青风藤	陈皮	大青叶	淫羊霍	黄芩	金银花	厚朴	枳实	生地	黄芪
原液	1.17	4.2	1.36	1.23	1.49	2.96	1.30	1.37	1.48	1.33
截留液	1.32	17.2	1.42	1.20	3.29	8.30	1.44	3.10	3.50	3.20
渗透液	1.12	1.24	1.19	1.23	1.32	1.48	1.19	1.3	1.35	1.25

膜分离过程中，相同的操作条件下，过滤体系的黏度对膜通量有重要影响，体系的黏度值越高通量就越低。表 4-3 的 10 味中药中，陈皮和金银花水提液的黏度值相对较高，其余中药数据相差不大。经 0.2 μm 陶瓷膜分离后，各中药渗透液的黏度值相近，而截留液则表现出更大差异，青风藤、大青叶、淫羊霍等中药截留液黏度值在 1.3 mPa·s 左右，黄芩、生地、黄芪等中药截留液黏度略大于 3 mPa·s，金银花截留液黏度达 8.30 mPa·s，而陈皮截留液的黏度值达到了 17.2 mPa·s。

（4）中药水提液的电导率：电导是电阻的倒数，反映溶液的导电能力。电导率是电阻率的倒数，是单位长度时溶液的电导。电导率是描述胶体溶液体系变化的重要指标，与中药提取液中带电胶体粒子（如蛋白质和鞣质）的多少密切相关。

电导率测定法：取样品 20 mL，在溶液温度为 15℃时，测定其电导率。10 味中药水提液膜分离前后电导率值见表 4-4。

表 4-4 10 味中药水提液膜分离前后电导率值（μS/cm）

样品	青风藤	陈皮	大青叶	淫羊霍	黄芩	金银花	厚朴	枳实	生地	黄芪
原液	1 710	1 880	9 230	3 620	3 410	4 630	767	4 300	1 300	1 710
截留液	1 500	2 430	11 340	3 770	3 840	4 340	898	5 090	1 200	1 500
渗透液	1 490	1 660	9 850	3 000	3 250	4 810	706	3 650	1 200	1 490

10 味中药水提液中，厚朴的电导率最低，为 767 μS/cm，青风藤、陈皮、生地、黄芪值相近，淫羊霍、黄芩、金银花、枳实值较高，大青叶电导率最高，为 9 230 μS/cm，是厚朴的十几倍。中药水提液经过膜分离技术处理后，其电导率一般略呈下降趋势，这可能与带电荷的微粒被膜截留有关。此结果与相应样品的浊度下降相吻合，但大青叶和金银花的情况与其他中药不同，渗透液的电导率值略高出原水提液，原因有待进一步研究。

（5）中药水提液的电动电位：中药水提液中的悬浮微粒、胶体粒子等可因本身电离、吸附分散媒中离子而荷电。微粒表面电荷与分散媒中的相反离子之间可构成双电层，而具电动电位（ξ 电位）。以马尔文 Mastersizer 2000 型粒径分析仪测定其电动电位，发现实验中各样品原液、渗透液和截留液的 ξ 电位均呈现出不同的变化趋势，有上升有下降，情况比较复杂，不能反映出体系变化趋势。

（6）中药水提液的粒径分布：粒径分布反映出溶液体系中不同粒径的分子、颗粒所占的百分比。膜分离过程是因体系中存在的分子尺寸的差异而实现的，体系的粒径分布对膜分离过程的进行有重要影响。

粒径分布测定法：取样品 20 mL，以马尔文 Mastersizer 2000 型粒径分析仪测定其粒径。

各中药水提液的粒径分布表现出迥然不同的特征。生地、厚朴和枳实的粒径分布表现出相似的特征，在不到 1.0 μm 处出现一个分布低谷。厚朴和枳实的这一特征十分明显，厚朴原液的粒径分布高峰在 50～120 μm 处，在略大于膜孔径的范围（0.55～0.95 μm）百分比接近于零；枳实原液的粒径分布高峰在 0.1～0.2 μm 处，在略大于膜孔径的范围百分比接近于零，在 2～12 μm 处分布量也较高，这样的分布似乎非常有利于这一孔径下的膜分离，因此，厚朴和枳实水提液的膜分离通量较高，衰减也较为缓慢，生地并不完全如此。淫羊霍的粒径分布特征是分布区域非常集中，有 67%以上的微粒分布在 1～3 μm 处，在 1.5 μm

附近的峰含量高达 10%以上，其余中药均未有此现象。陈皮、金银花和黄芪水提液的粒径分布有相对集中的区域，高峰值在 7%左右。

（7）中药水提液中分子量分布测定：溶解性有机物分子量分布是溶液体系重要的物理化学特征，也是影响膜分离过程的重要因素。

分子质量分布测定：首先将中药原液通过 0.45 μm 微滤膜过滤，去除悬浮固体。然后分别用截留分子量为 140 kDa、100 kDa、50 kDa、10 kDa 和 4 kDa 的超滤膜分离。分离样品测定溶解性有机物含量，采用 UV254 作为有机物指标。采用此法对生地等 7 种药材及清络通痹复方水提液的分子质量分布进行了测定。

结果发现：①8 种中药水提液，除半夏、陈皮和淫羊霍外，在截留分子量＞140 kDa 和 50～140 kDa 的可溶性有机物很少，表明大部分的溶解性有机物截留分子量＜50 kDa。②除半夏和生地的水提液外，分子质量小于 4 kDa 的溶解性有机物所占比例均超过 30%，金银花和清络通痹复方达到 50%左右。

三、建立中药溶液环境中共性高分子物质表征技术体系的研究

1. 中药溶液环境中共性高分子物质的基本性质[10-13]

（1）淀粉：是一种重要的多糖，广泛存在于植物体中，尤其在种子、果实和某些根类中的含量较高。淀粉有直链和支链两种不同类型结构。直链淀粉分子主要由多个 *α-D-*（+）葡萄糖经 *α*-1, 4-苷键连接而成，形成线型聚合物并呈螺旋状卷绕起来，每一圈含有 6 个葡萄糖残基。直链淀粉的分子量为 32～160 kDa 甚至更大，相当于聚合度为 200～980 个葡萄糖残基。支链淀粉具有高度分支化的结构，由数百条 20～50 个 *D*-葡萄糖单位的直链所组成，直链中的葡萄糖单位经 *α*-1, 4-苷键结合，在直链上分出的支链经由 *α*-1, 6-苷键连接，支链淀粉的分子质量为 100～1000 kDa，相当于聚合度为 600～6 000 个葡萄糖残基。

纯支链淀粉溶于冷水（均匀分散于水中），而直链淀粉不溶（准确地说是分散）于冷水。天然淀粉也完全不溶于冷水。天然淀粉在适当温度下（一般为 60～80℃），在水中发生溶胀、分裂，形成均匀的糊状溶液，这种作用被称为糊化作用。天然淀粉粒发生溶胀，直链淀粉分子从淀粉粒中向水中扩散成为胶体溶液，当胶体溶液冷后即沉淀析出，并且不再溶于热水；支链淀粉再次提高加热温度并搅拌后可形成稳定的黏稠胶体溶液，冷后不再变化。

淀粉很易水解，与水加热即可引起分子的裂解，当与无机酸共热时可彻底水解为 *D*-葡萄糖。由于淀粉是大分子物质，其分散在水中形成悬浮液水溶胶，是一种典型的热力学不稳定体系，容易发生胶凝结块和沉淀分层，是影响中药水提液稳定性的重要因素，推测其在膜分离过程中对膜污染有重要影响。目前中药精制领域尚无淀粉研究相关报道，食品科学技术领域对淀粉有较广泛而深入的研究。

淀粉的定量方法包括酸水解法、酶水解法、碘显色法和旋光法等。

（2）果胶：果胶物质广布于植物界，高等植物与低等植物皆有。广泛的果胶物质概念包括原果胶、果胶和果胶酸，是一类易柔变的线性多聚糖，其基本结构是由 *D*-吡喃半乳糖醛酸以 *α*-1, 4-苷键结合的长链，分子质量为 16～49 kDa，通常以部分甲酯化状态存在。原果胶是与纤维素和半纤维素结合在一起的甲酯化聚半乳糖醛酸苷链，只存在于细胞壁中，不溶于水，水解后生成果胶。果胶是羧基不同程度甲酯化和中和的聚半乳糖醛酸苷链，存在于植物的汁液中。果胶酸是羧基完全游离的聚半乳糖醛酸苷链。果胶是亲水胶体物质，在水中几乎完全溶解，形成一种带负电荷的黏性胶体溶液，呈酸性，具有很高的黏度。果胶也是造成膜污染的主要因素。

果胶的定量方法有重量法、咔唑比色法等。

（3）蛋白质：蛋白质是由 20 种氨基酸组成的高分子化合物，其分子质量较大，一般为 10～1 000 kDa。已经证实，蛋白质分子颗粒的大小处于胶体颗粒的尺度范围之内（1～100 nm），所以蛋白质具有胶体性质。蛋白质在植物体内多以胶体溶液或糊粉粒形式作为营养品被储存。因此，在植物根茎、种子等器官中多含有蛋白质。蛋白质有等电点，有一定的渗透压、溶解度、溶胀能力和一定黏度，有凝胶作用和沉

淀作用。在高温下其物理和化学性质会发生变化，即蛋白质变性，导致其溶解度降低、发生凝结，形成不可逆凝胶。

蛋白质对膜的污染是限制微滤效率的关键因素之一，迄今为止虽然已就膜污染的机制进行了广泛研究，一般认为膜污染是由蛋白质分子吸附到膜孔内表面或蛋白质微粒积累堆积在膜表面或膜孔中而引起。

作为高分子成分之一，除天花粉蛋白等少数蛋白质有生物活性外，大多数蛋白质是中药精制过程中的无效成分。理论上讲，蛋白质在水中溶解度低，高温变性后溶解度更低，但在固含物中仍占有相当大的比重，蛋白质的研究对于了解复杂的中药水提液具有重要意义。

蛋白质定量方法有凯氏定氮法、水杨酸比色法、双缩脲比色法、考马斯亮蓝染料比色法、紫外吸收法等。

（4）鞣质：又称丹宁（tannin）或鞣酸（tannic acid），是存在于植物体中一类分子量较大的复杂多元酚类化合物。鞣质除在苔藓植物中很少存在外，广泛存在于植物界，约 70%以上的中草药中含有鞣质类化合物。鞣质是复杂的各种多元酚类混合物，分子质量比较大，一般为 500～2 000 Da，最高可达 3 kDa。鞣质都有酚羟基，因此有较强的极性，溶于水以真溶液（分子分散态）和胶体（分子聚集态）之间的状态并存，即同半胶体状态。当鞣质浓度低，或者温度较高及 pH 较高时，其溶液为真溶液；当多酚浓度较高或者温度较低及溶液的 pH 较低时，多酚以胶体的形式存在。通过显微镜可以看到胶体粒子，具有丁达尔效应、布朗运动、动电电位，属热力学上的不稳定体系。鞣质溶液具有典型的亲水胶体性质。因为鞣质胶体粒子与溶剂之间存在水合作用，当鞣质浓度达到一定值时出现结构黏度，即在一定范围内，黏度的增加与浓度的增加存在线性关系。但当浓度增大到某一范围，再继续增大浓度，黏度增大得特别快。鞣质可以降低水的表面张力，表现出一定的表面活性。

鞣质除了具有一般酚性外，还具有一些特殊性质，如能与蛋白质、生物碱结合产生沉淀，是无机陶瓷膜微滤过程中产生污染的重要原因之一。在中药精制领域中，大多数此类成分是相对无活性的杂质成分。

鞣质可用福林酚法、滴定法、分光光度法等方法进行定量分析。

2. 建立中药溶液环境中共性高分子物质表征技术规范的研究　选用入药部位为根、根茎、皮、叶、果实等植物器官，所含指标性成分又基本涵盖生物碱、黄酮、苷、木脂素等各大类重要有效成分的 100 多味单味药材及 100 个复方中药作为实验对象，常规方法制备中药水提液，采用分析化学检测手段，测定其淀粉、蛋白质、果胶、鞣质的含量[14-17]。

（1）淀粉含量测定：淀粉在植物的叶、根及种子中呈颗粒状，这些颗粒不溶于水，加热后颗粒破裂才能使淀粉与水混合成胶态悬浮液。淀粉通常由直链的糖淀粉和支链的胶淀粉组成。糖淀粉占淀粉总量的 17%～34%，是由 α-1, 4-苷键连接的 D-葡萄吡喃聚糖，聚合度为 300～350，有些高达 1 000，可溶于热水并呈澄明溶液。胶淀粉聚合度为 3 000 左右，也是 α-1, 4-葡聚糖，但有 α-1, 6-苷键连接的分支链，平均支链长为 25 个葡萄糖单位，不溶于冷水，溶于热水呈黏胶状。淀粉受淀粉酶作用，先水解成糊精，再水解成麦芽糖，最后完全水解成葡萄糖。胶淀粉水解除可得到 α-1, 4-苷键连接的麦芽糖外，还可得到 α-1, 4-苷键连接的异麦芽糖。淀粉分子呈螺旋状结构，每一螺环由 6 个葡萄糖组成，遇碘呈色，是碘分子和离子进入螺环通道中形成的有色包结化合物。其所呈色调与聚合度有关，因而可利用碘的呈色反应获知淀粉水解程度。聚合度 4～6 不呈色，12～18 呈红色，聚合度渐高呈紫色、紫蓝色，至 50 以上呈蓝色。糖淀粉遇碘呈蓝色。胶淀粉聚合度虽高，但螺旋结构的通道在分支处中断，支链的平均聚合度只有 20～25，故呈紫红色。

1）测定原理：淀粉测定采用酶水解法。样品经除去脂肪和可溶性糖类后，在淀粉酶的作用下，使淀粉水解为低分子糊精和麦芽糖，再用盐酸进一步水解为葡萄糖，然后按还原糖测定法测定其含量，并折算成淀粉含量。由于淀粉酶的水解具有专一性，它只水解淀粉而不会水解其他多糖，所以该法不受半纤维素、多缩戊糖、果胶等多糖的干扰，分析结果准确可靠。

2）样品的测定：样品经酶水解、酸水解后，按还原糖测定法的高锰酸钾法进行，按式（4-8）计算淀粉含量。

$$淀粉含量（\%）=\frac{(m_1\times 0.9\times 5\times 5)/1000}{m} \quad (4\text{-}8)$$

式中，m 为原液、渗透液或截留液的取样量；m_1 为相当于氧化亚铜的葡萄糖质量，单位为 mg。

实验结果表明，不同中药水提液其淀粉的含量和膜法去除率相差较大。复方水提液微滤前淀粉含量范围为 0.02～1.859 g/100 mL，但绝大多数集中在 0.1～0.6 g/100 mL；去除率为 11.57%～97.14%。单味药水提液微滤前淀粉含量范围为 0.02～1.303 g/100 mL，但绝大多数集中在 0.08～0.4 g/100 mL；单方淀粉去除率为 8.17%～98.79%。

（2）蛋白质含量测定：蛋白质对膜的污染是限制微滤效率的关键因素之一。

1）测定原理：蛋白质测定采用考马斯亮蓝染料比色法（Bradford 法）。考马斯亮蓝 G250 是一种蛋白质染料，与蛋白质通过范德瓦耳斯力结合，使蛋白质染色，在 595 nm 处有最大吸收值，可用于蛋白质的定量测定。此法简单而快速，适合大量样品的测定。灵敏度与 Folin-酚法相似，但不受酚类、游离氨基酸和小分子肽的影响。该法在 0～1 000 mg/L 蛋白质浓度范围内呈良好的线性关系。

2）样品测定：吸取待测样品 0.1 mL，加入 5 mL 考马斯亮蓝 G250 试剂 5 mL，充分混合，放置 2 min 后测其吸光度，通过牛血清白蛋白标准曲线得到蛋白质浓度。

实验结果表明，原液中蛋白质含量都较低，无论单味药还是复方水提液，微滤前蛋白质含量绝大多数小于 0.04 g/100 mL；还有 20 味单味药水提液微滤前蛋白质含量小于 0.01 g/100 mL。

（3）果胶含量测定：果胶类物质代表高等植物初级细胞壁和相邻细胞间紧密联合的一组多糖，也代表从植物材料制备的一类复杂胶状多聚体。果胶类物质的化学组成主要以 α-1, 4-键合的 D-半乳糖醛酸为基本结构，其中糖醛酸的羧基可能不同程度地甲酯化及部分或全部成盐。不少研究者认为，在果胶类物质的主链上还连接有其他糖类，如 L-阿拉伯糖、D-半乳糖、D-山梨糖、L-鼠李糖，而且有时含乙酰化的羧酸。

存在于植物体的果胶物质一般有三种形态：①原果胶，与纤维素和半纤维素结合在一起的甲酯化聚半乳糖醛酸苷链，只存在于细胞壁中，不溶于水，水解后生成果胶；②果胶，羧基不同程度甲酯化和中和的聚半乳糖醛酸苷链，存在于植物汁液中；③果胶酸，稍溶于水，是羧基完全游离的聚半乳糖醛酸苷链，遇钙生成不溶性沉淀。

果胶物质概念包括原果胶、果胶和果胶酸，是一类易柔变的线性多聚糖。果胶在水中几乎完全溶解，形成一种带负电荷的黏性胶体溶液，具有很高的黏度，也是造成膜污染的主要因素。

1）测定原理：果胶测定采用重量法。果胶经皂化生成果胶酸钠，再经乙酸酸化使之生成果胶酸，加入钙盐则生成果胶酸钙沉淀，烘干后称量。此法稳定可靠，但操作较烦琐费时。

2）样品测定：取 30 mL 提取液（称重）于 500 mL 烧杯中，加入 0.1 mol/L 氢氧化钠溶液 100 mL，充分搅拌，放置 0.5 h，再加入 1 mol/L 乙酸溶液 50 mL，放置 5 min，边搅拌边缓缓加入 1 mol/L 氯化钙溶液 25 mL，放置 1 h（陈化），加热煮沸 5 min，趁热用烘干至恒重的 G2 垂熔玻璃漏斗过滤，用热水洗涤至无氯离子（用 10%硝酸银溶液检验），滤渣连同漏斗一同置于 105 ℃烘箱中干燥至恒重。按式（4-9）计算

$$果胶物质（\%）=\frac{(m_1-m_2)\times 0.9233}{m}\times 100 \quad (4\text{-}9)$$

式中，m_1 为果胶酸钙和垂熔玻璃漏斗的质量，单位为 g；m_2 为垂熔玻璃漏斗的质量，单位为 g；m 为样品的质量，单位为 g。

实验结果表明，不同入药部位的单味药材其果胶含量相差很大，花、果实种子类单味药水提液中果胶含量范围较宽，含量也较高；根及根茎、叶、全草整体果胶含量较低。除全草外，微滤对果胶去除率都比较大。

（4）鞣质含量测定：鞣质是复杂的各种多元酚类混合物。因为鞣质都有酚羟基，因此有较强的极性，溶于水以真溶液（分子分散态）和胶体（分子聚集态）之间的状态并存，即同半胶体状态。鞣质除了具有一般酚性外，还具有一些特殊性质，如能与蛋白质、生物碱结合产生沉淀。鞣质是陶瓷膜微滤过程中产生污染的重要原因之一。

1）测定原理：中药鞣质为复杂的多酚性化合物，它的酚性结构使其在波长 276 nm 处具有特异性吸收。中药鞣质的含量测定方法，目前有皮粉重量法、络合滴定法等，这些方法各有优缺点。在操作方法的繁易、重现性方面以皮粉重量法为优。鞣质定量采用皮粉重量法。

2）样品测定：总水溶性部分的测定（T_1）；不与皮粉结合的水溶性部分的测定（T_2）；皮粉水溶性部分的测定（T_0）。按式（4-10）计算

$$鞣质\% = (T_1 - T_2 + T_0) \times 10/W\% \quad (4\text{-}10)$$

实验结果表明，不同中药水提液鞣质含量比较均匀，而鞣质膜法去除率相差较大。复方水提液微滤前鞣质含量范围为 0.09～0.68 g/100 mL，但绝大多数集中在 0.09～0.37 g/100 mL；去除率为 11.29%～97.69%。单味药水提液微滤前鞣质含量范围为 0.012～0.84 g/100 mL，但绝大多数集中在 0.05～0.4 g/100 mL；微滤对单味药鞣质去除率为 15.04%～99.04%。

3. 部分中药水提液中淀粉等 4 种共性高分子物质的含量测定　采用上述方法检测的部分中药（单味、复方）水提液中淀粉等 4 种共性高分子物质的含量结果见表 4-5、表 4-6（有关数据已输入笔者课题组研制的“中药水提液膜基础数据库”）。

表 4-5　单味药水提液 4 种共性高分子物质含量（g/100 mL）

中药名称	淀粉	蛋白质	果胶	鞣质
金银花	0.041	0.033 8	0.220 7	0.360
板蓝根	0.330	0.010 7	0.026 4	0.220
连翘	0.126	0.010 1	0.047 0	0.238
红花	0.171	0.025 0	0.065 4	0.355
黄芩	1.303	0.033 2	0.270 9	0.844
九节茶	0.009	0.028 3	0.027 9	0.210
大青叶	0.092	0.026 2	0.030 1	0.222
柴胡根	0.158	0.014 5	0.031 3	0.143
麦冬	0.040	0.003 1	0.005 3	0.100
桔梗	0.395	0.005 7	0.059 8	0.151
玄参	0.856	0.029 5	0.017 5	0.117
海金沙	0.236	0.003 6	0.007 6	0.074
川芎	0.203	0.009 0	0.040 0	0.226
紫花地丁	0.158	0.026 8	0.026 5	0.281
白花蛇舌草	0.020	0.010 1	0.007 0	0.124
制大黄	0.605	0.024 0	0.013 0	0.413
淫羊藿	0.079	0.016 7	0.014 4	0.170
半边莲	0.272	0.004 1	0.016 7	0.110
蒲公英	0.079	0.043 3	0.011 5	0.161
银杏叶	0.114	0.013 6	0.040 5	0.128
赤芍	0.109	0.026 1	0.018 6	0.269
黄连	0.181	0.013 0	0.010 7	0.087
龙胆草	1.100	0.007 6	0.040 3	0.111

续表

中药名称	淀粉	蛋白质	果胶	鞣质
野菊花	0.285	0.041 3	0.228 2	0.334
甘草	0.217	0.055 9	0.016 3	0.482
丹参	0.825	0.050 2	0.027 1	0.410
制何首乌	0.437	0.040 3	0.014 2	0.390
百部	0.795	0.010 0	0.023 0	0.292
茯苓	0.017	0.001 0	0.002 3	0.038
陈皮	0.032	0.004 2	0.395 5	0.181
牛膝	0.348	0.005 6	0.057 6	0.213
党参	0.459	0.003 1	0.037 4	0.259
麻黄	0.111	0.017 4	0.059 2	0.142
白芍	0.251	0.011 1	0.023 5	0.152
苦杏仁	0.159	0.033 2	0.018 7	0.046
白术	1.023	0.007 9	0.025 5	0.069
鸡血藤	0.081	0.054 4	0.027 5	0.290
当归	0.915	0.005 3	0.329 6	0.281
补骨脂	0.191	0.032 0	0.040 2	0.163
车前子	0.284	0.024 7	0.020 4	0.199
黄柏	0.205	0.022 3	0.007 8	0.157
五味子	0.296	0.006 5	0.156 4	0.202
续断	0.009	0.014 5	0.021 9	0.182
山药	1.026	0.007 3	0.036 0	0.356
栀子	0.190	0.022 6	0.221 3	0.263
葛根	0.235	0.013 2	0.020 9	0.301
莱菔子	0.002	0.015 5	0.004 7	0.012
延胡索	0.246	0.007 5	0.014 9	0.095
桃仁	0.065	0.011 1	0.003 7	0.081
紫苏叶	0.003	0.034 8	0.015 3	0.249
女贞子	0.009	0.030 2	0.020 8	0.114
槐花	0.188	0.089 0	0.010 1	0.168
菟丝子	0.220	0.034 2	0.015 5	0.201
荆芥	0.015	0.046 1	0.012 2	0.146
枳实	0.606	0.064 0	0.015 2	0.452
郁金	0.174	0.002 0	0.001 1	0.325
川楝子	0.030	0.005 9	0.311 4	0.326
防风	0.008	0.012 2	0.017 8	0.159

续表

中药名称	淀粉	蛋白质	果胶	鞣质
菊花	0.007	0.037 8	0.057 7	0.313
莪术	0.032	0.005 9	0.006 2	0.014
薄荷	0.006	0.038 2	0.009 1	0.174
木香	0.209	0.013 4	0.009 0	0.251
天花粉	0.068	0.003 8	0.000 6	0.259
知母	0.352	0.028 3	0.041 7	0.224
决明子	0.227	0.030 1	0.038 2	0.205

表 4-6 复方*水提液 4 种共性高分子物质含量（g/100 mL）

复方名称	淀粉	蛋白质	果胶	鞣质
七宝美髯颗粒	1.034	0.024 0	0.101 3	0.352
小儿百部止咳糖浆	0.436	0.011 5	0.105 2	0.325
小儿清热止咳口服液	0.347	0.002 4	0.030 0	0.247
小儿肺热咳喘口服液	0.328	0.011 5	0.033 0	0.213
石淋通片	0.343	0.024 7	0.040 0	0.196
加味生化颗粒	0.234	0.018 4	0.045 3	0.171
玄麦柑桔颗粒	0.839	0.030 3	0.041 8	0.213
抗感颗粒	1.859	0.022 3	0.041 7	0.684
乐脉颗粒	0.436	0.036 8	0.024 5	0.244
感冒退热颗粒	0.277	0.032 5	0.101 6	0.183
益肾灵颗粒	0.192	0.012 1	0.064 5	0.176
清热解毒口服液	0.204	0.015 4	0.020 1	0.172
清淋颗粒	0.318	0.033 9	0.079 3	0.297
精制冠心颗粒	0.620	0.064 3	0.035 1	0.229
夏枯草膏	0.128	0.060 6	0.057 9	0.255
枇杷叶膏	0.130	0.016 6	0.018 7	0.254
胃舒宁颗粒	0.130	0.021 5	0.032 6	0.114
辛芩颗粒	0.456	0.028 5	0.034 1	0.356
根痛平颗粒	0.339	0.019 6	0.041 4	0.207
益母草颗粒	0.258	0.019 8	0.374 9	0.168
老鹳草软膏	0.185	0.024 1	0.035 1	0.197
二丁颗粒	0.097	0.024 9	0.037 9	0.197
二冬膏	0.541	0.002 1	0.043 1	0.220
一清颗粒	0.606	0.042 0	1.870 7	0.643

续表

复方名称	淀粉	蛋白质	果胶	鞣质
舒胸片	0.535	0.022 2	0.067 5	0.252
脑得生片	0.292	0.013 0	0.115 6	0.300
止嗽定喘口服液	0.294	0.023 4	0.025 7	0.194
四逆汤	0.424	0.031 6	0.033 6	0.242
小柴胡颗粒	0.244	0.031 6	0.053 1	0.336
心宁片	0.408	0.071 1	0.028 3	0.280
乳块消片	0.126	0.061 2	0.083 7	0.256
八正合剂	0.176	0.019 2	0.058 0	0.232
祛风止痛片	0.240	0.028 9	0.029 2	0.223
千柏鼻炎片	0.133	0.017 9	0.030 9	0.184
芩连片	0.815	0.021 1	0.071 7	0.371
固本咳喘片	0.142	0.009 3	0.089 1	0.224
六味地黄颗粒	0.166	0.016 6	0.035 3	0.248
清火栀麦片	0.160	0.039 8	0.006 6	0.181
复方鱼腥草	0.143	0.026 7	0.105 4	0.319
小儿肝炎颗粒	0.008	0.014 4	0.036 9	0.173
安神胶囊	0.439	0.051 9	0.089 7	0.240
宝咳宁颗粒	0.289	0.023 9	0.152 4	0.308
健胃消食片	0.270	0.024 6	0.162 1	0.281
利胆排石片	0.028	0.006 3	0.039 2	0.264
胆乐胶囊	0.228	0.020 5	0.096 8	0.200
抗骨增生胶囊	0.216	0.030 1	0.052 7	0.281
牛黄解毒片	0.349	0.026 8	0.099 1	0.329
止痛化癥胶囊	0.273	0.035 2	0.102 3	0.243
通窍鼻炎片	0.344	0.012 1	0.022 9	0.333

*本表所收载复方均源于《中华人民共和国药典》(2005 版)。

表 4-5，表 4-6 中 114 种中药水提液无一例外都存在淀粉、果胶、蛋白质、鞣质 4 种高分子物质，因此可视它们为中药水提液的共性高分子物质。

第三节 中药溶液环境理化参数-共性高分子组成相关性及空间多维初探

为了深化对中药水提液体系溶液环境及其影响膜过程机制的认识，笔者课题组开展了理化参数-共性高分子组成相关性研究，并从微观世界的角度，对中药体系溶液环境的空间多维结构进行了初步探索。

一、中药溶液环境理化参数-共性高分子组成的相关性研究

为了研究中药溶液环境中共性高分子物质组成与理化参数的相互影响，笔者课题组采用 SPSS 关联分析探讨了中药溶液环境理化参数-共性高分子组成的相关性。SPSS 关联分析是研究不同变量间密切程度的一种统计方法。在关联分析中，相关系数是反映相关关系密切程度的重要指标，其绝对值越接近 1，则线性相关密切程度就越大，相关系数前面的符号表征变量之间线性相关关系的相关方向，大于零为正相关，小于零为负相关。在以下的几个相关分析中，计算的全部是皮尔逊（Pearson）相关，双侧显著性检验，并用“*”表示显著性水平为 5%，用“**”表示显著性水平为 1%，相关系数值的不同范围代表不同的线性相关关系，相关系数在 0.4 以下为低度相关，相关系数为 0.4～0.8 的为中度相关，相关系数大于 0.8 的为高度相关。

1. 中药水提液物理化学参数的相关性考察　中药单、复方水提液物理化学性质之间的相关性见表 4-7。由表 4-7 可知：电导率和盐度之间的相关系数为 0.993，呈现显著高度相关性。由于电导率和盐度的高度相关性，在后面的相关性考察中只考察电导率。密度与 pH 呈现一定的负相关性，与电导率、盐度呈现一定的正相关性。粒径 0.1 与密度、电导率、盐度呈现一定的负相关性[17]。

表 4-7　中药水提液物理化学参数之间的相关性

		pH	电导率	盐度	浊度	20℃黏度	密度	粒径 0.1	粒径 0.5	粒径 0.9
pH	皮尔逊相关系数	1	0.051	0.049	−0.014	−0.027	−0.363**	0.003	−0.103	0.213
	双侧近似 *P* 值	−	0.588	0.599	0.884	0.775	0.000	0.978	0.363	0.058
	数据组数	116	116	116	116	116	116	80	80	80
电导率	皮尔逊相关系数	0.051	1	0.993**	0.051	−0.155	0.188*	−0.356**	−0.250*	0.116
	双侧近似 *P* 值	0.588	−	0.000	0.589	0.097	0.043	0.001	0.025	0.304
	数据组数	116	116	116	116	116	116	80	80	80
盐度	皮尔逊相关系数	0.049	0.993**	1	0.049	−0.146	0.204*	−0.344**	−0.237*	0.114
	双侧近似 *P* 值	0.599	0.000	−	0.602	0.117	0.028	0.002	0.035	0.312
	数据组数	116	116	116	116	116	116	80	80	80
浊度	皮尔逊相关系数	−0.014	0.051	0.049	1	0.055	0.041	0.012	−0.119	0.013
	双侧近似 *P* 值	0.884	0.589	0.602	−	0.560	0.665	0.915	0.294	0.906
	数据组数	116	116	116	116	116	116	80	80	80
20℃黏度	皮尔逊相关系数	−0.027	−0.155	0.146	0.055	1	−0.001	0.075	0.242*	0.061
	双侧近似 *P* 值	0.775	0.097	0.117	0.560	−	0.993	0.509	0.030	0.591
	数据组数	116	116	116	116	116	116	80	80	80
密度	皮尔逊相关系数	−0.363**	0.188*	0.204*	0.041	−0.001	1	−0.261*	−0.114	−0.073
	双侧近似 *P* 值	0.000	0.043	0.028	0.665	0.993	−	0.019	0.313	0.522
	数据组数	116	116	116	116	116	116	80	80	80
粒径 0.1	皮尔逊相关系数	0.003	−0.356**	0.344**	0.012	0.075	−0.261*	1	0.551**	−0.039
	双侧近似 *P* 值	0.978	0.001	0.002	0.915	0.509	0.019	−	0.000	0.731
	数据组数	80	80	80	80	80	80	80	80	80

续表

		pH	电导率	盐度	浊度	20℃黏度	密度	粒径 0.1	粒径 0.5	粒径 0.9
粒径 0.5	皮尔逊相关系数	−0.103	−0.250*	−0.237*	−0.119	0.242*	−0.114	0.551**	1	0.355**
	双侧近似 *P* 值	0.363	0.025	0.035	0.294	0.030	0.313	0.000	–	0.001
	数据组数	80	80	80	80	80	80	80	80	80
粒径 0.9	皮尔逊相关系数	0.213	0.116	0.114	0.013	0.061	−0.073	−0.039	0.355**	1
	双侧近似 *P* 值	0.058	0.304	0.312	0.906	0.591	0.522	0.731	0.001	–
	数据组数	80	80	80	80	80	80	80	80	80

** 在 0.01 水平（双侧）显著相关；* 在 0.05 水平（双侧）显著相关。

2. 中药水提液共性高分子物质组成与物理化学参数的相关性考察　中药水提液共性高分子物质组成与物理化学参数的相关性见表 4-8、表 4-9。由此两表可知：pH 与固含量呈现显著中度负相关性；与淀粉含量、鞣质含量、果胶含量呈现显著低度负相关性；与蛋白质含量呈现显著低度正相关。浊度与鞣质含量呈现显著低度正相关。密度与固含量呈现显著中度正相关；与淀粉含量呈现显著低度相关。

表 4-8　中药水提液“共性高分子物质”组成与物理化学参数的相关性（1）

		固含量	果胶含量	淀粉含量	蛋白质含量	鞣质含量	pH	电导率	浊度	20℃黏度	密度
固含量	皮尔逊相关系数	1	0.162	0.480**	−0.041	0.315**	−0.427**	0.095	−0.078	−0.113	0.672**
	双侧近似 *P* 值	–	0.082	0.000	0.661	0.001	0.000	0.309	0.408	0.227	0.000
	N	116	116	116	116	116	116	116	116	116	116
果胶含量	皮尔逊相关系数	0.162	1	0.132	0.069	0.400**	−0.210*	0.005	0.109	−0.031	0.154
	双侧近似 *P* 值	0.082	–	0.159	0.459	0.000	0.023	0.958	0.244	0.744	0.100
	N	116	116	116	116	116	116	116	116	116	116
淀粉含量	皮尔逊相关系数	0.480**	0.132	1	0.024	0.507**	−0.244**	−0.165	0.106	−0.011	0.284**
	双侧近似 *P* 值	0.000	0.159	–	0.799	0.000	0.008	0.077	0.257	0.908	0.002
	N	116	116	116	116	116	116	116	116	116	116
蛋白质含量	皮尔逊相关系数	−0.041	0.069	0.024	1	0.291**	0.225*	0.173	0.086	0.066	0.051
	双侧近似 *P* 值	0.660	0.459	0.799	–	0.002	0.015	0.063	0.357	0.482	0.588
	N	116	116	116	116	116	116	116	116	116	116
鞣质含量	皮尔逊相关系数	0.315**	0.400**	0.507**	0.291**	1	−0.264**	0.035	0.189*	−0.022	0.171
	双侧近似 *P* 值	0.001	0.000	0.000	0.002	–	0.004	0.711	0.043	0.816	0.066
	N	116	116	116	116	116	116	116	116	116	116

续表

		固含量	果胶含量	淀粉含量	蛋白质含量	鞣质含量	pH	电导率	浊度	20℃黏度	密度
pH	皮尔逊相关系数	−0.427**	−0.210*	−0.244**	0.225*	−0.264**	1	0.051	−0.014	−0.027	−0.363**
	双侧近似 *P* 值	0.000	0.023	0.008	0.015	0.004	–	0.588	0.884	0.775	0.000
	N	116	116	116	116	116	116	116	116	116	116
电导率	皮尔逊相关系数	0.095	0.005	−165	0.173	0.035	0.051	1	0.051	−0.155	0.188*
	双侧近似 *P* 值	0.309	0.958	0.077	0.063	0.711	0.588	–	0.589	0.097	0.043
	N	116	116	116	116	116	116	116	116	116	116
浊度	皮尔逊相关系数	−0.078	0.109	0.106	0.086	0.189*	−0.014	0.051	1	0.055	0.041
	双侧近似 *P* 值	0.408	0.244	0.257	0.357	0.043	0.884	0.589	–	0.560	0.665
	N	116	116	116	116	116	116	116	116	116	116
20℃黏度	皮尔逊相关系数	−0.113	−0.031	−0.011	0.066	−0.022	−0.027	−0.155	0.055	1	−0.001
	双侧近似 *P* 值	0.227	0.744	0.908	0.482	0.816	0.775	0.097	0.560	–	0.993
	N	116	116	116	116	116	116	116	116	116	116
密度	皮尔逊相关系数	0.672**	0.154	0.284**	0.051	0.171	−0.363**	0.188*	0.041	−0.001	1
	双侧近似 *P* 值	0.000	0.100	0.002	0.588	0.066	0.000	0.043	0.665	0.993	–
	N	116	116	116	116	116	116	116	116	116	116

** 在 0.01 水平（双侧）显著相关；* 在 0.05 水平（双侧）显著相关。

表 4-9　中药水提液“共性高分子物质”组成与物理化学参数的相关性（2）

		固含量	果胶含量	淀粉含量	蛋白质含量	鞣质含量	粒径 0.1	粒径 0.5	粒径 0.9
固含量	皮尔逊相关系数	1	0.162	0.480**	−0.041	0.315**	−0.080	−0.011	−0.055
	双侧近似 *P* 值	–	0.082	0.000	0.661	0.001	0.480	0.923	0.626
	N	116	116	116	116	116	80	80	80
果胶含量	皮尔逊相关系数	0.162	1	0.132	0.069	0.400**	0.098	0.163	−0.055
	双侧近似 *P* 值	0.082	–	0.159	0.459	0.000	0.387	0.149	0.630
	N	116	116	116	116	116	80	80	80
淀粉含量	皮尔逊相关系数	0.480**	0.132	1	0.024	0.507**	0.101	−0.008	−0.042
	双侧近似 *P* 值	0.000	0.159	–	0.799	0.000	0.371	0.941	0.709
	N	116	116	116	116	116	80	80	80

续表

		固含量	果胶含量	淀粉含量	蛋白质含量	鞣质含量	粒径 0.1	粒径 0.5	粒径 0.9
蛋白质含量	皮尔逊相关系数	−0.041	0.069	0.024	1	0.291**	−0.221*	−0.127	0.116
	双侧近似 *P* 值	0.661	0.459	0.799	−	0.002	0.049	0.262	0.305
	N	116	116	116	116	116	80	80	80
鞣质含量	皮尔逊相关系数	0.315**	0.400**	0.507**	0.291**	1	0.028	0.059	0.076
	双侧近似 *P* 值	0.001	0.000	0.000	0.002	−	0.806	0.601	0.503
	N	116	116	116	116	116	80	80	80
粒径 0.1	皮尔逊相关系数	−0.080	0.098	0.101	−0.221*	0.028	1	0.551**	−0.039
	双侧近似 *P* 值	0.480	0.387	0.371	0.049	0.806	−	0.000	0.731
	N	80	80	80	80	80	80	80	80
粒径 0.5	皮尔逊相关系数	−0.011	0.163	−0.008	−0.127	0.059	0.551**	1	0.355**
	双侧近似 *P* 值	0.923	0.149	0.941	0.262	0.601	0.000	−	0.001
	N	80	80	80	80	80	80	80	80
粒径 0.9	皮尔逊相关系数	−0.055	−0.055	−0.042	0.116	0.079	−0.039	0.355**	1
	双侧近似 *P* 值	0.626	0.630	0.709	0.305	0.503	0.731	0.001	−
	N	80	80	80	80	80	80	80	80

**在 0.01 水平（双侧）显著相关；*在 0.05 水平（双侧）显著相关。

二、中药溶液环境的空间多维探索

本部分从微观世界的角度，采用实验观察的方法，对中药体系溶液环境的空间多维结构进行了初步探索。

1. 对模拟体系及实际实验体系的粒径等微观表征的研究　采用 WPS-1000XP 宽范围颗粒粒径谱仪（美国 MSP 公司）获取了黄连解毒汤及其多种模拟体系粒径分布图，并结合以上各个实验体系的膜阻力分布特征开展了分析，结果发现粒径的差异是造成膜孔堵塞的重要因素，膜表面沉积等污染是影响膜分离效率的重要因素。其中，各单一高分子模拟体系及多种高分子组成的共性高分子综合模拟体系是根据实际测得的黄连解毒汤水提液中相应高分子物质的含量及主要药效物质如小檗碱、黄芩苷的含量，按比例配制而成（参照本章第四节）。

（1）对淀粉模拟体系的粒径等微观表征的研究：通过图 4-1 可以看出，淀粉溶液的粒径分布范围为 30～430 nm，其峰值主要集中在 96 nm、186 nm 和 227 nm 处，200 nm 以下的颗粒占到将近 60%，这些都是导致膜孔阻力的因素。加入指标性成分后，如图 4-2 所示，溶液的粒径分布范围为 30～200 nm，其峰值主要集中在 81 nm 处，分布范围更集中且趋向于正态分布，200 nm 以下的颗粒占到 99%以上。这一变化将使得膜孔阻力加剧，膜通量降低，而膜孔的堵塞也会加快后续颗粒物质在膜表面沉积，造成膜污染，这与加入指标性成分后膜孔阻力比例增大相吻合。

（2）对果胶模拟体系的粒径等微观表征的研究：通过图 4-3 可以看出，果胶溶液的粒径分布范围为 10～750 nm，其中 27 nm、53 nm 处的颗粒所占比例较高，200 nm 以下的颗粒占到将近 53%，这些都是导致膜孔阻力的因素；另外，在 260 nm、370 nm 和 520 nm 处也有明显峰值，此部分颗粒较大，可能在膜表面沉积。而加入指标性成分后，如图 4-4 所示，溶液的粒径分布范围为 30～370 nm，其峰值主要集中在 87 nm 处，分布范围更集中且颗粒分布峰值整体向粒径小的方向偏移，200 nm 以下的颗粒占到 88.48% 以上，这一变化将使得膜孔阻力加剧，膜通量降低。

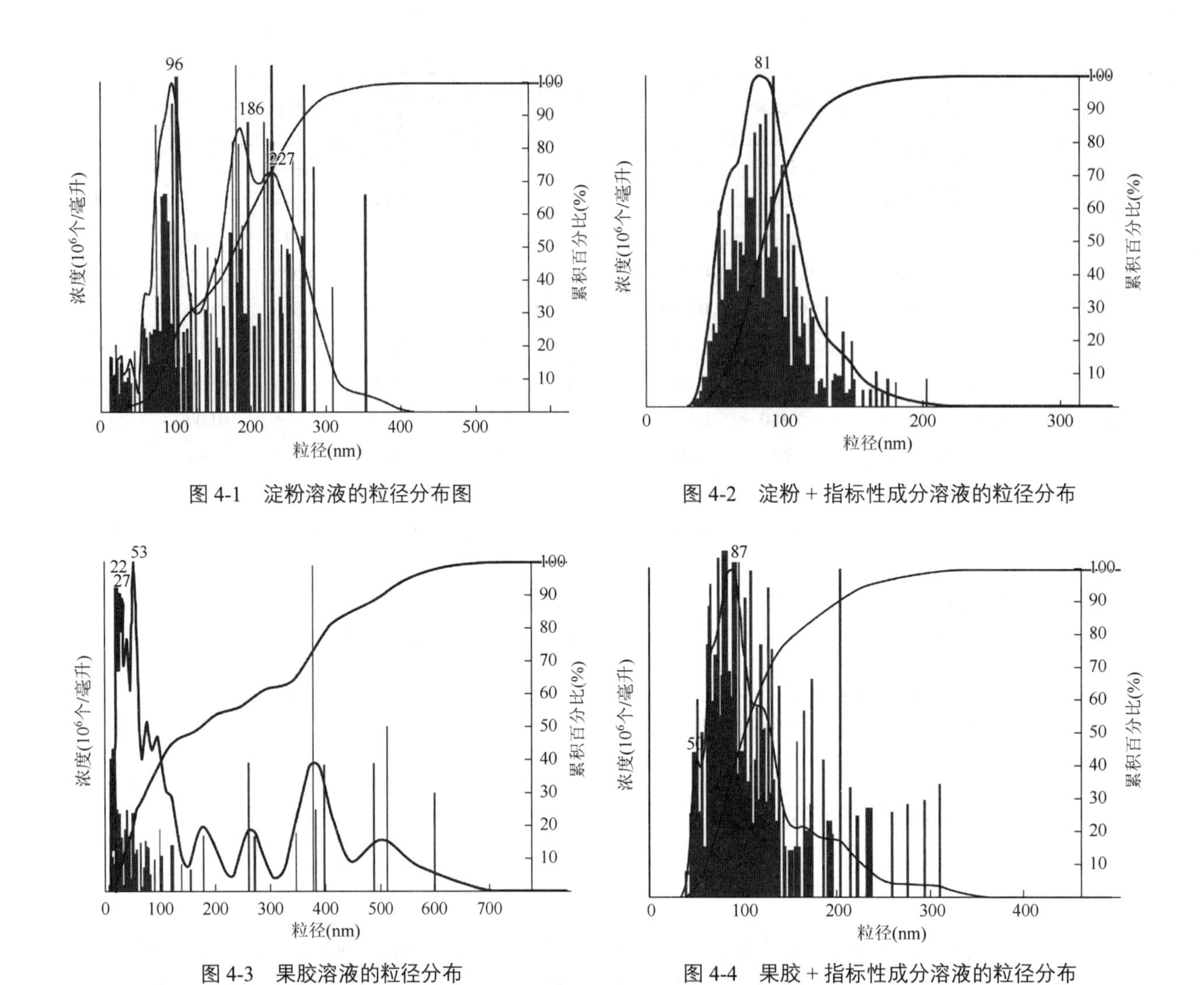

图 4-1 淀粉溶液的粒径分布图

图 4-2 淀粉 + 指标性成分溶液的粒径分布

图 4-3 果胶溶液的粒径分布

图 4-4 果胶 + 指标性成分溶液的粒径分布

（3）对蛋白质模拟体系的粒径等微观表征的研究：通过图 4-5 可以看出，蛋白质溶液的粒径分布范围为 10～300 nm，其峰值主要集中在 40 nm、92 nm 和 111 nm 处，其中 94%以上的颗粒小于 200 nm，这些都是导致膜孔阻力的因素。而加入指标性成分后，如图 4-6 所示，溶液的粒径分布范围为 10～330 nm，

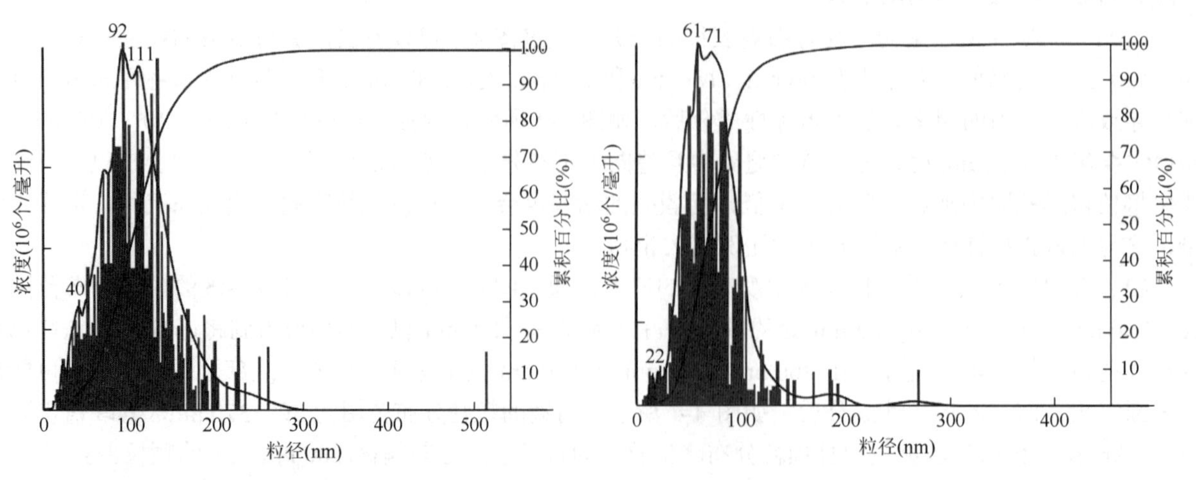

图 4-5 蛋白质溶液的粒径分布

图 4-6 蛋白质 + 指标性成分溶液的粒径分布

其峰值主要集中在 61 nm 和 71 nm 处，粒径分布范围向小的方向偏移，其中 95%左右的颗粒在 130 nm 以下，远低于膜孔径 200 nm。一方面，这些颗粒物质会加剧膜堵塞，使得膜通量降低；另一方面，颗粒物质粒径变小，也会使蛋白质更易透过，是造成蛋白质截留率降低的因素之一。

（4）对共性高分子综合模拟体系的粒径等微观表征的研究：通过图 4-7 可看到，共性高分子综合模拟体系的粒径分布范围为 10～630 nm，其中 200 nm 以下的颗粒为 45%左右，130～350 nm 的颗粒占到将近 75%，平均粒径为 218 nm，溶液中颗粒粒径分布与膜的孔径分布正好交叉覆盖，此时极易发生膜孔堵塞，而个别粒径特别大的颗粒会将膜孔完全堵死，使得其他颗粒物质不能透过而在膜表面沉积。加入指标性成分后，如图 4-8 所示，溶液的粒径分布范围主要为 10～410 nm，粒径分布明显向小的方向偏移，90%以上的颗粒低于 200 nm，小颗粒物质可能在膜孔内吸附，使得膜孔阻力较高。

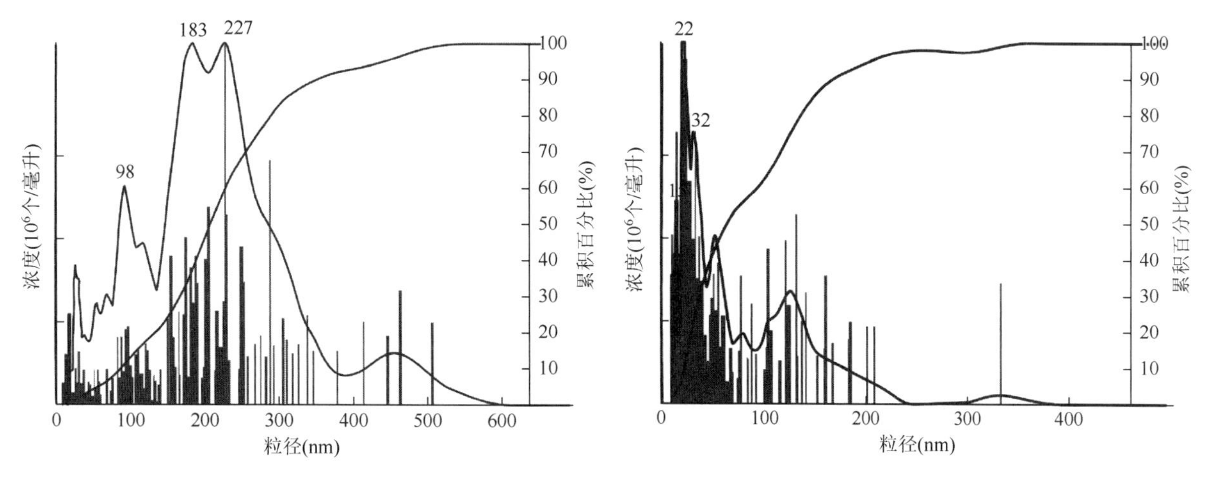

图 4-7 共性高分子溶液的粒径分布　　图 4-8 共性高分子＋指标性成分溶液的粒径分布

（5）对实际实验体系的粒径等微观表征的研究：如表 4-10、图 4-9 所示，黄连解毒汤水提液的粒径分布在 10～2 000 nm，其中有 5%左右的颗粒粒径为 1 000～2 000 nm。综合模拟体系的粒径基本在 10～410 nm，90%以上的颗粒粒径低于 200 nm，而黄连解毒汤中粒径为 10～410 nm 的颗粒占了 92.61%，200 nm 以下的颗粒为 71%左右，平均粒径为 209 nm，可能是水提液中还含有其他大分子物质，使得溶液整个粒径的分布明显大于模拟体系，粒径分布的峰值向大的方向偏移。表 4-10 为黄连解毒汤水提液的粒径分布数值。

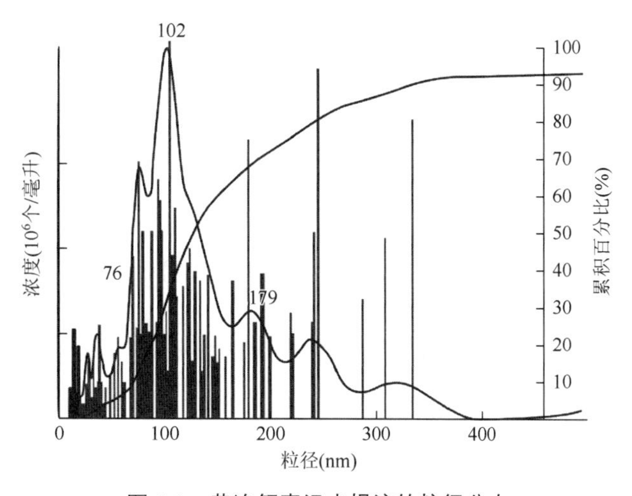

图 4-9 黄连解毒汤水提液的粒径分布

表 4-10 黄连解毒汤水提液的粒径分布数值

粒径（nm）	浓度（10^6 个/毫升）	累计百分比（%）	粒径（nm）	浓度（10^6 个/毫升）	累计百分比（%）
10	1.404	0.08	530	1.028	94.17
30	6.526	2.09	550	0.770	94.61
50	5.965	5.24	570	0.458	94.90
70	18.57	10.31	590	0.218	95.06
90	29.496	22.73	610	0.082	95.12
110	32.636	40.46	630	0.024	95.14
130	20.638	52.51	650	0.005	95.15
150	12.452	60.39	670	0.001	95.15
170	10.535	65.46	690	0.000	95.15
190	10.239	70.93	710	0.000	95.15
210	6.527	74.80	730	0.000	95.15
230	7.728	78.10	750	0.000	95.15
250	7.363	82.14	770	0.000	95.15
270	3.937	84.79	790	0.000	95.15
290	3.034	86.30	810	0.000	95.15
310	3.749	87.97	830	0.000	95.15
330	3.729	89.89	850	0.000	95.15
350	2.514	91.45	870	0.000	95.15
370	1.098	92.27	890	0.000	95.15
390	0.299	92.56	910	0.000	95.15
410	0.048	92.61	930	0.000	95.15
430	0.034	92.62	950	0.000	95.15
450	0.164	92.67	970	0.000	95.15
470	0.463	92.82	990	0.000	95.15
490	0.837	93.15	1 000～2 000	9.872	100.00
510	1.07	93.64			

2. 黄连解毒汤及其模拟体系中多种成分的三维结构观察　上述对于模拟体系及实际实验体系的粒径等微观表征的研究表明，中药复方水提液作为一种高分子稀溶液类似体系，其中的淀粉、蛋白质、果胶、鞣质等高分子物质与小分子药效物质可以胶体和（或）水合物形态存在而发生物质空间结构的变化——形成溶液结构。本部分借助 AFM 等手段发现黄连解毒汤及其模拟体系中多种成分具不同的三维结构。

（1）小檗碱的 AFM 扫描图：图 4-10 为 0.3%小檗碱 AFM 扫描图。从图 4-10 的二维图像中，可以看到小檗碱的微观形态呈现出不规则的颗粒。而从三维图像中，可以看到较多的呈大大小小的针状颗粒，其表观高度从 0.4 nm 到 15 nm 不等。

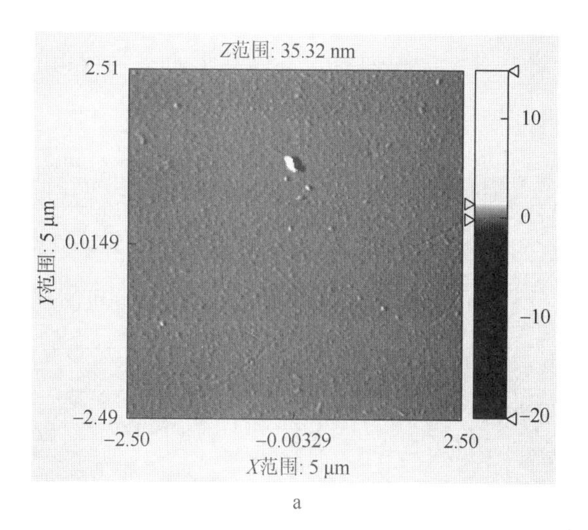

a

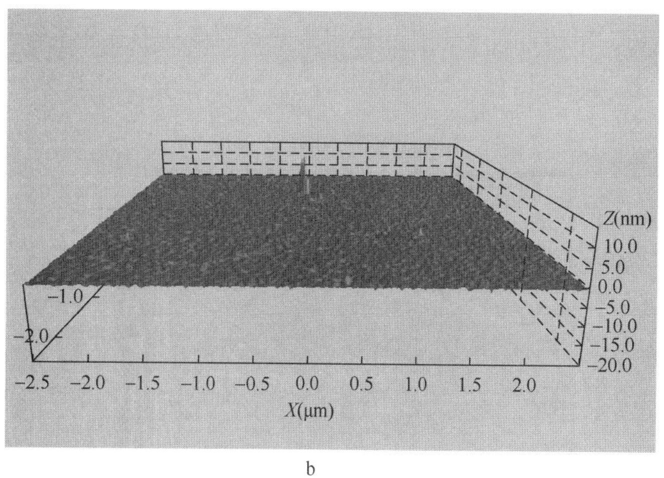

b

图 4-10　小檗碱溶液的 AFM 扫描图

a. AFM 二维图；b. AFM 三维图

（2）果胶 + 小檗碱溶液的 AFM 扫描图：图 4-11 为 0.3%小檗碱 + 0.1%果胶的 AFM 扫描图。从图 4-11 的二维图像中，可以看到随着果胶的加入，其微观形态发生了巨大的改变，其中出现了大量的须状物质，并仍有小型的颗粒存在。与图 4-10a 相比较，提示其中的须状物质为果胶的微观形态，较小的颗粒状物质为小檗碱的微观形态。从三维图像中，可以看到较多的呈大大小小针状的颗粒相互结合，连绵不绝构成的果胶，也可看到一些游离的针状颗粒，其表观高度从 1 nm 到 25 nm 不等。综合图 4-11 可以观察出小檗碱和果胶的形态，其中有游离的，也有相互连接、搭桥在一起的情况。

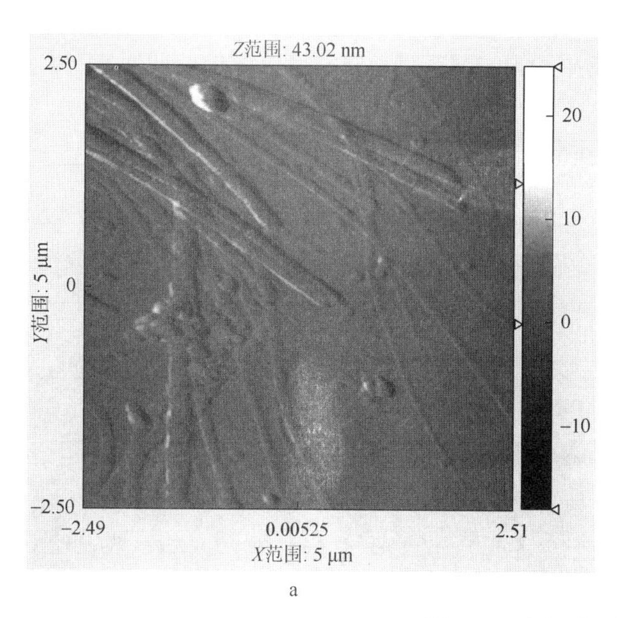

a

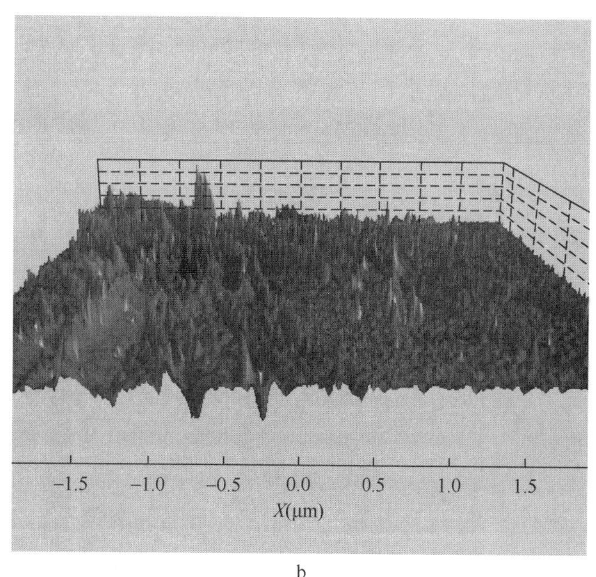

b

图 4-11　小檗碱 + 果胶的 AFM 扫描图

a. AFM 二维图；b. AFM 三维图

（3）淀粉 + 小檗碱溶液的 AFM 扫描图：图 4-12 为 0.3%小檗碱 + 0.5%淀粉的 AFM 扫描图。从图 4-12 的二维图像中，可以看到随着淀粉的加入，其微观形态发生了巨大的改变，其中出现了一些棒状物质，并仍有小型的颗粒存在。与图 4-10a 相比较，提示其中的棒状物质为淀粉的微观形态，较小的颗粒状物质可能为小檗碱的微观形态，也可能为一些短链或支链淀粉。从三维图像中，可以看到一排一排呈山峰状，连绵不绝构成的淀粉，也可看到一些游离的针状颗粒，其表观高度从 5 nm 到 20 nm 不等。综合图 4-12

可知：和淀粉的相互作用使得小檗碱的微观形态并不容易分辨，对于淀粉而言，其微观形态多为较长的棒状物质，也有一些小的颗粒。

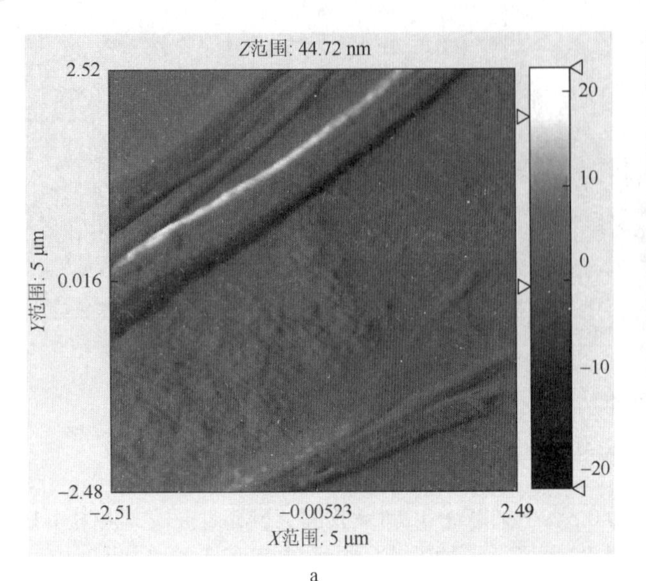

a

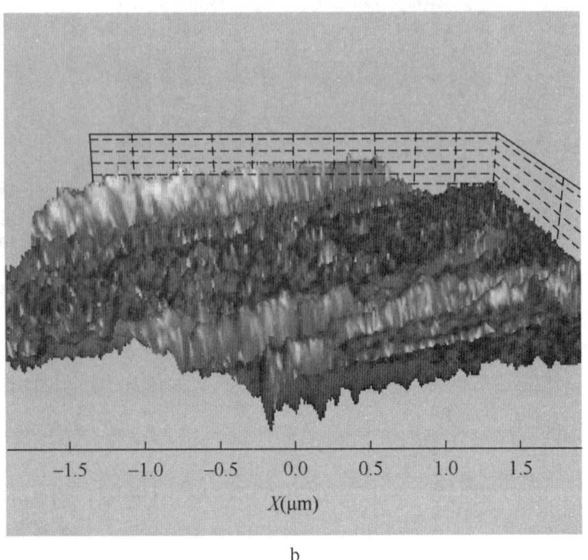

b

图 4-12　小檗碱 + 淀粉的 AFM 扫描图

a. AFM 二维图；b. AFM 三维图

（4）黄连解毒汤的 AFM 扫描图：图 4-13 为黄连解毒汤真实提取液的 AFM 扫描图。黄连解毒汤中，含有淀粉、果胶等大分子物质及以小檗碱为代表的小分子物质，然而图 4-13 的二维图像与图 4-10 至图 4-12 相比较，果胶、淀粉、小檗碱的特征形态在黄连解毒汤中均无法观察到，只有三维图像依旧保持着大量的针状结构，提示在黄连解毒汤的提取过程中，各个大大小小的分子发生着极其复杂的相互作用，使得其微观形态变得纠结难分。其表观高度从 2 nm 到 30 nm 不等。

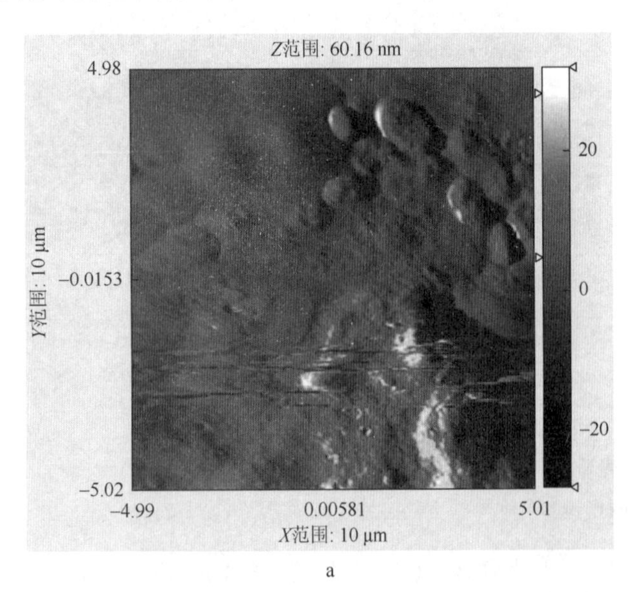

a

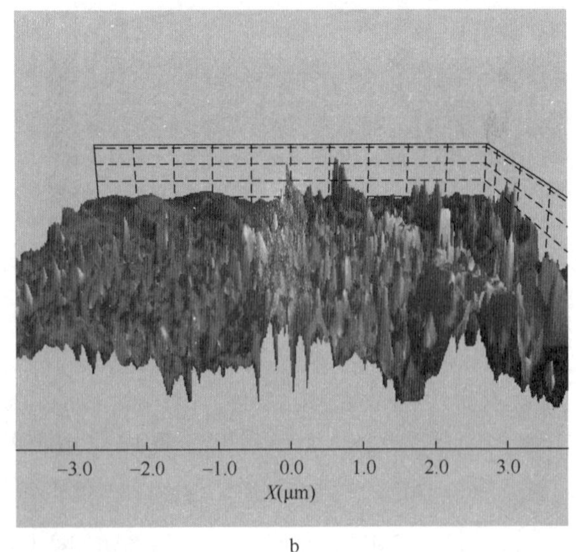

b

图 4-13　黄连解毒汤的 AFM 扫描图

a. AFM 二维图；b. AFM 三维图

（5）小檗碱 + 黄芩苷的 AFM 扫描图：图 4-14 为 0.3%小檗碱 + 0.3%黄芩苷的 AFM 扫描图。从图 4-14

的二维扫描图可以观察到又出现了长棒状的结构，也存在一些小颗粒，三维结构也存在相同情况。小檗碱和黄芩苷均为小分子物质，两者在水中可以形成固态微粒，提示长棒状结构即为两者形成的沉淀的微观形态，而小颗粒为游离的小分子物质的微观形态。

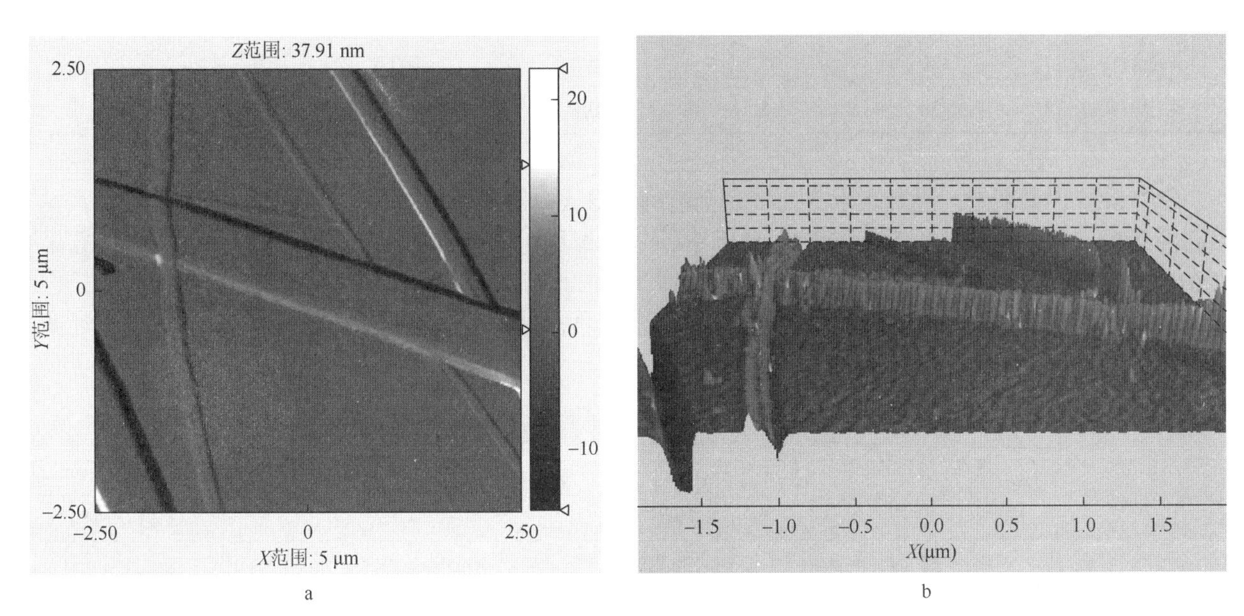

a　　　　b

图 4-14　小檗碱 + 黄芩苷的 AFM 扫描图

a. AFM 二维图；b. AFM 三维图

第四节
黄连解毒汤模拟体系中药溶液环境与超滤膜过程相关性研究

本节在上述中药溶液环境表征研究的基础上，以黄连解毒汤模拟体系为模型药物，考察超滤膜过程中，淀粉、果胶等共性高分子物质对溶液环境物理化学性质及对小分子药效成分的影响。

一、黄连解毒汤复方体系中共性高分子物质的含量测定

1. 药材及提取方法

（1）药材：黄连（产地四川，批号 060526）；栀子（产地江西，批号 041106）；黄柏（产地四川，批号 070322）；黄芩（产地河北，批号 050817）。以上药材经测定，均符合《中华人民共和国药典》（2005 版）规定。

（2）提取方法：按比例分别称取黄连 9 g、黄柏 6 g、黄芩 6 g、栀子 9 g，煎煮两次，每次 1 h，第一次加水 10 倍量，第二次 8 倍量，四层纱布过滤，滤液合并，室温静置过夜，抽滤，定容至药材量 18 倍，得复方提取液。平行提取三份进行测定。

2. 结果与讨论

（1）淀粉含量测定：淀粉分子分散在水中可形成悬浮液水溶胶，是一种典型的热力学不稳定体系，容易发生胶凝结块和沉淀分层，是影响中药水提液稳定性的重要因素，在膜分离过程中对膜污染有重要影响。笔者课题组的前期研究表明，中药水提液中含有淀粉 0.01%～1.5%，其中主要分布在 0.1%～0.5%。

黄连解毒汤复方水提液中由于含有黄连、黄芩两味根茎类中药，淀粉含量较高，为 0.516%（表 4-11）。

表 4-11　黄连解毒汤复方水提液中淀粉含量测定结果

样品名	取样量（mL）	酶解 $KMnO_4$ 体积（mL）	还原糖 $KMnO_4$ 体积（mL）	$KMnO_4$ 浓度（mol/L）	淀粉含量（%）	淀粉平均含量（%）
黄连解毒汤 1#	20	1.5	0.2	0.02	0.516	
黄连解毒汤 2#	20	1.5	0.2	0.02	0.516	0.516
黄连解毒汤 3#	20	1.5	0.2	0.02	0.516	

（2）果胶含量测定：果胶在水中几乎完全溶解，形成一种带负电荷的黏性胶体溶液，呈酸性，具有很高的黏度。果胶也是造成膜污染的主要因素。笔者课题组的前期研究表明，中药水提液中含有果胶 0.001%～0.5%，其中主要分布在 0.02%～0.06%。

黄连解毒汤复方水提液中果胶含量较高，为 0.101 3%（表 4-12），推测原因为处方中栀子、黄柏两味果实和树皮类中药富含果胶。

表 4-12　黄连解毒汤复方水提液中果胶含量测定结果

样品名	G_2 质量（m_1）（g）	G_2 质量＋果胶质量（m_2）（g）	Δm（g）	果胶含量（%）	果胶平均含量（%）
黄连解毒汤 1#	36.196 08	36.229 09	0.033 01	0.101 6	
黄连解毒汤 2#	35.360 78	35.393 54	0.032 76	0.100 8	0.101 3
黄连解毒汤 3#	34.364 63	34.397 60	0.032 97	0.101 5	

注：$\Delta m = m_2 - m_1$；G_2 为 G_2 垂熔玻璃漏斗。

（3）蛋白质含量测定：蛋白质对膜的污染是限制超滤效率的关键因素之一，一般认为膜污染是由蛋白质分子吸附到膜孔内表面或蛋白质微粒积累堆积在膜表面或膜孔中而引起。笔者课题组的前期研究表明，中药水提液中含蛋白质 0.005%～0.38%，其中主要分布在 0.01%～0.04%（图 4-15）。黄连解毒汤复方水提液中蛋白质含量为 0.013 1%（表 4-13）。

表 4-13　黄连解毒汤复方水提液中蛋白质含量测定结果

样品名	吸光度	蛋白质浓度（%）	蛋白质平均浓度（%）
黄连解毒汤 1#	0.108	0.013 9	
黄连解毒汤 2#	0.097	0.012 5	0.013 1
黄连解毒汤 3#	0.101	0.013 0	

二、共性高分子物质对溶液环境物理化学性质的影响

那么共性高分子物质对中药溶液环境的物理化学参数可产生何种影响呢？笔者课题组以黄连解毒汤中的指标成分小檗碱为模型药物，通过模拟体系的配制，分别考察淀粉、果胶、蛋白质等高分子物质在不同浓度、pH、电解质种类情况下与小檗碱的混合溶液物理化学性质的变化。

1. 影响淀粉溶液和淀粉/小檗碱混合溶液物理化学性质的若干因素

（1）不同浓度淀粉溶液和淀粉/小檗碱混合溶液物理化学性质：由表 4-14 可知，随着淀粉浓度的增加，浊度、电导率、黏度相应增加，pH 却相应减少。淀粉是高分子物质，随着浓度的增加，体系的悬浮物、胶体物质越来越多，胶体所带的电荷也越来越多，高分子的形态也由线形向团聚形转变，而淀粉的 pH 为 6～7，所以浓度越高，pH 相应地降低。

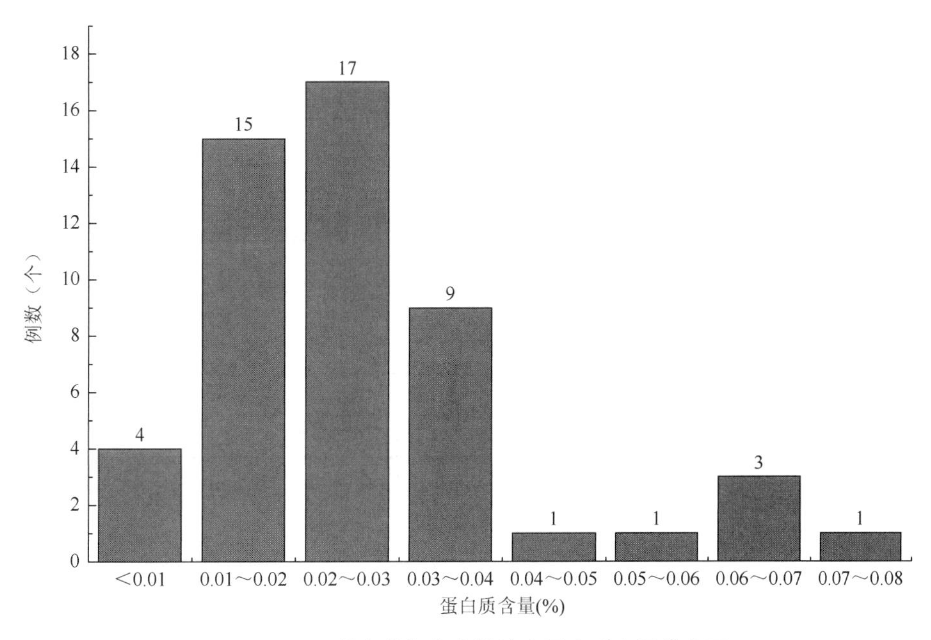

图 4-15　50 种中药复方水提液中蛋白质含量分布图

表 4-14　不同浓度的淀粉溶液的物理化学性质

浓度（%）	浊度（NTU）	电导率（μS/cm）	20℃黏度（mPa·s）	pH
0.01	0.75	4.3	1.04	6.75
0.05	1.4	6.07	1.09	6.52
0.1	3.17	7.05	1.1	6.47
0.5	11.8	55.7	1.3	6.258
1	23.7	71.3	1.34	5.957

由表 4-15 可知，在淀粉/小檗碱混合溶液中，随着淀粉浓度的增加，电导率、黏度、浊度相应增加，而 pH 有所下降。对比表 4-14、表 4-15 可知，加入小檗碱，溶液的浊度、电导率、黏度随之增加，但是 pH 随小檗碱的加入而降低。

表 4-15　不同浓度的淀粉/小檗碱混合溶液的物理化学性质

浓度（%）	浊度（NTU）	电导率（μS/cm）	20℃黏度（mPa·s）	pH
0.01	0.91	36.9	1.09	6.45
0.05	1.7	42.6	1.13	6.27
0.1	3.92	50.3	1.14	6.19
0.5	13.2	81.7	1.33	5.95
1	25.7	90.3	1.4	5.87

（2）不同 pH 的淀粉溶液和淀粉/小檗碱混合溶液物理化学性质：由表 4-16 可知，原液的浊度为 3.17 NTU，而在 pH = 4、pH = 9 条件下，浊度分别为 2.25 NTU、2.39 NTU，由此可见调节 pH 可降低淀粉溶液的浊度。原液的电导率为 7.05 μS/cm，而在 pH = 4、pH = 9 条件下，电导率分别为 40 μS/cm、33.7 μS/cm，调节 pH 使溶液的电导率升高，这是由于加入了酸碱调节剂。原液的 20℃黏度为 1.11 mPa·s，在 pH = 4、pH = 9 的条件下，黏度分别为 1.24 mPa·s、1.23 mPa·s。由表 4-17 可知，与单一的淀粉溶液一

样，调节 pH 使电导率和黏度升高，浊度降低。对比表 4-16、表 4-17 可知，加入小檗碱后，电导率、浊度明显升高，黏度相对比较稳定。

表 4-16 不同 pH 的淀粉溶液的物理化学性质

pH	浊度（NTU）	电导率（μS/cm）	20℃黏度（mPa·s）
pH = 4	2.25	40	1.24
pH = 9	2.39	33.7	1.23
原液	3.17	7.05	1.11

表 4-17 不同浓度的淀粉/小檗碱混合溶液的物理化学性质

pH	浊度（NTU）	电导率（μS/cm）	20℃黏度（mPa·s）
pH = 4	2.26	58.9	1.24
pH = 9	2.51	56.3	1.26
原液	3.92	50.3	1.14

（3）不同电解质种类的淀粉溶液和淀粉/小檗碱混合溶液物理化学性质：由表 4-18 可知，加入氯化钠和硫酸钠后，浊度由 3.17 NTU 降到 2.09 NTU、2.69 NTU，电导率由 7.05 μS/cm 升到 1 020 μS/cm、1 633 μS/cm，黏度由 1.10 mPa·s 升到 1.18 mPa·s、1.16 mPa·s，而 pH 相对稳定。这是由于加入电解质后，高分子溶液中胶体的表面电荷被中和，产生盐溶作用；电导率明显增加，并且加入硫酸钠的溶液电导率高于氯化钠的溶液电导率；黏度有所增加。由表 4-18 可知，与单一淀粉溶液一样，加入电解质后，浊度降低、电导率升高、黏度升高、pH 比较稳定。由表 4-18、表 4-19 可知，加入小檗碱后，浊度、黏度略有升高，pH、电导率略有降低。

表 4-18 不同电解质种类的淀粉溶液的物理化学性质

所加电解质	浊度（NTU）	电导率（μS/cm）	20℃黏度（mPa·s）	pH
氯化钠	2.09	1 020	1.18	6.423
硫酸钠	2.69	1 633	1.16	6.49
无（原液）	3.17	7.05	1.10	6.47

表 4-19 不同电解质种类的淀粉/小檗碱混合溶液的物理化学性质

所加电解质	浊度（NTU）	电导率（μS/cm）	20℃黏度（mPa·s）	pH
氯化钠	2.48	966	1.19	6.18
硫酸钠	3.78	1 597	1.26	6.25
无（原液）	3.92	50.3	1.14	6.19

2. 影响果胶溶液和果胶/小檗碱混合溶液物理化学性质的若干因素

（1）不同浓度的果胶溶液和果胶/小檗碱混合溶液的物理化学性质：由表 4-20 可知，在不同浓度的果胶溶液中，随着果胶浓度的增加，浊度、电导率、黏度相应的增加，而 pH 却相应的减少。不同浓度的果胶溶液的黏度为 1.2～2.63 mPa·s，远远大于其他共性高分子的黏度；而 pH 为 3.93～6.5，也低于其他共性高分子的 pH。

表 4-20　不同浓度的果胶溶液物理化学性质

浓度（%）	浊度（NTU）	电导率（μS/cm）	20℃黏度（mPa·s）	pH
0.01	1.43	10.70	1.20	6.50
0.05	3.01	30.60	1.46	5.38
0.10	5.54	67.10	1.90	4.00
0.20	34.40	160.00	2.63	3.93

由表 4-21 可知，在不同浓度的小檗碱/果胶溶液中，与单一的果胶相同，随着果胶浓度的增加，浊度、电导率、黏度相应的增加，而 pH 却相应的减少。对比表 4-20、表 4-21 可知，加入小檗碱后，溶液的浊度和 pH 略有上升，电导率明显升高，黏度略有下降。

表 4-21　不同浓度的果胶/小檗碱混合溶液物理化学性质

浓度（%）	浊度（NTU）	电导率（μS/cm）	20℃黏度（mPa·s）	pH
0.01	1.88	37.7	1.15	6.69
0.05	4.90	55.7	1.43	5.53
0.10	12.90	96.2	1.81	4.16
0.20	41.90	170.3	2.51	4.15

（2）不同 pH 的果胶溶液、果胶/小檗碱混合溶液的物理化学性质：由表 4-22 可知，在不同 pH 的果胶溶液，黏度相差很大，在 pH = 2 的条件下，黏度达到 1.6 mPa·s，而在 pH = 8 的条件下，黏度只有 1.24 mPa·s。果胶溶液浊度虽稍有变化，总体上相差不大；由于果胶溶液的 pH 在 4 左右，而电导率的变化与加入酸碱的量有关，在 pH = 8 的条件下，电导率最大。由表 4-22 和表 4-23 可知，加入小檗碱后，黏度和电导率都稍有增加。

表 4-22　不同 pH 的果胶溶液物理化学性质

pH	浊度（NTU）	电导率（μS/cm）	20℃黏度（mPa·s）
pH = 2	5.76	80	1.6
pH = 6	8.6	67.1	1.45
pH = 8	8.4	100.5	1.24

表 4-23　不同 pH 的果胶/小檗碱混合溶液物理化学性质

pH	浊度（NTU）	电导率（μS/cm）	20℃黏度（mPa·s）
pH = 2	6.33	97	1.68
pH = 6	9	79.2	1.48
pH = 8	8.2	120.4	1.26

（3）不同电解质种类的果胶溶液、果胶/小檗碱混合溶液的物理化学性质：由表 4-24 和表 4-25 可知，加入电解质后，料液的电导率明显增加，黏度和 pH 略有减少，浊度略有升高。相同浓度的电解质，加入硫酸钠的电导率要高于加入氯化钠的电导率。加入小檗碱后，溶液的浊度和 pH 有所上升，而黏度有所下降。

表 4-24 不同电解质种类的果胶溶液物理化学性质

所加电解质	浊度（NTU）	电导率（μS/cm）	20℃黏度（mPa·s）	pH
无（原液）	3.01	30.6	1.56	5.38
氯化钠	8.41	964	1.44	3.91
硫酸钠	7.5	1 564	1.44	3.84

表 4-25 不同电解质种类的果胶/小檗碱混合溶液物理化学性质

所加电解质	浊度（NTU）	电导率（μS/cm）	20℃黏度（mPa·s）	pH
无（原液）	4.9	55.7	1.53	5.53
氯化钠	11.2	917	1.3	4.056
硫酸钠	9	1 604	1.42	3.95

3. 影响蛋白质溶液和蛋白质/小檗碱混合溶液物理化学性质的若干因素

（1）不同浓度的蛋白质溶液的理化参数：由表 4-26 可知，随着蛋白质浓度的增加，溶液的浊度、电导率、黏度、pH 都相应的增加。不同浓度的蛋白质溶液浊度为 21.9～388 NTU；电导率为 16.7～221 μS/cm；黏度为 0.88～1.22 mPa·s；pH 为 7.083～8.27。

表 4-26 不同浓度的大豆分离蛋白溶液的物理化学性质

浓度（%）	浊度（NTU）	电导率（μS/cm）	20℃黏度（mPa·s）	pH
0.01	21.9	16.7	0.88	7.083
0.05	57.3	51.2	0.99	7.629
0.10	118	82.9	1.07	8.1
0.20	260	189	1.16	8.16
0.30	388	221	1.22	8.27

由表 4-27 可知，与单一的大豆分离蛋白溶液一样，随着浓度的增加，溶液的浊度、电导率、黏度、pH 都相应的增加。加入小檗碱后，不同浓度的蛋白质在浊度、pH 上有所降低，而电导率、黏度都相应的升高。

表 4-27 不同浓度的大豆分离蛋白/小檗碱溶液的物理化学性质

浓度（%）	浊度（NTU）	电导率（μS/cm）	20℃黏度（mPa·s）	pH
0.01	14.2	46.8	0.93	7.009
0.05	79.5	54.4	1.09	7.163
0.10	114	64.1	1.12	7.233
0.20	181	80	1.2	7.47
0.30	320	84.3	1.36	7.8

（2）不同 pH 的蛋白质溶液的理化参数：pH 的改变会影响蛋白质分子的离子化作用和净电荷值，从而改变蛋白质分子的吸引力和排斥力及蛋白质分子与水分子结合的能力，还影响凝胶形成和维持的作用力。由于大豆分离蛋白分子包含了酸性和碱性两种基团，在等电点（pH = 4）及其附近，大豆分离蛋白分子之间的作用力远大于大豆分离蛋白分子与溶剂分子之间的作用力，一方面，使大豆分离蛋白分子相互聚集，降低了溶解性；另一方面，当 pH 接近等电点时，大豆分离蛋白的电荷逐渐被中和，有

利于大豆分离蛋白的聚集，正是由于大豆分离蛋白分子的迅速聚集沉淀，降低蛋白质分子之间排列的有序性。

由表4-28可知，在pH = 4的条件下，溶液的浊度为88.8 NTU，明显高于其他pH。而黏度为0.95 mPa·s，略小于其他pH的黏度，这是由于pH在大豆分离蛋白的等电点附近，大豆分离蛋白相互聚集，使溶解度降低，也同时不利于高分子链在溶液中伸展，导致溶液黏度的降低。而电导率的大小在不同pH的蛋白质溶液与加入酸或碱的量有关。

表4-28　不同pH的大豆分离蛋白溶液的物理化学性质

pH	浊度（NTU）	电导率（μS/cm）	20℃黏度（mPa·s）
pH = 4	88.8	0.95	99.3
pH = 6.5	38.7	1.03	74.1
pH = 9	51.5	1.06	89.4
原液	57.3	0.99	51.2

由表4-29可知，与单一的不同pH的蛋白质一样，在pH = 4的条件下，溶液的浊度最高，而黏度最低。随着pH的增加，黏度越来越大；而电导率的大小与加入酸或碱的量有关。由表4-28、表4-29可知，加入小檗碱后，在不同pH的蛋白质溶液，浊度明显升高；电导率和黏度略有升高。

表4-29　不同pH的大豆分离蛋白/小檗碱溶液的物理化学性质

pH	浊度（NTU）	电导率（μS/cm）	20℃黏度（mPa·s）
pH = 4	280	162	1.05
pH = 6.5	98.2	111.3	1.06
pH = 9	118	64.9	1.1
原液	79.5	54.4	1.09

（3）不同电解质种类的蛋白质、蛋白质/小檗碱的物理化学性质：蛋白质水溶液中加入中性盐，可产生两种影响：一是盐离子与蛋白质分子中的极性和离子基团作用，降低蛋白质分子的活度系数，使其溶解度增加。在盐浓度较低时以这种情形为主，蛋白质表现为易于溶解，称为盐溶现象。二是盐离子也与水这种偶极分子作用，使水的活度系数降低，导致蛋白质水合程度降低，使蛋白质溶解度减少，称为盐析现象。

由表4-30可知，加入电解质，电导率明显增加，由51.2 μS/cm增加到731 μS/cm、1 571 μS/cm。而黏度略有上升，由0.99mPa·s上升到1.02 mPa·s、1.03 mPa·s。由表4-30和表4-31可知，加入小檗碱后，在不同电解质的蛋白质溶液，浊度和黏度明显升高，pH略有下降。

表4-30　不同离子强度的大豆分离蛋白溶液的物理化学性质

所加电解质	浊度（NTU）	电导率（μS/cm）	20℃黏度（mPa·s）	pH
氯化钠	47.2	731	1.03	7.21
硫酸钠	36.5	1 571	1.02	7.127
无（原液）	57.3	51.2	0.99	7.629

表 4-31　不同离子强度的大豆分离蛋白/小檗碱溶液的物理化学性质

所加电解质	浊度（NTU）	电导率（μS/cm）	20℃黏度（mPa·s）	pH
氯化钠	68.7	743	1.15	7.092
硫酸钠	75.6	1 157	1.12	7.091
无（原液）	79.5	54.4	1.09	7.163

三、黄连解毒汤模拟体系的建立及其超滤过程研究

1. 黄连解毒汤模拟体系的配制　根据上述黄连解毒汤水提液中三种高分子物质的含量和两种主要药效物质的含量（依据前期研究结果），配制模拟体系如下所示。

（1）0.3%小檗碱水溶液（模拟体系 A）。

（2）0.3%栀子苷水溶液（模拟体系 B）。

（3）0.3%小檗碱 + 0.3%栀子苷水溶液（模拟体系 C）。

（4）0.3%小檗碱 + 0.3%栀子苷 + 0.5%淀粉水溶液（模拟体系 D）。

（5）0.3%小檗碱 + 0.3%栀子苷 + 0.1%果胶水溶液（模拟体系 E）。

（6）0.3%小檗碱 + 0.3%栀子苷 + 0.02%蛋白质水溶液（模拟体系 F）。

2. 实验流程与装置实验流程与装置　同第三章第二节“三、超滤膜对生物碱类等物质的透过 QSAR 研究“1. 超滤膜对中药成分的透过率的研究”“（1）实验装置”项下。

膜材质：聚砜（PS）；截留分子量 5 000 Da；有效膜面积均为 45.34 cm^2。超滤膜购自美国 Sepro 公司。

3. 实验方法

（1）超滤实验：实验所用水均为去离子水，实验温度为 25℃，操作压力为 0.15 MPa，磁力搅拌器转速为 300 r/min。

使用一张新膜前，用去离子水浸泡 2 h，以洗去其中的保护剂；将处理过的膜片固定在超滤杯中，加入去离子水，在 0.15 MPa 下预压 0.5 h，使新膜性能稳定；补充超滤杯中的去离子水，调节压力测定膜的纯水通量。加入一定体积的模拟体系滤过，收集滤过液测定含量，计算膜污染度。每次实验均用新膜，以减少膜污染对截留率的影响。每次实验结束后，用去离子水对管路进行清洗。

化合物透过率由式（4-11）计算。

$$\text{透过率（\%）} = (C_1 \times V_1)/(C_0 \times V_0) \times 100 \quad (4\text{-}11)$$

式中，C_1 为透过液中化合物浓度，C_0 为原液中化合物浓度，V_1 为透过液体积，V_0 为原液体积。

膜污染度采用膜通量下降率 J_d 来表示，计算公式见式（4-12）。

$$J_d = (1 - J_p / J_w) \times 100\% \quad (4\text{-}12)$$

式中，J_w 为膜污染前纯水通量，单位为 $L/m^2 \cdot h$，J_p 为膜污染后纯水通量，单位为 $L/m^2 \cdot h$。

（2）静态吸附实验：取面积为 11.34 cm^2 的膜（1/4 片片状膜），膜面朝下置于装有 25 mL 一定浓度模拟体系的磨口锥形瓶中，盖好塞子，在恒温振荡仪上以 120 次/分的频率振荡进行静态吸附实验，实验温度为 25℃。以 20 min 为一时间间隔取样 6 次共计 120 min，测定每次取样中药效物质成分的含量，由质量平衡原理计算吸附量。

4. 结果与讨论

（1）同模拟体系对超滤膜通量的影响：图 4-16 是黄连解毒汤模拟体系和复方溶液的通量随时间变化曲线。由图 4-16 可见，模拟体系 A、B、C、F 的初始通量较大，为 95 $L/(m^2 \cdot h)$，稳定通量均在 60 $L/(m^2 \cdot h)$ 以上，其中模拟体系 B 的稳定通量最大，其次是模拟体系 A、C，模拟体系 F 最低。模拟体系 D、E 和复

方溶液的初始通量及稳定通量都明显低于前述四种模拟体系，初始通量为 60～65 L/(m^2·h)，在超滤的最初几分钟，通量急剧下降，稳定通量在 10 L/(m^2·h)左右，三种体系通量随时间变化曲线基本一致。

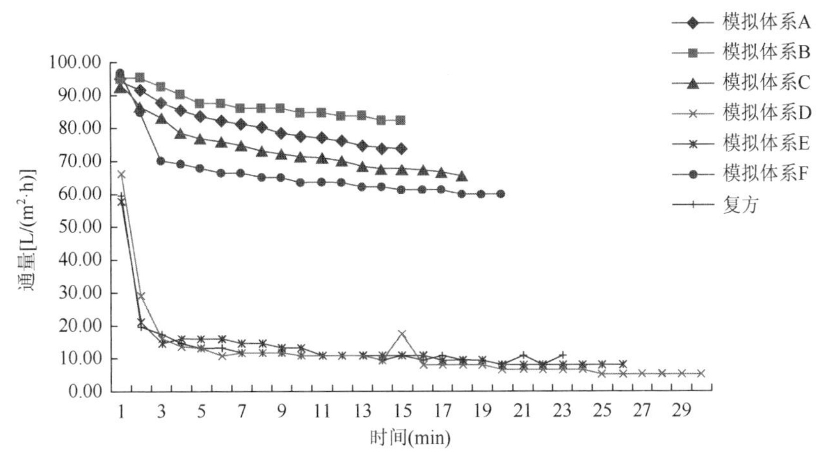

图 4-16　不同模拟体系过 PS-5K 膜时间-通量曲线

综上所述，各模拟体系在超滤过程中均存在通量衰减。含有淀粉、果胶这两种高分子物质的模拟体系通量衰减最严重，稳定通量很低，与黄连解毒汤复方溶液趋势吻合。不含高分子物质的三种模拟体系和含有蛋白质的模拟体系通量下降较慢，稳定通量较高。这说明，在黄连解毒汤复方溶液中，造成膜污染和通量衰减的主要是淀粉和果胶这两种高分子物质。

（2）不同模拟体系对超滤膜污染度的影响：表 4-32、图 4-17 所示为六种模拟体系和复方溶液对 PS-5K 超滤膜的污染度。模拟体系 A、B、C 对膜的污染度最小，在 15%左右。模拟体系 F 的污染度比 A、B、C 三种体系稍大，为 25%。模拟体系 D、E 和黄连解毒汤复方溶液的膜污染度远远大于其他四种体系，均在 90%左右。

表 4-32　模拟体系对超滤膜的污染度

模拟体系	A	B	C	D	E	F	复方
污染度（%）	14.1	12.6	17.3	91.7	88.0	25.1	90.2

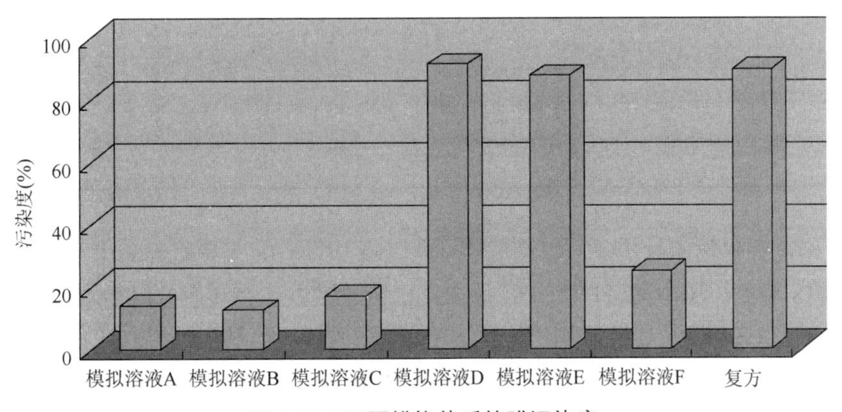

图 4-17　不同模拟体系的膜污染度

（3）模拟体系中指标成分的透过率和高分子物质的截留率：表 4-33 列出了 PS-5K 超滤膜对黄连解毒汤模拟体系和复方溶液中药效物质小檗碱和栀子苷的透过率。可以看出模拟体系 A、B、C 中两种物质的透过率最高，均在 90%以上。模拟体系 E 和复方溶液中小檗碱和栀子苷的透过率最低，只有 50%～60%。模拟体系 D 和 F 中小檗碱和栀子苷的透过率居中。

表 4-33　模拟体系中指标性成分透过率

样品	小檗碱透过率（%）	栀子苷透过率（%）
模拟体系 A	93.6	-
模拟体系 B	-	93.1
模拟体系 C	92.2	94.2
模拟体系 D	79.0	78.7
模拟体系 E	49.1	56.7
模拟体系 F	84.7	91.1
复方	49.0	60.8

从以上数据及分析可以看出：PS-5K 超滤膜对小檗碱、栀子苷这两种药效物质纯溶液及两者混合溶液均有较高的透过率，膜过程损失小。但是，这两种药效物质中分别加入淀粉、果胶、蛋白质这三种高分子物质，形成中药水提液模拟体系之后，小檗碱和栀子苷的膜透过率均出现不同程度的下降，其中含有淀粉的模拟体系透过率降到只有 50%～60%，与黄连解毒汤复方溶液中两者的透过率一致。这说明，黄连解毒汤中代表性药效物质小檗碱和栀子苷这两种小分子物质的膜透过率是较理想的，可以满足中药提纯、精制的要求。但是由于复方溶液中高分子物质的存在，与小分子药效物质间产生相互作用，或由于高分子物质膜过程浓差极化层和凝胶层的形成，阻碍了小分子物质的透过等因素造成了小分子药效物质的大量损失。

表 4-34 列出了 PS-5K 超滤膜对六种模拟体系和黄连解毒汤复方溶液中三种高分子物质的截留率。可以看出，PS-5K 膜对模拟体系和复方溶液中淀粉、果胶、蛋白质都有很好的截留率，基本上能完全去除。提示超滤膜技术很适用于含大量淀粉、果胶、蛋白质等高分子物质的中药水提液体系的精制和富集。

表 4-34　模拟体系中高分子物质截留率

样品	淀粉截留率（%）	果胶截留率（%）	蛋白质截留率（%）
模拟体系 A	-	-	-
模拟体系 B	-	-	-
模拟体系 C	-	-	-
模拟体系 D	100	-	-
模拟体系 E	-	100	-
模拟体系 F	-	-	100
复方	100	100	100

（4）模拟体系中高分子物质对药效物质膜吸附量的影响：图 4-18 为模拟体系中小檗碱的膜吸附量与时间关系曲线。由图 4-18 可见：①小檗碱在 PS-5K 膜上的吸附主要发生在与膜接触后 20 min 内，之后很快达到吸附平衡；②小檗碱在 PS-5K 膜上存在吸附现象，这是造成其膜污染和膜透过损失的原因之一；③小檗碱和栀子苷混合溶液二元体系中，栀子苷的存在对小檗碱的膜吸附没有影响；④模拟体系 D、E、F 中，由于高分子物质的存在，小檗碱的吸附量与纯溶液相比发生了变化。其中模拟体系 D、F 中，小檗碱的平衡吸附量比模拟体系 A 低，提示模拟体系中淀粉和蛋白质减少了小檗碱的膜吸附量，其吸附平衡量降低的原因可能是淀粉和蛋白质与膜吸附占据了部分吸附点。模拟体系 E 中，小檗碱的平衡吸附量比模拟体系 A 高，提示果胶增加了小檗碱的膜吸附量，推测可能是因为果胶和小檗碱之间的相互作用造成了小檗碱的膜吸附量增大。

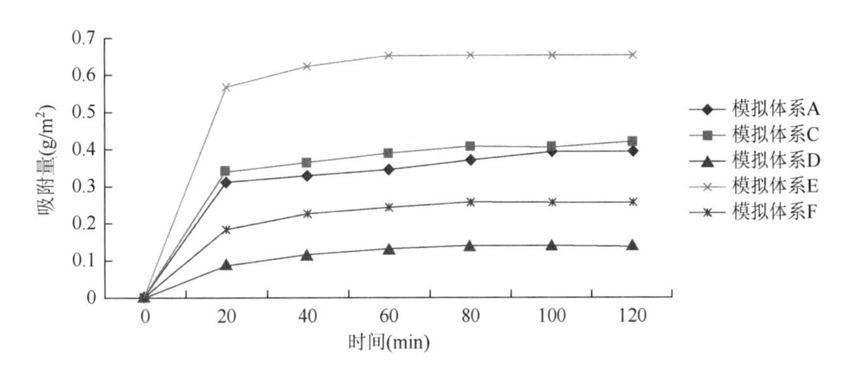

图 4-18　模拟体系中小檗碱的膜吸附量与时间关系

图 4-19 为栀子苷在模拟体系中的吸附量与时间关系曲线。由图可见，栀子苷在 PS-5K 膜上的吸附行为与小檗碱相似。①栀子苷在 PS-5K 膜上的吸附主要发生在与膜接触后 20 min 内，之后很快达到吸附平衡；②栀子苷在 PS-5K 膜上存在吸附现象，这是造成其膜污染和膜透过损失的原因之一；③小檗碱和栀子苷混合溶液二元体系中，小檗碱的存在对栀子苷的膜吸附行为没有影响；④栀子苷的平衡吸附量略小于小檗碱，这与小檗碱溶液的膜污染度大于栀子苷溶液吻合；⑤模拟体系 D、E、F 中，由于高分子物质的存在，栀子苷的吸附量与纯溶液相比发生了变化。其中模拟体系 D、F 中，栀子苷的平衡吸附量比模拟体系 B 低，分别为 0.18 g/m^2 和 0.12 g/m^2，这说明模拟体系中淀粉和蛋白质影响了栀子苷的膜吸附量，其吸附平衡量降低的原因可能是淀粉和蛋白质与膜吸附占据了部分吸附点。模拟体系 E 中，栀子苷的平衡吸附量比模拟体系 B 高，为 0.65 g/m^2，说明果胶也可影响栀子苷的膜吸附量，但其原理与淀粉和蛋白质不尽相同，推测可能是因为果胶和栀子苷之间的相互作用造成了栀子苷的膜吸附量增大。

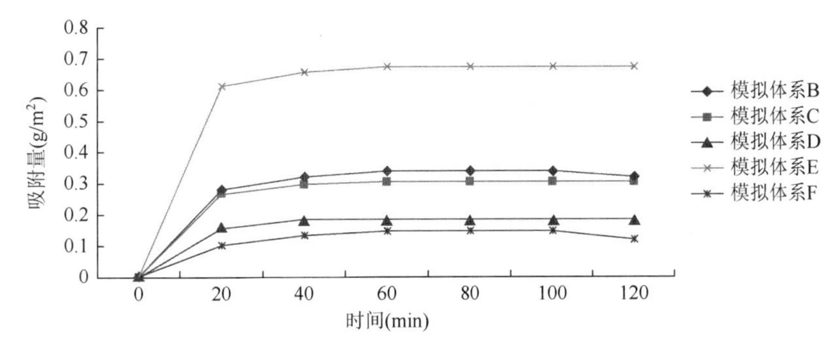

图 4-19　栀子苷在模拟体系中的吸附量与时间关系

由本节研究知，黄连解毒汤复方溶液中淀粉含为 0.516%，果胶含量为 0.101 3%，蛋白质含量为 0.013 1%。

黄连解毒汤模拟体系中，含有高分子物质的模拟体系膜通量比只有小分子药效物质的体系通量有不同程度的下降。含有淀粉、果胶这两种高分子物质的模拟体系，通量衰减最严重，稳定通量很低，与黄连解毒汤复方溶液趋势吻合。含有蛋白质的模拟体系通量下降较慢，稳定通量较高。这说明，在黄连解毒汤复方溶液中，造成膜污染和通量衰减的主要物质是淀粉和果胶这两种高分子物质。

六种模拟体系和复方溶液对 PS-5K 超滤膜的污染度情况与通量变化情况一致。含有淀粉、果胶这两种高分子物质的模拟体系膜污染度最大，与黄连解毒汤复方溶液相同。含有蛋白质的模拟体系膜污染度较小。

黄连解毒汤中代表性药效物质的小檗碱和栀子苷这两种小分子物质的膜透过率是较理想的，可以满足中药提纯、精制的要求。但是由于复方溶液中高分子物质的存在，与小分子药效物质间产生相互作用，或由于高分子物质膜过程浓差极化层和凝胶层的形成阻碍了小分子物质的透过等因素造成了小分子药效物质的大量损失。

PS-5K 超滤膜对模拟体系和复方溶液中淀粉、果胶、蛋白质都有很好的截留率，基本上能完全去除。提示超滤膜技术适用于含大量淀粉、果胶、蛋白质等高分子物质的中药水提液体系的精制和富集。

小檗碱在 PS-5K 膜上的吸附速率较快，吸附主要发生在与膜接触后 20 min 内。小檗碱在 PS-5K 膜上存在吸附现象，这是造成其膜污染和膜透过损失的原因之一；小檗碱和栀子苷混合溶液二元体系中，栀子苷的存在对小檗碱的膜吸附行为没有影响。模拟体系中，由于高分子物质的存在，小檗碱的吸附量与纯溶液相比发生了变化。其中模拟体系中淀粉和蛋白质减少了小檗碱的膜吸附平衡量，原因可能是淀粉和蛋白质与膜吸附占据了部分吸附点。模拟体系中果胶增加了小檗碱的膜吸附平衡量，推测可能是因为果胶和小檗碱之间的相互作用造成了小檗碱的膜吸附量增大。

栀子苷在 PS-5K 膜上的吸附情况及模拟体系中高分子物质对栀子苷吸附的影响与小檗碱相同。

综上所述，在黄连解毒汤复方溶液中，由于淀粉、果胶、蛋白质等高分子物质的存在，影响了小分子药效物质的膜透过性，造成了膜通量降低，膜污染严重，使小分子药效物质的透过率大大减小。

第五节
基于中药溶液环境表征技术的膜过程优化研究

鉴于中药具有成分多样和药理复杂的特点，应视其为高维复杂系统，笔者课题组开展了中药水提液复杂体系非药效共性高分子化学组成、物理化学参数及膜通量特征值相关性的数据挖掘和知识发现的探索性研究。试图通过数据挖掘技术，研究中药水提液的物理化学性质及其中所含各种物质与膜通量之间的关系，从物理化学角度考察中药的膜分离过程，为科学地分离中药提供理论基础。该研究使中药膜污染机制研究思路与方法获得突破性进展，发现了一些比较重要的规律，而且数据处理结果与理论推测基本相符。

一、与膜过程相关的参数结构及计算方法、运行软件

1. 参数结构　本研究所建立的参数体系主要由中药水提液共性高分子物质等化学组成（X）、物理化学特征值（Y）及膜通量特征值（Z）三部分构成，其中各具体参数标记见表 4-35。

表 4-35　陈皮等 7 个单味中药水提液数据文件中的变量说明

变量	说明	变量	说明	变量	说明
X_1	固含物	Y_1	浊度	Z_1	初始通量
X_2	淀粉	Y_2	黏度	Z_2	稳定通量
X_3	果胶	Y_3	电导	Z_3	通量下降速率
X_4	蛋白质	Y_4	pH	Z_4	通量下降程度
X_5	鞣质	Y_5	粒径		
X_6	无效成分总含量	$Y_{5.1}$	D_{10}		
X_7	有关指标性成分	$Y_{5.2}$	D_{50}		
		$Y_{5.3}$	D_{90}		

注：$X_6 \approx X_2 + X_3 + X_4 + X_5$，即共性高分子物质总含量；$D_{10}$. 一个样品的累计粒度分布百分数达到 10%时所对应的粒径；D_{50}. 一个样品的累计粒度分布百分数达到 50%时所对应的粒径；D_{90}. 一个样品的累计粒度分布百分数达到 90%时所对应的粒径。

2. 计算方法　有关支持向量机方法的理论基础，即统计学习理论（statistical learning theory）及其支持向量机算法的详细计算原理可以参见相关文献，下面仅对本实验所涉及的支持向量分类（support vector classification，SVC）算法作概要介绍。

支持向量机算法是从线性可分情况下的最优分类面（optimal hyperplane）提出的。所谓最优分类面就是要求分类面不但能将两类样本点无错误地分开，而且要使两类样本的分类空隙最大。d 维空间中线性判别函数的一般形式为 $g(\boldsymbol{x})=w^T\boldsymbol{x}+b$，归一化后，正确分类要求它满足

$$y_i(\boldsymbol{w}^T\boldsymbol{x}_i+b)-1\geqslant 0, i=1,2,\cdots,n \tag{4-13}$$

式中，使等号成立的那些样本称为支持向量（support vectors）。两类样本的分类空隙（margin）的间隔大小为

$$\text{Margin}=2/\|\boldsymbol{w}\| \tag{4-14}$$

因此，最优分类面问题可以表示成求解下列 Lagrange 函数的最小值问题

$$L(w,b,\Lambda)=1/2\|w\|^2-\sum^{n}\lambda_i[y_i(w^Tx_i+b)-1] \tag{4-15}$$

其最优解为

$$\boldsymbol{w}^*=\sum_{i=1}^{n}a_i^*y_i\boldsymbol{x}_i,\quad b^*=-1/2(w^*)^T(x_s+x_r) \tag{4-16}$$

式中，$\boldsymbol{x}_s$ 和 $\boldsymbol{x}_r$ 为支持向量，a_i^* 为大于零的 Lagrange 乘子，*分别表示 $\boldsymbol{w}$、b、a_i 的量为 SVC 算法的习惯，由此求得的最优分类判别函数是

$$f(\boldsymbol{x})=\text{sgn}[(\boldsymbol{w}^*)^T\boldsymbol{x}+b^*] \tag{4-17}$$

式中，sgn 为符号函数。

若在原始空间中的简单超平面不能得到满意的分类效果，则必须以复杂的超曲面作为分界面，支持向量机算法可以通过非线性变换 Φ 将输入空间变换到一个高维空间，然后在这个新空间中求取最优线性分类面，而这种非线性变换是通过定义适当的核函数（内积函数）实现的，令

$$K(\boldsymbol{x}_i,\boldsymbol{x}_j)=\langle\Phi(\boldsymbol{x}_i)\cdot\Phi(\boldsymbol{x}_j)\rangle \tag{4-18}$$

用核函数 $K(\boldsymbol{x}_i,\boldsymbol{x}_j)$ 代替最优分类平面中的点积 $\boldsymbol{x}_i^Tx_j$，就相当于把原特征空间变换到了某一新的特征空间，而相应的判别函数式则为

$$f(\boldsymbol{x})=\text{sgn}[(\boldsymbol{w}^*)^T\Phi(\boldsymbol{x})+b^*]=\text{sgn}(\sum_{i=1}^{n}a_i^*y_iK(\boldsymbol{x}_i,\boldsymbol{x})+b^*) \tag{4-19}$$

3. 运行软件　有关计算软件由上海大学陆文聪教授研究团队自行开发，该软件不仅经过了标准数据的测试，而且已在化学计量学研究中得到应用。

二、膜过程优化的数据挖掘研究模式及其预报价值

1. 中药水提液中共性高分子物质化学组成与其物理化学参数间的关系　以七种中药水提液体系（陈皮、大青叶、青风藤、生地、淫羊藿、黄芩、黄芪）的物理化学参数 Y_2（黏度）为目标变量（应变量），以其共性高分子物质的六种化学组分，即 X_1（固含物）、X_2（淀粉）、X_3（果胶）、X_4（蛋白质）、X_5（鞣质）和 X_6（共性高分子物质总含量）为自变量，利用多元线性回归方法，研究了 Y_2（黏度）与上述六个自变量的定量关系。计算表明，上述六个自变量与目标变量的相关性从大到小依次为 X_3（果胶）、X_4（蛋白质）、X_5（鞣质）、X_1（固含物）、X_2（淀粉）、X_6（共性高分子物质总含量）。利用相关性较大的三个自变量即可建立下列复相关系数为 0.942 4 的线性回归模型。

$$Y_2=8.031[X_3]+1.826[X_4]-0.171[X_5]+0.889 \tag{4-20}$$

从上面回归方程的系数中也可看出，变量 X_3（果胶含量）对 Y_2（黏度）的影响最大。

类似地，以七种中药水提液体系的物理化学参数 $Y_{5.2}$（粒径分布 D_{50}）为目标变量，以 X_1（固含物）、X_2（淀粉）、X_3（果胶）、X_4（蛋白质）、X_5（鞣质）和 X_6（共性高分子物质总含量）为自变量，进行变量相关性分析和回归建模，可得下列复相关系数为 0.977 8 的线性回归模型。

$$Y_{5.2} = 9.278[X_1] + 181.279[X_3] + 19.823[X_6] - 2.488 \tag{4-21}$$

由此可见，变量 X_3（果胶含量）对 $Y_{5.2}$（粒径分布 D_{50}）的影响最大，而 X_2（淀粉）、X_4（蛋白质）、X_5（鞣质）对 $Y_{5.2}$（粒径分布 D_{50}）的影响可以忽略不计。

若以七种中药水提液体系的物理化学参数 Y_4（pH）为目标变量，试图与上述六个自变量建立定量回归模型时，结果不能令人满意。但是，利用模式识别技术，可以建立 Y_4（pH）与其两个主要影响因素 X_1（固含物）、X_3（果胶）间的定性规律。例如，图 4-20 为利用一种常用的模式识别方法，即主成分分析方法得到的有关 Y_4（pH）的模式识别分类投影图。由图 4-20 可见，Y_4（pH）＞5 的中药水提液体系与 Y_4（pH）＜5 的体系分布在不同的区域，且前者应满足下列判别式。

$$0.470[X_1] + 3.835[X_3] - 1.747 > 0 \tag{4-22}$$

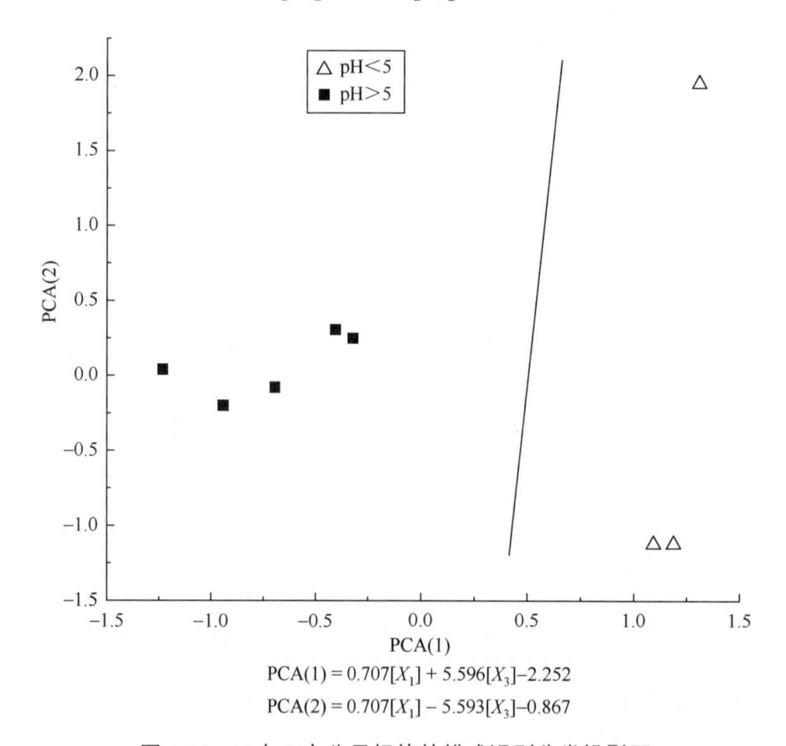

图 4-20 Y_4（pH）为目标值的模式识别分类投影图

PCA 即 principal component analysis，主成分分析

2. 共性高分子物质化学组成及其物理化学参数与膜通量特征值间的关系

（1）影响稳定通量和通量下降速率的自变量筛选：以七种中药水提液体系精制分离所用的 Al_2O_3 陶瓷膜膜通量特征值 Z_1（初始通量）、Z_2（稳定通量）、Z_3（通量下降速率）、Z_4（通量下降程度）分别为目标变量，以 X_1（固含物）、X_2（淀粉）、X_3（果胶）、X_4（蛋白质）、X_5（鞣质）、X_6（共性高分子物质总含量）、Y_1（浊度）、Y_2（黏度）、Y_3（电导）、Y_4（pH）、$Y_{5.1}$（粒径分布 D_{10}）、$Y_{5.2}$（粒径分布 D_{50}）、$Y_{5.3}$（粒径分布 D_{90}）为自变量，试图建立上述目标变量与自变量间的定量或定性关系。但是，本工作中所用样本集一共只有 7 个样本，而自变量却多达 13 个，属于典型的小样本问题，通常不应使用常规的线性回归或主成分分析等方法总结规律。Vapnik 提出的“统计学习理论”（statistical learning theory）及其支持向量机算法利用大间隔思想和核函数技术，可以有效地解决此类小样本问题。为此，利用基于支持向量机算法的“留

一法交叉验证”（leave-one-out cross-validation）的结果（分类误报率越低越好），对上述样本集的自变量进行筛选，可以得到建模所需的最佳自变量组合（子集），进而建立七种中药水提液体系中共性高分子的化学组成及其物理化学参数与 Al_2O_3 陶瓷膜膜通量特征值之间的关系。以 Z_2（稳定通量）、Z_3（通量下降速率）分别为目标变量，相应的变量筛选的过程和结果分别见表 4-36、表 4-37。

表 4-36　影响 Z_2（稳定通量）的自变量筛选过程和结果

自变量数	相应自变量组合（子集）	分类误报率
13	$X_1, X_2, X_3, X_4, X_5, X_6, Y_1, Y_2, Y_3, Y_4, Y_{5.1}, Y_{5.2}, Y_{5.3}$	28.6%
9	$X_4, X_5, X_6, Y_2, Y_3, Y_4, Y_{5.1}, Y_{5.2}, Y_{5.3}$	28.6%
7	$X_4, X_5, Y_2, Y_4, Y_{5.1}, Y_{5.2}, Y_{5.3}$	14.3%
5	$X_4, Y_4, Y_{5.1}, Y_{5.2}, Y_{5.3}$	14.3%
3	$X_4, Y_4, Y_{5.3}$	0

表 4-37　影响 Z_3（通量下降速率）的自变量筛选过程和结果

自变量数	相应自变量组合（子集）	分类误报率
13	$X_1, X_2, X_3, X_4, X_5, X_6, Y_1, Y_2, Y_3, Y_4, Y_{5.1}, Y_{5.2}, Y_{5.3}$	42.9%
10	$X_4, X_5, X_6, Y_1, Y_2, Y_3, Y_4, Y_{5.1}, Y_{5.2}, Y_{5.3}$	42.9%
7	$X_5, Y_1, Y_2, Y_3, Y_{5.1}, Y_{5.2}, Y_{5.3}$	28.6%
5	$X_5, Y_2, Y_{5.1}, Y_{5.2}, Y_{5.3}$	28.6%
4	$X_5, Y_{5.1}, Y_{5.2}, Y_{5.3}$	14.3%
3	$X_5, Y_{5.1}, Y_{5.3}$	14.3%

由表 4-36 可见，当自变量数目为 13 个（全部自变量）时，用支持向量机算法的留一法交叉验证方法所得 Z_2（稳定通量）的分类误报率较高，说明某些自变量带来噪声，影响了模型的预报正确率。经过筛选，利用最后剩下的 3 个自变量，即 X_4（蛋白质）、Y_4（pH）和 $Y_{5.3}$（粒径分布 D_{90}）时，相应的支持向量机算法模型的留一法交叉验证的预报正确率达到了 100%。这一结果让笔者课题组初步找到了中药水提液这一复杂体系影响 Al_2O_3 陶瓷微滤膜膜通量的主要因素，即水提液中的蛋白质含量、原液 pH 和 90%微粒的粒径分布（D_{90}）。许多膜应用领域的专家在类似体系的陶瓷膜处理过程中也发现，体系的 pH 对膜通量有很大的影响，含有胶体颗粒的体系表现尤其突出。原因在于：一方面，pH 会改变体系的物理化学性质，如蛋白质、淀粉、果胶等胶体颗粒的电荷，进而影响胶体颗粒的稳定性；另一方面，pH 的变化会改变膜的电性质，如大多数陶瓷膜在中性水溶液中带净负电荷。所以，作为含有大量的由非药效高分子所形成的胶体颗粒的中药水提液来说，在体系的 pH 的影响方面表现出了与上述专家一致的结论。

另外，针对中药水提液这一复杂体系，采用支持向量机算法也得到了其他的新发现：①在淀粉、果胶、蛋白质、鞣质这 4 大类非药效高分子中，蛋白质的含量对 Al_2O_3 陶瓷微滤膜膜通量的影响最为突出；②90%微粒的粒径分布（D_{90}）对 Al_2O_3 陶瓷微滤膜膜通量的影响最大；③表 4-37 的结果显示影响膜通量下降速率的最关键的 3 个因素：X_5（原液鞣质含量）、$Y_{5.1}$（粒径分布 D_{10}）和 $Y_{5.3}$（粒径分布 D_{90}）。

（2）Z_2（稳定通量）和 Z_3（通量下降速率）的支持向量分类：以 Z_2（稳定通量）为目标变量，以 X_4（蛋白质）、Y_4（pH）和 $Y_{5.3}$（粒径分布 D_{90}）为自变量（表 4-36 中变量筛选的结果），进行了支持向量分类（SVC）的研究工作，结果如图 4-21 可见，选用支持向量分类算法中的惩罚因子 $C=60$，核函数为多项式或径向基函数时能够得到较好的支持向量分类的留一法交叉验证结果。

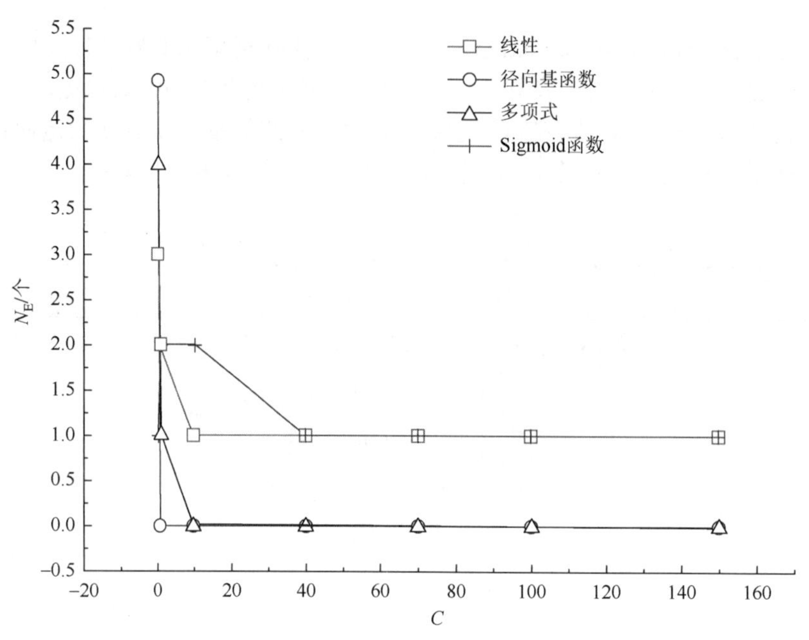

图 4-21 稳定通量的支持向量分类的留一法交叉验证

误报样本数 N_E 与惩罚因子 C 值的关系

以 Z_3（通量下降速率）为目标变量，以 X_5（原液鞣质含量）、$Y_{5.1}$（粒径分布 D_{10}）和 $Y_{5.3}$（粒径分布 D_{90}）为自变量（表 4-37 中变量筛选的结果），进行了支持向量分类的研究工作，结果如图 4-22 可见，选用支持向量分类算法中的惩罚因子 $C=80$，核函数为多项式或径向基函数时能够得到较好的支持向量分类的留一法交叉验证结果。

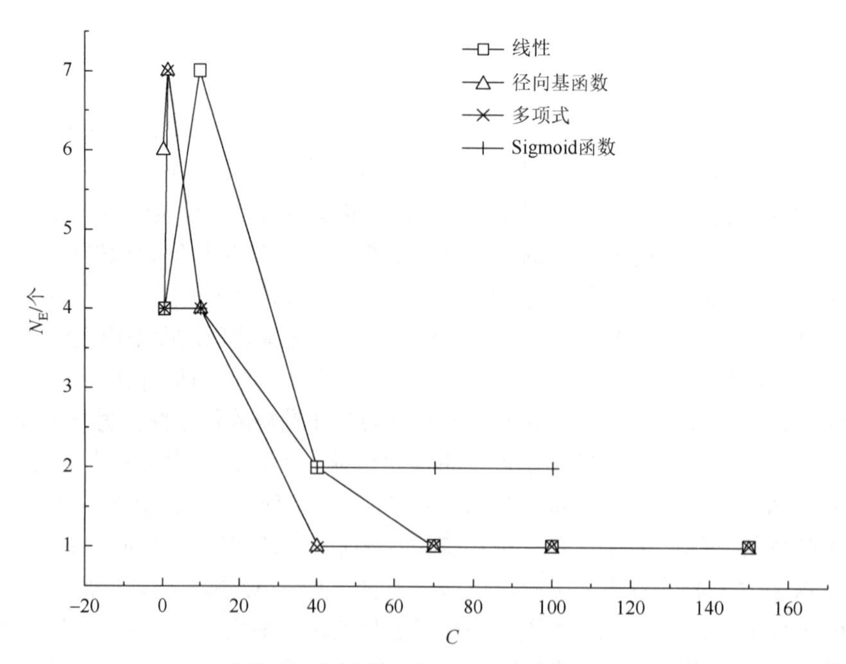

图 4-22 通量下降速率的支持向量分类的留一法交叉验证

误报样本数 N_E 与惩罚因子 C 值的关系

（3）膜通量下降速率 Z_3 的主成分分析：以膜通量下降速率 Z_3 为目标变量，用主成分分析方法处理有关数据，同样可以得到影响 Z_3 的主要因素为 X_5（鞣质）、$Y_{5.1}$（粒径分布 D_{10}）和 $Y_{5.3}$（粒径分布 D_{90}）。

图 4-23 为膜通量下降速率 Z_3 的主成分分析投影图，图中直线 a 是 $Z_3>1\ 000$ 和 $Z_3<1\ 000$ 的样本之间的分界线，其方程为

$$-2.350[X_5]-6.959\times10^{-2}[Y_{5.1}]+5.928\times10^{-3}[Y_{5.3}]+0.210=0 \tag{4-23}$$

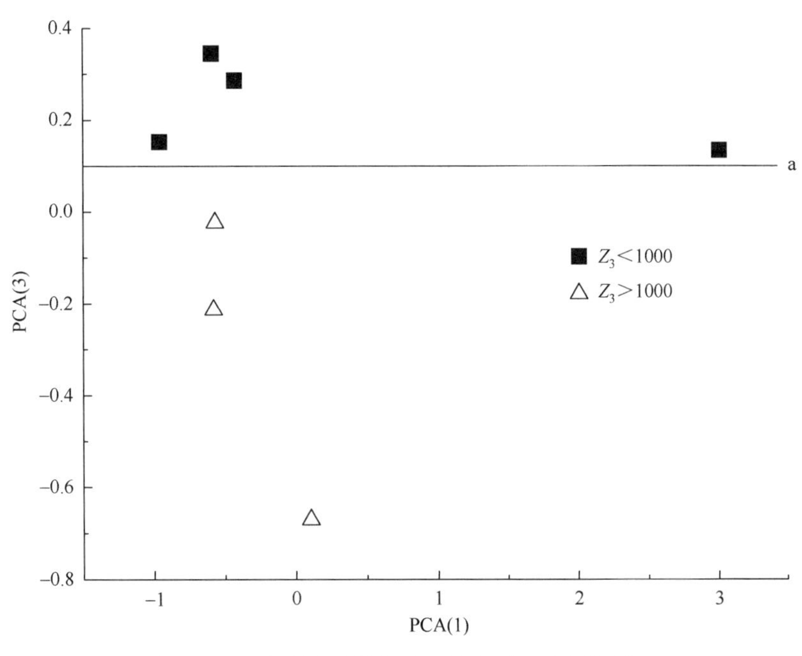

图 4-23　膜通量下降速率 Z_3 的主成分分析投影图

PCA（1）$=2.385[X_5]-5.310\times10^{-2}[Y_{5.1}]+5.971\times10^{-3}[Y_{5.3}]-1.114$
PCA（3）$=2.356[X_5]+6.944\times10^{-2}[Y_{5.1}]-5.912\times10^{-3}[Y_{5.3}]-0.114$

由此可以判别膜通量下降速率 Z_3 的大小，即 $Z_3>1\ 000$ 的样本分布在直线 a 的下方，$Z_3<1\ 000$ 的样本则分布在直线 a 的上方，呈现了明显的规律性。通过留一法交叉验证，其判别方程式预报正确率为 100%。

上述研究结果表明：中药溶液环境与膜通量特征值之间具有密切的关系，而模式识别、支持向量机等数据挖掘方法可以作为中药水提液复杂体系的有效的数据处理手段，并得到了适应 Al_2O_3 陶瓷微滤膜处理中药水提液的预报正确率高（或误报率低）、比较稳定的相关模型。尽管模型中目标变量和因变量之间的因果关系还有待于进一步的研究，但该结果的价值在于：以计算机化学方法创建中药膜过程研究模式，通过揭示“理化参数-高分子组成-膜工艺参数”复杂关系，以精确、易测的“中药溶液环境”指标动态评判膜过程，可望攻克中药物料建立传质模型的行业难题。

参 考 文 献

[1] 王骥程. 化工过程控制工程. 北京：化学工业出版社，1981.
[2] 郭立玮. 中药分离原理与技术. 北京：人民卫生出版社，2010.
[3] 陈丹丹，郭立玮，刘爱国，等. 0.2 μm 无机陶瓷膜微滤枳实、陈皮水提液理化参数与通量变化关系的研究. 南京中医药大学学报，2003，19（3）：151-153.
[4] 郭立玮. 现代分离科学与中药分离问题——关于开展“中药分离原理与技术”系统研究的思考. 世界科学技术——中医药现代化，2005，7（4）：61-66.
[5] 耿信笃. 现代分离科学理论导引. 北京：高等教育出版社，2001.
[6] 大矢，晴彦. 分离的科学与技术. 张瑾译. 北京：中国轻工业出版社，1999.
[7] 陈丹丹，郭立玮，刘爱国，等. 0.2 μm 无机陶瓷膜微滤对生地黄、黄芪水提液物理化学参数影响的初步研

究. 南京中医药大学学报（自然科学版），2002，18（3）：153-155.
[8] 林瑛. 无机陶瓷膜精制中药的膜污染机制与防治研究（Ⅰ）清风藤、糖渴清等 11 种单味、复方中药水提液的膜污染与防治研究. 南京：南京中医药大学硕士学位论文，2006.
[9] 樊文玲，林瑛，郭立玮. 用 DOC 评价中药水提液中可溶有机物的相对分子质量分布特征研究. 化工时刊，2004，18（10）：19-21.
[10] 聂幼华. 高淀粉植物饮料的稳定性研究. 食品与机械，1997，5：9-11.
[11] 李淑莉，欧兴长，杜启云. 鞣质、果胶污染膜的清洗初步研究. 膜科学与技术，2000，20（6）：62-64.
[12] 杜继煜，白岚，白宝璋. 果胶的化学组成与基本特性. 农业与技术，2002，22（5）：72-73，76.
[13] 张建东，苏志国，欧阳藩. 微滤膜上污染的蛋白质的定量方法. 膜科学与技术，2001，21（5）：48-52.
[14] 谭仁祥. 植物成分分析. 北京：科学出版社，2002.
[15] 宁正详. 食品成分分析手册. 北京：中国轻工业出版社，1998.
[16] 刘延琳，姜彩虹. 白葡萄酒中蛋白质含量的测定——考马斯亮蓝 G-250 法. 葡萄栽培与酿酒，1998，（4）：43-44.
[17] 潘永兰. 中药水提液无机陶瓷膜膜污染基础数据库的建立及数据的关联分析. 南京：南京中医药大学，2009.

第五章

中药共性高分子模拟体系溶液环境对有机膜分离过程的影响

膜的分离性能是膜材料性质和工艺操作条件贡献的叠加，膜的材料性质主要包括膜微结构（孔径、孔径分布、孔隙率、厚度等）及材料表面性质，而操作条件是指操作压差、膜面流速、温度、外加场等，如何协同优化膜的材料性能和工艺操作参数是膜领域需要探讨的问题，也是推进膜应用发展的关键所在。本章主要关注有机膜在不同操作条件下的膜过程表现。

膜的功能主要包括膜的机械强度与分离功能参数，膜的机械强度决定了膜的使用寿命，而分离功能则决定了膜的使用效果和运行成本。特别要强调的是，这些功能参数是膜在变化的应用环境中所表现出来的性能，不仅取决于膜材料的固有性质，也与应用环境密切相关。如上所述，植物类药材作为中药主体，都是植物体的组织器官。其水煎液中无一例外的均有大量构成各组织、器官细胞壁的成分及所储藏的营养物质，如淀粉、果胶和蛋白质等，它们的分子量很大，在水中可以胶体形式存在，除少数外，一般无药理活性（某些具有一定生理活性的高分子成分，可作为特例考虑），可将它们视为共性高分子物质。引起笔者课题组高度关注的是，中药水提液各样品中的淀粉、蛋白质、果胶等共性高分子物质在复杂体系中的传递作用及其机制等均为选择分离技术的基本依据[1, 2]，也是影响水提液体系物理化学参数及膜通量的主要因素[3, 4]。

物质在膜分离中的传递过程比较复杂，具有不同物理、化学性质（如粒度大小、分子量、溶解情况等）和传递属性（如扩散系数等）的待分离物质，对于不同的膜（如多孔型、非多孔型、荷电型）渗透情况不同，分离过程各异，其分离机制和传递过程也有区别。因此，建立在不同传质机制基础上的传递模型也有多种，在应用上各有其局限性。文献对果胶、蛋白质等高分子物质在膜过程中的传质特性和动力学行为有较多的报道[5, 6]，已建立了多种描述超滤膜透过率的数学模型。本部分采用膜传质模型中应用最广的 Michaels 凝层模型[7]，建立基于模拟体系的中药共性高分子物质超滤传质模型，开展动力学分析。

膜-溶质间的相互作用证明，溶质在膜面的吸附是产生膜污染的主要原因[8]，而目前，人们在蛋白质吸附方面开展了大量研究[9-16]，但在淀粉和果胶吸附方面研究则很少，本部分将系统开展基于模拟体系的淀粉、果胶和蛋白质等中药共性高分子物质在超滤膜上的吸附行为研究。

根据第四章第一节所述化工过程控制原理：对于复杂的化工过程，不能满足于在现有装置上通过测试获得所需的对象动态特性知识，更重要的是在对象处于设计阶段，就能利用计算方法预估其特性，以改变“黑匣”的无知状态，指导工艺设计中的原理性设计。本部分结合数学建模的基本方法，将原型的某一部分信息简化、压缩、提炼而构造成原型替代物，以黄连解毒汤为原型模型药物，构造其模拟体系，在开展中药制剂、分子生物学、分析化学、现代分离科学及计算机技术等多学科联合攻关的基础上，系统探索共性高分子物质在膜分离过程的迁移表现，建立相关传递数学模型。

第一节
基于模拟体系的中药共性高分子物质超滤传质模型和动力学分析

先对超滤分离过程的基本传质理论做简单介绍。在超滤过程中存在着两个传质作用：①溶剂、溶质由超滤器流道中料液主体到膜前高压侧的传质及因浓差极化与沉积-凝胶而引起的反向溶解-扩散；②溶剂及少量溶质由膜前沉积-凝胶层到膜低压侧的传质。

流体由料液主体到膜前高压侧的传递通常采用浓差极化模型来解释。当溶剂与溶质达到膜前侧时，溶剂或小分子量物质通过膜面而得以分离，同时绝大多数溶质等大分子、胶体颗粒和固体颗粒被阻挡和积累在膜的高压侧，随着超滤过程的不断进行，膜面附近被截留的物质浓度不断上升，产生了由膜面到流动主体之间的浓度差，即浓度梯度。这种现象称为浓差极化。位于膜面附近的高浓度区，被称为浓差极化层。浓差极化在所有超滤过程中都会遇到，特别是在滤液透过速率较大时，浓差极化极其显著，成为影响超滤过程顺利进行的重要因素。浓差极化的产生，势必导致由膜面到料液主流的反向扩散。当物料施密特数（Schmidt number，缩写为 Sc，是一个无量纲的标量，定义为运动黏性系数和扩散系数的比值，用来描述同时有动量扩散及质量扩散的流体）较大，其沿膜面的线速度较低、湍动度较差时，这种反向溶解-扩散会受到抑制。

超滤所处理的物料大多数为高分子溶液和胶体等极性有机物，制膜的高分子材料如聚砜等本身又带有极性很强的官能团，这样势必导致溶质在膜面被吸附与污染膜面而且不断增浓。当截留的物质浓度大于它们的饱和浓度（凝胶浓度）时，就会在膜面上形成一层薄薄的凝胶状物质，这层物质被称为凝胶。凝胶一旦形成，它就会在一定程度上覆盖膜孔，造成过滤阻力增加，滤液透过速率急剧下降。这时即使增大操作压力，也只能促进溶质于凝胶层上积累，直到积累与反向溶解-扩散再次达到平衡为止。其结果是凝胶层增厚，并在一定程度上产生凝胶的压实效应，使得过滤阻力增大，透过速率却相对不变。凝胶层刚达到动态平衡时的操作压力称为凝胶压力。在实际应用中应尽量在凝胶压力下工作。利用超滤处理生化制品特别是由发酵工程制备的物质时，料液的施密特数相当大，在凝胶层完全形成以后，因较大的凝胶阻力致使超滤阻力由初期的膜本身的过滤阻力、反向溶解-扩散控制过程演变到完全由凝胶阻力控制过程。

对于凝胶层的特性，学术界存在着不同的看法。有的文献认为，凝胶层对于同一种溶液而言，其凝胶浓度为一个定值；有的则认为凝胶浓度不是稳定的，它随着操作压力而变化。只有对于如琼脂、果胶、明胶及一些易于在膜面发生变性而形成凝胶的物质才有可能形成凝胶层。亦有人认为对于亲液体系在极化层内似乎不存在压力梯度，但对于黏稠的糖类物质，凝胶浓度与工作压力、料液浓度、料液温度、流体沿超滤器流道流动时的线速度及其分布有关。经实验证明，在超滤过程中膜表面总存在着这样一层物质，可能是凝胶，也可能是其他沉淀物、吸附物或者三者兼而有之。若所分离的液态材料未预处理干净，固体杂质含量较大，且黏度较大，则这层胶状物质可看作是凝胶、沉淀物和吸附物的共同作用，它可能具有一定的流动性，也可能没有。但是有一点可以肯定，这种物质不符合牛顿黏性定律。这层胶状物质在膜面上的分布与待处理的物料、流道的设计及速度的分布有着一定的关系，并使小分子量物质的表观脱除率下降。在有机物溶液的超滤分离过程中，溶质与膜之间的相互作用对凝胶层的产生有着很大的关系。亦有观点认为溶质同膜材质之间的静电力、氢键、疏水作用及荷电转移作用极易使溶质被膜面吸附。特别是处理的物料是具有一定荷电性的高分子水溶液时，凝胶层中含有一定的离子电荷密度，从而产生杜南效应，使溶质同溶剂之间的分离恶化，这种现象在分离生化制品时会经常遇到。

本节以中药水提液中淀粉、果胶、蛋白质等三种共性高分子物质为研究对象，建立三种高分子物质模拟体系七种膜的超滤传质模型，对膜过程的浓差极化阻力进行定量描述，以研究操作压力对高分子物质膜通量和过滤阻力的影响，并对超滤过程动力学行为进行分析[17]。其目的是探讨共性高分子溶液的传质机制和中药水提液超滤过程中造成膜污染的物质基础，为开展膜分离技术应用系统优化设计提供依据。

一、关于膜过程阻力分布、膜污染度和超滤传质模型的研究

1. 膜阻力分布、膜污染度的计算方法　膜阻力分布与膜污染度的计算方法见第二章第四节式（2-6）至式（2-15）。

2. 超滤传质模型及其实验研究方法

（1）超滤传质模型：关于超滤技术，已建立了多种描述超滤膜透过率的数学模型，其中应用最广的为 Michaels 提出的凝胶层模型。

超滤膜分离过程中，随着透过膜的溶剂到达膜表面的溶质，由于受到膜的截留而积累使得膜表面溶质浓度逐步高于料液主体浓度。由于膜表面浓度与料液浓度之差产生了从膜表面向料液主体的溶质扩散，当这种扩散的溶质通量与随着透过膜的溶剂到达膜表面的溶质通量完全相等时，上述分离过程达到不随时间变化的定常（稳定）状态。图 5-1 为定常状态时膜表面附近的浓度分布示意图。

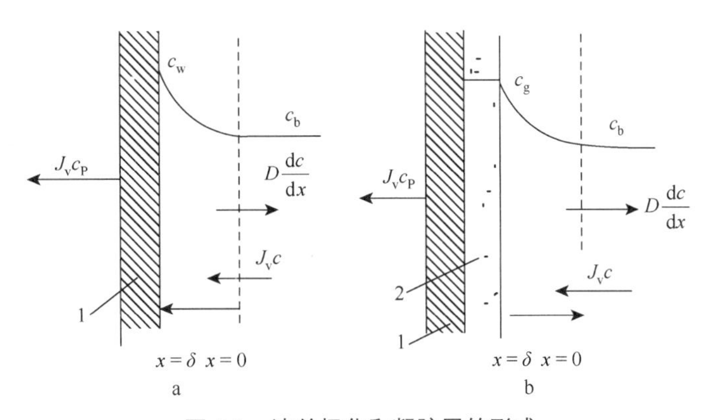

图 5-1　浓差极化和凝胶层的形成

1. 膜；　2. 凝胶层。a. 浓差极化；b. 形成凝胶边界层。c_w. 膜表面浓度；c_P. 渗过液浓度

根据超滤传质模式，其传质方程可表示为

$$J_V = \frac{D}{\delta}\ln\frac{c_m}{c_b - c_f} = k\ln\frac{c_m}{c_b - c_f} = k\ln\frac{c_m}{Rc_b} \tag{5-1}$$

式中，$R=(c_b-c_f)/c_b$，为膜对溶质的截留率；J_v 为膜通量，单位为 $L/(m^2 \cdot h)$；δ 为凝胶层厚度，单位为 mm，c_m、c_b、c_f 分别为膜表面溶质浓度、主体溶液溶质浓度和渗透液溶质浓度，单位为 g/L；D 为溶质在水中的扩散系数，单位为 m^2/s；k 为传质系数，单位为 mm/h。

在存在极化层而凝胶层尚未形成的条件下，除膜自身阻力（R_m）外，还有浓差极化阻力（R_p）。根据阻力叠加原理，膜通量可表达为

$$J_V = \frac{\Delta p}{R_m + R_p} \tag{5-2}$$

假定 $Rp \propto \Delta p$

$$J_V = \frac{\Delta p}{R_m + \alpha\Delta p} \tag{5-3}$$

在某一临界压力下，膜面大分子物质便产生凝胶层，此时的膜面溶质浓度称为凝胶浓度（C_g），即为膜面平衡浓度，式（5-1）变为

$$J_{\mathrm{V}} = k \ln \frac{c_{\mathrm{g}}}{R c_{\mathrm{b}}} \tag{5-4}$$

随着凝胶层的形成，增加了凝胶层阻力（R_g），膜通量又可表达为

$$J_{\mathrm{V}} = \frac{\Delta p}{R_{\mathrm{m}} + R_{\mathrm{p}} + R_{\mathrm{g}}} \tag{5-5}$$

根据式(5-3)，若 J_v 对 $\ln c_b$ 作图，则可得直线，将这些直线延长至与坐标轴相交，交点即为 c_g 值（$c_b = c_g$ 时，$J_v = 0$）。由此可知，当凝胶层控制透过速率时，透过速率与压力无关。

凝胶浓度 c_g 是溶剂通量降为零时的浓度。一般来说，该点是从 J_v 对 $\ln c_b$ 直线图上得出的。c_g 主要与溶质特性有关，即与溶质的化学性质及其形态性质有关，而基本上与溶液总浓度、液体流动条件、操作压力无关。

凝胶浓度 c_g 的确定具有很重要的意义。首先，根据 c_g 值可确定超滤浓缩极限；其次，c_g 值是评价大分子、胶体物质在凝胶层内行为及与压力相关性的重要指标。

c_g 可作为衡量超滤过程的表征参数，与传质系数 k 共同表达传质特性。

（2）试验材料与方法：试验用膜选用中药分离精制中常用的几种不同材质和截留分子量的超滤膜，分别为聚砜（PS），截留分子量为 5 kDa、10 kDa、50 kDa；聚醚砜（PES），截留分子量为 5 kDa、10 kDa、50 kDa；聚偏氟乙烯，截留分子量为 10 kDa、50 kDa。超滤膜均购自美国 Sepro 公司，有效膜面积均为 45.34 cm^2。试验流程与装置同第三章第二节“三、超滤膜对生物碱类等物质的透过 QSAR 研究”“1. 超滤膜对中药成分的透过率的研究”“（1）实验装置”项下。

二、淀粉超滤过程传质模型与动力学分析

1. PS–5K 膜淀粉超滤传质模型和动力学分析

（1）PS-5K 膜淀粉超滤传质模型：

1）超滤传质系数 k 和膜面平衡浓度 c_g：按操作压力 0.2 MPa，料液温度 25℃，运行时间 10 min，得到淀粉膜通量与主体浓度关系的实验数据（表 5-1）。因为透过液没有检测到淀粉浓度，所以 R 值为 1。

将 $\ln c_b$ 和 J_v 各试验点结果输入 Excel 回归计算程序，如图 5-2 所示，得到 25℃时淀粉溶液超滤传质回归方程

$$J_v = -15.317 \ln c_b + 36.964 \quad R^2 = 0.982\,8 \tag{5-6}$$

因为

$$J_v = -k \ln c_b + k \ln c_g \tag{5-7}$$

对照式(5-5)、式(5-6)可知：淀粉超滤过程中传质系数 $k = 15.517$ mm/h；膜面平衡浓度 $c_g = 11.17$ g/L。PS-5K 超滤膜过滤淀粉溶液，当淀粉溶液浓度达到 11.17 g/L 时，膜通量趋于零，再进行超滤就没有实际价值了。

表 5-1　超滤传质过程实验数据

时间（min）	透过液体积 ΔV（mL）	料液浓度 c_b（g/L）	$\ln c_b$	$\Delta V/(\Delta S \cdot t)$ [L/(m²·h)]
10	28.1	1.071	0.069	37.19
20	25.1	1.216	0.195	33.22
30	21.5	1.716	0.540	28.45
40	17.6	2.270	0.820	23.29
50	13.2	3.770	1.327	17.47

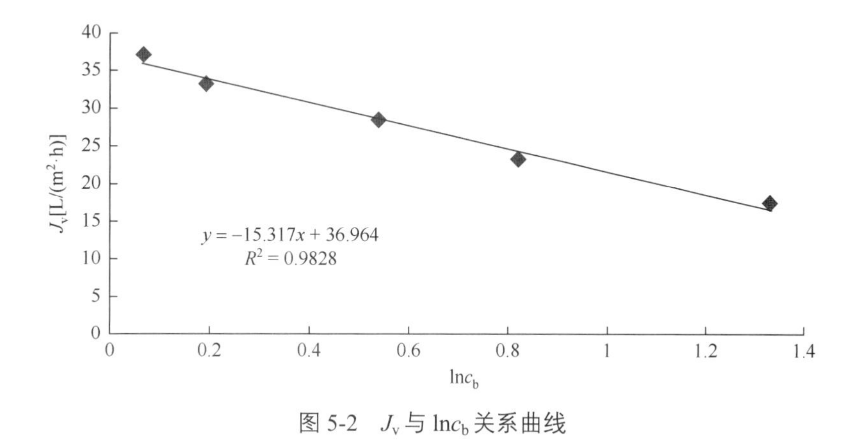

图 5-2　J_v 与 $\ln c_b$ 关系曲线

2）膜阻力和浓差极化阻力分析：按操作压力变化，浓度为 1.0 g/L，料液温度为 25℃，运行时间 10 min，得到表 5-2 淀粉超滤过程膜通量与操作压力的关系。

表 5-2　操作压力与膜通量之间的关系

Δp(MPa)	J_v[L/(m²·h)]	$\Delta p/J_v$(kN·h/m)
0.02	3.97	0.005 04
0.04	10.59	0.003 78
0.06	17.20	0.003 49
0.08	23.82	0.003 56
0.10	27.79	0.003 60
0.12	30.44	0.003 94
0.14	31.76	0.004 41
0.16	33.08	0.004 84
0.18	33.08	0.005 44
0.20	33.08	0.006 05

如图 5-3 所示，得到 Δp 对 $\Delta p/J_v$ 的一元回归方程（Δp：0.08～0.16 MPa）。在本章中，编者尝试讨论浓差极化阻力与过膜压差 Δp 的关系，在所涉及的理论和实验体系中，浓差极化阻力与过膜压差 Δp 呈现线性相关，因而本章节讨论的浓差极化阻力用 $\alpha\Delta p$ 表示，α 表示浓差极化阻力系数。

$$\Delta p/J_v = 0.018\,8\Delta p + 0.001\,8 \quad R^2 = 0.986\,0 \tag{5-8}$$

由式（5-8）可以得出 α 为 0.018 8 m²·h/L，膜自身阻力 R_m 为 0.001 8 h·MPa/mm，即浓差极化阻力为 0.018 8Δp。由此可知，在本实验条件下 J_v 与 Δp 有如下关系。

$$J_v = \frac{\Delta p}{0.0018 + 0.0188\Delta p} \tag{5-9}$$

3）膜通量与操作压力之间的关系：超滤是以压力差为驱动力的膜分离过程，压力是影响超滤过程的重要因素，研究超滤压力对膜通量的影响，也是超滤传质机制的重要内容。

在此试验操作过程中，压力差对膜通量的影响如图 5-4 所示，工作压力对膜通量影响可分为三个区域，即低压区——直线段（第Ⅰ阶段）；中压区——曲线段（第Ⅱ阶段）和高压区——水平段（第Ⅲ阶段）。

第Ⅰ阶段压力较低，图中为 0.2～0.8 MPa，传质阻力主要是膜内阻力，膜通量随压力的增加几乎呈线性上升，此时膜通量小，浓差极化现象可忽略，膜通量可用 Darcy's 定律描述。

第Ⅱ段：中压区即曲线段，图中为 0.8～1.6 MPa。此时浓差极化阻力占主导地位，J_v 与 Δp 呈曲线关系。

第Ⅲ段：高压区即水平段，图中为 1.6～2.0 MPa。膜表面开始形成凝胶层，随着带到膜面溶质量的

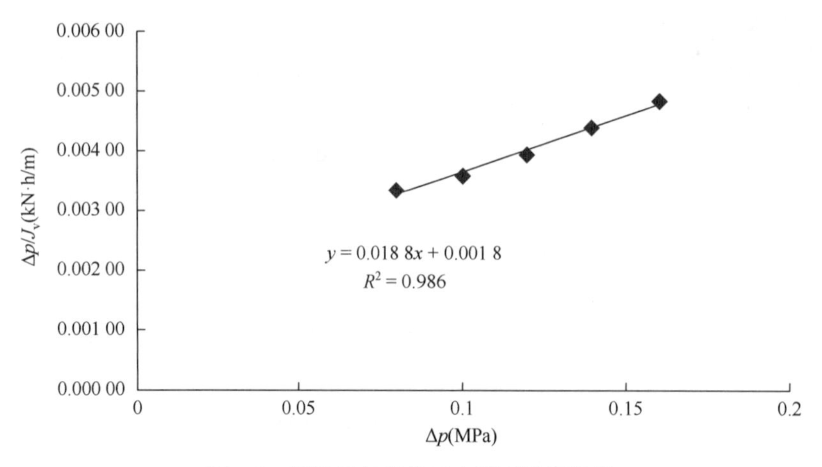

图 5-3　膜通量与操作压力关系回归模型

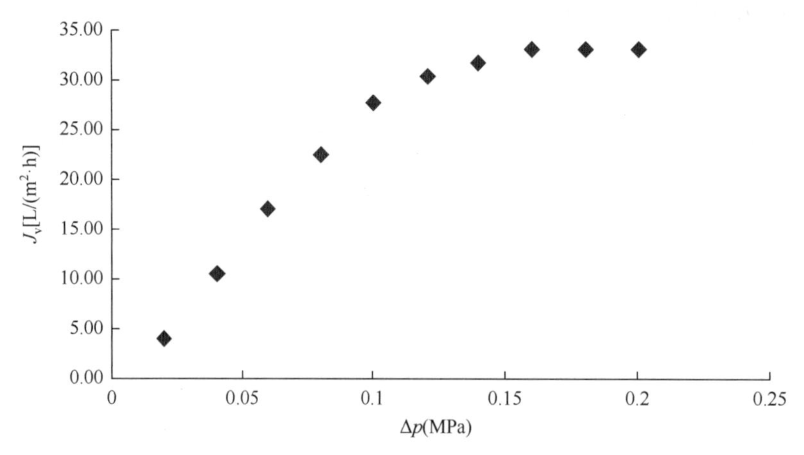

图 5-4　膜通量与操作压力之间关系

增多，凝胶层厚度增加，增加压力很快为凝胶层阻力抵消，通量又回复到原来的水平，开始形成凝胶层压力为临界压力，用 Δp_L 表示。

达到临界压力后，即膜表面形成了凝胶层后，凝胶层阻力占主导地位，J_v 与 Δp 无关。在此阶段继续增大操作压力，膜通量不再有明显高，而系统的能耗将大为增加，过高的操作压力还能引起膜的挤压失效和损坏。

实际应用中为尽量避免凝胶层的形成，超滤膜的操作压力都应选择在中压区，这样既能保证较高的膜量，又能防止凝胶层的形成，使过滤总阻力不致太高。本试验体系中，规定操作压力为 0.8～1.6 MPa 较为适宜。

（2）超滤过程动力学分析：根据膜通量的计算公式 $J_V = V/(t{\cdot}A)$，求导得

$$J_V = \frac{dV}{dt \times A} \tag{5-10}$$

考察膜通量与超滤时间的关系，如图 5-5 所示。

通过 Excel 软件进行指数型数据模拟得到方程

$$J_V = 47.227e^{-0.018\,7t},\ R^2 = 0.968\,5 \tag{5-11}$$

代入式（5-10），作积分运算，利用边界条件：$t = 0$，$V = 0$，可得总浓缩透过液体积随时间的变化方程

$$V = 2\,525.5\,(1-e^{-0.018\,7t}) \tag{5-12}$$

式中，V 为总浓缩液的透过体积。通过此方程可以根据要达到的浓缩倍数来估算所需时间从而指导生产，具有实用意义。

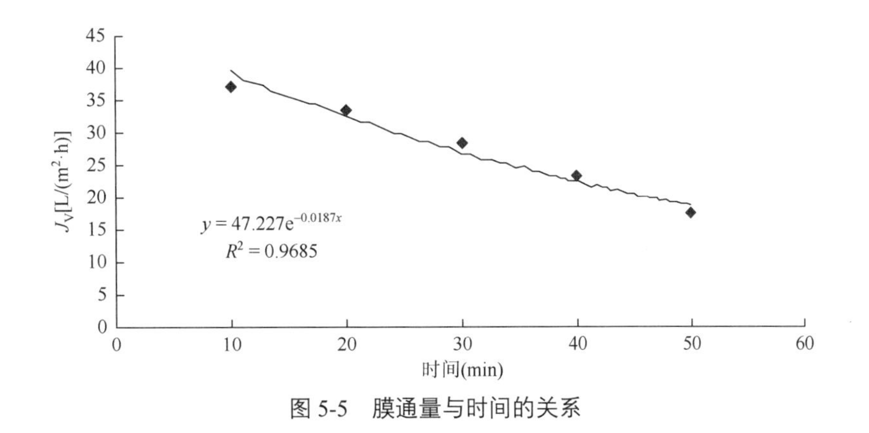

图 5-5　膜通量与时间的关系

2. 其他六种超滤膜淀粉超滤传质模型和动力学分析　PES-5K、PS-10K、PES-10K、PS-50K、PES-50K、PVDF-50K 等六种超滤膜淀粉超滤传质模型和动力学分析方法类似上述 PS-5K 膜，具体过程略，相关结果见表 5-3 至表 5-5，图 5-6 至图 5-11。

表 5-3　七种膜淀粉超滤传质模型

膜种类	传质模型	传质系数 k(mm/h)	膜面平衡浓度 c_g（g/L）
PS-5K	$J_v = -15.317\ln Rc_b + 36.964$，$R^2 = 0.982\ 8$	15.317	11.17
PES-5K	$J_v = -15.788\ln Rc_b + 36.900$，$R^2 = 0.998\ 5$	15.788	10.35
PS-10K	$J_v = -23.939\ln Rc_b + 38.801$，$R^2 = 0.978\ 6$	23.939	5.06
PES-10K	$J_v = -19.583\ln Rc_b + 39.105$，$R^2 = 0.996\ 5$	19.583	7.36
PS-50K	$J_v = -28.245\ln Rc_b + 234.92$，$R^2 = 0.999\ 1$	28.245	4.09
PES-50K	$J_v = -28.684\ln Rc_b + 234.17$，$R^2 = 0.978\ 3$	28.684	3.51
PVDF-50K	$J_v = -29.137\ln Rc_b + 232.16$，$R^2 = 0.995\ 9$	29.137	2.89

表 5-4　七种膜淀粉超滤膜阻力和浓差极化阻力

膜种类	Δp 对 $\Delta p/J_v$ 的一元回归方程	线性范围	膜自身阻力 R_m(/m)	浓差极化阻力 $\alpha\Delta p$（/m）
PS-5K	$\Delta p/J_v = 0.018\ 8\Delta p + 0.001\ 8$，$R^2 = 0.989\ 8$	0.08～0.16 MPa	0.001 8	$0.018\ 8\Delta p$
PES-5K	$\Delta p/J_v = 0.019\ 3\Delta p + 0.001$，$R^2 = 0.990\ 5$	0.06～0.14 MPa	0.001 0	$0.019\ 3\Delta p$
PS-10K	$\Delta p/J_v = 0.012\ 7\Delta p + 0.001\ 2$，$R^2 = 0.995\ 8$	0.06～0.14 MPa	0.001 2	$0.012\ 7\Delta p$
PES-10K	$\Delta p/J_v = 0.016\ 6\Delta p + 0.001$，$R^2 = 0.995\ 2$	0.08～0.16 MPa	0.001 0	$0.016\ 6\Delta p$
PS-50K	$\Delta p/J_v = 0.016\ 0\Delta p + 0.000\ 7$，$R^2 = 0.996\ 8$	0.04～0.12 MPa	0.000 7	$0.016\ 0\Delta p$
PES-50K	$\Delta p/J_v = 0.017\ 6\Delta p + 0.000\ 2$，$R^2 = 0.999\ 2$	0.02～0.08 MPa	0.000 2	$0.017\ 6\Delta p$
PVDF-50K	$\Delta p/J_v = 0.020\ 4\Delta p + 0.000\ 2$，$R^2 = 0.998\ 8$	0.02～0.08 MPa	0.000 2	$0.020\ 4\Delta p$

表 5-5　七种膜淀粉超滤动力学模型

膜	膜通量模型	透过液体积（g/L）
PS-5K	$J_v = 47.227e^{-0.018\ 7t}$，$R^2 = 0.968\ 5$	$V = 2\ 525.5$（$1-e^{-0.018\ 7t}$）
PES-5K	$J_v = 44.189e^{-0.014\ 8t}$，$R^2 = 0.976\ 1$	$V = 2\ 985.7$（$1-e^{-0.014\ 8t}$）
PS-10K	$J_v = 44.471e^{-0.012\ 9t}$，$R^2 = 0.981\ 1$	$V = 3\ 447.4$（$1-e^{-0.012\ 9t}$）

续表

膜	膜通量模型	透过液体积（g/L）
PES-10K	$J_v = 53.82e^{-0.025\,5t}$，$R^2 = 0.985\,1$	$V = 2\,110.6$（$1-e^{-0.025\,5t}$）
PS-50K	$J_v = 48.530e^{-0.014\,3t}$，$R^2 = 0.980\,1$	$V = 3\,393.7$（$1-e^{-0.014\,3t}$）
PES-50K	$J_v = 48.530e^{-0.014\,1t}$，$R^2 = 0.985\,6$	$V = 3\,441.8$（$1-e^{-0.014\,1t}$）
PVDF-50K	$J_v = 45.285e^{-0.020\,2t}$，$R^2 = 0.995\,0$	$V = 2\,241.8$（$1-e^{-0.020\,2t}$）

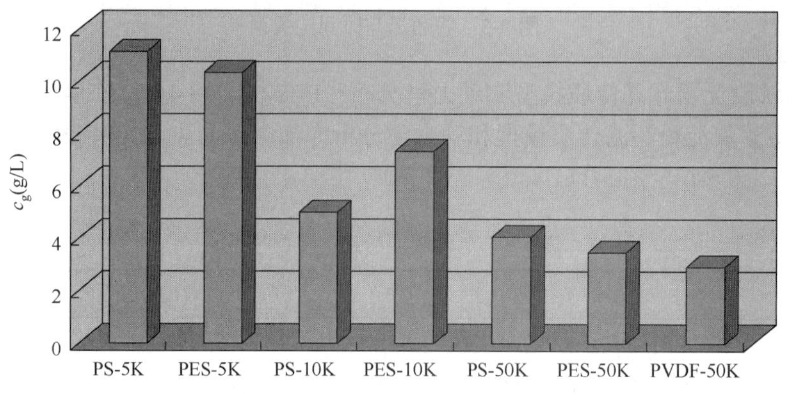

图 5-6　七种膜淀粉超滤膜面平衡浓度

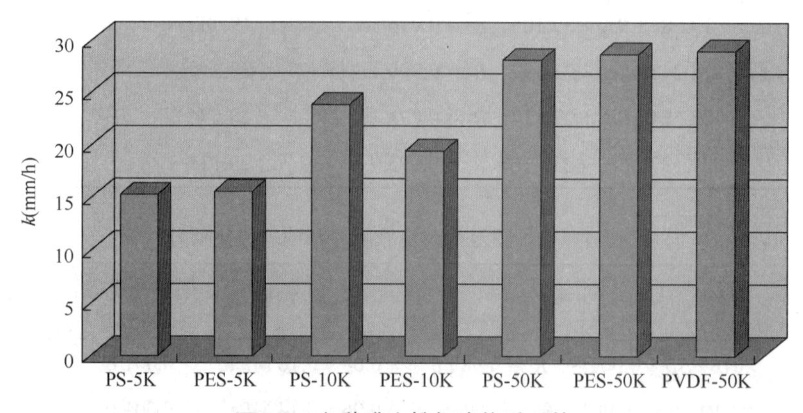

图 5-7　七种膜淀粉超滤传质系数

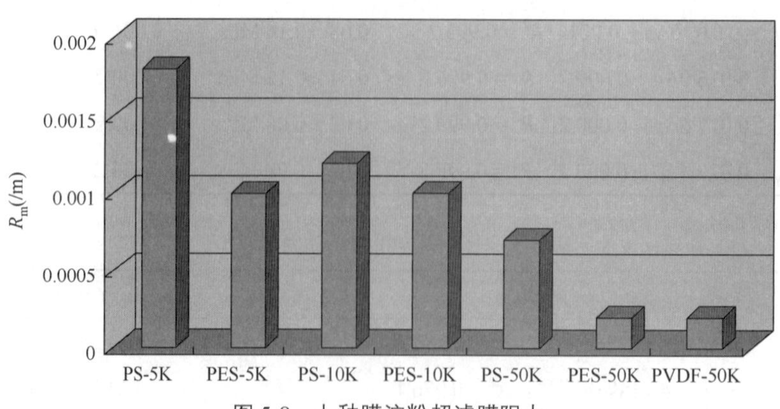

图 5-8　七种膜淀粉超滤膜阻力

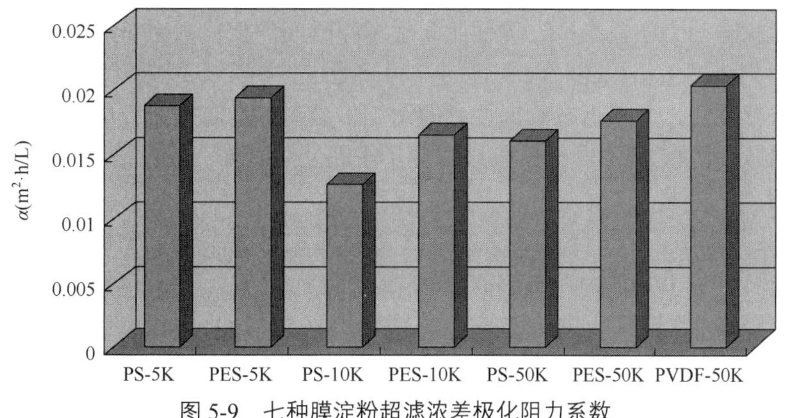

图 5-9　七种膜淀粉超滤浓差极化阻力系数

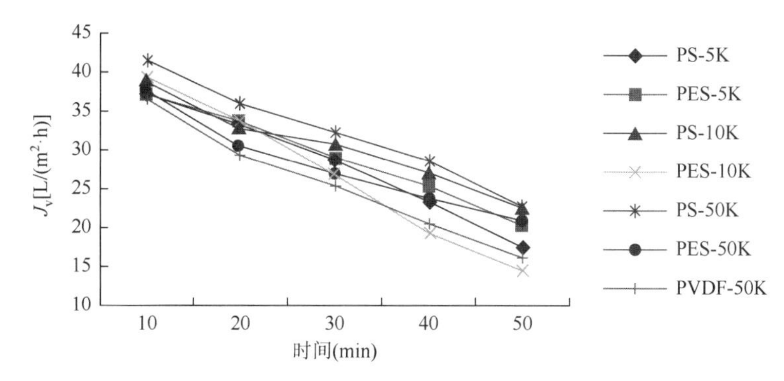

图 5-10　七种超滤膜淀粉溶液通量

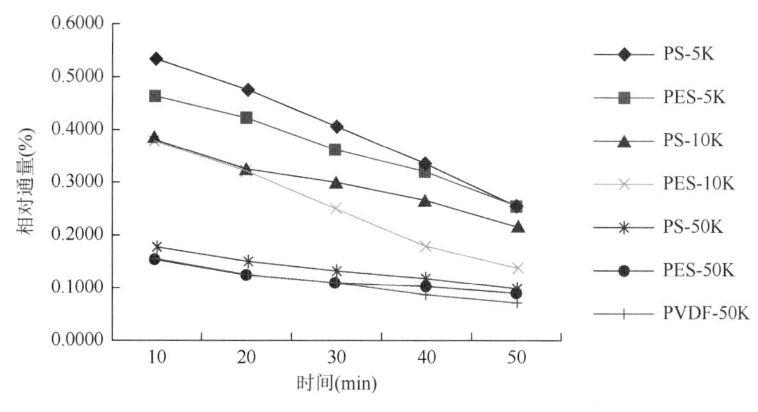

图 5-11　七种超滤膜淀粉溶液相对通量

3. 淀粉超滤传质模型与动力学分析汇总

（1）七种膜淀粉超滤传质模型：见表 5-3。从图 5-6、图 5-7 中可看出，七种不同材质与截留分子量的超滤膜过滤淀粉溶液，在相同操作条件下的传质模型有所差异。

传质系数 k 随着膜截留分子量的增加而逐渐增大。传质系数 k 与物料种类、超滤膜、超滤器和操作条件等因素有关，k 大表明传质速率大，也就是说处理具有相同凝胶浓度的物料时的通量要大。

膜面平衡浓度 c_g 恰相反，随着膜截留分子量的增加而逐渐减小。

（2）七种膜淀粉超滤膜阻力与浓差极化阻力：由七种膜在相同操作条件下膜通量对压力的回归模型（表 5-4）比较，可以看出，七种膜的膜阻力随截留分子量的增加而减小，即截留分子量大的膜纯水通量较大。七种膜过滤淀粉溶液的浓差极化阻力分布范围为 0.012 7Δp～0.020 4Δp，其中截留分子量为 5 kDa 的超滤膜浓差极化阻力略大于截留分子量为 10 kDa 和 50 kDa 的膜。

（3）七种膜淀粉超滤动力学模型：七种超滤膜通量随时间的变化关系符合指数模型（表 5-5），通过对模型的换算可以得到透过液体积随时间变化的方程。通过这两个方程可以对过滤过程中任一时间膜通量或者透过液体积进行预测，并根据料液拟达到的浓缩倍数对过滤时间进行估算。

图 5-8 至图 5-11 分别为七种不同材质和截留分子量超滤膜过滤淀粉溶液的膜阻力、浓差极化阻力及通量图和相对通量图。

从有关通量图上可看出，七种膜过滤淀粉溶液初期通量迅速衰减，纯水通量为 70～250 L/(m^2·h)，10 min 内均下降到 36～42 L/(m^2·h)，不同膜之间通量差异不大，之后由于浓差极化阻力和凝胶层阻力，通量继续缓慢衰减。从相对通量图上可以更清楚的比较出不同材质与截留分子量膜过滤淀粉溶液的通量变化情况。七种膜的通量在过滤初期迅速下降为初始通量的 15%～55%不等，其中，截留分子量为 50 kDa 的膜通量衰减最严重，为初始通量的 15%左右，三种材质差异不大；其次为截留分子量为 10 kDa 的膜，为初始通量的 37%左右，聚砜、聚醚砜两种材质相似；衰减最小的是截留分子量为 5 kDa 的膜，为初始通量的 45%～55%。之后通量继续缓慢衰减，50 min 内衰减为初始通量的 7%～30%。

三、果胶超滤过程传质模型与动力学分析

1. PS-5K 膜果胶超滤传质模型和动力学分析　本项及下述 2. 项所述膜的研究方法与实验过程同本节“一、关于膜过程阻力分布、膜污染度和超滤传质模型的研究”项，略；研究内容同本节“二、淀粉超滤过程传质模型与动力学分析”项，略。

2. 果胶超滤传质模型与动力学分析汇总

（1）七种膜果胶超滤传质模型：见表 5-6。

表 5-6　七种膜果胶超滤传质模型

膜	传质模型	传质系数 k(mm/h)	膜面平衡浓度 c_g（g/L）
PS-5K	$J_v = -21.444\ln c_b + 172.72$，$R^2 = 0.9777$	21.444	3.15
PES-5K	$J_v = -17.479\ln c_b + 147.79$，$R^2 = 0.9856$	17.479	4.70
PS-10K	$J_v = -22.578\ln c_b + 179.86$，$R^2 = 0.9654$	22.578	2.88
PES-10K	$J_v = -19.068\ln c_b + 155.39$，$R^2 = 0.9896$	19.068	3.46
PS-50K	$J_v = -24.006\ln c_b + 188.4$，$R^2 = 0.9768$	24.006	2.56
PES-50K	$J_v = -25.828\ln c_b + 201.26$，$R^2 = 0.9707$	25.828	2.42
PVDF-50K	$J_v = -22.550\ln c_b + 179.58$，$R^2 = 0.9745$	22.550	2.87

从图 5-12、图 5-13 中可看出，不同材质与截留分子量的超滤膜过滤果胶溶液，在相同操作条件下的传质模型有所差异。

传质系数 k 随着膜截留分子量的增加而缓慢增大，截留分子量为 5 kDa、10 kDa 的膜无明显差异，截留分子量为 50 kDa 的三种膜传质系数略大。传质系数 k 与物料种类、超滤膜、超滤器和操作条件等因素有关，k 大表明传质速率大，也就是说处理具有相同凝胶浓度的物料时的通量要大。

膜面平衡浓度 c_g 随着膜截留分子量的增加而逐渐减小。

（2）七种膜果胶超滤膜阻力与浓差极化阻力：由七种膜在相同操作条件下膜通量与操作压力关系回归模型（表 5-7）的比较，可以看出，七种膜的膜阻力随截留分子量的增加而减小，即截留分子量大的膜纯水通量较大。七种膜过滤果胶溶液的浓差极化阻力分布范围为 0.011 9Δp～0.024 6Δp，相同压力下的浓

差极化阻力随着膜截留分子量的增大而增大，截留分子量为 5 kDa 的超滤膜最小，截留分子量为 50 kDa 的膜最大。

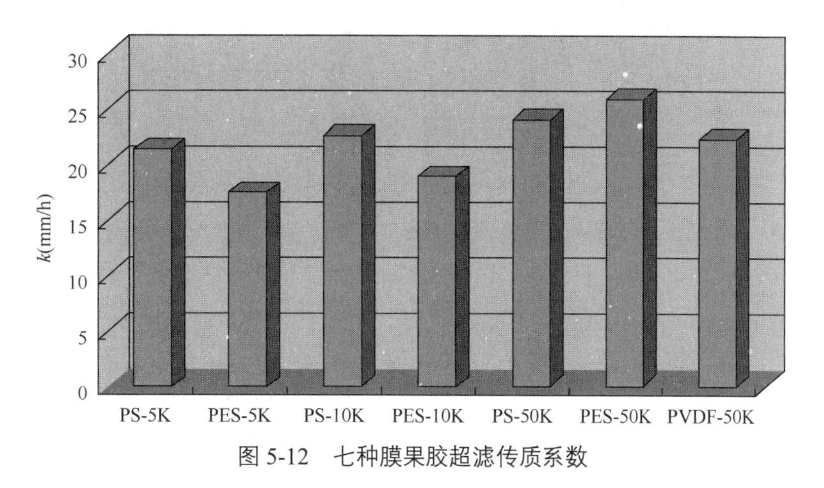

图 5-12　七种膜果胶超滤传质系数

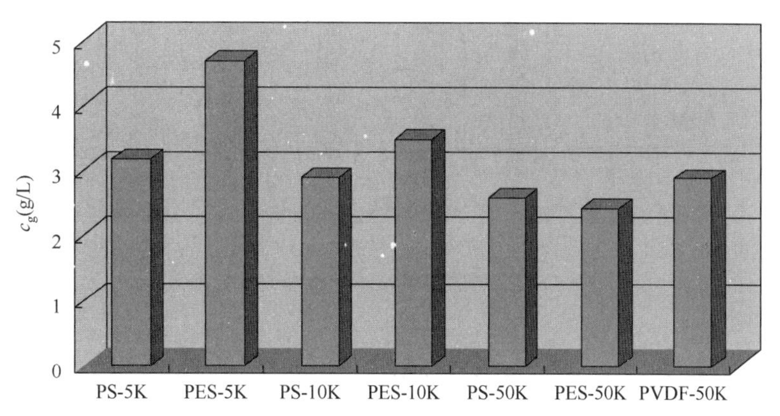

图 5-13　七种膜果胶超滤膜面平衡浓度

表 5-7　七种膜果胶超滤膜阻力和浓差极化阻力

膜	Δp 对 $\Delta p/J_V$ 的一元回归方程	线性范围	膜自身阻力 R_m(/m)	浓差极化阻力 $\alpha\Delta p$(/m)
PS-5K	$\Delta p/J_V = 0.012\,7\Delta p + 0.001\,9$，$R^2 = 0.992\,4$	0.04～0.12 MPa	0.001 9	0.011 9Δp
PES-5K	$\Delta p/J_V = 0.015\,6\Delta p + 0.001\,6$，$R^2 = 0.990\,9$	0.04～0.12 MPa	0.001 6	0.015 6Δp
PS-10K	$\Delta p/J_V = 0.016\,4\Delta p + 0.001\,3$，$R^2 = 0.985\,3$	0.04～0.12 MPa	0.001 3	0.016 4Δp
PES-10K	$\Delta p/J_V = 0.019\,8\Delta p + 0.001\,3$，$R^2 = 0.998\,0$	0.02～0.10 MPa	0.001 3	0.019 8Δp
PS-50K	$\Delta p/J_V = 0.025\,0\Delta p + 0.000\,2$，$R^2 = 0.996\,7$	0.02～0.06 MPa	0.000 2	0.025 0Δp
PES-50K	$\Delta p/J_V = 0.020\,9\Delta p + 0.000\,1$，$R^2 = 1.0000$	0.02～0.06 MPa	0.000 1	0.020 9Δp
PVDF-50K	$\Delta p/J_V = 0.024\,6\Delta p + 0.000\,2$，$R^2 = 0.999\,2$	0.04～0.10 MPa	0.000 2	0.024 6Δp

图 5-14、图 5-15 分别为七种不同材质和截留分子量超滤膜过滤果胶溶液的膜阻力、浓差极化阻力图。

（3）七种膜果胶超滤动力学模型：七种超滤膜通量随时间的变化关系符合指数模型，见表 5-8，通过对模型的换算可以得到透过液体积随时间变化的方程。通过这两个方程可以对过滤过程中任一时间膜通量或者透过液体积进行预测，并根据料液要达到的浓缩倍数对过滤时间进行估算。

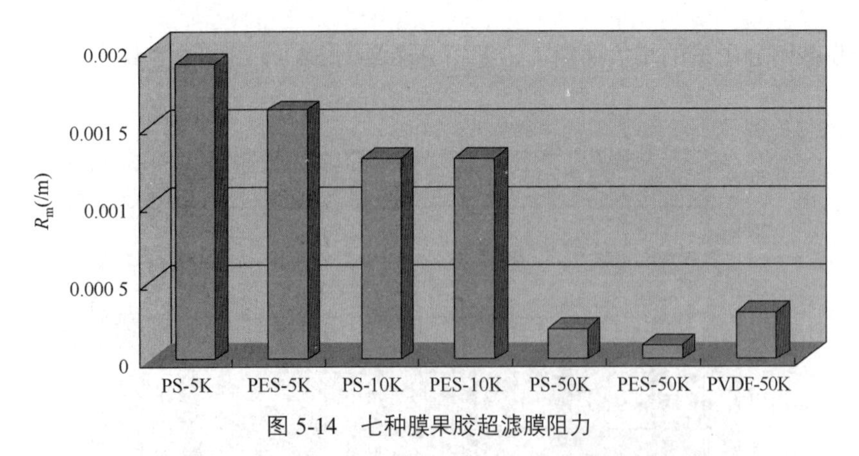

图 5-14　七种膜果胶超滤膜阻力

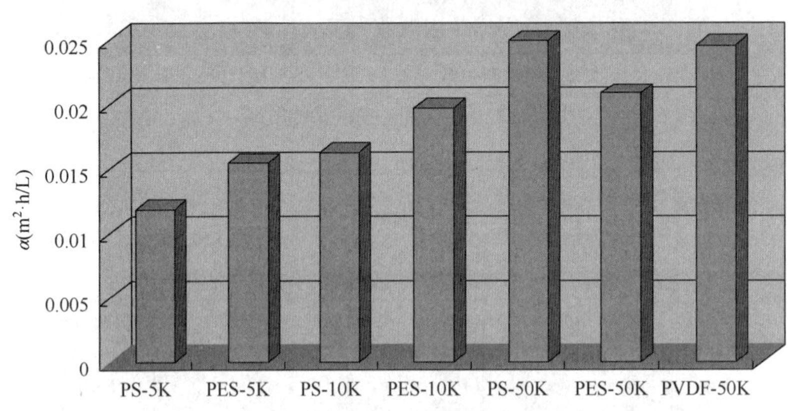

图 5-15　七种膜果胶超滤浓差极化阻力系数

表 5-8　七种膜果胶超滤动力学模型

膜	膜通量模型	透过液体积（g/L）
PS-5K	$J_V = 43.985e^{-0.009t}$，$R^2 = 0.996\ 0$	$V = 4\ 887.2$（$1-e^{-0.009t}$）
PES-5K	$J_V = 46.677e^{-0.011\ 7t}$，$R^2 = 0.994\ 3$	$V = 3\ 989.5$（$1-e^{-0.011\ 7t}$）
PS-10K	$J_V = 45.706e^{-0.009\ 5t}$，$R^2 = 0.998\ 3$	$V = 4\ 811.2$（$1-e^{-0.009\ 5t}$）
PES-10K	$J_V = 43.902e^{-0.010\ 9t}$，$R^2 = 0.998\ 8$	$V = 4\ 027.7$（$1-e^{-0.010\ 9t}$）
PS-50K	$J_V = 44.722e^{-0.008\ 4t}$，$R^2 = 0.985\ 9$	$V = 5\ 324.0$（$1-e^{-0.008\ 4t}$）
PES-50K	$J_V = 50.875e^{-0.012t}$，$R^2 = 0.985\ 7$	$V = 4\ 239.6$（$1-e^{-0.012t}$）
PVDF-50K	$J_V = 47.208e^{-0.010\ 2t}$，$R^2 = 0.993\ 8$	$V = 4\ 628.2$（$1-e^{-0.010\ 2t}$）

图 5-16、图 5-17 为七种不同材质和截留分子量超滤膜过滤果胶溶液的通量图和相对通量图。

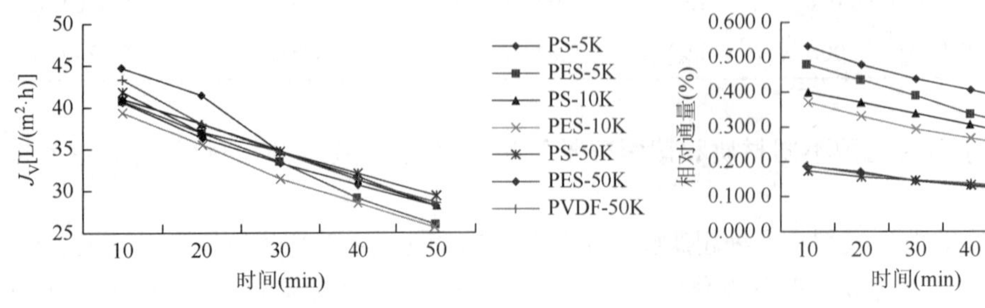

图 5-16　七种超滤膜果胶溶液通量　　图 5-17　七种超滤膜果胶溶液相对通量

从通量图上可以看出，七种膜过滤果胶溶液初期通量迅速衰减，纯水通量为 60～250 L/(m^2·h)，10 min 内均下降到 40～45 L/(m^2·h)，不同膜之间通量差异不大，之后由于浓差极化阻力和凝胶层阻力，通量继续缓慢衰减。从相对通量图上可以更清楚地比较出不同材质与截留分子量膜过滤果胶溶液的通量变化情况。七种膜的通量在过滤初期迅速下降为初始通量的 17%～55%不等，其中，截留分子量为 50 kDa 的膜通量衰减最严重，为初始通量的 18%左右，三种材质差异不大；其次为截留分子量为 10 kDa 的膜，为初始通量的 40%左右，聚砜、聚醚砜两种材质相似；衰减最小的是截留分子量为 5 kDa 的膜，为初始通量的 50%～60%。之后通量继续缓慢衰减，50 min 内衰减为初始通量的 10%～35%。

四、蛋白质超滤过程传质模型与动力学分析

1. PS-5K 膜蛋白质超滤传质模型和动力学分析　本项及下述 2. 项中所述膜的研究方法与实验过程同本节“一、关于膜过程阻力分布、膜污染度和超滤传质模型的研究”项，略；研究内容同本节“二、淀粉超滤过程传质模型与动力学分析”项，略。

2. 蛋白质超滤传质模型与动力学分析汇总

（1）七种膜蛋白质超滤传质模型：七种膜蛋白质（牛血清白蛋白，下同）超滤传质模型见表 5-9。从图 5-18、图 5-19 中可看出，不同材质与截留分子量的超滤膜过滤牛血清白蛋白溶液，在相同操作条件下的传质模型有所差异。

传质系数 k 随着膜截留分子量的增加而逐渐增大。传质系数 k 与物料种类、超滤膜、超滤器和操作条件等因素有关，k 大表明传质速率大，也就是说处理具有相同凝胶浓度的物料时的通量要大。

膜面平衡浓度 c_g 随着膜截留分子量的增加而逐渐增加。

表 5-9　七种膜蛋白质超滤传质模型

膜	传质模型	传质系数 k(mm/h)	膜面平衡浓度 c_g（g/L）
PS-5K	$J_V = -24.193\ln c_b + 226.51$，$R^2 = 0.9965$	24.193	11.64
PES-5K	$J_V = -26.524\ln c_b + 247.41$，$R^2 = 0.9897$	26.524	11.25
PS-10K	$J_V = -26.709\ln c_b + 261.88$，$R^2 = 0.9818$	26.709	18.13
PES-10K	$J_V = -19.163\ln c_b + 182.63$，$R^2 = 0.9948$	19.163	13.77
PS-50K	$J_V = -32.923\ln c_b + 331.28$，$R^2 = 0.9813$	32.923	23.44
PES-50K	$J_V = -29.803\ln c_b + 303.26$，$R^2 = 0.9932$	29.803	26.25
PVDF-50K	$J_V = -27.795\ln c_b + 273.78$，$R^2 = 0.9913$	27.795	18.96

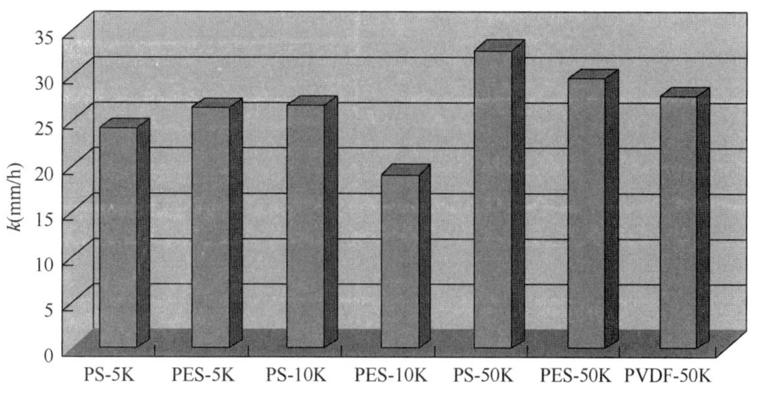

图 5-18　七种膜蛋白质超滤传质系数

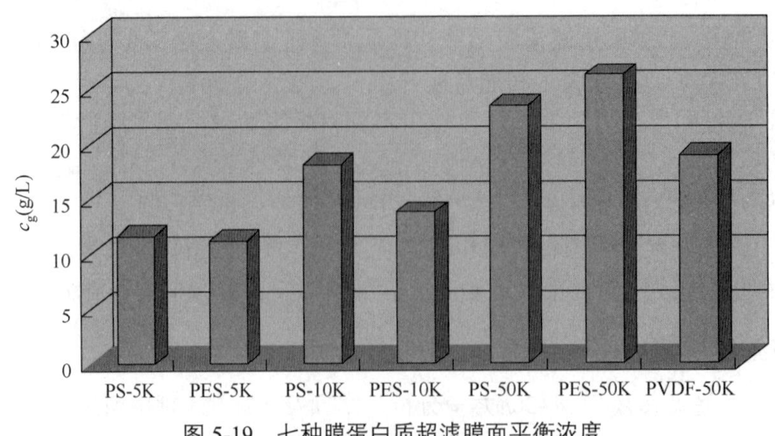

图 5-19　七种膜蛋白质超滤膜面平衡浓度

（2）七种膜蛋白质超滤膜阻力和浓差极化阻力：由七种膜在相同操作条件下膜通量与操作压力关系回归模型（表 5-10）的比较，结合图 5-20，图 5-21 可以看出，七种膜的膜阻力随截留分子量的增加而减小，即截留分子量大的膜纯水通量较大。七种膜过滤蛋白质溶液的浓差极化阻力分布范围为 0.002 7Δp～0.005 1Δp，相同压力下的浓差极化阻力随着膜截留分子量的增大而增大，截留分子量为 5 kDa 的超滤膜最小，截留分子量为 50 kDa 的膜最大。

表 5-10　七种膜蛋白质超滤膜阻力和浓差极化阻力

膜	Δp 对 $\Delta p/J_V$ 的一元回归方程	线性范围	膜自身阻力 R_m(/m)	浓差极化阻力 $\alpha\Delta p$(/m)
PS-5K	$\Delta p/J_V = 0.002\,7\Delta p + 0.001\,6$，$R^2 = 0.992\,3$	0.08～0.18 MPa	0.001 6	0.002 7Δp
PES-5K	$\Delta p/J_V = 0.002\,8\Delta p + 0.001\,5$，$R^2 = 0.971\,5$	0.08～0.18 MPa	0.001 5	0.002 8Δp
PS-10K	$\Delta p/J_V = 0.003\,0\Delta p + 0.001\,4$，$R^2 = 0.992\,4$	0.06～0.18 MPa	0.001 4	0.003 0Δp
PES-10K	$\Delta p/J_V = 0.003\,6\Delta p + 0.001\,3$，$R^2 = 0.967\,4$	0.06～0.18 MPa	0.001 3	0.003 6Δp
PS-50K	$\Delta p/J_V = 0.005\,1\Delta p + 0.000\,4$，$R^2 = 0.994\,7$	0.02～0.14 MPa	0.000 4	0.005 1Δp
PES-50K	$\Delta p/J_V = 0.004\,3\Delta p + 0.000\,1$，$R^2 = 0.991\,7$	0.02～0.12 MPa	0.000 1	0.004 3Δp
PVDF-50K	$\Delta p/J_V = 0.004\,2\Delta p + 0.000\,4$，$R^2 = 0.979\,1$	0.02～0.14 MPa	0.000 4	0.004 2Δp

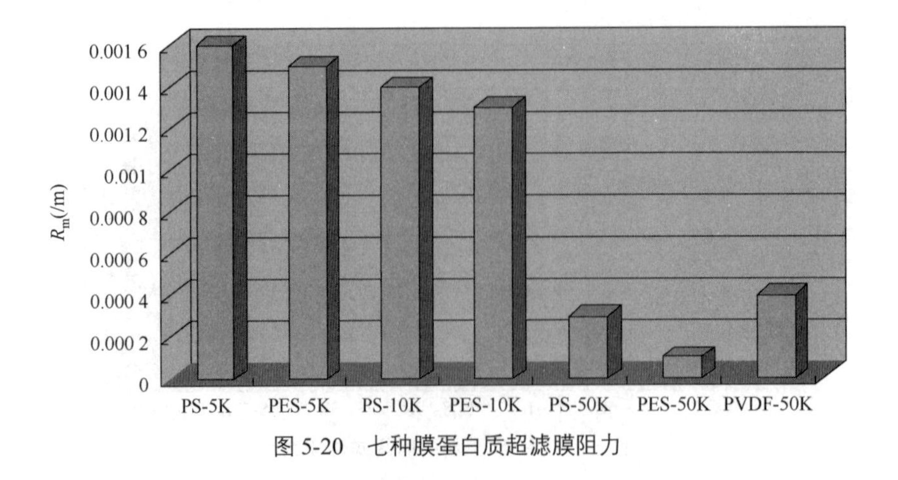

图 5-20　七种膜蛋白质超滤膜阻力

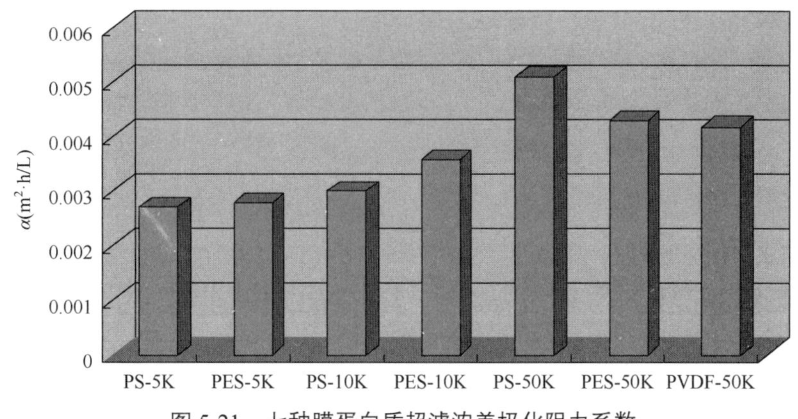

图 5-21　七种膜蛋白质超滤浓差极化阻力系数

（3）七种膜蛋白质超滤动力学模型：七种膜蛋白质超滤动力学模型见表 5-11。图 5-22、图 5-23 为七种不同材质和截留分子量超滤膜过滤牛血清白蛋白溶液的通量图和相对通量图。从通量图上可以看出，七种膜过滤牛血清白蛋白溶液初期通量迅速衰减，10 min 内均下降到 80～155 L/(m^2·h)，之后由于浓差极化阻力和凝胶层阻力，通量继续缓慢衰减，其中截留分子量为 50 kDa 的三种膜通量大于截留分子量为 5 kDa 和 10 kDa 的膜。从相对通量图上，可以更清楚的比较出不同材质与截留分子量膜过滤牛血清白蛋白溶液的通量变化情况。七种膜的通量在过滤初期迅速下降为初始通量的 55%～95%不等，其中，截留分子量为 50 kDa 的膜通量衰减最严重，为初始通量的 55%～60%，三种材质差异不大；其次为截留分子量为 10 kDa 的膜，为初始通量的 75%～80%，聚砜、聚醚砜两种材质相似；衰减最小的是截留分子量为 5 kDa 的膜，为初始通量的 90%～95%。之后通量继续缓慢衰减，25 min 后衰减为初始通量的 35%～65%。

表 5-11　七种膜蛋白质超滤动力学模型

膜	膜通量模型	透过液体积（g/L）
PS-5K	$J_v = 114.35e^{-0.0284t}$，$R^2 = 0.9810$	$V = 4026.4（1-e^{-0.0284t}）$
PES-5K	$J_v = 107.36e^{-0.0143t}$，$R^2 = 0.9819$	$V = 7507.7（1-e^{-0.0143t}）$
PS-10K	$J_v = 115.95e^{-0.015t}$，$R^2 = 0.9951$	$V = 7730.0（1-e^{-0.015t}）$
PES-10K	$J_v = 96.758e^{-0.0278t}$，$R^2 = 0.9878$	$V = 3480.5（1-e^{-0.0278t}）$
PS-50K	$J_v = 169.4e^{-0.0172t}$，$R^2 = 0.9969$	$V = 9848.8（1-e^{-0.0172t}）$
PES-50K	$J_v = 158.71e^{-0.0199t}$，$R^2 = 0.9954$	$V = 7975.4（1-e^{-0.0199t}）$
PVDF-50K	$J_v = 133.32e^{-0.0136t}$，$R^2 = 0.9684$	$V = 9802.9（1-e^{-0.0136t}）$

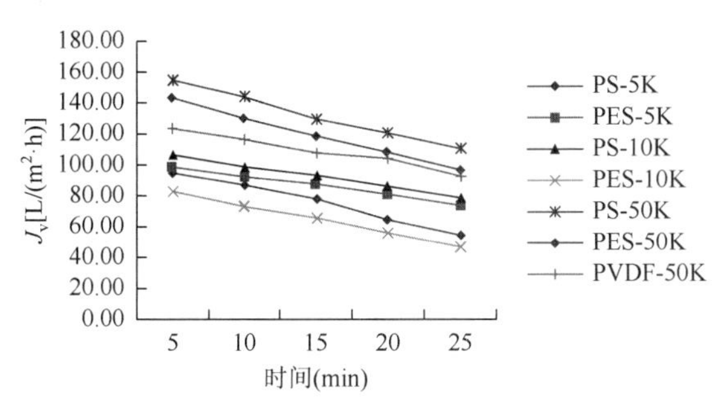

图 5-22　七种超滤膜蛋白质溶液通量

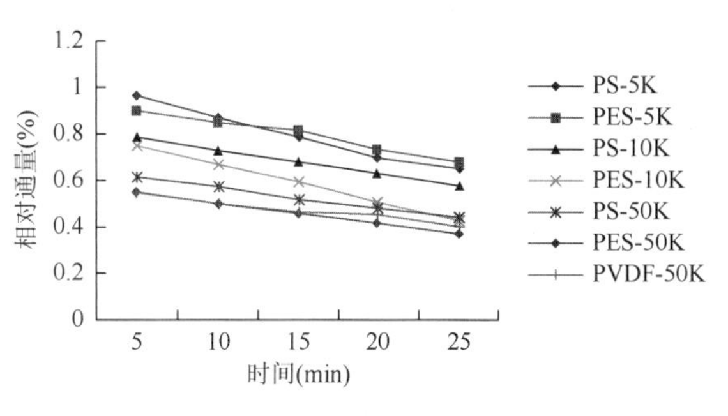

图 5-23　七种超滤膜蛋白质溶液相对通量

本节针对中药水提液超滤过程中的三种主要膜污染物质淀粉、果胶、蛋白质，对它们在不同材质与截留分子量的膜在超滤过程中的传质特性和动力学行为进行系统研究，为分析三种共性高分子物质的污染机制奠定了基础。

第二节
基于模拟体系的中药共性高分子物质在超滤膜上的吸附行为研究

超滤膜在使用过程中，有一个主要问题是膜污染及膜通量随运行时间的延长而降低。造成通量降低的因素主要有以下几个方面：①浓差极化，它使膜面上溶质的局部浓度增加，边界层流体阻力增加，使传质推动力下降、膜通量降低，一般发生在超滤开始的极短时间内（几分钟或几秒钟）。②膜孔的堵塞与阻塞，由于被分离溶质，尤其是大分子溶质与膜的相互作用使其在膜表面或膜孔内产生吸附或沉积，膜孔道的堵塞和阻塞使膜通量进一步降低。③凝胶层的出现及其固化，超滤进行一段时间后，浓差极化使膜面达到或超过溶质饱和溶解度时，将有凝胶层出现，导致膜的透过通量不依赖于所加压力，引起膜通量的急剧降低。

一般来讲，料液中的某些组分会在膜表面或膜孔中沉积而导致膜渗透率下降，因此膜与料液接触的同时产生膜污染。特别是在胶体体系中，如蛋白质体系等。胶体大分子等物质与膜材料界面接触发生的吸附决定了膜面的污染层的形成及其阻力的大小。因此，在膜分离技术应用的各个领域，对高分子物质的膜吸附行为均有较多的研究。

国内外研究表明，膜-溶质间的相互作用，即溶质在膜面的吸附是产生膜污染的主要原因，30%膜通量损失是由吸附污染造成的。膜过滤过程中的不可逆阻力与溶质吸附量存在一定的关系。溶质的吸附及吸附速率在某种程度上取决于膜材料、溶液化学性质和操作条件等。

本部分试验选取淀粉、果胶、蛋白质这三种中药水提液中所含有的主要共性高分子物质建立模拟体系，对这三种物质在多种常用超滤膜上的静态吸附行为进行考察，研究这些共性高分子物质在不同材质及孔径的膜上的吸附特性和差异，探讨中药水提液超滤过程中造成膜污染的物质基础，为寻找减轻膜污染的有效措施提供依据。

一、关于膜吸附行为的讨论与实验研究方法

1. 膜材料对吸附的影响　膜材料特性是指膜材料的物化性能，如由膜材料的分子结构决定的膜表面的电荷性、亲水性、疏水性。本实验采用静态吸附的方法来研究膜的污染情况，在吸附发生时无压力驱动，膜通量为零，以排除因液体流动和压力梯度造成的浓差极化、溶质形变等影响。

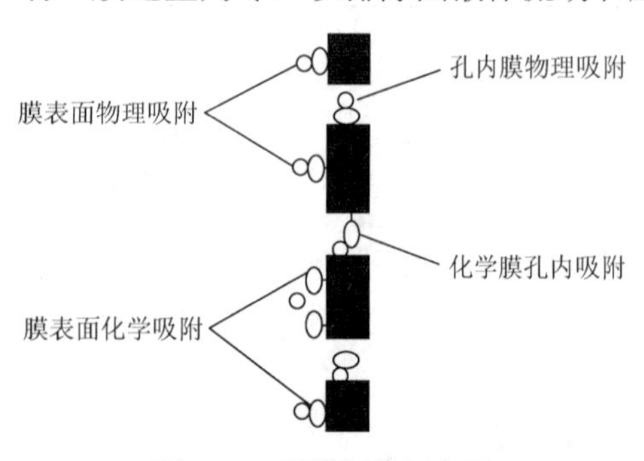

图 5-24　吸附污染示意图

2. 膜孔径对吸附的影响　胶体或溶质大分子对膜的吸附包括膜表面的吸附和膜孔内的吸附。在静态吸附过程中，如膜孔径远小于溶质的直径，吸附仅发生在膜表面，污染度较小；而当膜孔径与溶质直径接近或大于溶质直径时，料液在振荡过程中频繁地拍打膜面，使少量溶质进入膜孔的概率增加，使得污染度有较大提高。如图 5-24 所示，该过程中的吸附包括：①溶质从溶液中传递到膜面（外扩散）；②溶质吸附在膜表面（外吸附）；③膜表面上吸附的溶质向膜孔中传递（内扩散）；④溶质吸附在膜孔壁上（内吸附）。

3. 实验膜材料　实验用膜选用中药精制分离中常用的几种不同材质和截留分子量的超滤膜，分别为

聚砜，截留分子量为 5 kDa、10 kDa、50 kDa；聚醚砜，截留分子量为 5 kDa、10 kDa、50 kDa；聚偏氟乙烯，截留分子量为 10 kDa、50 kDa。超滤膜均购自美国 Sepro 公司，膜面积均为 50.24 cm^2。

4. 实验方法　取面积为 12.56 cm^2 的膜（1/4 片片状膜），膜面朝下置于装有 30 mL 一定浓度高分子溶液的磨口锥形瓶中，盖好塞子，在恒温振荡仪上以 120 次/分的频率振荡进行静态吸附实验，实验温度为 25℃。以 20 min 为一时间间隔取样 6 次共计 120 min，测定每次取样中高分子成分的含量，由质量平衡原理计算高分子物质的吸附量。

二、淀粉在超滤膜上的吸附行为研究

1. 膜材料对吸附的影响　根据笔者课题组的前期研究，实验中淀粉模拟溶液的浓度范围为 0.1%～2.0%。从图 5-25 中可看出随着淀粉溶液浓度的增加在膜上的吸附量也逐步增大，但当淀粉浓度为 20 g/L 时尚未达到吸附平衡的浓度，还呈进一步上升趋势。在上述三种材质超滤膜上的吸附量差异不大。

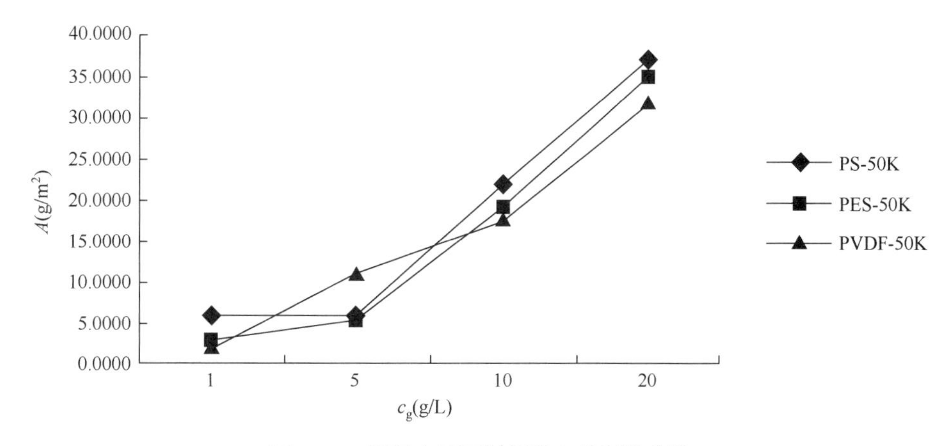

图 5-25　淀粉在不同材质膜上的吸附曲线

2. 膜孔径对吸附的影响　图 5-26、图 5-27 显示了不同浓度的淀粉溶液在截留分子量分别为 5 kDa、10 kDa 和 50 kDa 的聚砜膜和聚醚砜膜上的吸附情况。可看出，淀粉溶液浓度在 1～20 g/L 的范围内时，淀粉在聚砜膜上的吸附量为 PS-50K＞PS-10K＞PS-5K，不同浓度下的平衡吸附量差异不大，浓度为 20 g/L 时在聚砜膜上的平衡吸附量为 33～38 g/m^2。在三种截留分子量的聚醚砜膜上结果基本一致，三种孔径膜吸附量差异不大，最大浓度下平衡吸附量为 35 g/m^2 左右。

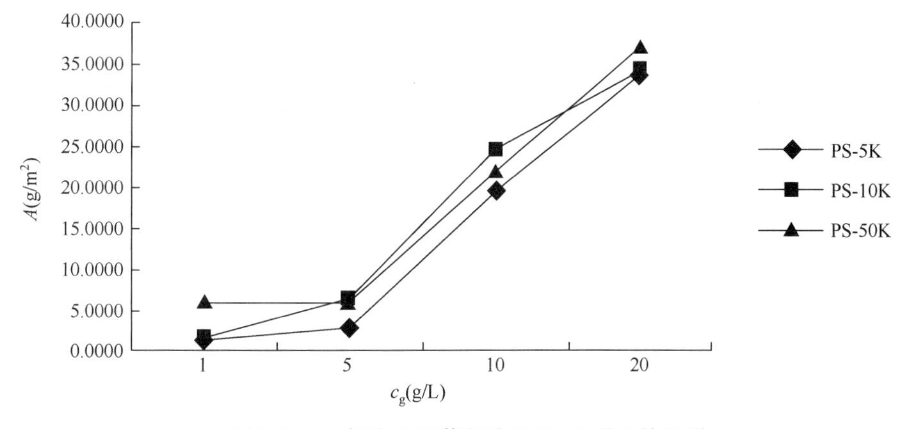

图 5-26　淀粉在不同截留分子量 PS 膜上的吸附

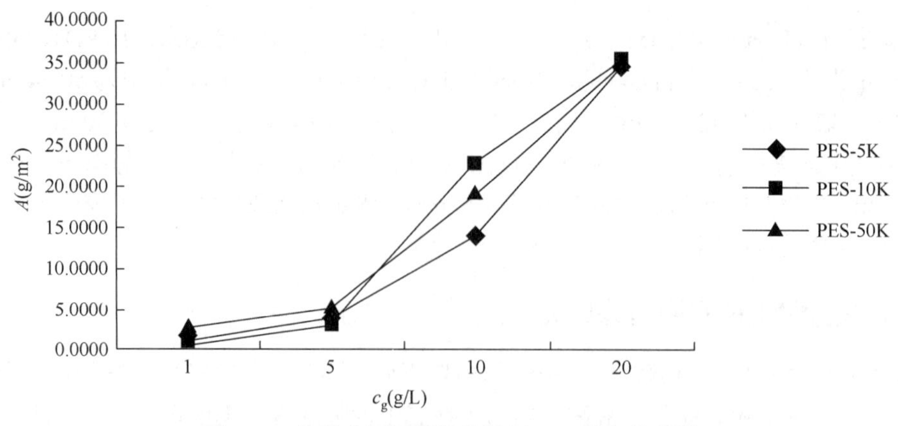

图 5-27 淀粉在不同截留分子量 PES 膜上的吸附

3. 吸附动力学参数 淀粉的静态吸附动力学实验结果如图 5-27 所示，采用 Langmuir 吸附动力学方程对图中吸附速率曲线进行拟合。

$$A = A_e(1 - e^{-K_0 t}) \tag{5-13}$$

式中，A_e为平衡条件下的淀粉吸附量；K_0为总的吸附速率常数。A_e越大，淀粉的平衡吸附量越大，膜污染越严重，反之污染较轻；K_0越小，吸附速率越慢，即膜污染速率越慢，反之较快。该模型可用于估计给定溶液条件下溶质对膜的污染程度和速率。A 和 A_e值可由一系列实验获得，$\ln(1-A/A_e)$对 t 作图，由直线的斜率可得到 K_0值，表 5-12 列出了不同材质与孔径膜的 K_0和 A_e值。

图 5-28 为不同浓度淀粉溶液在不同材料与孔径膜片上的吸附量与时间的关系，可以看出淀粉在膜上的吸附量随着时间增长而增大，吸附主要发生在与膜接触的前 40 min，60 min 以后基本达到平衡状态，吸附量变化较小。

从图 5-29、图 5-30 中，可看出不同浓度淀粉在七种超滤膜上的吸附速率和程度。由表 5-12 可知，淀粉在七种超滤膜上的 K_0均随溶液浓度的增加而增加，2.0%的淀粉溶液吸附速率最快。相同截留分子量不同材质的膜，K_0值无明显差异。同种材质不同截留分子量的膜，K_0值随膜截留分子量的增大而增大，即截留分子量大的膜，吸附速率较快。

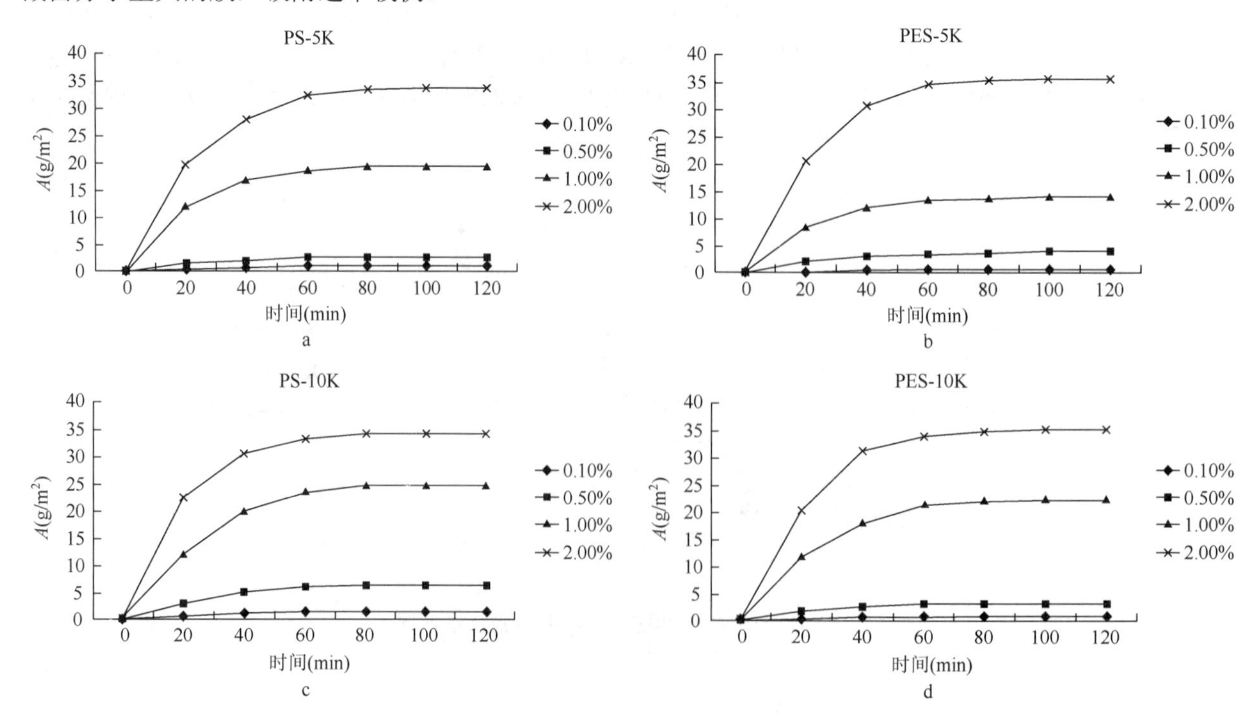

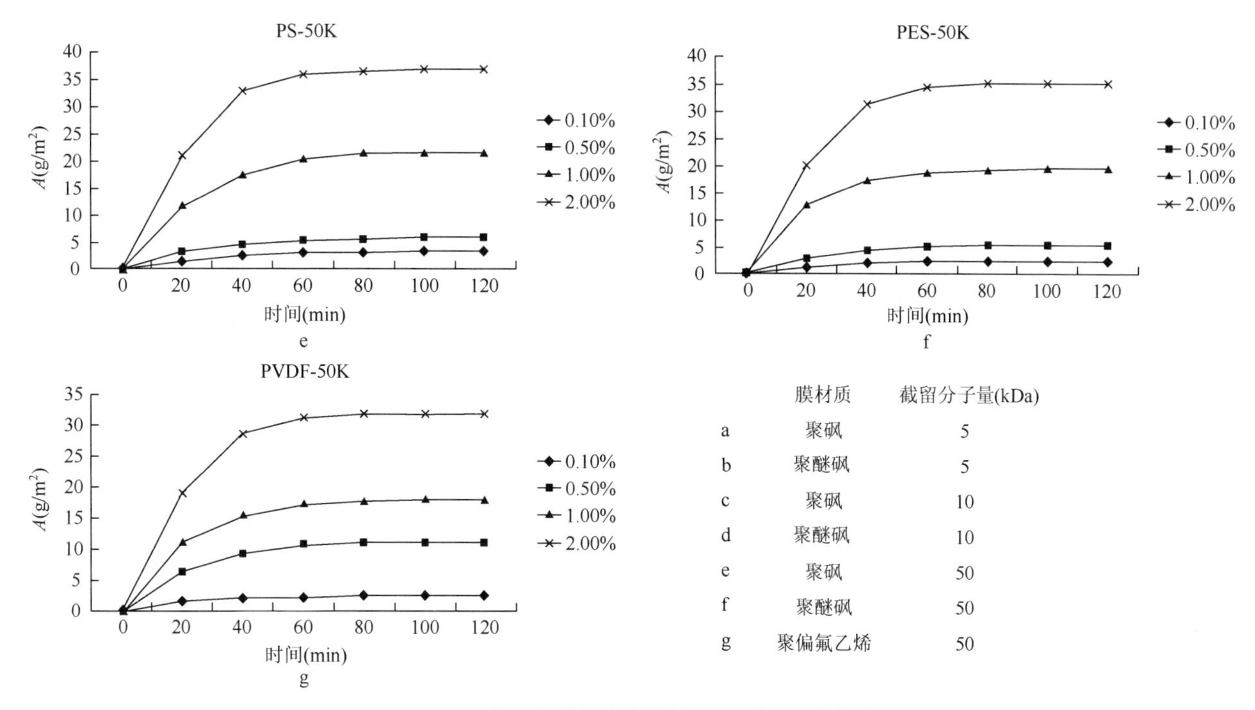

图 5-28　淀粉七种超滤膜的静态吸附动力学曲线

淀粉在七种超滤膜上的 A_e 值均随溶液浓度的增加而增加，0.1%的淀粉溶液平衡吸附量最小，均小于 5 g/m^2。2.0%的平衡吸附量均在 30 g/m^2 以上，浓度对平衡吸附量的影响较大。相同截留分子量不同材质的膜，A_0 值无明显差异。同种材质不同截留分子量的膜，A_0 值也无明显差异，提示膜材质与截留分子量对淀粉在膜上的吸附量无显著影响。

表 5-12　淀粉静态吸附下的 K_0 和 A_e 值

	K_0	A_e(g/m^2)
PS-5K		
c = 0.1%	0.039 4	1.167 4
c = 0.5%	0.046 3	2.515 9
c = 1.0%	0.059 1	19.419 6
c = 2.0%	0.062 3	33.451 4
PES-5K		
c = 0.1%	0.031 2	0.858 7
c = 0.5%	0.052 4	4.035 5
c = 1.0%	0.058 5	13.862 0
c = 2.0%	0.065 6	34.320 9
PS-10K		
c = 0.1%	0.042 3	1.514 7
c = 0.5%	0.052 7	6.125 3
c = 1.0%	0.060 8	24.358 3
c = 2.0%	0.068 2	34.131 1
PES-10K		
c = 0.1%	0.040 7	0.777 0
c = 0.5%	0.055 6	3.055 7

续表

	K_0	A_e(g/m^2)
c = 1.0%	0.057 6	22.438 6
c = 2.0%	0.066 5	35.164 8
PS-50K		
c = 0.1%	0.044 5	3.308 9
c = 0.5%	0.050 0	5.867 3
c = 1.0%	0.059 0	21.704 6
c = 2.0%	0.072 1	38.561 2
PES-50K		
c = 0.1%	0.043 8	2.612 5
c = 0.5%	0.053 1	5.246 7
c = 1.0%	0.676	19.143 6
c = 2.0%	0.072 8	34.851 1
PVDF-50K		
c = 0.1%	0.042 1	2.245 0
c = 0.5%	0.061 0	10.922 3
c = 1.0%	0.064 0	17.679 6
c = 2.0%	0.071 0	31.866 8

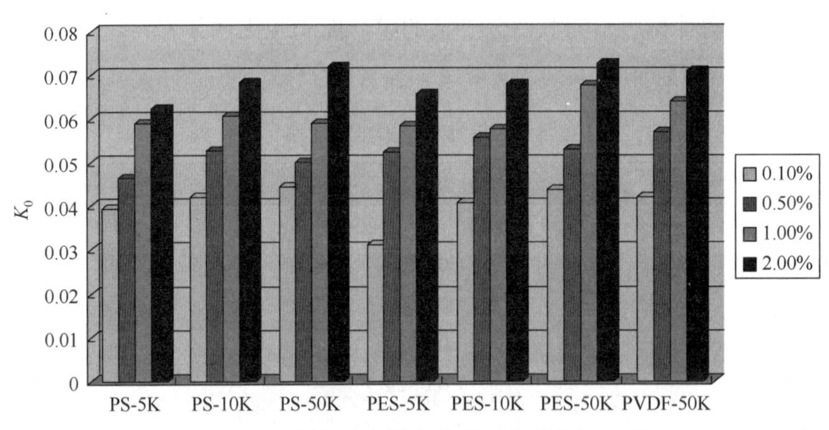

图 5-29　不同浓度淀粉在七种超滤膜上的 K_0 值

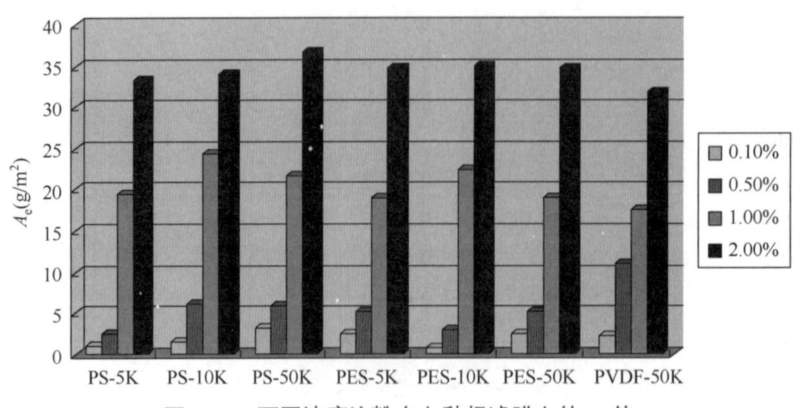

图 5-30　不同浓度淀粉在七种超滤膜上的 A_e 值

三、果胶在超滤膜上的吸附行为研究

1. 膜材料对吸附的影响　根据笔者课题组的前期研究，实验中果胶模拟溶液的浓度范围为 0.05%～0.2%。图 5-31 为果胶在三种材料膜片上的吸附情况，从图中可看出随着果胶浓度的增加，在膜片上的吸附量也逐步增大并趋于稳定，当果胶浓度为 2 g/L 时尚未达到吸附平衡的浓度。在三种材质超滤膜上的吸附量差异不大，聚偏氟乙烯膜的吸附量略低于聚砜和聚醚砜。

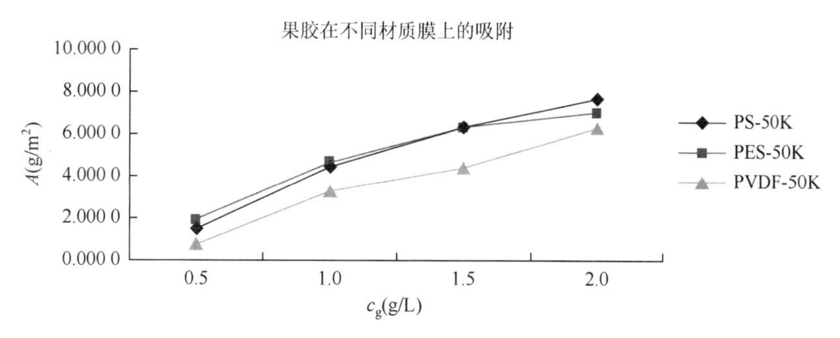

图 5-31　果胶在不同材质膜上的吸附

2. 膜孔径对吸附的影响　图 5-32、图 5-33 显示了不同浓度的果胶溶液在截留分子量分别为 5 kDa、10 kDa 和 50 kDa 的聚砜膜和聚醚砜膜上的吸附情况。可以看出，果胶溶液浓度为 0.5～2 g/L 时，在聚砜膜上的吸附量基本相同，在不同浓度下的平衡吸附量差异也不大，浓度为 2 g/L 时在聚砜膜上的平衡吸附量为 7.3～7.6 g/m^2。三种截留分子量的聚醚砜膜的结果基本一致，三种孔径膜吸附量差异不大，最大浓度下平衡吸附量在 7 g/m^2 左右。

以上实验数据提示：①果胶在三种不同材质的超滤膜上均存在吸附，膜材料对吸附量影响不大。②吸附量随果胶溶液浓度的增加而增加，中药水提液所含果胶浓度范围内未达平衡吸附浓度。③三种不同孔径的膜果胶吸附量未显出明显差异，分析可能是由于果胶溶液粒径较大，粒径分布在 0.375～296.0 μm，主要集中在 17.53 μm、60.06 μm、152.7 μm 左右，大于实验所用超滤膜的孔径，在膜上的吸附主要是膜面吸附，很少能进入膜孔内吸附，因此，膜孔径对果胶吸附量影响不大。

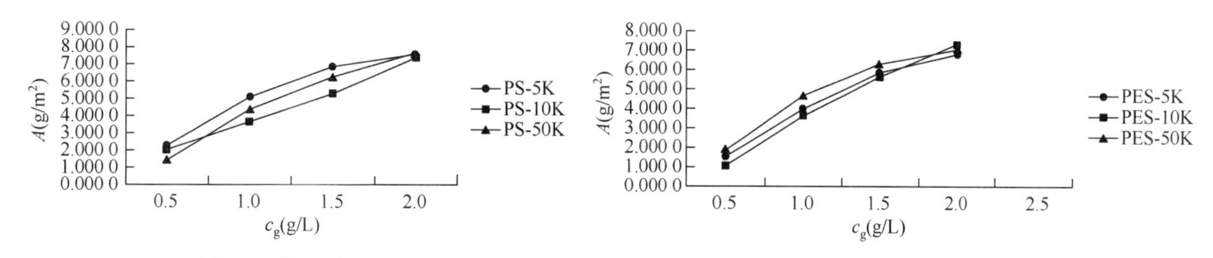

图 5-32　果胶在不同截留分子量 PS 膜的吸附　　图 5-33　果胶在不同截留分子量 PES 膜的吸附

3. 吸附动力学参数　果胶的静态吸附动力学实验结果如图 5-34 所示。果胶的静态吸附符合 Langmuir 吸附模型。对图中吸附速率曲线进行拟合，可得吸附速率常数 K_0 和平衡条件下的果胶吸附量 A_e。表 5-13 列出了不同材质与孔径膜的 K_0 值和 A_e 值。

图 5-34 为不同浓度果胶溶液在不同材料与孔径膜片上的吸附量与时间的关系，可以看出果胶在膜上的吸附量随着时间增长而增大，吸附主要发生在与膜接触的 40 min 内，60 min 以后基本达到平衡状态，吸附量变化较小。

从图 5-35、图 5-36 中，可看出不同浓度果胶在七种超滤膜上的吸附速率和程度。由表 5-13 可知，果胶在七种超滤膜上的 K_0 均随溶液浓度的增加而增加，0.2%的果胶溶液吸附速率最快。相同截留分子量不

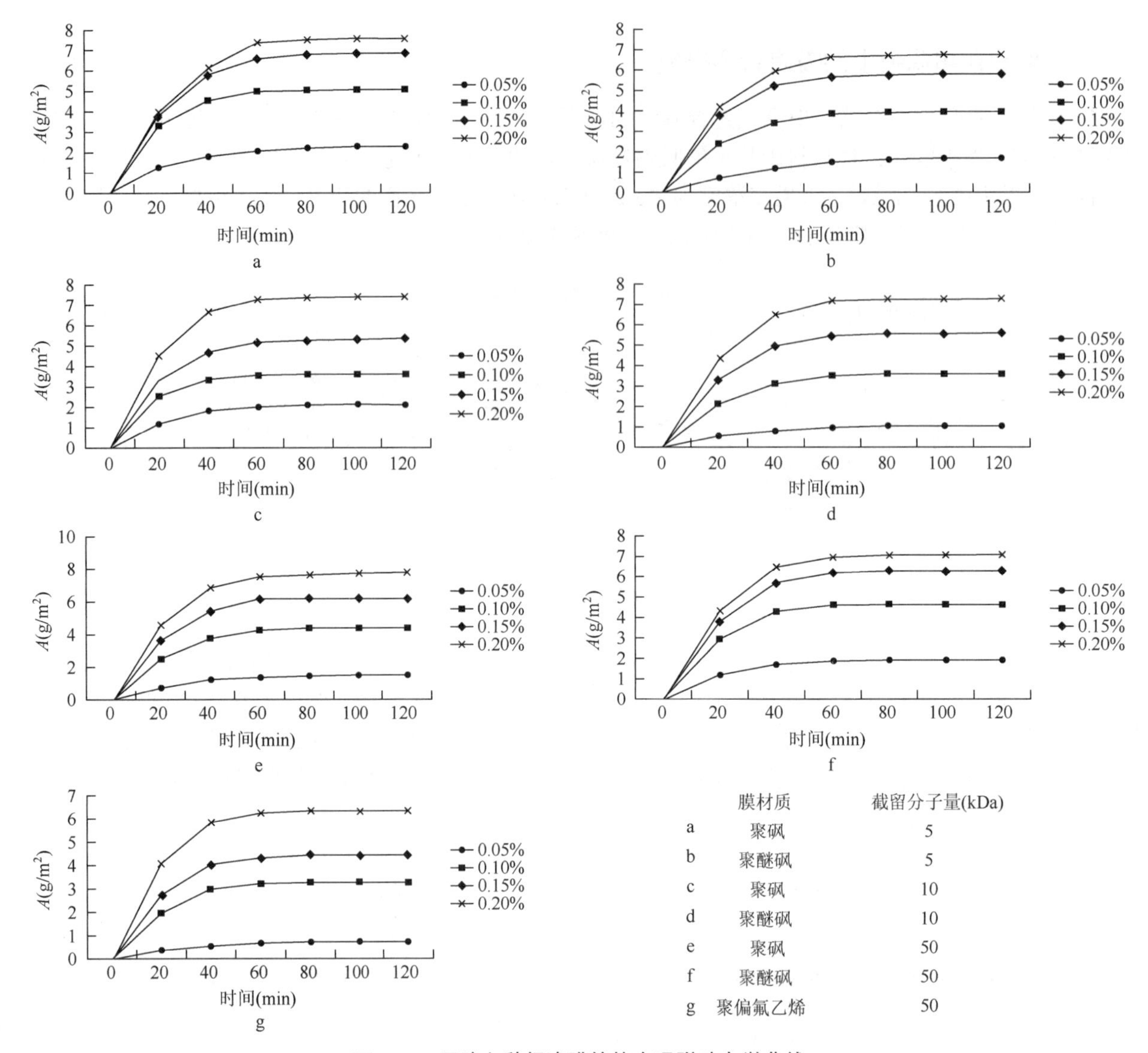

	膜材质	截留分子量(kDa)
a	聚砜	5
b	聚醚砜	5
c	聚砜	10
d	聚醚砜	10
e	聚砜	50
f	聚醚砜	50
g	聚偏氟乙烯	50

图 5-34 果胶七种超滤膜的静态吸附动力学曲线

同材质的膜，K_0值无明显差异。同种材质不同截留分子量的膜，K_0值随膜截留分子量的增大而增大，即截留分子量大的膜，吸附速率较快。

果胶在七种超滤膜上的 A_e 值均随溶液浓度的增加而增加，0.05%的果胶溶液平衡吸附量最小，均小于 2 g/m^2。0.2%的平衡吸附量均在 7 g/m^2 左右，浓度对平衡吸附量的影响较大。相同截留分子量不同材

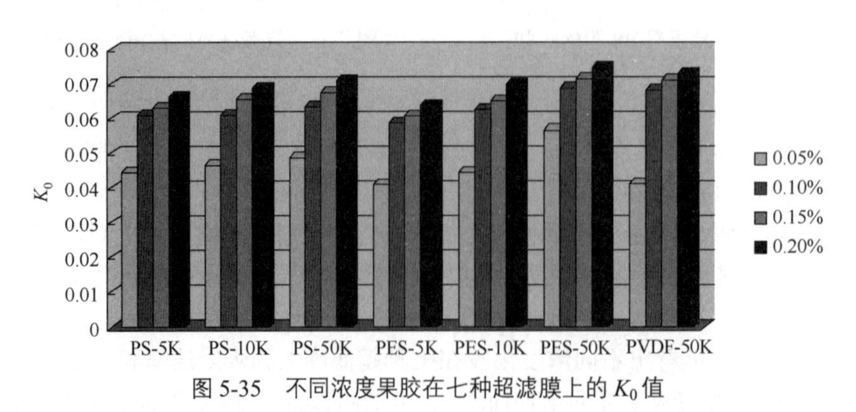

图 5-35 不同浓度果胶在七种超滤膜上的 K_0 值

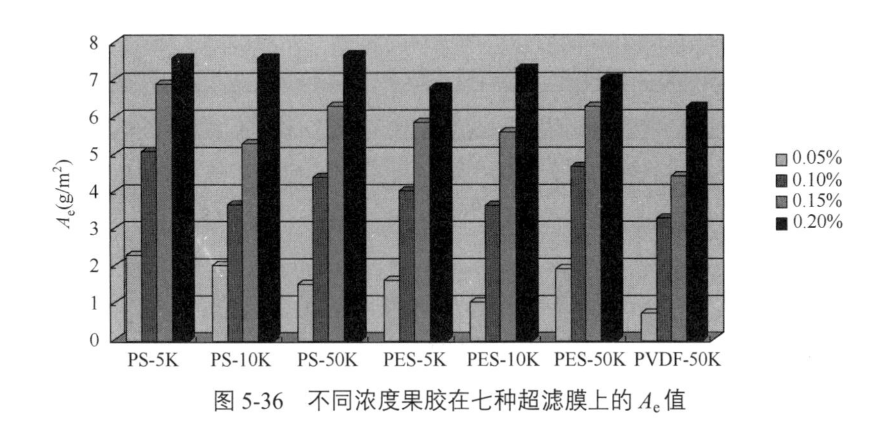

图 5-36　不同浓度果胶在七种超滤膜上的 A_e 值

质的膜，A_0 值无明显差异。同种材质不同截留分子量的膜，A_0 值也无明显差异，提示膜材质与截留分子量对淀粉在膜上的吸附量无显著影响。

表 5-13　果胶静态吸附下的 K_0 和 A_e

	K_0	$A_e(g/m^2)$
PS-5K		
$c = 0.05\%$	0.044 3	2.266 7
$c = 0.10\%$	0.060 6	5.072 1
$c = 0.15\%$	0.062 9	6.851 0
$c = 0.20\%$	0.066 2	7.569 0
PES-5K		
$c = 0.05\%$	0.040 9	1.610 0
$c = 0.10\%$	0.058 5	3.982 3
$c = 0.15\%$	0.060 5	5.816 2
$c = 0.20\%$	0.063 6	6.776 9
PS-10K		
$c = 0.05\%$	0.046 4	1.991 3
$c = 0.10\%$	0.061 6	3.641 9
$c = 0.15\%$	0.065 7	5.305 1
$c = 0.20\%$	0.068 6	7.365 6
PES-10K		
$c = 0.05\%$	0.042 3	1.041 8
$c = 0.10\%$	0.062 7	3.598 8
$c = 0.15\%$	0.065 1	5.597 3
$c = 0.20\%$	0.069 8	7.263 2
PS-50K		
$c = 0.05\%$	0.048 3	1.497 5
$c = 0.10\%$	0.063 3	4.373 9

续表

	K_0	A_e(g/m^2)
c = 0.15%	0.067 2	6.270 3
c = 0.20%	0.070 5	7.674 1
PES-50K		
c = 0.05%	0.056 5	1.903 6
c = 0.10%	0.068 5	4.635 8
c = 0.15%	0.071 5	6.266 7
c = 0.20%	0.074 4	7.025 6
PVDF-50K		
c = 0.05%	0.040 9	0.742 9
c = 0.10%	0.068 2	3.263 2
c = 0.15%	0.070 8	4.412 5
c = 0.20%	0.072 7	6.293 8

四、蛋白质在超滤膜上的吸附行为研究

1. 膜材料对吸附的影响　根据笔者课题组的前期研究，实验中蛋白质（牛血清白蛋白，下同）模拟溶液的浓度范围为 0.02%～0.2%。图 5-37 为蛋白质在三种材料膜片上的吸附情况。从图中可以看出随着蛋白质浓度的增加，在膜片上的吸附量也逐步增大，并呈进一步上升趋势，当蛋白质浓度为 2 g/L 时尚未达到吸附平衡的浓度。在三种材质超滤膜上的吸附量差异不大，聚偏氟乙烯膜的吸附量略高于聚砜和聚醚砜。

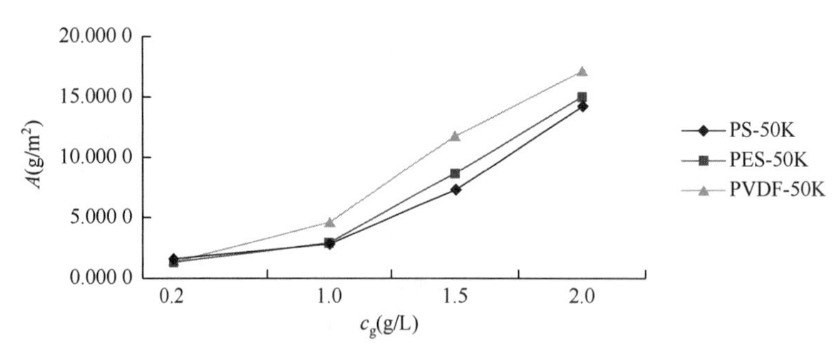

图 5-37　牛血清白蛋白在不同材质膜上的吸附

2. 膜孔径对吸附的影响　图 5-38、图 5-39 显示了不同浓度的蛋白质溶液在截留分子量分别为 5 kDa、10 kDa 和 50 kDa 的聚砜膜和聚醚砜膜上的吸附情况。可以看出，蛋白质溶液浓度为 0.2～2 g/L 时，在聚砜膜上的吸附量为 PS-50K＞PS-10K＞PS-5K，浓度为 2 g/L 时在聚砜膜上的平衡吸附量为 8.5～15 g/m^2。在三种截留分子量的聚醚砜膜上结果基本一致，三种孔径膜吸附量 PES-50K＞PES-10K＞PES-5K，最大浓度下平衡吸附量为 9～15 g/m^2。

以上实验数据提示：①蛋白质在三种不同材质的超滤膜上均存在吸附，膜材料对吸附量影响不大，聚偏氟乙烯膜吸附量略高于聚砜和聚醚砜。②吸附量随蛋白质溶液浓度的增加而增加，在中药水提液所含蛋白质浓度范围内未达平衡吸附浓度。③三种不同孔径的膜对牛血清白蛋白的吸附量大小依次为 50 kDa 膜＞10 kDa 膜＞5 kDa 膜。其原因可能是由于蛋白质溶液的粒径略小于淀粉和果胶，粒径分布在

0.315～296 μm，分布范围较广，部分粒径较小的溶质可能进入膜孔内吸附。因此，随着膜孔径的增大，蛋白质的吸附量也增大。

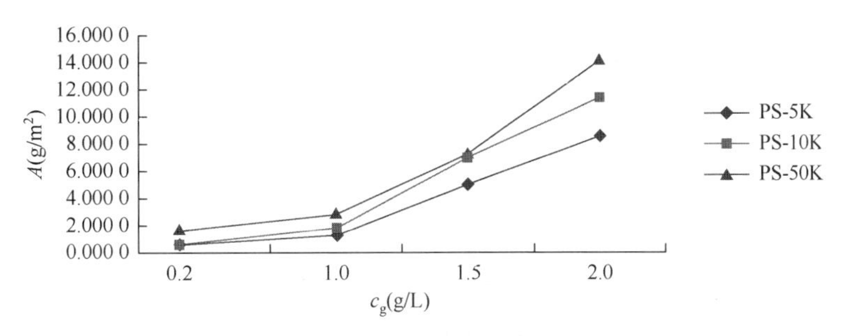

图 5-38　牛血清白蛋白在不同截留分子量 PS 膜的吸附

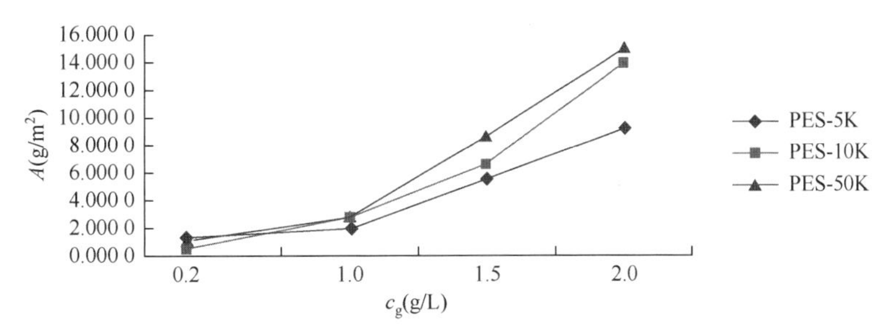

图 5-39　牛血清白蛋白在不同截留分子量 PES 膜的吸附

3. 吸附动力学参数　蛋白质的静态吸附动力学实验结果如图 5-40 所示。蛋白质的静态吸附符合 Langmuir 吸附模型。对图中吸附速率曲线进行拟合，可得吸附速率常数 K_0 和平衡条件下的果胶吸附量 A_e。表 5-14 列出了不同材质与孔径膜的 K_0 值和 A_e 值。

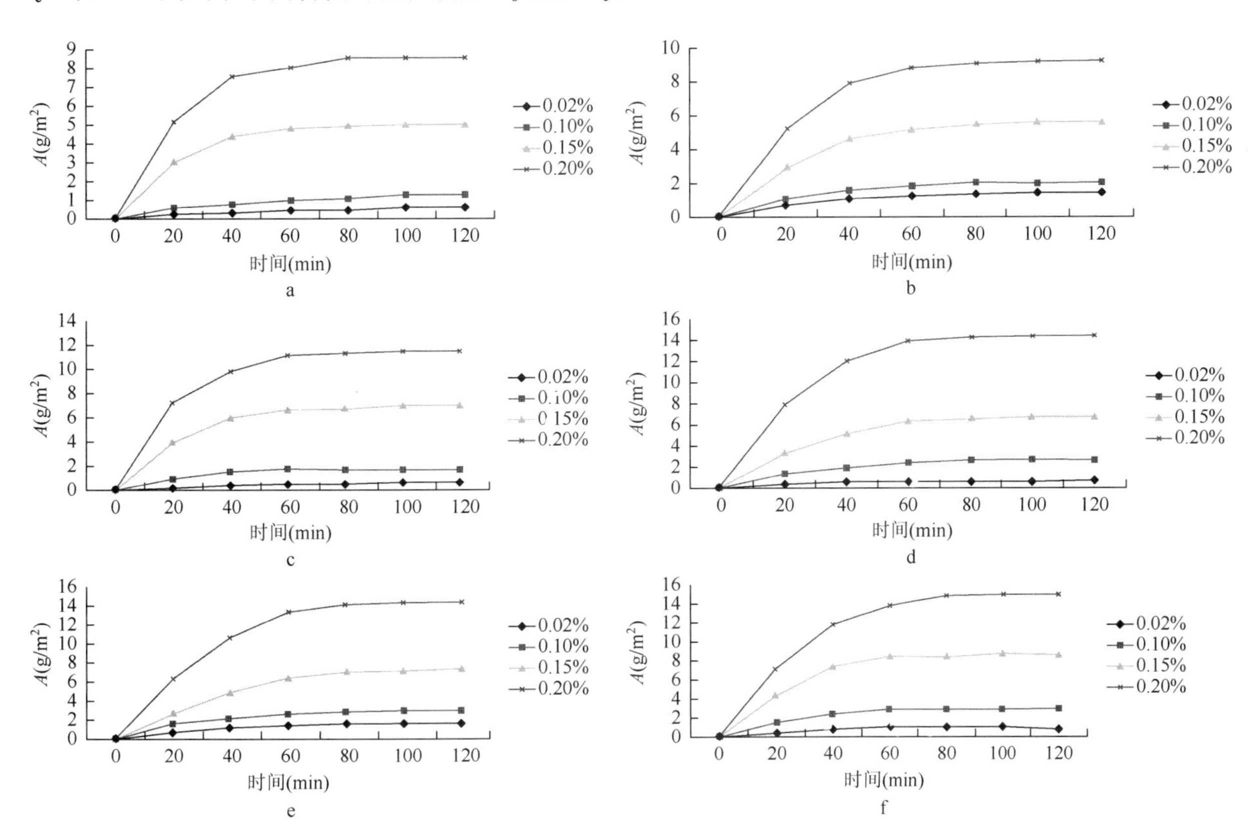

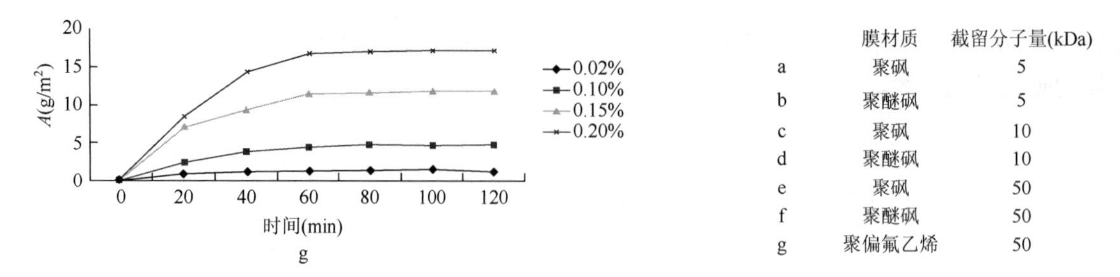

图 5-40 七种超滤膜的静态吸附动力学曲线

蛋白质的静态吸附动力学实验结果如图 5-40 所示。蛋白质的静态吸附符合 Langmuir 吸附模型。对图中吸附速率曲线进行拟合，可得吸附速率常数 K_0 和平衡条件下的果胶吸附量 A_e。表 5-14 列出了不同材质与孔径膜的 K_0 值和 A_e 值。

图 5-40 为不同浓度蛋白质溶液在不同材料与孔径膜片上的吸附量与时间的关系，可以看出蛋白质在膜上的吸附量随着时间增长而增大，但 60 min 以后基本达到平衡状态，吸附量变化较小。

表 5-14 牛血清白蛋白静态吸附下的 K_0 和 A_e 值

	K_0	$A_e(g/m^2)$
PS-5K		
$c = 0.02\%$	0.018 3	0.625 2
$c = 0.10\%$	0.024 0	1.281 5
$c = 0.15\%$	0.048 8	5.008 8
$c = 0.20\%$	0.050 0	8.543 4
PES-5K		
$c = 0.02\%$	0.031 3	1.368 5
$c = 0.10\%$	0.042 3	1.974 2
$c = 0.15\%$	0.044 9	5.641 9
$c = 0.20\%$	0.052 7	9.213 8
PS-10K		
$c = 0.02\%$	0.034 9	0.526 5
$c = 0.10\%$	0.045 8	1.767 4
$c = 0.15\%$	0.053 0	6.891 6
$c = 0.20\%$	0.058 6	11.344 4
PES-10K		
$c = 0.02\%$	0.035 4	0.535 2
$c = 0.10\%$	0.042 1	2.774 8
$c = 0.15\%$	0.047 2	6.559 9
$c = 0.20\%$	0.055 6	13.925 7
PS-50K		
$c = 0.02\%$	0.038 4	1.631 1
$c = 0.10\%$	0.043 2	2.872 8
$c = 0.15\%$	0.045 2	7.284 4
$c = 0.20\%$	0.059 0	14.281 8

续表

	K_0	$A_e(g/m^2)$
PES-50K		
$c = 0.02\%$	0.032 3	1.131 9
$c = 0.10\%$	0.050 4	2.866 8
$c = 0.15\%$	0.053 7	8.652 7
$c = 0.20\%$	0.065 3	14.990 7
PVDF-50K		
$c = 0.02\%$	0.039 9	1.396 1
$c = 0.10\%$	0.050 4	4.659 3
$c = 0.15\%$	0.057 4	14.920 4
$c = 0.20\%$	0.060 8	19.895 8

从图 5-41、图 5-42 中，可看出不同浓度蛋白质在七种超滤膜上的吸附速率和程度。由表 5-14 可知，蛋白质在七种超滤膜上的 K_0 均随溶液浓度的增加而增加，0.2%的蛋白质溶液吸附速率最快。相同截留分子量不同材质的膜，K_0 值无明显差异。同种材质不同截留分子量的膜，K_0 值随膜截留分子量的增大而增大，即截留分子量大的膜，吸附速率较快。

蛋白质在七种超滤膜上的 A_e 值均随溶液浓度的增加而增加，0.02%的蛋白质溶液平衡吸附量最小，均小于 2 g/m^2。0.2%的平衡吸附量为 8～17 g/m^2，浓度对平衡吸附量的影响较大。相同截留分子量不同材质的膜，A_0 值无明显差异，提示膜材质对牛血清白蛋白在膜上的吸附量无显著影响。同种材质不同截留分子量的膜，随着截留分子量的增大，蛋白质的吸附量也增大。

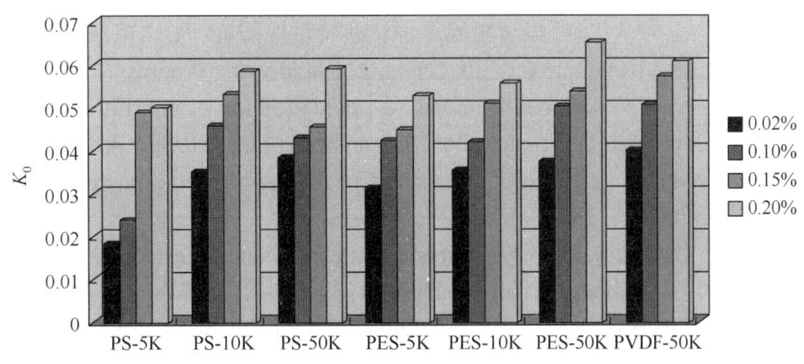

图 5-41　不同浓度牛血清白蛋白在不同七种超滤膜上的 K_0 值

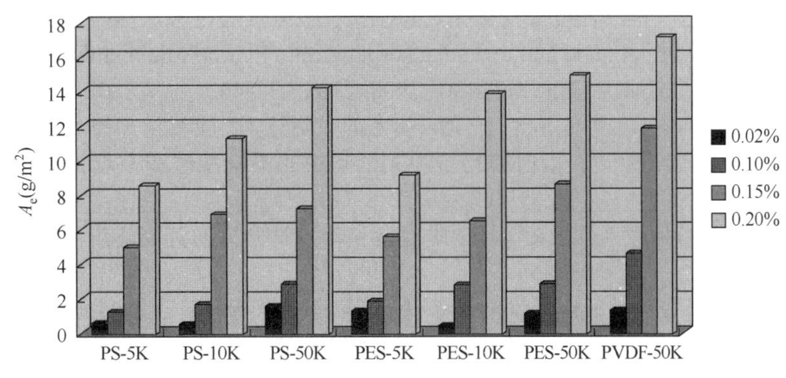

图 5-42　不同浓度牛血清白蛋白在不同七种超滤膜上的 A_e 值

针对待分离体系建立膜传质模型、研究其传递机制是膜过程优化的前提与基础。文献报道[18-20]，以猕猴桃果为原料，利用超滤膜装置对浸提的猕猴桃果多糖进行分离，同时对超滤过程的阻力及传质特性进行分析，并建立超滤过程的修正凝胶极化模型，为超滤分离工艺过程优化奠定了基础；针对大豆肽在膜分离过程中容易出现浓差极化现象并导致膜通量逐渐降低等问题，对大豆肽在超滤过程中质量传递机制及料液流动机制进行研究，通过掌握引起浓差极化的内在原因和大豆肽在超滤器流道中的流动特性，找到适合于处理大豆肽的最优操作条件；针对柑橘汁含有果胶、纤维等大分子物质和不溶性微粒等，在超滤过程中容易出现浓差极化现象而导致通量和产量逐渐降低的问题，对柑橘汁在超滤过程中质量传递机制及料液流动机制进行研究，为柑橘汁澄清工业使用超滤设备提供理论上的指导。

本章首次对中药水提液中共性高分子物质进行系统研究，建立了淀粉、果胶、蛋白质三种物质不同膜超滤过程的传质模型、动力学模型和静态吸附模型，为探讨中药水提液超滤过程中造成膜污染的物质基础和对中药膜技术应用系统进行优化设计奠定了基础。

参考文献

[1] 郭立玮. 中药膜分离领域的科学与技术问题. 膜科学与技术，2003，23（4）：209-213.
[2] Garcia A A，Bonen M，Damirez-Vick J，et al. 生物分离过程科学. 刘铮，詹劲，等译. 北京：清华大学出版社. 2004.
[3] 陈丹丹，郭立玮，刘爱国，等. 0.2 μm 无机陶瓷膜微滤对生地黄、黄芪水提液物理化学参数影响的初步研究. 南京中医药大学学报（自然科学版），2002，18（3）：153-155.
[4] 陈丹丹，郭立玮，刘爱国，等. 0.2 μm 无机陶瓷膜微滤枳实、陈皮水提液理化参数与通量变化关系的研究. 南京中医药大学学报，2003，19（3）：151-153.
[5] 刘贺，徐学明，过世东. 果胶超滤纯化过程传质模型和动力学分析. 膜科学与技术，2007，27（3）：48-51.
[6] 孟永成，田少君，周怡，等. 大豆蛋白溶液超滤过程传质特性的研究. 中国粮油学报，2005，20（5）：82-84.
[7] Michaels A S. New separation technique for CPI. Chemical Engineering Progress，1968，64（12）：32-37.
[8] Hanemaaijer J H，Robbertsen T，van den Boomgaard，et al. Fouling of ultrafiltration membranes. The role of protein adsorption and salt precipitation. Journal of Membrane Science，1989，40（2）：199-217.
[9] Dal-Cin M，Striez C，Tweddle T，et al. Effect of adsorptive fouling on membrane performance：Case study with a pulp mill effluent. Desalination，1995，101（2）：155-167.
[10] Jones K L，O Melia C R. Ultrafiltration of protein and humic substances：effect of solution chemistry on fouling and flux decline. Journal of Membrane Science，2001，193（2）：163-173.
[11] Bhattacharjee S，Sharma A，Bhattacharya P K. A unified model for flux prediction during batch cell ultrafiltration. Journal of Membrane Science，1996，111（2）：243-258.
[12] 孙培松，吴惠珍. 蛋白质在超滤过程中的膜污染和膜清洗. 水处理技术，1994，20（2）：81-84.
[13] 陆晓峰，陈仕意，刘光全，等. 超滤膜的吸附污染研究. 膜科学与技术，1997，17（1）：37-42.
[14] Jones K L，OMelia C R. Protein and humic acid adsorption onto hydrophilic membrane surfaces：effects of pH and ionic strength. Journal of Membrane Science，2000，165：31-46.
[15] 李秀芬，王晓丽，傅学起，等. 大豆蛋白在聚砜膜上的吸附行为. 膜科学与技术，2005，25（6）：1-6.
[16] 王志，伍艳辉，任延，等. 糖类和蛋白类物质污染聚砜膜的不同特性和微观机制. 水处理技术，2000，26（5）：273-276.
[17] 董洁. 基于模拟体系定量构效（QSAR）与传质模型和动力学分析的黄连解毒汤超滤机制研究. 南京：南京中医药大学，2009.
[18] 田龙，鲁云风，杜敏华，等. 猕猴桃果水溶性多糖的超滤膜分离研究. 过滤与分离，2007，17（1）：26-28.
[19] 陈山，杨晓泉，郭祀远，等. 大豆肽溶液超滤传质过程的研究. 化工装备技术，2003，24（1）：3-6.
[20] 王丽玲，焦必宁. 柑桔汁超滤传质过程机理的研究. 现代食品科技，2008，24（4）：327-329.

第六章

中药共性高分子模拟体系溶液环境对陶瓷膜分离过程的影响

第五章笔者以有机膜为对象，研究了中药共性高分子物质模拟体系溶液环境对膜分离过程的影响。本章，笔者将研究对象换成了应用最广泛的无机膜——陶瓷膜。

陶瓷膜之所以有别于有机膜而问世，主要原因之一是膜分离所遇到的实际应用体系性质千差万别，各有各的用武之地。因为陶瓷膜的特殊结构，在描述膜宏观分离性能与膜微结构参数之间的关系时，难以建立适用于任何体系的通用模型，必须对体系进行适当的分类。根据体系中分散相（溶质或粒子等）尺寸大小，可以将实际体系分为三类：溶液、溶胶和颗粒悬浮液。

溶液体系主要是指分散相以分子或离子形式存在，尺寸较小，一般小于几个纳米。膜分离在此类体系中的应用主要是反渗透（如海水淡化）和渗透气化（如乙醇脱水）等，目前用于这些领域的膜大多为有机膜。

用于悬浮液和溶胶体系的膜主要是无机膜。悬浮液中分散相以固体颗粒形式存在，颗粒粒径分布较宽，覆盖了纳米、亚微米和微米等尺度，当体系中悬浮粒子尺寸趋近亚微米尺度时，传统的沉降、离心和板框过滤很难进行处理，陶瓷膜分离方法是合适的选择。实验发现，不同孔径的陶瓷膜处理具有一定尺寸分布的粒子，其膜通量相差很大。这主要是因为粒子在膜孔内发生了不可逆堵塞，所引起膜层微结构参数的改变而造成的。不同尺寸的颗粒对陶瓷膜孔的堵塞机制各不相同，较小粒子进入膜孔中，较大粒子覆盖膜孔口，使得膜孔径分布与粒子颗粒分布之间的关系将更为复杂。

溶胶体系中分散相尺寸介于溶液和悬浮液之间，胶体体系的固液分离十分困难，使用传统的离心、沉降和板框过滤等分离方法都存在很大的困难。采用膜过滤进行胶体体系的固液分离，也存在膜通量低、膜污染严重的问题，因此提高膜通量、降低膜的污染对于推进胶体体系膜过滤的工业应用十分关键。胶体体系涉及的范围很广，中药与植物的提取液等均与胶体体系密切相关。中药材经过溶剂（主要是水）提取得到含有多糖类和蛋白质等高分子物质的提取液，其中具有药效的物质分子量均比较小，含量也很低，陶瓷膜技术是从提取液中分离出具有药用价值的低分子量物质的适宜选择。

陶瓷膜在生物医药领域中的应用研究是当前膜技术领域的热点之一。与有机膜材相比较，陶瓷膜在实际应用中有以下优势[1, 2]。

（1）耐高温、耐腐蚀：陶瓷膜在高温、苛性和微生物侵蚀环境中具有高度的稳定性，从理论上讲，经过良好处理的陶瓷膜可耐受600℃左右的高温、任何pH和各种腐蚀性环境，目前尚没有一种高分子材料膜具有如此广泛的适用性。

（2）清洗方便：由于陶瓷膜的高耐腐蚀性，可以用强酸溶解固体堵塞物，用碱液清洗油性沉积物，用含酶清洗剂处理堵塞在膜上的蛋白质凝胶，陶瓷膜元件具有非对称结构，因此可采用反冲的方法清除膜表面污物。

（3）膜易消毒处理：可以采用高温蒸气或高压蒸煮对膜进行消毒灭菌，也可以在氯碱环境下消毒灭菌。

（4）机械性能良好：陶瓷膜具有较高的结构稳定性，在一定压力下不变形，在溶剂中不溶胀，能经受固体颗粒的磨损。

（5）膜的使用寿命长：经过多次的高温清洗仍能保持分离性能不变，比有机膜的使用寿命长3～5倍。

通过对陶瓷膜在中药制药工艺中的应用所开展的大量研究[3-11]，笔者课题组发现，与水醇法精制中药工艺相比，陶瓷膜微滤的澄清除杂效果与醇沉法基本相近，有效成分的保留率优于醇沉法，且微滤操作简单、可在常温下进行、生产周期短，有望成为澄清中药水提液的一种新技术。

陶瓷膜的微结构（孔径、孔隙率等）和膜的材料特性（表面性质）是影响膜性能的主要因素。特别是对于小孔径的膜，以及在特定的环境下，如处理胶体体系时，相同微结构、不同材料的膜，其分离效果差别很大。对于刚性颗粒悬浮液体系，膜的微结构（孔径及孔径分布、厚度和孔隙率）对分离性能起决定性作用。而对于大分子水溶液体系而言，膜表面的电性与大分子电性的相互作用关系将决定膜的分离性能，如果膜表面的电性与大分子的电性相互吸引，使得吸附污染占主导地位，最终宏观表现为膜通量很小[12]。对于大分子膜对抗物质对陶瓷膜分离过程的影响，目前还主要依赖于实验研究手段进行判断。

本章将针对陶瓷膜精制中药技术中导致膜污染的淀粉、果胶、蛋白质等高分子物质，采用系统模拟方法，探讨上述关键膜对抗物质对陶瓷膜分离过程的影响，为这方面的研究积累一些经验，其中所涉及的相关实验数据均将录入本书第十章所述“中药水提液陶瓷膜污染基础数据库”，用于开展数据挖掘研究。

第一节
中药水提液的淀粉模拟体系陶瓷膜过程研究

淀粉是天然的高分子物质，广泛存在于植物体，尤其以果实或根、茎及种子中含量较高。其分散在水中形成悬浮液水溶胶，是一种典型的热力学不稳定体系，容易发生胶凝结块和沉淀分层[13]，是影响中药水提液稳定性的重要因素。在中药水提液膜过滤过程中，淀粉也是导致膜污染的主要物质之一。本部分将建立具有不同溶液环境特征的淀粉模拟溶液，考察不同溶液环境下的单一淀粉溶液及淀粉/小檗碱溶液对膜和膜过程的影响[14]。

一、淀粉模拟体系的陶瓷膜分离实验

1. 实验装置、仪器和试剂

（1）陶瓷膜装置：

1）膜管：0.2 μm ZrO_2内压管式陶瓷微滤膜，单通道，外径12 mm，内径8 mm，管长22 mm，膜面积为0.005 m^2，由南京工业大学膜科学技术研究所制备。

2）膜组件：不锈钢材质，硅橡胶密封垫圈。

3）泵：Shimge Three Ase Motor。

4）实验装置如图6-1。实验流程：将料液加入储槽中，经离心泵循环打入膜组件中错流过滤，渗透液由组件侧面出口流出，截留液流回储槽。流速及过滤压差由阀门调节控制；流速由流量计读数换算而得；过滤压差由进口压力p_1和出水压力p_2取平均值而得。

（2）试剂和仪器：可溶性淀粉（Sigma公司出品，进口分装）；碘试剂（上海实验试剂有限公司）；小檗碱（南京泽朗医药科技有限公司）；盐酸小檗碱对照品（中国药品生物制品检定所，批号110713-200208）；Waters 515双泵液相色谱仪（2487双波长紫外检测器，WDL-95色谱工作站）；Spectrμm 754型紫外-可见

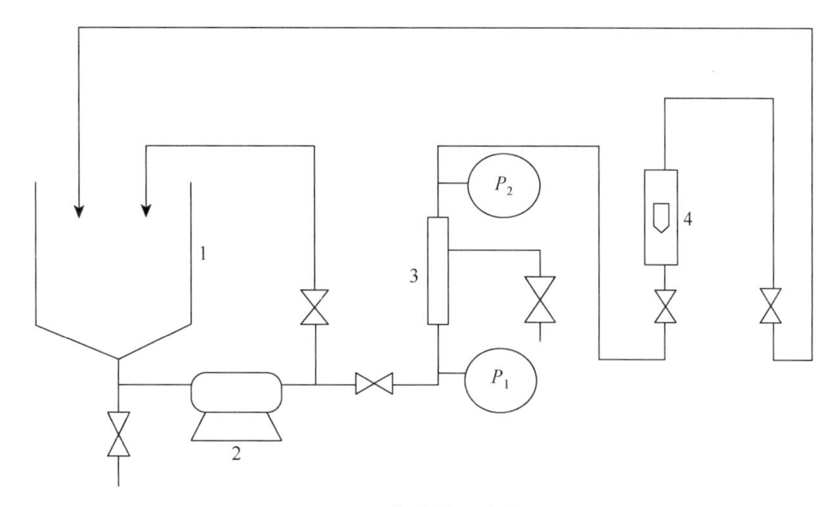

图 6-1　实验装置流程图

1. 储槽；2. 泵；3. 膜组件；4. 流量计

分光光度计（上海分析仪器厂）；Shimadzu Li-brorAEL-40SM 电子天平（1/10 万）；雷磁 pHSJ-4A 实验室 pH 计（上海精密科学仪器有限公司）；雷磁 DDSJ-308A 电导率仪（上海精密科学仪器有限公司）；SZD-Ⅱ 型智能化散射光浊度仪（上海水务建设工程有限公司）；DV-Ⅱ＋Pro 型旋转黏度计（美国 Brookfield 仪器有限公司）。

2. 淀粉模拟溶液和淀粉/小檗碱混合溶液的配制

（1）淀粉模拟溶液的配制：根据前期研究，中药水提液的淀粉含量范围为 0.01%～1.5%（g/mL）。因此选择浓度为 0.01%、0.05%、0.1%、0.5%、1%的五种淀粉溶液；pH 为 pH＝4、pH＝9 及 pH＝6.5（原液）；电解质种类为氯化钠与硫酸钠。

不同浓度的淀粉模拟溶液配制方法：分别精密称量 0.5 g、2.5 g、5 g、25 g、50 g 的淀粉，然后加入沸水，充分搅拌使之溶解，最后定容到 5 L。

不同 pH 的淀粉模拟溶液的配制方法：精密称量 2.5 g 淀粉，加水并充分搅拌使之溶解，然后定容到 5 L，最后分别向模拟溶液里加入磷酸或碳酸钠，配制成 pH＝4、pH＝9 的模拟溶液。

不同电解质种类的淀粉模拟溶液的配制方法：精密称量 2.5 g 淀粉，加水并充分搅拌使之溶解，然后定容到 5 L，最后加入 0.05 mol 的氯化钠或硫酸钠。

（2）淀粉/小檗碱混合溶液的配制：根据《中华人民共和国药典》（2005 版）中相关复方的处方，小檗碱的含量不得低于 0.02%，所以本研究选择 0.02%作为模拟溶液中小檗碱的浓度。

配制方法：精密称量 1 g 小檗碱，与淀粉一起混合，加水并搅拌使之充分溶解，再定容到 5 L，其他的步骤与单一的淀粉模拟溶液配制步骤相同。

3. 实验操作　分别配制 5 L 的不同溶液环境的料液，留样 500 mL，其余倒入陶瓷膜装置，旁路循环至 50℃，再取 500 mL 留样。在操作压力为 0.15 MPa，流量为 12 L/min，温度为 50℃的条件下，料液错流微滤，待渗透液的体积 1.5 L，停止过滤，然后用纯水在相同的条件下测其去除浓差极化后的膜通量，最后用纯水在相同的条件下测其去除表面沉积的膜通量。

阻力分布的测定，指标性成分小檗碱的含量测定方法等同上。

二、淀粉模拟体系溶液环境对陶瓷膜过程的影响

1. 溶液环境对膜通量衰减的影响

（1）溶质对膜通量衰减的影响：

1）淀粉浓度对膜通量的影响：图 6-2 是不同浓度的淀粉溶液通过 0.2 μm ZrO_2 膜通量衰减曲线图。研

究发现，0.01%淀粉溶液膜初始通量为 800 L/(m²·h)，稳定通量为 786 L/(m²·h)，达到稳定的时间为 10 min。随着浓度的增加，膜初始通量和稳定通量逐渐减小，0.05%、0.5%淀粉溶液的初始通量分别为 777.2 L/(m²·h)和 487.2 L/(m²·h)，10 min 膜稳定通量分别为 489.6 L/(m²·h)和 319.2 L/(m²·h)。这说明淀粉溶液的膜通量随溶液浓度的增大而减小，这是由于随溶液浓度的增加，溶液的淀粉的黏度增加，加上浓差极化阻力增强等因素导致过滤阻力增加，膜通量减少。

实验发现，浓度为 1%的淀粉溶液的膜初始通量与稳定通量都出现了反常的情况：1%淀粉溶液的膜初始通量与稳定通量分别为 668 L/(m²·h)和 444 L/(m²·h)，比 0.5%淀粉溶液初始通量和稳定通量分别高 40%和 50%。还发现 0.5%淀粉溶液的稳定通量较 0.1%淀粉溶液的稳定通量高。这些实验现象都说明，淀粉溶液的浓度对膜过程产生了重要影响，淀粉溶液浓度在 0.1%～0.5%时，膜初始通量与稳定通量都最小，提示可通过控制淀粉溶液的浓度调节溶液环境，达到优化膜过程的目的。

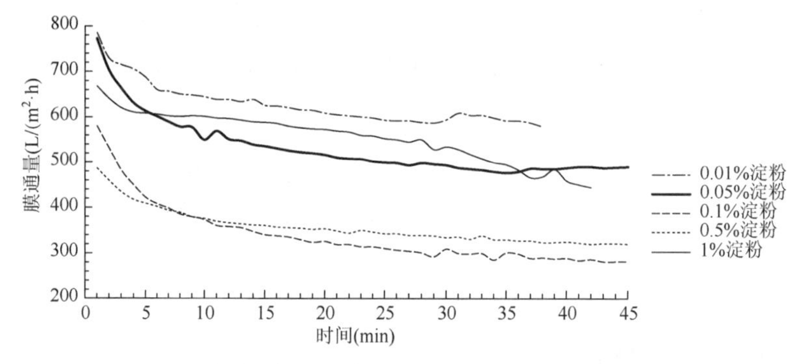

图 6-2　不同浓度淀粉模拟溶液通过 0.2 μm ZrO_2 膜通量衰减曲线

图 6-3 所示为不同浓度的淀粉溶液通过 0.05 μm ZrO_2 膜的通量衰减曲线图。研究发现，0.01%、0.05%、0.1%、0.5%、1%淀粉溶液的膜稳定通量为 810 L/(m²·h)、524.4 L/(m²·h)、417.2 L/(m²·h)、495.6 L/(m²·h)、429.6 L/(m²·h)，随着浓度的增加，膜稳定通量并没有相应的逐渐减少，而 0.1%淀粉溶液膜稳定通量最小，为 417.2 L/(m²·h)；浓度为 0.01%淀粉溶液，膜起始和稳定通量分别达到 1 027 L/(m²·h)和 810 L/(m²·h)，远远高于其他浓度。由图 6-2、图 6-3 可知，0.05 μm 孔径膜在膜稳定通量方面要高于 0.2 μm 孔径膜。

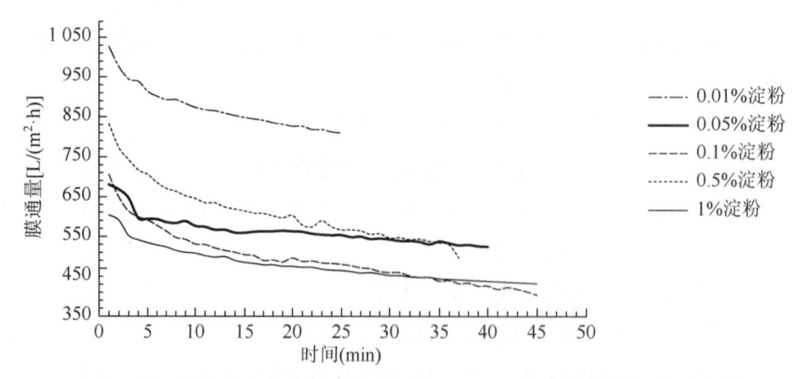

图 6-3　不同浓度淀粉模拟溶液通过 0.05 μm ZrO_2 膜的通量衰减曲线

2）小檗碱对膜通量衰减的影响：图 6-4 是不同浓度淀粉/小檗碱混合溶液通过 0.2 μm ZrO_2 膜通量衰减曲线图。研究发现，0.01%、0.05%溶液膜起始通量相差不大，但是 0.01%溶液的膜稳定通量却高于浓度 0.05%；而且 0.1%、0.5%、1%溶液膜起始通量相对比较稳定，但远远小于 0.01%、0.05%。而当淀粉的浓度为 0.1%时，膜稳定通量最小，为 288 L/(m²·h)，这可能与淀粉/小檗碱溶液环境有关。对比图 6-2、图 6-4 可看出，随着小檗碱的加入，不同浓度淀粉的溶液，小檗碱/淀粉混合溶液的膜起始通量和稳定通量都有一定程度的下降，并且膜通量衰减曲线更快一些。

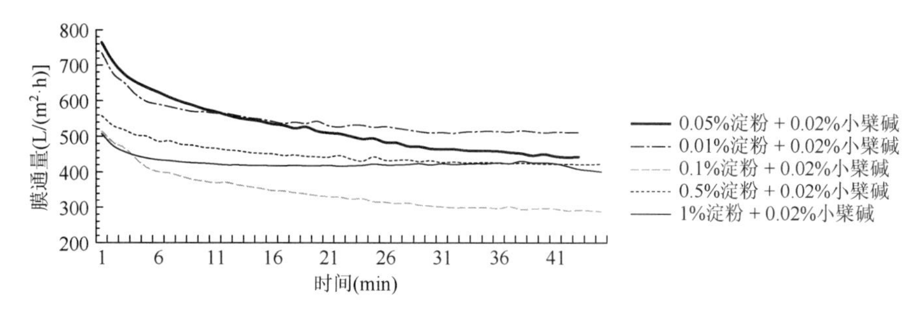

图 6-4　不同浓度淀粉/小檗碱混合溶液通过 0.2 μm ZrO_2 膜的通量衰减曲线

图 6-5 是不同浓度的淀粉/小檗碱溶液通过 0.05 μm ZrO_2 膜的通量衰减曲线图。对比图 6-3、图 6-5 可知，加入小檗碱后，0.01%、0.1%、0.5%、1%淀粉溶液的膜稳定通量分别由 810 L/(m^2·h)、417.2 L/(m^2·h)、495.6 L/(m^2·h)、429.6 L/(m^2·h)降到 555.6 L/(m^2·h)、405.6 L/(m^2·h)、462 L/(m^2·h)、408 L/(m^2·h)，由此再次说明加入小檗碱，可导致膜稳定通量降低。由图 6-4、图 6-5 可知，0.05 μm 孔径膜在膜稳定通量方面要高于 0.2 μm 孔径膜。

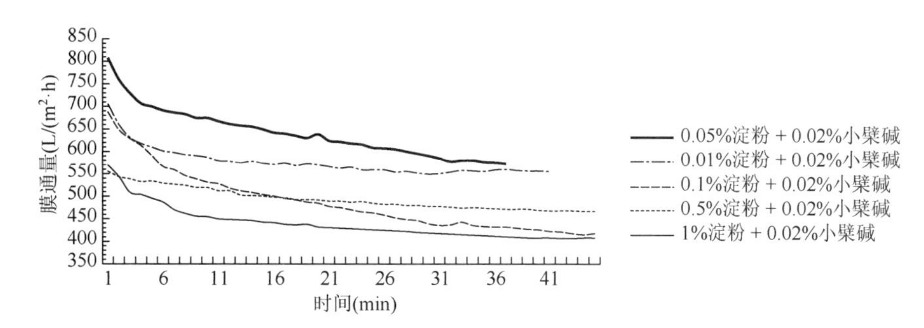

图 6-5　不同浓度淀粉/小檗碱混合溶液通过 0.05 μm ZrO_2 膜通量衰减曲线

（2）pH 对膜通量衰减的影响：

1）pH 对淀粉溶液膜通量衰减的影响：图 6-6 是不同 pH 淀粉模拟溶液通过 0.2 μm ZrO_2 膜的通量衰减曲线图，当 pH = 9 和 pH = 4 时，膜稳定通量分别为 963.6 L/(m^2·h)和 554.4 L/(m^2·h)，而原液（pH = 7）的膜稳定通量为 489.6 L/(m^2·h)。在 pH = 9 条件下，膜起始通量和稳定通量分别为 1 131.6 L/(m^2·h)和 963.6 L/(m^2·h)，远远高于 pH = 4 和原液的膜起始通量和稳定通量。

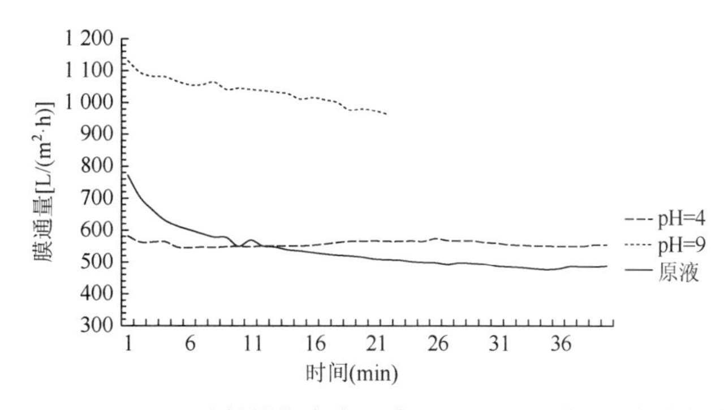

图 6-6　不同 pH 淀粉模拟溶液通过 0.2 μm ZrO_2 膜通量衰减曲线

图 6-7 是不同 pH 淀粉模拟溶液通过 0.05 μm ZrO_2 膜的通量衰减曲线图。当 pH = 9 时，淀粉溶液膜起始通量和稳定通量分别为 1 136.4 L/(m^2·h)和 898.8 L/(m^2·h)；当 pH = 4 时，淀粉溶液膜起始通量和稳定通量分别为 655.2 L/(m^2·h)和 651.6 L/(m^2·h)；而原液（pH = 7）膜起始通量和稳定通量分别为 680.4 L/(m^2·h)

和 524.4 L/(m^2·h)。与 0.2 μm 的膜通量变化趋势相同，通过调节 pH，使膜稳定通量都高于原液，并且在 pH = 4 的条件下，与原液（pH = 7）和 pH = 9 相比，膜通量衰减曲线平缓。另外，对比图 6-6 与图 6-7 可知，0.05 μm 孔径膜稳定通量高于 0.2 μm 孔径膜。

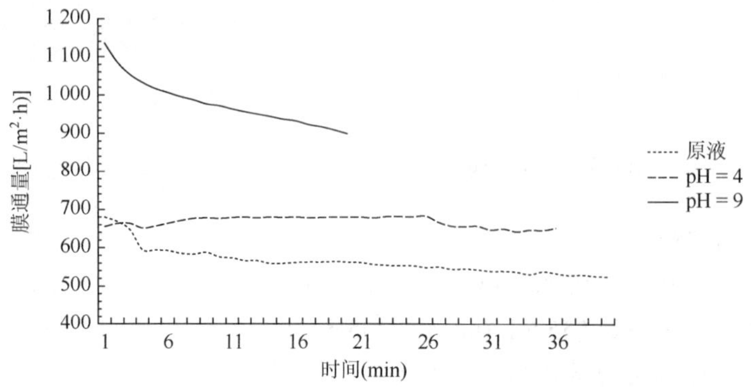

图 6-7 不同 pH 淀粉模拟溶液通过 0.05 μm ZrO_2 膜的通量衰减曲线

2）pH 对淀粉/小檗碱混合溶液通量衰减的影响：图 6-8 是不同 pH 淀粉/小檗碱混合溶液通过 0.2 μm ZrO_2 膜通量衰减图。当 pH = 9 时，溶液膜起始通量和稳定通量分别为 902.4 L/(m^2·h)和 595.2 L/(m^2·h)；当 pH = 4 时，溶液膜起始通量和稳定通量分别为 616.8 L/(m^2·h)和 567.6 L/(m^2·h)；而原液膜起始通量和稳定通量分别为 764.4 L/(m^2·h)和 442.4 L/(m^2·h)。在 pH = 9 条件下，膜起始通量和稳定通量远远高于 pH = 4 的溶液和原液；pH = 4 的淀粉/小檗碱混合溶液膜起始通量小于原液的起始通量。对比图 6-6 和图 6-8 可知，由于小檗碱的存在，膜稳定通量均有所降低。

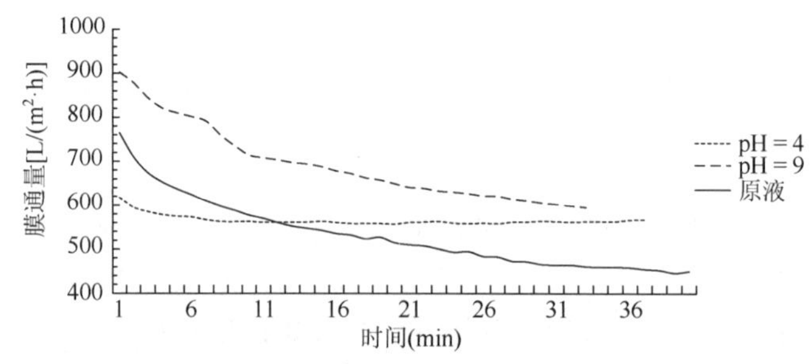

图 6-8 不同 pH 的淀粉/小檗碱混合溶液通过 0.2 μm ZrO_2 膜的通量衰减曲线

图 6-9 是不同 pH 淀粉/小檗碱混合溶液通过 0.05 μm ZrO_2 膜通量衰减图。当 pH = 9 时，溶液膜起始通量和稳定通量分别为 751.2 L/(m^2·h)和 662.4 L/(m^2·h)；当 pH = 4 时，溶液膜起始通量和稳定通量分别为 807.6 L/(m^2·h)和 642.4 L/(m^2·h)；而原液膜起始通量和稳定通量分别为 696.8 L/(m^2·h)和 572.4 L/(m^2·h)。对比图 6-8、图 6-9 可知，0.05 μm 孔径膜的稳定通量高于 0.2 μm 孔径膜的稳定通量。对比图 6-7、图 6-9 可知，加入小檗碱后，膜稳定通量均有所下降。

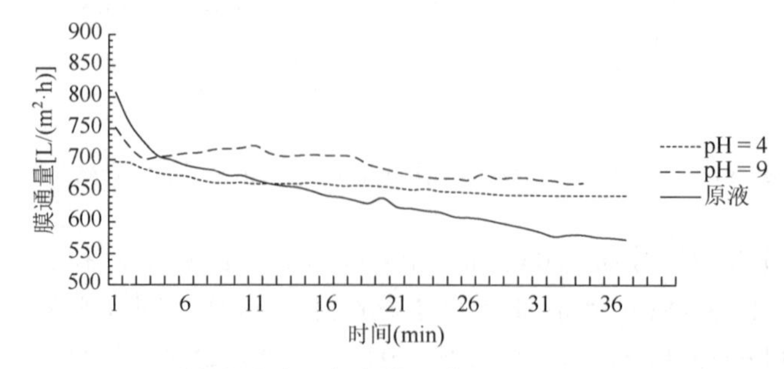

图 6-9 不同 pH 淀粉/小檗碱混合溶液通过 0.05 μm ZrO_2 膜的通量衰减曲线

（3）电解质对膜通量衰减的影响：

1）电解质的种类对淀粉溶液膜通量的影响：图 6-10 是不同电解质种类淀粉模拟溶液通过 0.2 μm ZrO_2 膜通量衰减图。可知，加入氯化钠、硫酸钠后，膜起始通量和稳定通量分别由 788.8 L/(m^2·h)和 489.6 L/(m^2·h)降到 772.4 L/(m^2·h)和 476.4 L/(m^2·h)、652.8 L/(m^2·h)和 369.6 L/(m^2·h)。其原因可能是加入的电解质，屏蔽了有利于淀粉分离的有效电荷，引起通量的下降。而加入硫酸钠的膜稳定通量要低于加入氯化钠的，这与单位浓度的硫酸钠溶液所含的离子强度要高于氯化钠溶液有关。

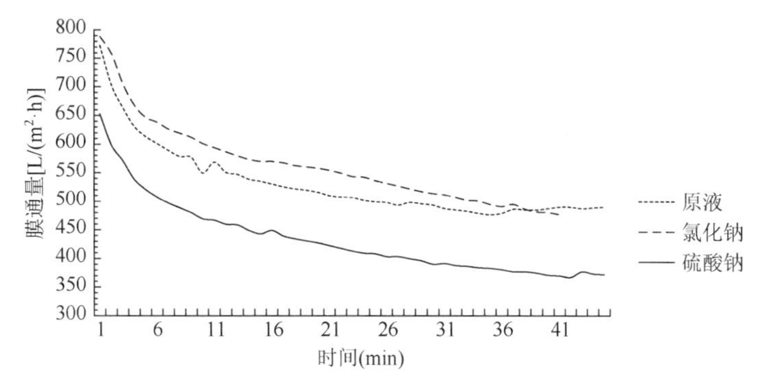

图 6-10　不同电解质种类淀粉模拟溶液通过 0.2 μm ZrO_2 膜的通量衰减曲线

图 6-11 是不同电解质种类淀粉模拟溶液通过 0.05 μm ZrO_2 膜通量衰减图。加入 0.01%氯化钠、0.01%硫酸钠后，膜稳定通量分别由 524.4 L/(m^2·h)降到 493.4 L/(m^2·h)和 486 L/(m^2·h)。对比图 6-10、图 6-11 可知，0.05 μm 孔径膜稳定通量要高于 0.2 μm 孔径膜。

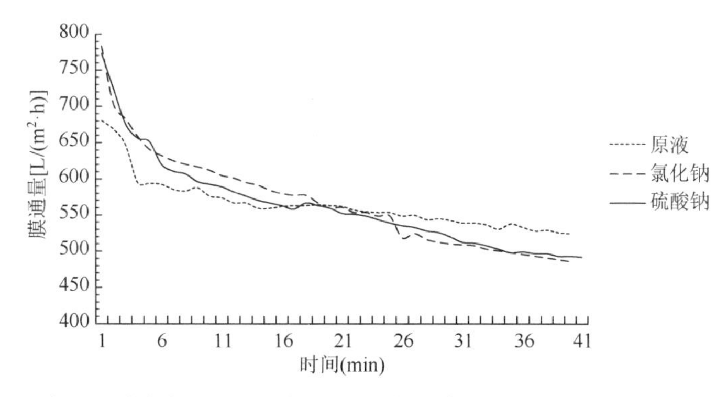

图 6-11　含不同种类电解质的淀粉模拟溶液通过 0.05 μm ZrO_2 膜的通量衰减曲线

2）电解质的种类对淀粉/小檗碱混合溶液膜通量衰减的影响：图 6-12 是含不同种类电解质淀粉/小檗碱混合溶液通过 0.2 μm ZrO_2 膜的通量衰减图。研究发现，加入小檗碱后，原液、含有 0.01%氯化钠、含有 0.01%硫酸钠样品溶液的膜起始通量和稳定通量分别降到 764.4 L/(m^2·h)和 442.8 L/(m^2·h)、644.4 L/(m^2·h)

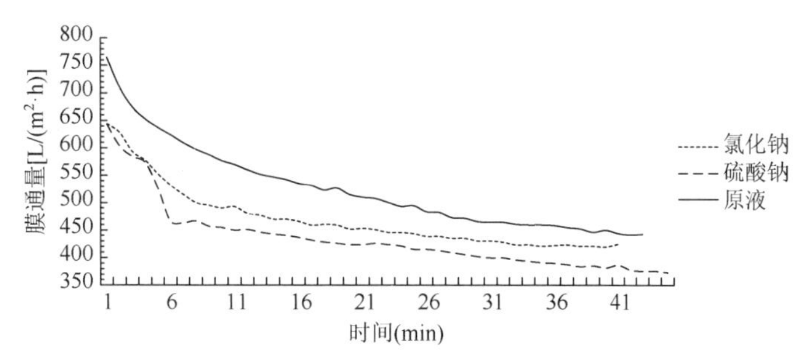

图 6-12　不同种类电解质淀粉/小檗碱混合溶液通过 0.2 μm ZrO_2 膜通量衰减曲线

和 419.6 L/(m^2·h)、643.2 L/(m^2·h)和 381.6 L/(m^2·h)。由此可以说明，由于小檗碱的存在，膜起始通量和稳定通量都有所下降，但含有 0.01%硫酸钠溶液膜稳定通量和起始通量虽有下降，总体较原液和含有氯化钠的溶液相对稳定。

图 6-13 是不同种类电解质淀粉/小檗碱混合溶液通过 0.05 μm ZrO_2 膜的通量衰减图。原液、含有 0.01%氯化钠溶液、含有 0.01%硫酸钠溶液的膜起始通量和稳定通量分别为 807.6 L/(m^2·h)和 572.4 L/(m^2·h)、718.8 L/(m^2·h)和 480 L/(m^2·h)、715.2 L/(m^2·h)和 460.8 L/(m^2·h)。对比图 6-12、图 6-13 可知，对于同一溶液环境的不同膜管，孔径为 0.05 μm 膜的稳定通量高于 0.2 μm 孔径膜。对比图 6-11、图 6-13 可知，加入小檗碱后，膜稳定通量有所下降，但含有 0.01%硫酸钠溶液的膜稳定通量和起始通量虽有下降，总体相对比较稳定。

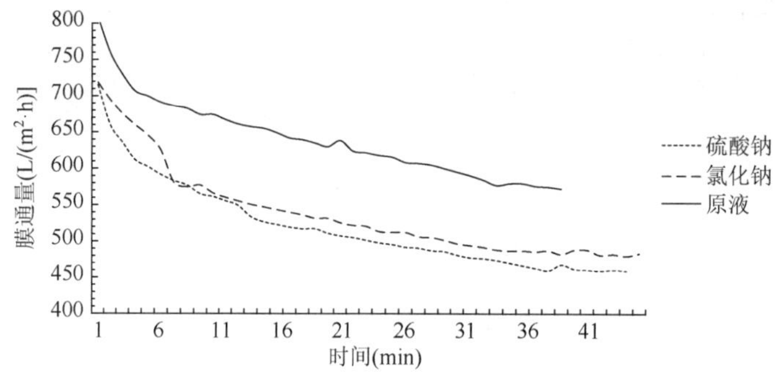

图 6-13 不同种类电解质淀粉/小檗碱混合溶液通过 0.05 μm ZrO_2 膜的通量衰减曲线

2. 溶液环境对阻力分布的影响

（1）溶质对阻力分布的影响：

1）淀粉浓度对阻力分布的影响：由表 6-1 可知，膜自身阻力（R_m）在 0.45/m 左右，对于不同浓度的溶液，膜自身阻力相差不大，而且膜自身阻力在浓度低的溶液体系所占的比例将近 50%，这说明在低浓度的溶液体系中，膜自身阻力是膜总阻力的主导因素。膜表面沉积阻力（R_e）随着淀粉浓度的增加而相应的增加，当淀粉浓度从 0.01%增加到 1%，膜表面沉积阻力由 0.073/m 增加到 0.465 5/m，所占比例也越大，由 8%上升到 35%。在浓度为 0.1%淀粉溶液，膜孔阻力（R_i）所占比例最大，使膜自身阻力成为膜阻力重要因素。膜孔阻力所占比例大部分达到 30%以上，也是膜总阻力的主导因素。在浓度为 1%条件下，膜孔阻力最小，为 0.261 6/m；在浓度为 0.1%条件下，膜孔阻力最大，为 1.514/m。浓差极化阻力（R_p）随着浓度的增加而增加，并且浓差极化阻力在总阻力中所占比例不大，在 10%左右。总体看来，对淀粉溶液来说，膜自身阻力和膜孔阻力在膜污染阻力中占主导作用。

表 6-1 不同浓度的淀粉模拟溶液在 0.2 μm ZrO_2 膜过滤过程中的阻力分布

浓度（%）	R_m（/m）	R_e（/m）	R_i（/m）	R_p（/m）	$R_总$（/m）	$R_m/R_总$（%）	$R_e/R_总$（%）	$R_i/R_总$（%）	$R_p/R_总$（%）
0.01	0.452 5	0.073 0	0.413 8	0.017 2	0.956 5	47	8	43	2
0.05	0.451 3	0.124 3	0.331 3	0.087 2	0.994 1	45	12	33	10
0.1	0.479 0	0.292 9	1.514 2	0.107 3	2.393 4	20	12	63	5
0.5	0.472 5	0.401 8	0.684 3	0.142 3	1.700 8	28	24	40	8
1	0.442 3	0.465 5	0.261 6	0.173 0	1.342 4	33	35	19	13

由表 6-2 可知，对于孔径为 0.05 μm 的膜管来说，膜自身阻力在 0.42/m 左右，相比 0.2 μm 膜，膜自身阻力略有减少，而且膜总阻力相应的减少，这与膜通量有关。膜表面沉积阻力和浓差极化阻力都随浓度的增加而增加，并且孔径为 0.05 μm 膜管膜表面沉积阻力小于孔径为 0.2 μm 的膜管。膜孔内阻力在孔径为 0.05 μm 膜总阻力中占主导作用，所占比例达到 40%以上，也是造成膜污染的主要因素之一。

表 6-2　不同浓度的淀粉模拟溶液在 0.05 μm ZrO_2 膜过滤过程中的阻力分布

浓度（%）	R_m（/m）	R_e（/m）	R_i（/m）	R_p（/m）	$R_总$（/m）	$R_m/R_总$(%)	$R_e/R_总$(%)	$R_i/R_总$(%)	$R_p/R_总$(%)
0.01	0.476 9	0.039 3	0.369 5	0.007 1	0.892 8	53	4	41	2
0.05	0.443 0	0.118 1	0.529 7	0.018 8	1.109 6	40	10	48	2
0.1	0.415 0	0.157 2	0.871 0	0.098 3	1.541 6	27	10	57	6
0.5	0.378 0	0.277 2	0.413 5	0.078 6	1.147 4	33	24	36	7
1	0.398 1	0.323 1	0.815 3	0.170 5	1.707 0	23	19	48	10

2）小檗碱对阻力分布的影响：由表 6-3 可知，孔径为 0.2 μm 膜在小檗碱/淀粉溶液体系中，膜自身阻力相对比较稳定，在 0.45/m 左右；膜表面沉积阻力和浓差极化阻力随淀粉浓度的增加而增大；膜自身阻力和膜孔阻力占总阻力 70%以上。与单一淀粉溶液相比，小檗碱的存在未使膜自身阻力发生明显变化及膜表面沉积阻力相应的减少；但膜孔阻力和总阻力在一定程度上增加，这是小檗碱和淀粉分子在不同程度共同污染膜的结果。

表 6-3　不同浓度的淀粉/小檗碱混合溶液在 0.2 μm ZrO_2 膜过滤过程中的阻力分布

浓度（%）	R_m（/m）	R_e（/m）	R_i（/m）	R_p（/m）	$R_总$（/m）	$R_m/R_总$(%)	$R_e/R_总$(%)	$R_i/R_总$(%)	$R_p/R_总$(%)
0.01	0.458 9	0.073 5	0.508 6	0.019 6	1.060 6	43	7	48	2
0.05	0.404 6	0.094 4	0.849 2	0.035 9	1.384 1	29	7	61	3
0.1	0.485 3	0.153 4	1.166 0	0.050 0	1.854 7	26	8	63	3
0.5	0.481 8	0.164 6	0.961 9	0.051 1	1.659 4	29	10	58	3
1	0.481 6	0.191 0	0.846 3	0.060 1	1.578 9	30	12	54	4

由表 6-4 可知，膜自身阻力相对比较稳定，在 0.43/m 左右。与 0.2 μm 膜比较，膜总阻力相应地降低，这与 0.05 μm 膜通量在总体上高于 0.2 μm 相一致。膜表面沉积阻力和浓差极化阻力随浓度的增加而增大；膜自身阻力和膜孔阻力占总阻力 65%以上。与单一淀粉溶液相比，膜自身阻力相对稳定，膜表面沉积阻力相应的减少，但膜孔阻力和总阻力在一定程度上增加，这是由于小檗碱分子和淀粉分子在不同程度共同污染膜孔的结果。

表 6-4　不同浓度的淀粉/小檗碱混合溶液在 0.05 μm ZrO_2 膜过滤过程中的阻力分布

浓度（%）	R_m（/m）	R_e（/m）	R_i（/m）	R_p（/m）	$R_总$（/m）	$R_m/R_总$(%)	$R_e/R_总$(%)	$R_i/R_总$(%)	$R_p/R_总$(%)
0.01	0.433 1	0.050 9	0.476 7	0.038 8	0.999 4	43	5	48	4
0.05	0.433 3	0.150 5	0.458 2	0.071 1	1.113 1	39	14	41	6
0.1	0.451 0	0.265 6	0.659 7	0.137 0	1.513 3	30	18	43	9
0.5	0.404 1	0.307 0	0.448 4	0.146 9	1.306 5	31	24	34	11
1	0.430 1	0.355 3	0.516 5	0.146 8	1.448 7	30	25	35	10

（2）pH 对阻力分布的影响：

1）pH 对淀粉溶液阻力分布的影响：由表 6-5 可知，在 pH = 4、pH = 9 的条件下，膜总阻力为 0.726 4/m、0.857 5/m，低于原液的膜总阻力 0.994 1/m。这是由于 ZrO_2 膜的等电点在 7.2，当溶液环境在等电点左右，膜表面容易吸附淀粉，从而使料液的膜通量最小；而通过调节 pH 使其远离等电点，可使膜通量增加。在 pH = 4、pH = 9 的条件下，膜表面沉积阻力和自身阻力都明显降低，膜自身阻力由 0.451 3/m 降低到

0.400 9/m、0.320 5/m；膜表面沉积阻力由 0.124 3/m 降低到 0.077 4/m、0.012 3/m。这是由于通过调节 pH 使其远离 ZrO_2 膜的等电点，减少膜对淀粉的吸附，从而减少膜污染。当 pH 分别为 9、6.5、4 时，膜总阻力分别为 0.726 4/m、0.994 1/m、0.857 5/m，这也与膜通量衰减曲线相一致。

表 6-5 不同 pH 的淀粉模拟溶液在 0.2 μm ZrO_2 膜过滤过程中的阻力分布

pH	R_m（/m）	R_e（/m）	R_i（/m）	R_p（/m）	$R_总$（/m）	$R_m/R_总$(%)	$R_e/R_总$(%)	$R_i/R_总$(%)	$R_p/R_总$(%)
原液	0.451 3	0.124 3	0.331 3	0.087 2	0.994 1	45	12	33	10
pH = 4	0.400 9	0.077 4	0.360 4	0.018 8	0.857 5	47	9	42	2
pH = 9	0.320 5	0.012 7	0.372 2	0.020 1	0.726 4	44	2	51	3

由表 6-6 可知，在 pH = 4、pH = 9 的条件下，膜总阻力小于原液。通过调节 pH，总阻力、膜表面沉积阻力、膜孔阻力都有所降低，这是由溶液环境远离等电点所引起的。膜孔阻力和膜自身阻力所占比例达到将近 80%，是膜通量大小的决定性因素。与 0.2 μm 膜相比，阻力分布并没有明显的变化趋势。

表 6-6 不同 pH 的淀粉模拟溶液在 0.05 μm ZrO_2 膜过滤过程中的阻力分布

pH	R_m（/m）	R_e（/m）	R_i（/m）	R_p（/m）	$R_总$（/m）	$R_m/R_总$(%)	$R_e/R_总$(%)	$R_i/R_总$(%)	$R_p/R_总$(%)
原液	0.443 0	0.118 1	0.529 7	0.018 8	1.109 6	40	10	48	2
pH = 4	0.447 1	0.075 1	0.245 2	0.028 0	0.795 4	56	9	31	4
pH = 9	0.355 6	0.044 4	0.369 7	0.006 7	0.776 3	46	6	47	1

2）pH 对淀粉/小檗碱混合溶液阻力分布的影响：由表 6-7 可知，加入小檗碱后，原液、pH = 4、pH = 9 条件下的膜总阻力分别为 1.109 6/m、0.975 4/m、0.776 3/m，而单一淀粉溶液、pH = 4、pH = 9 条件下的膜总阻力分别为 0.994 1/m、0.857 5/m、0.726 4/m，由此可见，小檗碱的存在，使膜过滤阻力增大，膜通量减少。这可能与小檗碱和淀粉的混合，改变淀粉的分子形态有关，或者是由于竞争过滤透过作用，导致膜通量减少。在 pH = 4、pH = 9 溶液体系里，加入小檗碱后，膜自身阻力、表面沉积阻力相应的增加。

表 6-7 不同 pH 的淀粉/小檗碱混合溶液在 0.2 μm ZrO_2 膜过滤过程中的阻力分布

pH	R_m（/m）	R_e（/m）	R_i（/m）	R_p（/m）	$R_总$（/m）	$R_m/R_总$(%)	$R_e/R_总$(%)	$R_i/R_总$(%)	$R_p/R_总$(%)
原液	0.404 6	0.094 4	0.849 2	0.035 9	1.384 1	29	7	61	3
pH = 4	0.412 1	0.085 2	0.387 6	0.031 6	0.916 6	45	9	42	3
pH = 9	0.397 5	0.050 8	0.306 2	0.048 2	0.802 7	50	6	38	6

由表 6-6、表 6-8 可知，加入小檗碱后，在 pH = 4 条件下，膜总阻力、膜表面阻力和膜孔阻力分别由 0.795 4/m、0.075 1/m、0.245 2/m 增加到 0.898 8/m、0.141 2/m、0.274 5/m；在 pH = 9 条件下，膜总阻力、膜表面阻力和膜孔阻力分别由 0.776 3/m、0.044 4/m、0.369 7/m 增加到 0.893 4/m、0.091 3/m、0.379 7/m。由此说明，小檗碱的加入导致膜过滤阻力增加，膜通量降低。

表 6-8 不同 pH 的淀粉/小檗碱混合溶液在 0.05 μm ZrO_2 膜过滤过程中的阻力分布

pH	R_m（/m）	R_e（/m）	R_i（/m）	R_p（/m）	$R_总$（/m）	$R_m/R_总$(%)	$R_e/R_总$(%)	$R_i/R_总$(%)	$R_p/R_总$(%)
原液	0.433 3	0.150 5	0.658 2	0.071 1	1.313 1	33	11	50	5
pH = 4	0.411 5	0.141 2	0.274 5	0.071 7	0.898 8	46	16	31	8
pH = 9	0.368	0.091 3	0.379 7	0.054 4	0.893 4	41	10	43	6

（3）电解质对阻力分布的影响：

1）电解质的种类对淀粉溶液阻力分布的影响：由表 6-9 可知，加入电解质氯化钠和硫酸钠，膜总阻力由 0.994 1/m 分别增加到 1.118 4/m 和 1.651 9/m。这是由于盐的浓度超过某一特定值以后，有可能屏蔽掉有利于淀粉分离的有效电荷，反而引起通量的下降。加入氯化钠的膜总阻力要小于加入硫酸钠，这是由于单位浓度硫酸钠的离子强度高于氯化钠，从而引起膜过滤阻力的增加。另有研究发现，加入氯化钠后，膜表面沉积阻力由 0.124 3/m 减低到 0.089 3/m，但膜孔阻力由 0.331 3/m 增加到 0.542 2/m，而加入硫酸钠后，膜表面沉积阻力由 0.124 3/m 增加到 0.305 2/m，膜孔阻力由 0.331 3/m 增加到 0.84/m，这可能是由于加入氯化钠产生的盐溶效应，减少了膜表面沉积阻力，而加入硫酸钠后，离子强度进一步增强，可能导致盐溶效应效果不明显，所以增加了表面沉积阻力。

表 6-9　不同电解质种类的淀粉模拟溶液在 0.2 μm ZrO_2 膜过滤过程中的阻力分布

所加电解质	R_m（/m）	R_e（/m）	R_i（/m）	R_p（/m）	$R_总$（/m）	$R_m/R_总$（%）	$R_e/R_总$（%）	$R_i/R_总$（%）	$R_p/R_总$（%）
无（原液）	0.451 3	0.124 3	0.331 3	0.087 2	0.994 1	45	12	33	9
氯化钠	0.389 8	0.089 3	0.542 2	0.097 1	1.118 4	35	8	48	9
硫酸钠	0.415 4	0.305 2	0.840 0	0.091 2	1.651 9	25	18	51	6

当使用孔径为 0.05 μm 的膜时，由表 6-10 可知，与 0.2 μm 膜相同，加入氯化钠的膜总阻力低于加入硫酸钠，并且膜表面沉积阻力减少，而加入硫酸钠的膜表面沉积阻力增加，进一步通过实验数据验证了 0.2 μm 膜的实验结果。

表 6-10　不同电解质种类的淀粉模拟溶液在 0.05 μm ZrO_2 膜过滤过程中的阻力分布

所加电解质	R_m（/m）	R_e（/m）	R_i（/m）	R_p（/m）	$R_总$（/m）	$R_m/R_总$（%）	$R_e/R_总$（%）	$R_i/R_总$（%）	$R_p/R_总$（%）
无（原液）	0.443 1	0.118 1	0.529 7	0.018 8	1.109 6	40	11	48	2
氯化钠	0.418 6	0.052 2	0.658 5	0.038 8	1.168 1	29	4	58	9
硫酸钠	0.429 5	0.228 9	0.539 0	0.037 3	1.234 7	31	24	39	6

2）电解质种类对淀粉/小檗碱混合溶液阻力分布的影响：由表 6-9、表 6-11 可以看出，加入小檗碱后，含有氯化钠液膜总阻力由 1.118 4/m 增加到 1.590 5/m；膜孔阻力由 0.542 2/m 增加到 1.048 5/m；而膜表面沉积阻力由 0.089 3/m 降低到 0.085 5/m。含有硫酸钠溶液膜总阻力由 1.651 9/m 增加到 1.739 2/m；膜孔阻力由 0.84/m 增加到 1.009 8/m；而膜表面沉积阻力由 0.305 2/m 降低到 0.239 9/m。加入小檗碱后，膜总阻力和膜孔阻力增加，但膜表面沉积阻力减少，这可能是由于小檗碱可产生协同盐溶效应。

表 6-11　不同电解质种类的淀粉/小檗碱混合溶液在 0.2 μm ZrO_2 膜过滤过程中的阻力分布

所加电解质	R_m（/m）	R_e（/m）	R_i（/m）	R_p（/m）	$R_总$（/m）	$R_m/R_总$（%）	$R_e/R_总$（%）	$R_i/R_总$（%）	$R_p/R_总$（%）
无（原液）	0.404 6	0.094 4	0.849 2	0.035 9	1.384 1	29	7	61	3
氯化钠	0.410 9	0.085 5	1.048 5	0.045 7	1.590 5	26	5	66	3
硫酸钠	0.450 3	0.239 9	1.009 8	0.039 2	1.739 2	26	14	58	2

对比表6-11、表6-12可知，原液、氯化钠、硫酸钠溶液在0.2 μm的膜总阻力分别为1.384 1/m、1.590 5/m、1.739 2/m，而0.05 μm的膜总阻力分别为1.313 1/m、1.479 6/m、1.512 7/m，这也与0.2 μm的膜总阻力高于0.05 μm的膜总阻力相吻合。对比表6-10、表6-12可知，加入小檗碱后，增加了膜总阻力和膜孔阻力，减少了膜面沉积阻力，实验数据进一步验证以上的结论。

表6-12 不同电解质种类的淀粉/小檗碱混合溶液在0.05 μm ZrO_2膜过滤过程中的阻力分布

所加电解质	R_m（/m）	R_e（/m）	R_i（/m）	R_p（/m）	$R_总$（/m）	$R_m/R_总$（%）	$R_e/R_总$（%）	$R_i/R_总$（%）	$R_p/R_总$（%）
无（原液）	0.433 3	0.150 5	0.658 2	0.071 1	1.313 1	33	11	50	5
氯化钠	0.433 3	0.093 0	0.879 3	0.074 0	1.479 6	29	6	59	5
硫酸钠	0.453 8	0.191 5	0.779 2	0.088 2	1.512 7	30	13	52	6

3. 溶液环境对淀粉截留率的影响

（1）溶质浓度对淀粉的截留率的影响：由表6-13可知，随着淀粉浓度的增加，淀粉的截留率随之增加。当淀粉的浓度由0.01%增加到1%时，对于0.2 μm孔径膜来说，淀粉的截留率由54%增加到73%；对于0.05 μm孔径膜来说，淀粉的截留率由53%增加到68%。由此可见，淀粉的截留率在孔径为0.05 μm的膜要略低于孔径为0.2 μm的膜。

表6-13 不同浓度的淀粉溶液中淀粉的截留率

浓度（%）	截留率（%）	
	0.2 μm孔径膜	0.05 μm孔径膜
0.01	54	53
0.05	57	55
0.1	67	63
0.5	70	68
1	73	68

由表6-14可知，加入小檗碱后随着浓度的增加，淀粉的截留率随之增加。当淀粉的浓度由0.01%增加到1%时，对于0.2 μm孔径膜来说，淀粉的截留率由63%增加到87%；对于0.05 μm孔径膜来说，淀粉的截留率由57%增加到80%。由表6-13和表6-14可知，加入小檗碱后，淀粉的截留率明显升高。

表6-14 不同浓度的淀粉/小檗碱溶液中淀粉的截留率

浓度（%）	截留率（%）	
	0.2 μm孔径膜	0.05 μm孔径膜
0.01	63	57
0.05	76	71
0.1	80	73
0.5	85	75
1	87	80

（2）pH对淀粉截留率的影响：由表6-15可知，在pH = 4的条件下，淀粉溶液在0.2 μm和0.05 μm孔径膜上的截留率分别为73%和70%；在pH = 9的条件下，淀粉溶液在0.2 μm和0.05 μm孔径膜上的截

留率分别为49%和48%；而原液在0.2 μm和0.05 μm孔径膜上的截留率分别为57%和55%。由此可见，在pH = 4的条件下，淀粉溶液的截留率高于原液。

表6-15　不同pH的淀粉溶液中淀粉的截留率

pH	截留率（%）	
	0.2 μm孔径膜	0.05 μm孔径膜
pH = 4	73	70
pH = 9	49	48
原液	57	55

由表6-16可知，在pH = 4的条件下，淀粉/小檗碱混合溶液在0.2 μm和0.05 μm孔径膜上的截留率分别为78%和72%；在pH = 9的条件下，淀粉/小檗碱混合溶液在0.2 μm和0.05 μm孔径膜上的截留率分别为62%和60%，淀粉/小檗碱混合原液在0.2 μm和0.05 μm孔径膜上的截留率分别为76%和71%。由表6-15和表6-16可知，由于小檗碱的存在，淀粉的截留率明显增加。

表6-16　不同pH的淀粉/小檗碱混合溶液中淀粉的截留率

pH	截留率（%）	
	0.2 μm孔径膜	0.05 μm孔径膜
pH = 4	78	72
pH = 9	62	60
原液	76	71

（3）电解质种类对淀粉截留率的影响：由表6-17可知，加入氯化钠，淀粉溶液在0.2 μm和0.05 μm孔径膜上的截留率分别为58%和56%；加入硫酸钠，淀粉溶液在0.2 μm孔径膜和0.05 μm孔径膜的截留率分别为57%和57%；而原液在0.2 μm孔径膜和0.05 μm孔径膜的截留率分别为57%和55%。由此可见，电解质加入对淀粉的截留率影响较小。

表6-17　不同电解质种类的淀粉溶液中淀粉的截留率

所加电解质	截留率（%）	
	0.2 μm孔径膜	0.05 μm孔径膜
无（原液）	57	55
氯化钠	58	56
硫酸钠	57	57

由表6-18可知，加入氯化钠，淀粉溶液在0.2 μm和0.05 μm孔径膜上的截留率分别为79%和70%；加入硫酸钠，淀粉溶液在0.2 μm和0.05 μm孔径膜上的截留率分别为80%和73%；而原液的在0.2 μm和0.05 μm孔径膜上的截留率分别为76%和71%。加入电解质后，淀粉的截留率在0.2 μm孔径膜上略有上升，而在0.05 μm孔径膜上基本不变。由表6-17和表6-18可知，由于小檗碱的存在，淀粉的截留率明显升高。

表 6-18　不同电解质种类的淀粉/小檗碱混合溶液中淀粉的截留率

所加电解质	截留率（%）	
	0.2 μm 孔径膜	0.05 μm 孔径膜
无（原液）	76	71
氯化钠	79	70
硫酸钠	80	73

4. 溶液环境对小檗碱透过率的影响

（1）淀粉浓度对小檗碱透过率的影响：由表 6-19 可知，不同浓度的淀粉/小檗碱混合溶液，随着浓度由 0.01%增加到 1%，对于孔径为 0.2 μm 膜来说，小檗碱的透过率由 78%分别降低到 76%、65%、57%、50%；对于孔径为 0.05 μm 膜来说，小檗碱的透过率由 84%降低到 79%、70%、57%、51%。总体看来，随着浓度的增加，小檗碱的透过率相应地降低，并且 0.05 μm 孔径膜的透过率要略高于 0.2 μm 孔径膜。

表 6-19　不同浓度的淀粉/小檗碱混合溶液中小檗碱的透过率

浓度（%）	透过率（%）	
	0.2 μm 孔径膜	0.05 μm 孔径膜
0.01	78	84
0.05	76	79
0.1	65	70
0.5	57	57
1	50	51

（2）pH 对小檗碱透过率的影响：由表 6-20 可知，在 pH = 4 的条件下，小檗碱在 0.2 μm 孔径膜和 0.05 μm 孔径膜的透过率分别为 64%和 67%；在 pH = 9 的条件下，小檗碱在 0.2 μm 孔径膜和 0.05 μm 孔径膜的透过率分别为 84%和 84%；原液中的小檗碱在 0.2 μm 孔径膜和 0.05 μm 孔径膜的透过率分别为 76%和 79%。总体看来，在 pH = 9 的条件下，小檗碱的透过率略有增加，并且在 0.05 μm 孔径膜要略高于 0.2 μm 孔径膜。

表 6-20　不同 pH 的淀粉/小檗碱混合溶液中小檗碱的透过率

pH	透过率（%）	
	0.2 μm 孔径膜	0.05 μm 孔径膜
pH = 4	64	67
pH = 9	84	84
原液	76	79

（3）电解质种类对小檗碱透过率的影响：由表 6-21 可知，在蛋白质/小檗碱混合溶液，加入氯化钠后，小檗碱在 0.2 μm 和 0.05 μm 孔径膜上的透过率分别为 69%和 75%；加入硫酸钠后，小檗碱在 0.2 μm 和 0.05 μm 孔径膜上的透过率分别为 63%和 66%；原液中小檗碱在 0.2 μm 和 0.05 μm 孔径膜上的透过率分别为 76%和 79%。加入电解质后，小檗碱的透过率略有降低。

表 6-21　不同电解质种类的淀粉/小檗碱混合溶液中小檗碱的透过率

所加电解质	透过率（%）	
	0.2 μm 孔径膜	0.05 μm 孔径膜
无（原液）	76	79
氯化钠	69	75
硫酸钠	63	66

第二节
中药水提液的果胶模拟体系陶瓷膜过程研究

果胶物质是一类易柔变的线性多聚糖，广布于植物界。果胶是亲水胶体物质，在水中几乎完全溶解，形成一种带负电荷的黏性胶体溶液，呈酸性，具有很高的黏度。在膜过程中，往往使膜产生了严重的通量衰减，它们是中药膜过滤过程中污染膜的主要物质[15-17]。本实验将建立不同溶液环境的果胶模拟溶液，考察不同溶液环境的单一果胶溶液及果胶/小檗碱混合溶液对膜和膜过程的影响。

一、果胶模拟体系的陶瓷膜分离实验

1. 实验装置、仪器和试剂

（1）实验装置、仪器：同本章第一节。

（2）试剂：果胶（Sigma 公司出品，进口分装）；冰醋酸（国药集团化学试剂有限公司）；无水氯化钙（天津市科密欧化学试剂有限公司）；硝酸银（国药集团化学试剂有限公司）。

2. 果胶模拟溶液及果胶/小檗碱混合溶液的配制

（1）果胶模拟溶液的配制：根据笔者课题组的前期研究，中药水提液的果胶含量差异较大（0.001%～0.5%）。因此选择浓度分别为 0.01%、0.05%、0.1%、0.2%的果胶溶液；pH 分别为 pH = 2、pH = 4、pH = 6、pH = 8；电解质种类分别为氯化钠与硫酸钠。

不同浓度的果胶模拟溶液配制方法：分别精密称量 0.5 g、2.5 g、5 g、10 g 的果胶，然后加入沸水，充分搅拌使之溶解，最后定容到 5 L。

不同 pH 的果胶模拟溶液的配制方法：精密称量 2.5 g 果胶，加水并充分搅拌使之溶解，然后定容到 5 L，最后分别向模拟溶液里加入磷酸或碳酸钠，配制成 pH = 2、pH = 4、pH = 6、pH = 8 的模拟溶液。

不同电解质种类的果胶模拟溶液的配制方法：精密称量 2.5 g 果胶，加水并充分搅拌使之溶解，然后定容到 5 L，最后加入 0.05 mol 的氯化钠或硫酸钠。

（2）果胶和小檗碱混合溶液的配制。配制方法：精密称量 1 g 的小檗碱，与果胶一起混合，加水并搅拌使之充分溶解，再定容到 5 L，其他步骤与单一的果胶模拟溶液配制步骤相同。

3. 实验操作　实验方法同本章第一节。

二、果胶模拟体系溶液环境对陶瓷膜过程的影响

1. 溶液环境对膜通量衰减的影响

（1）溶质浓度对膜通量衰减的影响：

1）果胶浓度对膜通量衰减的影响：图 6-14 是不同浓度的果胶模拟溶液通过 0.2 μm ZrO_2 膜通量衰减曲线图。0.01%果胶溶液的膜起始通量和稳定通量分别为 1 158 L/(m^2·h)、886.8 L/(m^2·h)，达到稳定时间为

15 min。0.05%、0.1%、0.2%的果胶溶液膜起始通量和稳定通量分别为 911.2 L/(m^2·h)和 714 L/(m^2·h)、433.2 L/(m^2·h)和 344.6 L/(m^2·h)、427.2 L/(m^2·h)和 297 L/(m^2·h)，达到稳定时间为 10 min。随着浓度的增加，膜起始通量和稳定通量逐渐下降。果胶浓度越高，黏度就越高，在循环过程中越容易在膜表面形成凝胶层，达到稳定的时间越短，膜稳定通量随之减少。0.1%、0.2%果胶溶液的膜起始通量和稳定通量相差不大。在高浓度的果胶溶液，浓度对膜通量影响相对较小。

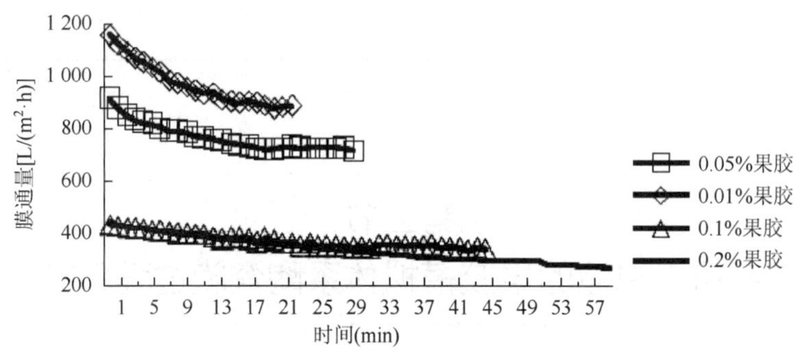

图 6-14 不同浓度的果胶模拟溶液通过 0.2 μm ZrO_2 膜通量衰减曲线

图 6-15 是不同浓度的果胶模拟溶液通过 0.05 μm ZrO_2 膜通量衰减图。0.01%果胶溶液的膜起始通量和稳定通量分别为 997.2 L/(m^2·h)、850.8 L/(m^2·h)，达到稳定时间为 10 min。随着果胶浓度的增加，膜起始通量和稳定通量都相应降低。与 0.01%、0.05%果胶溶液相比，浓度为 0.1%、0.2%果胶溶液的膜通量衰减曲线比较平缓。对比图 6-14、图 6-15 可知，不同浓度的果胶溶液的膜通量在 0.2 μm 孔径膜里要高于在 0.05 μm 孔径膜。

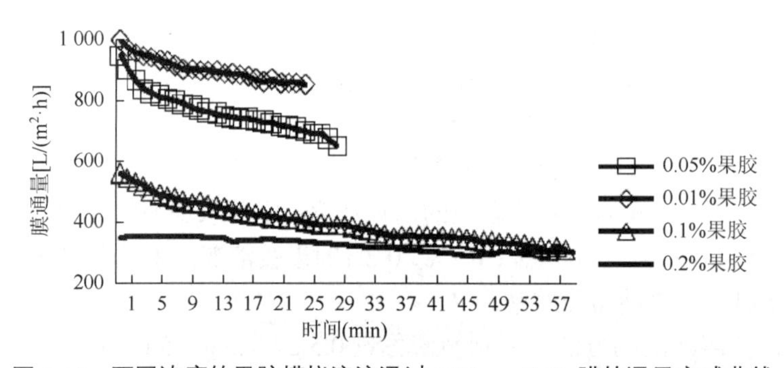

图 6-15 不同浓度的果胶模拟溶液通过 0.05 μm ZrO_2 膜的通量衰减曲线

2）小檗碱对膜通量的影响：图 6-16 是不同浓度的果胶/小檗碱混合模拟溶液通过 0.2 μm 膜通量衰减图。加入小檗碱后，膜起始通量和稳定通量在整体高于未加小檗碱的，这是由于果胶是一种酸性的黏性胶体，在酸性条件下，黏度会越大，而小檗碱的加入，可以改变果胶溶液的 pH，从而提高其膜通量。但是在高浓度的果胶溶液中，膜稳定通量升高不显著，这与加入小檗碱的量有关。

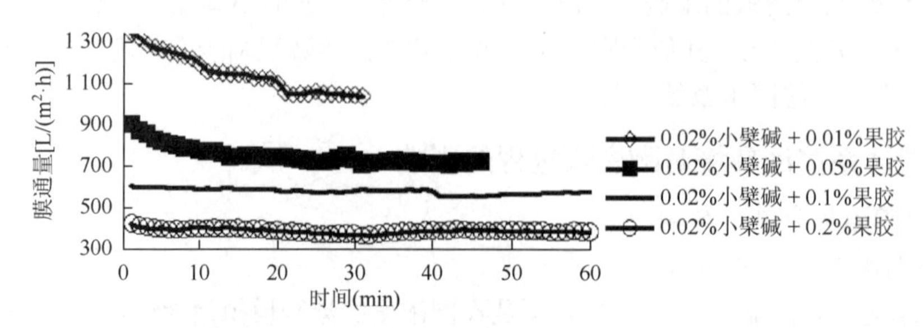

图 6-16 不同浓度的果胶/小檗碱混合模拟溶液通过 0.2 μm ZrO_2 膜的通量衰减曲线

图 6-17 是不同浓度的果胶/小檗碱混合模拟溶液通过 0.05 μm 膜通量衰减图。加入小檗碱后，膜稳定通量相应的略有增加，但是在高浓度的果胶溶液，膜通量影响不是很大。由图 6-16 和图 6-17 可知，孔径为 0.2 μm 膜在稳定通量方面要高于孔径为 0.05 μm。

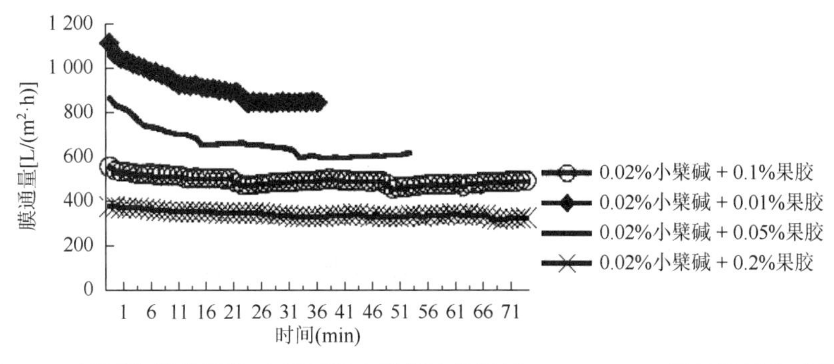

图 6-17　不同浓度的果胶/小檗碱混合模拟溶液通过 0.05 μm ZrO_2 膜的通量衰减曲线

（2）pH 对膜通量衰减的影响：

1）pH 对果胶溶液膜通量衰减的影响：图 6-18 是不同 pH 的果胶模拟溶液通过 0.2 μm ZrO_2 膜的通量衰减曲线图。果胶原液的 pH 在 4 左右，在 pH = 2 条件下，膜起始通量和稳定通量分别为 352.8 L/(m^2·h) 和 290 L/(m^2·h)；在 pH = 6 的条件下，膜起始通量和稳定通量分别为 1 043 L/(m^2·h)和 765 L/(m^2·h)；在 pH = 8 的条件下，膜起始通量和稳定通量分别为 1 250 L/(m^2·h)和 1 008 L/(m^2·h)。由此可见，随着 pH 的增加，膜起始通量和稳定通量都相应的增加，这是由于果胶溶液在酸性条件下，黏度越大，膜过滤阻力越大，从而导致膜通量的下降。

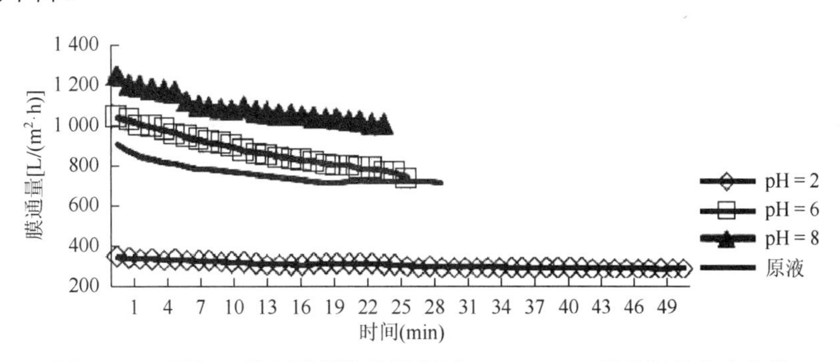

图 6-18　不同 pH 的果胶模拟溶液通过 0.2 μm ZrO_2 膜的通量衰减曲线

图 6-19 是不同 pH 的果胶模拟溶液通过 0.05 μm ZrO_2 膜通量衰减曲线图。与孔径为 0.2 μm 膜一样，随着 pH 的增加，膜起始通量和稳定通量相应的增加。对比图 6-18 和图 6-19 可看出，孔径为 0.2 μm 膜的稳定通量要高于孔径为 0.05 μm。

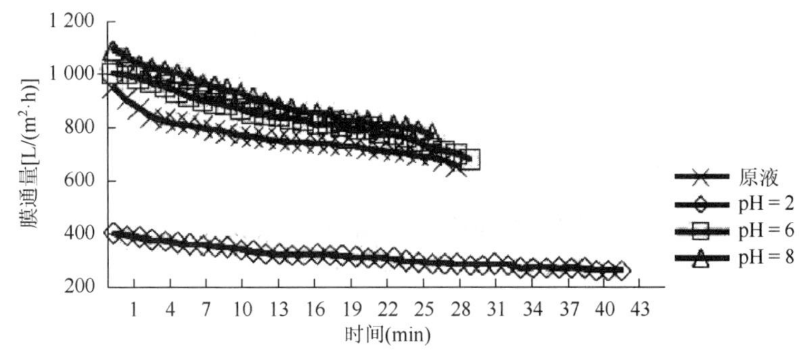

图 6-19　不同 pH 的果胶模拟溶液通过 0.05 μm ZrO_2 膜的通量衰减曲线

2）pH 对果胶/小檗碱混合模拟溶液膜通量衰减的影响：图 6-20 是不同 pH 的果胶/小檗碱混合模拟溶液通过 0.2 μm 膜的通量衰减曲线图。随着 pH 的增加，膜起始通量和稳定通量相应的增加。在 pH = 8 条件下，加入小檗碱，膜起始通量和稳定通量稍有降低；在 pH = 2 条件下，加入小檗碱，膜起始通量和稳定通量却升高。这可能是由于在 pH = 8 的条件下，小檗碱对果胶溶液的 pH 影响较小，增加了膜过滤阻力，从而降低了膜稳定通量。而在 pH = 2 的条件下，小檗碱对果胶溶液的 pH 影响较大，增加了膜稳定通量。

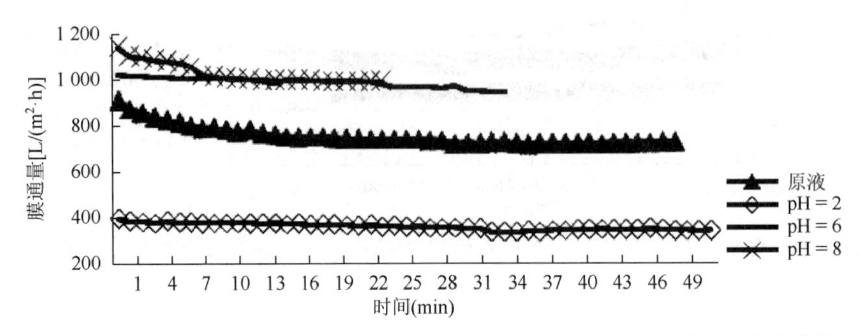

图 6-20　不同 pH 的果胶/小檗碱混合模拟溶液通过 0.2 μm ZrO_2 膜通量衰减曲线

图 6-21 是不同 pH 的果胶/小檗碱混合模拟溶液通过 0.05 μm ZrO_2 膜通量衰减曲线。由图可知，随着 pH 的增加，膜起始通量和稳定通量相应的增加。对比图 6-20 和图 6-21 可知，稳定通量在孔径 0.2 μm 膜上要高于孔径 0.05 μm。

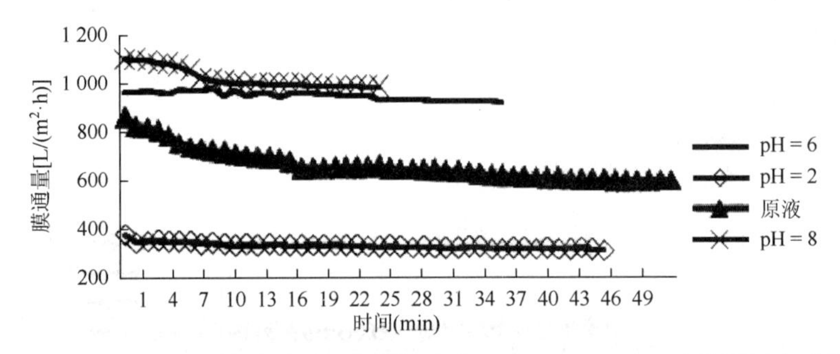

图 6-21　不同 pH 的果胶/小檗碱混合模拟溶液通过 0.05 μm ZrO_2 膜的通量衰减曲线

（3）电解质对膜通量衰减的影响：

1）电解质的种类对果胶溶液膜过程膜通量衰减的影响：图 6-22 是不同电解质种类的果胶模拟溶液通过 0.2 μm ZrO_2 膜通量衰减曲线。由图可知，原液的膜起始通量和稳定通量为 911.2 L/(m^2·h)和 724 L/(m^2·h)；含有氯化钠溶液的膜起始通量和稳定通量为 564 L/(m^2·h)和 516 L/(m^2·h)；含有硫酸钠溶液的膜起始通量和稳定通量为 588 L/(m^2·h)和 483.6 L/(m^2·h)。原液的膜通量衰减曲线远远高于其他电解质种类。

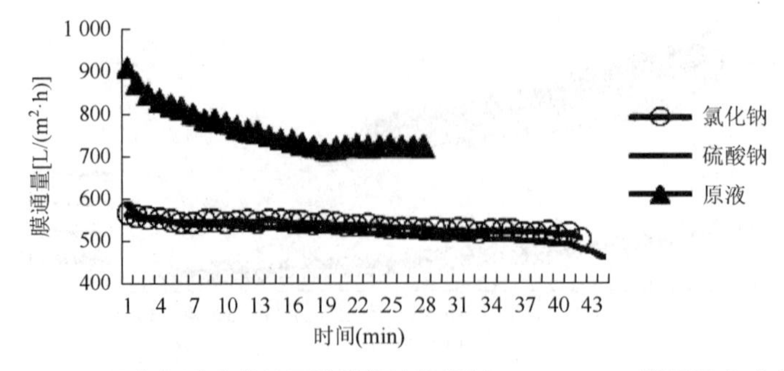

图 6-22　不同电解质种类的果胶模拟溶液通过 0.2 μm ZrO_2 膜通量衰减曲线

图 6-23 是不同电解质种类的果胶模拟溶液通过 0.05 μm ZrO_2 膜通量衰减曲线图。由图可知，加入电解质，可使膜起始通量和稳定通量明显降低，加入氯化钠的膜起始通量和稳定通量略高于加入硫酸钠。对比图 6-22 和图 6-23 可知，孔径为 0.2 μm 膜在稳定通量方面高于孔径为 0.05 μm 膜。

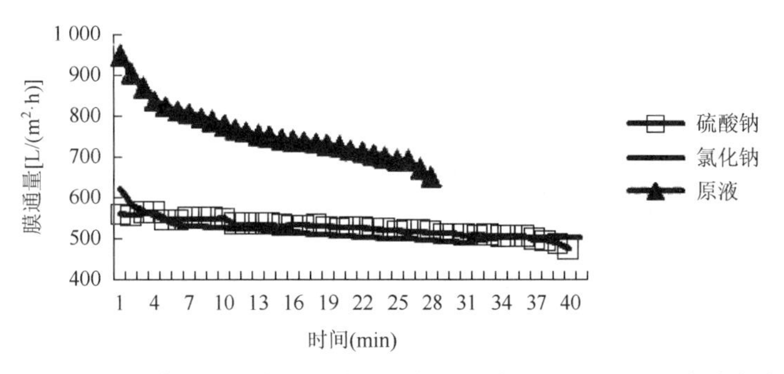

图 6-23　不同电解质种类的果胶模拟溶液通过 0.05 μm 膜通量衰减曲线

2）电解质的种类对果胶/小檗碱混合溶液膜通量衰减的影响：图 6-24 是不同电解质种类的果胶/小檗碱混合模拟溶液通过 0.2 μm ZrO_2 膜的通量衰减曲线图。由图可知，加入电解质，可使膜起始通量和稳定通量明显降低。加入氯化钠后，溶液的膜起始通量和稳定通量稍高于加入硫酸钠的。对比图 6-22 和图 6-24 可知，加入小檗碱，膜稳定通量略有上升，整体相差不大，这可能是由于强电解质对小檗碱的离子状态有一定的抑制作用。

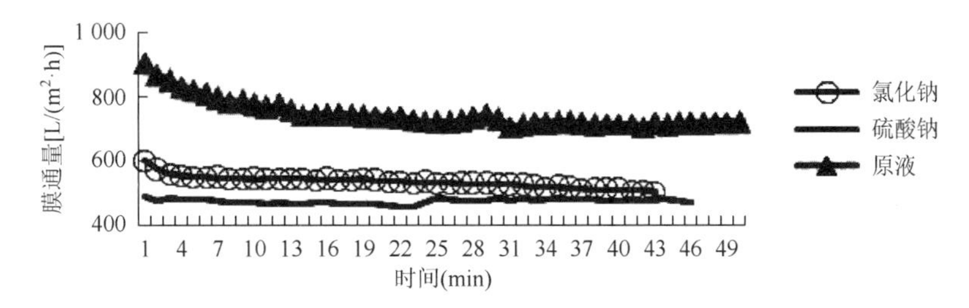

图 6-24　不同电解质种类的果胶/小檗碱混合模拟溶液通过 0.2 μm 膜的通量衰减曲线

图 6-25 是不同电解质种类的果胶/小檗碱混合模拟溶液通过 0.05 μm ZrO_2 膜通量衰减曲线图。由图可知，加入电解质，可使膜起始通量和稳定通量明显降低，加入氯化钠后，溶液的膜起始通量和稳定通量稍高于加入硫酸钠组。

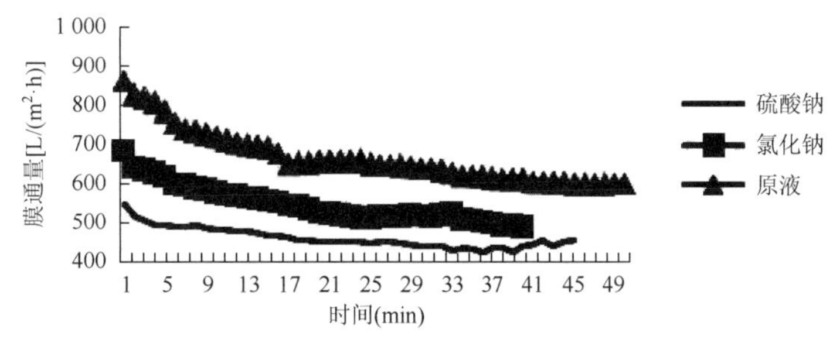

图 6-25　不同电解质种类的果胶/小檗碱混合模拟溶液通过 0.05 μm 膜通量衰减曲线

2. 溶液环境对阻力分布的影响

（1）溶质对阻力分布的影响：

1）果胶浓度对阻力分布的影响：由表 6-22 可知，膜自身阻力在 0.45/m 左右，随着浓度的增加，膜表面阻力由 0.083 1/m 依次增加到 0.191 8/m、0.298 8/m、0.416 6/m；膜孔阻力由 0.171 5/m 依次增加到

0.291 3/m、0.354 0/m、0.407 3/m；总阻力由 0.764 6/m 依次增加到 0.955 7/m、1.051 8/m、1.187 9/m。这是由于果胶溶液浓度越大，黏度相应的增加，更容易吸附在膜表面和堵住膜孔，使膜过滤阻力越大。但是在 0.1%、0.2%的果胶溶液里，浓差极化阻力分别为–0.067/m、–0.089/m，这可能与所采用的阻力分布模型不适合高浓度的果胶溶液有关。从阻力分布所占的比例来看，浓度为 0.01%果胶溶液，膜自身阻力所占比例最大，随着浓度的增加，膜表面沉积阻力和膜孔阻力所占的比例相应的增加；浓度为 0.2%果胶溶液，膜自身阻力、膜表面沉积阻力、膜孔阻力所占比例分别达到 38%、35%、34%，几乎相差不大。

表 6-22　不同浓度的果胶溶液在 0.2 μm ZrO_2 膜过滤过程中的阻力分布

浓度（%）	R_m（/m）	R_e（/m）	R_i（/m）	R_p（/m）	$R_总$（/m）	$R_m/R_总$（%）	$R_e/R_总$（%）	$R_i/R_总$（%）	$R_p/R_总$（%）
0.01	0.472 2	0.083 1	0.171 5	0.037 9	0.764 6	62	11	22	5
0.05	0.427 4	0.191 8	0.291 3	0.045 2	0.955 7	45	20	30	5
0.1	0.466 3	0.298 8	0.354 0	–0.067	1.051 8	44	28	34	–6
0.2	0.453 7	0.416 6	0.407 3	–0.089	1.187 9	38	35	34	–8

由表 6-23 可知，膜自身阻力在 0.43/m 左右，当果胶的浓度从 0.01%增加到 0.2%时，膜表面阻力由 0.090 5/m 依次增加到 0.228 1/m、0.409 4/m、0.421 9/m；膜孔阻力由 0.230 3/m 依次增加到 0.293 6/m、0.307 1/m、0.412 9/m；总阻力由 0.769 6/m 依次增加到 0.979 9/m、1.226 3/m、1.231 1/m。从阻力分布所占的比例来看，随着浓度的增加，膜表面沉积阻力和膜孔阻力所占的比例相应的增加，而膜自身阻力所占的比例相应的减少。对比表 6-22 和表 6-23 可知，0.2 μm 孔径膜的总阻力低于 0.05 μm 孔径膜，这也与其膜通量相符合。

表 6-23　不同浓度的果胶溶液在 0.05 μm ZrO_2 膜过滤过程中的阻力分布

浓度（%）	R_m（/m）	R_e（/m）	R_i（/m）	R_p（/m）	$R_总$（/m）	$R_m/R_总$（%）	$R_e/R_总$（%）	$R_i/R_总$（%）	$R_p/R_总$（%）
0.01	0.420 2	0.090 5	0.230 3	0.028 6	0.769 6	55	12	30	4
0.05	0.423 9	0.228 1	0.293 6	0.034 3	0.979 9	43	23	30	4
0.1	0.445 8	0.409 4	0.307 1	0.064	1.226 3	36	33	25	5
0.2	0.422 5	0.421 9	0.412 9	–0.026	1.231 1	34	34	34	–2

2）小檗碱对阻力分布的影响：由表 6-24 可知，当果胶的浓度从 0.01%增加到 0.2%时，膜表面阻力、膜孔阻力及总阻力均呈现上升趋势。但是在 0.1%、0.2%的果胶溶液里，浓差极化阻力分别为–0.087/m、–0.040/m，这可能与阻力分布模型的适用范围有关。对比表 6-22 和表 6-24 可知，加入小檗碱后，不同浓度的果胶溶液总阻力均呈现下降趋势。

表 6-24　不同浓度的果胶/小檗碱混合溶液在 0.2 μm ZrO_2 膜过滤过程中的阻力分布

浓度（%）	R_m（/m）	R_e（/m）	R_i（/m）	R_p（/m）	$R_总$（/m）	$R_m/R_总$（%）	$R_e/R_总$（%）	$R_i/R_总$（%）	$R_p/R_总$（%）
0.01	0.448 8	0.035 4	0.143 1	0.034 3	0.661 7	68	5	22	5
0.05	0.404 2	0.044 6	0.238 1	0.111 5	0.798 5	51	6	30	14
0.1	0.455 5	0.179 8	0.321 1	–0.087	0.869 1	52	21	37	–10
0.2	0.386 9	0.379 5	0.350 9	–0.040	1.077 2	36	35	33	–4

由表 6-25 可知，果胶的浓度在 0.01%～0.2%，随着浓度的增加，膜表面阻力由 0.029 9/m 依次增加到

0.088 9/m、0.271 5/m、0.291 2/m；膜孔阻力由 0.142 3/m 依次增加到 0.285 1/m、0.445 5/m、0.533 2/m；总阻力由 0.674 6/m 依次增加到 0.911 8/m、1.106 3/m、1.220 4/m。而浓差极化阻力在 0.1%、0.2%的果胶溶液分别为–0.036/m、–0.057/m。由表 6-21 和表 6-23 可知，加入小檗碱后，不同浓度果胶溶液的总阻力分别由 0.769 6/m、0.979 9/m、1.226 3/m、1.231 1/m 降到 0.674 6/m、0.911 8/m、1.106 3/m、1.220 4/m。由表 6-24 和表 6-25 可知，0.2 μm 孔径膜的总阻力低于 0.05 μm 孔径膜，这也与其膜通量相符合。

表 6-25　不同浓度的果胶/小檗碱混合溶液在 0.05 μm ZrO_2 膜过滤过程中的阻力分布

浓度（%）	R_m（/m）	R_e（/m）	R_i（/m）	R_p（/m）	$R_总$（/m）	$R_m/R_总$（%）	$R_e/R_总$（%）	$R_i/R_总$（%）	$R_p/R_总$（%）
0.01	0.426 8	0.029 9	0.142 3	0.075 6	0.674 6	63	4	21	11
0.05	0.445 9	0.088 9	0.285 1	0.091 9	0.911 8	49	10	31	10
0.1	0.425 5	0.271 5	0.445 5	–0.036	1.106 3	38	25	40	–3
0.2	0.453 0	0.291 2	0.533 2	–0.057	1.220 4	37	24	44	–5

（2）pH 对阻力分布的影响：

1）pH 对果胶溶液阻力分布的影响：由表 6-26 可知，随着 pH 增加，膜表面阻力由 0.430 3/m 依次降低到 0.191 8/m、0.085 6/m、0.069 6/m；膜孔阻力由 0.373 5/m 依次降到 0.291 3/m、0.283 1/m、0.201 6/m；总阻力由 1.266 5/m 依次降到 0.955 7/m、0.870 7/m、0.780 7/m。从而提示，随着 pH 增加，果胶溶液的黏度越来越小，膜表面沉积阻力和膜孔阻力越来越小，但浓差极化阻力相对稳定。

表 6-26　不同 pH 的果胶溶液在 0.2 μm ZrO_2 膜过滤过程中的阻力分布

pH	R_m（/m）	R_e（/m）	R_i（/m）	R_p（/m）	$R_总$（/m）	$R_m/R_总$（%）	$R_e/R_总$（%）	$R_i/R_总$（%）	$R_p/R_总$（%）
pH = 2	0.404 1	0.430 3	0.373 5	0.058 6	1.266 5	32	34	29	5
原液	0.427 4	0.191 8	0.291 3	0.045 2	0.955 7	45	20	30	5
pH = 6	0.469 1	0.085 6	0.283 1	0.033 0	0.870 7	54	10	33	4
pH = 8	0.459 9	0.069 6	0.201 6	0.049 6	0.780 7	59	9	26	6

由表 6-27 可知，随着 pH 增加，膜表面沉积阻力和膜孔阻力越来越小。对比表 6-26、表 6-27 可知，0.2 μm 孔径膜的总阻力低于 0.05 μm 孔径膜，这也与膜通量相符合。

表 6-27　不同 pH 的果胶溶液在 0.05 μm ZrO_2 膜过滤过程中的阻力分布

pH	R_m（/m）	R_e（/m）	R_i（/m）	R_p（/m）	$R_总$（/m）	$R_m/R_总$（%）	$R_e/R_总$（%）	$R_i/R_总$（%）	$R_p/R_总$（%）
pH = 2	0.467 1	0.450 6	0.405 2	0.028 0	1.351 0	35	33	30	2
原液	0.423 9	0.228 1	0.293 6	0.034 3	0.979 9	43	23	30	4
pH = 6	0.459 9	0.089 6	0.291 6	0.059 6	0.900 7	51	10	32	7
pH = 8	0.449 4	0.079 4	0.211 6	0.049 6	0.789 9	57	10	27	6

2）pH 对果胶/小檗碱混合溶液阻力分布的影响：由表 6-28 可知，随着 pH 增加，膜表面沉积阻力和膜孔阻力越来越小。由表 6-26、表 6-28 可知，加入小檗碱后，在 pH = 2 的条件下，膜总阻力减少；而在 pH = 8 的条件下，膜总阻力增加，而膜表面沉积阻力明显减少，这与膜稳定通量相符合。

表 6-28　不同 pH 的果胶/小檗碱混合溶液在 0.2 μm ZrO_2 膜过滤过程中的阻力分布

pH	R_m（/m）	R_e（/m）	R_i（/m）	R_p（/m）	$R_总$（/m）	$R_m/R_总$（%）	$R_e/R_总$（%）	$R_i/R_总$（%）	$R_p/R_总$（%）
pH = 2	0.433 0	0.227 5	0.460 5	0.085 5	1.206 5	36	19	38	7
原液	0.423 9	0.228 1	0.293 6	0.034 3	0.979 9	43	23	30	4
pH = 6	0.457 2	0.042 4	0.308 3	0.097 1	0.905 1	51	5	34	11
pH = 8	0.454 2	0.049 6	0.261 6	0.059 6	0.824 9	55	6	32	7

由表 6-29 可知，随着 pH 增加，膜表面沉积阻力和膜孔阻力越来越小。由表 6-27、表 6-29 可知，加入小檗碱后，在 pH = 2 的条件下，膜总阻力减少；而在 pH = 8 的条件下，膜总阻力增加，这与膜稳定通量大小相吻合。

表 6-29　不同 pH 的果胶/小檗碱混合溶液在 0.05 μm ZrO_2 膜过滤过程中的阻力分布

pH	R_m（/m）	R_e（/m）	R_i（/m）	R_p（/m）	$R_总$（/m）	$R_m/R_总$（%）	$R_e/R_总$（%）	$R_i/R_总$（%）	$R_p/R_总$（%）
pH = 2	0.459 7	0.205 3	0.501 0	0.076 7	1.242 6	37	17	40	6
原液	0.445 9	0.088 9	0.285 1	0.091 9	0.911 8	49	10	31	10
pH = 6	0.486 4	0.062 9	0.257 4	0.067 1	0.873 8	56	7	29	8
pH = 8	0.509 4	0.049 4	0.221 6	0.059 6	0.839 9	61	6	26	7

（3）电解质对阻力分布的影响：

1）电解质种类对果胶溶液阻力分布的影响：由表 6-30 可知，随着电解质的加入，膜孔阻力由 0.291 3/m 增加到 0.550 8/m 和 0.571 7/m，膜总阻力由 0.955 7/m 增加到 1.191 7/m 和 1.199 0/m，膜孔阻力和膜总阻力大幅增加。加入氯化钠和硫酸钠后，两者之间的总阻力相差不大。

表 6-30　不同电解质种类的果胶溶液在 0.2 μm ZrO_2 膜过滤过程中的阻力分布

所加电解质	R_m（/m）	R_e（/m）	R_i（/m）	R_p（/m）	$R_总$（/m）	$R_m/R_总$（%）	$R_e/R_总$（%）	$R_i/R_总$（%）	$R_p/R_总$（%）
无（原液）	0.427 4	0.191 8	0.291 3	0.045 2	0.955 7	45	20	30	5
氯化钠	0.412 8	0.159 6	0.550 8	0.068 4	1.191 7	35	13	46	6
硫酸钠	0.421 6	0.157 9	0.571 7	0.047 8	1.199 0	35	13	48	4

由表 6-31 可知，随着电解质的加入，膜孔阻力由 0.293 6/m 增加到 0.521 5/m 和 0.562 4/m，膜总阻力由 0.955 7/m 增加到 1.262 6/m 和 1.31/m。与 0.2 μm 孔径膜相同，加入电解质后，膜过滤总阻力增加。加入氯化钠和硫酸钠后，两者之间的总阻力相差不大。对比表 6-30、表 6-31，0.2 μm 孔径膜的总阻力略低于 0.05 μm 孔径膜。

表 6-31　不同电解质种类的果胶溶液在 0.05 μm ZrO_2 膜过滤过程中的阻力分布

所加电解质	R_m（/m）	R_e（/m）	R_i（/m）	R_p（/m）	$R_总$（/m）	$R_m/R_总$（%）	$R_e/R_总$（%）	$R_i/R_总$（%）	$R_p/R_总$（%）
无（原液）	0.423 9	0.228 1	0.293 6	0.034 3	0.979 9	43	23	30	4
氯化钠	0.413 6	0.272 5	0.521 5	0.054 9	1.262 6	33	22	41	4
硫酸钠	0.466 5	0.204 0	0.562 4	0.077 1	1.310 0	36	16	43	6

2）电解质种类对果胶/小檗碱混合溶液阻力分布的影响：由表 6-32 可知，随着电解质的加入，膜表面阻力由 0.044 6/m 增加到 0.134 8/m 和 0.146 2/m，膜孔阻力由 0.238 1/m 增加到 0.501 5/m 和 0.520 6/m，膜总阻力由 0.798 5/m 增加到 1.135 5/m 和 1.122 3/m。对比表 6-30 和表 6-32，加入小檗碱，膜表面沉积阻力分别由 0.191 8/m、0.159 6/m、0.157 9/m 降低到 0.044 6/m、0.134 8/m、0.146 2/m；膜孔阻力分别由 0.291 3/m、0.550 8/m、0.571 7/m 降低到 0.238 1/m、0.501 5/m、0.520 6/m；膜总阻力分别由 0.955 7/m、1.191 7/m、1.199/m 降低到 0.798 5/m、1.135 5/m、1.122 3/m。这是由于小檗碱的加入改变了果胶溶液的 pH，从而降低膜过滤阻力。

由表 6-33 可知，随着电解质的加入，膜表面阻力由 0.044 6/m 增加到 0.134 8/m、0.146 2/m，膜孔阻力由 0.238 1/m 增加到 0.501 5/m、0.520 6/m，膜总阻力由 0.798 5/m 增加到 1.135 5/m、1.122 3/m。对比表 5-32、表 5-33 可知，0.05 μm 孔径膜的总阻力略高于 0.2 μm 孔径膜。对比表 6-31、表 6-33 可知，加入小檗碱后，膜总阻力略有减少。

表 6-32　不同电解质种类的果胶/小檗碱混合溶液在 0.2 μm ZrO_2 膜过滤过程中的阻力分布

所加电解质	R_m（/m）	R_e（/m）	R_i（/m）	R_p（/m）	$R_总$（/m）	$R_m/R_总$（%）	$R_e/R_总$（%）	$R_i/R_总$（%）	$R_p/R_总$（%）
无（原液）	0.404 2	0.044 6	0.238 1	0.111 5	0.798 5	51	6	30	14
氯化钠	0.441 5	0.134 8	0.501 5	0.057 7	1.135 5	39	12	44	5
硫酸钠	0.398 8	0.146 2	0.520 6	0.056 7	1.122 3	36	13	46	5

表 6-33　不同电解质种类的果胶/小檗碱混合溶液在 0.05 μm ZrO_2 膜过程中的阻力分布

所加电解质	R_m（/m）	R_e（/m）	R_i（/m）	R_p（/m）	$R_总$（/m）	$R_m/R_总$（%）	$R_e/R_总$（%）	$R_i/R_总$（%）	$R_p/R_总$（%）
无（原液）	0.445 9	0.088 9	0.285 1	0.091 9	0.911 8	49	10	31	10
氯化钠	0.446 9	0.151 4	0.515 3	0.140 3	1.253 9	36	12	41	11
硫酸钠	0.426 5	0.189 6	0.605 6	0.071 9	1.293 6	33	15	47	6

3. 溶液环境对果胶截留率的影响

（1）溶质浓度对果胶截留率的影响：由表 6-34 可知，随着果胶浓度的增加，果胶的截留率随之增加。当果胶的浓度由 0.01%增加到 0.2%时，对于 0.2 μm 孔径膜，果胶的截留率由 62%增加到 80%；对于 0.05 μm 孔径膜，果胶的截留率由 71%增加到 87%。由此可见，0.05 μm 孔径膜在果胶的截留率要高于 0.2 μm 孔径膜。

表 6-34　不同浓度的果胶溶液中果胶的截留率

浓度（%）	截留率（%）	
	0.2 μm 孔径膜	0.05 μm 孔径膜
0.01	62	71
0.05	68	75
0.1	73	86
0.2	80	87

由表 6-35 可知，不同浓度的果胶/小檗碱混合溶液，与单一的果胶溶液相同，随着浓度的增加，果胶的截留率随之增加。对于 0.2 μm 孔径膜，果胶的截留率由 83%增加到 88%；对于 0.05 μm 膜孔径膜，果胶的截留率由 85%增加到 90%。由此可见，0.05 μm 孔径膜在果胶的截留率上略高于 0.2 μm 孔径膜。对比表 6-34 和表 6-35 可知，加入小檗碱后，果胶的截留率高于未加小檗碱的。

表 6-35 不同浓度的果胶/小檗碱混合溶液中果胶的截留率

浓度（%）	截留率（%）	
	0.2 μm 孔径膜	0.05 μm 孔径膜
0.01	83	85
0.05	85	87
0.1	87	88
0.2	88	90

（2）pH 对果胶截留率的影响：由表 6-36 可知，在不同 pH 的果胶溶液，随着 pH 的增加，果胶的截留率随之降低。这可能是由于果胶溶液在不同 pH 条件下，果胶分子链的结构发生变化，从而导致果胶截留率的变化。对于 0.2 μm 孔径膜，果胶的截留率由 87%降低到 59%；对于 0.05 μm 孔径膜，果胶的截留率由 88%降低到 65%，0.05 μm 孔径膜的果胶截留率要高于 0.2 μm 孔径膜。

表 6-36 不同 pH 的果胶溶液中果胶的截留率

pH	截留率（%）	
	0.2 μm 孔径膜	0.05 μm 孔径膜
pH = 2	87	88
pH = 6	64	74
pH = 8	59	65
原液	68	75

由表 6-37 可知，与未加小檗碱相同，随着 pH 的增加，果胶的截留率相应降低，0.05 μm 孔径膜的果胶截留率略高于 0.2 μm 孔径膜。对比表 6-37 和表 6-36 可知，加入小檗碱后，果胶的截留率略有增加。

表 6-37 不同 pH 的果胶/小檗碱混合溶液中果胶的截留率

pH	截留率（%）	
	0.2 μm 孔径膜	0.05 μm 孔径膜
pH = 2	89	89
pH = 6	70	78
pH = 8	67	72
原液	85	87

（3）电解质种类对果胶截留率的影响：由表 6-38 可知，加入氯化钠和硫酸钠，对于 0.2 μm 孔径膜，果胶的截留率由 68%增加到 75%和 83%；对于 0.05 μm 孔径膜，果胶的截留率由 75%增加到 77%和 83%，随着电解质的加入，果胶的截留率相应增加。由此可见，截留率的高低与溶液的电导率有关。

表 6-38 不同离子强度的果胶溶液中果胶的截留率

所加电解质	截留率（%）	
	0.2 μm 孔径膜	0.05 μm 孔径膜
无（原液）	68	75
氯化钠	75	77
硫酸钠	83	83

由表 6-39 可知，在果胶/小檗碱混合溶液，加入氯化钠和硫酸钠后，对于 0.2 μm 孔径膜，果胶的截留率由 85%增加到 87%和 89%；对于 0.05 μm 孔径膜，果胶的截留率由 87%增加到 89%和 89%。随着电解质的加入，果胶的截留率相应的增加。

表 6-39　不同离子强度的果胶/小檗碱混合溶液中果胶的截留率

所加电解质	截留率（%）	
	0.2 μm 孔径膜	0.05 μm 孔径膜
无（原液）	85	87
氯化钠	87	89
硫酸钠	89	89

4. 溶液环境对小檗碱透过率的影响

（1）果胶浓度对小檗碱透过率的影响：果胶高分子在膜过滤过程中所形成的凝胶层及浓差极化阻力都会阻碍小檗碱的透过。原因有以下两点：①果胶浓度越高，凝胶层就越厚，浓差极化阻力就越大；②由于果胶的黏度比较大，浓度越高，导致果胶和小檗碱的严重吸附。由表 6-40 可知，不同浓度的果胶/小檗碱混合溶液，小檗碱的透过率与果胶溶液的浓度有相关性，果胶的浓度越高，小檗碱的透过率就也低。小檗碱的透过率在 55%以下，并且在 0.2 μm 孔径膜中小檗碱的透过率要略高于 0.05 μm 孔径膜，这与其膜通量相符合。

表 6-40　不同浓度的果胶/小檗碱混合溶液中小檗碱的透过率

浓度（%）	透过率（%）	
	0.2 μm 孔径膜	0.05 μm 孔径膜
0.01	53	45
0.05	47	44
0.1	39	35
0.2	32	32

（2）pH 对小檗碱透过率的影响：果胶溶液在不同 pH 条件下，高分子的分子链的构象发生改变，影响小檗碱与果胶的相互作用，从而影响小檗碱的透过率。由表 6-41 可知，加入酸性调节剂后，小檗碱的透过率略有降低；加入碱性调节剂后，小檗碱的透过率明显增加。

表 6-41　不同 pH 的果胶/小檗碱混合溶液中小檗碱的透过率

pH	透过率（%）	
	0.2 μm 孔径膜	0.05 μm 孔径膜
pH = 2	44	40
pH = 6	64	53
pH = 8	87	84
原液	47	44

（3）电解质对小檗碱透过率的影响：由表 6-42 可知，在果胶/小檗碱混合溶液里，加入氯化钠和硫酸钠后，对于 0.2 μm 孔径膜，小檗碱的透过率由 35%降低到 32%、29%；对于 0.05 μm 孔径膜，小檗碱的透过率由 33%降低到 30%、24%。由此可见，加入电解质后，小檗碱的透过率略有降低。

表 6-42　不同离子强度的果胶/小檗碱混合溶液中小檗碱的透过率

所加电解质	透过率（%）	
	0.2 μm 孔径膜	0.05 μm 孔径膜
无（原液）	47	44
氯化钠	43	40
硫酸钠	39	32

第三节
中药水提液的蛋白质模拟体系陶瓷膜过程研究

蛋白质是由 20 种氨基酸组成的高分子化合物，其分子量巨大，一般在 1 万至 100 万。已经证实，蛋白质分子颗粒的大小达到胶体颗粒的尺度范围之内（1～100 nm），所以蛋白质具有胶体性质。蛋白质有等电点，有一定的渗透压、溶解度、溶胀能力和一定黏度，有凝胶作用和沉淀作用，在高温下其物理和化学性质会发生变化，即蛋白质变性，导致其溶解度降低、发生凝结、形成不可逆凝胶。作为高分子成分之一，除天花粉蛋白等少数蛋白质有生物活性外，大多数是中药精制过程中应该除去的无效成分[18, 19]。

一、蛋白质模拟体系的陶瓷膜分离实验

1. 实验装置、仪器和试剂

（1）实验装置、仪器：同本章第一节。

（2）试剂：大豆分离蛋白（Sigma 公司出品，进口分装）；考马斯亮蓝（Sigma 公司出品，进口分装）；牛血清白蛋白（美国 Amresco 公司生产，进口分装）；磷酸（上海联试化工试剂有限公司）；754-紫外分光光度计（上海光谱仪器有限公司）。

2. 蛋白质模拟溶液及果胶/小檗碱混合溶液的配制

（1）蛋白质模拟溶液的配制：根据笔者课题组的前期研究，中药水提液的蛋白质含量范围为 0.005%～0.38%（g/mL）。因此笔者课题组选择浓度分别为 0.01%、0.05%、0.1%、0.2%、0.3%的蛋白质溶液；pH 为 pH = 4、pH = 6.5 及 pH = 9；电解质种类为氯化钠与硫酸钠。

不同浓度的蛋白质模拟溶液配制方法：分别精密称量 0.5 g、2.5 g、5 g、10 g、15 g 的大豆分离蛋白，然后加入沸水，充分搅拌使之溶解，最后定容到 5 L。

不同 pH 的蛋白质模拟溶液的配制方法：精密称量 2.5 g 的大豆分离蛋白质，加水并充分搅拌使之溶解，然后定容到 5 L，最后分别向模拟溶液里加入磷酸或碳酸钠，配制成 pH = 4、pH = 6.5、pH = 9 的模拟溶液。

不同电解质种类的蛋白质模拟溶液的配制方法：精密称量 2.5 g 的大豆分离蛋白质，加水并充分搅拌使之溶解，然后定容到 5 L，最后加入 0.05 mol 的氯化钠或硫酸钠。

（2）蛋白质/小檗碱混合溶液的配制。配制方法：精密称量 1 g 的小檗碱，与蛋白质一起混合，加水并搅拌使之充分溶解，再定容到 5 L，其他步骤与单一的蛋白质模拟溶液配制步骤相同。

3. 实验操作　实验方法同本章第一节。

二、蛋白质模拟体系溶液环境对陶瓷膜过程的影响

1. 溶液环境对膜通量衰减的影响

（1）溶质对膜通量衰减的影响：

1）蛋白质浓度对膜通量衰减的影响：图 6-26 为不同浓度的蛋白质溶液的通过 0.2 μm 膜的通量衰减曲线图。由图可知，在试验启动阶段，膜通量迅速下降。而随着过滤过程的不断进行，蛋白质分子溶质在膜表面发生吸附并逐渐形成凝胶层，10 min 后膜通量的衰减速度渐渐减缓，并趋于稳定。对于不同浓度的蛋白质模拟溶液，随着蛋白质浓度的增加，膜起始通量分别由 1 304.4 L/(m^2·h)降低到 1 272.8 L/(m^2·h)、1 023.6 L/(m^2·h)、1 144.8 L/(m^2·h)、990 L/(m^2·h)。从总体趋势看来，随着浓度的增加，膜起始通量呈下降趋势，这是由于在循环过程中，浓度越高，膜表面越容易形成表面层，膜起始通量越小。而 0.01%、0.05%、0.1%、0.2%、0.3%蛋白溶液膜稳定通量分别为 734.4 L/(m^2·h)、904.8 L/(m^2·h)、644.6 L/(m^2·h)、637.2 L/(m^2·h)、757.2 L/(m^2·h)，随着浓度的增加，膜通量并没有明显减少趋势，浓度为 0.05%蛋白质溶液的膜稳定通量最高，这与料液中的蛋白质溶液状态有关，需要进一步的研究。

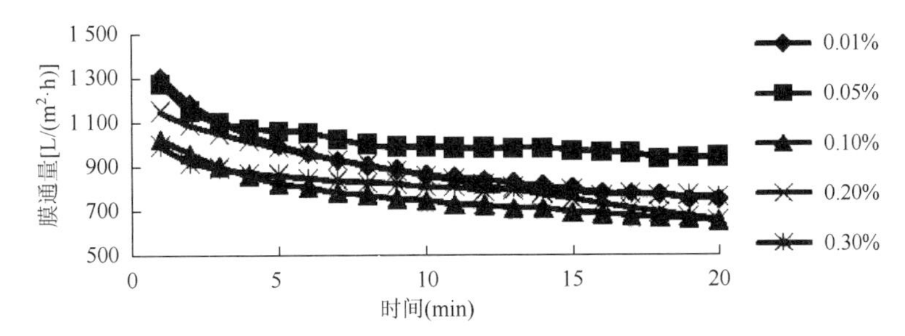

图 6-26　不同浓度的蛋白质溶液通过 0.2 μm ZrO_2 膜的通量衰减曲线图

图 6-27 为不同浓度的蛋白质溶液的通过 0.05 μm 膜通量衰减曲线图。与 0.2 μm 孔径膜相同，在过滤初期，膜通量迅速下降。随着过滤过程不断进行，膜通量曲线比较平缓。对于不同浓度的蛋白质溶液，随着蛋白质浓度的增加，膜起始通量分别由 1 612.8 L/(m^2·h)降低到 1 473.6 L/(m^2·h)、1 226.8 L/(m^2·h)、1 154.8 L/(m^2·h)、1 146.8 L/(m^2·h)，由此可见随着浓度的增加，膜起始通量相应的减少，但是膜稳定通量分别为 1 050 L/(m^2·h)、1 030 L/(m^2·h)、862.8 L/(m^2·h)、654 L/(m^2·h)、896.4 L/(m^2·h)。从总体趋势上，膜稳定通量随着浓度增加而逐渐减少，但是浓度为 0.3%的蛋白质溶液，其膜稳定通量高于 0.1%、0.2%浓度蛋白质溶液，这可能与浓度为 0.3%蛋白质溶液在溶液中存在的分子状态有关。对比图 6-27、图 6-26 可知，0.05 μm 孔径膜稳定通量要高于 0.2 μm 孔径膜。

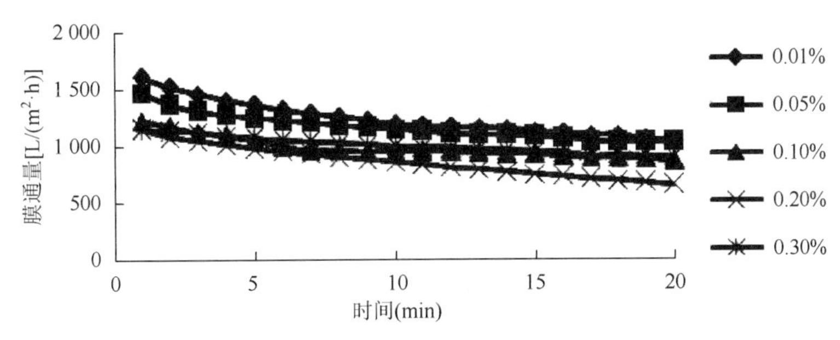

图 6-27　不同浓度的蛋白质溶液通过 0.05 μm ZrO_2 膜的通量衰减曲线

2）小檗碱对膜通量衰减的影响：图 6-28 是不同浓度的蛋白质/小檗碱混合溶液通过 0.2 μm 膜的通量衰减曲线图。加入小檗碱后，不同浓度（由低到高）蛋白质/小檗碱混合溶液膜起始通量分别为 1 772.4 L/(m^2·h)、772.8 L/(m^2·h)、674.8 L/(m^2·h)、663.6 L/(m^2·h)、651.2 L/(m^2·h)。表明随着蛋白质的浓度的增加，膜起始通量逐渐减少。不同浓度的蛋白质/小檗碱混合溶液膜稳定通量分别为 1 086 L/(m^2·h)、548.2 L/(m^2·h)、282 L/(m^2·h)、414 L/(m^2·h)、520.8 L/(m^2·h)。加入小檗碱后，膜稳定通量和膜起始通量在整体上下降，这说明小檗碱和蛋白质共同成为膜过滤过程中的污染物质。

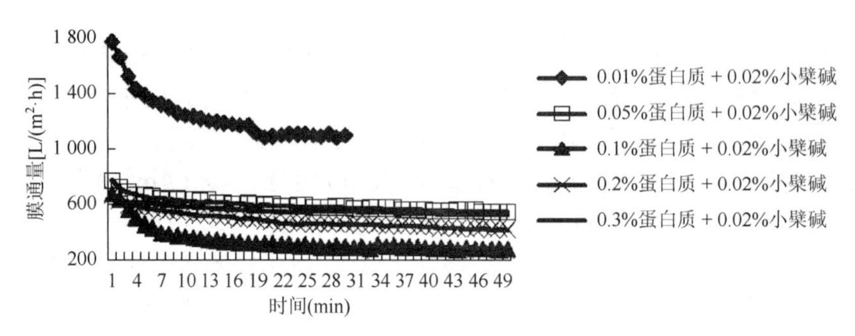

图 6-28 不同浓度的蛋白质/小檗碱混合溶液的通过 0.2 μm ZrO_2 膜的通量衰减曲线

图 6-29 是不同浓度的蛋白质/小檗碱混合溶液通过 0.05 μm 膜的通量衰减曲线图。不同浓度（由低到高）蛋白质/小檗碱混合溶液的膜起始通量分别为 997.2 L/(m^2·h)、929.6 L/(m^2·h)、712.8 L/(m^2·h)、700.8 L/(m^2·h)、637.2 L/(m^2·h)。同样，随着浓度的增加，膜起始通量逐渐减少。不同浓度的蛋白质/小檗碱混合溶液的膜稳定通量分别为 604 L/(m^2·h)、500 L/(m^2·h)、225 L/(m^2·h)、464 L/(m^2·h)、373 L/(m^2·h)，浓度为 0.1%的蛋白质/小檗碱混合溶液的稳定通量最低。由图 6-27、图 6-29 可知，加入小檗碱后，膜稳定通量和起始通量在整体上下降。

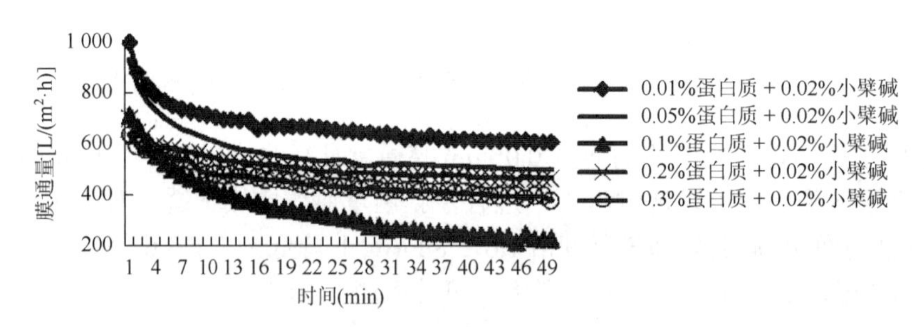

图 6-29 不同浓度的蛋白质/小檗碱混合溶液通过 0.05 μm ZrO_2 膜的通量衰减曲线

（2）pH 对膜通量衰减的影响：

1）pH 对蛋白质溶液膜通量衰减的影响：图 6-30 是不同 pH 蛋白质溶液通过 0.2 μm ZrO_2 膜的通量衰减曲线图。在 pH = 4 的条件下，膜起始通量和稳定通量达到 1 327.2 L/(m^2·h)和 690.6 L/(m^2·h)，要高于其他 pH 条件下。有研究表明，大豆分离蛋白的等电点在 pH 4.2～5.6，在该范围内大豆分离蛋白的溶解性、黏度最弱。在 pH = 4 的条件下，膜通量却最大，这可能大豆分离蛋白的黏度及错流过滤有关，蛋白质模拟溶液在错流过滤条件下减少膜表面的沉积，在一定程度上减少溶解度降低导致的膜表面污染。而在 pH = 6.5 的条件下，膜起始通量和稳定通量最低，分别为 652.8 L/(m^2·h)和 428.6 L/(m^2·h)。由于大豆分离蛋白的等电点在 pH 4.2～5.6，而 ZrO_2 膜表面等电点在 7.2 左右。在 pH = 6.5 条件下，大豆分离蛋白胶体呈现负电荷，而膜表面呈现正电荷，易在膜表面形成吸附层，导致膜严重污染，膜通量明显降低。在 pH = 9 的条件下，溶液环境远离膜表面和蛋白质等电点，膜起始通量和稳定通量分别为 991.2 L/(m^2·h)和 561.6 L/(m^2·h)，高于 pH = 6.5 的膜起始通量和稳定通量。

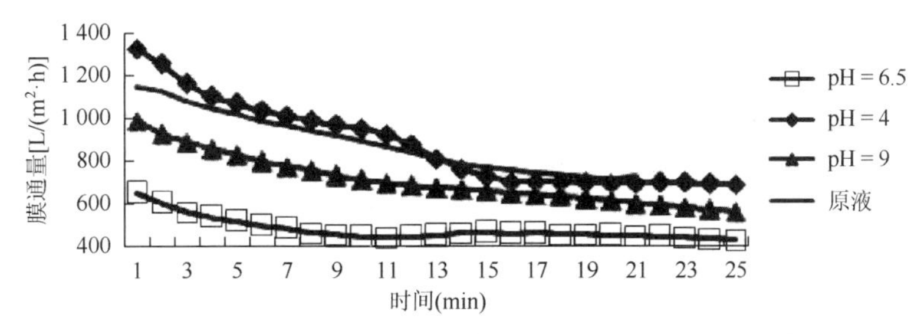

图 6-30　不同 pH 蛋白质溶液通过 0.2 μm ZrO_2 膜的通量衰减曲线

图 6-31 是不同 pH 蛋白质溶液通过 0.05 μm ZrO_2 膜的通量衰减曲线图。pH = 4、pH = 6.5、pH = 9、原液的膜起始通量分别为 1 513.2 L/(m^2·h)、1 386 L/(m^2·h)、1 350 L/(m^2·h)、1 473.2 L/(m^2·h)；膜稳定通量分别为 1 086 L/(m^2·h)、654 L/(m^2·h)、772 L/(m^2·h)、1 033.6 L/(m^2·h)。由此可见，在 pH = 4 条件下，膜稳定通量最高，依次是原液、pH = 9，在 pH = 6.5 条件下最低。对比图 6-30、图 6-31 可知，0.05 μm 孔径膜稳定通量要高于 0.2 μm 孔径膜。

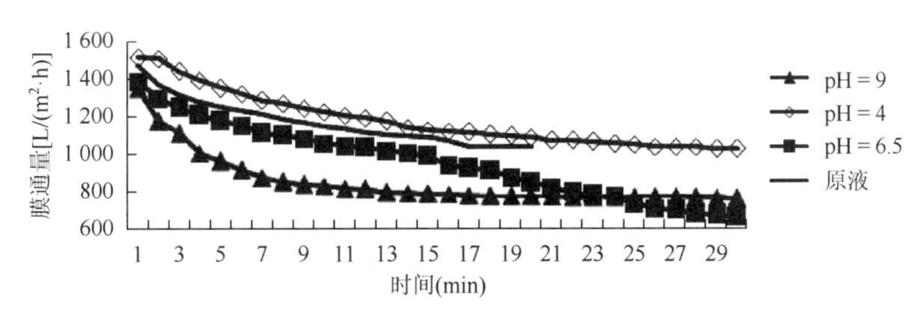

图 6-31　不同 pH 蛋白质溶液通过 0.05 μm ZrO_2 膜的通量衰减曲线

2）pH 对蛋白质/小檗碱混合溶液膜通量衰减的影响：图 6-32 是不同 pH 蛋白质/小檗碱混合溶液通过 0.2 μm ZrO_2 膜通量衰减曲线图。由图 6-30 和图 6-32 可知，pH = 4、pH = 6.5、pH = 9、原液的膜稳定通量分别为 970.8 L/(m^2·h)、384.4 L/(m^2·h)、426 L/(m^2·h)、573.6 L/(m^2·h)。加入小檗碱后，膜稳定通量有所下降，膜通量衰减曲线比较平缓，这是由于小檗碱的加入会加重膜的污染，导致膜通量进一步的减少。

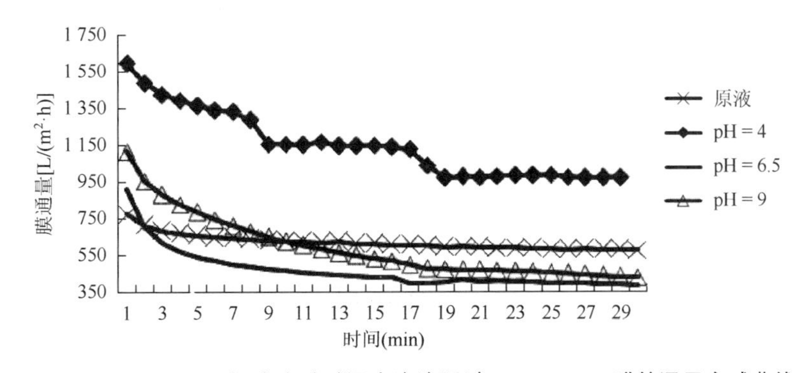

图 6-32　不同 pH 蛋白质/小檗碱混合溶液通过 0.2 μm ZrO_2 膜的通量衰减曲线

图 6-33 是不同 pH 的蛋白质/小檗碱混合溶液通过 0.05 μm ZrO_2 膜的通量衰减曲线图。pH = 4、pH = 6.5、pH = 9、蛋白质/小檗碱混合溶液的膜起始通量分别为 1 420 L/(m^2·h)、650.4 L/(m^2·h)、1 390.8 L/(m^2·h)、929.6 L/(m^2·h)；膜稳定通量分别为 657.4 L/(m^2·h)、225.6 L/(m^2·h)、460.8 L/(m^2·h)、525.2 L/(m^2·h)。由图 6-31、图 6-33 可知，加入小檗碱后，膜起始通量稍有下降，但稳定通量明显下降，下降幅度在 50%以上。对比图 6-32、图 6-33 可知，在 pH = 9 条件下，蛋白质/小檗碱溶液的稳定通量在 0.05 μm 孔径膜高于 0.2 μm 孔径膜，但是其他 pH 条件却要小于 0.2 μm 孔径膜。

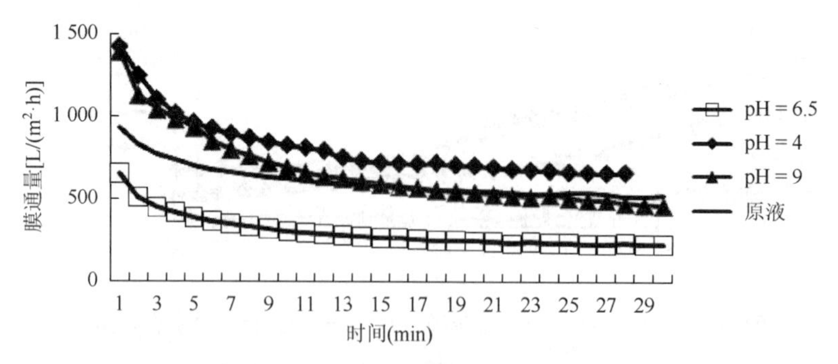

图 6-33 不同 pH 蛋白质/小檗碱混合溶液通过 0.05 μm ZrO_2 膜的通量衰减曲线

（3）电解质对膜通量衰减的影响：

1）电解质的种类对蛋白质溶液膜通量衰减的影响：图 6-34 是不同电解质种类的蛋白质溶液通过 0.2 μm ZrO_2 膜的通量衰减曲线。原液的膜起始通量和稳定通量分别为 1 146 L/(m^2·h)和 729.6 L/(m^2·h)，加入氯化钠和硫酸钠后，膜起始通量和稳定通量分别降低到 1 030.8 L/(m^2·h)和 634.8 L/(m^2·h)、778.8 L/(m^2·h)和 530.4 L/(m^2·h)，并且加入氯化钠的蛋白质溶液在膜起始通量和稳定通量方面要高于加入硫酸钠的。

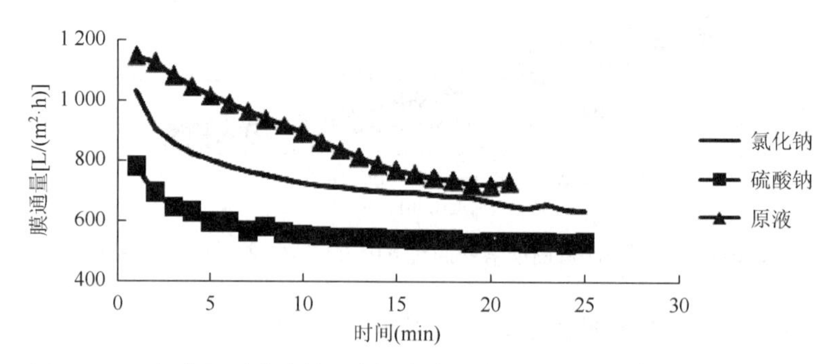

图 6-34 不同电解质种类的蛋白质溶液在 0.2 μm ZrO_2 膜的通量衰减曲线

图 6-35 是不同电解质种类的蛋白质溶液通过 0.05 μm ZrO_2 膜通量衰减曲线图。由图可知，原液的膜起始通量和稳定通量分别为 1 473.6 L/(m^2·h)和 1 033.2 L/(m^2·h)，加入氯化钠和硫酸钠后，膜起始通量和稳定通量分别降低到 898 L/(m^2·h)和 617.2 L/(m^2·h)、742 L/(m^2·h)和 543.6 L/(m^2·h)，并且加入氯化钠的蛋白质溶液在膜起始通量和稳定通量方面要略高于加入硫酸钠的。对比图 6-34 和图 6-35 可知，0.05 μm 和 0.2 μm 孔径膜在不同电解质种类的蛋白质溶液中的稳定通量相差不大。

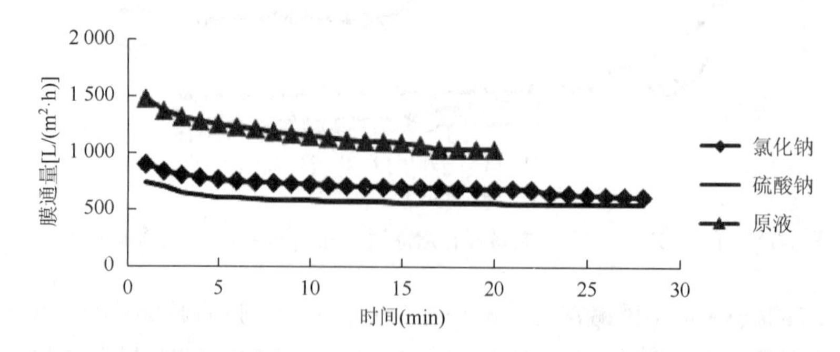

图 6-35 不同电解质种类的蛋白质溶液通过 0.05 μm ZrO_2 膜的通量衰减曲线

2）电解质的种类对蛋白质/小檗碱混合溶液膜通量衰减的影响：图 6-36 是不同电解质种类的蛋白质/小檗碱混合溶液通过 0.2 μm ZrO_2 膜的通量衰减曲线图。加入电解质后，原液、氯化钠、硫酸钠溶液膜起始通量和稳定通量分别为 772.8 L/(m^2·h)和 553.2 L/(m^2·h)、830.4 L/(m^2·h)和 525.6 L/(m^2·h)、775.2 L/(m^2·h)

和 525.6 L/(m^2·h)，由此可以看出，在蛋白质/小檗碱混合的二元体系，加入电解质后，膜起始通量和稳定通量没有明显的减少，相对比较稳定。

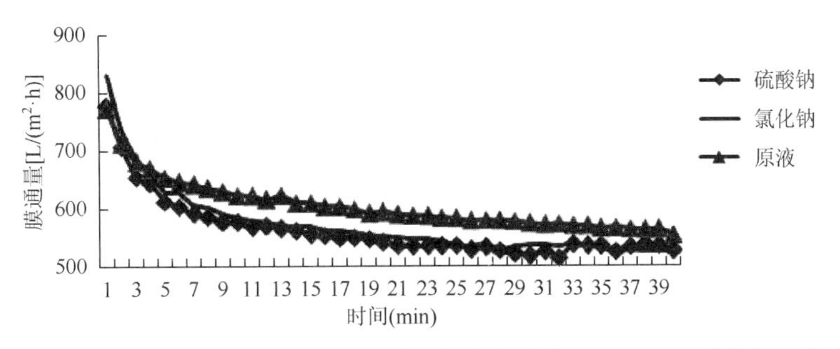

图 6-36 不同电解质种类的蛋白质/小檗碱混合溶液通过 0.2 μm ZrO_2 膜的通量衰减曲线

图 6-37 是不同电解质种类的蛋白质/小檗碱混合溶液通过 0.05 μm ZrO_2 膜通量衰减曲线图。加入电解质后，原液、氯化钠、硫酸钠溶液膜起始通量和稳定通量分别为 929.6 L/(m^2·h)和 525.2 L/(m^2·h)、784 L/(m^2·h)和 519.6 L/(m^2·h)、726 L/(m^2·h)和 498 L/(m^2·h)，由此可以看出，在蛋白质/小檗碱混合的二元体系里，加入电解质后，膜起始通量和稳定通量没有明显的减少，相对比较稳定。

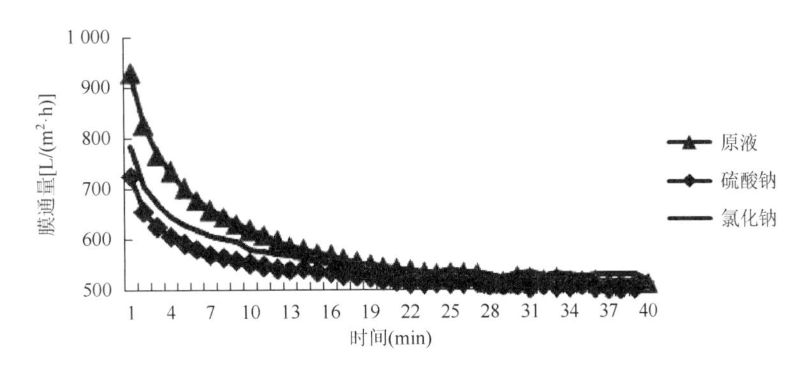

图 6-37 不同电解质种类的蛋白质/小檗碱混合溶液在 0.05 μm ZrO_2 膜的通量衰减曲线

2. 溶液环境对阻力分布的影响

（1）溶质对阻力分布的影响：

1）蛋白质浓度对阻力分布的影响：由表 6-43 可知，0.2 μm 膜自身阻力在 0.50/m 左右，对于不同浓度的溶液，膜自身阻力在总阻力中所占的比例将近 40%以上，这说明在不同浓度的蛋白质溶液体系中，膜自身阻力是膜总阻力的主导因素。膜表面沉积阻力随着浓度的增加而相应的增加，由 0.083/m 增加到 0.282 8/m，所占比例也越占越大，由 9%上升到 26%。膜孔阻力是除了膜自身阻力以外，影响膜通量大小的重要因素之一。

在蛋白质浓度为 0.3%条件下，膜孔阻力最小，为 0.111 7/m；在蛋白质浓度为 0.1%条件下，膜孔阻力最大，为 0.383 2/m。浓差极化阻力随着浓度的增加而增加，并且所占比例不大，在 10%左右。而总阻力与膜稳定通量有一定相关，在浓度 0.05%条件下，膜总阻力最小，为 0.859 4/m；在浓度 0.2%条件下，膜总阻力最高，为 1.174 7/m。总体看来，膜自身阻力和膜孔阻力在膜污染阻力中占主导作用。

表 6-43 不同浓度的蛋白质溶液在 0.2 μm ZrO_2 膜过滤过程中的阻力分布

浓度（%）	R_m（/m）	R_e（/m）	R_i（/m）	R_p（/m）	$R_总$（/m）	$R_m/R_总$（%）	$R_e/R_总$（%）	$R_i/R_总$（%）	$R_p/R_总$（%）
0.01	0.497 3	0.083 3	0.341 3	0.011 3	0.933 2	53	9	37	1
0.05	0.546 7	0.081 8	0.146 6	0.084 3	0.859 4	64	10	17	10

续表

浓度（%）	R_m（/m）	R_e（/m）	R_i（/m）	R_p（/m）	$R_总$（/m）	$R_m/R_总$（%）	$R_e/R_总$（%）	$R_i/R_总$（%）	$R_p/R_总$（%）
0.1	0.507 1	0.119 9	0.383 2	0.101 1	1.111 3	46	11	34	9
0.2	0.499 9	0.247 3	0.292 4	0.135 1	1.174 7	43	21	25	12
0.3	0.527 4	0.282 3	0.111 7	0.147 0	1.068 3	49	26	10	14

由表6-44可知，对于孔径为0.05 μm的膜管来说，膜自身阻力在0.40/m左右，对于不同浓度的蛋白质溶液，膜自身阻力在总阻力中所占的比例将近 30%以上，这说明在不同浓度的蛋白质溶液体系中，膜自身阻力是膜总阻力的主导因素之一。膜表面沉积阻力随着蛋白质浓度的增加而相应的增加，由0.157 6/m增加到0.453 3/m，所占比例在20%以上，成为影响膜总阻力的另一个重要因素。在浓度为0.2%条件下，膜孔阻力最大，为 0.303 9/m。浓差极化阻力随着浓度的增加而增加，并且所占比例不大，在 8%左右。而总阻力与膜稳定通量有一定相关，在浓度0.01%条件下，膜总阻力最小，为0.726 7/m；在浓度为0.2%条件下，膜总阻力最高，为1.162 3/m。总体看来，对于0.05 μm孔径膜，膜自身阻力和膜表面沉积阻力在膜污染阻力中占主导作用。对比表6-43、表6-44可知，0.05 μm孔径膜总阻力和膜自身阻力略低于0.2 μm孔径膜，在0.05 μm孔径膜中，膜自身阻力和膜表面沉积阻力在膜总阻力中占主导作用；在0.2 μm孔径膜中，膜自身阻力和膜孔阻力在膜总阻力中占主导作用。

表6-44　不同浓度的蛋白质溶液在0.05 μm ZrO_2膜过滤过程中的阻力分布

浓度（%）	R_m（/m）	R_e（/m）	R_i（/m）	R_p（/m）	$R_总$（/m）	$R_m/R_总$（%）	$R_e/R_总$（%）	$R_i/R_总$（%）	$R_p/R_总$（%）
0.01	0.403 3	0.157 6	0.134 5	0.031 4	0.726 7	55	22	19	4
0.05	0.446 5	0.220 7	0.175 1	0.058 7	0.900 9	50	24	19	7
0.1	0.436 5	0.356 6	0.207 5	0.089 3	1.089 8	40	33	19	8
0.2	0.361 9	0.403 0	0.303 9	0.093 6	1.162 3	31	35	26	8
0.3	0.360 7	0.453 3	0.146 3	0.102 9	1.063 2	34	43	14	10

2）小檗碱对阻力分布的影响：由表6-43、表6-45可知，孔径为0.2 μm膜自身阻力在0.45/m左右，与单一的蛋白质溶液一样，膜自身阻力在总阻力中所占的比例将近 40%以上，是膜总阻力的主导因素之一。膜表面沉积阻力随着浓度的增加而相应的增加，由 0.073 3/m 增加到 0.296 6/m，所占比例也越来越大，由9%上升到28%。浓差极化阻力也随着浓度的增加而增加，所占比例在4%左右。不同浓度的蛋白质/小檗碱混合溶液膜孔阻力在 0.24～0.47/m，比单一蛋白质溶液略有增加，也是影响总阻力主导因素之一。加入小檗碱后，膜表面阻力、膜孔阻力、膜总阻力都略有增加。

表6-45　不同浓度的蛋白质/小檗碱混合溶液在0.2 μm ZrO_2膜过程中的阻力分布

浓度（%）	R_m（/m）	R_e（/m）	R_i（/m）	R_p（/m）	$R_总$（/m）	$R_m/R_总$（%）	$R_e/R_总$（%）	$R_i/R_总$（%）	$R_p/R_总$（%）
0.01	0.457 3	0.073 3	0.241 3	0.011 3	0.783 2	58	9	31	1
0.05	0.443 9	0.094 7	0.361 3	0.025 7	0.925 6	48	10	39	3
0.1	0.528 9	0.166 5	0.471 4	0.045 7	1.212 5	44	14	39	4
0.2	0.459 2	0.287 2	0.360 2	0.081 2	1.187 8	39	24	30	7
0.3	0.443 0	0.296 6	0.244 4	0.084 4	1.068 4	41	28	23	8

由表6-44、表6-46可知，孔径为0.05 μm膜自身阻力在0.44/m左右，膜自身阻力在总阻力中所占的比例将近40%左右，是膜总阻力的主导因素之一。膜表面沉积阻力随着浓度的增加而相应的增加，由

0.199 1/m 增加到 0.379 4/m，所占比例也越来越大，由 22%上升到 34%，是影响膜总阻力另一个重要因素。浓差极化阻力也随着浓度的增加而增加，所占比例在 6%左右。不同浓度的蛋白质/小檗碱混合溶液膜孔阻力在 0.18～0.36/m，比单一蛋白质溶液略有增加，也是总阻力主导因素。加入小檗碱后，膜表面阻力、膜孔阻力、膜总阻力都略有增加。

表 6-46 不同浓度的蛋白质/小檗碱混合溶液在 0.05 μm ZrO_2 膜过程中的阻力分布

浓度（%）	R_m（/m）	R_e（/m）	R_i（/m）	R_p（/m）	$R_总$（/m）	$R_m/R_总$（%）	$R_e/R_总$（%）	$R_i/R_总$（%）	$R_p/R_总$（%）
0.01	0.405 6	0.199 1	0.274 5	0.023 5	0.902 6	45	22	30	3
0.05	0.442 6	0.317 0	0.293 2	0.023 9	1.076 7	41	29	27	2
0.1	0.457 5	0.361 0	0.366 0	0.096 2	1.280 7	36	28	29	8
0.2	0.459 2	0.379 4	0.182 8	0.101 6	1.123 0	41	34	16	9
0.3	0.486 2	0.376 3	0.222 1	0.103 9	1.188 5	41	32	19	9

（2）pH 对阻力分布的影响：

1）pH 对蛋白质溶液阻力分布的影响：由表 6-47 可知，在 pH = 4 的条件下，膜表面沉积阻力由 0.081 8/m 增加到 0.221/m、膜孔阻力由 0.146 6/m 降低到 0.099/m、膜总阻力由 0.859 4/m 降低到 0.834 4/m。由于大豆分离蛋白的等电点在 pH 4.2～5.6，在 pH = 4 条件下，蛋白质的溶解度最小，膜表面沉积阻力相应增加，减弱蛋白质分子在膜孔堵塞。在 pH = 6.5 的条件下，膜表面沉积阻力由 0.081 8/m 增加到 0.409 6/m、膜孔阻力由 0.146 6/m 增加到 0.259/m、膜总阻力由 0.859 4/m 增加到 1.239 9/m。由于在 pH = 6.5 条件下，大豆分离蛋白胶体呈现负电荷，而膜表面呈现正电荷，易在膜表面形成吸附层，膜表面沉积阻力增加。在 pH = 9 的条件下，膜表面沉积阻力由 0.081 8/m 增加到 0.133 8/m、膜孔阻力由 0.146 6/m 增加到 0.277 9/m、膜总阻力由 0.859 4/m 增加到 1.036 6/m。由于大豆分离蛋白在碱性条件下溶解度高，所以在 pH = 9 的条件下，膜孔阻力最大。

表 6-47 不同 pH 蛋白质溶液在 0.2 μm ZrO_2 膜过滤过程中的阻力分布

pH	R_m（/m）	R_e（/m）	R_i（/m）	R_p（/m）	$R_总$（/m）	$R_m/R_总$（%）	$R_e/R_总$（%）	$R_i/R_总$（%）	$R_p/R_总$（%）
pH = 4	0.474 1	0.221 0	0.099 0	0.040 3	0.834 4	57	26	12	5
pH = 6.5	0.506 8	0.409 6	0.259 0	0.064 5	1.239 9	41	33	21	5
pH = 9	0.576 0	0.133 8	0.277 9	0.046 0	1.033 6	56	13	27	4
原液	0.546 7	0.081 8	0.146 6	0.084 3	0.859 4	64	10	17	10

由表 6-48 可知，与孔径为 0.2 μm 相同，在 pH = 4、pH = 6.5 的条件下，膜表面沉积阻力增加；在 pH = 9 条件下，膜孔阻力最高；膜总阻力在 pH = 4 条件下略有降低，在 pH = 6.5 和 pH = 9 条件下明显增高。对比表 6-47 和表 6-48 可知，在 pH = 4 的条件下，膜总阻力由 0.859 4/m 降低到 0.815 9/m；在 pH = 6.5 的条件下，膜总阻力由 1.239 9/m 降低到 1.075 5/m；在 pH = 9 的条件下，膜总阻力由 1.036 6/m 降低到 1.029 4/m。由此可见 0.05 μm 孔径膜总阻力略低于 0.2 μm 孔径膜。

表 6-48 不同 pH 蛋白质溶液 0.05 μm ZrO_2 膜过滤过程中的阻力分布

pH	R_m（/m）	R_e（/m）	R_i（/m）	R_p（/m）	$R_总$（/m）	$R_m/R_总$（%）	$R_e/R_总$（%）	$R_i/R_总$（%）	$R_p/R_总$（%）
pH = 4	0.421 5	0.248 9	0.071 8	0.073 8	0.815 9	52	31	9	9
pH = 6.5	0.500 1	0.314 4	0.222 6	0.038 3	1.075 5	47	29	21	4
pH = 9	0.499 9	0.128 2	0.356 3	0.045 1	1.029 4	49	12	35	4
原液	0.446 5	0.220 7	0.175 1	0.058 7	0.900 9	50	24	19	7

2）pH 对蛋白质/小檗碱混合溶液阻力分布的影响：由表 6-49 可知，在 pH = 4、pH = 6.5 的条件下，与原液相比，膜表面沉积阻力明显增加；在 pH = 9 条件下，膜孔阻力最高。由表 6-47、表 6-49 可知，在 pH = 4 条件下，加入小檗碱后，膜表面沉积阻力由 0.221/m 增加到 0.224/m；膜孔阻力由 0.099/m 增加到 0.216 6/m；膜总阻力由 0.834 4/m 增加到 0.979 4/m。在 pH = 6.5 条件下，加入小檗碱后，膜表面沉积阻力由 0.409 6/m 增加到 0.509 6/m；膜孔阻力由 0.259/m 增加到 0.26/m；膜总阻力由 1.239 9/m 增加到 1.289 9/m。在 pH = 9 条件下，加入小檗碱后，膜表面沉积阻力由 0.133 8/m 增加到 0.190 9/m；膜孔阻力由 0.277 9/m 增加到 0.501 6/m；膜总阻力由 1.033 6/m 增加到 1.136 2/m。由此可见，加入小檗碱后，膜总阻力、膜孔阻力、膜表面沉积阻力有所增加。

表 6-49　不同 pH 蛋白质/小檗碱混合溶液在 0.2 μm ZrO_2 膜过滤过程中的阻力分布

pH	R_m（/m）	R_e（/m）	R_i（/m）	R_p（/m）	$R_总$（/m）	$R_m/R_总$（%）	$R_e/R_总$（%）	$R_i/R_总$（%）	$R_p/R_总$（%）
pH = 4	0.538 8	0.224 0	0.216 6	0.024 1	0.979 4	55	20	22	2
pH = 6.5	0.456 8	0.509 6	0.260 0	0.064 5	1.290 9	35	39	20	5
pH = 9	0.405 8	0.190 9	0.501 6	0.037 9	1.136 2	36	17	44	3
原液	0.443 9	0.094 7	0.361 3	0.025 7	0.925 6	48	10	39	3

由表 6-48 和表 6-50 可知，在 pH = 4 条件下，加入小檗碱后，膜表面沉积阻力由 0.248 9/m 增加到 0.377 2/m；膜孔阻力由 0.071 8/m 增加到 0.128 6/m；膜总阻力由 0.815 9/m 增加到 0.997 1/m。在 pH = 6.5 条件下，加入小檗碱后，膜表面沉积阻力由 0.314 4/m 增加到 0.497 8/m；膜孔阻力由 0.222 6/m 增加到 0.412 8/m；膜总阻力由 1.075 5/m 增加到 1.413 6/m。在 pH = 9 条件下，加入小檗碱后，膜表面沉积阻力由 0.128 2/m 增加到 0.317/m；膜总阻力由 1.029 4/m 增加到 1.076 7/m。加入小檗碱后，膜表面沉积阻力、膜孔阻力、膜表面沉积阻力都相应的增加。

表 6-50　不同 pH 蛋白质/小檗碱混合溶液在 0.05 μm ZrO_2 膜过滤过程中的阻力分布

pH	R_m（/m）	R_e（/m）	R_i（/m）	R_p（/m）	$R_总$（/m）	$R_m/R_总$（%）	$R_e/R_总$（%）	$R_i/R_总$（%）	$R_p/R_总$（%）
pH = 4	0.422 9	0.377 2	0.128 6	0.057 8	0.986 6	43	38	13	6
pH = 6.5	0.423 4	0.497 8	0.412 8	0.079 6	1.413 6	30	35	29	6
pH = 9	0.411 9	0.175 0	0.567 2	0.056 0	1.210 0	34	14	47	5
原液	0.442 6	0.317 0	0.293 2	0.023 9	1.076 7	41	29	27	2

（3）电解质对阻力分布的影响：

1）电解质种类对蛋白质溶液阻力分布的影响：由表 6-51 可知，加入氯化钠和硫酸钠后，膜表面沉积阻力由 0.081 8/m 增加到 0.298 0/m、0.300 3/m；膜孔阻力由 0.146 6/m 增加到 0.151 3/m、0.277 2/m；膜总阻力由 0.859 4/m 增加到 1.004 5/m、1.110 4/m。加入电解质后，膜表面沉积阻力、膜孔阻力、膜总阻力相应的增加。由于相同浓度的硫酸钠溶液的离子强度高于氯化钠溶液，所以加入硫酸钠后，溶液的膜表面沉积阻力、膜孔阻力、膜总阻力要略高于加入氯化钠。

表 6-51　不同电解质种类的蛋白质溶液在 0.2 μm ZrO_2 膜过滤过程中的阻力分布

所加电解质	R_m（/m）	R_e（/m）	R_i（/m）	R_p（/m）	$R_总$（/m）	$R_m/R_总$（%）	$R_e/R_总$（%）	$R_i/R_总$（%）	$R_p/R_总$（%）
氯化钠	0.450 7	0.298 0	0.151 3	0.104 6	1.004 5	45	30	15	10
硫酸钠	0.434 6	0.300 3	0.277 2	0.098 3	1.110 4	39	27	25	9
无（原液）	0.546 7	0.081 8	0.146 6	0.084 3	0.859 4	64	10	17	10

由表 6-52 可知，加入氯化钠和硫酸钠后，膜表面沉积阻力由 0.220 7/m 增加到 0.280 1/m、0.231 1/m；膜孔阻力由 0.175 1/m 增加到 0.196 1/m、0.516 8/m；膜总阻力由 0.900 9/m 增加到 0.952 6/m、1.187 2/m。与 0.2 μm 一样，加入电解质后，膜表面沉积阻力、膜孔阻力、膜总阻力相应的增加。加入硫酸钠后，膜孔阻力、膜总阻力要略高于加入氯化钠。由表 6-51、表 6-52 可知，孔径为 0.05 μm 的总阻力要略低于孔径为 0.2 μm 膜，这也与膜稳定通量相吻合。

表 6-52 不同电解质种类的蛋白质溶液在 0.05 μm ZrO_2 膜过滤过程中的阻力分布

所加电解质	R_m（/m）	R_e（/m）	R_i（/m）	R_p（/m）	$R_总$（/m）	$R_m/R_总$（%）	$R_e/R_总$（%）	$R_i/R_总$（%）	$R_p/R_总$（%）
氯化钠	0.430 7	0.280 1	0.196 1	0.045 7	0.952 6	45	29	21	5
硫酸钠	0.415 1	0.231 1	0.516 8	0.024 2	1.187 2	35	19	44	2
无（原液）	0.446 5	0.220 7	0.175 1	0.058 7	0.900 9	50	24	19	7

2）电解质种类对蛋白质/小檗碱混合溶液阻力分布的影响：由表 6-51 可知，与单一的蛋白质溶液体系相同，加入电解质后，膜表面沉积阻力、膜孔阻力、膜总阻力相应的增加。加入硫酸钠后，蛋白质溶液的膜孔阻力、膜总阻力要略高于加入氯化钠。由表 6-51、表 6-53 可知，加入小檗碱后，含有氯化钠溶液的膜表面沉积阻力由 0.298/m 降低到 0.102/m；膜孔阻力由 0.151 3/m 增加到 0.554 9/m；膜总阻力由 1.004 5/m 增加到 1.105 8/m。含有硫酸钠溶液的膜表面沉积阻力由 0.300 3/m 降低到 0.102/m；膜孔阻力由 0.277 2/m 增加到 0.507 5/m；膜总阻力由 1.110 4/m 增加到 1.130 7/m。由此可见，加入小檗碱后，膜总阻力略有增加，膜孔阻力明显增高，而表面沉积阻力有所减少。

表 6-53 不同电解质种类的蛋白质/小檗碱混合溶液在 0.2 μm ZrO_2 膜过程中的阻力分布

所加电解质	R_m（/m）	R_e（/m）	R_i（/m）	R_p（/m）	$R_总$（/m）	$R_m/R_总$（%）	$R_e/R_总$（%）	$R_i/R_总$（%）	$R_p/R_总$（%）
氯化钠	0.419 2	0.102 0	0.554 9	0.029 6	1.105 8	38	9	50	3
硫酸钠	0.418 9	0.159 9	0.507 5	0.044 4	1.130 7	37	14	45	4
无（原液）	0.443 9	0.094 7	0.361 3	0.025 7	0.925 6	48	10	39	3

由表 6-54 可知，与单一的蛋白质溶液体系相同，加入电解质后，膜表面沉积阻力、膜孔阻力、膜总阻力相应的增加，加入硫酸钠溶液的膜孔阻力、膜总阻力要略高于加入氯化钠。由表 6-52、表 6-54 可知，加入小檗碱后，氯化钠溶液的膜表面沉积阻力由 0.280 1/m 降低到 0.170 3/m；膜孔阻力由 0.196 1/m 增加到 0.501 7/m；膜总阻力由 0.952 6/m 增加到 1.133 3/m。硫酸钠溶液的膜表面沉积阻力由 0.231 1/m 降低到 0.145 5/m；膜孔阻力由 0.516 8/m 增加到 0.663 8/m；膜总阻力由 1.187 2/m 增加到 1.213 8/m。由此可见，加入小檗碱后，膜总阻力略有增加，膜孔阻力明显增高，而膜表面沉积阻力有所减少。

表 6-54 不同电解质种类的蛋白质/小檗碱混合溶液在 0.05 μm ZrO_2 膜过程中的阻力分布

所加电解质	R_m（/m）	R_e（/m）	R_i（/m）	R_p（/m）	$R_总$（/m）	$R_m/R_总$（%）	$R_e/R_总$（%）	$R_i/R_总$（%）	$R_p/R_总$（%）
氯化钠	0.391 6	0.170 3	0.501 7	0.069 8	1.133 3	35	15	44	6
硫酸钠	0.384 3	0.145 5	0.663 8	0.020 1	1.213 8	32	12	55	2
无（原液）	0.442 6	0.317 0	0.293 2	0.023 9	1.076 7	41	29	27	2

3. 溶液环境对蛋白质截留率的影响

（1）溶质浓度对蛋白质截留率的影响：由表 6-55 可知，随着蛋白质浓度的增加，蛋白质的截留率随之增加。对于 0.2 μm 孔径膜，蛋白质的截留率由 70.2%增加到 90%；对于 0.05 μm 孔径膜，蛋白质的截留率由 71.4%增加到 92.1%。总体看来，0.05 μm 孔径膜的截留率要略高于 0.2 μm 孔径膜。

表 6-55 不同浓度的蛋白质溶液中蛋白质的截留率

浓度（%）	截留率（%）	
	0.2 μm 孔径膜	0.05 μm 孔径膜
0.01	70.2	71.4
0.05	79.1	80.6
0.1	83.3	85.8
0.2	87.5	88.7
0.3	90.0	92.1

由表 6-56 可知，对于 0.2 μm 孔径膜，蛋白质的截留率由 76.6%增加到 98.6%；对于 0.05 μm 孔径膜，蛋白质的截留率由 77.6%增加到 98.6%。随着蛋白质浓度的增加，蛋白质的截留率随之增加，0.05 μm 孔径膜的截留率要略高于 0.2 μm 孔径膜。对比表 6-55 和表 6-56 可知，加入小檗碱后，蛋白质的截留率明显升高。

表 6-56 不同浓度的蛋白质/小檗碱混合溶液中蛋白质的截留率

浓度（%）	截留率（%）	
	0.2 μm 孔径膜	0.05 μm 孔径膜
0.01	76.6	77.6
0.05	88.8	89.0
0.1	95.8	96.0
0.2	99.2	99.4
0.3	98.6	98.6

（2）pH 对蛋白质截留率的影响：由表 6-57 可知，在 pH = 4 的条件下，蛋白质在 0.2 μm 和 0.05 μm 膜中的截留率分别为 87%和 89.5%；在 pH = 6.5 的条件下，蛋白质在 0.2 μm 和 0.05 μm 膜中的截留率分别为 83%和 88.5%；在 pH = 9 的条件下，蛋白质在 0.2 μm 和 0.05 μm 膜中的截留率分别为 75%和 79.5%；原液中的蛋白质在 0.2 μm 和 0.05 μm 膜中的截留率分别为 79.1%和 80.6%。由此可见，在 pH = 4 的条件下，蛋白质的截留率最高，这与蛋白质的等电点有关，并且随着 pH 的增加，蛋白质的截留率有所降低，并且蛋白质的截留率在 0.05 μm 孔径膜中要略高于 0.2 μm 孔径膜。

表 6-57 不同 pH 的蛋白质溶液中蛋白质的截留率

pH	截留率（%）	
	0.2 μm 孔径膜	0.05 μm 孔径膜
pH = 4	87	89.5
pH = 6.5	83	88.7
pH = 9	75	79.4
原液	79.1	80.6

由表 6-58 可知，在 pH = 4 的条件下，蛋白质在 0.2 μm 和 0.05 μm 膜中的截留率分别为 99.6%和 99%；在 pH = 6.5 的条件下，蛋白质在 0.2 μm 和 0.05 μm 膜中的截留率分别为 98.6%和 97.6%；在 pH = 9 的条件下，蛋白质在 0.2 μm 和 0.05 μm 膜中的截留率分别为 86.2%和 87%；原液中的蛋白质在 0.2 μm 和 0.05 μm 膜中的截留率分别为 88.8%和 89%。与单一蛋白质模拟溶液相同，在 pH = 4 的条件下，蛋白质的截留率最高，并且孔径为 0.05 μm 膜截留率要略高于孔径为 0.2 μm 膜。对比表 6-57 和表 6-58 可知，加入小檗碱后，蛋白质的截留率明显增加。

表 6-58　不同 pH 的蛋白质/小檗碱混合溶液中蛋白质的截留率

pH	截留率（%）	
	0.2 μm 孔径膜	0.05 μm 孔径膜
pH = 4	99.6	99.0
pH = 6.5	98.6	97.6
pH = 9	86.2	87.0
原液	88.8	89.0

（3）电解质种类对蛋白质截留率的影响：由表 6-59 可知，加入氯化钠后，蛋白质在 0.2 μm 和 0.05 μm 膜中的截留率分别为 80.4%和 82.6%；加入硫酸钠后，蛋白质在 0.2 μm 和 0.05 μm 膜中的截留率分别为 80.9%和 82.7%。由此可知，加入电解质后，蛋白质的截留率略有升高，孔径为 0.05 μm 膜的截留率要略高于孔径为 0.2 μm 膜。

表 6-59　不同电解质种类的蛋白质溶液中蛋白质的截留率

所加电解质	截留率（%）	
	0.2 μm 孔径膜	0.05 μm 孔径膜
无（原液）	79.1	80.6
氯化钠	80.4	82.1
硫酸钠	80.9	82.7

由表 6-60 可知，在蛋白质/小檗碱混合溶液，加入氯化钠后，蛋白质在 0.2 μm 和 0.05 μm 膜中的截留率分别为 87.5%和 89.2%；加入硫酸钠后，蛋白质在 0.2 μm 和 0.05 μm 膜中的截留率分别为 86.2%和 87.4%。加入电解质后，蛋白质的截留率影响不大。对比表 6-59 和表 6-60 可知，加入小檗碱后，蛋白质的截留率明显增加。

表 6-60　不同电解质种类的蛋白质/小檗碱混合溶液中蛋白质的截留率

所加电解质	截留率（%）	
	0.2 μm 孔径膜	0.05 μm 孔径膜
无（原液）	88.8	89.0
氯化钠	87.5	89.2
硫酸钠	86.2	87.4

4. 溶液环境的对小檗碱透过率的影响　高分子物质的浓度、pH 和离子强度的调节等因素会影响

蛋白质与小檗碱之间的相互作用，进而影响到小檗碱的透过率。浓度越高，越增强小分子和高分子的相互作用。溶液离子强度的变化可影响到蛋白质分子的构象，同时 pH 和离子强度的变化，使得膜表面性质也会发生相应变化，进而影响到膜表面蛋白质凝胶层的形成，这些也是影响小檗碱透过率的因素之一。

（1）蛋白质浓度对小檗碱透过率的影响：由表 6-61 可知，在不同浓度的蛋白质/小檗碱混合溶液里，对于孔径为 0.2 μm 膜，小檗碱的透过率由 71%分别降低到 66%、63%、57%、47%；对于孔径为 0.05 μm 膜，小檗碱的透过率由 76%降低到 66%、65%、60%、55%。总体看来，随着蛋白质浓度的增加，小檗碱的透过率相应地降低，并且在孔径为 0.05 μm 的膜管要略高于孔径为 0.2 μm 膜管。蛋白质浓度越高，蛋白质分子和小分子越容易相互吸附，在膜表面容易形成凝胶层；浓差极化阻力越大，这些因素都会阻碍小分子物质的透过。

表 6-61　不同浓度的蛋白质/小檗碱混合溶液中小檗碱的透过率

浓度（%）	透过率（%）	
	0.2 μm 孔径膜	0.05 μm 孔径膜
0.01	71	76
0.05	66	66
0.1	63	65
0.2	57	60
0.3	47	55

（2）pH 对小檗碱透过率的影响：由表 6-62 可知，在 pH = 4 的条件下，小檗碱在 0.2 μm 和 0.05 μm 膜中的透过率分别为 79%和 83%；在 pH = 6.5 的条件下，小檗碱在 0.2 μm 和 0.05 μm 膜中的透过率分别为 47%和 50%；在 pH = 9 的条件下，小檗碱在 0.2 μm 和 0.05 μm 膜中的透过率分别为 70%和 73%；原液中的小檗碱在 0.2 μm 和 0.05 μm 膜中的透过率分别为 66%和 66%。在 pH = 4 的条件下，蛋白质的溶解度最低，降低蛋白质分子对小檗碱的包裹，增加了小檗碱的透过率。在 pH = 6.5 的条件下，蛋白质容易吸附在膜的表面形成凝胶层，导致小檗碱的透过率降低。

表 6-62　不同 pH 的蛋白质/小檗碱混合溶液中小檗碱的透过率

pH	透过率（%）	
	0.2 μm 孔径膜	0.05 μm 孔径膜
pH = 4	79	83
pH = 6.5	47	50
pH = 9	70	73
原液	66	66

（3）电解质种类对小檗碱透过率的影响：由表 6-63 可知，在蛋白质/小檗碱混合溶液，加入氯化钠后，小檗碱在 0.2 μm 和 0.05 μm 膜中的透过率分别为 69%和 75%；加入硫酸钠后，小檗碱在 0.2 μm 和 0.05 μm 膜中的透过率分别为 73%和 76%。加入电解质后，小檗碱的透过率略有增加。在适当的离子强度条件下，可降低蛋白质分子对于小檗碱的包裹而增加透过率。

表 6-63 不同电解质种类的蛋白质/小檗碱混合溶液中小檗碱的透过率

所加电解质	透过率（%）	
	0.2 μm 孔径膜	0.05 μm 孔径膜
无（原液）	66	66
氯化钠	69	75
硫酸钠	73	76

鉴于膜过程与应用系统溶液环境有密切关系，除了从工艺操作参数与膜结构参数优选、膜清洗等角度开展对膜污染的系统研究外，通过预处理技术改变料液的物理、化学、生物学性质，即优化料液的溶液环境，已成为膜科技领域重要热点研究课题之一。本章及第五章比较系统研究了淀粉、果胶、蛋白质等中药物料中大量存在的膜对抗物质及其所导致的膜对抗因素，为后续开展中药溶液环境优化，清除或减少膜过程对抗物质、对抗因素的研究提供了重要依据。

参考文献

[1] 徐南平，邢卫红，赵宜江. 无机膜分离技术与应用. 北京：化学工业出版社，2003.
[2] 邢卫红，范益群，徐南平. 无机陶瓷膜应用过程研究的进展. 膜科学与技术，2003，23（4）：86-91.
[3] 刘陶世，郭立玮，袁铸人，等. 无机陶瓷膜微滤技术精制 7 种根及根茎类中药水提液的研究. 中成药，2001，23（7）：473-476.
[4] 刘陶世，郭立玮，袁铸人，等. 无机陶瓷膜微滤技术精制麻杏石甘汤和热毒净颗粒的研究. 中成药，2001，23（3）：164-166.
[5] 金万勤，郭立玮，文红梅，等. 无机微滤膜澄清枳实水煎液的工艺研究. 南京中医药大学学报（自然科学版），2000，16（6）：347-348.
[6] 金万勤，高红宁，郭立玮，等. 陶瓷微滤膜微滤法与醇沉法澄清 2 种中药水提液的比较研究. 中草药，2002，33（4）：309-311.
[7] 董洁，郭立玮，陈丹丹，等. 0.2 μm 无机陶瓷膜微滤对黄芩等 7 种中药主要指标性成分转移率的影响. 南京中医药大学学报，2003，19（3）：148-150.
[8] 郭立玮，尚文斌，刘陶世，等. 膜分离工艺对糖渴清总固体含量及降血糖作用的影响. 中成药，2000，22（7）：492-494.
[9] 金万勤，高红宁，郭立玮，等. 陶瓷微滤膜微滤法与醇沉法澄清 2 种中药水提液的比较研究. 中草药，2002，33（4）：309-311.
[10] 刘陶世，郭立玮，周学平，等. 陶瓷膜微滤与树脂吸附等 6 种技术精制清络通痹水提液的对比研究. 中成药，2004，26（4）：266-269.
[11] 郭立玮，陈丹丹，高红宁，等. 陶瓷微滤膜防治苦参水提液对 AB-8 树脂毒化作用的研究. 南京中医药大学学报（自然科学版），2002，18（1）：24-26.
[12] 徐南平，时钧. 我国材料化学工程研究进展. 化工学报，2003，54（4）：423-426.
[13] 聂幼华. 高淀粉植物饮料的稳定性研究. 食品与机械，1997，5（2）：9-11.
[14] 乐康. 基于模拟体系的溶液环境对中药水提液陶瓷膜分离过程的影响. 南京：南京中医药大学，2010.
[15] 李淑莉，欧兴长，杜启云. 鞣质、果胶污染膜的清洗初步研究. 膜科学与技术，2000，20（6）：62-64.
[16] 杜继煜，白岚，白宝璋. 果胶的化学组成与基本特性. 农业与技术，2002，22（5）：72-73，76.
[17] 董洁，郭立玮，文红梅，等. 中药水提液中果胶含量测定方法研究. 现代中药研究与实践，2007，21（5）：39-41.

[18] 曲春香，沈颂东，王雪峰，等. 考马斯亮蓝测定植物粗提液中可溶性蛋白质含量方法的研究. 苏州大学学报（自然科学版），2006，22（6）：82-85.
[19] 华欲飞，孟祥勇，黄剑旭. 蛋白质分子聚集状态对大豆蛋白溶胀性能的影响. 无锡轻工大学学报，2000，19（1）：46-50.

第七章

中药膜污染及防治

膜分离技术在实际应用中，最主要的问题是使用过程中发生的浓差极化和膜污染，其表现为通量随时间增加而不断衰减，最终往往导致稳定膜通量只有纯水通量的1/10，甚至更低；膜两侧压差和通过膜的压降逐渐加大，污染严重时使过滤过程难以继续进行。因此，膜污染机制及其影响因素、控制膜污染程度、清除污染和恢复通量，这三大问题一直是膜应用的关注重点。

近年来，膜分离技术在中药领域内的应用日益增多，然而到目前为止，绝大多数还停留在实验室研究水平，工业化进程严重滞后。究其原因，主要是以中药水提液为主要载体的中药生产料液中化学成分非常复杂，通常含有大量的高分子物质（如淀粉、果胶、蛋白质等）。在膜过滤过程中，这些高分子物质的存在不可避免地引起膜污染现象的发生，从而导致过滤阻力增加，膜通量大幅下降。因缺乏系统的理论研究，中药膜过程的污染机制至今不明，严重制约了该技术在中药行业的产业化。膜污染问题的解决程度，决定着膜在中药领域中工业化应用的程度。

膜污染是一种综合现象，分为物理污染和化学污染。物理污染包括膜表面的沉积和膜孔内的阻塞。这与膜孔结构、膜表面粗糙程度、溶质的尺寸和形状有关；化学污染包括膜表面和孔内的吸附，这与膜表面的荷电性、亲水性、吸附活性点及溶质的理化性质有关。对于不同的体系，过滤的不同时期，不同污染形式占不同地位。污染机制研究主要从理论和实验两方面来探讨膜通量下降的原因，确定影响膜污染的各种因素，指导膜污染的控制方法和膜清洗方法的研究。

本章系统研究中药水提液共性高分子物质与膜污染的相关性，为探索中药膜污染机制及其防治手段提供依据。

第一节
中药膜污染的影响因素

一、膜及膜组件对膜污染的影响

就构成膜技术的硬件而言，可对膜污染的形成产生影响的因素主要有膜材料的化学组成、膜孔径的尺度、膜的结构形态，以及膜组件的构造等[1-4]。

1. 膜材料对膜污染的影响　膜材料对膜污染的影响自料液与膜接触时即已开始。由于溶质与膜之间相互作用产生吸附，膜的性能发生改变。对于超滤，若膜材料选择不合适，此影响相当大，与初始纯水膜通量相比，膜通量可下降 20%～40%。中药料液普遍含有一定量的蛋白质类成分，而对聚偏氟乙烯、聚砜酰胺、聚醚酮、聚丙烯腈、聚砜等膜的接触角和污染度测试结果表明，膜受蛋白质污染的程度随接触角值的增大（即亲水性减小）而增加，从而提示，亲水膜较耐污染并易于清洗[5-7]。因此可用膜表面改性法引入亲水基团，或用复合膜手段复合一层亲水性分离层，或用表面活性剂对超滤膜进行预处理等方法改善膜的亲水性。据文献报道，亲水性的再生纤维素膜对 β 乳球蛋白几乎没有吸附，但疏水性的聚砜

膜对 β 乳球蛋白有吸附，从而影响其截留率。此外，不同材质的膜每平方厘米的菌体吸附个数也不相同，大致是聚醚砜＞聚砜＞聚酰胺＞聚脲[8]。

2. 膜孔径对膜污染的影响　文献报道，以截留分子量为 10 kDa、20 kDa、30 kDa、70 kDa 的聚醚酮膜分别过滤牛血清白蛋白，测定各自膜污染度。结果表明，膜污染度随膜孔径的增大而增加，即孔径小的膜受蛋白污染的程度低，抗污染性能好。其原因可能是在膜孔径远小于溶质的直径时，污染仅发生在膜表面；而当膜孔径与溶质直径相近时，溶质进入膜孔的概率增加，使污染度有较大增高[9, 10]。

3. 膜结构对膜污染的影响　膜结构的选择对膜污染而言也很重要。对于微滤膜，对称结构较不对称结构更易堵塞；对于中空纤维膜，单内皮层中空纤维比双皮层膜抗污染能力强[9]。对于内压式中空纤维超滤膜，由于双皮层膜的内外皮层均存在孔径分布，有些透过内皮层孔的大分子可能在外皮层的更小孔处被截留而产生堵孔，引起透水量不可逆地衰减，甚至用反冲法也不能恢复其性能。而单皮层膜的外表面为开孔结构，即外表面孔径比内表面孔径大几个数量级，这样透过内表面孔的大分子绝不会被外表面孔截留，因而抗污染能力较强。而且即使内表面被污染，用反冲法也容易恢复其性能[11]。

4. 膜组件对膜污染的影响　设计合理的流道结构，可使被截留物质及时被水带走，同时减小流道截面积，以增加流速，使流体处于湍流状态。对平板膜，通常采用薄层流道；对管式膜组件，可设计成套管。此外，应注意减少设备结构中的死角，以防止污染物质的聚集。在膜器设计中可结合所要采用的强化措施（如湍动器、旋转装置的设计、外加场的引入等）来对整个膜组件进行优化[12]。

二、物料溶液环境对膜污染的影响

1. 药液 pH 和离子强度对膜污染的影响　在压力和温度固定的情况下研究不同pH的中药复方水提液对膜透过性的影响，发现碱性溶液比酸性溶液更容易加快膜透过性的衰减[13]。对蛋白质溶液而言，在 pH 达到蛋白质的等电点时，溶质分子间的排斥力为零，溶解度最小，因而最易析出并聚集在超滤膜的表面，此时，所形成的吸附层最紧密，对流体的阻力最大，膜的污染最为严重。另外，膜面在一定的 pH 条件下也呈现一种特定电荷，只有与膜的电性相反的蛋白质才能被膜吸附，而带相同电荷的蛋白质不会被吸附，只能在表面形成极化层或凝胶层。因此，pH 的改变不仅会改变蛋白质的带电状况，也会改变膜的状况，影响膜的吸附，因而是膜污染的控制因素之一。溶液中离子强度的增加会改变蛋白质的构型和分散性，从而影响其吸附。有实验表明，膜面会强烈吸附盐类，从而影响膜的通量[5, 9, 10, 14, 15]。

2. 药液浓度对膜污染的影响　溶液浓度的降低也可能使膜的污染减少，从而提高膜通量。用截留分子量为 50 kDa 的中空纤维膜组件超滤橙汁时，膜透过速率随物料浓度的提高而显著下降[16]。在压力为 0.04 MPa、温度为 15℃、膜面流速为 0.032 m/s 的条件下，用截留分子量为 10 kDa 的聚砜中空纤维超滤膜超滤 pH 为 2.5 的不同浓度的胰、糜蛋白料液，发现质量浓度在低于 2 g/L 的范围内增加时，通量下降较快，截留率逐步增加；而当高于 3 g/L 时，通量和截留率几乎不再变化[17]。造成这一现象的主要原因是溶质在膜上的吸附，以及吸附对膜孔径的影响。当浓度低于某一数值时，吸附量随浓度的增加而增大，造成通量的下降和截留率的上升；而当浓度高于某一数值时，吸附量不再随浓度的增加发生变化，通量和截留率也趋于稳定。

除了以上因素外，膜的荷电性、孔隙率、表面粗糙度、膜和料液的表面张力、溶质的分子形状、与膜接触的时间、料液中微生物的生长状况等也是膜污染的影响因素。

三、运行条件对膜污染的影响

1. 压力对膜污染的影响　就微滤过程而言，膜通量随压力的增加先增大后降低，出现一个极限通量。在一定的压力范围内，增大操作压力对过滤过程是有利的，但随压力的进一步增大，也加快了溶质在膜表面沉积和生成滤饼层的速率，从而加大了过滤阻力，降低了有效推动力。当阻力增加所导致的膜通量的下降速率大于压力增加所引起的膜通量的上升速率时，膜通量将开始下降。图 7-1 所示为某一料液体系压力对微滤膜通量的影响的实验结果，从图中可以看出：压力在 0.04～0.10 MPa 范围内对膜通量具有显著的影响。

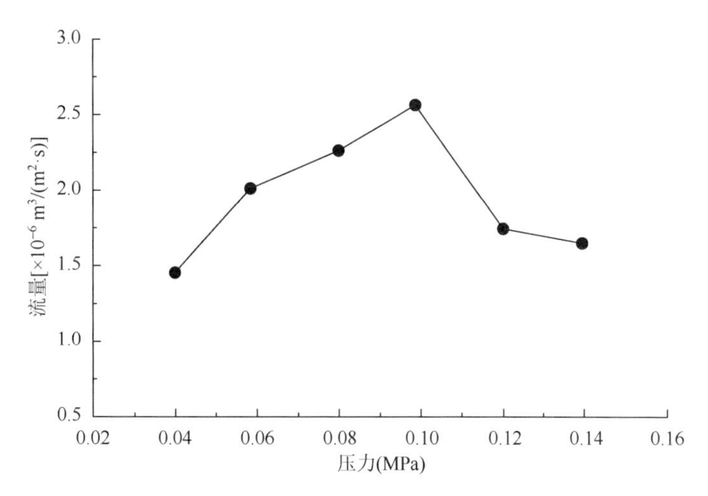

图 7-1 某生物原料液微滤过程中压力与通量的关系

酵母液 2 g/L，1 000 r/min，25℃

有关压力对超滤膜过程影响的研究表明，在固定 pH 和温度的情况下，当分别用 0.1 MPa、0.2 MPa、0.25 MPa 的压力超滤中药四妙勇安汤药液时，较大的压力可使 30 min 内膜通量的衰减幅度减小[13]。用外压式中空纤维聚砜超滤膜精制生脉饮口服液[18]及用醋酸纤维素膜和聚砜膜超滤杞菊地黄丸药液[19]时发现，当压力在 0.1～0.2 MPa 时，通量随压力的增大而增加，随运行时间的延长而基本保持不变；当压力增加到 0.3 MPa 时，通量随运行时间的延长而迅速衰减。该现象说明过高的压力可能会使膜面凝胶层的形成加快，膜的污染加重，甚至使膜被压实，从而使总体过滤阻力大大增加。

2. 流速与雷诺数对膜污染的影响 通常，膜面流速为影响膜通量的重要工艺参数之一，不同的分离体系对应着不同的最佳膜面流速。而流速对于膜污染的影响也应作为优选流速的重要因素之一。研究发现，在压力固定时，测定不同流速下聚砜中空纤维超滤膜过滤胰、糜蛋白酶的通量，当 0.08 MPa 时通量随流速的增加而增大，说明流速增加有助于减轻浓差极化的影响。但在操作压力较低时（0.02 MPa），通量几乎不随流速的增加而增大。

借助雷诺数（Re）更能综合考虑膜的污染与分离的性能，它不仅与操作参数相关，还与所选择膜管的孔径结构、物料性质相关。雷诺数可用式 $Re = du\rho/\mu$ 计算（d 为膜管小孔直径，u 为流体在膜管小孔内的流动速度，ρ 为流体密度，μ 为流体黏度）。因此，对于待过滤料液体系，只要知道其物理性质、膜管孔径，就可计算出其合适的膜面流速[20]。例如，由图 7-2 可见，当雷诺数为 1 418，膜稳定通量较初始通量下降 29%；当雷诺数为 2 407，膜稳定通量较初始通量下降 26%。这是因为当雷诺数达到一定数值时，膜管各小孔内流体的流动状态为湍流，沿膜面的剪切力相应增加，降低了浓差极化的影响。同时膜面的凝胶阻力减小，但膜面流速越高，能耗越大，有效功率越低。一般情况下，雷诺数在 2 000～4 000 时，管内流体的流动状态为过渡状态。但在膜过滤过程中，流体从大孔管道进入小孔膜管空腔内，流体受到扰动提前进入了湍动状态，所以在膜过滤过程中，综合考虑膜的污染速度、能耗，雷诺数选择在 1 800～2 500 为佳。

3. 温度对膜污染的影响 微滤膜过程中，膜通量与温度基本上呈线性关系。当温度升高时，由于悬浮液的黏度减小，分子布朗运动加剧，溶质扩散系数增大，膜通量会随之增大。其温度变化与膜通量的关系基本如图 7-3 所示。一般来说，超滤膜过程中，随着药液温度的升高，超滤通量应提高。但对某些蛋白质溶液而言，温度升高反而会使透过率下降。这是由于在较高温度时，料液中某些组分在膜表面的

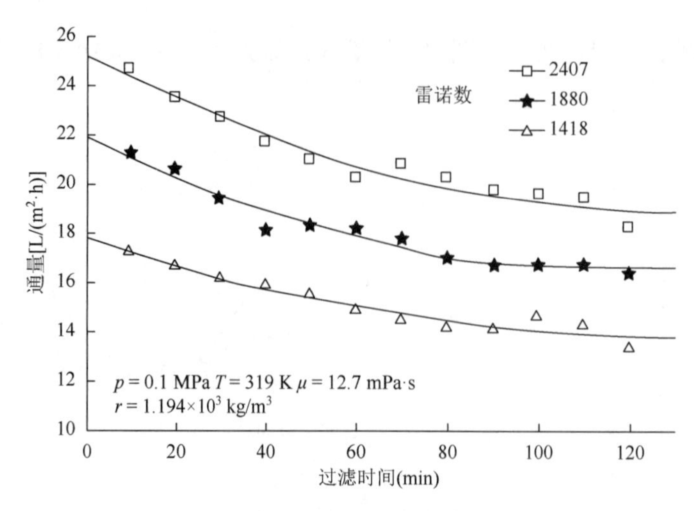

图 7-2　雷诺数对膜污染的影响

吸附增加，以及蛋白质产生变性和破坏，从而加重了膜污染的缘故。文献报道，对聚砜酰胺、聚醚酮、聚丙烯腈等四种膜在不同温度时超滤牛血清白蛋白的膜污染度的研究表明，膜的污染度在开始时随温度的升高而下降，30℃时污染度最小，再提高温度污染度反而上升。这一现象的出现，可能是料液的黏度变化与蛋白质的构象变化分别在不同的温度下起主要作用的结果。

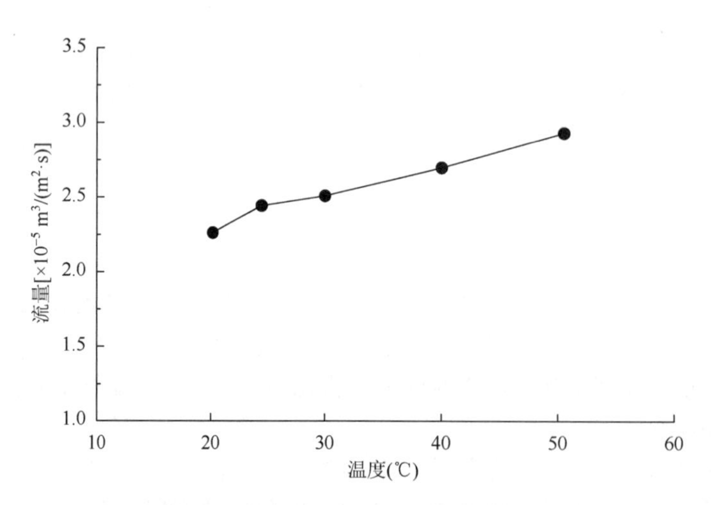

图 7-3　某生物原料液微滤过程中温度与通量的关系

酵母液 2 g/L，0.1 MPa，1 000 r/min

笔者课题组按照如下工艺制备中药水提液样品，考察操作条件对膜污染度的影响。

取 HT 处方药材加 10 倍量水（桃仁后下），煎煮两次，每次 2 h，合并煎煮液，加热至 50℃，用乙酸调整药液至 pH = 5，加入 1%醋酸壳聚糖溶液 60 mL/L 搅拌 15 min 后静置过夜，取上清液即得样液 1。

取 RD 处方药材加 15 倍量水，煎煮两次，每次 1.5 h，合并煎煮液，加热至 70℃，用乙酸调整药液至 pH = 6，加入 1%醋酸壳聚糖 70 mL/L 搅拌 15 min 后静置过夜，取上清液即得样液 2。

取 TA 处方药材加 10 倍量水，煎煮两次，每次 1.5 h，合并煎煮液，加热至 70℃，用乙酸调整药液 pH = 4，加入 1%醋酸壳聚糖 80 mL/L 搅拌 15 min 后静置过夜，取上清液即得样液 3。

（1）操作压力对膜污染度的影响：取样液 1、样液 2、样液 3（各 3 000 mL）分别在室温条件下，进口压力稳定为 0.03 MPa、0.05 MPa、0.07 MPa，进料速率为 0.8 L/min 条件下测其膜污染度。

如表 7-1 所示，随压力的增加，膜污染度增大。不同药液体系膜污染度情况有较大差别。样液 2 随着压力增大，膜污染度增大幅度较小，可能是由于其药液浓度最低，减缓了浓差极化。样液 3 随操作压力增大，膜污染度明显加重。

表 7-1　不同操作压力对膜污染度的影响

进口压力（MPa）	膜污染度（%）		
	样液 1	样液 2	样液 3
0.03	26.5	15.7	37.0
0.05	34.7	23.8	47.6
0.07	44.2	27.3	53.6

（2）药液浓度对膜污染度的影响：将样液 1、样液 2、样液 3 分别浓缩至原生药浓度的两倍、四倍，在 0.03 MPa 进口压力，进料速率 0.8 L/min 条件下测其对超滤膜污染度的影响，见表 7-2。可看出随着药液浓度的增大膜污染度增大。分析为药液浓度越大，大分子溶质的浓度越大，则黏度越大，膜面的浓差极化和凝胶层易于形成，膜污染程度越严重。

表 7-2　药液浓度对膜污染度的影响

生药浓度（g/mL）	膜污染度（%）		生药浓度（g/mL）	膜污染度（%）
	样液 1	样液 3		样液 2
0.05	26.5	37.0	0.033	15.7
0.10	39.7	56.2	0.067	24.1
0.20	42.7	62.3	0.13	26.6

（3）操作温度对膜污染度的影响：进口压力 0.03 MPa，进料速率 0.8 L/min。将样液 1、样液 2、样液 3 分别加热至 10℃、25℃、40℃，并将膜管浸置于恒温水浴中，保持 10℃、25℃、40℃的操作温度，测定温度对超滤后通量下降情况，计算膜污染度，见表 7-3。可看出随着操作温度上升，膜污染度降低，分析为料液黏度下降，扩散系数提高，降低浓差极化的影响，使膜污染程度减轻。

表 7-3　不同操作温度对膜污染度的影响

操作温度（℃）	膜污染度（%）		
	样液 1	样液 2	样液 3
10	26.5	15.7	37.1
25	24.3	12.4	35.2
40	18.4	11.2	34.0

第二节
中药陶瓷膜分离过程膜阻力及污染度研究

从宏观的角度看，中药水提液是包含固体颗粒、胶体粒子、水溶性溶质，由混悬液、乳浊液与真溶液混合而成的复杂体系，固含物含量高，容易引起膜污染，造成过滤阻力增加，膜通量下降。研究膜过滤阻力的构成，对于采用合理措施减缓膜通量减少和清洗污染膜有重要的指导作用。基本原理是根据 Darcy-Poiseuille 过滤模型，将微滤膜在过滤过程中引起膜通量减少的过滤阻力分成膜本身、溶质在膜表面的吸附、溶质的堵孔、膜表面形成的凝胶层和浓差极化层几个部分。

在中药水提液这一背景下，膜污染物质及其形成过程会是什么样的情况呢？植物类药材作为中药的主体，入药部位无论是根、根茎、茎、皮，还是叶、花、种子等，都是植物体的组织器官。其水提液中所含的除各种不同的活性有效成分外，无一例外的均有大量构成各组织、器官细胞壁的成分及所储藏的营养物质淀粉等。

有关研究表明，植物细胞壁的化学成分主要为纤维素、半纤维素、果胶、多糖和蛋白质等，它们的分子量很大，除少数外，一般无药理活性。而纤维素又在其中含量最高，以干重为基础计算，可占总重的 50%左右，它们的分子质量为 1 600～2 400 kDa，在水中可以胶体形式存在。从笔者所开展的国家自然科学基金项目“陶瓷膜精制中药的机制研究”（项目编号：30171161）的有关研究资料来看，此类植物细胞壁组成等高分子物质的表现，如溶解性、流变学特征、电化学性质、絮凝作用、增稠作用等对膜分离过程可产生较大影响，它们是造成膜通量下降及膜污染的主要因素。不同的组织器官所承担的生理功能不同，因此其化学组成也有区别。例如，根、根茎类药材含较多淀粉物质；果实类药材则果胶含量较高等。这必然会对膜过程产生不同的影响。许多实验已经证明，根、根茎类中药膜过程中通量衰减要比叶、花及全草类中药快得多，从而提示入药部位不同的中药，对膜产生污染的物质与过程是不同的。中药复方作为一个更为复杂的体系可能又会有更不同的表现。

本节以单味中药清风藤、生地、金银花、淫羊藿、大青叶、陈皮及复方中药复方糖渴清、六味地黄丸、杞菊地黄丸、桑菊饮、清络通痹十一种中药水提液为实验体系（考虑到实验结果的普遍意义，所入选药材包括根、根茎、茎、叶、花、果实等多种药用部位），采用动态分离方法，根据 Darcy-Poiseuille 定律确定过滤模型、分析过滤阻力分布情况，并且测算其污染度，探讨中药水提液陶瓷膜过程的污染机制。

一、生地、六味地黄丸等十一种中药水提液的膜阻力研究

1. 实验装置　膜管：孔径为 0.2 μm Al_2O_3 和 0.2 μm ZrO_2 单通道内压管式陶瓷微滤膜，外径 12 mm，内径 7 mm，长 22 cm。由南京工业大学膜科学技术研究所制备。膜组件为不锈钢材质，采用无毒无味的硅橡胶为密封垫圈。

压力差为 0.15 MPa，温度为 308～323 K，膜面流速为 3 m/s。

2. 实验方法　参见本书第二章第四节。

3. 实验结果及讨论　不同孔径、材质陶瓷膜过滤中药水提液时的各分解阻力膜自身阻力 R_m、表面沉积阻力 R_e、膜孔阻力 R_i 和浓差极化阻力 R_p 及其在总阻力 $R_{总}$ 中所占的百分比，列于表 7-4 至表 7-9 中，并示于图 7-4 至图 7-6 中。

（1）孔径对阻力分布的影响：比较图 7-4 和图 7-5 可得，膜材质相同，孔径不同，同种药液阻力分布情况不同；孔径增大，浓差极化阻力及膜孔阻力增大，膜表面沉积层阻力减小。同种材料、同一孔径的膜管过滤不同的药液，阻力不同。0.2 μm 的 Al_2O_3 陶瓷膜的过滤阻力主要集中在沉积层部分，其次是浓差极化阻力及膜自身阻力，膜孔阻力所占比例最小。0.8 μm 的 Al_2O_3 陶瓷膜的过滤阻力主要集中在浓差极化部分（除陈皮外），表面沉积阻力、膜孔阻力、膜自身阻力均占有一定的比例，所占的比例值随不同的药液体系而有所变化。

分析认为：0.8 μm 的膜孔较大，大颗粒的污染物很容易堵住孔口，导致通量急剧下降，堵在孔口的大粒子使膜表面不平滑，从而使污染物进一步堆积，使膜表面基本完全被污染物覆盖，大部分药液无法通过而被截留，于是在膜表面及靠近膜表面区域中的被截留物质的浓度越来越高，造成从

膜表面到主体溶液之间的浓度梯度，形成严重的浓差极化。0.2 μm 的膜由于孔径相对较小，且膜表面平整，大颗粒不容易堵在孔口，膜孔大部分未被完全堵塞，溶质仍然可以透过，浓差极化造成的过滤阻力较小。

（2）膜材质对阻力分布的影响：比较图 7-4 和图 7-6 可得，孔径相同，膜材质不同，同种药液的阻力分布情况也不同。总体上来说，膜管材料为 ZrO_2 时，表面沉积阻力和膜孔内阻力比 Al_2O_3 的大。0.2 μm 的 ZrO_2 陶瓷膜的过滤阻力主要集中在沉积层部分（除陈皮外），其次是浓差极化阻力及膜自身阻力，膜孔阻力所占的比例最小（除陈皮外）。各阻力所占的比例值随不同的药液体系而有所变化。

表 7-4 0.2 μm Al_2O_3 陶瓷膜微滤清风藤等六种单味中药水提液过程中的阻力分布

		清风藤	生地	金银花	淫羊藿	大青叶	陈皮
浓差极化阻力	R_p（$\times10^9$/m）	0.94	24.52	3.68	1.79	11.23	2.10
	（%）	17.21	58.22	41.85	22.06	23.27	16.35
表面沉积阻力	R_e（$\times10^9$/m）	2.29	12.88	2.96	3.20	33.80	8.47
	（%）	41.79	31.78	32.15	49.94	67.73	65.65
膜孔内阻力	R_i（$\times10^9$/m）	0.17	1.31	0.09	0.15	1.97	0.13
	（%）	3.15	3.26	1.46	6.63	4..03	1.18
膜自身阻力	R_m（$\times10^9$/m）	2.10	2.90	2.17	2.60	2.40	2.20
	（%）	37.85	6.74	23.83	31.37	4.97	16.82
总阻力	$R_{总}$（$\times10^9$/m）	5.50	41.60	8.90	8.10	49.40	12.90

表 7-5 0.2 μm Al_2O_3 陶瓷膜微滤糖渴清等五种复方中药水提液过程中的阻力分布

		糖渴清	六味地黄丸	杞菊地黄丸	桑菊饮	清络通痹
浓差极化阻力	R_p（$\times10^9$/m）	14.92	2.30	1.62	17.53	7.73
	（%）	34.14	24.56	15.21	26.67	37.66
表面沉积阻力	R_e（$\times10^9$/m）	22.73	4.59	6.22	44.73	9.85
	（%）	52.86	46.44	55.79	66.33	46.34
膜孔内阻力	R_i（$\times10^9$/m）	1.87	0.41	1.07	1.44	1.13
	（%）	4.13	4.23	10.03	2.11	5.25
膜自身阻力	R_m（$\times10^9$/m）	3.80	2.50	2.20	3.40	2.40
	（%）	9.87	25.77	20.97	4.89	10.75
总阻力	$R_{总}$（$\times10^9$/m）	43.30	9.80	11.10	67.10	21.10

表 7-6 0.8 μm Al_2O_3 陶瓷膜微滤清风藤等六种单味中药水提液过程中的阻力分布

		清风藤	生地	金银花	淫羊藿	大青叶	陈皮
浓差极化阻力	R_p（$\times10^9$/m）	7.24	25.02	2.44	2.42	3.94	0.56
	（%）	65.65	75.23	34.36	38.32	43.13	8.54

续表

		清风藤	生地	金银花	淫羊藿	大青叶	陈皮
表面沉积阻力	R_e（×10^9/m）	1.15	1.67	1.55	1.52	1.18	0.73
	（%）	10.35	5.77	20.64	23.68	12.87	10.46
膜孔内阻力	R_i（×10^9/m）	0.59	3.85	0.09	0.43	2.22	2.65
	（%）	5.22	12.03	1.58	7.29	24.29	40.11
膜自身阻力	R_m（×10^9/m）	2.00	2.20	3.20	2.00	1.90	2.70
	（%）	17.78	7.93	43.42	30.71	20.71	40.89
总阻力	$R_{总}$（×10^9/m）	10.98	32.74	7.28	6.36	9.23	6.64

表 7-7　0.8 μm Al_2O_3 陶瓷膜微滤糖渴清等五种复方中药水提液过程中的阻力分布

		糖渴清	六味地黄丸	杞菊地黄丸	桑菊饮	清络通痹
浓差极化阻力	R_p（×10^9/m）	1.97	4.60	2.01	9.68	7.21
	（%）	27.22	44.15	32.55	71.12	60.14
表面沉积阻力	R_e（×10^9/m）	1.28	1.17	1.18	0.70	1.25
	（%）	17.78	10.85	18.45	4.88	19.86
膜孔内阻力	R_i（×10^9/m）	1.88	2.35	1.39	1.57	1.29
	（%）	26.09	23.02	22.03	11.12	11.11
膜自身阻力	R_m（×10^9/m）	2.10	2.30	1.70	1.70	2.20
	（%）	28.91	22.98	26.97	11.88	17.88
总阻力	$R_{总}$（×10^9/m）	7.23	10.42	6.28	13.66	11.95

表 7-8　0.2 μm ZrO_2 陶瓷膜微滤清风藤等六种单味中药水提液过程中的阻力分布

		清风藤	生地	金银花	淫羊藿	大青叶	陈皮
浓差极化阻力	R_p（×10^9/m）	0.54	3.89	4.26	3.78	0.29	0.67
	（%）	12.33	28.65	36.12	37.23	5.69	6.32
表面沉积阻力	R_e（×10^9/m）	1.68	7.63	4.27	3.34	3.42	1.77
	（%）	38.67	54.35	35.88	31.77	55.31	16.68
膜孔内阻力	R_i（×10^9/m）	0.08	0.59	0.87	0.68	0.20	4.66
	（%）	2.68	4.32	6.92	7.56	3.82	44.51
膜自身阻力	R_m（×10^9/m）	2.10	1.70	2.50	2.50	2.20	3.50
	（%）	46.32	11.68	20.08	23.44	35.18	32.49
总阻力	$R_{总}$（×10^9/m）	4.40	13.80	11.90	10.30	6.10	10.60

表 7-9　0.2 μm ZrO_2 陶瓷膜微滤糖渴清等五种复方中药水提液过程中的阻力分布

		糖渴清	六味地黄丸	杞菊地黄丸	桑菊饮	清络通痹
浓差极化阻力	R_p（$\times10^9$/m）	0.21	0.85	0.77	8.85	7.85
	（%）	4.72	7.86	8.69	48.75	38.03
表面沉积阻力	R_e（$\times10^9$/m）	2.01	7.82	4.64	5.80	9.06
	（%）	41.18	61.14	46.31	31.25	43.97
膜孔内阻力	R_i（$\times10^9$/m）	0.78	1.04	1.39	0.85	1.10
	（%）	16.56	8.29	14.25	5.83	5.61
膜自身阻力	R_m（$\times10^9$/m）	1.80	3.00	3.00	2.80	2.70
	（%）	37.44	22.71	30.75	14.17	12.39
总阻力	$R_总$（$\times10^9$/m）	4.80	12.70	9.80	18.30	20.70

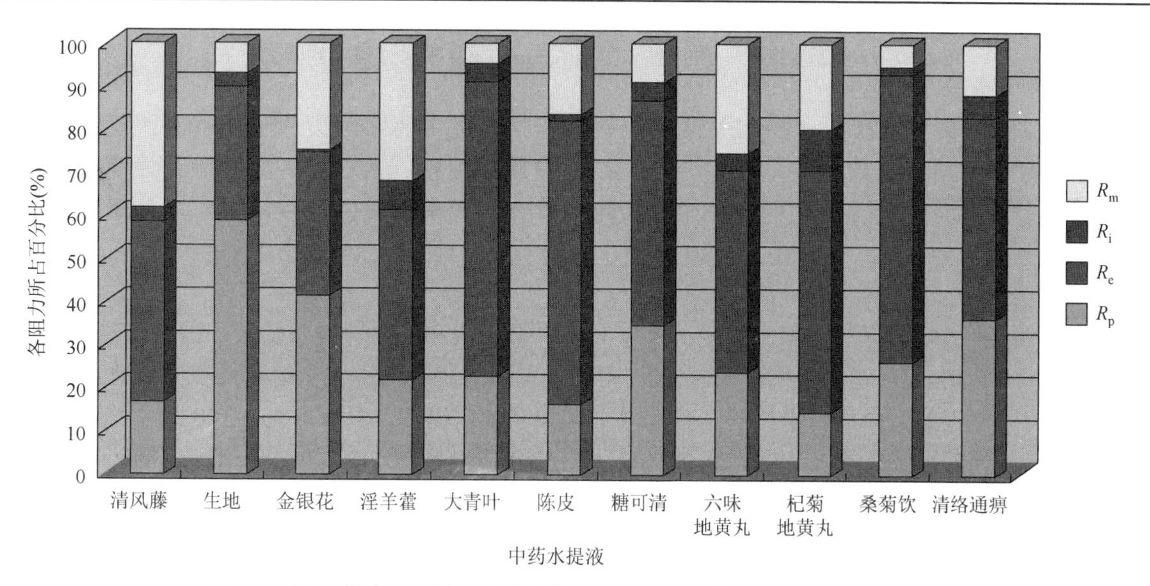

图 7-4　清风藤等十一种中药水提液 0.2 μm Al_2O_3 微滤过程中的阻力分布

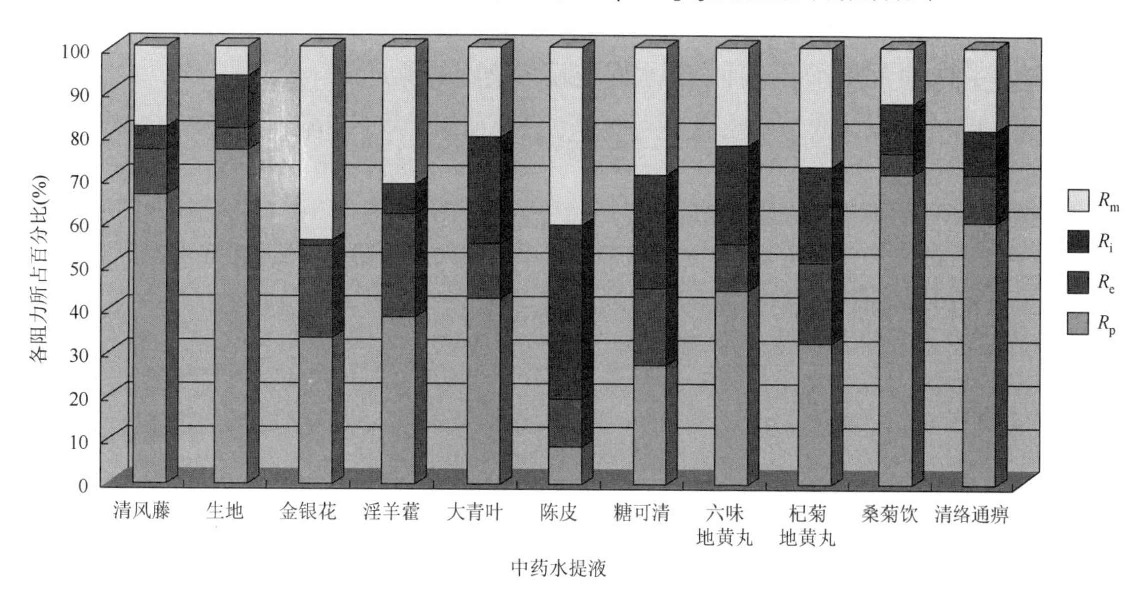

图 7-5　清风藤等十一种中药水提液 0.8 μm Al_2O_3 微滤过程中的阻力分布

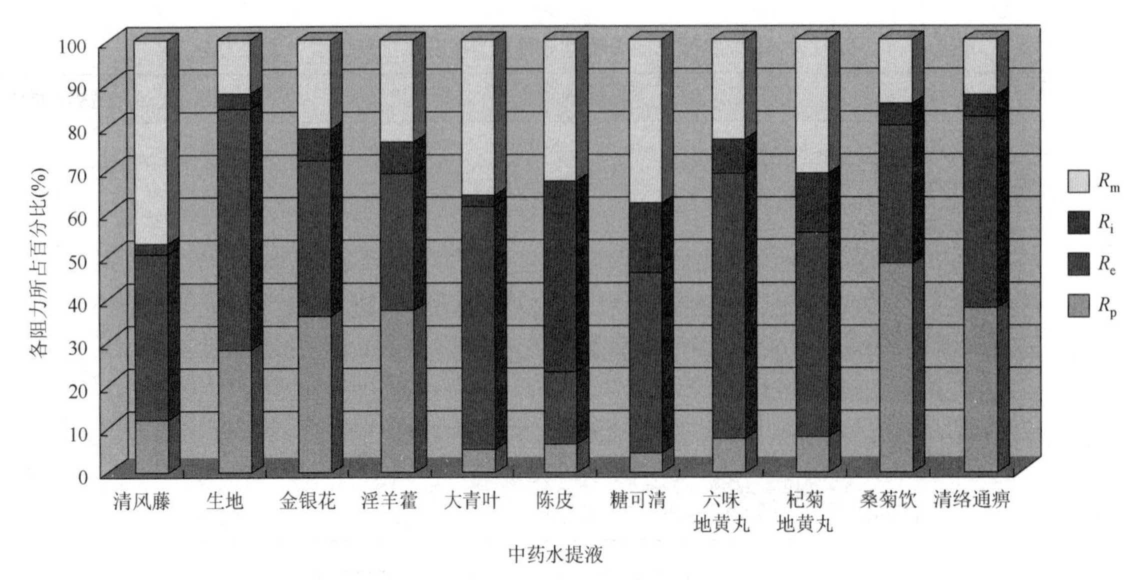

图 7-6 清风藤等十一种中药水提液 0.2 μm ZrO_2 微滤过程中的阻力分布

为了寻找膜污染与物质组成的相关性，探索陶瓷膜分离中药膜污染的物质基础，笔者对中药水提液共性高分子物质进行定性定量观察分析。结果发现，淀粉、蛋白质、果胶等共性高分子物质含量在固含物中均占有比较大的比例。其中，六味地黄丸和杞菊地黄丸水提液中，高分子物质在固含物中的百分含量约为 30%，而其他三种水提液中共性高分子物质在固含物中的百分含量均达到 70% 以上。

结合相关品种的阻力分布数据，发现：①糖渴清、桑菊饮和清络通痹水提液的淀粉含量比较高，均达到或超过 0.50 g/100 mL 以上，它们的浓差极化阻力及总阻力明显大于六味地黄丸和杞菊地黄丸水提液；②六味地黄丸水提液的蛋白质和果胶的总量远低于其他四种水提液，只有 0.10 g/100 mL，而其膜孔内阻力也明显低于其他四种水提液。

膜过滤过程中，中药水提液中所含有的有机物是引起膜污染和浓差极化的主要物质。因此，从糖渴清等五种复方水提液中淀粉等共性高分子物质的含量及与微滤过程中的阻力分布情况来推测，共性高分子应该是造成膜污染和浓差极化的主要物质，其存在是引起膜通量下降的主要原因，并且共性高分子物质的含量及与微滤过程中的阻力分布具有一定的相关性，其具体的相关性还有待进一步研究。

二、生地、六味地黄丸等十一种中药水提液膜污染度的测定

1. 实验装置与方法　实验装置同本节“一、生地、六味地黄丸等十一种中药水提液的膜阻力研究”，主要实验方法如下所示。

（1）测定未污染过的膜管的纯水通量为 F_0。

（2）将未污染过的膜管完全浸于盛有水提液的容器中，放入振荡器中，振荡 1 h（使膜管在水提液中吸附达到平衡），取出膜管测其纯水通量 F_w。

（3）根据第二章式 2-6，计算膜污染度值 F_d。

2. 实验结果及讨论　实验结果见表 7-10 至表 7-14。

表 7-10　金银花水提液膜污染度

	F_0 [L/(m²·h)]	F_w [L/(m²·h)]	F_d（%）
Al_2O_3（0.2 μm）	1 386.2	1 290.6	6.9
ZrO_2（0.2 μm）	764.8	621.4	18.8

表 7-11 淫羊藿水提液膜污染度

	F_0［L/(m²·h)］	F_w［L/(m²·h)］	F_d（%）
Al_2O_3（0.2 μm）	1 338.4	1 242.8	7.14
ZrO_2（0.2 μm）	788.7	717	9.09

表 7-12 生地水提液膜污染度

	F_0［L/(m²·h)］	F_w［L/(m²·h)］	F_d（%）
Al_2O_3（0.2 μm）	1 529.6	1 386.2	9.38
ZrO_2（0.2 μm）	1 147.2	908.2	20.8

表 7-13 陈皮水提液膜污染度

	F_0［L/(m²·h)］	F_w［L/(m²·h)］	F_d（%）
Al_2O_3（0.2 μm）	1 242.8	908.2	26.92
ZrO_2（0.2 μm）	1 314.5	740.9	39.22

表 7-14 清风藤水提液膜污染度

	F_0［L/(m²·h)］	F_w［L/(m²·h)］	F_d（%）
Al_2O_3（0.2 μm）	908.2	788.7	13.16
ZrO_2（0.2 μm）	884.3	764.8	13.51

本节以单味中药生地、复方中药糖渴清等十一种中药水提液为实验体系，以膜过程阻力分布及膜污染度为考察因素，研究它们对不同膜材质（Al_2O_3 及 ZrO_2）、膜孔径（0.2 μm、0.8 μm）的无机陶瓷膜造成污染的情况，探讨中药水提液陶瓷膜过滤的污染机制，有如下发现。

（1）膜材质相同，孔径不同，同种药液阻力分布情况不同；孔径增大，浓差极化阻力及膜孔阻力增大，膜表面沉积阻力减小。同种材料、同一孔径的膜管过滤不同的药液，阻力不同。0.2 μm 的 Al_2O_3 陶瓷膜的过滤阻力主要集中在沉积层部分，其次是浓差极化阻力及膜自身阻力，膜孔阻力所占比例最小。0.8 μm 的 Al_2O_3 陶瓷膜的过滤阻力主要集中在浓差极化部分（除陈皮外），表面沉积阻力、膜孔阻力、膜自身的阻力均占有一定的比例。

（2）孔径相同，膜材质不同，同种药液的阻力分布情况也不同。总的说来，0.2 μm Al_2O_3 膜的沉积层阻力比 0.2 μm ZrO_2 膜大。0.2 μm 的 ZrO_2 陶瓷膜的过滤阻力主要集中在沉积层部分（除陈皮外），其次是浓差极化阻力及膜自身阻力，膜孔阻力所占的比例最小。

过滤相同的中药水提液，0.2 μm ZrO_2 膜的污染比 0.2 μm Al_2O_3 膜更严重。因此膜材料为 Al_2O_3 的陶瓷膜更适合用于中药水提液的精制。

目前，用膜技术处理中药水提液过程中，对阻力分布的研究不多。据报道，对陶瓷膜错流过滤澄清中药提取液过程中的阻力分析发现，在过滤过程中，膜自身阻力所占比例较小，而由污染等产生的阻力占主要地位；在该体系中，污染阻力中不可逆污染即溶质的吸附等产生的阻力占比例较大。以陶瓷膜过滤银杏水提液时通过阻力分析发现，该体系膜阻力在总阻力中所占的比例较小，而可逆阻力即浓差极化阻力在总阻力中所占的比例较大。因此，这部分工作还有待进一步深入。由于中药水提液成分复杂，研究膜过滤阻力分布的难度较大。

第三节
中药陶瓷膜分离过程膜阻力、膜通量及污染度相关性考察

本部分采用前述实验方法采集大样本数据，开展关联分析和聚类分析，挖掘膜阻力、膜通量及污染度相关性，找出膜污染主要因素，为膜污染的防治提供理论基础。

所采用的SPSS关联分析是研究不同变量间密切程度的一种统计方法。在关联分析中，相关系数是反映相关关系密切程度的重要指标，其绝对值越接近1，则线性相关密切程度就越大，相关系数前面的符号表征变量之间线性相关关系的相关方向，大于零为正相关，小于零为负相关。在以下的几个相关分析中，计算的全部是皮尔逊相关，双侧显著性检验，并用“*”表示显著性水平为5%，用“**”表示显著性水平为1%。相关系数值的不同范围，代表不同的线性相关关系，相关系数在0.4以下为低度相关，相关系数在0.4～0.8为中度相关，相关系数大于0.8为高度相关。

一、共性高分子物质组成与阻力分布、膜通量及膜污染度的相关性考察

1. 中药水提液共性高分子物质组成与阻力分布的相关性分析　中药水提液共性高分子物质组成与阻力分布的相关性见表7-15，由表7-15可知：中药水提液共性高分子物质与阻力分布没有显著的相关性，但表面沉积阻力与蛋白质含量呈现一定的正相关；膜孔阻力与蛋白质含量、鞣质含量呈现一定的正相关，与固含量呈现一定的负相关；浓差极化阻力与固含量呈现一定的正相关。

表7-15　中药水提液共性高分子物质与阻力分布的相关性

		固含量	果胶含量	淀粉含量	蛋白质含量	鞣质含量	膜自身阻力	表面沉积阻力	膜孔阻力	浓差极化阻力
固含量	皮尔逊相关系数	1	0.162	0.480**	−0.041	0.315**	0.108	−0.165	−0.137	0.160
	双侧近似 P 值	-	0.082	0.000	0.661	0.001	0.248	0.077	0.143	0.087
	数据组数	116	116	116	116	116	116	116	116	116
果胶含量	皮尔逊相关系数	0.162	1	0.132	0.069	0.400**	0.015	−0.041	0.008	0.022
	双侧近似 P 值	0.082	-	0.159	0.459	0.000	0.870	0.664	0.931	0.812
	数据组数	116	116	116	116	116	116	116	116	116
淀粉含量	皮尔逊相关系数	0.480**	0.132	1	0.024	0.507**	−0.028	−0.013	0.010	0.021
	双侧近似 P 值	0.000	0.159	-	0.799	0.000	0.763	0.888	0.914	0.825
	数据组数	116	116	116	116	116	116	116	116	116
蛋白质含量	皮尔逊相关系数	−0.041	0.069	0.024	1	0.291**	0.050	0.004	0.080	−0.048
	双侧近似 P 值	0.661	0.459	0.799	-	0.002	0.593	0.965	0.391	0.606
	数据组数	116	116	116	116	116	116	116	116	116
鞣质含量	皮尔逊相关系数	0.315**	0.400**	0.507**	0.291**	1	−0.097	−0.023	0.053	0.012
	双侧近似 P 值	0.001	0.000	0.000	0.002	-	0.303	0.806	0.575	0.902
	数据组数	116	116	116	116	116	116	116	116	116

续表

		固含量	果胶含量	淀粉含量	蛋白质含量	鞣质含量	膜自身阻力	表面沉积阻力	膜孔阻力	浓差极化阻力
膜自身阻力	皮尔逊相关系数	0.108	0.015	–0.028	0.050	–0.097	1	–0.207*	0.053	–0.007
	双侧近似 P 值	0.248	0.870	0.763	0.593	0.303	-	0.026	0.572	0.941
	数据组数	116	116	116	116	116	116	116	116	116
表面沉积阻力	皮尔逊相关系数	–0.165	–0.041	–0.013	0.004	–0.023	–0.207*	1	0.490**	–0.897**
	双侧近似 P 值	0.077	0.664	0.888	0.965	0.806	0.026	-	0.000	0.000
	数据组数	116	116	116	116	116	116	116	116	116
膜孔阻力	皮尔逊相关系数	–0.137	0.008	0.010	0.080	0.053	–0.053	0.490**	1	–0.794**
	双侧近似 P 值	0.143	0.931	0.914	0.391	0.575	0.572	0.000	-	0.000
	数据组数	116	116	116	116	116	116	116	116	116
浓差极化阻力	皮尔逊相关系数	0.160	0.022	0.021	–0.048	0.012	–0.007	–0.897**	–0.794**	1
	双侧近似 P 值	0.087	0.812	0.825	0.606	0.902	0.941	0.000	0.000	-
	数据组数	116	116	116	116	116	116	116	116	116

**在 0.01 水平（双侧）显著相关；*在 0.05 水平（双侧）显著相关。

2. 中药水提液共性高分子物质组成与膜通量、膜污染度的相关分析　中药水提液共性高分子物质组成与膜通量、膜污染度的相关性见表 7-16。

由表 7-16 可知：固含量与膜污染度呈现显著低度负相关性，与膜通量呈现显著低度正相关性。膜污染度与淀粉含量呈现一定的负相关，与鞣质含量、蛋白质含量、果胶含量呈现一定的正相关，膜通量正好相反。

表 7-16 表明，中药水提液共性高分子物质组成与膜通量、膜污染度的相关性比较低，但在实验过程中发现共性高分子物质对膜稳定通量还是有比较大的影响，可能不同水提液的差异性比较大，再加上影响膜稳定通量、膜污染度的还有其他因素，表现出来水提液共性高分子物质组成与膜通量、膜污染度之间的相关性比较低。

表 7-16　共性高分子物质与膜通量、膜污染度的相关性

		固含量	果胶含量	淀粉含量	蛋白质含量	鞣质含量	膜污染度	膜通量
固含量	皮尔逊相关系数	1	0.162	0.480**	–0.041	0.315**	–0.245**	0.221*
	双侧近似 P 值	-	0.082	0.000	0.661	0.001	0.008	0.017
	数据组数	116	116	116	116	116	116	116
果胶含量	皮尔逊相关系数	0.162	1	0.132	0.069	0.400**	0.011	–0.072
	双侧近似 P 值	0.082	-	0.159	0.459	0.000	0.910	0.440
	数据组数	116	116	116	116	116	116	116
淀粉含量	皮尔逊相关系数	0.480**	0.132	1	0.024	0.507**	–0.005	0.107
	双侧近似 P 值	0.000	0.159	-	0.799	0.000	0.960	0.253
	数据组数	116	116	116	116	116	116	116

续表

		固含量	果胶含量	淀粉含量	蛋白质含量	鞣质含量	膜污染度	膜通量
蛋白质含量	皮尔逊相关系数	−0.041	0.069	0.024	1	0.291**	0.031	−0.058
	双侧近似 P 值	0.661	0.459	0.799	-	0.002	0.738	0.538
	数据组数	116	116	116	116	116	116	116
鞣质含量	皮尔逊相关系数	0.315**	0.400**	0.507**	0.291**	1	0.133	−0.048
	双侧近似 P 值	0.001	0.000	0.000	0.002	-	0.155	0.608
	数据组数	116	116	116	116	116	116	116
膜污染度	皮尔逊相关系数	−0.245**	0.011	−0.005	0.031	0.133	1	−0.724**
	双侧近似 P 值	0.008	0.910	0.960	0.738	0.155	-	0.000
	数据组数	116	116	116	116	116	116	116
膜通量	皮尔逊相关系数	0.221*	−0.072	0.107	−0.058	−0.048	−0.724**	1
	双侧近似 P 值	0.017	0.440	0.253	0.538	0.608	0.000	-
	数据组数	116	116	116	116	116	116	116

**在 0.01 水平（双侧）显著相关；*在 0.05 水平（双侧）显著相关。

为进一步挖掘中药水提液共性高分子物质组成与膜通量、膜污染度的相关性，做膜通量与高分子含量的箱图，分析不同膜通量范围的高分子含量分布的情况，寻找其关联性。对复方水提液及所有单复方水提液作膜通量与高分子含量及去除率的箱图，发现了一些有趣的规律，见图 7-7 至图 7-12。

从图 7-7、图 7-8 发现在膜稳定通量大于 200 L/(m^2·h)时，鞣质含量、蛋白质含量与膜通量呈现鞣质含量、蛋白质含量越低，膜通量越大的趋势，但膜通量小于 200 L/(m^2·h)时并不符合这一规律，是否可以推断可能有别的因素使膜污染非常大而使膜通量变得很低，这时膜通量和鞣质含量、蛋白质含量相关的规律被掩盖？

从图 7-9 发现在膜稳定通量小于 350 L/(m^2·h)时，果胶含量越高，膜通量越小，但大于 350 L/(m^2·h)时又不符合这规律，具体原因有待进一步探究。

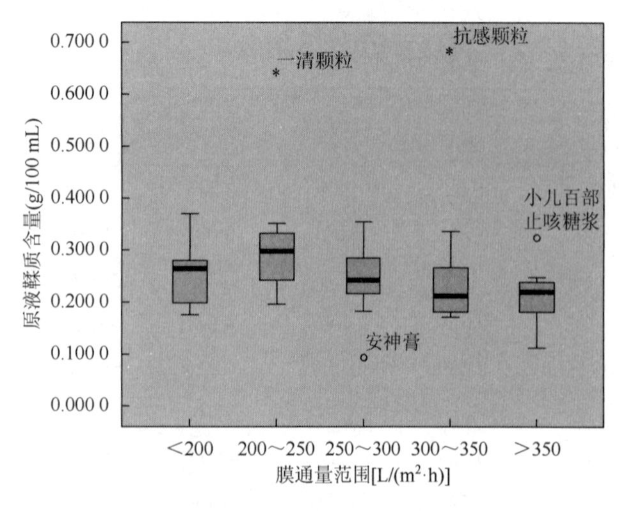

图 7-7　复方水提液膜通量与鞣质含量箱图

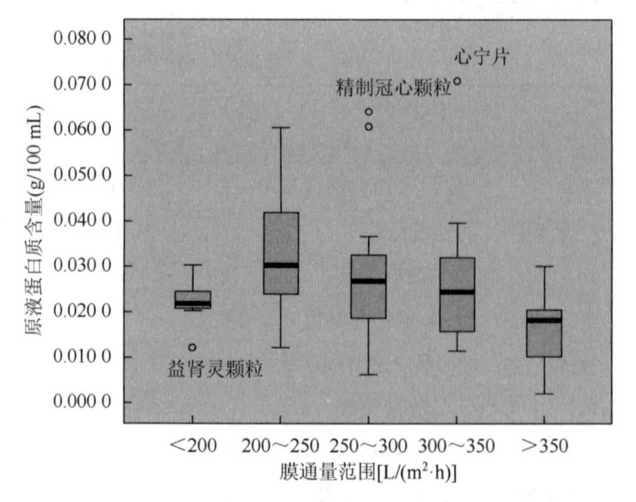

图 7-8　复方水提液膜通量与蛋白质含量箱图

从图 7-10 发现在膜稳定通量的所有范围内，淀粉的含量比较稳定，也就是说淀粉的含量对膜稳定通量没有太大的影响。但从图 7-11 发现，膜稳定通量越小，淀粉去除率越高。结合前面淀粉含量高其去除率反而低的结论，推断可能有两种原因：一是不同药材淀粉的分子结构、分子量的大小有区别；二是不同药材和淀粉共存的高分子物质的不同的影响。

从图 7-12 发现蛋白质去除率与膜通量呈现蛋白质去除率越低，膜通量越大的趋势。结合图 7-8 可知，蛋白质含量越高，其去除率越高，膜通量越小。

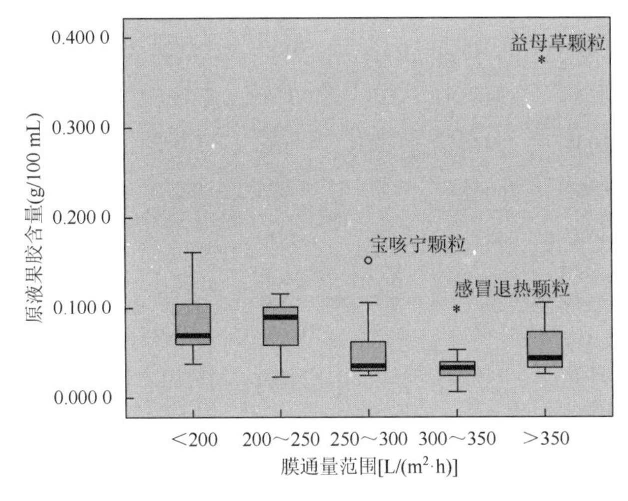

图 7-9　复方水提液膜通量与果胶含量箱图

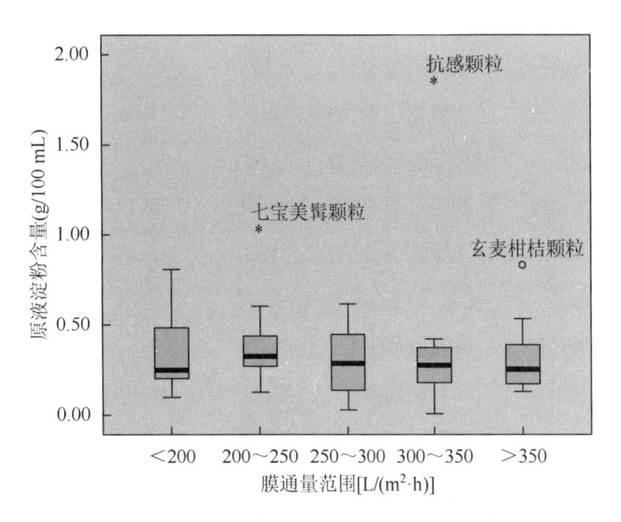

图 7-10　复方水提液膜通量与淀粉含量箱图

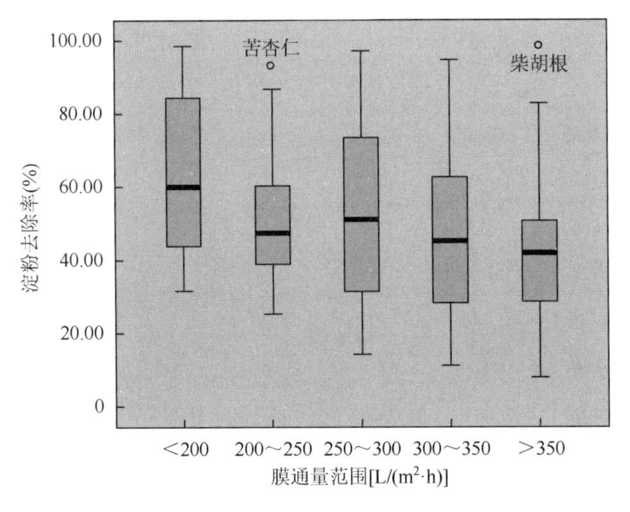

图 7-11　中药水提液膜通量与淀粉去除率箱图

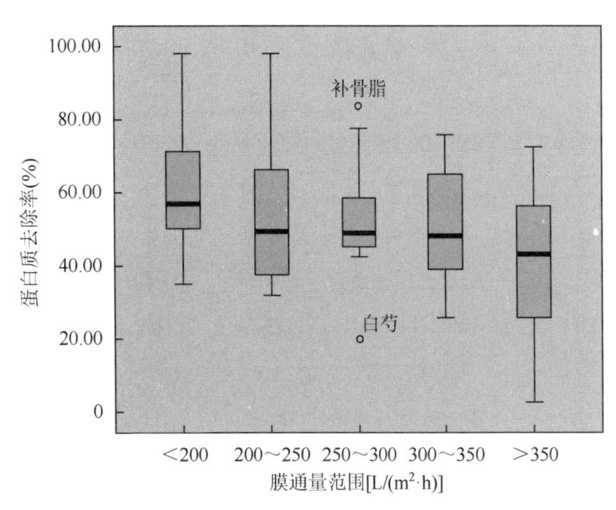

图 7-12　中药水提液膜通量与蛋白质去除率箱图

二、物理化学参数与阻力分布、膜通量及膜污染度的相关性考察

1. 中药水提液物理化学参数与阻力分布的相关分析　物理化学参数与阻力分布的相关性见表 7-17、表 7-18，可知：黏度与表面沉积阻力呈现显著高度正相关，相关系数达到 0.906；与膜孔阻力呈现显著正相关，相关系数为 0.521；与浓差极化阻力呈现显著高度负相关，相关系数为–0.862。其余物理化学参数与阻力分布的相关性不大。

表 7-17　物理化学参数与阻力分布的相关系数表（1）

		pH	电导率	浊度	20℃黏度	密度	膜自身阻力	表面沉积阻力	膜孔阻力	浓差极化阻力
	皮尔逊相关系数	1	0.051	–0.014	–0.027	–0.363**	0.097	–0.009	–0.027	0.002
pH	双侧近似 *P* 值	-	0.588	0.884	0.775	0.000	0.301	0.920	0.771	0.979
	数据组数	116	116	116	116	116	116	116	116	116
	皮尔逊相关系数	0.051	1	0.051	–0.155	0.188*	–0.150	–0.099	–0.049	0.119
电导率	双侧近似 *P* 值	0.588	-	0.589	0.097	0.043	0.107	0.288	0.604	0.203
	数据组数	116	116	116	116	116	116	116	116	116
	皮尔逊相关系数	–0.014	0.051	1	0.055	0.041	–0.053	0.093	0.052	–0.080
浊度	双侧近似 *P* 值	0.884	0.589	-	0.560	0.665	0.571	0.322	0.579	0.395
	数据组数	116	116	116	116	116	116	116	116	116
	皮尔逊相关系数	–0.027	–0.155	0.055	1	–0.001	–0.110	0.906*	0.521**	–0.862**
20℃黏度	双侧近似 *P* 值	0.775	0.097	0.560	-	0.993	0.240	0.000	0.000	0.000
	数据组数	116	116	116	116	116	116	116	116	116
	皮尔逊相关系数	–0.363**	0.188*	0.041	–0.001	1	–0.028	–0.062	0.018	0.040
密度	双侧近似 *P* 值	0.000	0.043	0.665	0.993	-	0.763	0.508	0.847	0.671
	数据组数	116	116	116	116	116	116	116	116	116
	皮尔逊相关系数	0.097	–0.150	–0.053	–0.110	–0.028	1	–0.207*	–0.053	–0.007
膜自身阻力	双侧近似 *P* 值	0.301	0.107	0.571	0.240	0.763	-	0.026	0.572	0.941
	数据组数	116	116	116	116	116	116	116	116	116
	皮尔逊相关系数	–0.009	–0.099	0.093	0.906*	–0.062	–0.207*	1	0.490**	–0.897**
表面沉积阻力	双侧近似 *P* 值	0.920	0.288	0.322	0.000	0.508	0.026	-	0.000	0.000
	数据组数	116	116	116	116	116	116	116	116	116
	皮尔逊相关系数	–0.027	–0.049	0.052	0.521**	0.018	–0.053	0.490**	1	–0.794**
膜孔阻力	双侧近似 *P* 值	0.771	0.604	0.579	0.000	0.847	0.572	0.000	-	0.000
	数据组数	116	116	116	116	116	116	116	116	116
	皮尔逊相关系数	0.002	0.119	–0.080	–0.862**	0.040	–0.007	–0.897**	–0.794**	1
浓差极化阻力	双侧近似 *P* 值	0.979	0.203	0.395	0.000	0.671	0.941	0.000	0.000	-
	数据组数	116	116	116	116	116	116	116	116	116

**在 0.01 水平（双侧）显著相关；*在 0.05 水平（双侧）显著相关。

表 7-18　物理化学参数与阻力分布的相关系数表（2）

		粒径 0.1	粒径 0.5	粒径 0.9	膜自身阻力	表面沉积阻力	膜孔阻力	浓差极化阻力
	皮尔逊相关系数	1	0.551**	–0.039	–0.028	–0.051	0.049	–0.050
粒径 0.1	双侧近似 *P* 值	-	0.000	0.731	0.805	0.656	0.667	0.658
	数据组数	80	80	80	80	80	80	80

续表

		粒径 0.1	粒径 0.5	粒径 0.9	膜自身阻力	表面沉积阻力	膜孔阻力	浓差极化阻力
粒径 0.5	皮尔逊相关系数	0.551**	1	0.355**	0.102	–0.222*	0.106	–0.030
	双侧近似 *P* 值	0.000	-	0.001	0.368	0.047	0.350	0.790
	数据组数	80	80	80	80	80	80	80
粒径 0.9	皮尔逊相关系数	–0.039	0.355**	1	–0.013	–0.009	0.010	–0.124
	双侧近似 *P* 值	0.731	0.001	-	0.906	0.936	0.932	0.273
	数据组数	80	80	80	80	80	80	80
膜自身阻力	皮尔逊相关系数	–0.028	0.102	–0.013	1	0.028	–0.072	0.061
	双侧近似 *P* 值	0.805	0.368	0.906	-	0.762	0.445	0.516
	数据组数	80	80	80	116	116	116	116
表面沉积阻力	皮尔逊相关系数	–0.051	–0.222*	–0.009	0.028	1	–0.630**	–0.427**
	双侧近似 *P* 值	0.656	0.047	0.936	0.762	-	0.000	0.000
	数据组数	80	80	80	116	116	116	116
膜孔阻力	皮尔逊相关系数	0.049	0.106	0.010	–0.072	–0.630**	1	0.475**
	双侧近似 *P* 值	0.667	0.350	0.932	0.445	0.000	-	0.000
	数据组数	80	80	80	116	116	116	116
浓差极化阻力	皮尔逊相关系数	–0.050	–0.030	–0.124	0.061	–0.427**	0.475**	1
	双侧近似 *P* 值	0.658	0.790	0.273	0.516	0.000	0.000	-
	数据组数	80	80	80	116	116	116	116

**在 0.01 水平（双侧）显著相关；*在 0.05 水平（双侧）显著相关。

2. 物理化学参数与膜通量、膜污染度的相关分析　物理化学参数与膜通量、膜污染度的相关性见表 7-19、表 7-20，可知：黏度与膜污染度呈现显著中低度正相关，相关系数为 0.355；与膜通量呈现显著中低度负相关，相关系数为–0.443。浊度与膜污染度呈现显著低度正相关，其余物理化学参数与膜通量、膜污染度的相关性不大。

表 7-19　物理化学参数与膜通量、膜污染度的相关系数表（1）

		pH	电导率	浊度	20℃黏度	密度	膜污染度	膜通量
pH	皮尔逊相关系数	1	0.051	–0.014	–0.027	–0.363**	–0.077	0.167
	双侧近似 *P* 值	-	0.588	0.884	0.775	0.000	0.413	0.073
	数据组数	116	116	116	116	116	116	116
电导率	皮尔逊相关系数	0.051	1	0.051	–0.155	0.188*	0.127	–0.064
	双侧近似 *P* 值	0.588	-	0.589	0.097	0.043	0.173	0.498
	数据组数	116	116	116	116	116	116	116
浊度	皮尔逊相关系数	–0.014	0.051	1	0.055	0.041	0.183*	–0.009
	双侧近似 *P* 值	0.884	0.589	-	0.560	0.665	0.049	0.923
	数据组数	116	116	116	116	116	116	116

续表

		pH	电导率	浊度	20℃黏度	密度	膜污染度	膜通量
20℃黏度	皮尔逊相关系数	–0.027	–0.155	0.055	1	–0.001	0.355**	–0.443**
	双侧近似 *P* 值	0.775	0.097	0.560	-	0.993	0.000	0.000
	数据组数	116	116	116	116	116	116	116
密度	皮尔逊相关系数	–0.363**	0.188*	0.041	–0.001	1	–0.001	–0.047
	双侧近似 *P* 值	0.000	0.043	0.665	0.993	-	0.991	0.614
	数据组数	116	116	116	116	116	116	116
膜污染度	皮尔逊相关系数	–0.077	0.127	0.183*	0.355**	–0.001	1	–0.724**
	双侧近似 *P* 值	0.413	0.173	0.049	0.000	0.991	-	0.000
	数据组数	116	116	116	116	116	116	116
膜通量	皮尔逊相关系数	0.167	–0.064	–0.009	–0.443**	–0.047	–0.724**	1
	双侧近似 *P* 值	0.073	0.498	0.923	0.000	0.614	0.000	-
	数据组数	116	116	116	116	116	116	116

**在 0.01 水平（双侧）显著相关；*在 0.05 水平（双侧）显著相关。

表 7-20　物理化学参数与膜通量、膜污染度的相关系数表（2）

		粒径 0.1	粒径 0.5	粒径 0.9	膜污染度	膜通量
粒径 0.1	皮尔逊相关系数	1	0.551**	–0.039	–0.105	0.113
	双侧近似 *P* 值	-	0.000	0.731	0.354	0.318
	数据组数	80	80	80	80	80
粒径 0.5	皮尔逊相关系数	0.551**	1	0.355**	–0.125	0.041
	双侧近似 *P* 值	0.000	-	0.001	0.271	0.715
	数据组数	80	80	80	80	80
粒径 0.9	皮尔逊相关系数	–0.039	0.355**	1	0.031	–0.049
	双侧近似 *P* 值	0.731	0.001	-	0.787	0.667
	数据组数	80	80	80	80	80
膜污染度	皮尔逊相关系数	–0.105	–0.125	0.031	1	–0.724**
	双侧近似 *P* 值	0.354	0.271	0.787	-	0.000
	数据组数	80	80	80	116	116
膜通量	皮尔逊相关系数	0.113	0.041	–0.049	–0.724**	1
	双侧近似 *P* 值	0.318	0.715	0.667	0.000	-
	数据组数	80	80	80	116	116

**在 0.01 水平（双侧）显著相关。

中药水提液物理化学参数 pH、电导率与膜通量、膜污染度的相关性从表 7-19 可知比较低，但在复方水提液的实验过程中发现 pH 对膜稳定通量还是有比较大的影响，为进一步挖掘中药水提液 pH、电导率与膜通量、膜污染度的相关性，做膜通量与 pH、电导率的箱图，见图 7-13、图 7-14，寻找其关联性。分析不同膜通量范围的 pH、电导率分布的情况，发现：复方水提液 pH 与膜通量呈现 pH 越大，膜通量越大的趋势，但在单味药水提液 pH 与膜通量的关系却没有这种明显的相关性。在实验中发现电导率高的膜通量往往比较低，由图 7-14 知，膜通量小于 200 时电导率相对比较高。

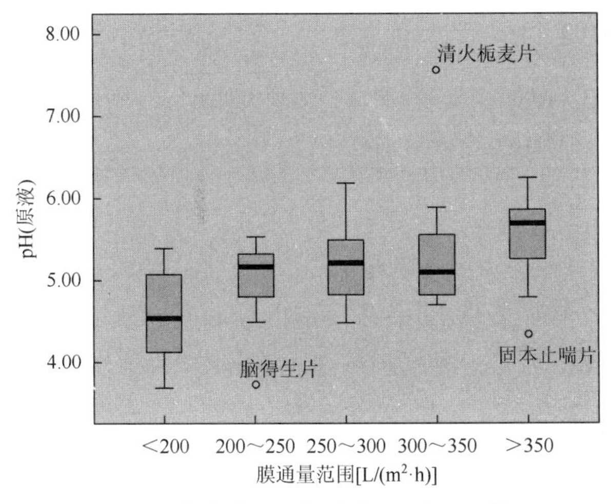

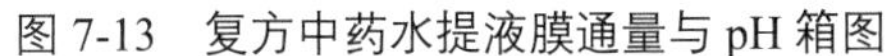
图 7-13　复方中药水提液膜通量与 pH 箱图

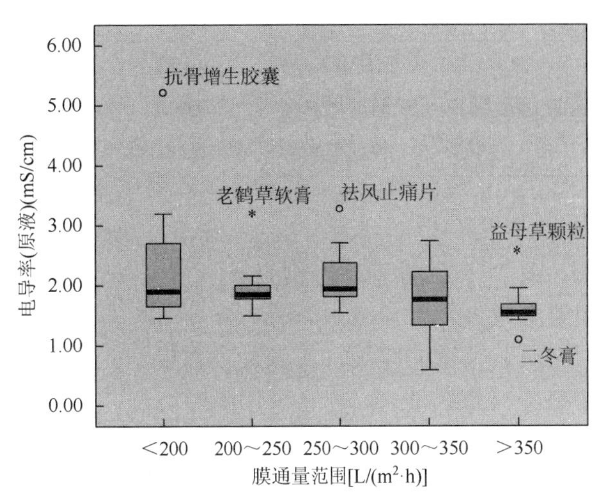

图 7-14　复方中药水提液膜通量与电导率箱图

三、阻力分布与膜通量、膜污染度的相关分析

阻力分布与膜通量、膜污染度的相关性见表 7-21，由该表知：膜孔阻力与表面沉积阻力呈现显著中度正相关。浓差极化阻力与膜孔阻力、表面沉积阻力呈现显著中高度负相关。膜污染度与膜孔阻力、表面沉积阻力呈现显著中高度正相关，浓差极化阻力、膜自身阻力呈现显著中度负相关。膜污染度与膜通量呈现显著中高度负相关。膜通量与膜孔阻力、表面沉积阻力呈现显著中高度负相关，浓差极化阻力、膜自身阻力呈现显著中度正相关。

表 7-21　阻力分布与膜通量、膜污染度相关系数表

		膜自身阻力	表面沉积阻力	膜孔阻力	浓差极化阻力	膜通量	膜污染度
膜自身阻力	皮尔逊相关系数	1	–0.207*	–0.053	–0.007	0.766**	–0.778**
	双侧近似 *P* 值	-	0.026	0.572	0.941	0.000	0.000
	数据组数	116	116	116	116	116	116
表面沉积阻力	皮尔逊相关系数	–0.207*	1	0.490**	–0.897**	–0.428**	0.527**
	双侧近似 *P* 值	0.026	-	0.000	0.000	0.000	0.000
	数据组数	116	116	116	116	116	116
膜孔阻力	皮尔逊相关系数	–0.053	0.490**	1	–0.794**	–0.296**	0.422**
	双侧近似 *P* 值	0.572	0.000	-	0.000	0.001	0.000
	数据组数	116	116	116	116	116	116
浓差极化阻力	皮尔逊相关系数	–0.007	–0.897**	–0.794**	1	0.304**	0.428**
	双侧近似 *P* 值	0.941	0.000	0.000	-	0.001	0.000
	数据组数	116	116	116	116	116	116
膜通量	皮尔逊相关系数	0.766**	–0.428**	–0.296**	0.304**	1	–0.724**
	双侧近似 *P* 值	0.000	0.000	0.001	0.001	-	0.000
	数据组数	116	116	116	116	116	116

续表

		膜自身阻力	表面沉积阻力	膜孔阻力	浓差极化阻力	膜通量	膜污染度
膜污染度	皮尔逊相关系数	−0.778**	0.527**	0.422**	0.428**	−0.724**	1
	双侧近似 P 值	0.000	0.000	0.000	0.000	0.000	-
	数据组数	116	116	116	116	116	116

**在 0.01 水平（双侧）显著相关；*在 0.05 水平（双侧）显著相关。

图 7-15 至图 7-23 分别为各阻力所占百分比、实际各阻力大小与膜通量的箱图。从图中可以发现：膜通量越大，膜自身阻力所占百分比越大，但膜自身实际阻力大小在一个稳定的范围内，可以解释同一材质、孔径的膜管，其自身阻力相差不大，但随膜通量增大，其所占百分比越大说明，过滤总阻力越小，膜通量越大。浓差极化阻力所占百分比比较稳定，实际阻力大小也变化不大，只有在膜通量特别低时稍有增大。表面沉积阻力所占百分比及其实际阻力越小，膜通量越大。膜孔阻力所占百分比及其实际阻力越小，膜通量越大。从箱图中也可看出膜污染度与膜通量呈现高度负相关，膜通量越大，膜污染度越小。

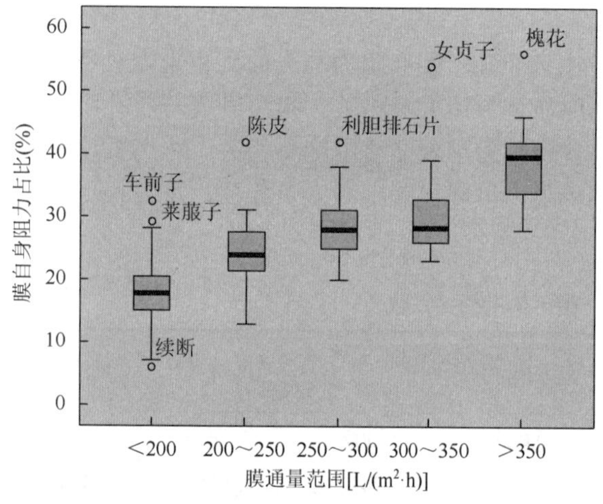

图 7-15 膜通量与膜自身阻力（百分比）箱图

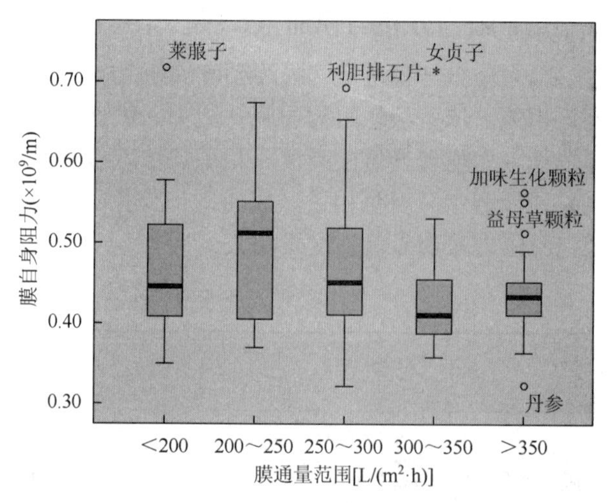

图 7-16 膜通量与膜自身阻力箱图

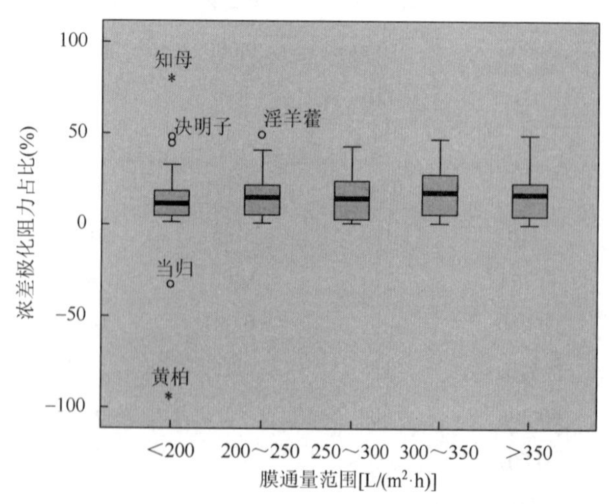

图 7-17 膜通量与浓差极化阻力（百分比）箱图

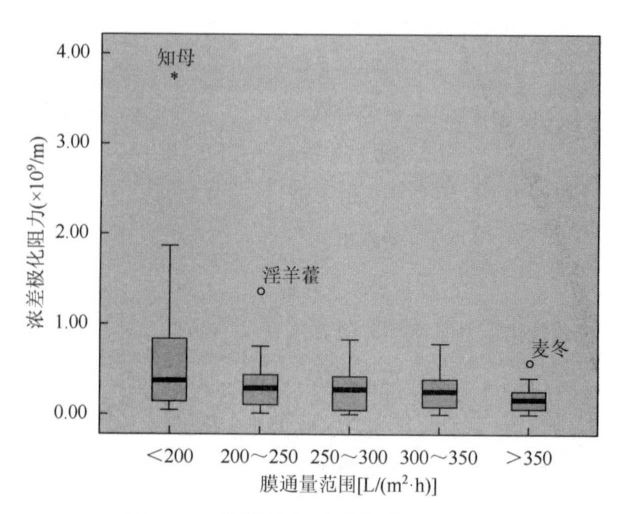

图 7-18 膜通量与浓差极化阻力箱图

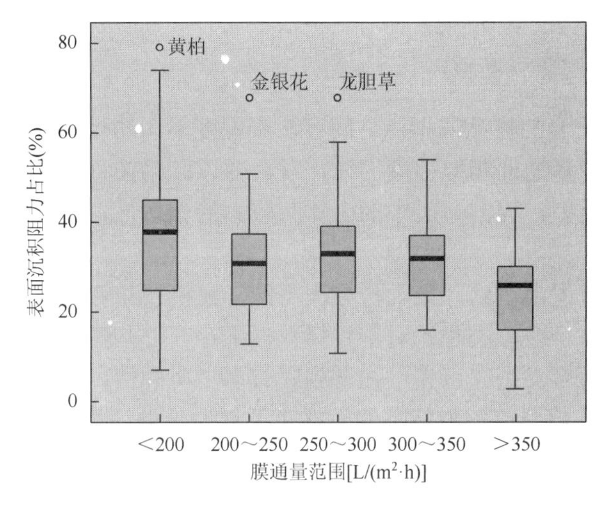

图 7-19 膜通量与表面沉积阻力（百分比）箱图

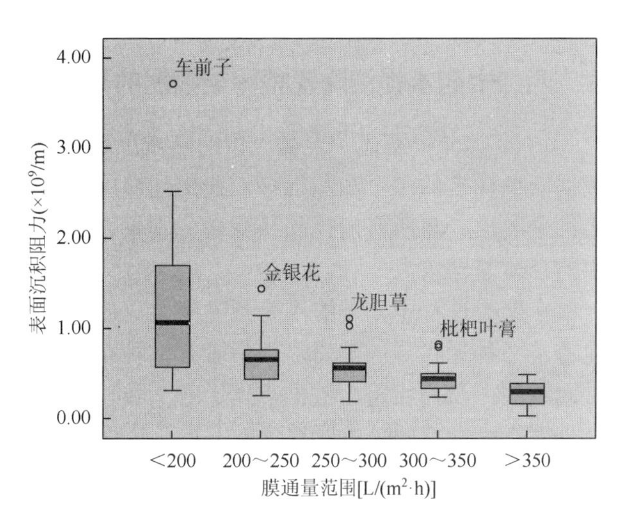

图 7-20 膜通量与表面沉积阻力箱图

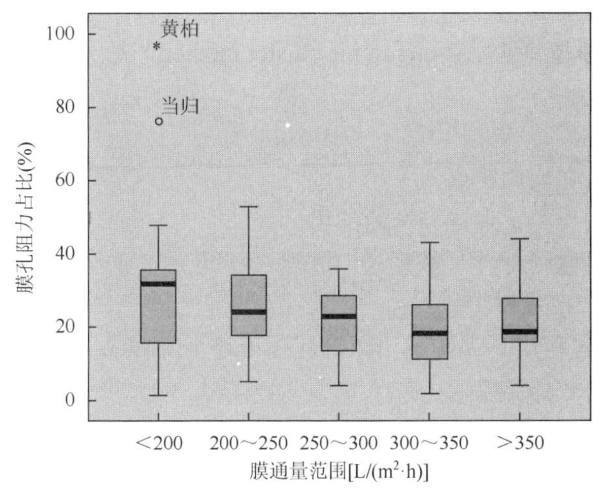

图 7-21 膜通量与膜孔阻力（百分比）箱图

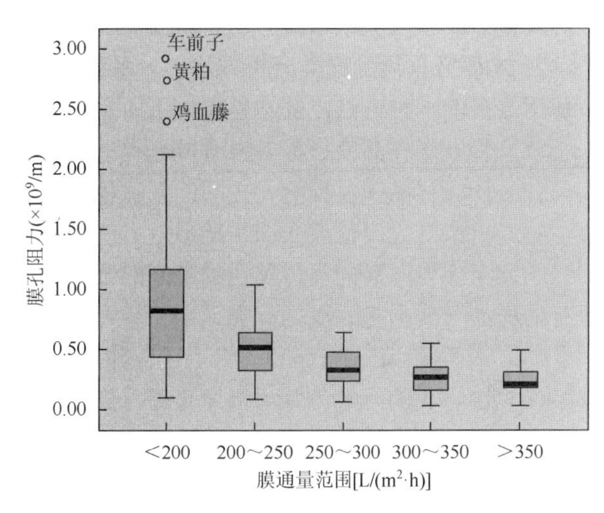

图 7-22 膜通量与膜孔阻力箱图

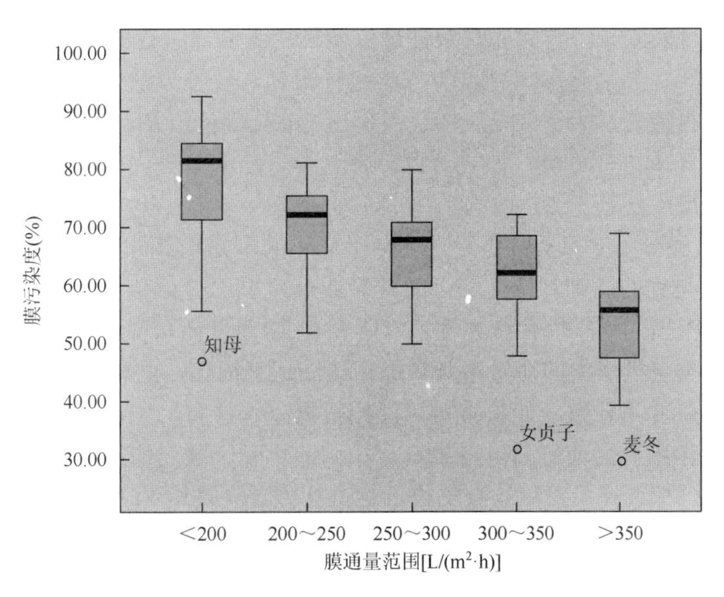

图 7-23 膜通量与膜污染度箱图

四、中药水提液陶瓷膜污染数据的聚类分析

1. 聚类分析概述　聚类分析的基本思想：认为所研究的样品或指标之间存在着程度不同的相似性，根据一批样品的多个观测指标，找出能够度量样品或变量之间相似程度的统计量，并以此为依据，采用某种聚类法，将所有的样品或变量分别聚合到不同的类中，使同一类中的个体有较大的相似性，不同类中的个体差异较大。

在聚类过程中，类群不是预先指定，而是在分析过程中得到。聚类与分类不同，在机器学习领域，前者是一种无指导的学习，而后者是一种有指导的学习。在分类时，对于目标数据中存在哪些类，事先是知道的，只需将每个数据点属于哪一类识别出来；而聚类是在事先不知道到底有多少类的情况下，以某种度量为标准（是由聚类分析工具及其算法决定的），将具有相似特征的数据对象划为一类，同时分离具有不同特征的数据对象。分类是基于训练数据的，是静态的。而聚类直接对数据集进行处理，事先谁也不知道数据会分成哪些类别，需要考察所有的个体，根据这些个体的特征才能决定类的划分，并由算法自动确定。这是一个动态的过程。它能够随数据集的变化而变化。对于一个特定的数据点，当数据集中的其他点发生变化或增减时，它所属的类别也可能发生变化。

2. 本研究采用的聚类分析方法——系统聚类法　系统聚类法（hierarchic cluster method）是实际工作中使用最多的一种方法，基本思想如下所示。

（1）将 n 个样品或指标各自看成一类，得到 n 个类。

（2）计算样品（或指标）之间的亲疏程度，也就是它们的距离。

（3）将亲疏程度最高（即距离最近）的两类合并为一类，形成一个新的类。

（4）考虑合并后的类与其他类之间的亲疏程度，再进行合并，重复这一过程，经过 $n-1$ 次合并后，所有的样品（或指标）成为一类。

（5）聚类图（tree graph），将上述合并的全部聚类过程用直观图画出，据此图可将全部样品分类。

（6）决定类的个数，并由上述步骤得到相应的聚类分析结果。

在这个方法的实施步骤中，类与类之间的距离计算是非常重要的，即如何定义类与类之间的亲疏程度。正如样品之间的距离可以有不同的定义方法一样，类与类之间的距离也有各种定义。类与类之间用不同的方法定义距离，就产生了不同的系统聚类方法，系统聚类方法包括最短距离法、最长距离法、中间距离法、重心法、类平均法、离差平方和法等八种不同的方法，但这些方法聚类的步骤是完全一样的。

系统聚类方法相对比较复杂，首先要对数据进行转换，变换方法有平移变换、极差（或极值）变换、标准化变换、对数变换等，然后选取一种聚类方法进行聚类。各种方法之间有所差异，选择的时候主要看不同方法分类情况是否清晰，即是否能从系统树状图（dendrogram 图，一种表示亲缘关系的树状图解）中比较清晰地对变量和样本进行分类，如果可以，那这种方法就不失为一种好方法。在现实操作中，一般以离差平方和法应用最广泛。

3. 膜污染数据的聚类分析　聚类分析是研究分类问题的多元统计分析方法，用数学的方法研究和处理给定对象，按照物以类聚的原则将特性相近的变量或观察单位进行分类，对没有先验知识情况下的观察对象进行分类，具有相当的科学性和客观性。本研究有 27 个变量可能影响膜污染度和膜通量，为找出主要影响因素，采用聚类分析法中的变量聚类筛选，该法运算简单，结论可靠。

由于多个变量的单位并不一致，如果直接以原始数据进行计算，则会因突出数值大的一列的作用而降低了数值小的一列的作用，为使每列对分类具有相同的贡献，须对原始数据进行标准化处理。以下的所有的聚类分析分析中，都选择了对原始数据进行标准化处理，采用 SPSS13.0 统计分析软件系统聚类法（hierarchical cluster analysis）计算，组间距离法（between-groups Linkage），欧氏距离平方（squared Euclidean distance）为距离测度方法。

（1）共性高分子物质的聚类分析：在 SPSS13.0 主菜单中选择 Analyze→Classify→Hierarchical Cluster，

实现系统聚类分析。共性高分子物质的聚类结果见图 7-24，结果表明，10 个共性高分子变量分成 3 类，固含量、鞣质含量、淀粉含量、果胶含量、果胶去除率为一类；淀粉去除率、蛋白质含量为一类；蛋白质去除率、鞣质去除率、固含去除率为一类。

群集数	案例																		
	蛋白质含量		淀粉去除率		鞣质去除率		蛋白质去除率		固含去除率		果胶去除率		果胶含量		鞣质含量		淀粉含量		固含量
1	×	×	×	×	×	×	×	×	×	×	×	×	×	×	×	×	×	×	×
2	×	×	×	×	×	×	×	×	×		×	×	×	×	×	×	×	×	×
3	×	×	×		×	×	×	×	×		×	×	×	×	×	×	×	×	×
4	×		×		×	×	×	×	×		×	×	×	×	×	×	×	×	×
5	×		×		×	×	×	×	×		×		×	×	×	×	×	×	×
6	×		×		×	×	×	×	×		×		×		×	×	×	×	×
7	×		×		×	×	×		×		×		×		×	×	×	×	×
8	×		×		×		×		×		×		×		×	×	×	×	×
9	×		×		×		×		×		×		×		×	×	×		×

图 7-24　共性高分子物质垂直冰柱图

聚为一类说明它们的变化特征量最为接近，这和前面相关分析中得出的有关结论如蛋白质去除率、鞣质去除率具有一定正相关性，固含量和鞣质含量、淀粉含量、果胶含量具有一定正相关性结论一致。

（2）物理化学参数聚类分析：物理化学参数聚类结果见图 7-25，结果表明，9 个物理化学参数分成 4 类，电导率、盐度、密度为一类；浊度为一类；pH、粒径 0.9 为一类；黏度、粒径 0.1、粒径 0.5 为一类。

群集数	案例																
	浊度		密度		盐度		电导率		粒径 0.5		粒径 0.1		20℃黏度		粒径 0.9		pH
1	×	×	×	×	×	×	×	×	×	×	×	×	×	×	×	×	×
2	×	×	×	×	×	×	×		×	×	×	×	×	×	×	×	×
3	×		×	×	×	×	×		×	×	×	×	×	×	×	×	×
4	×		×	×	×	×	×		×	×	×	×	×		×	×	×
5	×		×	×	×	×	×		×	×	×		×		×	×	×
6	×		×	×	×	×	×		×	×	×		×		×		×
7	×		×		×	×	×		×	×	×		×		×		×
8	×		×		×	×	×		×		×		×		×		×
9																	

图 7-25　物理化学参数垂直冰柱图

（3）膜过程参数聚类分析：膜过程参数聚类分析结果见图 7-26，结果表明，10 个膜过程参数变量分成 2 类，浓差极化阻力占比、浓差极化阻力、膜自身阻力占比、膜通量、膜自身阻力为一类，膜孔阻力占比、膜孔阻力、表面沉积阻力占比、表面沉积阻力、膜污染度为一类。

（4）共性高分子物质-物理化学性质的聚类分析：共性高分子物质-物理化学性质的聚类分析结果见图 7-27，结果表明，聚类图距离小于 20，19 个共性高分子物质-物理化学性质变量分成 5 类，电导率、盐度、粒径 0.9 为一类；蛋白质含量、pH、淀粉去除率为一类；果胶含量、鞣质含量、固含量、密度、淀粉含量、果胶去除率为一类；粒径 0.1、粒径 0.5、固含去除率、黏度、蛋白质去除率、鞣质去除率为一类；浊度为一类。由图 7-27 冰柱图看出电导率与盐度、粒径 0.1 与粒径 0.5、固含量与密度特征变化量最为接近。

群集数	案例																		
	膜孔阻力		膜孔阻力占比		膜污染度		表面沉积阻力		表面沉积阻力占比		膜自身阻力		浓差极化阻力		浓差极化阻力占比		膜通量		膜自身阻力占比
1	×	×	×	×	×	×	×	×	×	×	×	×	×	×	×	×	×	×	×
2	×	×	×	×	×	×	×	×	×		×	×	×	×	×	×	×	×	×
3	×	×	×	×	×	×	×	×	×		×		×	×	×	×	×	×	×
4	×	×	×	×	×	×	×	×	×		×		×	×	×		×	×	×
5	×	×	×		×	×	×	×	×		×		×	×	×		×	×	×
6	×	×	×		×		×	×	×		×		×	×	×		×	×	×
7	×	×	×		×		×	×	×		×		×	×	×		×		×
8	×		×		×		×	×	×		×		×	×	×		×		×
9	×		×		×		×		×		×		×	×	×		×		×

图 7-26　膜过程参数垂直冰柱图

群集数	案例																																				
	粒径0.9		盐度		电导率		pH		蛋白质含量		淀粉去除率		浊度		粒径0.5		粒径0.1		鞣质去除率		蛋白质去除率		20℃黏度		固含去除率		果胶去除率		鞣质含量		果胶含量		淀粉含量		密度		固含量
1	×	×	×	×	×	×	×	×	×	×	×	×	×	×	×	×	×	×	×	×	×	×	×	×	×	×	×	×	×	×	×	×	×	×	×	×	×
2	×	×	×	×	×	×	×	×	×	×	×		×	×	×	×	×	×	×	×	×	×	×	×	×	×	×	×	×	×	×	×	×	×	×	×	×
3	×	×	×	×	×	×	×	×	×	×	×		×	×	×	×	×	×	×	×	×	×	×	×	×		×	×	×	×	×	×	×	×	×	×	×
4	×	×	×	×	×		×	×	×	×	×		×	×	×	×	×	×	×	×	×	×	×	×	×		×	×	×	×	×	×	×	×	×	×	×
5	×	×	×	×	×		×	×	×	×	×		×		×	×	×	×	×	×	×	×	×	×	×		×	×	×	×	×	×	×	×	×	×	×
6	×		×	×	×		×	×	×	×	×		×		×	×	×	×	×	×	×	×	×	×	×		×	×	×	×	×	×	×	×	×	×	×
7	×		×	×	×		×	×	×	×	×		×		×	×	×		×	×	×	×	×	×	×		×	×	×	×	×	×	×	×	×	×	×
8	×		×	×	×		×	×	×		×		×		×	×	×		×	×	×	×	×	×	×		×	×	×	×	×	×	×	×	×	×	×
9	×		×	×	×		×	×	×		×		×		×	×	×		×	×	×	×	×	×	×		×		×	×	×	×	×	×	×	×	×
10	×		×	×	×		×	×	×		×		×		×	×	×		×	×	×	×	×	×	×		×		×	×	×		×	×	×	×	×
11	×		×	×	×		×		×		×		×		×	×	×		×	×	×	×	×	×	×		×		×	×	×		×	×	×	×	×
12	×		×	×	×		×		×		×		×		×	×	×		×	×	×		×	×	×		×		×	×	×		×	×	×	×	×
13	×		×	×	×		×		×		×		×		×	×	×		×		×		×	×	×		×		×	×	×		×	×	×	×	×
14	×		×	×	×		×		×		×		×		×	×	×		×		×		×		×		×		×	×	×		×	×	×	×	×
15	×		×	×	×		×		×		×		×		×	×	×		×		×		×		×		×		×	×	×		×		×	×	×
16	×		×	×	×		×		×		×		×		×	×	×		×		×		×		×		×		×		×		×		×	×	×
17	×		×	×	×		×		×		×		×		×		×		×		×		×		×		×		×		×		×		×		×
18	×		×	×	×		×		×		×		×		×		×		×		×		×		×		×		×		×		×		×		×

图 7-27　共性高分子物质-物理化学性质垂直冰柱图

（5）物理化学性质-膜过程参数的聚类分析：物理化学性质-膜过程参数的聚类分析结果见图 7-28。结果表明，15 个物理化学性质-膜过程参数变量分成 4 类，电导率、盐度、密度为一类；膜通量、膜自身阻力、pH、浓差极化阻力为一类；粒径 0.1、粒径 0.5、粒径 0.9 为一类；黏度、表面沉积阻力、膜孔阻力、膜污染度、浊度为一类。电导率与盐度、黏度与表面沉积阻力特征变化量最为接近。

（6）膜过程参数-物理化学性质-共性高分子物质的聚类分析：膜过程参数-物理化学性质-共性高分子物质的聚类分析结果见图 7-29，结果表明，25 个膜过程参数-物理化学性质-共性高分子物质变量分成 4 类，电导率、盐度、蛋白质含量、粒径 0.9、pH 为一类；膜通量、膜自身阻力、浓差极化阻力为一类；果胶含量、鞣质含量、固含量、密度、淀粉含量、果胶去除率为一类；粒径 0.1、粒径 0.5 为一类；固含去除率、蛋白质去除率、鞣质去除率、黏度、表面沉积阻力、膜孔阻力、膜污染度、浊度为一类。由图 7-28 冰柱图看出电导率与盐度、黏度与表面沉积阻力特征变化量最为接近。

群集数	案例																												
	粒径0.9		粒径0.5		粒径0.1		膜污染度		膜孔阻力		表面沉积阻力		20℃黏度		浊度		密度		盐度		电导率		浓差极化阻力		膜通量		膜自身阻力		pH
1	×	×	×	×	×	×	×	×	×	×	×	×	×	×	×	×	×	×	×	×	×	×	×	×	×	×	×	×	×
2	×	×	×	×	×	×	×	×	×	×	×	×	×	×	×		×	×	×	×	×	×	×	×	×	×	×	×	×
3	×	×	×	×	×	×	×	×	×	×	×	×	×	×	×		×	×	×	×	×		×	×	×	×	×	×	×
4	×	×	×	×	×		×	×	×	×	×	×	×	×	×		×	×	×	×	×		×	×	×	×	×	×	×
5	×	×	×	×	×		×	×	×	×	×	×	×		×		×	×	×	×	×		×	×	×	×	×	×	×
6	×	×	×	×	×		×	×	×	×	×	×	×		×		×	×	×	×	×		×		×	×	×	×	×
7	×		×	×	×		×	×	×	×	×	×	×		×		×	×	×	×	×		×		×	×	×	×	×
8	×		×	×	×		×	×	×	×	×	×	×		×		×	×	×	×	×		×		×	×	×		×
9	×		×	×	×		×	×	×	×	×	×	×		×		×		×	×	×		×		×	×	×		×
10	×		×	×	×		×		×	×	×	×	×		×		×		×	×	×		×		×	×	×		×
11	×		×	×	×		×		×		×	×	×		×		×		×	×	×		×		×	×	×		×
12	×		×		×		×		×		×	×	×		×		×		×	×	×		×		×	×	×		×
13	×		×		×		×		×		×	×	×		×		×		×	×	×		×		×		×		×
14	×		×		×		×		×		×		×		×		×		×	×	×		×		×		×		×

图 7-28　物理化学性质–膜过程参数垂直冰柱图

群集数	案例																																																
	浓差极化阻力		膜通量		膜自身阻力		盐度		电导率		粒径0.9		pH		蛋白质含量		粒径0.5		粒径0.1		浊度		膜污染度		膜孔阻力		表面沉积阻力		20℃黏度		淀粉去除率		鞣质去除率		蛋白质去除率		固含去除率		果胶去除率		鞣质含量		果胶含量		淀粉含量		密度		固含量
1	×	×	×	×	×	×	×	×	×	×	×	×	×	×	×	×	×	×	×	×	×	×	×	×	×	×	×	×	×	×	×	×	×	×	×	×	×	×	×	×	×	×	×	×	×	×	×	×	×
2	×	×	×	×	×	×	×	×	×	×	×	×	×	×	×		×	×	×	×	×	×	×	×	×	×	×	×	×	×	×	×	×	×	×	×	×	×	×	×	×	×	×	×	×	×	×	×	×
3	×	×	×	×	×	×	×	×	×	×	×	×	×	×	×		×	×	×	×	×	×	×	×	×	×	×	×	×	×	×	×	×	×	×	×	×		×	×	×	×	×	×	×	×	×	×	×
4	×	×	×	×	×		×	×	×	×	×	×	×	×	×		×	×	×	×	×	×	×	×	×	×	×	×	×	×	×	×	×	×	×	×	×		×	×	×	×	×	×	×	×	×	×	×
5	×	×	×	×	×		×	×	×	×	×	×	×	×	×		×	×	×		×	×	×	×	×	×	×	×	×	×	×	×	×	×	×	×	×		×	×	×	×	×	×	×	×	×	×	×
6	×	×	×	×	×		×	×	×	×	×	×	×	×	×		×	×	×		×		×	×	×	×	×	×	×	×	×	×	×	×	×	×	×		×	×	×	×	×	×	×	×	×	×	×
7	×	×	×	×	×		×	×	×		×	×	×	×	×		×	×	×		×		×	×	×	×	×	×	×	×	×	×	×	×	×	×	×		×	×	×	×	×	×	×	×	×	×	×
8	×	×	×	×	×		×	×	×		×		×	×	×		×	×	×		×		×	×	×	×	×	×	×	×	×	×	×	×	×	×	×		×	×	×	×	×	×	×	×	×	×	×
9	×	×	×	×	×		×	×	×		×		×	×	×		×	×	×		×		×	×	×	×	×	×	×	×	×		×	×	×	×	×		×	×	×	×	×	×	×	×	×	×	×
10	×		×	×	×		×	×	×		×		×	×	×		×	×	×		×		×	×	×	×	×	×	×	×	×		×	×	×	×	×		×	×	×	×	×	×	×	×	×	×	×
11	×		×	×	×		×	×	×		×		×	×	×		×	×	×		×		×	×	×	×	×	×	×	×	×		×	×	×	×	×		×		×	×	×	×	×	×	×	×	×
12	×		×	×	×		×	×	×		×		×	×	×		×	×	×		×		×	×	×	×	×	×	×	×	×		×	×	×	×	×		×		×	×	×		×	×	×	×	×
13	×		×	×	×		×	×	×		×		×		×		×	×	×		×		×	×	×	×	×	×	×		×		×	×	×	×	×		×		×	×	×		×	×	×	×	×
14	×		×	×	×		×	×	×		×		×		×		×	×	×		×		×	×	×	×	×	×	×		×		×	×	×	×	×		×		×	×	×		×	×	×	×	×
15	×		×	×	×		×	×	×		×		×		×		×	×	×		×		×	×	×	×	×	×	×		×		×		×	×	×		×		×	×	×		×	×	×	×	×
16	×		×	×	×		×	×	×		×		×		×		×	×	×		×		×	×	×	×	×	×	×		×		×		×		×		×		×	×	×		×	×	×	×	×
17	×		×	×	×		×	×	×		×		×		×		×	×	×		×		×		×	×	×	×	×		×		×		×		×		×		×	×	×		×	×	×	×	×
18	×		×	×	×		×	×	×		×		×		×		×	×	×		×		×		×	×	×	×	×		×		×		×		×		×		×	×	×		×		×	×	×
19	×		×	×	×		×	×	×		×		×		×		×	×	×		×		×		×	×	×	×	×		×		×		×		×		×		×		×		×		×	×	×
20	×		×	×	×		×	×	×		×		×		×		×	×	×		×		×		×		×	×	×		×		×		×		×		×		×		×		×		×	×	×
21	×		×	×	×		×	×	×		×		×		×		×		×		×		×		×		×	×	×		×		×		×		×		×		×		×		×		×	×	×
22	×		×	×	×		×	×	×		×		×		×		×		×		×		×		×		×	×	×		×		×		×		×		×		×		×		×		×		×
23	×		×		×		×	×	×		×		×		×		×		×		×		×		×		×	×	×		×		×		×		×		×		×		×		×		×		×
24	×		×		×		×	×	×		×		×		×		×		×		×		×		×		×		×		×		×		×		×		×		×		×		×		×		×

图 7-29　膜过程参数–物理化学性质–共性高分子物质垂直冰柱图

由上述相关性分析和聚类分析可知，影响膜污染度较主要因素是表面沉积阻力、膜孔阻力、黏度。黏度越大，表面沉积阻力、膜孔阻力越大，膜污染度越大。黏度是影响膜污染度的最主要因素。另外，蛋白质去除率、鞣质去除率、浊度等对膜污染度也有一定的影响。pH、蛋白质含量、鞣质含量与膜稳定通量有一定的相关性，pH 越大，蛋白质含量、鞣质含量越低，膜稳定通量越高。淀粉去除率与表面沉积阻力成一定的正相关，淀粉去除率越大表面沉积阻力越大。密度、固含量、淀粉含量、鞣质含量、果胶含量有相关性，淀粉含量、鞣质含量、果胶含量高，固含量高，密度大。蛋白质去除率和鞣质的去除率有一定的相关性。

第四节
污染膜表面沉积层物质理化分析

确定膜污染物质的目的是指导膜污染的控制及膜的再生，其研究内容涉及确定污染物成分和存在的位置等。由于不同的过滤体系、过滤的不同时期，会有不同的污染形式占主导地位，所以膜污染物质的确认与膜污染机制有着密切的联系。

一、确定膜污染物的方法

膜污染物的研究方法主要采用仪器对膜进行微观分析，直观确定污染物位置及成分，从而为确定污染机制提供依据。目前常用的仪器分析方法主要有采用透射电子显微镜（TEM）、扫描电子显微镜（SEM）、标记蛋白质等对膜表面和孔内的污染物位置进行表征；采用 X-线光电子能谱（EDX）、红外光谱对膜表面和孔内的污染物成分进行定性和定量的分析。例如，通过红外光谱对微滤杞菊地黄丸水提液的膜污染物进行定性分析，发现膜污染物中分子主要具有肽键、羰基和羟基，进一步的分析则表明膜污染物中存在淀粉、果胶、蛋白质和鞣质等分子结构，从而为制订膜污染防治措施提供了依据。

二、膜污染物扫描电镜分析

为研究污染膜表面沉积层物质的组成与性质，对分别被糖渴清、六味地黄丸、杞菊地黄丸、桑菊饮、清络通痹五种中药复方中药水提液污染前后的膜表面进行高分辨扫描电镜观测，对污染膜表面沉积层的组成物质进行傅立叶转换红外光谱分析，并以马尔文 Mastersizer 2000 型粒径分析仪测定测定膜表面污染物平均粒径及分布。通过分析污染物的理化性质、存在形态、位置与形成规律，探讨中药水提液陶瓷膜过滤的污染机制，为制订膜再生方法提供依据。

1. 膜表面和截面微观分析方法　用电锯割下约 1 cm^2 的新膜和被水提液污染过的 0.2 μm Al_2O_3 陶瓷膜的表面和截面，用高分辨扫描电镜进行表面观测。

2. 表面和截面分析结果　各种膜样品表面和断面 SEM 图见图 7-30、图 7-31。

（1）新膜表面和断面 SEM 图：见图 7-30、图 7-31。

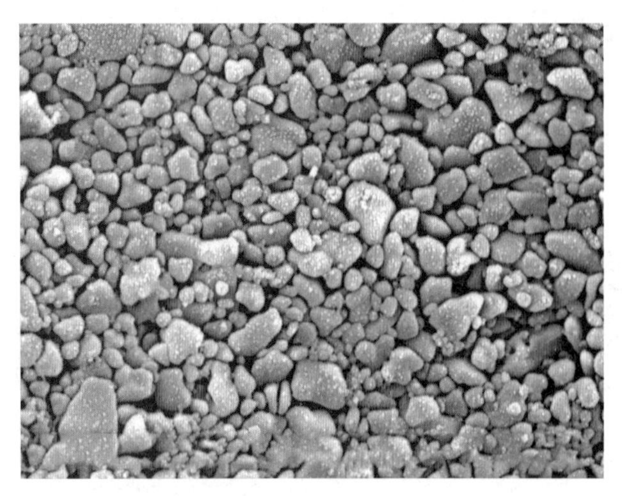

图 7-30　新膜表面（×20 kX）

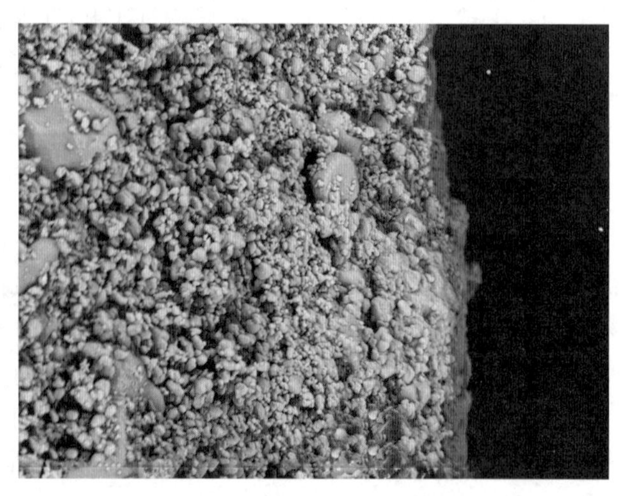

图 7-31　新膜断面（×600 X）

（2）糖渴清水提液污染后膜表面和断面 SEM 图：见图 7-32、图 7-33。

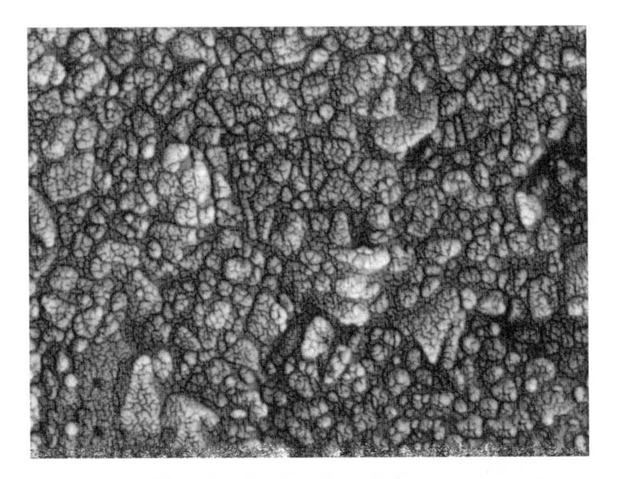

图 7-32　糖渴清水提液污染后膜表面（×20 kX）

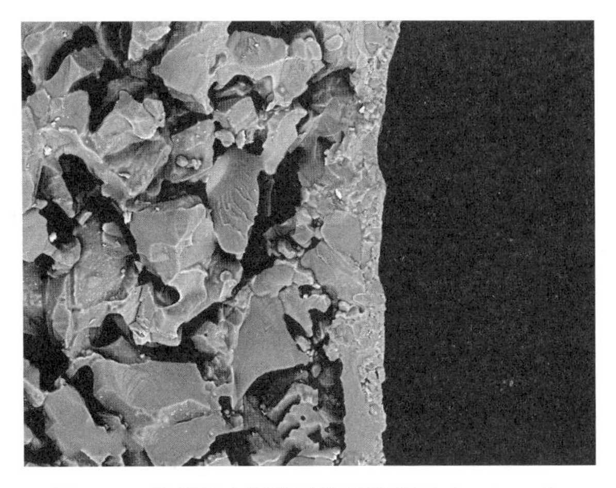

图 7-33　糖渴清水提液污染后膜断面（×600 X）

（3）六味地黄丸水提液污染后膜表面和断面 SEM 图：见图 7-34、图 7-35。

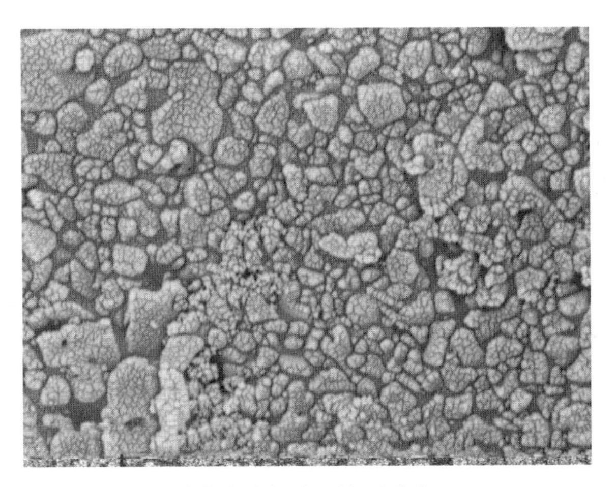

图 7-34　六味地黄丸水提液污染后膜表面（×20 kX）

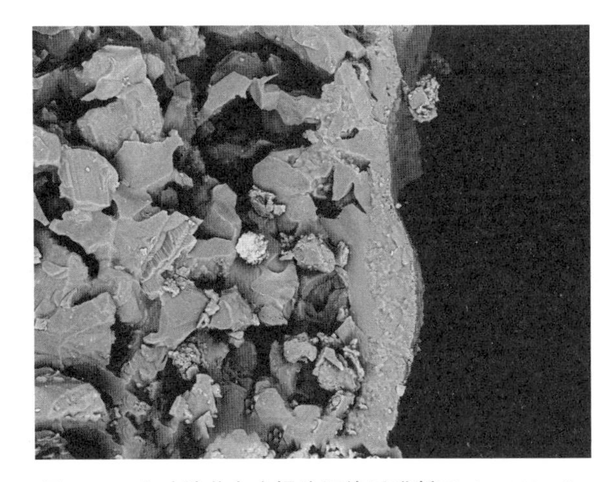

图 7-35　六味地黄丸水提液污染后膜断面（×600 X）

（4）杞菊地黄丸水提液污染后膜表面和断面 SEM 图：见图 7-36、图 7-37。

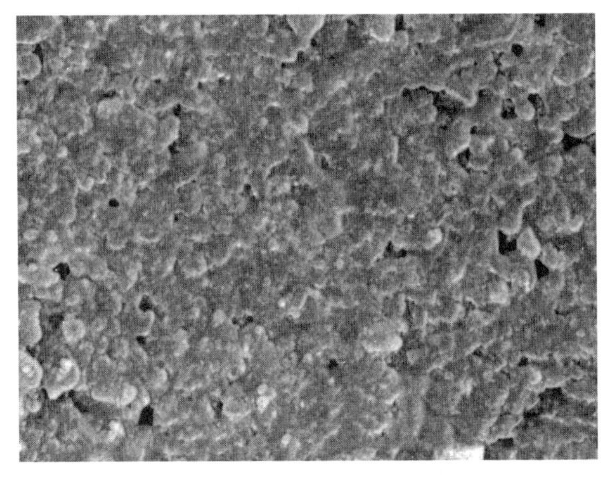

图 7-36　杞菊地黄丸水提液污染后膜表面（×20 kX）

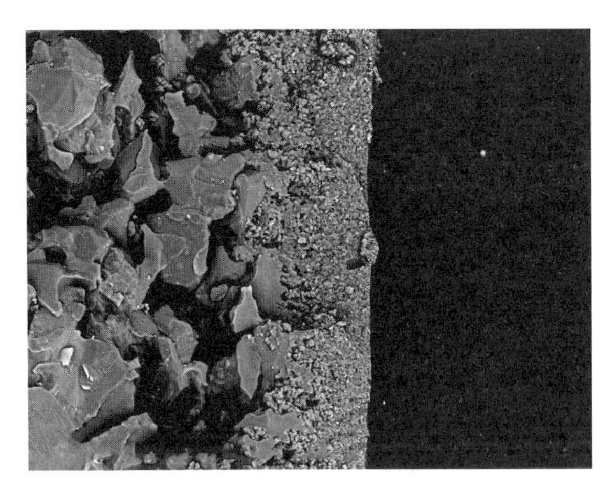

图 7-37　杞菊地黄丸水提液污染后膜断面（×600 X）

（5）桑菊饮水提液污染后膜表面和膜断面 SEM 图：见图 7-38、图 7-39。

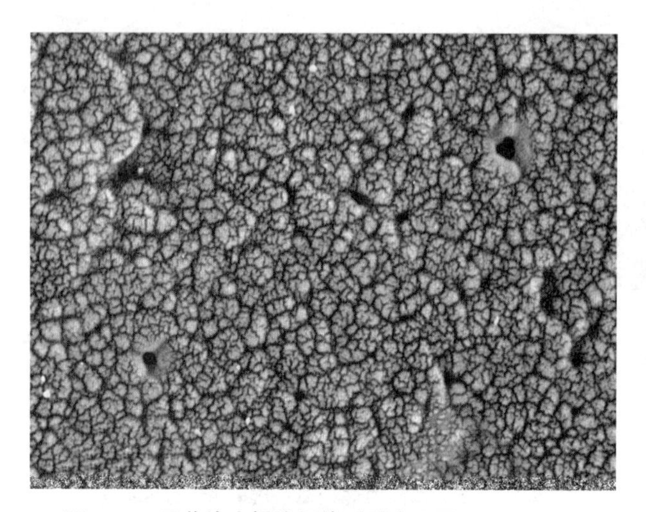

图 7-38　桑菊饮水提液污染后膜表面图（×20 kX）

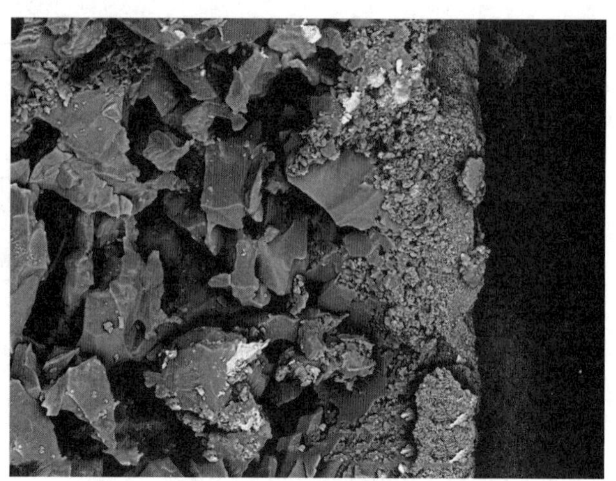

图 7-39　桑菊饮水提液污染后膜断面（×600 X）

（6）清络通痹水提液污染后膜表面和膜断面 SEM 图：见图 7-40、图 7-41。

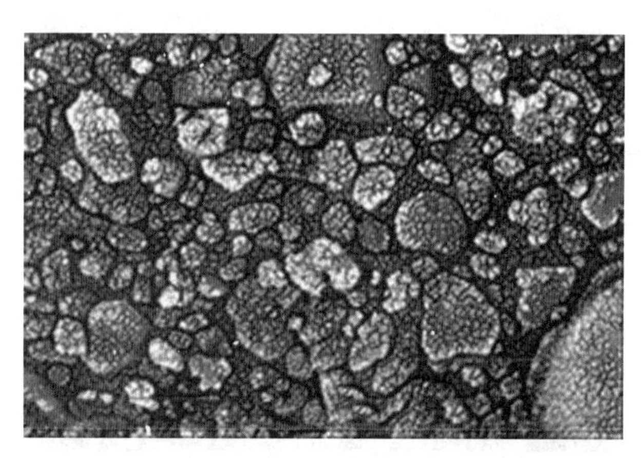

图 7-40　清络通痹水提液污染后膜表面图（×20 kX）

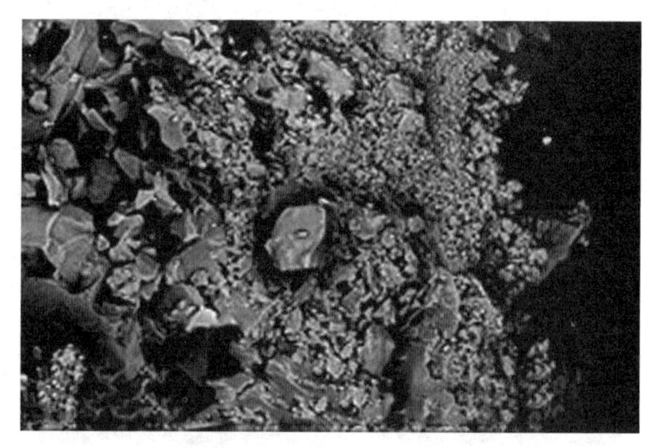

图 7-41　清络通痹水提液污染后膜断面（×600 X）

由图 7-30、图 7-31 可见未受污染的陶瓷膜表面光滑，均匀，组成皮层和支撑层的颗粒清晰可见。由图 7-32～图 7-41 可清楚地看见膜皮层表面堆杂着大量污染物，膜孔内大多未见明显的污染物堆积。由此可知，在水提液微滤系统中膜污染主要是由于膜吸附截留污染物粒子从而在膜表面形成一层污染物造成的，即形成表面沉积层。并且，这一阻力是控制膜的微滤性能和污染情况的主要阻力之一。膜表面形成表面沉积层的同时污染物粒子也会进入膜孔，但膜孔中污染物量与表面污染物相比要少。

三、膜污染物粒径分析

1. 膜表面污染物的粒径分布测定法　用毛刷刮去膜表面污染物，并用蒸馏水将其冲刷下来，再将此冲刷液以马尔文 Mastersizer 2000 型粒径分析仪测定其平均粒径及分布，以体积百分数做正态分布及以个数百分数做正态分布图。

2. 膜表面污染物的粒径分布测定结果

（1）糖渴清水提液膜污染物粒径分析：在污染层，占有较大体积百分数的粒子的半径集中在 23.738 μm 左右；占有较高数量的粒子的半径集中在 0.521 μm 左右。

（2）六味地黄丸水提液膜污染物粒径分析：在污染层，占有较大体积百分数的粒子的半径集中在20.771 μm左右；占有较高数量的粒子的半径集中在0.548 μm左右。

（3）杞菊地黄丸水提液膜污染物粒径分析：在污染层，占有较大体积百分数的粒子的半径集中在18.627 μm左右；占有较高数量的粒子的半径集中在0.487 μm左右。

（4）桑菊饮水提液膜污染物粒径分析：在污染层，占有较大体积百分数的粒子的半径集中在18.627 μm左右；占有较高数量的粒子的半径集中在0.424 μm左右。

（5）清络通痹水提液膜污染物粒径分析：在污染层，占有较大体积百分数的粒子的半径集中在21.157 μm左右；占有较高数量的粒子的半径集中在0.596 μm左右。

上述分析结果表明：中药复方水提液所对应的污染层的粒径正态分布图分布均比较窄，尤其是个数正态分布图。从体积百分数正态分布情况图可知：在污染层，占有体积百分数1%～90%的粒径范围分别为3.681～43.981 μm；1.298～42.383 μm；3.311～42.649 μm；3.091～46.252 μm；3.306～56.954 μm。占有较大体积百分数的粒子的半径分别集中在21.157 μm左右、18.627 μm左右、18.627 μm左右、20.771 μm左右和23.738 μm左右。从个数百分数正态分布情况图可看到：在污染层，占有个数百分数1%～90%的粒径范围分别为0.456～1.184 μm；0.311～0.730 μm；0.359～0.856 μm；0.406～1.048 μm；0.394～0.950 μm。而占有较高数量的粒子的半径集中在0.596 μm左右、0.424 μm左右、0.487 μm左右、0.548 μm左右和0.521 μm左右。此结果对微滤前药液预处理技术选择有一定指导意义。

第五节
微滤和超滤过程中浓差极化和膜污染控制方法研究

一、膜材质表面改性

膜表面的改性可分为物理改性和化学改性。物理改性是指用一种或几种对膜的分离特性不会产生很大影响的小分子化合物，如表面活性剂或可溶性的高聚物，将膜面具有吸附活性的结构部分覆盖住，在膜表面上形成一层功能性预涂覆层，防止膜材料与溶液中的组分发生作用，提高膜的抗污染性能。例如，在蛋白质超滤过程中，应用表面活性剂对超滤膜进行预处理，可降低污染所引起的通量衰减。由于表面活性剂本身会在膜上吸附，并对膜孔造成一定程度的堵塞，使膜初始通量下降；而且这些表面活性剂多是水溶性的，且主要靠分子间弱相互作用力——范德瓦耳斯力与膜粘接，所以很容易脱落。为了克服这一缺点，获得永久性的抗污染特性，常采用以下3种化学改性的方法。

（1）采用复合膜手段复合一层分离层。例如，Bauser等[21]采用阴极喷涂法在膜表面分别镀一层碳、聚硅氧烷及铁等物质，降低了蛋白质在膜表面的吸附，使膜通量提高了50%。

（2）在膜表面引入亲水或疏水基团，如用丙烯酸化学反应对聚砜膜进行表面化学改性，不仅可提高膜的截留性能和抗污染性能，而且使膜通量提高了2倍。Nyströ等[22]用紫外线对聚矾膜进行改性，使蛋白质超滤过程的通量提高了4倍；对等离子体改性聚氯乙烯超滤膜的结构和性能的研究结果表明，在不损失截留率的情况下，纯水通量提高了10倍；采用接枝改性聚砜超滤膜，也达到了提高抗污染能力的目的。

（3）将某些物质加入制膜液中，使其在成膜过程中均匀分布于膜的内外表面，以改变膜的表面性能、提高膜的抗污染性。例如，在聚丙烯腈凝胶浴中添加无机阳离子，可明显提高膜的截留率和膜通量；利用共混的方法制备了渗透和分离性能均佳的聚氯乙烯超滤膜。然而当膜表面一旦形成沉积层后，膜表面改性将不会起任何作用。

二、改善膜表面流体力学条件

1. 错流过滤　错流过滤是指主体流动方向平行于过滤表面的压力驱动过滤过程。早在 1907 年，Bechhold[23]就发现错流过滤能显著提高膜通量，现在错流过滤已广泛地应用于膜分离过程中。与通常的终端过滤相比，它具有以下几个优点：①便于连续化操作过程中控制循环比；②由于流体流动平行于过滤表面，产生的表面剪切力可以带走膜表面的沉积物，防止滤饼的不断积累，使之处于动态平衡，从而有效地改善了液体分离过程，使过滤操作可以在较长的时间内连续进行；③错流过滤所产生的流体剪切力和惯性举力能促进膜表面被截留物质向流体主体的反向运动，从而提高了过滤速度。

2. 稳态湍流　控制浓差极化和膜污染最简单的方法就是提高错流速度，使流体处于稳态湍流的状态。这种方式不仅可以较好地促使浓度边界层内被截留物质的返混，减薄浓度边界层的厚度，而且高的剪切速度还有助于带走膜表面沉积的颗粒和溶质，减轻膜污染。Hsieh 等[24]在油水体系的分离中发现，当错流速度从 0.8 s 提高到 4.1 s 时，膜通量提高了 2.4 倍。但这种方式也存在明显的不足。首先，由流体力学可知，湍流状态下流道轴向压降与速度的平方成正比，而层流状态下轴向压降与速度的一次方成正比，因而当流速达到湍流状态后会使轴向压降急剧增加，导致大量的能耗。其次，由于膜滤压差与膜通量相联系，在稳态湍流状态下，流过膜管的流体将产生较大的轴向压降，过滤驱动力沿主体流动方向必然降低，从而导致膜通量随着轴向长度的增大而降低。再次，只有当湍流旋涡靠近膜表面时，湍流才能有效地控制浓差极化，而浓度极化边界层主要集中于层流内层和过渡层，湍流中液体质点的碰撞混合效果不能充分地发挥出来。最后，在实际应用过程中，当流速达到一定的数值之后，再提高流速则对通量影响不大，有时甚至会出现流速增加而通量下降的现象。且高流速的稳态湍流不能处理对剪切力敏感的物料。因而，提高流速来控制浓差极化和膜污染的方法并未在超滤和微滤中得到广泛采用，只有当提高流速对通量的促进作用大于它的不利影响时，才能在某些场合得到应用。

3. 不稳定流体流动　是指在流动系统中，各个截面上流体的流速、压强、密度等有关物理量不仅随位置而变化，而且随时间而变化。与稳态湍流相比，不稳定流体流动在层流和湍流状态下都能起到强化作用。自 20 世纪 90 年代以来，国外对流体不稳定流动强化膜过滤过程的方式研究十分重视，取得了初步的进展。Heinz[25]和 Belfort 等[26]对不稳定流动的研究进展进行了较为详细的总结。从总体上看，流体不稳定流动方式是一种强化效果较好、能量较低、设备简单的实用技术，对设计高效、抗污染的组件有很大的推动作用。目前流体不稳定流动的研究仍还处于初始阶段，对流体不稳定流动强化过程的机制还未形成统一的认识，仍需进一步研究。利用流体不稳定流动来强化膜过滤过程主要有以下 4 种方式。

（1）湍流促进器：一般是指可强化流态的多种障碍物。将湍流促进器以一定间距直接放置在膜面上，可以在质量边界层中产生周期性的非稳定流动。这种不稳定流动产生在最需要的地方——物料与膜的界面处，从而减薄了浓度边界层的厚度。但由于界面处流速较小，所以涡旋强度比较低，强化效果不明显。为了解决这一问题，可以采用以下 3 种方法。第一种是提高湍流促进器的高度，使它深入到较高的流速区域以增强涡旋的强度和大小，但这样会造成轴向压降急剧增大，并且会减少膜的有效过滤面积。第二种方法是用凹凸不平的粗糙膜面，如用表面有沟槽的膜来取代光滑平板膜。当主体流进入每一个沟槽时，将会以很高的流速旋转碰撞，形成复杂的球状旋涡，这种以很高的频率扰动的流场可以促使极化边界层的溶质向主体流动，从而提高过滤速率，这种方法的缺点是主体流向压降紊乱，难以工业放大。第三种方法是把湍流促进器放置在主体流中间，这种方法较为常见。

Millward、Gupta、Mavrov 等[27-29]对其中的一种或两种结构形式进行了研究。实验结果表明，缠绕式和螺旋式湍流促进器是两种比较合理、强化效果较好的结构形式。Gupta[29]还借助于光学系统和录像设备，对附加缠绕式湍流促进器的流场进行了分析，发现由于湍流促进器的存在，流体变成在湍流促进器间的旋转运动。虽然湍流促进器会使系统的轴向压降增加，而且拆洗困难。但由于其结构简单，方法简便，能耗较低，促湍效果明显，已越来越受到人们的广泛重视。

（2）脉动发生器：由流体力学可知，当对圆管中的流体施加一个脉动的压力梯度时，会产生沿径向分布的具有两个峰值的速度曲线。与稳态层流的抛物线速度曲线相比，脉动流可以显著提高膜表面剪切速度，促使膜表面被截留物质向主体流动，从而强化过滤过程。Bauser[30]等对血浆和乳清的微滤和纳滤进行了类似的实验，得到了相同的结果。以后的学者如 Jaffrin、Gupta、Rodgers 等[31-34]分别对脉动流强化的能耗、脉动波形和强化机制进行了研究，而 Ilias 等[35]运用有限差分的方法建立了牛顿型流体在管式膜中脉动流的质量传递模型，并验证了该模型。脉动流可通过容积泵或控制阀门来实现，Spiazzi 等[36]设计了一种新的脉动发生装置，它通过在膜组件进出口前面放置一个穿孔旋转分布圆盘来产生脉动，这种方法仅仅在膜管内而不在整个管路产生不稳定的流速和压力。脉动流方法的主要缺点是由于部分流体反向流动，使过滤能力有所下降，而且必须在膜组件安装一套脉动发生装置。

（3）复合湍动方式：Mackley 等发现[37]，在一个有湍流促进器的流道内，附加脉动流可以诱导产生复杂且完全混合的涡旋，Finnigan 和 Howell 等[38, 39]对湍流促进和脉动这两种强化方式同时采用的复合湍动方式进行了研究，他们分别用平板膜和管式膜对乳清进行超滤，实验结果表明采用复合湍动的方法可使膜通量提高 5～10 倍。Millward[40]对此进行了分析，指出复合湍动强化是在整个循环中产生大量涡旋，依靠涡旋的形成和碰撞来减弱浓差极化，而且复合方式要优于单纯的脉动和湍流促进器。但是 Millward[41]实验却发现复合湍动方式并不比单纯的湍流促进器强化效果好。复合湍动方式也会面临产量下降和能量消耗的问题，因而必须均衡考虑。

4. 流化床　为了强化膜过滤过程中的界面传质效应，可以采用通入气泡或加入固体颗粒如金属球、玻璃球等分散相形成流化床的方式。Rios 等[42]在蛋白质的超滤过程中加入金属球进行湍流促进实验，其强化机制主要是靠小球和膜壁的碰撞来减薄浓度边界层厚度，破坏蛋白质在膜表面的沉积，使膜通量大大增加。但加入固体颗粒会导致膜表面的磨损较严重，Waal 等[43]证实了无机膜能够承受流化颗粒的撞击；但 Montlahue 等[44]实验却发现，膜的损伤和流化床的强化效果与颗粒的大小密切相关。Cui 等[45]在葡萄糖的超滤实验中分别采用从膜组件底部和顶部通入气体的方法，使膜通量提高了 2～3 倍。通入气体来强化过滤过程的机制与湍流促进器类似。从总体上来看，采用流化床的方法虽然方法简单，容易实现，但由于会导致压降增大，因而其应用前景不容乐观。

三、附加场方法

附加场的方法包括电场、超声场等方法。直流电场作用下的错流过滤是一个多效应的过程。它既有颗粒在电场下的电泳迁移，又有溶剂在电场作用下的电渗效应，还有错流的剪切效应，这些效应减少了颗粒在膜表面上的沉积和极化作用，几乎达到了清洁膜的效应，从而大大提高了过滤速度。Visvanathan 和 Tarleton 等[46, 47]应用电场减少了胶体颗粒在膜表面的吸附，提高了膜通量。但这种方法适用的物料比较狭窄，要求物料各组分应具有相同的电性和大小一致的 Zeta 电位，而且物料的导电率要低，否则就需要加入高压电场，导致大量的电能消耗。Wakeman 和 Tarleton 等[47, 48]为了减少电能消耗，采用脉动直流电场的方法，使得膜通量有了进一步的提高。此外附加电场带来的组件绝缘问题也不能忽视。但总体上来说该方法仍具有十分诱人的前景。近年来，利用超声场来强化化工分离过程的研究特别活跃，尤其在液-液体系和固-液体系分离中已得到广泛的应用。在固液体系分离中，超声场能产生以下 4 种效应：湍动效应、微扰效应、界面效应和聚能效应。

四、机械方法

振动膜组件或加强搅拌的方法可以增加膜表面的湍动程度，达到最大限度的减薄浓差极化层的目的。在膜组件中增加旋管或旋叶或搅拌桨就属于这一类，但由于增加了旋转结构，造成结构复杂，能耗较高，操作麻烦等缺点，而且难以工业放大。

五、其他方法

其他还有原料液预处理、反冲、膜组件的合理设计、操作条件的优化、滤饼机械刮除和松弛法等。近年来，笔者与韩国富康技术股份有限公司（BKT）开展合作中，了解该公司的FMX系列膜设备对于高浓度、高黏性料液的处理具有独到之处，而被称为“revolutionary filtration machine”。例如，发酵工艺之后的原料为高浓度、高黏性液体形态，很难处理，在现有过滤工艺中由于膜污染严重导致透过流量低、清洗频繁及药剂费用高、质量低等诸多问题。现有的管型膜组件很难过滤TS（total solid，总固体）为10%以上的发酵液，只能在加入稀释水的情况下才能勉强运行。而该公司的FIL-Max就是适合过滤此种高浓度液体的设备，即使无预处理也能很好地过滤发酵液分离其中药液成分。

FMX是利用卡门涡流原理而达到膜污染防止目的的一种新概念膜过滤技术。其主要技术特点在于通过置于膜片与膜片之间的旋转扇形叶片，在膜表面有效产生并保持卡门涡流（图7-42）。进料液中污染物被涡流扰乱并防止其沉积在膜表面上，从而污染物沉积之前与进料液一起排于系统外。而卷式、管式、板框式等传统膜过滤系统主要是通过在膜表面维持很高的汉流横向流速，以防止在膜表面形成污染层（图7-43）。但此类方法在膜表面产生的剪切力有限，一旦膜表面受到污染，膜通量将急剧下滑。

FIL-Max 应用在现有过滤工艺时不加入稀释水也能分离药液成分，而且流量较高、较稳定，并可缩短近 50%的过滤时间。同时解决了过滤时产生的膜污染、过滤时间较长等诸多问题，实现了有效的自动化运行。

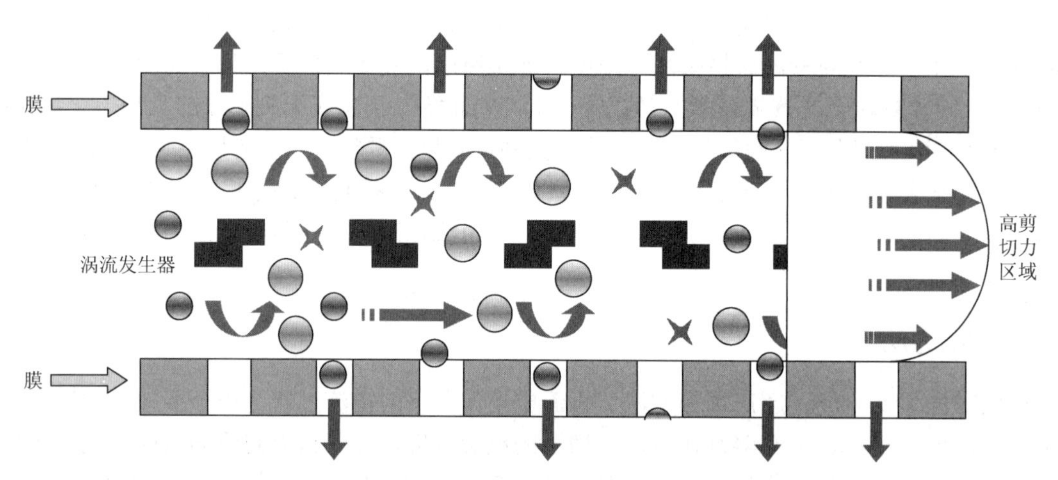

图7-42 涡流发生型膜过滤技术原理

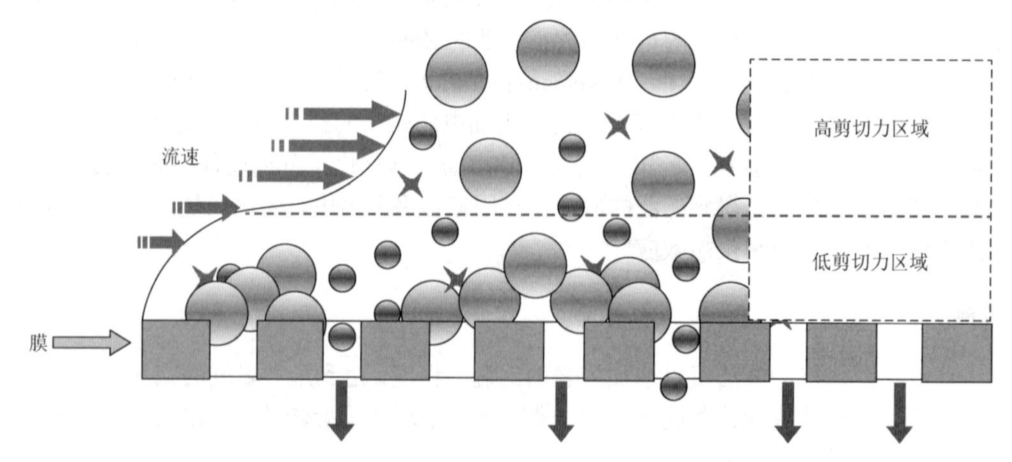

图7-43 传统膜过滤技术

第六节
反冲强化防治膜污染的研究

反冲是利用从膜的透过侧吹气体或液体，将膜面污染物去除，从而达到延缓膜污染、提高膜利用率的目的的一种膜污染防治技术。本部分以黄芪精口服液、增液口服液、痹通药酒和三两半药酒为应用体系，研究压缩空气反冲这种在线强化方式对管式陶瓷膜错流过滤的影响效果，实验从反冲时间、反冲周期等方面进行考察，从而探索最佳反冲工艺。

一、反冲强化实验装置与方法

1. 实验装置　反冲强化实验装置见图 7-44。其中膜管材质为 ZrO_2，孔径为 0.2 μm，管长为 500 mm，通道内径为 4 mm，通道外径为 45 mm，几何形式为 19 通道，有效膜面积为 0.1 m^2。由南京工业大学膜科学技术研究所制备。

2. 微滤过程及反冲操作　取相关物料置于陶瓷膜微滤机以错流方式进行循环微滤，渗透液透过膜层由膜组件外壳上的出口流出，截留液循环流回料槽。

实验分两大组：一组用在线反冲；另一组不加入反冲操作。反冲气体由压缩空气提供。反冲周期和反冲时间的确定方法：从微滤初期即打开反冲气体储罐开始反冲，设定反冲时间为 3 s、5 s 和 7 s，反冲周期设为 5 min、10 min 和 15 min。反冲强化陶瓷膜微滤的实验操作条件如下：平均操作压力为 0.20 MPa，反冲压力为 0.50 MPa，中药口服液温度为（50±2）℃、药酒温度为（35±2）℃。

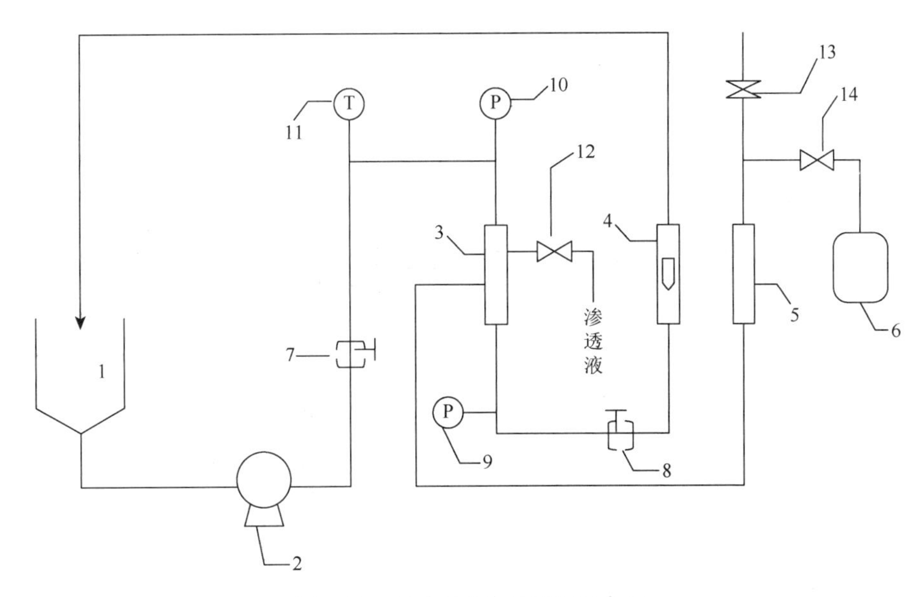

图 7-44　反冲强化实验装置示意图

1. 原料罐；2. 循环泵；3. 膜管；4. 流量计；5. 反冲罐；6. 压缩空气机；7. 膜进口截止阀；8. 膜出口截止阀；9、10. 压力表；11. 温度表；12、13、14. 三通阀门

二、反冲强化在陶瓷膜过滤中药中的应用

1. 反冲周期对微滤通量的影响　由图 7-45、图 7-46 可知，在线反冲能显著提高膜微滤通量。通量提高率可由式（7-1）计算

$$\text{通量提高率} = (\text{反冲后的稳定通量} - \text{未反冲的稳定通量})/\text{未反冲的稳定通量} \quad (7\text{-}1)$$

对于黄芪精口服液，当反冲周期为 5 min、10 min、15 min，其通量提高率分别为 14%、10.5%、10%；对于增液口服液，其通量提高率分别为 12%、6.3%、6%。反冲效果随着反冲周期的延长反而变差，尤其是反冲周期由 5 min 延长至 10 min 最为明显，这是因为反冲周期长，导致每个周期内膜面污染层积累时间长，膜污染就更严重，所以在相同的反冲压力下，反冲周期长的反冲效果会变差，最高恢复通量会下降。因此从理论上说反冲周期越短，反冲效果越好。但在实际生产过程中，过于频繁的反冲，对反冲装置的要求增大，而且如果是人工操作系统，则会导致工人劳动强度增大，即使是自动控制反冲系统，由于电磁阀的性能及寿命因素，也并不希望频繁启动。综合以上因素，认为黄芪精口服液、增液口服液的反冲周期为 5～10 min 较为适宜。

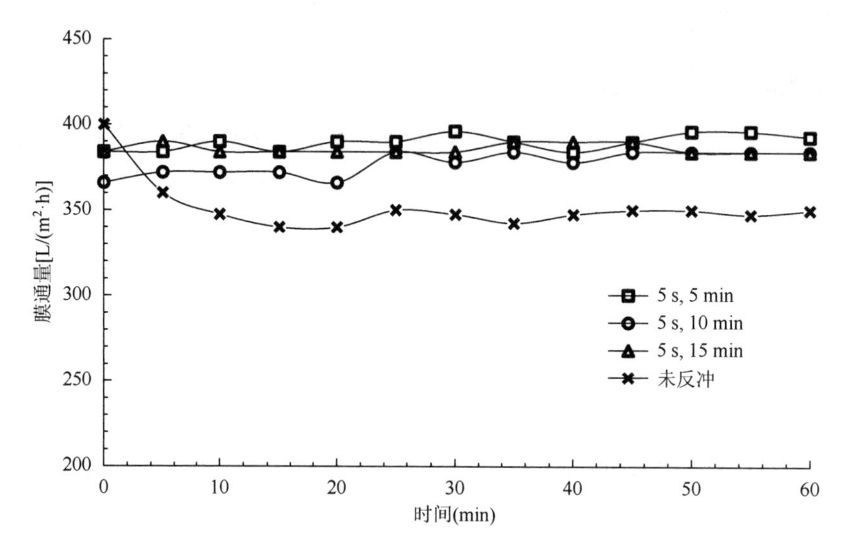

图 7-45　不同反冲周期对黄芪精口服液膜通量的影响

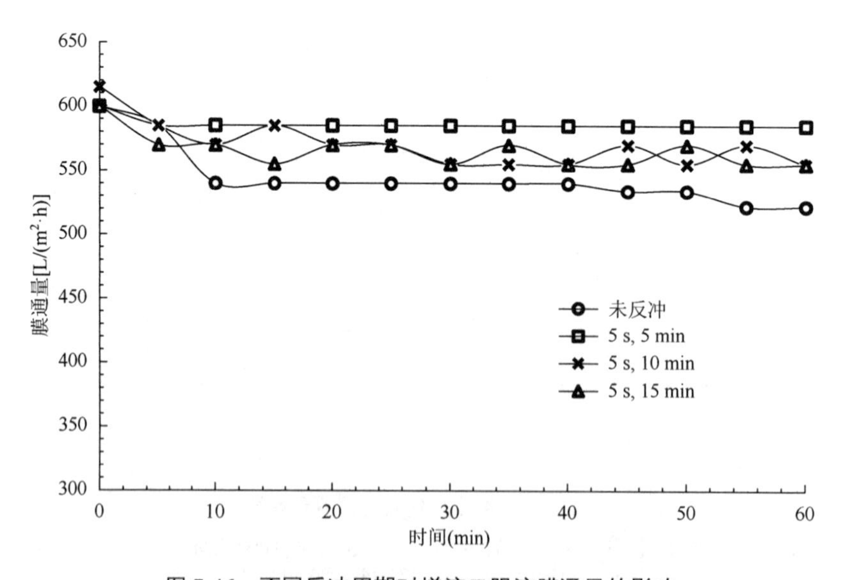

图 7-46　不同反冲周期对增液口服液膜通量的影响

如图 7-47 所示，对于痹通药酒，反冲周期为 10 min 的通量变化曲线最为平缓，而反冲周期为 15 min 的曲线明显呈波浪式变化，即在一个反冲周期出现峰值和谷值，提示在该周期的后半部分又有膜污染层的形成和积累，从而通量呈现下降趋势。但随着微滤的进行，反冲周期对反冲效果的影响减弱，微滤结束时通量增幅均达 20%左右。因此综合各项因素认为 10～15 min 的反冲周期较为适宜。

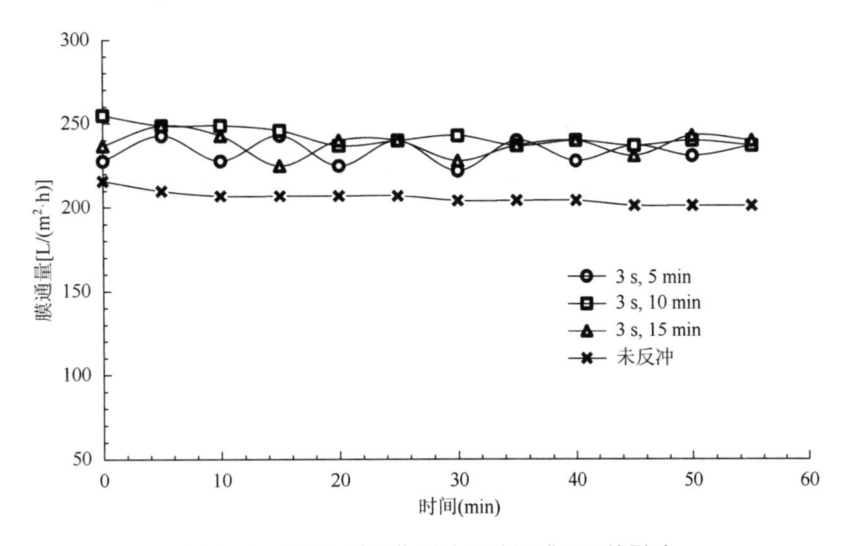

图 7-47　不同反冲周期对痹通药酒膜通量的影响

对于三两半药酒，反冲周期为 15 min 的通量曲线也呈现波浪式变化，且在该波动下的谷值甚至接近于未反冲时的通量，故认为 15 min 的反冲周期对于本体系也并不合适。周期为 5 min 的通量增幅尽管高达 21%，但过于频繁的反冲会导致过滤时间的损失及能量的浪费等一系列问题。因此根据图 7-48 中的反冲周期与膜微滤通量的关系曲线，采用 5～10 min 作为本体系的反冲周期有效范围。

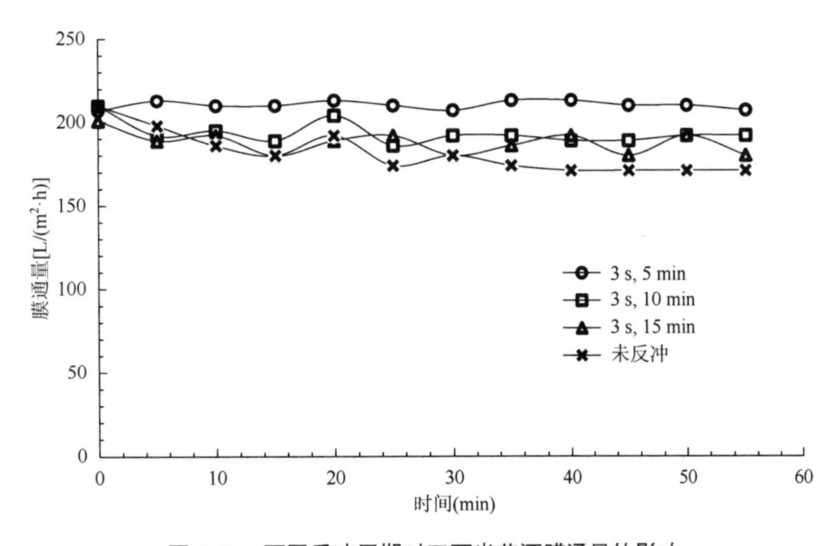

图 7-48　不同反冲周期对三两半药酒膜通量的影响

2. 反冲时间对微滤通量的影响　从图 7-49 可看出，反冲在开始实施的瞬间并未达到理想的效果，其初始通量反而低于未反冲，这可能与强大的反冲力促使料液中的某些微小粒子逆向进入微滤通道，膜的有效孔隙率下降有关。但随着微滤的进行，未加反冲的膜过滤过程随着其膜污染的加重，通量显著下降，而反冲强化由于能使部分吸附在膜孔壁上的污染物和沉积在膜表面上滤饼层或凝胶层冲入料液中，从而维持膜通量在较高的状态下操作。反冲时间对反冲效果影响的强弱顺序为 7 s＞5 s＞3 s，说明反冲时间越长，反冲效果越理想，这与文献报道相一致。因此认为对于此体系最佳反冲时间为 7 s。

图 7-50 的数据结果显示，反冲初始的膜通量增加并不显著，但随着膜污染的产生，反冲却能显著强化膜微滤过程，从而使膜通量保持在相对稳定的状态，而未加反冲的膜过程其通量随膜污染的加重呈下降趋势。从反冲时间来看，反冲效果强弱顺序为 5 s≥7 s＞3 s，此结果表明反冲效果与反冲时间并不是一

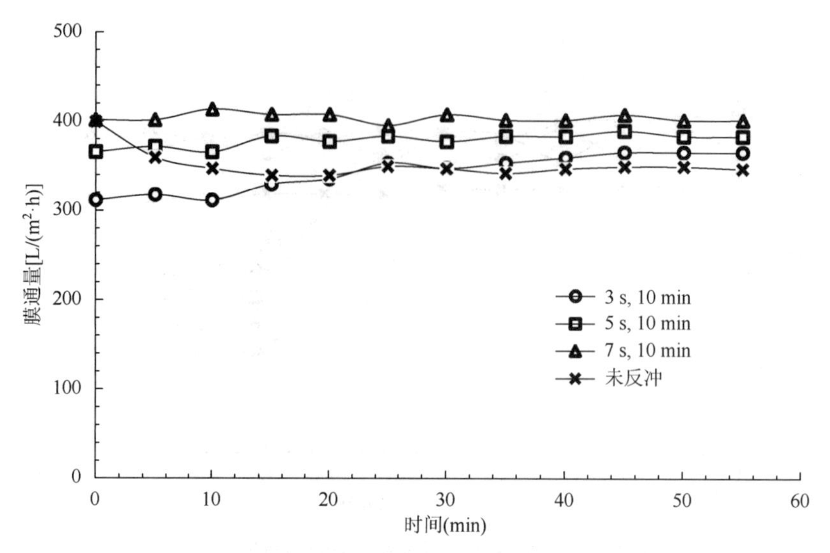

图 7-49　不同反冲时间对黄芪精口服液膜通量的影响

种简单的线性关系。反冲时间在一定范围内，膜恢复通量与反冲时间呈正相关，但若继续延长反冲时间，膜通量的增幅趋于平缓。因此对于增液口服液，反冲时间在 5～7 s 范围内较为合理。

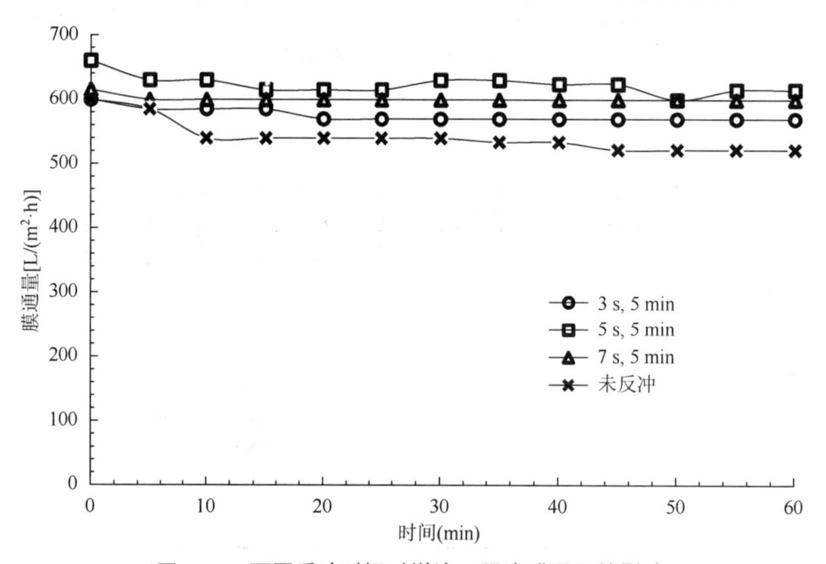

图 7-50　不同反冲时间对增液口服液膜通量的影响

如图 7-51 所示，反冲时间对通量的影响并未呈规律性变化。当反冲时间为 3 s 时，其通量增幅最大，达 19.3%，而当继续延长反冲时间时，通量增幅反而略有下降。推测对于易产生堵孔现象的痹通药酒体系，长时间的反冲更易于促使细小微粒的逆向进入膜孔，从而导致二次污染的产生。因此，对于本体系最佳的反冲时间为 3 s。

图 7-52 显示，微滤前中期反冲时间对膜通量的影响甚微，但在微滤后期，3 s 的反冲时间对通量的增幅明显弱于 5 s 和 7 s。这说明在一定范围内，延长反冲持续时间更利于膜面和膜孔的冲刷，从而到达延缓膜污染的效果。因此，对于三两半药酒，认为 5～7 s 为适宜的反冲时间范围。

本实验采用恒定压力的压缩气体反冲微滤膜，同时考察了反冲周期、反冲时间对反冲效果的影响，初步得出以下结论。

（1）对于中药口服液，在一定范围内，反冲效果随着反冲周期的延长反而变差，膜恢复通量随反冲时间延长而增加。因此，反冲周期范围为 5～10 min、反冲时间范围为 5～7 s 对本研究体系更适宜。

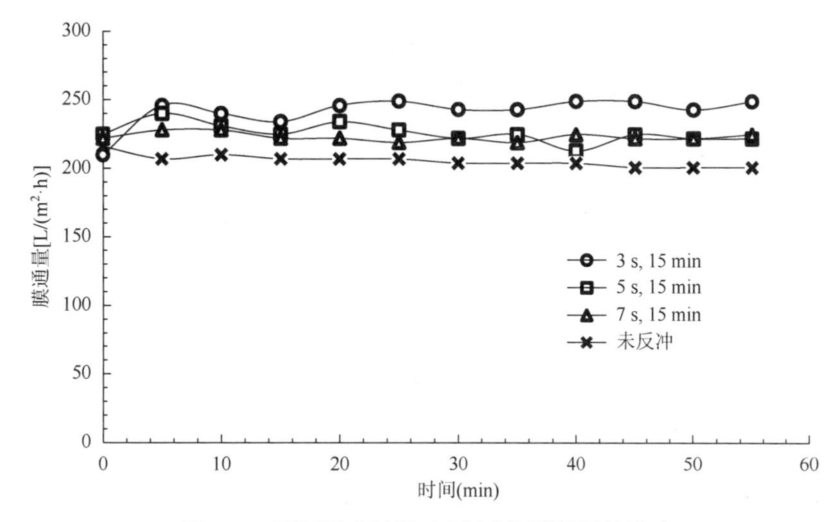

图 7-51 不同反冲时间对痹通药酒膜通量的影响

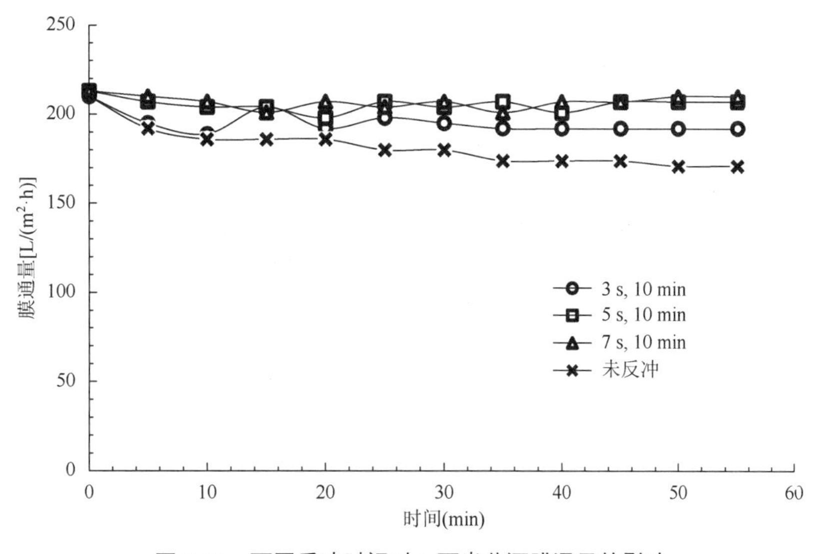

图 7-52 不同反冲时间对三两半药酒膜通量的影响

（2）就中药药酒而言，反冲周期对痹通药酒的通量恢复影响并不显著，且该体系以短时反冲效果最佳，因此其合适的反冲周期为 10～15 min，反冲时间为 3 s；而三两半药酒的反冲周期以 5～10 min 较优，反冲时间范围为 5～7 s。

在线反冲是一种有效的膜过程强化手段，其应用价值仍需进一步挖掘：①通过对膜污染的阻力分布、膜截面的电镜扫描等方法揭示反冲作用是如何影响膜污染的形成；②深入跟踪反冲对膜管的物理损伤，探讨可行的防治措施；③基于不同的中药体系，探讨反冲强化对各体系应用的异同点，从而最大程度的发挥反冲作用。

第七节
污染膜的清洗与再生研究

针对被糖渴清、六味地黄丸、杞菊地黄丸、桑菊饮、清络通痹五种中药复方中药水提液污染的陶瓷膜的情况，本实验分别采用自来水清洗、超声、5% NaOH 溶液清洗、5% HCl 溶液清洗、5% NaOH 溶液依次清洗等清洗步骤，膜通量均恢复 80%以上，从而表明此类方法是有效、可行的。

一、膜的常用清洗方法

1. 膜的酶溶液清洗　由于醋酸纤维素等材质的超滤膜不能耐高温和过高的酸碱度，在膜通量难于恢复时，可根据所滤料液的性质选用合适的含酶清洗剂，以使蛋白质等污染物被水解后清除。对于蛋白质污染严重的膜，用含 0.5%胃蛋白酶的 0.01 mol/L NaOH 清洗 30 min，可有效地恢复透水量。在实际操作时，经常采用上述多种清洗剂配合进行清洗，如用截留分子量为 20 kDa 的中空纤维膜超滤红霉素发酵液后，先用水冲去系统中残留的发酵液，然后用酸清洗，除去部分蛋白质和无机盐沉淀。再用 NaOH 和 EDTA 清洗，若通量没有恢复，再用表面活性剂或酶液清洗。实验结果表明，无论是聚砜膜还是醋酸纤维膜的通量均基本恢复，且重复性好。

2. 膜的负压清洗　在各种逆洗方法中，人们对通过泵抽吸膜面的药液，而将膜外侧的滤液或空气吸入膜面一侧的负压清洗方法研究得较多。在进行负压清洗时，膜面的压力低于大气压，因此对膜的压实恢复很有利。而且由于膜两侧的压力差最多为 0.1 MPa，因此膜不容易被损坏。有关实验证明，负压清洗的通量恢复率好于一般的冲洗和反压清洗法。

3. 膜的氧化清洗再生　常用氧化剂有双氧水、次氯酸钠溶液等，可用于清除有机物及微生物。其中次氯酸盐是膜的溶胀剂，能有效地洗出沉积在膜孔中的物料。例如，用稀的 HCl、NaOH、H_2O_2 溶液浸泡超滤除菌后的三醋酸纤维素膜，清洗再生效果均不理想，而 $KMnO_4$ 溶液的清洗再生效果很好，且对膜的结构没有损伤。该实验还优选了 $KMnO_4$ 溶液清洗的最佳浓度、pH、再生温度、时间等条件[49]。再如，用 3 种不同的超滤膜过滤山楂汁后，采用次氯酸钠（0.3%）等清洗剂清洗 1.0～1.5 h，结果膜通量基本能恢复[50]。一般情况下，膜的清洗应尽可能采用较高的清洗剂浓度和清洗温度，并在低压力、高流速的条件下进行。

二、有机膜的清洗工艺研究

本部分以中空纤维超滤膜管聚砜膜（截留分子量 30～50 kDa，天津膜天膜工程技术有限公司）为例，研究有机膜的清洗工艺及评价方法。下文中，HT 是由赤芍等 3 味中药组成的复方制剂，具有活血化瘀、行气通络的功效。适用于中风中经络（脑血栓形成）之急性期证属痰瘀阻络者。TA 水提液是由青风藤等 3 味中药组成的复方制剂，具有通络止痛的功效，适用于放化疗的肺癌、肝癌、胃癌等肿瘤属血瘀引发的癌性中度疼痛。RD 是由栀子等 3 味中药组成的复方制剂，具有清热、解毒的功效，适用于外感风热所致的高热、微恶风寒、头身痛、痰黄等症。均由江苏某药业股份有限公司研制，采用现代膜分离技术精制。

1. 实验方法

（1）样液制备与超滤过程：取 HT 处方药材加 10 倍量水（桃仁后下），煎煮两次，每次 2 h，合并煎煮液，加热至 50℃，用乙酸调整药液至 pH = 5，加入 1%醋酸壳聚糖溶液 60 mL/L 搅拌 15 min 后静置过夜，取上清液即得样液 1。

取 RD 处方药材加 15 倍量水，煎煮两次，每次 1.5 h，合并煎煮液，加热至 70℃，用乙酸调整药液至 pH = 6，加入 1%醋酸壳聚糖 70 mL/L 搅拌 15 min 后静置过夜，取上清液即得样液 2。

取 TA 处方药材加 10 倍量水，煎煮两次，每次 1.5 h，合并煎煮液，加热至 70℃，用乙酸调整药液 pH = 4，加入 1%醋酸壳聚糖 80 mL/L 搅拌 15 min 后静置过夜，取上清液即得样液 3。

分别取样液 1、样液 2、样液 3（2 000 mL）在室温条件下，进口压力稳定为 0.05 MPa，进料速率为 0.8 L/min，由蠕动泵高速泵入超滤系统，过 30～50 kDa 聚砜超滤膜，采用循环操作方式，连续循环 60 min。

（2）污染膜清洗效果的评价：膜污染度达到 30%以上，即膜污染严重，膜失活，需要进行膜清洗和再生。

膜污染度采用膜通量下降率 J_d 来表示，计算公式如下：

$$J_d(\%) = [1-J_p/J_w]\times 100 \quad (7\text{-}2)$$

式中，J_w 为膜污染前纯水通量［$L/(m^2\cdot h)$］，J_p 为膜污染后纯水通量［$L/(m^2\cdot h)$］。

清洗效果以膜通量恢复程度来表示，为消除膜性能差异带来的误差，定义膜通量恢复率（J_r）：

$$J_r(\%) = (J_i-J_p)/(J_w-J_p)\times 100 \quad (7\text{-}3)$$

式中，J_i 为清洗后的纯水膜通量［$L/(m^2\cdot h)$］，膜通量恢复率达到 80%以上，即膜清洗干净。纯水通量均在进口压力 0.05 MPa，进料速率为 0.8 L/min，室温条件下测定。

（3）清洗方法考察：清洗膜污染时要尽可能地提高清洗的效率，减少化学试剂的消耗，这就要求对清洗程序做合适的安排。超滤结束后，先清水冲洗除去和膜结合不太紧密的污染物，再用化学试剂清洗和膜结合紧密的或进入膜孔的污染物。在膜面的污染物中，蛋白质、脂类和糖类在污染层的上层，而无机盐则在下层。碱性溶液能溶解蛋白质、脂类和糖类，而对无机盐的溶解性不好；酸性溶液能够溶解无机盐，但对蛋白质和脂类的溶解能力不强。故化学试剂清洗时先用碱性溶液清洗，再用酸性、氧化性溶液清洗。

2. 实验结果

（1）纯水冲洗对膜通量恢复率的影响：图 7-53 给出纯水冲洗时间对膜通量恢复率的影响。水冲洗只能除去和膜结合松散的污染物，为化学试剂清洗做准备。水冲洗对膜通量恢复的贡献不大（膜通量恢复率不大于 8%），但是这一步骤是膜清洗不可缺少的环节。同时也说明和膜结合较为紧密的污染物及吸附物、吸附或堵塞在膜孔内的污染物不能通过简单的机械作用除去。

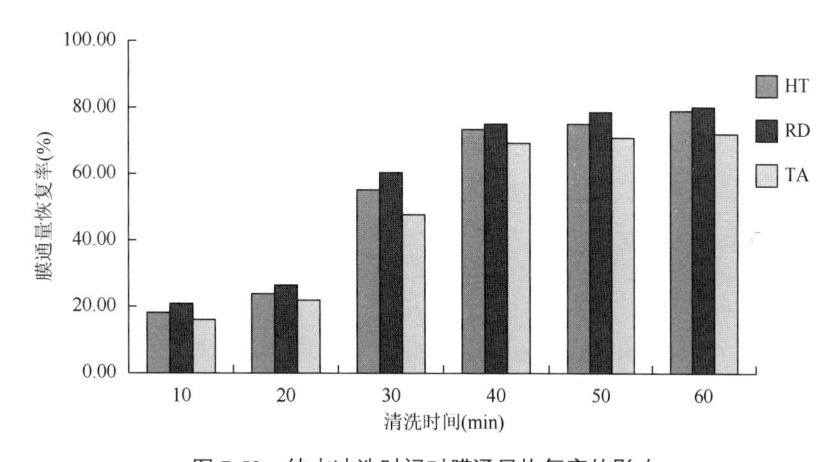

图 7-53　纯水冲洗时间对膜通量恢复率的影响

（2）碱性清洗液对膜通量恢复率的影响：由于化学试剂和膜面上的污染物反应需要一定的时间，所以，在膜清洗的初始阶段，J_r 随时间的延长而增加，到一定时间后将不再增加，即随时间的延长，膜面的污染物被除去，再延长时间对清洗效果无显著影响。由图 7-54 可以看出，用 0.2% NaOH 溶液清洗 40 min 后通量恢复在 80%左右，再延长清洗时间，J_r 没有太大的提高。碱的浓度对膜污染的清洗也有较大的影响，浓度低时碱和膜面污染的反应速率较慢，清洗效率低；反之，清洗效率变高，J_r 较高。由图 7-55 可知，NaOH 浓度在 0.2%左右比较合适。次氯酸钠（NaClO）在清洗中也起了很重要的作用。有氧化性的次氯酸钠能够清除膜面的颗粒污染物，也能进入膜孔内清除孔内的吸附物，增加 J_r。次氯酸钠溶液还能增加膜的亲水性能，提高膜通量。次氯酸钠有强氧化性，使用过度，会腐蚀膜材料，减短使用寿命，一般单独用 NaOH 清洗后 J_r 能在 80%以上的，可不再用次氯酸钠清洗。

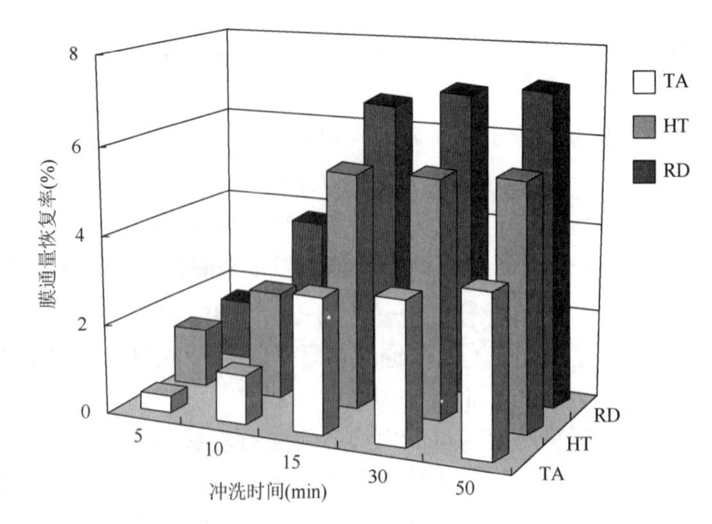

图 7-54　0.2% NaOH 溶液清洗时间对膜通量恢复率的影响率

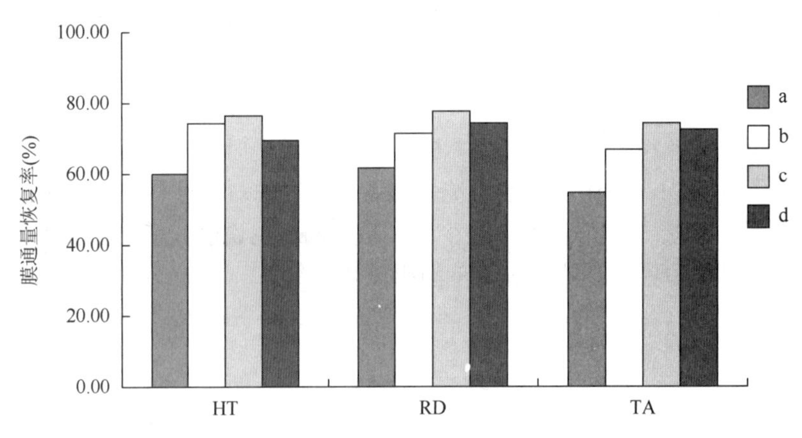

图 7-55　不同碱性清洗剂对膜通量恢复率的影响

a. 0.1% NaOH 溶液；b. 0.2% NaOH 溶液；c. 0.2% NaOH 溶液、0.1% NaClO 溶液；d. 0.1% NaClO 溶液（清洗时间均为 40 min）

（3）酸性清洗液对膜通量恢复率的影响：如前所述，无机盐先于蛋白质、糖类和脂类到达膜表面对膜造成污染，故要在除去有机大分子污染物之后再清除无机盐的污染。图 7-56 给出了不同浓度的硝酸溶液的清洗效果。由图 7-56 可看出，0.3%的硝酸溶液的清洗效果较好，低于此浓度时在一定的时间内硝酸与沉淀无机盐的反应不充分，清洗效果不佳；浓度高时，由于硝酸的酸性使得膜材料的亲水性降低，膜孔收缩，导致 J_r 降低，硝酸的浓度不能太高，否则会对膜材料造成破坏。

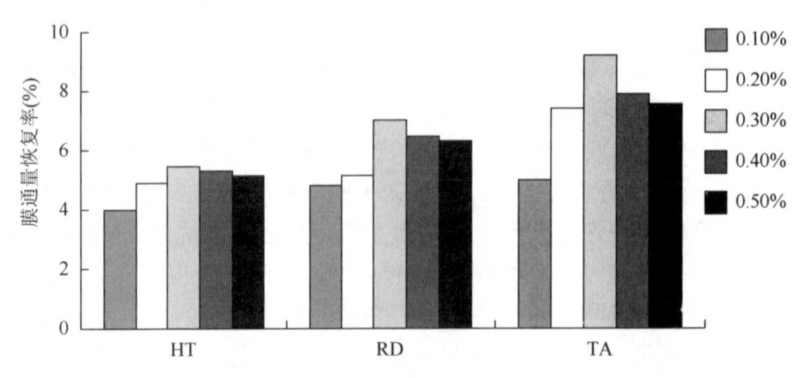

图 7-56　不同硝酸浓度对膜通量恢复率的影响（清洗时间 40 min）

（4）综合清洗效果：按照以上条件依次进行水冲洗 15 min、0.2% NaOH 溶液加 0.1% NaClO 溶液清洗 40 min 后再用 0.3%的硝酸溶液清洗 40 min，图 7-57 给出了综合清洗的效果，膜通量恢复率都在 90%以上，且操作简单，耗时较短，可用于污染较严重、通量下降大的膜的清洗。

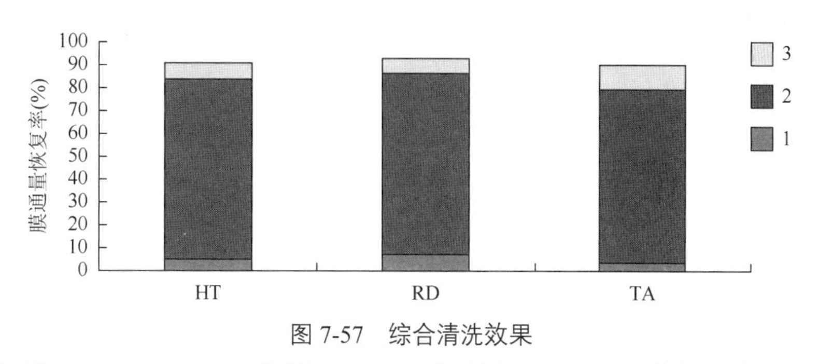

图 7-57　综合清洗效果

1. 水冲洗 15 min；2. 0.2% NaOH 溶液加 0.1%NaClO 溶液清洗 40 min；3. 0.3%的硝酸溶液清洗 40 min

三、陶瓷膜的再生研究

针对被糖渴清、六味地黄丸、杞菊地黄丸、桑菊饮、清络通痹五种中药复方中药水提液污染的陶瓷膜的情况，本实验采用了自来水清洗、超声、5% NaOH 溶液清洗、5% HCl 溶液清洗、5% NaOH 溶液依次清洗的清洗步骤，膜通量均恢复 80%以上，结果表明该方法是有效可行的。

1. 陶瓷膜的再生实验方法　依次进行以下操作。

（1）用清洁膜过滤去离子水，测得稳定水通量。

（2）用上述膜管过滤复方水提液，测得稳定通量。

（3）取出步骤（2）中的陶瓷膜管用自来水将膜管内的残留药液洗净，装上膜管，在同样的操作条件下，测定稳定水通量。

（4）取出步骤（3）中的膜管，将其完全浸于盛有 5% NaOH 溶液的容器中，放入超声装置中超声 20 min。再装上膜管，在同样的操作条件下，测定稳定水通量。若不能恢复通量的 80%，再按下面步骤继续清洗。

（5）以 5% NaOH 溶液加热低压清洗膜 60 min，放出清洗剂，将系统洗至中性，测定稳定水通量。

（6）用 5% HCl 溶液低压清洗膜 40 min 后，放出清洗剂并洗至中性后，测定稳定水通量。

（7）以 5% NaOH 溶液加热低压清洗膜 60 min，放出清洗剂，将系统洗至中性，测定稳定水通量。

2. 陶瓷膜的再生实验结果　针对分别被糖渴清、六味地黄丸、杞菊地黄丸、桑菊饮、清络通痹五种中药复方中药水提液污染的陶瓷膜，采用有效的，适用的清洗和再生方法[51-53]。

（1）被糖渴清水提液污染后的 0.2 μm Al_2O_3 膜通量的再生情况：新膜的水通量为 979.9 $L/(m^2·h)$，经自来水低压清洗和超声物理清洗后，膜的水通量为 956 $L/(m^2·h)$，通量恢复率为 97.6%（图 7-58）。

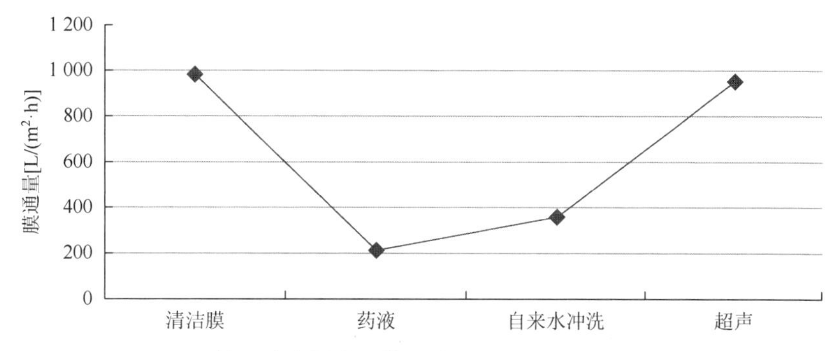

图 7-58　糖渴清水提液污染后的 0.2 μm Al_2O_3 膜通量的恢复

（2）六味地黄丸水提液污染后的 0.2 μm Al_2O_3 膜通量的再生情况：新膜的水通量为 908.2 L/(m^2·h)，经自来水低压清洗、超声清洗、5% NaOH 溶液、5% HCl 溶液和 5% NaOH 溶液依次低压清洗后，膜的水通量为 764.8 L/(m^2·h)，通量恢复率为 84.2%（图 7-59）。

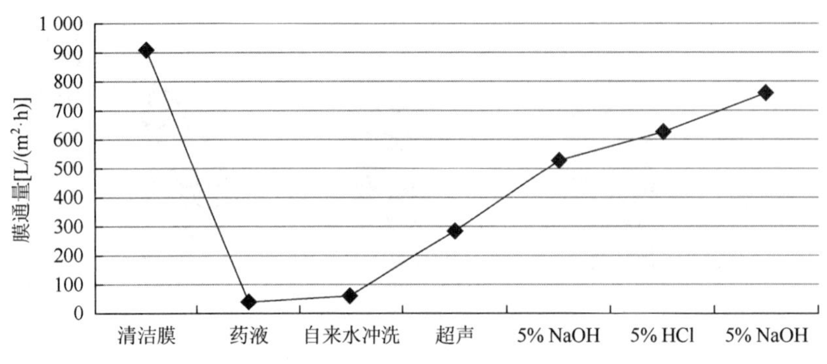

图 7-59 六味地黄丸水提液污染后的 0.2 μm Al_2O_3 膜通量的恢复

（3）杞菊地黄丸水提液污染后的 0.2 μm Al_2O_3 膜通量的再生情况：新膜的水通量为 956 L/(m^2·h)，经自来水低压清洗、超声清洗、5% NaOH 溶液、5% HCl 溶液和 5% NaOH 溶液依次低压清洗后，膜的水通量为 908.2 L/(m^2·h)，通量恢复率为 95%（图 7-60）。

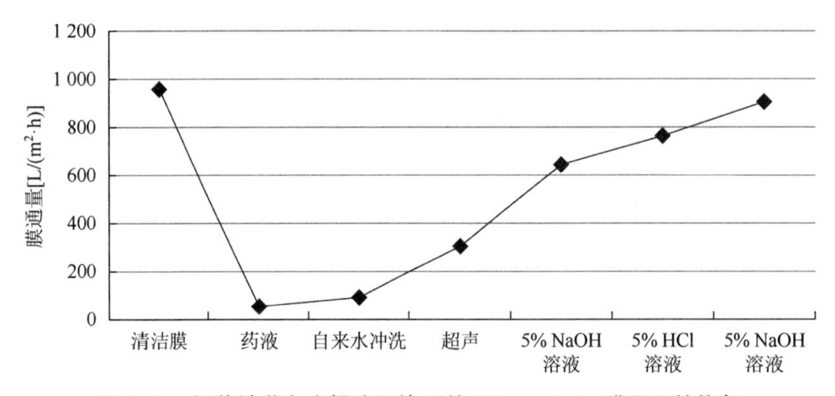

图 7-60 杞菊地黄丸水提液污染后的 0.2 μm Al_2O_3 膜通量的恢复

（4）桑菊饮水提液污染后的 0.2 μm Al_2O_3 膜通量的再生情况：新膜的水通量为 1 290.6 L/(m^2·h)，经自来水低压清洗、超声物理清洗后，膜的水通量为 1 242.8 L/(m^2·h)，通量恢复率为 96.3%（图 7-61）。

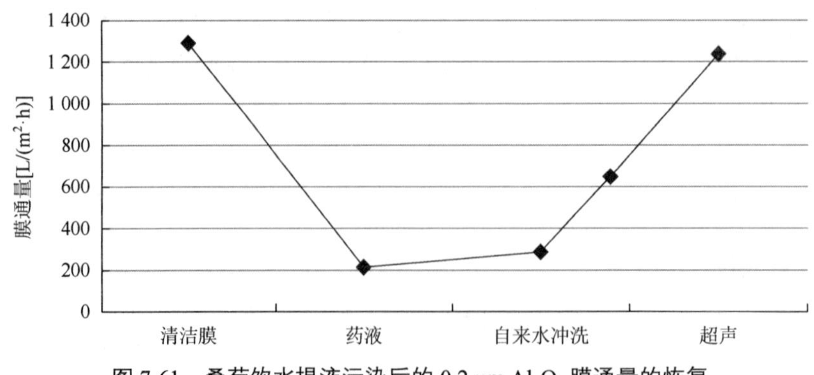

图 7-61 桑菊饮水提液污染后的 0.2 μm Al_2O_3 膜通量的恢复

（5）清络通痹水提液污染后的 0.2 μm Al_2O_3 膜通量的再生情况：新膜的水通量为 979.9 L/(m^2·h)，经自来水低压清洗和超声物理清洗后，膜的水通量为 908.2 L/(m^2·h)，通量恢复率为 95%（图 7-62）。

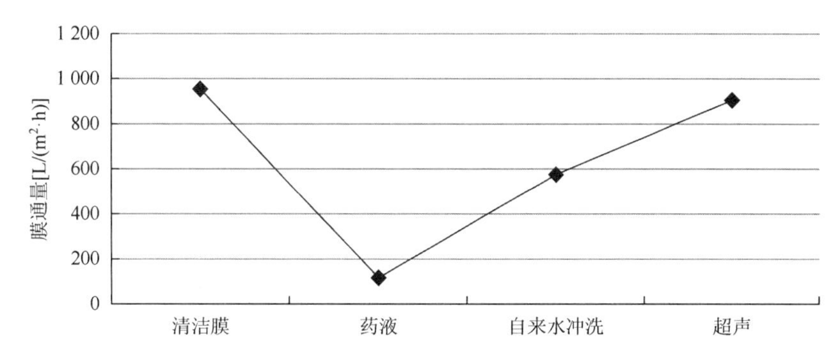

图 7-62 清络通痹水提液污染后的 0.2 μm Al_2O_3 膜通量的恢复

由图 7-58 至图 7-62 可知，经五种复方水提液污染后的 0.2 μm Al_2O_3 膜管，自来水低压清洗和超生物理清洗对于膜通量有一定程度的恢复，对于桑菊饮体系，糖渴清体系，清络通痹体系，膜通量可恢复 90%以上的。而对于六味地黄丸体系，杞菊地黄丸体系，经过自来水低压清洗和超声清洗后，再经 5% NaOH、5% HCl 和 5% NaOH 依次化学清洗，膜通量亦可恢复到 80%以上。上述清洗方法采用了简单易行的物理方法及廉价易得的化学试剂，膜通量可以恢复至再生的要求，既经济又有效。

因膜污染而造成膜通量下降是膜分离过程中的共性问题，目前与中药制药相近的行业如牛奶业、果汁业、生物制药等领域均通过各自膜污染过程的机制研究，找到了有效的防治方法，进而成功的推行了膜分离技术的产业化，取得了极大的社会效益和经济效益。但由于中药水提液组成极为复杂，且大都含有大量微细药渣和蛋白质、淀粉、多糖、胶体等高分子物质，在操作时膜极易被污染和堵塞，造成膜通量锐减，以致不能正常运行。而因缺乏系统的理论指导，特别是膜污染机制不明确，至今尚无理想的膜污染控制方法。

为了攻克膜分离技术在中药行业应用中所存在的膜污染顽症，今后应以中药膜分离过程中的主要污染源——水溶性高分子物质为研究对象，在深化膜污染机制研究的基础上，有的放矢，开展膜污染的防治方法研究。针对制约膜精制中药技术的膜污染关键问题，本书作者在深入研究中药水提液复杂体系的过程中，针对其所具有的药效物质组成的多元性及物料体系的多样性的特点，提出了面向中药复杂体系的陶瓷膜污染机制研究思路与方法，依据现代分离科学基本原理，建立起可科学表征中药水提液复杂体系的物理化学特征的标准技术规范，以具有代表性的中药及其复方为实验体系，采集膜过程相关参数，建立膜污染基础数据库，综合运用模式识别、人工智能、支持向量机等方法进行数据挖掘、知识发现。应用中药制剂学、物理化学、计算机化学、化学工程学知识，跨学科交叉研究中药水提液膜污染的规律，其目标是对不同中药体系实现表征参数检测-膜污染预报-提供优化治理方案的个体化膜污染控制模式。该研究内容将在本书第十章进行介绍。

参 考 文 献

[1] 朱长乐. 膜科学技术. 北京：高等教育出版社，2004.
[2] 郑领英，王学松. 膜技术. 北京：化学工业出版社，2003.
[3] 刘忠洲，张国俊，纪树兰. 研究浓差极化和膜污染过程的方法与策略. 膜科学与技术，2006，26（5）：1-15.
[4] Dal-Cin M M，McLellan F，Striez C N，et al. Membrane performance with a pulp mill effluent：relative contributions of fouling mechanisms. Journal of Membrane Science，1996，120：273-285.
[5] 刘忠洲，续曙光，李锁定. 微滤、超滤过程中的膜污染与清洗. 水处理术，1997，23（4）：187-193.
[6] 贺立中. 药液超滤过程中的膜污染及其防治. 膜科学与技术，2000，20（5）：49-54.
[7] 邵德益，刘洪谦，王平诸. 超滤膜的改性与清洗技术的研究. 现代化工，1995，（8）：20-22.

[8] 郑成. 膜的污染及其防治. 膜科学与技术，1997，17（2）：5-14.
[9] 陆晓峰，陈仕意，刘光全，等. 超滤膜的吸附污染研究. 膜科学与技术，1997，17（1）：37-41.
[10] 梁国明，陆晓峰，陈仕意，等. 聚醚酮超滤膜的污染及其对滤速影响的研究. 水处理技术，1999，25（1）：14-18.
[11] 环国兰，张宇峰，杜启云. 膜污染分析及防治. 水处理技术，2003，29（1）：1-4.
[12] 邢卫红，童金忠，徐南平，等. 微滤和超滤过程中浓差极化和膜污染控制方法研究. 化工进展，2000，（1）：44-48.
[13] 刘振丽，欧兴长，杜启云. 操作条件对中药四妙勇安汤超滤的影响. 膜科学与技术，1999，19（2）：54-56.
[14] 刘昌胜，邬行彦，潘德维，等. 膜的污染及其清洗. 膜科学与技术，1996，16（2）：25-30.
[15] 储金树，王湛，崔彦杰，等. 操作条件对微滤膜通量的影响. 水处理技术，2007，33（5）：71-74.
[16] 焦必林，Calabro V，Drioli E. 用中空纤维超滤膜法澄清橙汁. 食品科学，1993（5）：14-18.
[17] 赵力军. 胰、糜蛋白酶的超滤探索. 水处理技术，1994，20（1）：10-15.
[18] 刘洪谦，屈凌波，贾金付. 生脉饮口服液超滤技术研究. 中草药，1996，27（4）：209-211.
[19] 林瑛，樊文玲，郭立玮. 0.2 μm Al_2O_3 陶瓷膜微滤杞菊地黄丸水提液的污染机制研究. 中草药，2006，37（3）：353-355.
[20] 董强，刘立敏，林淑钦，等. 中药复方水提液澄清过程中陶瓷膜污染的防治研究. 膜科学与技术，2004，24（6）：34-37.
[21] Bauser H，Chmiel H，Stroh N，et al. Interfacial effects with microfiltration membranes. Journal of Membrane Science，1982，11（3）：321-332.
[22] Nyström M，Järvinen P. Modification of polysulfone ultrafiltration membranes with UV irradiation and hydrophilicity increasing agents. Journal of Membrane Science，1991，60（2-3）：275-296.
[23] Bechhold H. Die gallertfiltration（Ultrafiltration）. Colloid & Polymer Science，1907，2（2）：33-41.
[24] Hsieh H P，Bhave R R，Fleming H L. Microporous alumina membranes. Journal of Membrane Science，1988，39（3）：221-241.
[25] Winzeler H B，Belfort G. Enhanced performance for pressure-driven membrane processes：the argument for fluid instabilities. Journal of Membrane Science，1993，80（1）：35-47.
[26] Belfort G. Membrane modules：comparison of different configurations using fluid mechanics. Journal of Membrane Science，1988，35（3）：245-270.
[27] Millward H R，Walker G，Bellhouse B J. Screw-thread flow promoters：an experimental study of ultrafiltration and microfiltration performance. Journal of Membrane Science，1995，106（3）：269-279.
[28] Mavrov V，Nikolov N D，Islam M A，et al. An investigation on the configuration of inserts in tubular ultrafiltration module to control concentration polarization. Journal of Membrane Science，1992，75（1）：197-201.
[29] Gupta B B，Howell J A，Wu D，et al. A helical baffle for cross-flow microfiltration. Journal of Membrane Science，1995，102（94）：31-42.
[30] Bauser H，Chmiel H，Stroh N，et al. Control of concentration polarization and fouling of membranes in medical，food and biotechnical applications. Journal of Membrane Science，1986，27（2）：195-202.
[31] Jaffrin M Y，Gupta B B，Paullier P. Energy saving pulsatile mode cross flow filtration. Journal of Membrane Science，1994，86（3）：281-290.
[32] Gupta B B，Blanpain P，Jaffrin M Y. Permeate flux enhancement by pressure and flow pulsations in microfiltration with mineral membranes. Journal of Membrane Science，1992，70（2/3）：257-266.
[33] Rodgers V G J，Sparks R E. Effect of transmembrane pressure pulsing on concentration polarization. Journal of Membrane Science，1992，68（1/2）：149-168.
[34] Rodgers V G J，Sparks R E. Reduction of membrane fouling in the ultrafiltration of binary protein mixtures. Aiche Journal，1991，37（10）：1517-1528.
[35] Ilias S，Govind R. A study on concentration polarization in ultrafiltration. Separation Science，1993，28（1/2/3）：361-381.
[36] Spiazzi E，Lenoir J，Grangeon A. A new generator of unsteady-state flow regime in tubular membranes as an

anti-fouling technique：A hydrodynamic approach. Journal of Membrane Science，1993，80（80）：49-57.
[37] Mackley M R，Marshall R T J，Smeulders J B A F，et al. The rheological characterization of polymeric and colloidal fluids. Chemical Engineering Science，1994，49（16）：2551-2565.
[38] Finnigan S M，Howell J A. The effect of pulsed flow on ultrafiltration fluxes in a baffled tubular membrane system. Desalination，1990，79（2）：181-202.
[39] Howell J A，Field R W，Wu D. Yeast cell microfiltration：Flux enhancement in baffled and pulsatile flow systems. Journal of Membrane Science，1993，80（1）：59-71.
[40] Millward H R，Bellhouse B J，Sobey I J，et al. Enhancement of plasma filtration using the concept of the vortex wave. Journal of Membrane Science，1995，100（2）：121-129.
[41] Millward H R，Bellhouse B J，Walker G. Screw-thread flow promoters：an experimental study of ultrafiltration and microfiltration performance. Journal of Membrane Science，1995，106（3）：269-279.
[42] Rios G M，Rakotoarisoa H，Fuente B T D L. Basic transport mechanisms of ultrafiltration in the presence of an electric field. Journal of Membrane Science，1988，38（2）：147-159.
[43] Waal M J V D，Velden P M V D，Koning J，et al. Use of fluidised beds as turbulence promotors in tubular membrane systems. Desalination，1977，22（1）：465-483.
[44] Montlahuc G，Tarodo de la Fuente B，Rios G M. Transfert de matière eatre unlit fluidisé homogène et une raroi porease Ehtropie，1985，（124）：24-31.
[45] Cui Z F，Wright K I T. Gas-liquid two-phase cross-flow ultrafiltration of BSA and dextran solutions. Journal of Membrane Science，1994，90（1/2）：183-189.
[46] Visvanathan C，Benaim R. Application of an electric field for the reduction of particle and colloidal membrane fouling in crossflow microfiltration. Separation Science，1989，24（5/6）：383-398.
[47] Tarleton E S. Progress in Filtration and Separation. London：Elsevier Scientific Pub. Co.，1986：1449-1454.
[48] Wakeman R J，Tarleton E S. Membrane fouling prevention in crossflow microfiltration by the use of electric fields. Chemical Engineering Science，1987，42（4）：829-842.
[49] 钱俊青，陈铭. 膜的氧化清洗再生方法研究. 膜科学与技术，1998，18（3）：58-61.
[50] 王熊，郭宏，郭维奇，等. 膜分离技术在山楂加工中的应用. 膜科学与技术，1998，18（1）：22-26.
[51] 樊文玲，林瑛，郭立玮. 0.2 μm Al_2O_3 陶瓷微滤膜澄清糖渴清复方水提液过程中的膜污染研究. 中成药，2007，29（4）：505-508.
[52] 林瑛，樊文玲，郭立玮. 0.2 μm Al_2O_3 陶瓷膜微滤桑菊饮水提液的污染机制研究. 中国野生植物资源，2007，26（4）：57-59.
[53] 樊文玲，林瑛，郭立玮. 陶瓷膜澄清糖渴清水提液的膜清洗研究. 中草药，2008，39（3）：369-371.

第八章

基于溶液环境优化机制的中药物料预处理研究

预处理技术是防治膜污染，影响膜分离技术有效性、经济性的最关键因素之一，先进的预处理技术及其优化组合，不仅可以保证后续膜系统的长期稳定运行、降低其运行成本，而且可以拓展膜分离技术应用领域。通过对待分离物料的特性的了解，有针对性地采取预处理工艺来保证后续膜系统的长期稳定运行，已经成为先进的膜技术理念。

目前，有关膜前中药料液预处理的研究主要集中在相关方法对膜通量衰减等宏观表现与某 1～2 个指标性成分保留率等方面[1-3]。而对于预处理技术对改善膜分离作用机制的认识不清，导致采取的预处理技术难以达到预期目的，对其效果也缺乏科学的评价体系。往往针对不同的中药体系要通过大量试验才能找到合适的预处理方法，工作量大且适用面较窄。

针对上述问题，笔者课题组采取国际相关行业膜前预处理技术研究的先进策略，在掌握待分离物料溶液环境物理化学特征的基础上，寻找不同膜过程所面临的与膜相对抗因素或物质（如高分子杂质、金属离子、微生物等），通过模拟体系，采用多学科高技术深入开展分子机制水平的研究，建立数学模型，再有的放矢选择相宜的预处理方法加以干预，通过对物料溶液环境进行相应的调整，而改变物料体系与膜界面的作用机理，达到提高膜效率的目的[4-13]。对于制药领域而言，在选择膜过程预处理工艺时，除了考虑对膜过程的影响，还应考虑对有效成分的保留情况，以确保产品的安全、有效。

超滤膜分离技术中采用的预处理技术主要有吸附法、絮凝法、初滤法、离心法、氧化法、生物法等。吸附法是指利用吸附剂的物理吸附和化学吸附性能，去除或降低原料液中的多种污染物质的过程。它可以除去不能为传统化学或生物学方法去除的有机物，特别是一些疏水性有机组分。另外，对于一些亲水性有机物质，粉末状活性炭也能通过与它们之间的物理亲和力（包括范德瓦耳斯力、静电力、化学吸附力）而将其除去，从而大大减少后续膜分离过程中膜污染出现的概率。目前吸附法采用较多的仍是活性炭，运用活性炭进行吸附主要问题是高额的费用。为了使吸附法得到更广泛的应用，有必要开发廉价、高效水处理用吸附剂，同时吸附剂的再生和二次污染的控制也是吸附法预处理技术中应该着重考虑的问题。

絮凝法是一种简单有效的固液两相体系分离方法，系在料液中加入絮凝剂，使大部分悬浮物沉积下来，从而使悬浮颗粒尺寸变大，便于过滤。该方法的原理是固液两相体系中的固体颗粒、胶体颗粒及大分子物质，受到絮凝剂的压缩双电层及电中和等作用而脱稳，然后在宏观或微观力的推动下相互接触、碰撞，发生网捕和吸附架桥作用，聚集为膨松的颗粒体。

絮凝法过程可加快颗粒的沉降速度，降低过滤阻力，提高分离效果。目前使用的絮凝剂按构成与性质，可以分为无机絮凝剂、有机絮凝剂和生物絮凝剂三大类。无机絮凝剂是一类低分子的无机盐，主要有无水氯化铝、硫酸铝、硫酸钾铝、硫酸亚铁及三氯化铁，其作用机制为无机盐溶解于水中，电离后形成阴离子和金属阳离子。由于胶体颗粒表面带有负电荷，在静电的作用下金属阳离子进入胶体颗粒的表面，中和一部分负电荷而使胶体颗粒的扩散层被压缩。使胶体颗粒的 Zeta 电位降低，在范德瓦耳斯力的作用下形成松散的大胶体颗粒。经过絮凝处理的大胶体颗粒容易被微滤膜、超滤膜分离，经反冲洗或射流等工艺除去，而不易堵塞膜孔，从而能提高膜通量并在长时间保持较高的膜通量。近年来研究表明，传统的以铝盐为核心的絮凝剂可导致阿尔茨海默病，同时无机絮凝剂对溶液的 pH 要求较高，若处理不当则造成絮凝效果严重下降。所以预处理中絮凝剂的研究逐渐朝着无机聚合絮凝剂、有机高分子絮凝剂及生物絮凝剂的方向发展。

壳聚糖、明胶、ZTC1 + 1 系列天然澄清剂是中药制药工艺常用的絮凝剂。其中，壳聚糖是含氨基基团的高分子长链化合物，对无机悬浮固体有很强的凝聚作用，是一种新型絮凝材料。在酸性条件下它可以很好的伸展其长链，成为阳离子型絮凝剂，发挥吸附架桥和电中和作用，以达到澄清溶液、降低膜污染的目的。由于其资源丰富，价钱便宜，具有良好的聚电解质性质，且无毒、无害，被广泛用于对溶液中悬浮颗粒的吸附，有着较高的实际应用价值。壳聚糖用于中药领域的研究很多，它能够提高药液的澄清度，很好地保留其中的绿原酸、阿魏酸、栀子苷、黄酮、黄芩苷、芍药苷、麻黄碱、伪麻黄碱、淫羊藿苷、黄芪多糖、小檗碱、茶皂素等有效成分，对铅有一定的去除作用，但对靛玉红会造成较大损失。

明胶是一种来源丰富的天然生物材料，是动物的结缔组织和真皮中的胶原、骨中的骨胶原等适度降解和变性后的产物，具有水溶性和凝冻性，有一定的絮凝作用。明胶与丹宁反应可生成络合物，该络合物可与中药提取液中的悬浮微粒共沉，并且酸性条件下带正电荷的明胶可与水提液中带负电荷的树胶、纤维素等杂质相互作用形成颗粒沉淀而去除。

ZTC1 + 1 系列天然澄清剂是由南开大学研制的以天然多糖等为原料的食品添加剂，安全无毒，无异味。对某些营养液、口服液甚至还有一定的矫味作用，可除去中草药提取液中的蛋白质、蜡质、鞣质等，不影响黄酮、生物碱、苷类、皂苷类、萜类、多糖、氨基酸、多肽、维生素、矿物质等小分子物质。

常用的超滤预处理初滤法有微孔滤膜初滤法、板框压滤法及减压抽滤法。微孔滤膜初滤用于去除细菌、悬浮颗粒和胶体类物质。微孔滤膜孔径范围为 0.05～0.2 μm，它是以分子量大小为基准的分离手段，一些大于截留分子量的物质通过微滤后基本上被除去，有利于后一步的超滤膜分离。如果在超滤膜前用比超滤膜孔径大 10 倍左右的微孔滤膜预处理一下，对提高超滤膜的寿命有更好效果。在实施过滤操作时，为避免杂质和微粒堵塞微孔或潜嵌入孔内部，造成水通量衰减，一般需在料液中加入助滤剂，如硅藻土和活性白土等，以便在膜表面形成一层具有弹性的过滤层，以阻止杂质在膜表面的堆积，形成致密的滤饼。减压抽滤则是利用药液中微粒粒径大小来实现分离。

离心分离法用以去除较大的固体杂质。它利用药液中各种物质相对密度的不同来去除杂质，随着离心力的增加，相对密度较大的微粒或絮状物沉降速度加快、能够更快被除去。

除以上几种常用于中药制药工艺中的预处理技术外，还有生物法、氧化法等。生物预处理技术利用微生物生命活动过程对溶液中污染物进行转移和转化作用，使溶液得到净化。其主要特征是借助于专门设计的生化反应器装置中富集的微生物群体（生物膜）的新陈代谢吸收、分解、氧化废水中的污染物质，将其转化为微生物细胞及简单形式的无机物。

高级氧化法包括 Fenton 法、臭氧氧化法、湿式氧化技术、超临界水氧化法、纳米光催化氧化法、电化学催化降解法及超声降解法等。它们能改变天然有机物的功能类群组成、分子结构、分子量分布、物理化学性质及生物特性，从而影响后续的处理过程，并在膜污染、膜清洗等方面对膜处理过程产生影响。生物法和氧化法在废水超滤预处理工程中被广泛运用，但由于中药水提液杂质中微生物及有机物含量较少，因而在中药制药领域中的运用还鲜有报道。

采用预处理方法时，应根据料液的性质及膜材料的性质来选择处理方法。对含难溶盐的料液可采用预沉、加化学阻垢剂或分散剂等方法；在高黏度料液的过滤中，加入适当的药剂以降低料液的黏度，改善其流动性能，提高过滤效果；对含悬浮微粒或胶状物的料液可采用砂滤、微滤或加混凝剂、絮凝剂等方法。为防止微生物、细菌及有机物的污染，常使用消毒试剂如过氧化物等，加入杀菌剂如液氯等或非氧化性杀菌剂，还可采用紫外线杀菌剂或电子除菌器。

在选择适宜的超滤预处理工艺时，不能单从药液的澄清度及对膜过程的影响来决定，还应考虑对有效成分保留情况的影响，应本着使药液澄清且保留有效成分的角度，同时结合过膜效率来确定合适的预处理方法。

任何一种预处理技术单独发挥的作用都是有限的，只有将上述技术有机地组合起来，才能以最小的代价实现膜分离最佳处理效益。

根据以上认识，本章应用中药制剂学、物理化学方法，跨学科探索面向膜过程的中药水提液溶液环境优化机制与方法，为对不同中药体系优选预处理技术提供依据。主要研究内容与研究结果：以膜通量及高分子物质清除率、主要指标成分透过率等为评判标准，分别考察离心、絮凝、调节pH及离子强度等预处理技术对实验体系溶液环境及膜过程的影响。发现降低膜孔阻力和浓差极化阻力是预处理技术提高膜通量的主要作用[14]。

第一节
预处理对单一高分子模拟体系的溶液环境及其膜过程的影响

一、预处理对单一高分子模拟体系的溶液环境及其有机膜超滤过程的影响

根据前期研究，各高分子模拟体系的主要浓度范围选择如下所示。

（1）1.0%可溶性淀粉溶液（模拟溶液A）：模拟中药水提液中水溶性淀粉。

（2）0.2%果胶溶液（模拟溶液B）：模拟中药水提液中果胶类物质。

（3）0.1%大豆蛋白溶液（模拟溶液C）：模拟中药水提液中蛋白质。

依据上述比例，分别配制中药水提液单一高分子模拟溶液A、B、C（具体配制方法参考本书第六章对应内容）。

1. 预处理方法　在超滤膜分离技术中采用的预处理技术主要有吸附法、絮凝法、初滤法、离心法、氧化法、生物法等，相关实验设计如下所示。

（1）高速离心法：转速10 000 r/min，离心时间30 min，取上清液（样液1）。

（2）絮凝剂絮凝法：在常温下加入1%醋酸壳聚糖溶液80 mL/L，搅拌15 min，静置4 h取上清液（样液2）。

（3）活性炭吸附法：加入0.2%活性炭，加热煮沸10 min，趁热抽滤后取冷却的滤液（样液3）。

（4）微滤膜初滤法：常温条件下，膜压差为0.05 MPa，进料体积流量0.8 L/min过0.2 μm PVDF膜，收集渗透液（样液4）。

2. 预处理方法对模拟体系高分子物质的清除效果　各种预处理方法对三种模拟体系的效果有较大差异，见表8-1。高速离心法对果胶和蛋白质的去除率在25%左右，但对淀粉的去除率效果差。壳聚糖絮凝法对果胶有很好的去除效果，均大于50%，对蛋白质也有较好效果，对淀粉去除率较差。活性炭吸附法对蛋白质有较好去除效果，对淀粉、果胶有一定效果。微滤膜微滤对模拟溶液B除杂效果大于50%，对淀粉、蛋白质也都有一定去除效果。

同时可以看出，对模拟溶液A最有效的预处理方法是0.2 μm微滤膜微滤法；对模拟溶液B较有效的预处理方法为壳聚糖絮凝法及微滤膜微滤法；对模拟溶液C最有效的预处理方法为活性炭吸附法，壳聚糖絮凝法和微滤膜微滤法也有一定作用。

表 8-1　模拟体系经预处理后的高分子物质去除率

模拟溶液	去除率（%）			
	高速离心	壳聚糖絮凝	活性炭吸附	微滤膜微滤
模拟溶液 A	<1	8.661	26.88	38.30
模拟溶液 B	25.00	51.70	30.14	55.5
模拟溶液 C	24.12	34.27	61.34	32.64

3. 预处理方法对模拟体系物理化学性质的影响　表 8-2 至表 8-4 为三种模拟体系经不同预处理后的物理化学性质。可以看出，微滤后模拟溶液 A 浊度、电导率、黏度下降幅度最大，pH 趋于中性。壳聚糖絮凝法和微滤法对模拟溶液 B 的浊度、黏度改善效果较好。活性炭吸附法对模拟溶液 C 浊度、黏度改善效果最好。

表 8-2　预处理对模拟溶液 A 物理化学性质的影响（25℃）

预处理方法	浊度（NTU）	电导率（μS/cm）	pH	黏度（mPa·s）
模拟溶液 A（未处理）	22.7	64.6	5.465	1.29
高速离心	23.4	64.3	5.142	1.29
絮凝剂絮凝	14.3	62.1	5.001	1.27
活性炭吸附	19.8	46.7	6.107	1.24
微滤膜微滤	13.6	42.5	6.128	1.22

表 8-3　预处理对模拟溶液 B 物理化学性质的影响（25℃）

预处理方法	浊度（NTU）	电导率（μS/cm）	pH	黏度（mPa·s）
模拟溶液 B（未处理）	130	342	3.211	1.95
高速离心	75.2	218	3.485	1.61
絮凝剂絮凝	37.7	147	3.373	1.44
活性炭吸附	72.4	199	3.489	1.52
微滤膜微滤	60.3	174	3.531	1.43

表 8-4　预处理对模拟溶液 C 物理化学性质的影响（25℃）

预处理方法	浊度（NTU）	电导率（μS/cm）	pH	黏度（mPa·s）
模拟溶液 C（未处理）	304	243	7.521	1.13
高速离心	223	178	7.497	1.11
絮凝剂絮凝	191	162	7.440	1.11
活性炭吸附	134	97.5	7.448	1.08
微滤膜微滤	207	170	7.493	1.11

4. 预处理对模拟体系超滤膜过程的影响

（1）实验方法：分别取模拟溶液经四种预处理方法后样液（起始体积为 3 000 mL）于常温条件下，过 6 kDa PS 膜，膜压差为 0.03 MPa，进料体积流量 0.8 L/min，收集 1.2 倍进料样品体积的渗透液，测定膜稳定通量及膜污染度。

（2）实验结果：

1）模拟溶液 A 经预处理后稳定通量均有所上升，污染度下降，其中絮凝法污染度最低，微滤法稳定通量最大。但从表 8-5 中可以看出各预处理方法对模拟溶液 A 膜过程污染的防治效果均不太理想。

表 8-5 预处理后模拟溶液 A 的超滤膜通量及膜污染度

	稳定通量［L/(m²·h)］	膜污染度（%）	污染度下降率（%）
模拟溶液 A（未处理）	4.21	14.87	
高速离心	4.22	14.83	0.27
絮凝剂絮凝	4.33	14.10	4.83
活性炭吸附	4.46	14.28	3.97
微滤膜微滤	4.48	14.21	4.44

2）模拟溶液 B 经微滤法及絮凝法处理后稳定通量增大，污染度降低显著，是较为适宜的预处理方法。高速离心法及活性炭吸附法对后续膜污染也有一定防治效果，见表 8-6。

表 8-6 预处理后模拟溶液 B 的超滤膜通量及膜污染度

	稳定通量［L/(m²·h)］	膜污染度（%）	污染度下降率（%）
模拟溶液 B（未处理）	3.64	27.87	
高速离心	3.79	20.05	28.06
絮凝剂絮凝	4.01	15.31	45.07
活性炭吸附	3.82	18.64	33.12
微滤膜微滤	4.09	13.12	52.92

3）模拟溶液 C 采用活性炭吸附法预处理后稳定通量最大，膜污染度下降率也较大。模拟溶液 C 经絮凝法预处理后膜污染度最小。高速离心法及微滤法处理模拟溶液 C 的后续膜污染防治也有一定效果（表 8-7）。

表 8-7 预处理后模拟溶液 C 的超滤膜通量及膜污染度

	稳定通量［L/(m²·h)］	膜污染度（%）	污染度下降率（%）
模拟溶液 C（未处理）	3.17	23.18	
高速离心	3.82	17.46	24.68
絮凝剂絮凝	4.17	15.08	34.94
活性炭吸附	4.52	16.7	27.96
微滤膜微滤	3.70	16.47	28.95

5. 讨论　从表观上分析，预处理后模拟溶液中模拟高分子物质的去除情况和物理化学性质变化较为一致：即预处理除杂效果好的，浊度和黏度改善较大，pH 趋于中性，电导率变小。同时也发现采用絮凝剂絮凝后的溶液 pH 较低，黏度与溶液浓度不显现正比关系。

预处理后溶液超滤过程中的稳定通量及膜污染度测定结果也验证了预处理方法对中药水提液超滤过程膜污染防治的机制。但也存在预处理除杂效果与超滤过程污染防治不完全对应的现象，推测其与预处理方法改变了溶液自身特性有关。综合以上的实验可以得出：对含淀粉较多的水提液宜采用微滤膜微滤法进行预处理；对溶液中鞣质较有效的去除方法是活性炭吸附法，其次是壳聚糖絮凝法；对溶液中果胶较有效的预处理方法为壳聚糖絮凝法及微滤膜微滤法；对蛋白质最有效的预处理方法为活性炭吸附法，壳聚糖絮凝法和微滤膜微滤法也有一定作用。

中药水提液是非常复杂的体系，单一溶液的物理化学性质变化情况较为直观；而在更深一层以多组分模拟中药水提液复杂系统，并研究其物理化学性质与预处理过程关系时，必须采用科学合理的数据挖掘方法才能奏效。

二、预处理对淀粉模拟体系溶液环境及其陶瓷膜微滤过程的影响

本部分以中药水提液淀粉模拟体系为研究对象，通过不同预处理方式调节溶液环境，分别考察不同溶液环境对膜通量、淀粉去除率、指标性成分透过率等指标的影响，探索针对淀粉模拟体系的溶液环境优化技术方案。

淀粉模拟体系配制方法如下：精密称取 25 g 淀粉，加少量水分散，煮沸 10 min，使其充分溶解，冷却，补足体积至 5 L，得 0.5%的淀粉模拟溶液，定义此溶液为单一淀粉模拟体系；精密称取一定量的小檗碱和栀子苷，溶解后加入淀粉溶液中，调整体积至 5 L，得 0.5%淀粉 + 0.3%小檗碱 + 0.3%栀子苷溶液，定义此溶液为淀粉 + 小檗碱 + 栀子苷模拟体系。

将配好的溶液分别按调节 pH = 3 和 pH = 9，加入 0.05 mol/L 的 NaCl，双层滤纸减压抽滤，以壳聚糖絮凝法做预处理，得预处理后的淀粉模拟溶液。

1. 预处理方法对淀粉模拟体系溶液环境的影响　单一淀粉模拟体系通过不同预处理后溶液环境变化如表 8-8 所示。除了调节 pH 和絮凝外，淀粉模拟体系在过膜前后的 pH 变化都较小。浊度变化范围较大，其中 pH 为 9 及调节离子强度时，浊度分别由 18.90 NTU 和 15.60 NTU 下降至 2.26 NTU 和 1.63 NTU，并且这两种情况下渗透液的浊度都比未预处理时有所下降；而絮凝后渗透液浊度较高，说明其中所含颗粒物质较多，在膜过程中易造成膜表面沉积或膜堵塞。过膜后溶液因高分子去除，黏度都有不同程度的下降；其中絮凝后黏度变化不大，膜过程中料液的高黏度可能加剧膜表面吸附和沉积。加入酸碱和 NaCl，使得渗透液电导率比原液有较大程度的增加；而未预处理样品，电导率由 78.8 μS/cm 降至 37.7 μS/cm；减压抽滤因除去部分溶质，渗透液电导率也有大幅度的下降。

表 8-8　预处理对单一淀粉模拟体系溶液环境的影响

样品	pH		浊度（NTU）		黏度（mPa·s）		电导率（μS/cm）	
	原液	渗透液	原液	渗透液	原液	渗透液	原液	渗透液
未预处理	6.544	6.579	8.80	2.72	1.51	0.98	78.8	37.7
pH = 3	6.686	3.363	6.89	1.67	1.20	1.10	62.4	181.3
pH = 9	6.217	6.425	18.90	2.26	1.14	1.05	34.5	40.2
调离子强度	6.536	6.398	15.60	1.63	1.52	0.97	218.0	1 410.0
减压抽滤	6.947	6.997	13.60	3.92	1.34	1.04	265.0	95.5
絮凝	6.408	3.910	9.37	4.24	1.28	1.20	55.4	212.0

淀粉 + 小檗碱 + 栀子苷模拟体系通过不同预处理后溶液环境的变化如表 8-9 所示，加入指标性成分后，溶液的 pH 都有所降低；但是，除 pH 为 3 和絮凝这两组外，渗透液 pH 都略有上升，其原因可能是部分指标性成分被截留，此外实验装置中泵存在一定的死体积，其中残留的蒸馏水也会对 pH 产生一定影响。对比表 8-8 可知，溶液的浊度、电导率变化较为明显，其中浊度增加了将近 1 倍，过膜后有了大幅度

降低，预处理后渗透液浊度低于未处理的溶液；电导率也大幅的增加，其中减压抽滤后样品电导率较低。而溶液黏度变化不大，过膜后渗透液黏度有所降低，但絮凝和调离子强度组黏度变大，这可能是使得膜通量较低的原因之一。

表 8-9 预处理对淀粉 + 小檗碱 + 栀子苷模拟体系溶液环境的影响

样品	pH		浊度（NTU）		黏度（mPa·s）		电导率（μS/cm）	
	原液	渗透液	原液	渗透液	原液	渗透液	原液	渗透液
未预处理	4.822	5.808	16.80	0.24	0.92	0.85	277.0	322.0
pH = 3	6.161	3.512	19.00	3.98	1.58	1.10	401.0	732.0
pH = 9	6.779	6.931	31.70	3.11	0.94	0.94	355.5	349.0
调离子强度	5.293	6.034	27.50	2.89	0.89	1.25	492.0	2 640.0
减压抽滤	5.134	6.451	18.90	2.86	1.32	1.08	625.0	105.1
絮凝	5.790	4.516	30.10	2.46	1.11	1.60	506.0	661.0

2. 预处理方法对淀粉 + 小檗碱 + 栀子苷模拟体系膜通量衰减的影响 图 8-1 是含有不同指标性成分的模拟溶液的时间-通量曲线。小檗碱溶液膜起始通量为 2 074.8 L/(m^2·h)，与纯水通量基本接近，在 14 min 时膜通量下降至 1 135.2 L/(m^2·h)，表明小檗碱溶液对于膜也存在一定程度的污染。栀子苷溶液膜起始通量略低，但下降速率较慢，在过滤 10 min 以后趋向于稳定，尽管也造成一定膜污染，但程度比小檗碱溶液轻。而小檗碱 + 栀子苷溶液膜起始通量更高，且下降速率更慢，在 8 min 以后膜通量达到稳定。

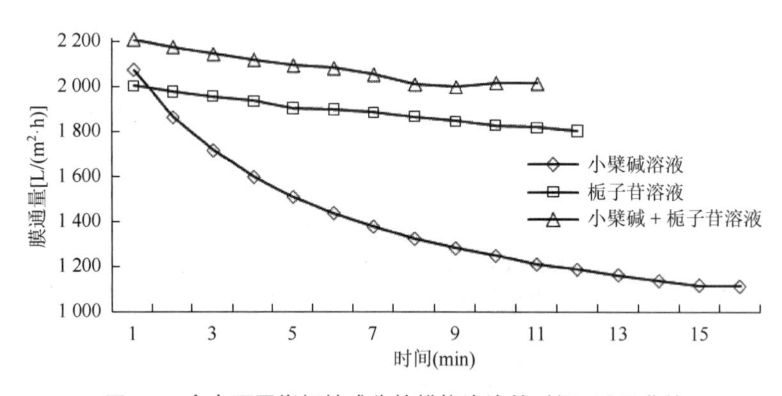

图 8-1 含有不同指标性成分的模拟溶液的时间-通量曲线

综合比较上述实验结果可知，指标性成分的加入会产生一定程度的膜污染，也即表明在膜过程中指标性成分会有所损失；但不同成分之间的相互作用，也可在一定程度上减轻膜污染，相比较于共性高分子物质的膜通量，指标性成分产生的膜污染还是较为微弱的。同时也表明，在采用模拟体系对中药水提液陶瓷膜微滤进行研究的过程中，不仅要考察共性高分子物质对膜过程的影响，也要关注中药水提液中指标性成分对膜过程的影响。

图 8-2 为不同预处理的单一淀粉模拟体系的时间-通量曲线。由图 8-2 可看出，未预处理的单一淀粉溶液膜起始通量为 487.2 L/(m^2·h)，稳定时的膜通量为 309.6 L/(m^2·h)。调节离子强度和调 pH 为 3 时，膜通量曲线基本重合，膜起始通量和稳定通量都低于未预处理溶液。絮凝后的单一淀粉溶液，膜起始通量和稳定通量都略有提高，但仍然低于未预处理溶液。而 pH 为 9 时，膜起始通量增加了 28.82%，达到 627.6 L/(m^2·h)，但在过滤前 10 min 内下降速率较快，稳定时的膜通量为 338.4 L/(m^2·h)，提高了 9.3%。

减压抽滤后的溶液膜通量变化较为明显，膜起始通量增加了 52.22%，并且下降速率较为平缓，稳定时膜通量为 513.6 L/(m²·h)，提高了 65.89%。

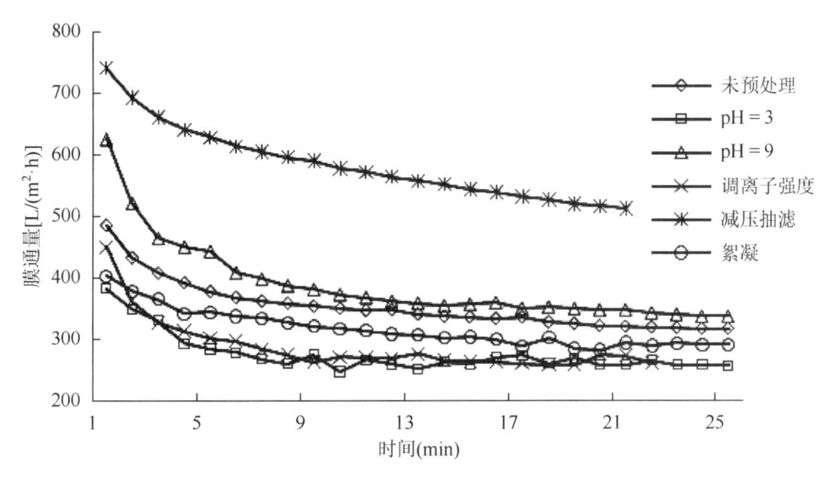

图 8-2　不同预处理的单一淀粉模拟体系的时间–通量曲线

图 8-3 是淀粉 + 小檗碱 + 栀子苷模拟体系的膜通量曲线。未预处理的该模拟体系膜起始通量为 358.8 L/(m²·h)，稳定时的膜通量为 319.2 L/(m²·h)。调节离子强度和调 pH 为 3 时，膜通量曲线还是基本重合，但此时膜起始通量和稳定通量都高于未处理的溶液。絮凝后的溶液，膜起始通量有较大提高，但下降速率也较快，在过滤 20 min 后膜通量已低于未处理的溶液。而 pH 为 9 时，膜起始通量增加了 81.6%，达到 651.6 L/(m²·h)；稳定时的膜通量为 387.6 L/(m²·h)，提高了 21.43%。减压抽滤后的溶液，膜起始通量增加了 72.9%，但相对下降速率较快，稳定时膜通量仅为 356.4 L/(m²·h)，略有提高。

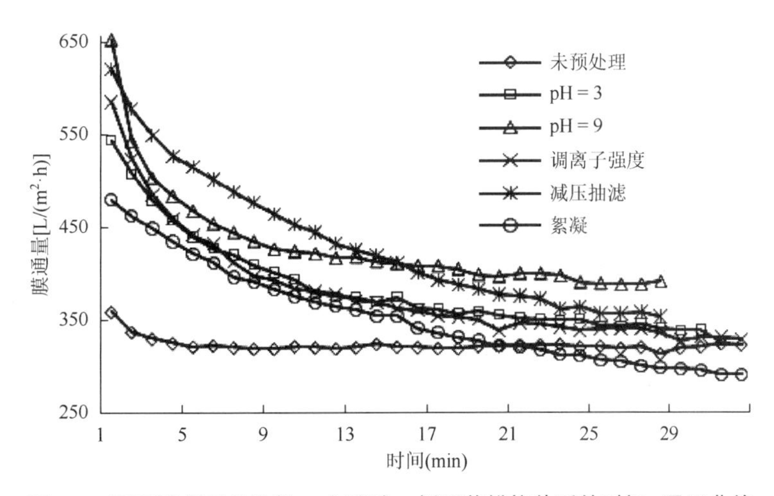

图 8-3　不同预处理的淀粉 + 小檗碱 + 栀子苷模拟体系的时间–通量曲线

对比图 8-2、图 8-3 可知，未预处理的单一淀粉模拟体系的膜起始通量为 487.2 L/(m²·h)，而淀粉 + 小檗碱 + 栀子苷模拟体系的膜起始通量降至 358.8 L/(m²·h)，稳定时两者的通量变化不大，表明在本研究体系中，指标性成分对于膜通量在过滤初期影响较大，而对于最终膜稳定时通量的影响较为微弱。调整 pH、调整离子强度可不同程度的提高淀粉 + 小檗碱 + 栀子苷模拟体系的膜起始通量和稳定通量。

3. 预处理方法对淀粉截留率和指标性成分透过率的影响　由表 8-10 可知，未预处理的单一淀粉模拟体系的淀粉截留率为 53.16%。经絮凝后淀粉模拟体系的淀粉截留率为 51.69%，略有降低；其他预处理后的溶液，淀粉截留率都有不同程度的提高。其中 pH 为 9 和调节离子强度时，淀粉截留率分别提高了 9.56%

和 15.23%；pH 为 3 时，淀粉截留率最高，达到 71.08%。

表 8-10　不同预处理方法对单一淀粉模拟体系的淀粉截留率（%）的影响

未预处理	pH = 3	pH = 9	调离子强度	减压抽滤	絮凝
53.16	71.08	62.72	68.39	55.90	51.69

表 8-11 是淀粉 + 小檗碱 + 栀子苷模拟体系的淀粉截留率及指标性成分透过率。未预处理的该模拟体系的淀粉截留率为 71.86%。除 pH 为 3 和调节离子强度时，淀粉截留率略有降低，其他预处理后淀粉截留率都达到 73%以上。其中以 pH 为 9 时，淀粉截留率最高，达到 76.59%。

此时，未预处理的该模拟体系的小檗碱透过率为 70.42%，栀子苷透过率为 94.12%；这与图 8-1 反映的结果相吻合，即小檗碱在膜过程中更易被截留。通过预处理后，小檗碱的透过率有所改善，而栀子苷的透过率有所下降，而且相差较大。其中调离子强度时，两种成分透过率都较高，分别达到 86.76%和 90.48%。此外，调节 pH 时透过率也较高，小檗碱透过率分别为 82.14%和 96.24%，而栀子苷透过率分别为 90.50%和 72.59%。

由表 8-10、表 8-11 可知，无论是单一淀粉模拟体系，还是淀粉 + 小檗碱 + 栀子苷模拟体系，预处理都会影响其膜过程的淀粉截留率和指标性成分透过率。实际工作中，可以综合考虑淀粉截留率和指标性成分透过率的最佳效果，选择合适的预处理方法。

表 8-11　淀粉 + 小檗碱 + 栀子苷模拟体系经不同预处理的淀粉截留率及指标性成分透过率

样品	淀粉截留率（%）	小檗碱透过率（%）	栀子苷透过率（%）
未预处理	71.86	70.42	94.12
pH = 3	65.39	82.14	90.50
pH = 9	76.59	96.24	72.59
调离子强度	54.79	86.76	90.48
减压抽滤	73.71	85.84	69.00
絮凝	75.98	84.29	49.55

4. 预处理方法对淀粉模拟体系阻力分布的影响　图 8-4 为不同预处理的单一淀粉模拟体系的阻力分布。由图 8-4 可知，单一淀粉模拟体系在膜过程中，膜孔阻力所占比例最高，大多数达到 40%以上，是造成膜污染的主要因素，然后依次为膜自身阻力、浓差极化阻力和膜表面沉积阻力。在 pH 为 3 时，膜孔阻力达到 72%，由于膜孔堵塞，加之浓差极化阻力没有明显改善，使得膜通量处于较低水平。调节离子

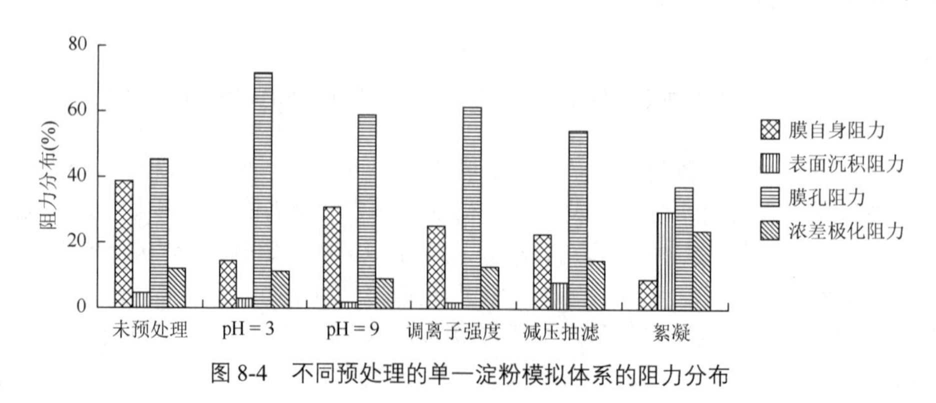

图 8-4　不同预处理的单一淀粉模拟体系的阻力分布

强度因同样原因，膜通量与pH为3时基本相当。而pH为9时，膜表面沉积阻力和浓差极化阻力都有所降低，这有可能是膜通量略有提高的因素之一。减压抽滤后膜过程总阻力由未处理时的1.29/m降至1.09/m，尽管膜孔阻力、膜表面沉积阻力比例略有增加，膜通量提高还是较为明显。絮凝剂的加入，除去部分高分子的同时，也可能使得溶液本身的黏度变大，膜过程中总阻力变大，膜表面吸附增加，浓差极化加剧，导致预处理效果不明显。

图8-5是不同预处理方法对淀粉＋小檗碱＋栀子苷模拟体系的阻力分布的影响。膜孔阻力所占比例仍是最高，大多数将近50%以上；浓差极化阻力变化不大，基本在13%左右。除了pH为3时，其他预处理后膜表面沉积阻力所占比例都有不同程度下降；其中调节离子强度和pH为9时分别为2%和1%，由于调节离子强度后膜堵塞严重，导致总阻力增大，稳定时的膜通量已降至较低水平。减压抽滤和絮凝后，在总阻力相当的情况下，膜表面沉积阻力所占比例略有下降，但膜孔阻力也略有增加，因此膜通量有所提高，但不是很明显。

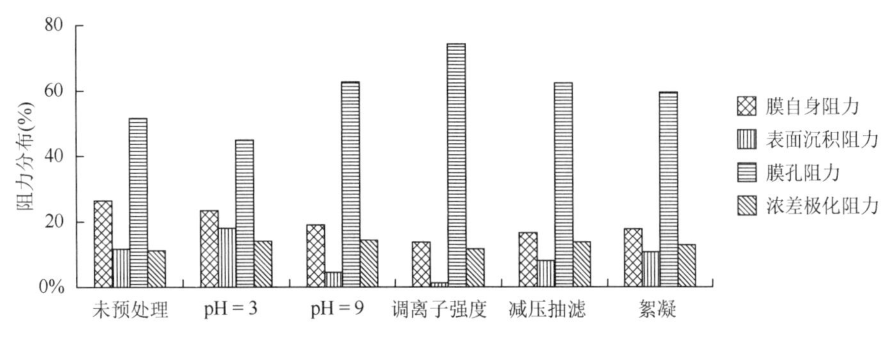

图8-5　不同预处理对淀粉＋小檗碱＋栀子苷模拟体系的阻力分布影响

对比图8-4、图8-5可知，加入指标性成分后，膜过程中膜孔阻力和膜表面沉积阻力的比例都有了不同程度的提高，而膜自身阻力有所下降，浓差极化阻力变化基本不大。

5. 讨论与结论　通过对不同预处理的淀粉模拟体系陶瓷膜微滤过程的研究，初步得出以下结论。

（1）对于采用模拟体系对中药水提液陶瓷膜微滤进行的系统研究，不仅要考察共性高分子物质对膜过程的影响，也要关注中药水提液中指标性成分对膜过程的影响，包括指标性成分之间、共性高分子物质之间、指标性成分与共性高分子物质之间相互作用对于膜过程的影响。

（2）对于淀粉模拟体系，采用调节pH和减压抽滤的预处理方式，膜通量的改善效果较为明显。

（3）不同预处理后淀粉模拟体系的淀粉的截留率在51.69%～76.58%，但主要在70%左右，以调节pH为9时截留率较高；同时，小檗碱的透过率基本达到82%以上，栀子苷的透过率基本在69%～90%，与未预处理时相比较有部分损失；这两种指标性成分透过率，以调节pH和离子强度时较高，减压抽滤和絮凝时略低。

（4）淀粉模拟体系在陶瓷膜微滤过程中，膜污染的因素主要集中于膜孔阻力，占过滤总阻力的40%以上，然后依次为膜自身阻力、浓差极化阻力和膜表面沉积阻力。在膜过程中，膜通量不仅与膜总阻力相关，各部分阻力的分布比例也存在一个最佳值，当其中的某一阻力过大，即使其他方面阻力改善较大，膜分离的效果亦不明显。

（5）综合考察膜通量、淀粉的截留率、小檗碱和栀子苷的透过率等因素，对于以淀粉为主要膜污染物的中药水提液，以调节pH为9时的预处理效果较为理想。此时膜稳定通量为387.6 L/(m^2·h)，提高了21.43%；淀粉截留率较高，为76.59%，小檗碱和栀子苷的透过率分别为96.24%、72.59%。

三、预处理对果胶模拟体系溶液环境及其陶瓷膜微滤过程的影响

本部分以中药水提液果胶模拟体系为研究对象，通过不同预处理方式调节溶液环境，分别考察不同

溶液环境对膜通量、果胶去除率、指标性成分透过率等指标的影响，探索针对果胶模拟体系的溶液环境优化技术方案。

果胶模拟体系配制方法如下：精密称取 5 g 果胶，加少量水分散，使其充分溶解，冷却，补足体积至 5 L，得 0.1%的果胶模拟溶液，定义此溶液为单一果胶模拟体系；精密称取一定量的小檗碱和栀子苷，溶解后加入果胶溶液中，调整体积至 5 L，得 0.1%果胶 + 0.3%小檗碱 + 0.3%栀子苷溶液，定义此溶液为果胶 + 小檗碱 + 栀子苷模拟体系。

将配好的溶液分别按调节 pH = 2 和 pH = 6.5，加入 0.05 mol/L 的 NaCl，双层滤纸减压抽滤，以壳聚糖絮凝法做预处理，得到预处理后的果胶模拟溶液。

1. 预处理方法对果胶模拟体系溶液环境的影响　单一果胶模拟溶液通过不同预处理后溶液环境变化如表 8-12 所示。除了调节 pH 和减压抽滤外，果胶溶液在过膜前后的 pH 变化都较小，总体上渗透液 pH 略高。浊度变化范围较大，其中 pH 为 6.5 及减压抽滤时，浊度分别由 17.10 NTU、18.70 NTU 下降至 0.23 NTU 和 0.43 NTU，并且这两种情况下渗透液的浊度都比未预处理时有所下降；而 pH 为 2 及调离子强度后渗透液浊度较高，说明其中所含颗粒物质较多，在膜过程中易造成膜污染。过膜后溶液因高分子去除，黏度都有不同程度的下降，由过膜前的 1.73～2.28 mPa·s 降至 1.10～1.50 mPa·s。未预处理时，电导率由 157.3 μS/cm 降至过膜后的 62.1 μS/cm；加入酸、NaCl 及絮凝剂后，使得渗透液电导率比原液有较大程度的增加；而减压抽滤和 pH 为 6.5 时，渗透液电导率变化与未预处理时一致，都有不同程度下降。

表 8-12　预处理对单一果胶模拟体系溶液环境的影响

样品	pH		浊度（NTU）		黏度（mPa·s）		电导率（μS/cm）	
	原液	渗透液	原液	渗透液	原液	渗透液	原液	渗透液
未预处理	4.271	5.323	25.80	0.56	2.14	1.10	157.3	62.1
pH = 2	4.215	2.450	20.60	3.77	1.93	1.14	81.8	1 686.0
pH = 6.5	4.025	7.173	17.10	0.23	2.26	1.24	96.4	34.8
调离子强度	4.081	4.385	18.90	1.24	1.73	1.10	100.8	3 950.0
减压抽滤	4.090	6.791	18.70	0.43	1.91	1.34	177.2	90.6
絮凝	4.143	4.177	17.20	0.70	2.28	1.50	199.0	253.0

果胶 + 小檗碱 + 栀子苷模拟体系通过不同预处理后溶液环境变化如表 8-13 所示，加入指标性成分后，果胶模拟体系的 pH 都有所降低；但是，除调节 pH 组以外，渗透液 pH 都略有上升，其原因可能是部分指标性成分被截留，此外实验装置中泵存在一定的死体积，其中残留的蒸馏水也会对 pH 产生一定影响。对比表 8-12 可知，溶液的浊度、电导率变化较为明显，其中原液浊度略有增加，但过膜后有了大幅度提高，基本在 2 NTU 以上；电导率也大幅的增加，并且渗透液的电导率也很高，表明指标性成分大部分都透过了膜，其中 pH 为 6.5 时渗透液电导率较低，可能是部分溶质在膜过程中被截留。而溶液黏度变化不大，原液和渗透液的黏度在加入指标性成分后都略有降低。

表 8-13　预处理对果胶 + 小檗碱 + 栀子苷模拟体系溶液环境的影响

样品	pH		浊度（NTU）		黏度（mPa·s）		电导率（μS/cm）	
	原液	渗透液	原液	渗透液	原液	渗透液	原液	渗透液
未预处理	3.630	4.125	26.00	2.32	1.67	1.10	495.0	403.0
pH = 2	3.357	2.288	24.40	2.42	1.88	1.17	611.0	1 395.0
pH = 6.5	3.401	6.756	32.70	3.43	1.88	1.23	660.0	70.1

续表

样品	pH		浊度（NTU）		黏度（mPa·s）		电导率（μS/cm）	
	原液	渗透液	原液	渗透液	原液	渗透液	原液	渗透液
调离子强度	3.390	3.636	28.50	844.00	1.86	1.26	563.0	1 744.0
减压抽滤	3.323	4.409	30.60	2.09	1.64	1.17	652.0	481.0
絮凝	3.587	3.938	25.60	0.59	1.56	1.05	680.0	583.0

2. 预处理方法对果胶模拟体系膜通量衰减的影响　由图 8-6 可看出，未预处理的单一果胶溶液膜起始通量为 553.2 L/(m^2·h)，稳定时的膜通量为 349.2 L/(m^2·h)。减压抽滤后的溶液，膜通量曲线变化趋势与未处理时基本一致，膜起始通量和稳定通量都略低于未预处理溶液。调离子强度和 pH 为 2 时的果胶溶液，膜起始通量和稳定通量都明显低于未预处理的溶液，膜起始通量分别为 441.6 L/(m^2·h)、378 L/(m^2·h)，而稳定时膜通量分别为 279.6 L/(m^2·h)、246 L/(m^2·h)，表明这两种预处理方法是不可取的。而絮凝后的溶液，膜起始通量增加了 42.73%，达到 789.6 L/(m^2·h)，但在前 5 min 内下降速率较快，这有可能是絮凝将大部分大颗粒物质除去，其中残留的小颗粒物质及部分絮凝剂成分在过膜初期较快吸附于膜表面或堵塞膜孔，并且在压力差作用之下在膜表面形成致密的凝胶层；稳定时的膜通量为 541.2 L/(m^2·h)，尽管过滤前期下降较快，稳定时膜通量仍提高了 54.98%。pH 为 6.5 时的果胶溶液，膜起始通量为 729.6 L/(m^2·h)，增加了 31.89%，起始通量低于絮凝后的溶液，但此时膜通量下降速率较为平缓，稳定时膜通量为 632.4 L/(m^2·h)，提高了 81.1%。

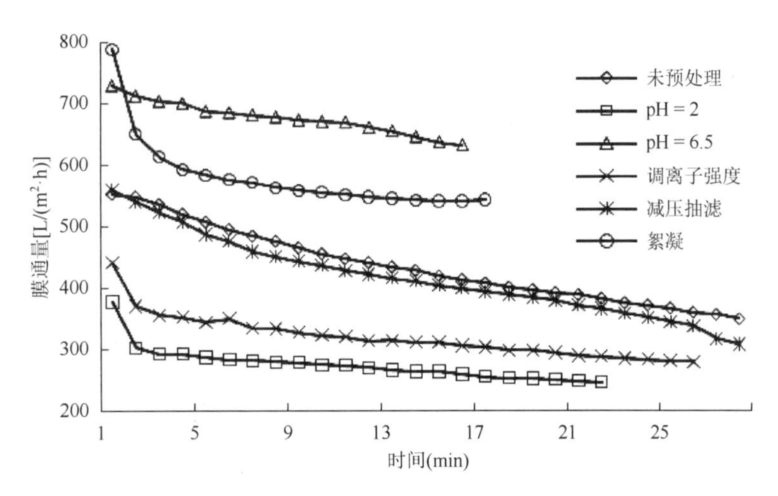

图 8-6　不同预处理的单一果胶模拟体系的时间–通量曲线

图 8-7 是果胶 + 小檗碱 + 栀子苷模拟体系的膜通量曲线。未预处理的该模拟体系膜起始通量为 630 L/(m^2·h)，稳定时的膜通量为 476 L/(m^2·h)。减压抽滤后的溶液，膜通量变化与未处理时较为接近，但此时膜起始通量和稳定通量都低于未处理的溶液。减压抽滤后的果胶模拟体系，在前 5 min 下降较快，稳定时的膜通量已降至较低水平。pH 为 2 时，溶液在酸性条件下黏度较大，黏度是影响膜通量的关键因素，此时膜通量最低。絮凝后的果胶模拟体系，膜起始通量有一定提高，但下降速率也较快，在过滤 4 min 以后膜通量已低于未处理的溶液。而 pH 为 6.5 时，膜起始通量达到 634.8 L/(m^2·h)，略有增加；但此时膜通量下降较为缓慢，稳定时的膜通量为 526.8 L/(m^2·h)，提高了 10.67%。

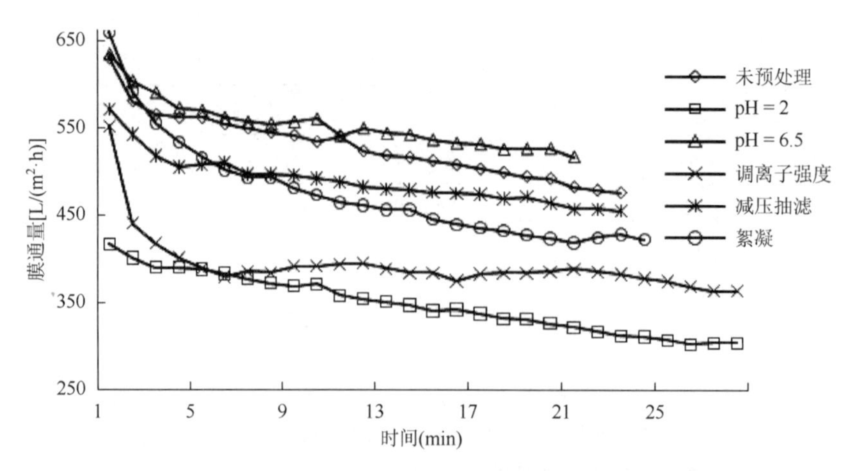

图 8-7 不同预处理对淀粉 + 小檗碱 + 栀子苷模拟体系的时间–通量曲线的影响

对比图 8-6、图 8-7 可知，未预处理的单一果胶模拟体系的膜起始通量为 553.2 L/(m^2·h)，稳定时的通量为 349.2 L/(m^2·h)；而果胶 + 小檗碱 + 栀子苷模拟体系的膜起始通量升至 630 L/(m^2·h)，稳定时的通量升至 476 L/(m^2·h)。表明在本研究体系中，指标性成分的加入导致溶液环境变化有利于膜通量的提高。除了絮凝和 pH 为 6.5 外，经过其他预处理的单一果胶模拟体系在加入指标性成分后膜通量都有所提高。

3. 预处理方法对果胶截留率和指标性成分透过率的影响　由表 8-14 可知，未预处理的单一果胶模拟体系的果胶截留率为 97.71%。减压抽滤后该模拟体系的果胶截留率为 98.90%，略有提高；而其他预处理方法对该模拟体系的果胶截留率都有不同程度的下降。其中 pH 为 2 时，果胶截留率最低，仅为 74.65%。该结果说明，不同预处理方法对高分子物质的清除可有不同的影响，实际操作时，应该面向具体物料体系，以实验研究加以筛选。

表 8-14 不同预处理的单一果胶模拟体系的果胶截留率（%）

未预处理	pH = 2	pH = 6.5	调离子强度	减压抽滤	絮凝
97.71	74.65	88.03	89.18	98.90	92.23

由表 8-14、表 8-15 可知，无论是单一果胶模拟体系，还是果胶 + 小檗碱 + 栀子苷模拟体系，预处理都会影响其膜过程的果胶截留率和指标性成分透过率；其中，絮凝预处理方法对上述两体系中果胶的去除率都较高，达到 92%以上。实际工作中，可以综合考虑果胶截留率和指标性成分透过率的最佳效果，选择合适的预处理方法。

表 8-15 果胶 + 小檗碱 + 栀子苷模拟体系经不同预处理的果胶截留率及指标性成分透过率

样品	果胶截留率（%）	小檗碱透过率（%）	栀子苷透过率（%）
未预处理	92.70	93.10	85.63
pH = 2	95.66	81.36	85.75
pH = 6.5	80.15	68.24	67.09
调离子强度	90.53	88.13	42.56
减压抽滤	92.99	96.53	75.28
絮凝	99.54	53.39	89.67

4. 预处理方法对果胶模拟体系阻力分布的影响　图 8-8 为不同预处理的单一果胶模拟体系的阻力分

布。由图 8-8 可知，未预处理的单一果胶模拟体系在膜过程中，由于自身黏度较大，膜阻力主要为膜自身阻力和浓差极化阻力，分别为 60%和 35%。在 pH 为 2 时，膜孔阻力由 1%急剧升至 62%，由于膜孔堵塞，尽管浓差极化阻力有所降低，但总阻力由 0.77 升至 1.25，使得膜通量处于较低水平。调离子强度因同样原因，膜通量与 pH 为 2 时基本相当。而 pH 为 6.5 及减压抽滤时，虽然膜堵孔阻力、表面沉积阻力各有所增加，但浓差极化阻力由 35%分别降至 15%和 8%，而总阻力分别为 0.66/m、1.47/m，这些变化有可能是造成膜通量差异的因素之一。絮凝后浓差极化阻力趋向于零，但残留的小颗粒物质及部分絮凝剂成分在过膜初期较快吸附于膜表面及堵塞膜孔，使得表面沉积阻力、膜孔阻力增加，膜通量在前 5 min 内下降较快，尽管总阻力为 0.85/m，但是膜通量改善还较为明显。

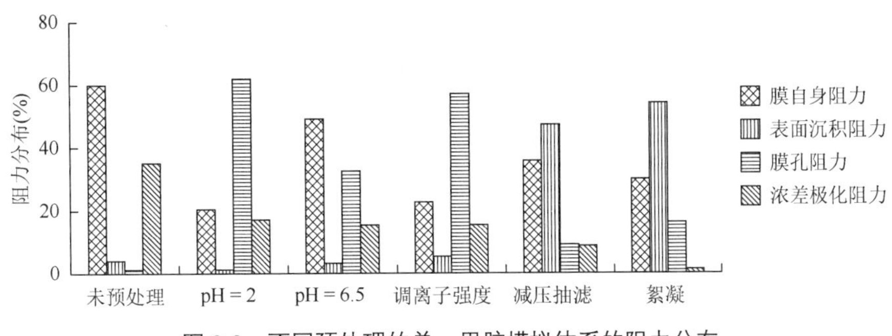

图 8-8　不同预处理的单一果胶模拟体系的阻力分布

图 8-9 是不同预处理对果胶 + 小檗碱 + 栀子苷模拟体系阻力分布的影响。其中，膜孔阻力所占比例最高，各种预处理方法均高达 44%以上，成为造成膜通量衰减的主要因素。在 pH 为 2 和调离子强度时，表面沉积阻力、膜孔阻力略有增加，总阻力由 1.02/m 分别升至 1.70/m 和 1.24/m，使膜通量下降较为显著。减压抽滤和絮凝后，在总阻力相当的情况下，膜表面沉积阻力和浓差极化阻力所占比例略有下降，但膜孔阻力也略有增加，因此膜通量也没有得到改善。而 pH 为 6.5 时，膜自身阻力所占比例增加，其他三部分阻力都有不同程度的下降，并且此时总阻力最低，仅为 0.85/m，因此膜通量较高。

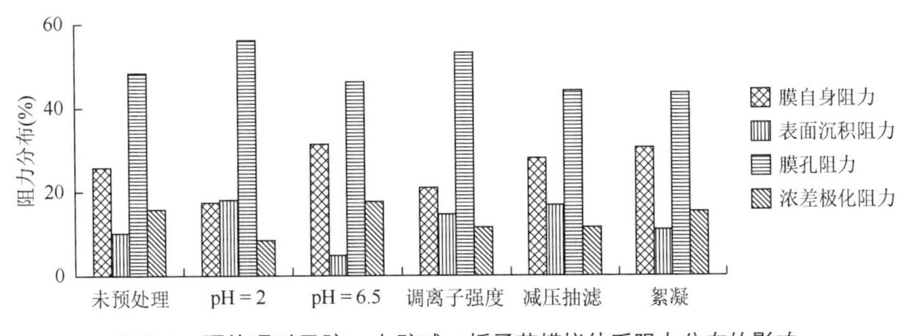

图 8-9　预处理对果胶 + 小檗碱 + 栀子苷模拟体系阻力分布的影响

对比图 8-8、图 8-9 可知，加入指标性成分后，果胶模拟体系在膜过程中膜孔阻力明显增大，膜表面沉积阻力的比例略有提高，而膜自身阻力和浓差极化阻力变化基本不大。

5. 讨论　通过对不同预处理的果胶模拟体系陶瓷膜微滤过程的研究，初步得出以下结论。

（1）对于单一果胶模拟体系，采用调节 pH 和絮凝的预处理方式，膜通量的改善效果较为明显；对于果胶 + 小檗碱 + 栀子苷模拟体系，各种预处理对膜通量的改善效果不是很明显，pH 为 6.5 时相对膜通量较大。

（2）通过 0.2 μm 的 ZrO_2 陶瓷膜，不同预处理后果胶的截留率在 74.65%～99.54%，但主要在 90%左右，果胶基本通过膜分离被去除，截留率较高。同时，小檗碱的透过率基本达到 80%以上，pH 为 6.5 时略低，絮凝预处理后小檗碱透过率最低；栀子苷的透过率主要在 67%～89%，其中调离子强度后透过率最低，为 42.56%，与未预处理时相比较，有部分损失，但整体透过率还是较好。

（3）果胶模拟体系在陶瓷膜微滤过程中，膜污染的因素主要集中于膜孔阻力，占过滤总阻力的 44%以上，然后为膜自身阻力。在膜过程中，总阻力是影响膜过程的一个方面，但这种影响不是绝对的，组成总阻力的各部分阻力所占的比例也是一个重要的因素。在总阻力相当的情况下，其中某一部分阻力过高，都有可能导致膜通量骤降。

（4）综合考察膜通量、果胶的截留率、小檗碱和栀子苷的透过率等因素，对于以果胶为主要膜污染物的中药水提液，以调节 pH 为 6.5 时的预处理效果较为理想。此时膜稳定通量为 526.8 L/(m^2·h)，提高了 10.67%；果胶截留率为 80.15%，小檗碱和栀子苷的透过率分别为 68.24%和 67.09%。

四、预处理对蛋白质模拟体系溶液环境及其陶瓷膜微滤过程的影响

本部分以中药水提液蛋白质模拟体系为研究对象，通过不同预处理方式调节溶液环境，分别考察不同溶液环境对膜过程、蛋白质去除率、指标性成分透过率等指标的影响，探索针对蛋白质模拟体系的溶液环境优化技术方案。

蛋白质模拟体系配制方法如下：精密称取 1 g 大豆分离蛋白，加少量水分散，使其充分溶解，冷却，补足体积至 5 L，得 0.02%的蛋白质模拟溶液，定义此溶液为单一蛋白质模拟体系；精密称取一定量的小檗碱和栀子苷，溶解后加入蛋白质溶液中，调整体积至 5 L，得 0.02%蛋白质 + 0.3%小檗碱 + 0.3%栀子苷溶液，定义此溶液为蛋白质 + 小檗碱 + 栀子苷模拟体系

将配好的溶液分别按调节 pH = 4.5 和 pH = 9，加入 0.05 mol/L 的 NaCl，双层滤纸减压抽滤，壳聚糖絮凝作预处理，得预处理后的蛋白质模拟溶液。

1. 预处理对蛋白质模拟体系溶液环境的影响　单一蛋白质模拟溶液通过不同预处理后溶液环境变化如表 8-16 所示。除了调节 pH 和絮凝外，蛋白质溶液在过膜前后的 pH 变化范围不大。过膜前后浊度明显降低，其中 pH 为 4.5 及絮凝时，浊度分别由 12.60 NTU 和 15.00 NTU 下降至 0.05 NTU 和 0.04 NTU，并且这两种情况下渗透液的浊度都比未预处理时有较大程度下降；除了调节 pH 为 9 时渗透液浊度略高，其他预处理后渗透液的浊度都有不同程度的降低。过膜后溶液因高分子去除，总体上黏度都略有降低，其中调节离子强度后黏度最低；并且与未预处理时相比，通过不同预处理的蛋白质模拟体系在过膜后黏度也都有不同程度下降。调节 pH 和离子强度后，因加入酸碱和 NaCl 使得渗透液电导率较大；未预处理时，电导率由 31.8 μS/cm 降至 8.05 μS/cm；减压抽滤因除去部分溶质，渗透液电导率也有所下降。

表 8-16　预处理对单一蛋白质模拟体系溶液环境的影响

样品	pH		浊度（NTU）		黏度（mPa·s）		电导率（μS/cm）	
	原液	渗透液	原液	渗透液	原液	渗透液	原液	渗透液
未预处理	7.560	7.407	20.70	0.25	1.19	1.15	31.80	8.05
pH = 4.5	6.994	6.532	12.60	0.05	1.15	1.11	15.80	31.30
pH = 9	7.451	8.111	10.20	0.28	1.00	0.90	22.00	10.33
调离子强度	7.269	6.568	14.30	0.12	1.04	0.72	14.56	3 750.00
减压抽滤	7.151	7.206	11.60	0.10	1.00	0.90	49.40	20.70
絮凝	6.314	4.098	15.00	0.04	1.18	1.10	48.10	120.20

表 8-17 为不同预处理对加入指标成分的蛋白质模拟体系的物理化学性质参数的影响。如表 8-17 所示，加入指标性成分后，溶液的 pH 都有所降低；但渗透液 pH 都略有上升，其原因可能是部分指标性成分被

截留，同样泵的死体积中残留的蒸馏水也会对 pH 产生一定影响。对比表 8-16、表 8-17 可知，样品的浊度变化较为明显，由 15 NTU 左右增加至 60 NTU 以上，过膜后有了大幅度降低，预处理后渗透液浊度高于未处理的溶液，其中调离子强度后渗透液浊度较大，为 826.0 NTU，其原因可能是溶液温度降低及离子强度等变化，导致其中的小檗碱析出。原液的黏度略有降低，除了调节 pH 以外，加入指标性成分后渗透液的黏度都有变大的趋势。同样由于指标性成分的加入，原液的电导率变大，而大部分指标性成分都被透过，因此渗透液的电导率也变大。

表 8-17 预处理对蛋白质 + 小檗碱 + 栀子苷模拟体系溶液环境的影响

样品	pH		浊度（NTU）		黏度（mPa·s）		电导率（μS/cm）	
	原液	渗透液	原液	渗透液	原液	渗透液	原液	渗透液
未预处理	6.017	6.656	60.50	0.48	1.06	1.30	49.3	52.0
pH = 4.5	6.257	6.171	149.00	0.43	1.08	1.02	65.4	248.0
pH = 9	6.118	8.013	93.70	0.28	1.05	1.01	68.5	45.4
调离子强度	6.251	6.747	105.00	826.00	1.24	1.36	282.0	1 083.0
减压抽滤	6.391	6.956	159.00	0.57	1.09	1.21	57.4	61.9
絮凝	6.002	4.001	96.30	0.24	1.35	1.37	288.0	509.0

2. 预处理方法对蛋白质模拟体系膜通量衰减的影响　由图 8-10 可看出，未预处理的单一蛋白质模拟体系膜起始通量为 1 464 L/(m^2·h)，稳定时的膜通量为 416.4 L/(m^2·h)，仅为起始通量的 28.4%。调节离子强度时，膜起始通量为 831.6 L/(m^2·h)，但下降较为缓慢，稳定时的膜通量高于未预处理溶液。减压抽滤后的溶液在过膜初期膜通量下降趋势与未处理时一致，5 min 后下降趋于平缓，稳定时膜通量为 588 L/(m^2·h)。而絮凝和 pH 为 9 时，膜起始通量与未处理溶液基本相当，但下降速率各不相同，以 pH 为 9 时的膜通量下降最慢，稳定时膜通量为 1 022.4 L/(m^2·h)，比未处理时增加了 145.5%；絮凝后溶液的膜通量次之，为 848.4 L/(m^2·h)，比未处理时增加了 103.7%。pH 为 4.5 时，膜起始通量最大，但下降速率也较快，9 min 后膜通量已低于絮凝后的溶液，稳定时膜通量略高于减压抽滤后的溶液。

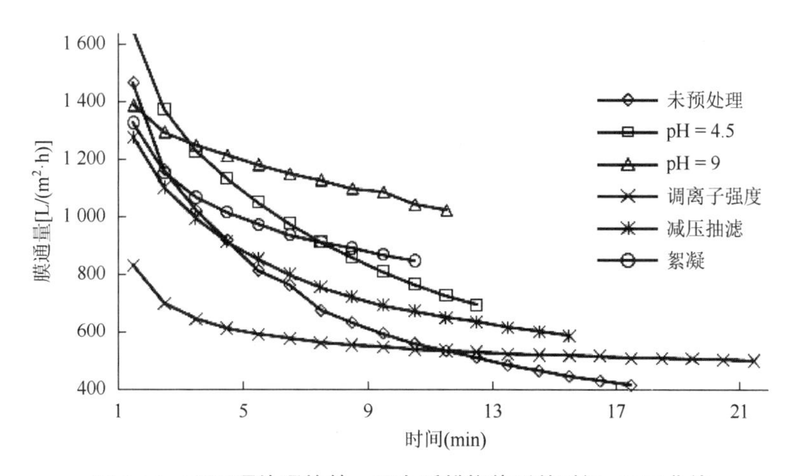

图 8-10 不同预处理的单一蛋白质模拟体系的时间–通量曲线

图 8-11 是蛋白质 + 小檗碱 + 栀子苷模拟体系的膜通量曲线。未预处理的蛋白质模拟体系膜起始通量为 1 426.8 L/(m^2·h)，稳定时的膜通量为 637.2 L/(m^2·h)。调节离子强度时，膜通量最低，此时膜起始通量和稳定通量都低于未处理的溶液。絮凝后的溶液，膜起始通量略低，但下降速率较慢，稳定时的膜通量

为 831.6 L/(m²·h)，提高了 30.5%。而 pH 为 4.5 和 9 时，膜通量曲线基本重合，膜起始通量增加了 12.9%，达到 1 610.4 L/(m²·h)；稳定时的膜通量为 771.6 L/(m²·h)，提高了 21.1%。减压抽滤后的溶液，膜起始通量与絮凝时相当，但相对下降速率更慢，稳定时膜通量最高，为 963.6 L/(m²·h)，提高了 51.2%。

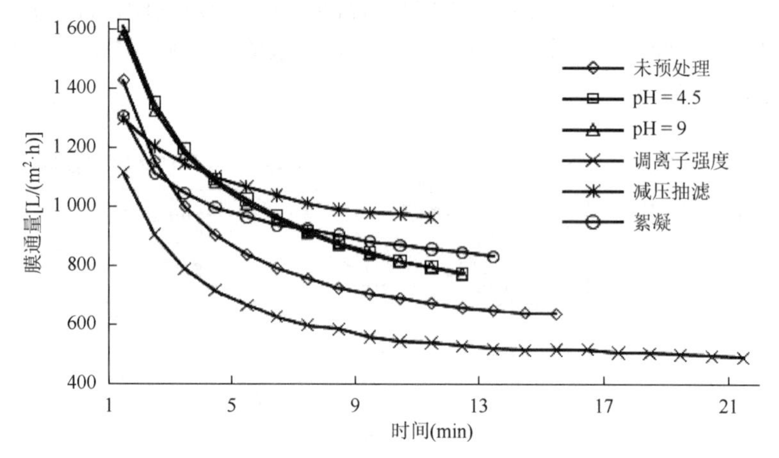

图 8-11　不同预处理对蛋白质 + 小檗碱 + 栀子苷的溶液时间–通量曲线的影响

对比图 8-10、图 8-11 可知，未预处理的单一蛋白质模拟体系和蛋白质 + 小檗碱 + 栀子苷模拟体系的膜起始通量相差不大，维持在 1 426 L/(m²·h)以上；而稳定时的膜通量相差较大，后者由原来的 416.4 L/(m²·h)增加至 637.2 L/(m²·h)，提高了 53%。表明在本研究体系中，指标性成分对于膜通量在过滤初期影响较为微弱，而对于最终膜稳定时通量的影响较大。除 pH 为 9 时，其他预处理后的溶液，在加入指标性成分后，膜通量曲线整体上都有不同程度的提高。

3. 预处理方法对蛋白质截留率和指标性成分透过率的影响　由表 8-18 可知，未预处理的单一蛋白质模拟体系的蛋白质截留率为 87.10%。预处理后的该模拟体系，蛋白质截留率都有不同程度的下降。其中 pH 为 4.5 和调节离子强度时，蛋白质截留率分别下降了 37.10%和 30.43%；其他预处理后的溶液，蛋白质截留率基本维持在 74%左右。

表 8-18　不同预处理对单一蛋白质模拟体系的蛋白质截留率（%）

未预处理	pH = 4.5	pH = 9	调离子强度	减压抽滤	絮凝
87.10	50.00	72.82	56.67	74.07	74.55

由表 8-18、8-19 可知，无论是单一蛋白质模拟体系，还是蛋白质 + 小檗碱 + 栀子苷模拟体系，预处理都会影响其膜过程的蛋白质截留率和指标性成分透过率；其中，絮凝预处理方法对上述两体系中蛋白质的去除率都较高，达到 74.19%以上。其他预处理方法都使体系的蛋白质的截留率急剧下降。其原因可能为指标性成分的加入，改变了蛋白质的溶液环境，使得蛋白质的带电性质、粒径、空间结构等性质变化，导致蛋白质截留率较低。实际工作中，可以综合考虑蛋白质截留率和指标性成分透过率的最佳效果，选择合适的预处理方法。

表 8-19　蛋白质 + 小檗碱 + 栀子苷模拟体系经不同预处理的蛋白质截留率及指标性成分透过率

样品	蛋白质截留率（%）	小檗碱透过率（%）	栀子苷透过率（%）
未预处理	20.83	84.43	74.91
pH = 4.5	13.64	86.87	99.20
pH = 9	27.45	87.42	84.86

续表

样品	蛋白质截留率（%）	小檗碱透过率（%）	栀子苷透过率（%）
调离子强度	19.40	90.84	89.92
减压抽滤	21.43	76.45	89.02
絮凝	74.19	65.20	60.82

4. 预处理方法对蛋白质模拟体系阻力分布的影响　由图 8-12 可知，单一蛋白质溶液在膜过程中，膜孔阻力所占比例最高，大多数达到 40%以上，是造成膜污染的主要因素，然后依次为膜自身阻力、浓差极化阻力和膜表面沉积阻力。未预处理的单一蛋白质溶液膜孔阻力最大，达到 75%。在絮凝和 pH 为 9 时，膜孔阻力较低，分别为 39%和 36%；而膜过程总阻力由未处理时的 1.65/m 分别降至 0.79/m 和 0.55/m，这与图 8-10 反映的膜通量下降速率最慢，稳定时的膜通量也较高相吻合，但由于絮凝后膜表面沉积阻力高于 pH 为 9 时，所以膜通量也比 pH 为 9 时略低。而 pH 为 4.5 时，膜孔阻力和浓差极化阻力都只是略有降低，因此膜起始通量尽管较大，但下降速率也很快。调节离子强度后膜孔阻力略有降低，浓差极化阻力和膜表面沉积阻力都变大，膜过程总阻力相对较大，为 1.08/m，因此膜通量提高不明显。减压抽滤后膜过程总阻力为 1.01/m，尽管膜孔阻力比例略有降低，膜通量提高还是不明显。

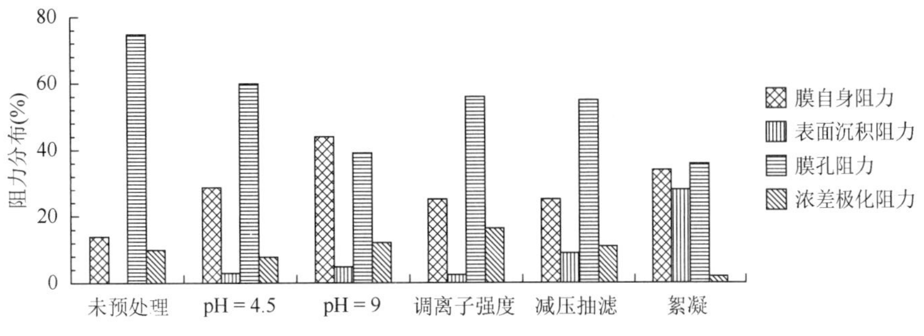

图 8-12　不同预处理的单一蛋白质模拟体系的阻力分布

图 8-13 是经不同预处理方法后蛋白质 + 小檗碱 + 栀子苷模拟体系的阻力分布。未处理的该模拟体系总阻力为 0.9/m，膜阻力依次为膜自身阻力、膜孔阻力和浓差极化阻力，表面沉积阻力趋向于零。减压抽滤后的溶液总阻力为 0.49/m，主要为膜自身阻力，其他阻力所占比例都较低，此时的膜通量最大，预处理效果最明显。絮凝时，浓差极化阻力比例降低，且总阻力为 0.69/m，因此膜通量也较高。调节 pH 时，膜自身阻力和浓差极化阻力基本相同，其他两部分阻力不同，但总阻力相差也不大，因此膜通量曲线基本一致。而调节离子强度时，尽管各部分阻力比例变化不大，但总阻力最大，达到 1.03/m，因此膜通量最低。

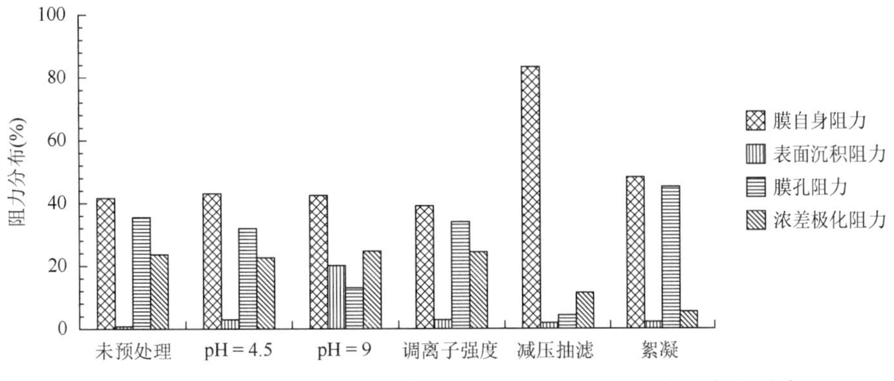

图 8-13　预处理对蛋白质 + 小檗碱 + 栀子苷模拟体系阻力分布的影响

对比图 8-12、图 8-13 可知，加入指标性成分后，膜过程中浓差极化阻力和膜自身阻力的比例都有了不同程度的提高，而膜孔阻力和膜总阻力有所下降，膜表面沉积阻力的比例变化基本不大。

5. 讨论　通过对不同预处理的蛋白质模拟体系陶瓷膜微滤过程的研究，初步得出以下结论。

（1）对于单一蛋白质模拟体系，采用调节 pH 和絮凝的预处理方式，膜通量的改善效果较为明显；加入指标性成分后，各种预处理对膜通量效果略有不同，减压抽滤后的溶液膜通量最大，而调节 pH 和絮凝后的膜通量仍然较大。

（2）通过 0.2 μm 的 ZrO_2 陶瓷膜，不同预处理后单一蛋白质模拟体系的蛋白质截留率在 50%～80%，但主要在 70%左右；但加入指标性成分后，蛋白质截留率明显下降，其原因可能是与粒径变化有关。就两种指标性成分的透过率而言，以调节 pH 和离子强度两种预处理方法比较理想。

（3）蛋白质模拟体系在陶瓷膜微滤过程中，膜污染的因素主要集中于膜孔阻力、浓差极化阻力和膜自身阻力。在膜过程中，总阻力是影响膜通量的一个主要方面，总阻力大则膜通量较低；然后为膜孔阻力和浓差极化阻力，膜表面沉积阻力影响较弱。

（4）综合考察膜通量、蛋白质的截留率、小檗碱和栀子苷的透过率等因素，对于以蛋白质为主要膜污染物的中药水提液，以调节 pH 为 9 时的预处理效果较为理想。此时膜稳定通量为 771.6 $L/(m^2 \cdot h)$，提高了 21.1%；蛋白质截留率较高，小檗碱和栀子苷的透过率分别为 87.42%和 84.86%。

第二节
预处理对综合模拟体系的溶液环境及其陶瓷膜微滤过程的影响

本节在上述单一高分子模拟体系的研究基础上，以中药水提液中淀粉等共性高分子物质和小檗碱、栀子苷组成的综合模拟体系为研究对象，通过不同预处理方式调节溶液环境，分别考察不同溶液环境对膜过程、共性高分子物质去除率、指标性成分透过率等指标的影响。

其中，高分子综合模拟体系（参照黄连解毒汤复方水提液中共性高分子物质含量建立）的配制如下：精密称取 25 g 淀粉，加少量水分散，煮沸 10 min，使其充分溶解；再分别精密称取 5 g 果胶、1 g 蛋白质、7.5 g 鞣质，加入上述溶液，使其充分溶解，冷却，补足体积至 5 L，得 0.5%淀粉 + 0.1%果胶 + 0.02%蛋白质 + 0.15%鞣质的高分子综合模拟溶液。

复方综合模拟体系（以黄连解毒汤复方水提液为模型药物）的配制如下：精密称取一定量的小檗碱和栀子苷，溶解后加入高分子综合模拟溶液中，调整体积至 5 L，得 0.5%淀粉 + 0.1%果胶 + 0.02%蛋白质 + 0.15%鞣质 + 0.3%小檗碱 + 0.3%栀子苷的高分子 + 指标性成分的综合模拟溶液。

将配好的溶液分别按调节 pH = 6.5、pH = 9，加入 0.05 mol/L 的 NaCl，双层滤纸减压抽滤，壳聚糖絮凝做预处理，得预处理后的综合模拟溶液。

一、预处理方法对综合模拟体系溶液环境的影响

高分子综合模拟体系通过不同预处理后的溶液环境变化如表 8-20 所示。除了调节 pH 和絮凝外，高分子溶液在过膜后 pH 都略有增大。而浊度变化较为明显，未处理溶液过膜后由原来的 78.3 NTU 降至 6.43 NTU，其中 pH 为 6.5 及调离子强度时，渗透液浊度较高，分别为 17.20 NTU 和 17.60 NTU，其他预处理后渗透液的浊度都比未预处理时有所下降。过膜后溶液的黏度由原来的 2.2 mPa·s 左右降至 1.4 mPa·s 以下；其中絮凝后黏度变化不大，有可能是受到絮凝剂的影响。溶液的电导率在过膜后也有不同程度的降低，其中调离子强度、絮凝和调节 pH 为 9 时，由于 NaCl 和酸碱的加入，使得渗透液电导率比原液有较大程度的增加，尤其是调离子强度时电导率最大。

表 8-20　预处理方法对高分子综合模拟体系物理化学特征参数的影响

样品	pH		浊度（NTU）		黏度（mPa·s）		电导率（μS/cm）	
	原液	渗透液	原液	渗透液	原液	渗透液	原液	渗透液
未预处理	3.919	4.323	78.3	6.43	2.27	1.20	333.0	234.0
pH = 6.5	3.987	6.181	158.0	17.20	2.15	1.33	352.0	331.0
pH = 9	3.966	7.988	125.0	4.02	2.19	1.14	338.0	616.0
调离子强度	4.054	4.126	133.0	17.60	2.15	1.40	234.0	5 970.0
减压抽滤	4.031	4.536	226.0	3.85	2.30	1.13	335.0	229.0
絮凝	4.119	3.631	268.0	4.39	2.23	1.33	389.0	508.0

如表 8-21 所示，高分子综合模拟体系加入指标性成分，成为复方综合模拟体系后，溶液的 pH 都由原来的 4.0 左右降至 3.2～3.3；同样，渗透液的 pH 都略有上升，其原因可能是部分指标性成分被截留，也可能是设备中残留的水的影响。

对比表 8-20、表 8-21 可知，模拟体系溶液的浊度增加了将近 10 倍，基本达到 1 500 NTU 左右；预处理后渗透液浊度大多数低于未处理的溶液，其中调节离子强度时渗透液的浊度较高，可能是小檗碱由于溶液环境变化而析出。溶液的黏度在加入指标性成分后略有增加，但过膜后渗透液黏度更低，尤其是 pH 为 6.5 和减压抽滤时，渗透液的黏度已降至 0.98 mPa·s 以下。溶液的电导率在加入指标性成分后也有所增大，渗透液的电导率相对也较高，除调离子强度外，渗透液的电导率均低于原液。

表 8-21　预处理方法对复方综合模拟体系物理化学参数的影响

样品	pH		浊度（NTU）		黏度（mPa·s）		电导率（μS/cm）	
	原液	渗透液	原液	渗透液	原液	渗透液	原液	渗透液
未预处理	3.227	3.512	1 676.0	42.0	2.42	1.05	583.0	532.0
pH = 6.5	3.272	6.375	1 545.0	14.5	2.51	0.98	472.0	123.2
pH = 9	3.315	7.542	1 471.0	2.9	1.80	1.21	591.0	485.0
调离子强度	3.293	3.619	1 565.0	215.0	2.73	1.26	428.0	1 012.0
减压抽滤	3.301	3.861	1 796.0	18.2	2.70	0.96	488.0	346.0
絮凝	3.268	3.436	1 147.0	16.2	1.91	1.03	509.0	466.0

二、预处理对高分子综合模拟体系膜通量衰减的影响

由图 8-14 可知，未预处理的高分子综合模拟体系膜起始通量为 368.4 L/(m^2·h)，稳定时的膜通量为 241.2 L/(m^2·h)。减压抽滤时的膜起始通量与未处理溶液接近，相对降低速率较慢，稳定时的膜通量略高。调节离子强度时，膜起始通量为 427.2 L/(m^2·h)，但下降也较快，稳定时的膜通量低与减压抽滤的溶液。而 pH 为 9 时，膜起始通量更高，同时膜通量下降更快，在 19 min 后的膜通量已经低于调节离子强度的溶液。絮凝后的溶液，膜起始通量为 577.2 L/(m^2·h)，增加了 56.68%，在膜过程的前 9 min 内膜通量下降较快，之后膜通量趋于平缓，稳定时的膜通量为 333.6 L/(m^2·h)，提高了 38.3%。而 pH 为 9 时，膜起始通量最大，达到 600 L/(m^2·h)，增加了 62.87%，整个过程膜通量下降速率也较高，但相对起始通量较大，稳定时的膜通量为 427.2 L/(m^2·h)，提高了 77.11%。

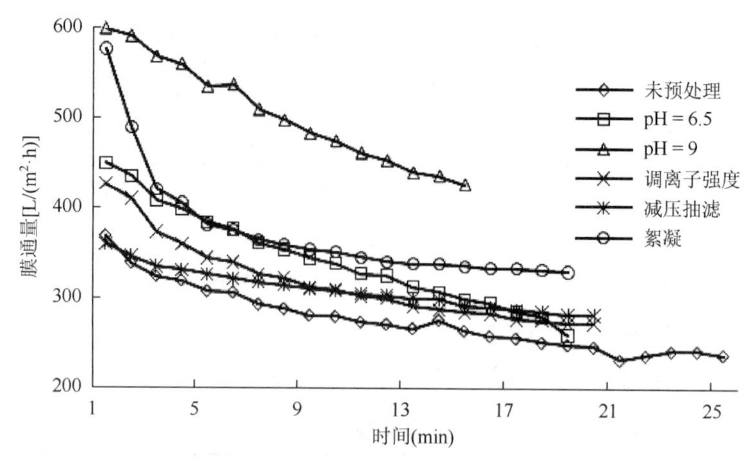

图 8-14　不同预处理的高分子综合模拟体系的时间–通量曲线

图 8-15 是复方综合模拟体系的膜通量曲线。未预处理的溶液膜起始通量为 368.4 L/(m^2·h)，稳定时的膜通量为 224.4 L/(m^2·h)。絮凝后的溶液，膜起始通量最低，仅为 322.8 L/(m^2·h)，稳定时的膜通量也最低。而 pH 为 9、调离子强度和减压抽滤时，膜起始通量基本差不多，都达到 400 L/(m^2·h)以上，但各自膜通量下降不同。减压抽滤时膜通量在膜过程初期下降较快，9 min 左右与调离子强度时基本持平，稳定时的膜通量为 282 L/(m^2·h)，高于调离子强度的溶液；而 pH 为 9 时，膜通量在前 3 min 下降较快，之后膜通量基本趋于稳定，稳定时的膜通量为三者之中最高，达到 307.2 L/(m^2·h)，提高了 36.9%。在 pH 为 6.5 时，膜起始通量为 392.4 L/(m^2·h)，从过膜开始膜通量下降就较慢，稳定时的膜通量最高，为 345.6 L/(m^2·h)，比未处理溶液提高了 54.01%。

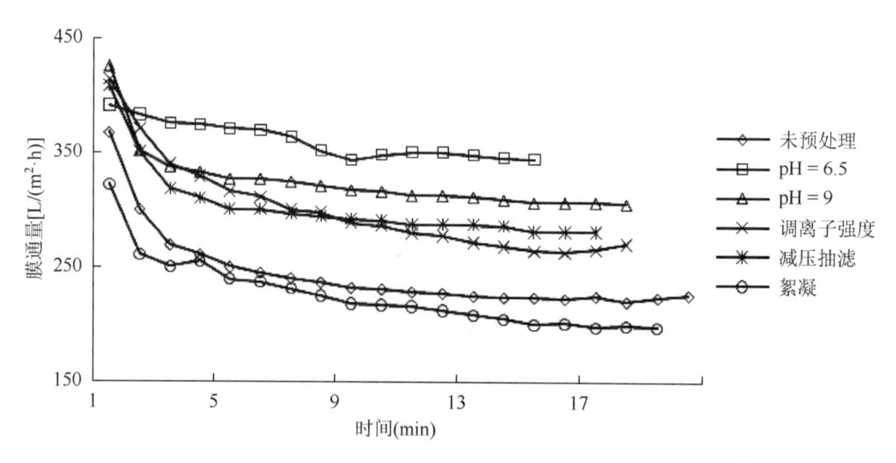

图 8-15　不同预处理的复方综合模拟体系时间–通量曲线

对比图 8-14、图 8-15 可知，未预处理溶液的膜起始通量都为 368.4 L/(m^2·h)，但加入指标性成分后，膜稳定时的通量略低。pH 为 6.5 时，加入指标性成分后，膜起始通量和稳定通量都较高；而 pH 为 9 及絮凝时，加入指标性成分后，膜起始通量和稳定通量都较低。减压抽滤和调节离子强度时，在加入指标性成分前后，膜通量基本无明显变化。表明本研究体系在加入指标性成分前后，采用的预处理方式以调节 pH 对膜通量的影响较大。

三、预处理对共性高分子物质截留率和指标性成分透过率的影响

由表 8-22 可知，未预处理的溶液果胶截留率最高，为 92.23%，蛋白质截留率较低，为 28.7%，淀粉和鞣质的截留率分别为 68.37%和 53.3%。通过不同的预处理后，果胶的截留率还是最高，全都达到 81%

以上；淀粉的截留率次之，为 58%～85.41%；除个别溶液外，鞣质的截留率基本在 65%左右；而蛋白质截留率较低，除 pH 为 9 时，基本在 37%以下。其中 pH 为 9 时，各种高分子的截留率都较高，淀粉的截留率为 85.41%，果胶截留率为 93.62%，蛋白质和鞣质的截留率分别为 71.08%和 81.96%。

表 8-22　不同预处理对综合高分子模拟体系高分子截留率的影响

样品	淀粉截留率（%）	果胶截留率（%）	蛋白质截留率（%）	鞣质截留率（%）
未预处理	68.37	92.23	28.70	53.30
pH = 6.5	59.83	86.91	36.96	64.58
pH = 9	85.41	93.62	71.08	81.96
调离子强度	58.06	81.24	13.18	61.79
减压抽滤	71.86	94.65	26.84	44.60
絮凝	65.62	97.93	36.29	68.67

表 8-23 是复方综合模拟体系共性高分子截留率。未预处理的溶液淀粉截留率较低，为 40.15%，果胶截留率最高，达到 99.12%，蛋白质和鞣质的截留率分别为 80.15%和 84.51%。经过不同的预处理后，还是以果胶的截留率最高，全部达到 92%以上，然后依次为蛋白质截留率和鞣质截留率，淀粉的截留率较低，基本在 65%以下。总体上分析，絮凝后溶液的共性高分子截留率较低，而调节 pH 时的截留率较高。

表 8-23　不同预处理对复方综合模拟体系高分子截留率的影响

样品	淀粉截留率（%）	果胶截留率（%）	蛋白质截留率（%）	鞣质截留率（%）
未预处理	40.15	99.12	80.15	84.51
pH = 6.5	64.53	99.78	97.93	82.58
pH = 9	64.27	92.49	92.08	99.59
调离子强度	49.27	92.19	94.88	82.67
减压抽滤	46.88	99.89	93.97	89.36
絮凝	56.32	96.99	79.24	76.91

对比表 8-22、表 8-23 可知，加入指标性成分前后，果胶的截留率都很高，尤其是加入指标性成分后更高，截留率都达到 92%以上；而蛋白质和鞣质的截留率在加入指标性成分后都有不同程度的提高，特别是蛋白质的截留率提高较为明显，其原因可能是鞣质与小檗碱产生沉淀有利于鞣质的截留，同时鞣质也会与蛋白质类物质相互作用而产生沉淀，鞣质、蛋白质与小檗碱之间的相互作用有利于增大高分子的截留率；另外，指标性成分的加入，使溶液的 pH 进一步降低，在酸性条件下有利于蛋白质变性而析出，从而增大蛋白质的截留率。淀粉在加入指标性成分后截留率略有降低，可能是溶液的 pH 更低，淀粉在酸性环境下被水解而易于透过膜。

表 8-24 是复方综合模拟体系，即加入指标性成分后高分子综合模拟体系的指标性成分透过率。未预处理溶液的小檗碱和栀子苷透过率分别为 75.39%和 79.53%。不同预处理之后小檗碱的透过率较低，小檗碱与鞣质产生沉淀而被截留是透过率低的因素之一，尤其是调节 pH 为 9 时仅为 36.22%，除调节离子强度时较高，其他预处理后基本在 52%左右；栀子苷透过率较高，除絮凝外栀子苷均高于 72%，尤其是 pH 为 6.5 和减压抽滤时分别为 94.93%和 83.99%。总体上絮凝时指标性成分透过率较低，而调节离子强度时相对较高。

表 8-24　不同预处理对复方综合模拟体系指标性成分透过率的影响

样品	小檗碱透过率（%）	栀子苷透过率（%）
未预处理	75.39	79.53
pH = 6.5	52.95	94.93
pH = 9	36.22	77.11
调离子强度	73.87	72.49
减压抽滤	51.28	83.99
絮凝	59.29	61.65

四、预处理对综合高分子模拟体系阻力分布的影响

由图 8-16 可知，综合高分子模拟体系在膜过程中，膜孔阻力所占比例最高，都达到 47%以上，是造成膜污染的主要因素，然后为膜自身阻力和膜表面沉积阻力，浓差极化阻力比例最低。未处理溶液的总阻力为 2.02/m，表面沉积阻力和膜孔阻力较高，减压抽滤除去了大颗粒物质，剩下的小颗粒物质使得膜孔堵塞严重，膜孔阻力达到 91%，此时的总阻力也高于未处理溶液，因此膜通量改善不明显。调节离子强度时表面沉积阻力降低了一半，膜总阻力为 1.76/m，膜通量在初期较大，随着膜孔堵塞，稳定膜通量也不大。而 pH 为 6.5 时，表面沉积阻力更低，膜堵塞也更严重，所以尽管起始通量更大，稳定时的膜通量也不高。絮凝后表面沉积阻力降低了 2/3，膜孔阻力略有增加，膜总阻力降为 1.66/m，因此膜通量较大。pH 为 9 时，膜阻力主要为膜自身阻力和膜孔阻力，相对而言膜孔阻力不大，膜总阻力仅为 1.11/m，因此膜通量最大。

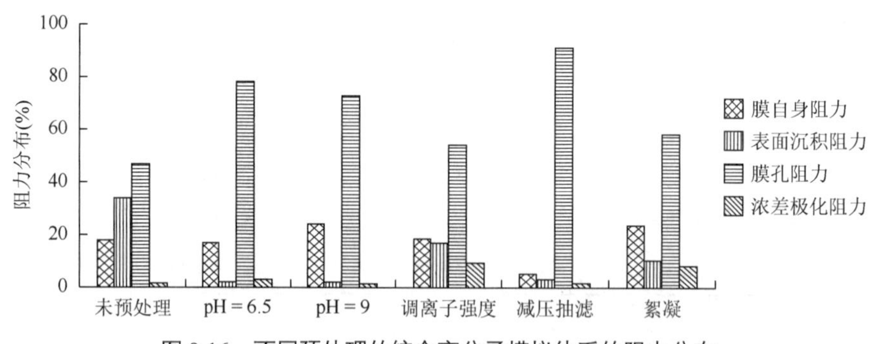

图 8-16　不同预处理的综合高分子模拟体系的阻力分布

图 8-17 是复方综合模拟体系，即加入指标性成分后高分子综合模拟体系的阻力分布，膜孔阻力所占比例仍然较高。絮凝后溶液的各部分阻力与未预处理溶液相似，浓差极化阻力更高，总阻力也由 2.35/m

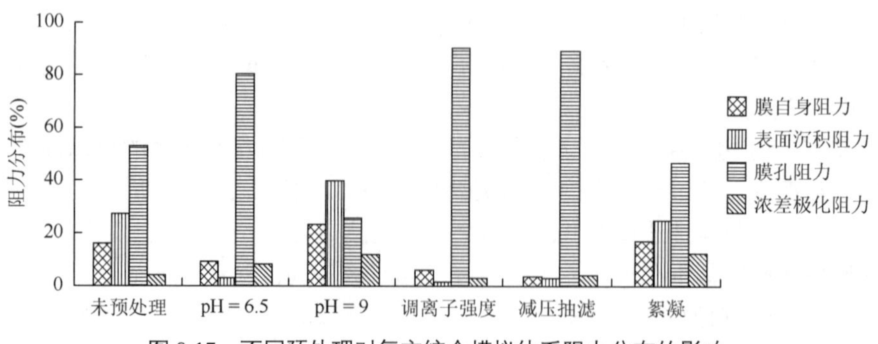

图 8-17　不同预处理对复方综合模拟体系阻力分布的影响

升至 2.52/m，所以膜通量更低。减压抽滤和调离子强度的阻力分布相似，膜孔阻力比例都很高，分别为89%和 90%，由于膜孔堵塞严重使得膜总阻力非常大，膜起始通量较大，但膜孔不断堵塞，稳定时的膜通量只是略有提高。而 pH 为 9 时，膜孔阻力最低，表面沉积阻力略大，此时膜总阻力为 1.24/m，因此膜通量下降较缓慢，5 min 以后已经基本稳定。pH 为 6.5 时，膜孔阻力为 80%，低于减压抽滤和调离子强度的溶液，而表面沉积阻力由 27%降为 3%，所以膜起始通量尽管不是最大，但较稳定，稳定时的膜通量也为最大。

对比图 8-16、图 8-17 可知，膜过程中膜孔阻力的比例始终都较高，浓差极化阻力在加入指标性成分后有所增大，而膜自身阻力有所下降，表面沉积阻力在不同溶液环境下变化也不同。综合高分子模拟体系的膜过程总阻力高于单一高分子模拟体系，但膜孔阻力的比例都较高。

第三节 预处理对复方中药溶液环境及其陶瓷膜微滤过程的影响——以黄连解毒汤为模型药物

一、预处理对中药复方溶液环境的影响

如表 8-25 所示，黄连解毒汤的 pH 在 4.5 上下波动，过膜后渗透液的 pH 略有提高，除调节 pH 外，各种预处理之间无明显变化。溶液的浊度较高，通过预处理过膜后，渗透液的浊度有所降低，其中 pH 为 9 及絮凝时的浊度较低，而调离子强度时的浊度相对较高。溶液的黏度维持在 2.14～2.64 mPa·s，过膜后渗透液的黏度降低了 1 倍左右。未处理溶液的电导率在过膜后由原 895.0 μS/cm 降至 678.0 μS/cm，其他预处理溶液在过膜后渗透液的电导率都有不同程度的提高，黄连解毒汤复方水提液中除了小檗碱和栀子苷外还有其他的电解质等成分，这些小分子成分相对容易透过膜，使得溶液电导率较高。

表 8-25 不同预处理的黄连解毒汤的物理化学性质参数

样品	pH		浊度（NTU）		黏度（mPa·s）		电导率（μS/cm）	
	原液	渗透液	原液	渗透液	原液	渗透液	原液	渗透液
未预处理	4.271	4.414	1 041.0	318.0	2.26	1.17	895.0	678.0
pH = 6.5	4.363	6.357	642.0	195.0	2.28	1.40	905.0	1 597.0
pH = 9	4.661	8.275	978.0	28.6	2.62	1.14	571.0	2 210.0
调离子强度	4.592	4.602	1 405.0	379.0	2.14	1.03	530.0	926.0
减压抽滤	4.556	4.633	1 089.0	249.0	2.64	1.55	411.0	499.0
絮凝	4.495	2.956	1 062.0	14.8	2.53	1.05	390.0	1 331.0

二、预处理对中药复方膜通量衰减的影响

图 8-18 是经不同预处理的黄连解毒汤复方水提液的时间-膜通量曲线。未预处理的溶液膜起始通量为 276 L/(m^2·h)，稳定时的膜通量为 122.4 L/(m^2·h)。调节离子强度的溶液膜起始通量为 379.2 L/(m^2·h)，但过膜初期膜通量下降较快，稳定时膜通量为 133.2 L/(m^2·h)，比未处理溶液提高了 8.82%。pH 为 6.5 时，膜起始通量低于未处理溶液，稳定时膜通量为 138 L/(m^2·h)，比未处理溶液提高了 12.7%。而 pH 为 9 及减压抽滤时，膜起始通量相近，pH 为 9 时在膜过程初期膜通量下降较快，10 min 以后基本趋于稳定；减压

抽滤时的膜通量下降相对较慢，但直到 17 min 以后才趋于稳定，稳定时的膜通量分别为 171.6 L/(m²·h) 和 176.4 L/(m²·h)。絮凝时的膜起始通量最大，为 660 L/(m²·h)，过滤刚开始膜通量下降较快，5 min 以后膜通量逐渐稳定，稳定时的膜通量为 421.2 L/(m²·h)，为未处理溶液膜通量的 3 倍多。

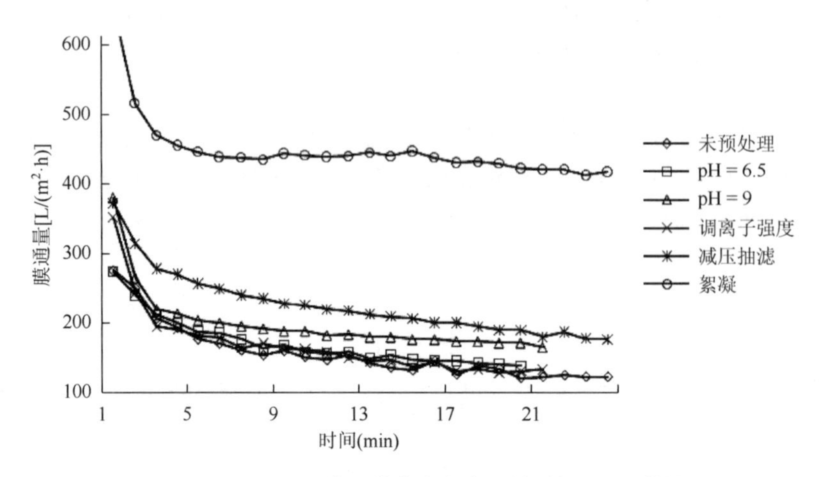

图 8-18　经不同预处理的黄连解毒汤的时间–通量曲线

三、预处理对中药复方共性高分子物质、指标性成分的影响

如表 8-26 所示，黄连解毒汤复方水提液中果胶的截留率最高，都达到 85%以上，其中调节 pH 和离子强度时更高，为 91%以上。淀粉截留率在调 pH 时较高，调离子强度时最低，其他条件下截留率基本在 50%左右。蛋白质的截留率絮凝时最高，达到 81.82%，而调 pH 时截留率较低。未处理溶液的鞣质截留率为 81.07%左右，除 pH 为 6.5 时截留率较低，整体上鞣质截留率达到 70%以上。综合考虑各种共性高分子的截留率，以 pH 为 9 及絮凝时截留率相对较高。

表 8-26　预处理对黄连解毒汤的高分子物质截留率的影响

样品	淀粉截留率（%）	果胶截留率（%）	蛋白质截留率（%）	鞣质截留率（%）
未预处理	55.08	87.67	54.25	81.07
pH = 6.5	72.56	93.94	47.21	47.56
pH = 9	76.28	91.10	45.94	98.28
调离子强度	38.33	97.95	74.21	70.50
减压抽滤	51.58	85.17	70.00	79.97
絮凝	47.80	86.76	81.82	80.55

如表 8-27 所示，小檗碱的透过率在调离子强度时较低，仅为 25.2%，其他条件下小檗碱透过率都达到 83%以上，尤其是 pH 为 9 及絮凝时小檗碱透过率达到 94%以上。与复方综合模拟体系相比较，黄连解毒汤复方水提液的透过率明显高于模拟溶液，其原因可能为黄连解毒汤中含有其他生物碱类成分，也会与鞣质结合产生沉淀，从而降低小檗碱产生沉淀的可能，同时黄连解毒汤实际溶液环境与模拟溶液的差异也会导致透过率不同。栀子苷的透过率也都在 81%以上，其中减压抽滤和絮凝时达到 90%以上，与综合模拟溶液相比，透过率略有增加。综合考虑以絮凝时透过率较高，而 pH 为 9 时次之。

表 8-27　预处理方法对黄连解毒汤的指标性成分透过率的影响

样品	小檗碱透过率（%）	栀子苷透过率（%）
未预处理	86.21	81.57
pH = 6.5	87.76	86.07
pH = 9	94.74	86.44
调离子强度	25.20	86.65
减压抽滤	83.59	90.94
絮凝	94.81	96.80

四、预处理对中药复方膜过程阻力分布的影响

不同预处理的黄连解毒汤水提液在膜过程中的阻力分布见表 8-28、图 8-19。如图 8-19 所示，黄连解毒汤复方水提液的膜过程阻力主要为膜孔阻力，不同预处理后都达到 46%以上。未预处理溶液的总阻力最高，为2.57/m，膜孔阻力比例为71%，浓差极化阻力和表面沉积阻力分别为12%和4%。pH 为6.5 时，膜总阻力略低，各部分阻力比例基本变化不大，膜通量只是略有提高。调离子强度时，膜孔阻力为46%，膜总阻力也更低，因此膜通量也较大。pH 为 9 和减压抽滤时，浓差极化阻力和膜自身阻力基本一致，减压抽滤时膜孔阻力更低，膜总阻力也更低，所以在起始通量相差不大的情况下，减压抽滤时的膜稳定通量更大。而絮凝时膜孔阻力为 62%，同时浓差极化阻力也由 12%降至 8%，此时的膜自身阻力比例较高，在膜总阻力降低的同时，各部分阻力的比例也有所降低，因此膜通量最大。

表 8-28　预处理对黄连解毒汤水提液阻力分布的影响

	$R_{总}$（/m）	$R_m/R_{总}$（%）	$R_e/R_{总}$（%）	$R_i/R_{总}$（%）	$R_p/R_{总}$（%）
未预处理	2.570 3	13	4	71	12
pH = 6.5	2.265 1	15	2	70	13
pH = 9	1.904 7	17	4	64	15
0.05 mol/L NaCl	1.801 2	21	16	46	17
滤纸粗滤	1.792 0	20	11	53	16
絮凝	2.103 3	19	1	71	9

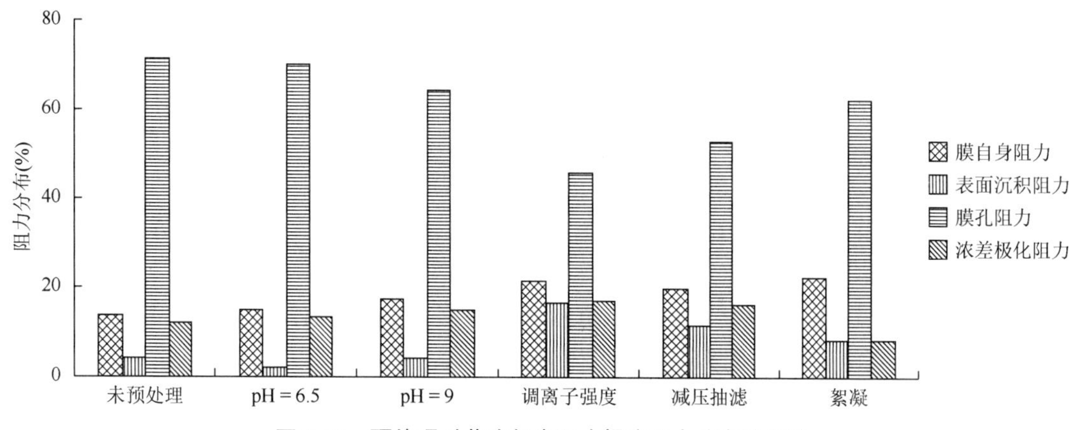

图 8-19　预处理对黄连解毒汤水提液阻力分布的影响

第四节 针对不同中药溶液环境的预处理技术选择与验证

本节以一清等多种中药复方实验体系为研究对象，以其物理化学参数变化、膜动力学参数、模拟物质清除率、指标成分透过率为指标，分别考察絮凝、微滤、调 pH 及离子强度等预处理技术手段对溶液环境的影响。

一、预处理方法对一清复方水提液溶液环境与陶瓷膜微滤过程的影响

1. 预处理方法对一清复方水提液溶液环境的影响　由表 8-29 知，原液的浊度为 1 011 NTU，药液经过离心（5 000 r/min）后，药液的浊度降到 140 NTU，而通过减压抽滤和絮凝后，药液浊度分别为 556 NTU 和 321 NTU，远远大于离心（5 000 r/min）的浊度。经过预处理后，药液的黏度都有明显的下降，但减压抽滤、离心、絮凝后药液的黏度相差不大，其中絮凝后黏度最小，可能与共性高分子去除率高有关。另有研究发现，除了絮凝以外，其他预处理后药液与原液的 pH 没有明显的变化，而絮凝后 pH 下降的原因是由于壳聚糖在乙酸溶液中配制。

在共性高分子去除率方面，絮凝在总体上优于离心和减压抽滤，且对一清复方水提液预处理，果胶和蛋白质的去除率明显高于淀粉和鞣质。在药液的固含物方面，原液的固体总量达到 22.34 mg/mL，经过预处理后，固含物分别下降了 54%、80%、84%、83%。综上所述，离心（5 000 r/min）对药液料液环境改善效果最好。

表 8-29　不同的预处理方法对一清复方水提液溶液环境的影响

项目	固体总量（mg/mL）	浊度（NTU）	pH	黏度（mPa·s）	共性高分子去除率（%）			
					淀粉	果胶	鞣质	蛋白质
原液	22.34	1 011	5.6	1.40	-	-	-	-
减压抽滤	10.38	556	5.55	0.99	20	54	17	8
离心（3 000 r/min）	4.51	265	5.62	0.96	13	62	29	28
离心（5 000 r/min）	3.64	140	5.73	0.94	50	89	30	67
絮凝	3.73	321	3.12	0.91	38	91	44	75

2. 预处理方法对膜通量变化影响　通过预处理技术优化药液的溶液环境，可有效地减轻膜污染，提高膜工作效率。由图 8-20 知，原液的起始通量为 196.8 L/(m^2·h)，经过预处理后，药液起始膜通量增加，减压抽滤、离心（3 000 r/min）、壳聚糖絮凝起始膜通量分别为 267.6 L/(m^2·h)、279.6 L/(m^2·h)、255 L/(m^2·h)，而离心（5 000 r/min）起始膜通量最高，达到 351.6 L/(m^2·h)，并且膜稳定通量也达到 264 L/(m^2·h)，明显高于其他预处理方法，这可能是由于离心后去除大量的颗粒物质，固含物、浊度、黏度都明显降低，溶液环境得到改善，从而使膜通量增加。

3. 预处理方法对过滤阻力分布的影响　由图 8-21 知，在 0.2 μm ZrO_2 陶瓷膜微滤一清复方水提液过程中，膜阻力主要集中在表面沉积阻力，占了总阻力的 58%；膜自身阻力起了次要作用，占了总阻力的 22%；膜孔阻力及膜浓差极化阻力所占比例也相对比较小，其中膜孔阻力占 13%，而浓差极化阻力只占 7%。经过减压抽滤和絮凝预处理后，预处理液与原液的各部分阻力比例相差不大。通过离心预处理后，膜表面

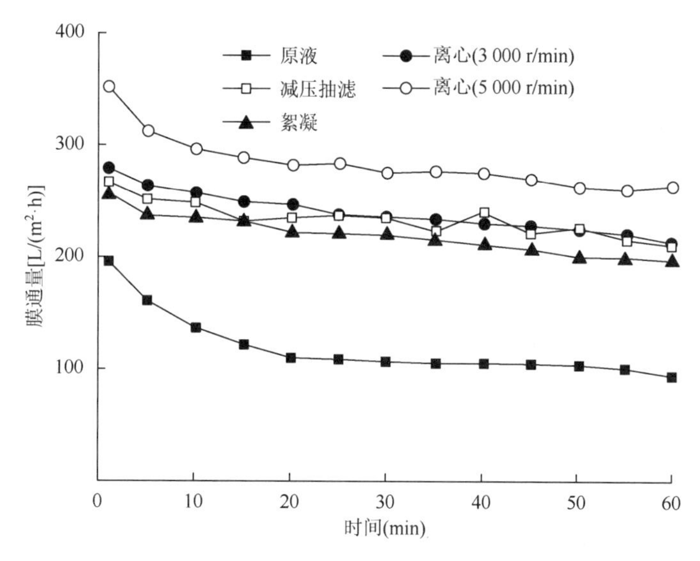

图 8-20　预处理对一清复方水提液膜通量变化的影响

沉积阻力由 58%分别下降到 31%和 19%，随转速的增加，表面沉积阻力在过滤压力中的比例越来越小，但是膜孔阻力比例却相应增大，由 13%增加到 39%，原因是大颗粒物质被离心去除，小粒径物质容易进入膜孔内，从而使膜孔阻力增加。另外研究发现，原液和预处理液在微滤过程中，膜孔阻力和膜表面沉积阻力共占总阻力的 55%以上，膜浓差极化阻力和膜自身阻力相对比较稳定，分别占总阻力的 10%和 25%左右。

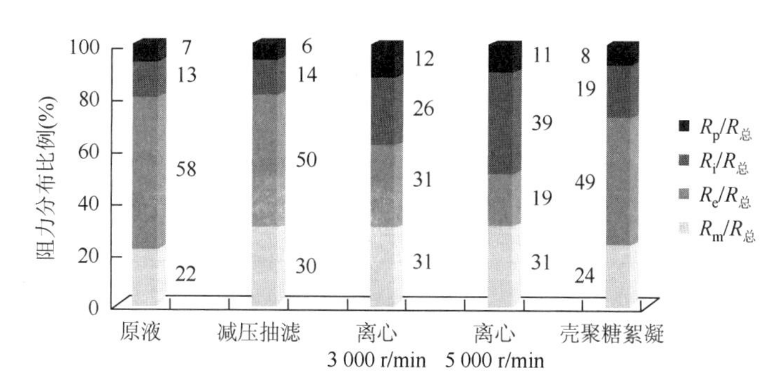

图 8-21　预处理对一清复方水提液阻力分布的影响

二、注射剂 HT 等三种中药水提液体系有机膜超滤前预处理方法优选研究

如上所述，HT 是由赤芍等三味中药组成的复方制剂，具有活血化瘀、行气通络的功效，适用于中风中经络（脑血栓形成）之急性期证属痰瘀阻络者。TA 是由青风藤等三味中药组成的复方制剂，具有通络止痛的功效，适用于放化疗的肺癌、肝癌、胃癌等肿瘤属血瘀引发的癌性中度疼痛。RD 是由栀子等三味中药组成的复方制剂，具有清热、解毒的功效，适用于外感风热所致的高热、微恶风寒、头身痛、痰黄等症。本部分对 HT、RD、TA 三个复方水提液的超滤膜分离前预处理过程进行研究，采用减压抽滤、低速离心、高速离心、絮凝剂絮凝、活性炭吸附、微滤这几种方法进行预处理，考察不同预处理方法对各处方水提液的除杂情况及对膜分离效果的影响，以各处方中有效成分的保留率和对超滤膜分离过程的膜污染度为指标，对各处方水提液的超滤前预处理方法做出评价。

1. HT 水提液超滤前预处理方法优选研究

（1）预处理方法对有效成分芍药苷转移率的影响：采用减压抽滤、低速离心、高速离心、絮凝剂絮凝、活性炭吸附、微滤这几种预处理方法处理 HT 水提液，具体方法及实验结果见表 8-30，由该表知：

1%醋酸壳聚糖溶液作为絮凝剂絮凝的预处理方法对 HT 中芍药苷保留率高于其他预处理方法且处理后药液固体总量最小，0.2 μm PVDF 膜微滤法芍药苷保留率也较好，高速离心法芍药苷损失大于低速离心，活性炭吸附法芍药苷损失严重，不适用于该体系。

表 8-30　HT 水提液不同预处理方法后芍药苷转移率

样品	预处理方法	芍药苷转移率（%）	固体总量（mg/mL）
样品 1	减压抽滤	89.2	11.56
样品 2	低速离心：转速 3 000 r/min	90.0	12.09
样品 3	低速离心：转速 5 000 r/min	89.6	11.95
样品 4	高速离心：转速 10 000 r/min	87.3	11.45
样品 5	高速离心：转速 20 000 r/min	87.1	11.07
样品 6	1%醋酸壳聚糖溶液絮凝法	93.7	9.85
样品 7	5%明胶溶液絮凝法	86.3	11.63
样品 8	0.1%活性炭吸附	42.1	11.64
样品 9	0.2 μm PVDF 膜微滤	91.6	9.93

（2）预处理对药液溶液环境的影响：中药水提液中，高分子物质（如淀粉、果胶等）的含量与药液的黏度密切相关。通过预处理方法前后溶液浊度、黏度的变化可反映出溶液中大小、密度不同的悬浮物、胶体物质的含量变化及高分子物质的含量变化，从而体现出预处理方法的除杂效果。

不同预处理方法对 HT 水提液浊度和黏度的影响见表 8-31。从表中可以看出各预处理方法均有一定除杂效果。采用微滤和壳聚糖絮凝后的药液浊度最低，黏度也较低。离心法和吸附法对药液浊度和黏度均有所改善。减压抽滤对药液浊度和黏度无明显改善。明胶絮凝法使药液黏度增大。

表 8-31　不同预处理方法后 HT 水提液的浊度和黏度

样品	浊度（NTU）	黏度（mPa·s）
水提原液	437	1.05
样品 1	357	1.05
样品 2	171	1.04
样品 3	155	1.04
样品 4	124	1.03
样品 5	132	1.03
样品 6	48.2	1.03
样品 7	343	1.06
样品 8	284	1.03
样品 9	36.7	1.02

（3）预处理对超滤膜过程的影响：预处理对超滤膜过程的影响见表 8-32，由此表可知，壳聚糖絮凝后药液对有机膜的污染度最小，抽滤后的药液膜污染最严重，明胶作为絮凝剂后对膜污染也较大。随着离心转速增加对膜污染度有所降低。

表 8-32　处理后药液的超滤膜通量及膜污染度

样品	药液平均膜通量［L/(m²·h)］	膜污染度（%）	药液过膜后固体总量（mg/mL）
样品 1	12.56	57.1	4.91
样品 2	14.04	49.6	4.90
样品 3	14.08	47.3	4.91
样品 4	14.23	44.5	4.89
样品 5	14.50	43.1	4.87
样品 6	20.08	23.9	4.71
样品 7	12.24	50.1	4.89
样品 8	17.12	40.1	4.79
样品 9	15.36	55.6	4.75

（4）预处理作用的分析：综合不同预处理方法对有效成分芍药苷转移率的影响、对超滤膜过程中膜通量和膜污染度的影响及对药液的浊度和黏度的改善情况来分析，采用壳聚糖絮凝法对芍药苷转移率最高，对后续膜过程污染度最小，膜通量最大，且对药液浊度和黏度的改善显著，是 HT 水提液较为适宜的预处理方法。0.2 μm PVDF 膜微滤法对水提液浊度和黏度的改善最显著，芍药苷转移率较高，膜污染小，通量大，但药液体积增大后总固含量较大。低速离心、高速离心对药液具有一定除杂效果，改善了水提液的浊度和黏度。明胶絮凝法增大了药液的黏度对膜污染度也较大，活性炭吸附法使有效成分芍药苷保留率严重下降故均不适用于该体系。

（5）壳聚糖絮凝工艺的优选研究：影响壳聚糖絮凝效果的条件主要有絮凝剂的用量、絮凝温度、pH、保温时间、搅拌方式、药液浓度等。本实验就药液 pH、温度、絮凝剂用量作为因素对 1%醋酸壳聚糖溶液对药液的絮凝效果进行了考察，结果见表 8-33 至表 8-35。

1）以芍药苷的转移率为考察指标时，单指标分析因素的主次：B（药液温度）＞A（药液 pH）＞C（1%壳聚糖用量），且药液絮凝温度对药液絮凝后指标成分芍药苷的转移率有显著影响。

2）壳聚糖絮凝的最佳条件为 $A_2B_2C_1$，即当药液温度 50℃，pH = 5 时，添加 1%壳聚糖 60 mL/L 作为絮凝剂有较好的澄清效果。

表 8-33　HT 水提液 $L_9(3^4)$ 絮凝正交试验因素水平表

因素 水平	A pH	B 温度（℃）	C 1%壳聚糖用量（mL/L）	D 误差项
1	4	25	60	1
2	5	50	80	2
3	6	70	100	3

表 8-34　HT 水提液絮凝正交试验含测结果

实验号	A pH	B 温度（℃）	C 1%壳聚糖用量 （mL/L）	D 误差项	测定结果 （芍药苷转移率%）
1	1（pH = 4）	1（25）	1（60）	1	94.0
2	1	2（50）	2（80）	2	93.5
3	1	3（75）	3（100）	3	90.1

续表

实验号	A pH	B 温度（℃）	C 1%壳聚糖用量 （mL/L）	D 误差项	测定结果 （芍药苷转移率%）
4	2（pH＝5）	1	2	3	94.0
5	2	2	3	1	94.3
6	2	3	1	2	92.9
7	3（pH＝6）	1	3	2	91.9
8	3	2	1	3	94.3
9	3	3	2	1	88.0
*K*1	268.6	270.9	272.2	267.3	-
*K*2	272.2	273.1	266.5	269.3	-
*K*3	265.2	262.0	267.3	269.4	-
R	2.333	3.700	1.900	0.700	-

表 8-35 方差分析表

方差来源	离差平方和	自由度	均方	*F* 值	*P* 值（显著性）
A	8.169	2.000	4.084	8.732	0.103
B	23.03	2.000	11.51	24.62	0.039
C	6.349	2.000	3.174	6.786	0.128
误差	0.936	2.000	0.468	1.000	0.500

（6）讨论：壳聚糖絮凝剂用于大多数中药水提液均有一定的澄清作用，并能较好保留其中大部分有效成分，但对水溶性较小的成分有所影响。本试验絮凝正交结果表明：壳聚糖絮凝 HT 药液的能力受药液 pH、温度、絮凝剂用量等因素的影响，且药液温度对絮凝结果有显著性影响。随温度的升高，絮凝效果有所改善，絮凝物为细颗粒状，易于沉降和滤过。但温度过高则会出现絮凝恶化的现象，这可能是高温使溶液黏度降低，从而降低了絮凝效果，因此一般选用 50～60℃为宜。

此外，在优选最佳絮凝澄清工艺时，絮凝剂的用量不能单凭药液的澄清与否决定，还应考虑用量对指标成分的影响，同时结合过膜效率来确定。

2. RD 水提液超滤前预处理方案优选研究

（1）预处理方法对有效成分栀子苷转移率的影响：采用减压抽滤、低速离心、高速离心、絮凝剂絮凝、活性炭吸附、微滤这几种预处理方法处理 RD 水提液，结果见表 8-36，由该表可知：1%醋酸壳聚糖溶液作为絮凝剂絮凝的预处理方法对 RD 中栀子苷保留率高于其他预处理方法且处理后药液固体总量最小，5%明胶溶液作为絮凝剂及 0.2 μm PVDF 膜微滤法对药液栀子苷保留率也较好，随着离心转速的增大对栀子苷转移率影响不大，固含量降低。活性炭吸附栀子苷损失严重，不适用于该体系。

表 8-36 RD 水提液不同预处理方法后芍药苷转移率

样品	预处理方法	芍药苷转移率（%）	样品固体总量（mg/mL）
样品 1	减压抽滤	76.7	11.12
样品 2	低速离心：转速 3 000 r/min	76.0	10.18
样品 3	低速离心：转速 5 000 r/min	75.8	10.12

续表

样品	预处理方法	芍药苷转移率（%）	样品固体总量（mg/mL）
样品 4	高速离心：转速 10 000 r/min	75.7	9.47
样品 5	高速离心：转速 20 000 r/min	75.7	9.28
样品 6	1%醋酸壳聚糖溶液絮凝法	82.2	8.49
样品 7	5%明胶溶液絮凝法	78.3	11.31
样品 8	0.1%活性炭吸附	30.1	9.28
样品 9	0.2 μm PVDF 膜微滤	80.6	8.58

（2）预处理对药液溶液环境的影响：测定各预处理方法处理后药液的浊度和黏度，结果见表 8-37。从表中可看出采用壳聚糖絮凝后的药液黏度最低，黏度也较低。微滤法对药液黏度降低也有较好作用。离心法和吸附法对药液浊度和黏度均有所改善。减压抽滤对药液浊度和黏度无明显改善。明胶絮凝法使药液黏度增大。

表 8-37　不同预处理后 RD 水提液的浊度和黏度

样品	浊度（NTU）	黏度（mPa·s）
水提原液	247	1.03
样品 1	207	1.03
样品 2	211	1.03
样品 3	205	1.03
样品 4	170	1.02
样品 5	130	1.02
样品 6	30.4	1.01
样品 7	189	1.03
样品 8	114	1.03
样品 9	167	1.00

（3）预处理对超滤膜过程的影响：壳聚糖絮凝后药液对有机膜的污染度最小，通量最大。采用明胶作为絮凝剂的药液膜污染最严重，膜通量较小。抽滤对膜污染也较大。随着离心转速增加对膜污染度有所降低，膜通量增大。相关数据见表 8-38。

表 8-38　处理后药液的超滤膜通量及膜污染度

样品	药液平均膜通量［$L/(m^2·h)$］	膜污染度（%）	药液过膜后固体总量（mg/mL）
样品 1	13.87	54.4	5.94
样品 2	15.21	41.6	5.80
样品 3	15.93	38.6	5.78
样品 4	17.18	36.1	5.72
样品 5	18.12	34.5	5.67
样品 6	21.17	13.9	5.42

续表

样品	药液平均膜通量［L/(m²·h)］	膜污染度（%）	药液过膜后固体总量(mg/mL)
样品 7	13.90	59.1	5.78
样品 8	19.32	45.6	5.77
样品 9	18.62	37.6	5.53

（4）预处理作用的分析：综合不同预处理方法对有效成分栀子苷转移率的影响、对超滤膜过程中膜通量和膜污染度的影响及对药液的浊度和黏度的改善情况来分析，采用壳聚糖絮凝法对栀子苷转移率最高，对后续膜过程污染度最小，膜通量最大，且对药液浊度的改善最显著，是 RD 水提液较为适宜的预处理方法。0.2 μm PVDF 膜微滤法对水提液浊度和黏度也较显著，栀子苷转移率较高。低速离心、高速离心对药液具有一定除杂效果，改善了水提液的浊度和黏度。虽然采用明胶絮凝法栀子苷保留率较高，但处理后药液的黏度较大对膜污染度也较大，对后续超滤过程产生了不利影响，活性炭吸附法使有效成分栀子苷保留率严重下降故均不适用于该体系。

（5）壳聚糖絮凝工艺的优选研究：本实验就药液 pH、温度、絮凝剂用量作为因素就 1%醋酸壳聚糖溶液对药液的絮凝效果进行了考察，结果见表 8-39 至表 8-41。

1）以栀子苷的转移率为考察指标时，单指标分析因素的主次：B（药液温度）＞A（药液 pH）＞C（1%壳聚糖用量），且药液絮凝温度对药液絮凝后指标成分栀子苷的转移率有显著影响。

2）壳聚糖絮凝的最佳条件 $A_3B_3C_2$，即当药液温度 70℃，pH＝6，添加 1%壳聚糖 70 mL/L 为絮凝最佳条件。

表 8-39　RD 水提液 $L_9(3^4)$ 絮凝正交试验因素水平表

因素 水平	A pH	B 温度（℃）	C 1%壳聚糖用量（mL/L）	D 误差项
1	4	30	50	1
2	5	50	70	2
3	6	70	90	3

表 8-40　RD 水提液 $L_9(3^4)$ 絮凝正交试验含测结果

实验号	A pH	B 温度（℃）	C 1%壳聚糖用量 （mL/L）	D 误差项	测定结果 （转移率%）
1	1（pH＝4）	1（30）	1（50）	1	73.3
2	1	2（50）	2（70）	2	79.2
3	1	3（70）	3（90）	3	84.4
4	2（pH＝5）	1	2	3	79.6
5	2	2	3	1	81.2
6	2	3	1	2	85.2
7	3（pH＝6）	1	3	2	80.0
8	3	2	1	3	85.8
9	3	3	2	1	90.1
*K*1	236.9	232.9	244.3	244.7	-

续表

实验号	A pH	B 温度（℃）	C 1%壳聚糖用量 （mL/L）	D 误差项	测定结果 （转移率%）
*K*2	245.9	246.2	248.8	244.4	-
*K*3	255.9	259.6	245.6	249.7	-
R	6.4	8.9	1.5	1.8	-

表 8-41 方差分析表

方差来源	离差平方和	自由度	均方	*F* 值	*P* 值（显著性）
A	60.68	2	30.3	10.1	0.090
B	119.0	2	59.5	19.8	0.048
C	3.640	2	1.82	0.60	0.624
误差	6.030	2	3.01	1.00	0.500

（6）讨论：壳聚糖絮凝 RD 药液的能力受药液 pH、温度、絮凝剂用量等因素的影响，且药液温度对絮凝结果有显著性影响。随温度的升高，絮凝效果有所改善，絮凝物为细颗粒状，易于沉降和滤过。但温度过高则会出现絮凝恶化的现象，这可能是高温使溶液黏度降低，从而降低了絮凝效果，因此一般选用 50～70℃为宜。

3. TA 水提液超滤前预处理优化研究

（1）预处理方法对有效成分青藤碱转移率的影响：实验结果见表 8-42，由该表可知：1%醋酸壳聚糖溶液作为絮凝剂的预处理方法对 TA 水提液中青藤碱保留率高于其他预处理方法。5%明胶溶液絮凝法也有较高的保留率，其次为微滤法。活性炭吸附后青藤碱损失严重。

表 8-42 TA 水提液不同预处理方法后青藤碱转移率

样品	预处理方法	青藤碱转移率（%）	样品固体总量（mg/mL）
样品 1	减压抽滤	78.7	7.35
样品 2	低速离心：转速 3 000 r/min	82.3	7.21
样品 3	低速离心：转速 5 000 r/min	79.7	7.20
样品 4	高速离心：转速 10 000 r/min	75.5	7.19
样品 5	高速离心：转速 20 000 r/min	70.3	7.17
样品 6	1%醋酸壳聚糖溶液絮凝法	91.4	7.13
样品 7	5%明胶溶液絮凝法	89.6	7.20
样品 8	0.1%活性炭吸附	44.3	7.25
样品 9	0.2 μm PVDF 膜微滤	85.3	7.14

（2）预处理方法对药液溶液环境的影响：测定各预处理方法处理后药液的浊度和黏度，结果见表 8-43。从表中可以看出采用微滤法和壳聚糖絮凝后的药液黏度低，浊度也低。高速离心法和吸附法对药液浊度和黏度均有所改善。

表 8-43　不同预处理方法后 TA 水提液的浊度和黏度

样品	浊度（NTU）	黏度（mPa·s）
水提原液	331	1.04
样品 1	317	1.04
样品 2	226	1.04
样品 3	218	1.03
样品 4	203	1.02
样品 5	188	1.02
样品 6	30.2	1.01
样品 7	218	1.03
样品 8	194	1.02
样品 9	44.0	1.01

（3）预处理方法对超滤膜过程的影响：实验结果见表 8-44，该表说明，0.2 μm PVDF 膜微滤处理后药液对有机膜的污染度最小，通量最大。采用 1%醋酸壳聚糖絮凝法处理药液后对后续膜污染也较小，膜通量较大。随着离心转速增加对膜污染度有所降低，膜通量增大。

表 8-44　处理后 TA 药液的超滤膜通量及膜污染度

样品	药液平均膜通量［L/(m²·h)］	膜污染度（%）	药液过膜后固体总量(mg/mL）
样品 1	9.164	44.48	4.28
样品 2	11.56	28.61	4.18
样品 3	12.13	27.39	4.18
样品 4	12.87	24.17	4.16
样品 5	13.46	22.55	4.14
样品 6	14.54	15.32	4.12
样品 7	11.42	19.13	4.21
样品 8	13.16	24.35	4.17
样品 9	14.91	12.59	4.13

（4）预处理方法作用的分析：综合不同预处理方法对有效成分青藤碱转移率的影响、对超滤膜过程中膜通量和膜污染度的影响及对药液的浊度和黏度的改善情况来分析，采用壳聚糖絮凝法对青藤碱转移率最高，对后续膜过程污染度较小，膜通量较大，且对药液浊度和黏度改善最为显著，是较为适宜的前处理方法。0.2 μm PVDF 膜微滤法对后续膜过程污染度最小，膜通量最大，水提液浊度和黏度有较好改善，但青藤碱转移率低于壳聚糖絮凝法。低速离心、高速离心、明胶絮凝法对药液具有一定除杂效果，改善了水提液的浊度和黏度。活性炭吸附法使有效成分青藤碱保留率严重下降故均不适用于该体系。

（5）壳聚糖絮凝工艺的优选研究：本实验就药液 pH、温度、絮凝剂用量作为因素对 1%醋酸壳聚糖溶液对药液的絮凝效果进行了考察，结果见表 8-45 至表 8-47。

1）以青藤碱的转移率为考察指标时，单指标分析因素的主次：A（药液 pH）＞C（壳聚糖用量）＞B（药液温度），且 A（药液 pH）对药液絮凝后指标成分青藤碱的转移率有显著影响。

2）壳聚糖絮凝的最佳条件 $A_1B_3C_2$，即当药液温度为70℃，pH = 4 时，添加1%壳聚糖 80 mL/L 为最佳絮凝条件。

表 8-45 TA 水提液 $L_9(3^4)$ 絮凝正交试验因素水平表

因素 水平	A pH	B 温度（℃）	C 1%壳聚糖用量（mL/L）	D 误差项
1	4	30	60	1
2	5	50	80	2
3	6	70	100	3

表 8-46 TA 水提液 $L_9(3^4)$ 絮凝正交试验含测结果

实验号	A pH	B 温度（℃）	C 1%壳聚糖用量 （mL/L）	D 误差项	测定结果 （转移率%）
1	1（ph = 4）	1（30）	1（60）	1	92.9
2	1	2（50）	2（80）	2	97.2
3	1	3（70）	3（100）	3	99.6
4	2（pH = 5）	1	2	3	92.2
5	2	2	3	1	90.5
6	2	3	1	2	89.5
7	3（pH = 6）	1	3	2	87.8
8	3	2	1	3	87.0
9	3	3	2	1	90.5
*K*1	289.7	272.9	269.4	273.9	-
*K*2	272.2	274.7	279.9	274.5	-
*K*3	265.4	279.6	278.0	278.8	-
R	8.086	2.234	3.496	1.653	-

表 8-47 方差分析表

方差来源	离差平方和	自由度	均方	*F* 值	*P* 值（显著性）
A	104.4	2	52.22	21.53	0.044
B	8.000	2	4.000	1.649	0.377
C	20.80	2	10.40	4.289	0.189
误差	4.840	2	2.425	1.000	0.500

（6）讨论：本试验絮凝正交结果表明，壳聚糖絮凝 TA 药液的能力受药液 pH、温度、絮凝剂用量等因素的影响，且药液 pH 对絮凝结果有显著性影响。随着药液 pH 降低即酸性加大，指标性成分的转移率也增大，絮凝效果较好，但不是越大越好，从理论上讲应该选择酸性到中性的范围。

上述实验结果表明，离心、减压抽滤对减低膜污染、提高有效成分保留率的效果不佳，活性炭吸附严重降低了有效成分的保留率不适用于此处三种水提液的膜前预处理。而采用壳聚糖絮凝及微滤法处理后的药液在后续膜过程中通量较大、污染度小，且有效成分保留率高，是本实验较适宜的预处理方法。

本实验中，不同预处理方法表现出不同的除杂效果，其原因可能是它们各自的分离原理不同，如离心通过相对密度的不同来去除杂质，减压抽滤及微滤法是利用药液中微粒粒径大小来实现分离，活性炭通过吸附作用去除色素等物质，壳聚糖絮凝则通过电中和与吸附架桥的方式来除去较大的悬浮物质。同时由于药液本身性质及有效成分种类不同（栀子苷为环烯醚萜苷、芍药苷为单萜苷、青藤碱为生物碱），所以预处理方法对不同复方水提液体系的作用不尽相同。

本章基于溶液环境优化机制的中药物料预处理研究表明，中药水提液是非常复杂的体系，不可能找出一个能适用所有药液的预处理方法，需要在实际应用中，结合对有效成分保留率及膜污染度等因素，综合考虑选取适宜的预处理方法。而通过预处理优化待分离物料性质的研究还处于刚起步阶段，更深入的研究应涉及溶液状态下分子机制的水平，包括高分子物质和指标性成分在溶液状态中的形态，以及不同物质之间相互作用对于膜分离效果的影响，只有在尽可能掌握待分离溶液微观性质的基础之上，阐明通过预处理优化溶液环境降低膜污染的机制，才能更好地为优化中药水提液膜过程提供技术支持。

参考文献

[1] 朱才庆，余华，魏东芝，等. 金钱通淋口服液不同预处理方法及对膜分离效果的影响. 中成药，2005，27（9）：1011-1015.
[2] 朱才庆，余华，张锐，等. 草珊瑚浸膏的絮凝和膜分离纯化研究. 中草药，2006，37（1）：45-47.
[3] 李淑莉，欧兴长，杜启云. 中药超滤过程中几种预处理方法效果的比较. 时珍国医国药，2002，13（2）：76-78.
[4] 曾坚贤，邢卫红，徐南平. 陶瓷膜处理肌苷发酵液的研究. 膜科学与技术，2004，24（3）：23-27.
[5] 董秉直，夏丽华，陈艳，等. pH 对超滤膜的过滤性能的影响. 膜科学与技术，2006，26（2）：41-44.
[6] 徐南平，李卫星，邢卫红. 陶瓷膜工程设计：从工艺到微结构. 膜科学与技术，2006，26（2）：1-5.
[7] 高斌，舒莉，邢卫红，等. 预处理剂对陶瓷膜表面性质及渗透通量的影响. 膜科学与技术，2004，24（6）：15-19，24.
[8] 王磊，王旭东，刘莹，等. 臭氧预氧化对城市二级处理水中残留有机物分子量分布的影响及超滤膜阻力变化分析. 膜科学与技术，2006，26（2）：27-31.
[9] 罗敏，王东，吴祖志，等. GE 分离膜技术及在制药工业中的应用. 第 4 届全国医药行业膜分离技术应用研讨会论文集，2007：74-80.
[10] 朱安娜，祝万鹏，王晓琳. 磁场在自来水纳滤过程中的影响机理初探. 膜科学与技术，2004，24（4）：52-56.
[11] Baker J S，Judd S J，Parsons S A. Antiscale magnetic pretreatment of reverse osmosis feedwater. Desalination，1997，110（1/2）：151-166.
[12] 胡国付，沙布，刘耀璘，等. 海水预处理一体化混凝-微滤工艺. 膜科学与技术，2007，27（4）：55-59.
[13] 刘宏波，杨昌柱，濮文虹，等. 中空超滤在酶纯化浓缩中的应用. 膜科学与技术，2006，26（5）：81-85.
[14] 张连军. 面向膜过程的中药水提液溶液环境优化技术研究. 南京：南京中医药大学，2011.

第九章

膜组件对中药膜过程的影响

工业上应用的膜分离设备是由膜、固定膜的支撑材料、管式外套等组成的单元组件，主要有板框式、卷式、管式、中空纤维等种类。在设计或选用膜设备的组件时，需从分离效果和经济合理等方面出发，考虑单位容积中有效膜面积、组件制作成本、膜的清洗是否方便等要求。

膜污染是制约膜分离技术应用的主要因素之一，特别是对于具有复杂溶液环境的中药水提液，在膜过程中会产生较为严重的污染现象，造成膜通量的锐减，降低膜系统的运行效率，增加运行成本。如何从多方面现实有效地降低膜污染是膜技术在实际应用过程中应该被关注的问题，其中，膜组件及操作条件对膜过程有着至关重要的影响。对于膜组件，在设计及选择使用时就应该考虑到膜污染问题，对组件及流道进行合理的设计和优化以形成良好的过滤条件，降低膜过程中的污染现象。基于传统的膜组件，人们不断地开发出一些新型的膜组件结构，如膜旋转强化过滤结构（膜或固定膜的部件旋转）、膜静止流体旋转结构等。改善组件内流体的动力学特性是设计各种新型膜组件时应遵循的一个主题思想。

本章针对膜组件及其操作条件对中药水提液膜过程的影响问题，考察不同膜组件在中药水提液膜过程中的异同性表现，并就操作条件（压力、流速、浓度）及操作方式（恒压操作、恒通量操作）对膜污染的影响开展实验研究，为膜组件及操作条件的优化选择提供依据。

第一节
不同中药水提液四种膜组件的动力学过程比较

本节采用中空纤维膜、卷式膜、管式膜和旋转平板膜四种膜组件对多种单味及复方中药水提液进行膜过滤实验，从膜通量及膜污染等方面初步考察中药水提液在四种膜组件中的动力学过程。

一、膜组件选型与实验设计

1. 单味及复方中药的选择　根据本实验室前期对大量单味及复方中药水提液物理化学性质的考察，从中选择具有不同物理化学性质的 5 种单味及 5 种复方，共计 10 种中药水提液作为实验模型药物。各中药水提液的物理化学性质见表 9-1。

表 9-1　10 种中药水提液的物理化学性质

中药水提液	物理化学性质（30℃）				
	黏度（mPa·s）	固含率（mg/mL）	电导率（μS/cm）	浊度（NTU）	pH
淫羊藿	1.21	8.48	2 100	139	5.35
连翘	1.37	16.10	1 324	125	5.24

续表

中药水提液	物理化学性质（30℃）				
	黏度（mPa·s）	固含率（mg/mL）	电导率（μS/cm）	浊度（NTU）	pH
地黄	1.46	38.37	1 699	8.72	5.25
制首乌	1.31	21.29	2 030	43.3	4.25
黄芩	1.38	18.32	626	93	5.30
一清颗粒汤	1.33	18.66	2 530	63	5.09
双黄连汤	1.36	17.01	1 263	109	5.03
葛根芩连汤	1.31	14.14	1 467	63.6	5.21
黄连解毒汤	1.38	25.23	2 030	46.1	4.73
清热灵汤	1.35	12.64	3 720	22.4	5.12

2. 实验材料

（1）实验药材：淫羊藿、连翘、地黄、制首乌、黄芩、黄连、大黄、金银花、葛根、甘草（蜜炙）、黄柏、栀子、大青叶均购自安徽省亳州市京皖中药饮片厂，经鉴定符合《中华人民共和国药典》（2010 版）一部规定。

（2）实验装置及膜组件：

1）中空纤维膜组件：聚醚砜中空纤维膜（天津爱生膜过滤技术有限公司生产），外径 0.4 mm，内径 0.25 mm，截留分子量 50 kDa，有效膜面积 0.3 m^2。

2）卷式膜组件：1812 型聚醚砜卷式膜（美国通用电气公司生产），外径 46 mm，长 305 mm，截留分子量 50 kDa，有效膜面积 0.3 m^2。

3）管式膜组件：聚醚砜管式膜（北京特里高膜技术公司生产），截留分子量 50 kDa；外径 12 mm，内径 8 mm，长 220 mm，有效膜面积 50.0 cm^2。

4）旋转平板膜组件（实验室型）：聚醚砜平板膜（上海斯纳普膜分离科技有限公司生产），截留分子量 50 kDa，有效膜面积 33.3 cm^2。

中空纤维膜、卷式膜和管式膜装置示意图如图 9-1 所示，旋转平板膜装置示意图如图 9-2 所示。

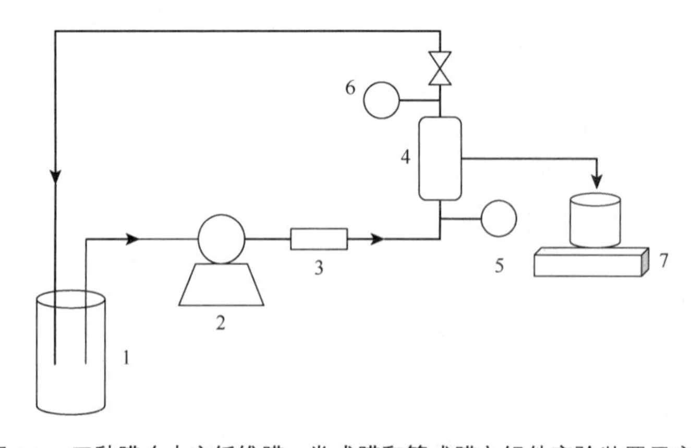

图 9-1 三种膜（中空纤维膜、卷式膜和管式膜）组件实验装置示意图

1. 储液槽；2. 泵；3. 流量计；4. 膜组件（中空纤维膜、卷式膜、管式膜）；5、6. 压力表；7. 电子天平

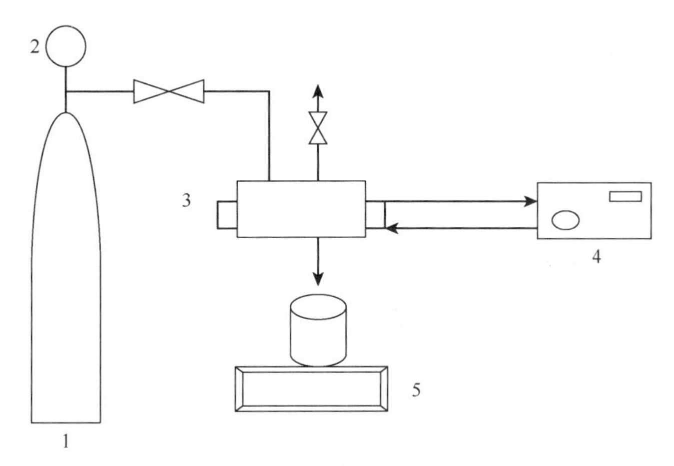

图 9-2　旋转平板膜装置示意图

1. 氮气瓶；2. 压力表；3. 膜组件（内置有转子）；4. 控温系统；5. 电子天平

（3）实验仪器：电子天平 BL-4100F（美国西特）；雷磁 pHSJ-4A 实验室 pH 计（上海仪电科学仪器股份有限公司）；SZD-2 型智能化散射光浊度仪（上海水务建设工程有限公司）；雷磁 DDSJ-308A 电导率仪（上海仪电科学仪器股份有限公司）；DV-Ⅱ + Pro 型旋转黏度计（美国 Brookfield 公司）；HH-1 型恒温水浴锅（常州国华电器有限公司）；GQ76 型管式离心机（上海市离心机械研究所有限公司）。

3. 实验方法

（1）中药水提液的制备：单味药材取 1 200 g，第 1 次加 10 倍量水，煎煮 2 h，四层纱布过滤，得一煎滤液；第 2 次加 8 倍量水，煎煮 2 h，四层纱布过滤，得二煎滤液；合并滤液，加水至 20 L，10 000 r/min 离心，即得待膜过滤药液。

清热灵汤等五种中药复方按现行《中华人民共和国药典》处方配方，取复方 1 200 g，按药典制法煎煮，最后加水至 20 L，10 000 r/min 离心，即得待膜过滤药液。

（2）膜过滤操作条件：根据各实验膜组件装置的性能参数，四种膜组件的系统压力均设定为 100 kPa，温度保持在 30℃左右；其中中空纤维膜、卷式膜的流速设定为 0.10 m/s，管式膜为 0.59 m/s，旋转平板膜中转子的转速为 200 r/min；过滤过程中渗透液不断地循环返回储料槽中以保持药液浓度的稳定。

（3）相关参数的说明与计算：

1）相对膜通量及膜通量衰减率：由于四种膜组件初始的纯水膜通量存在一定的差异性，在对四种膜组件的膜通量进行比较时，为了降低这种差异性对比较结果产生的影响，本实验以各膜组件过滤药液时的膜通量与过滤药液前膜纯水通量的比值（药液通量/纯水通量）对各膜组件的膜通量进行对比，把此比值定义为“相对膜通量”，即

$$\text{相对膜通量} = \text{药液通量}/\text{纯水通量} \tag{9-1}$$

膜通量衰减率表示为

$$\text{膜通量衰减率}(\%) = (\text{膜纯水通量}-\text{膜药液通量})/\text{膜纯水通量} \times 100 \tag{9-2}$$

2）膜阻力的计算：一般常用基于达西（Darcy）[1]定律的阻力模型来计算膜过程中的污染阻力。以 Darcy 定律为基础得出的膜通量表达式为

$$J = \frac{\Delta p}{\mu \cdot R_t} \tag{9-3}$$

式中，J 为膜通量［$L/(m^2 \cdot h)$］；Δp 为过膜压差（Pa）；μ 为溶液的黏度（Pa·s）；R_t 为膜过滤总阻力（L/m）。其中，R_t 可分解为

$$R_t = R_m + R_f \tag{9-4}$$

式中，R_m 为洁净膜自身阻力；R_f 为系统膜污染总阻力。

将洁净膜在一定压力下的纯水通量代入式（9-3），可得到 R_m；把过滤药液时的膜通量代入式（9-3），可得到 R_t；根据式（9-4）则可求得 R_f。

3）物理化学性质及高分子测定：用 pH 计、黏度计、浊度计、电导率仪分别测定各中药水提液经四种膜组件过滤前后的各物理化学性质值。

采用考马斯亮蓝法[2]测定蛋白质含量；2010 版《中华人民共和国药典》分光光度法[3]测定鞣质含量；酶解法[4]测定淀粉含量；果胶酸钙沉淀法[4]测定果胶含量。

二、五种单味中药水提液四种膜组件的膜过程比较

1. 五种单味中药水提液膜过程中的相对膜通量、膜通量衰减率及膜污染总阻力　按照上述方法测定淫羊藿等五种单味中药水提液膜过程中的相对膜通量、膜通量衰减率及膜污染总阻力，绘制相关图（图 9-3 至图 9-17）。

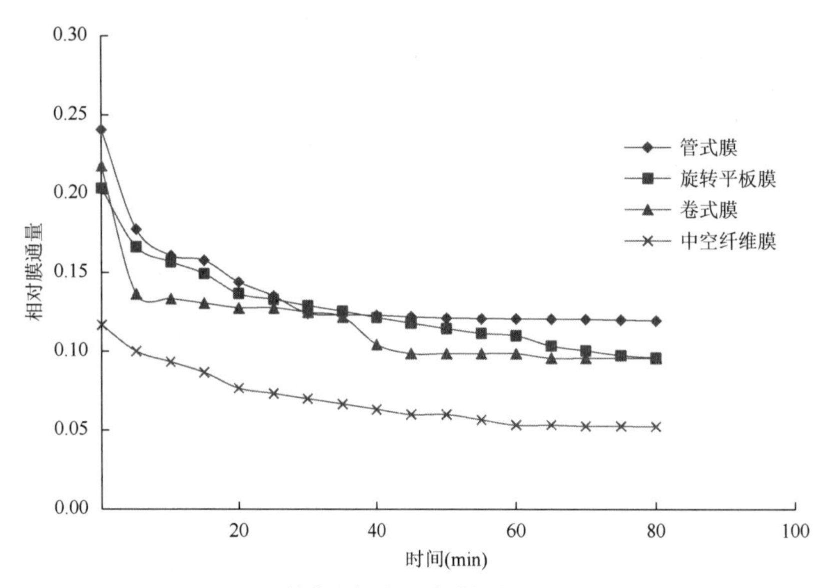

图 9-3　淫羊藿水提液四种膜组件的相对膜通量

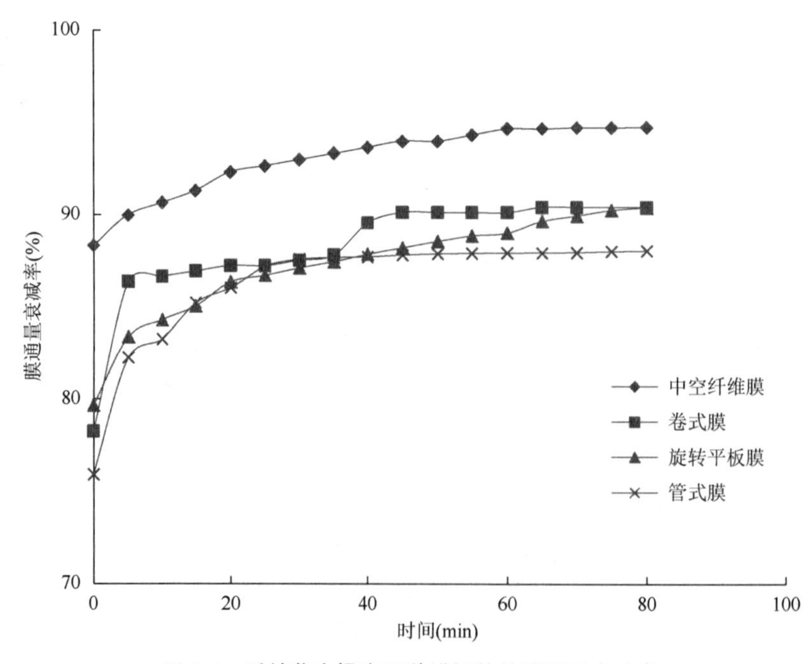

图 9-4　淫羊藿水提液四种膜组件的膜通量衰减率

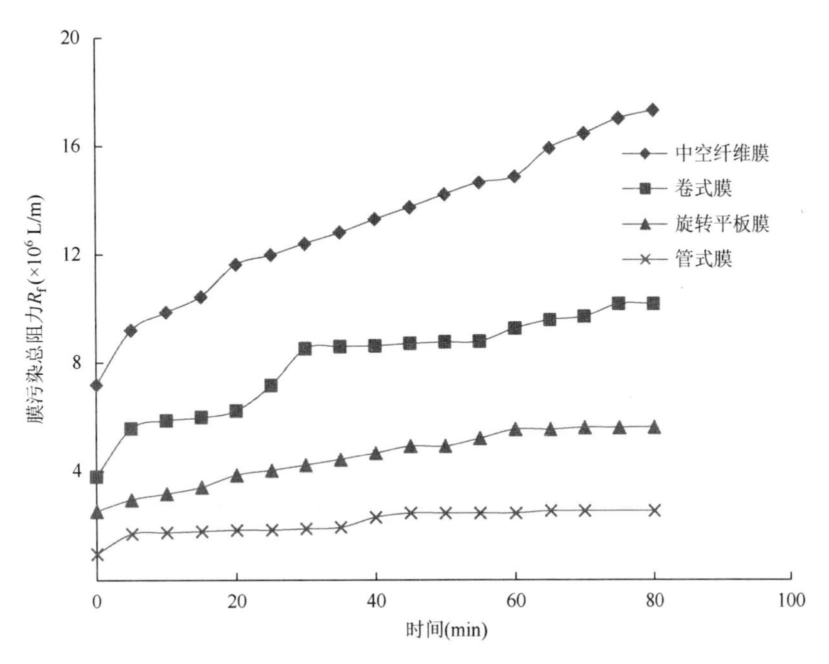

图 9-5　淫羊藿水提液四种膜组件的膜污染总阻力

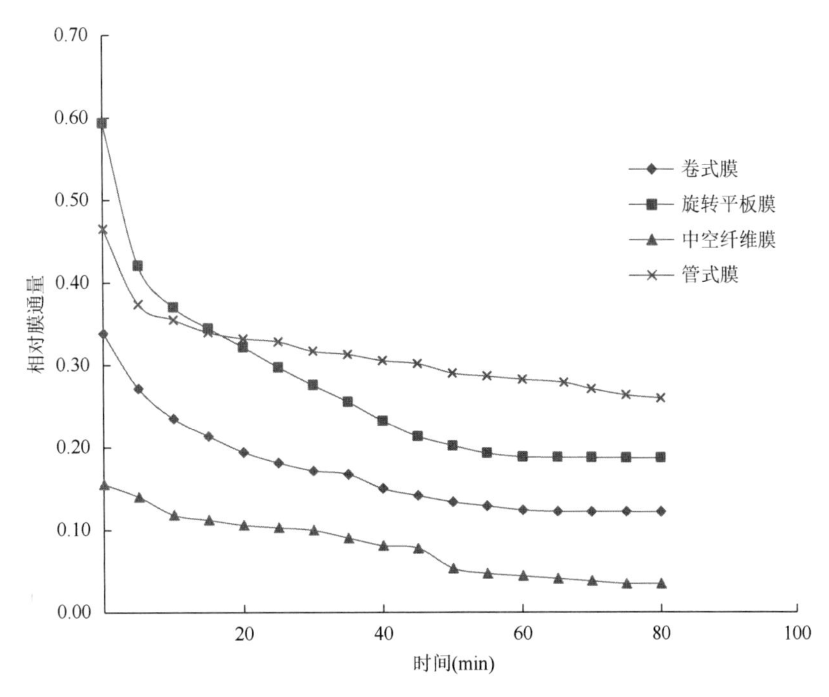

图 9-6　地黄水提液四种膜组件的相对膜通量

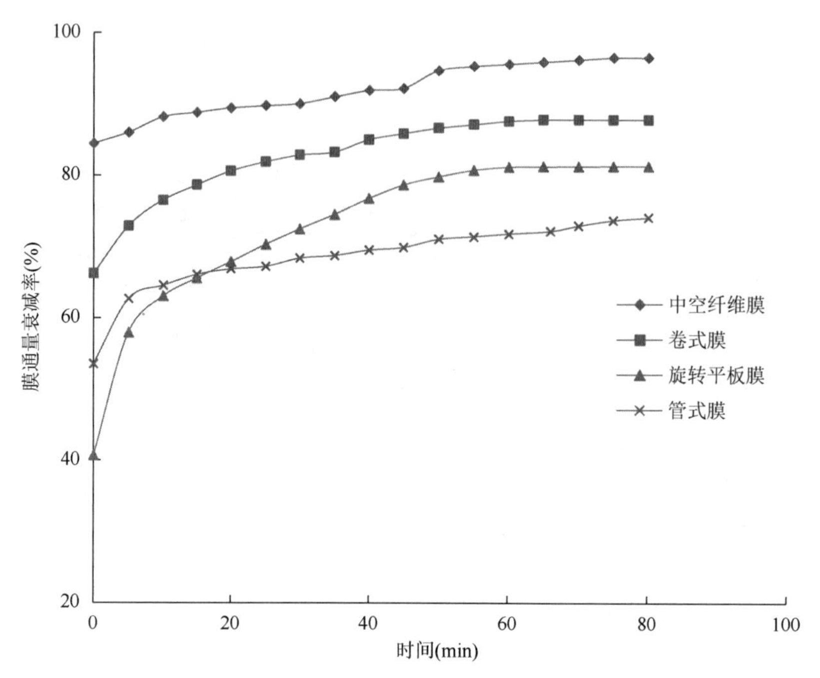

图 9-7　地黄水提液四种膜组件的膜通量衰减率

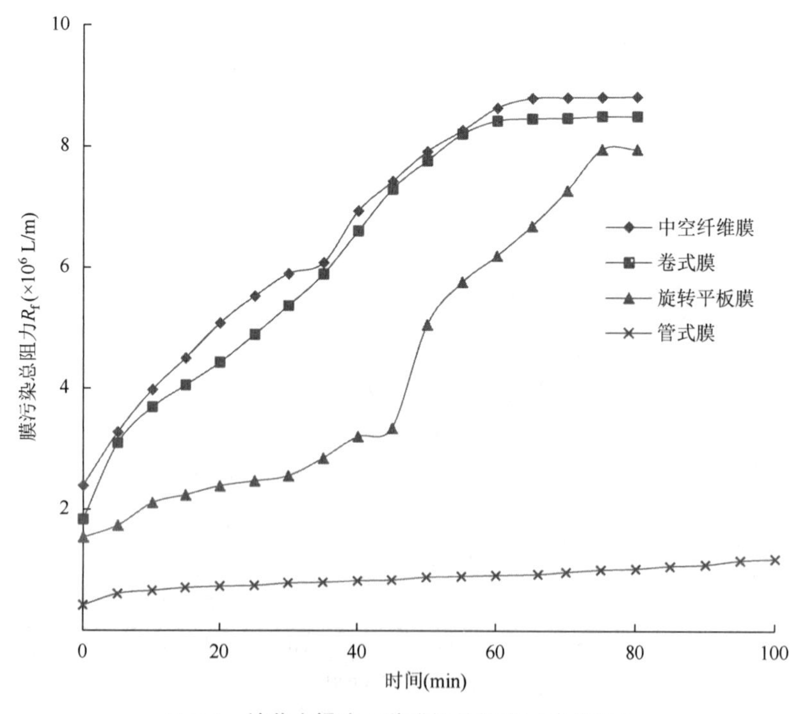

图 9-8　地黄水提液四种膜组件的膜污染总阻力

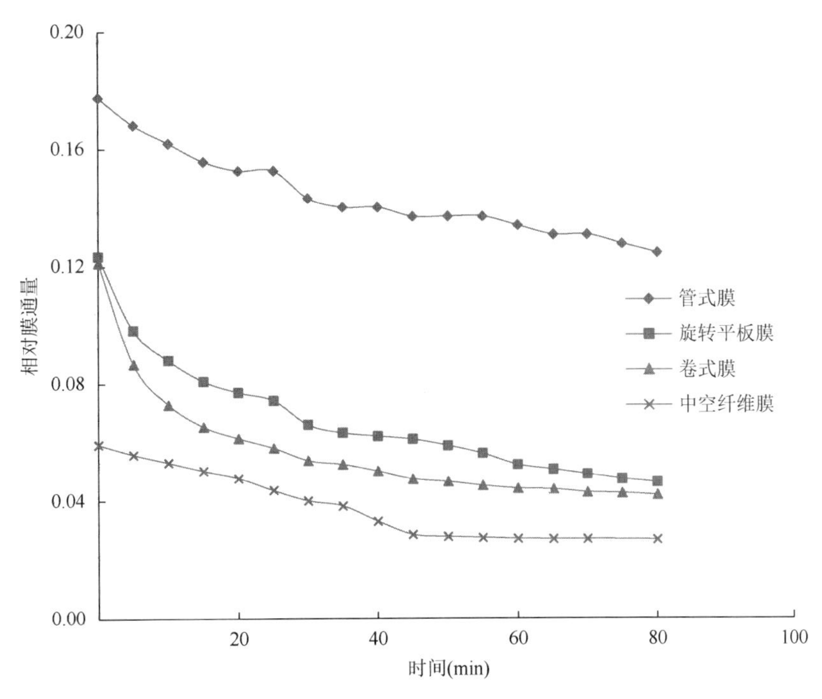

图 9-9　连翘水提液四种膜组件的相对膜通量

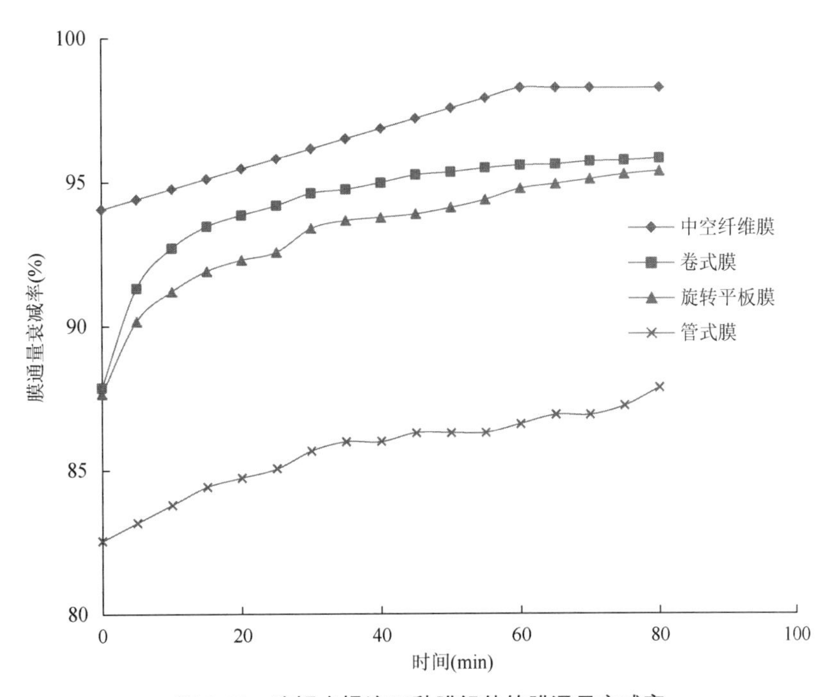

图 9-10　连翘水提液四种膜组件的膜通量衰减率

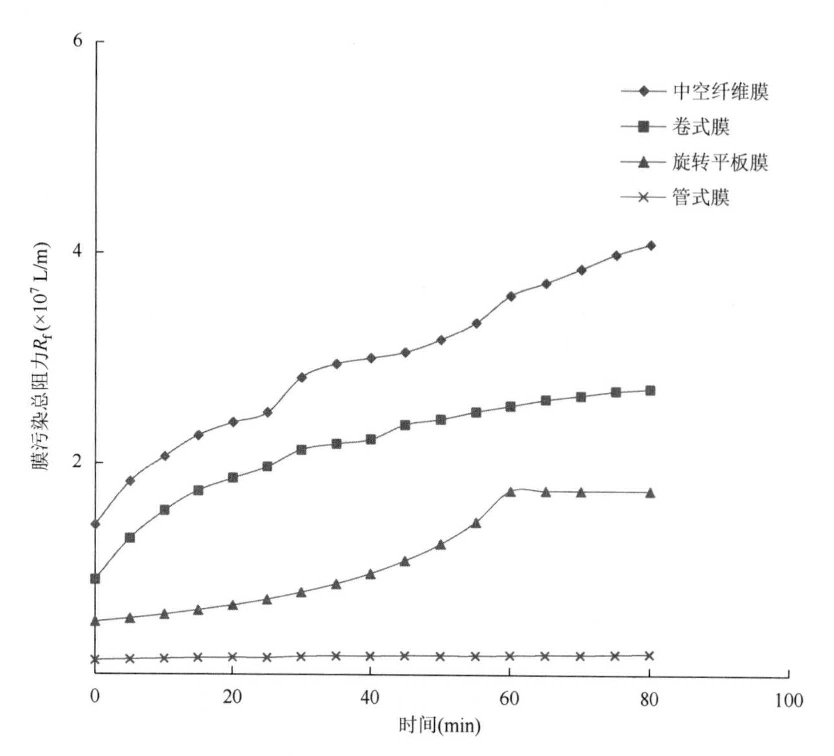

图 9-11　连翘水提液四种膜组件的膜污染总阻力

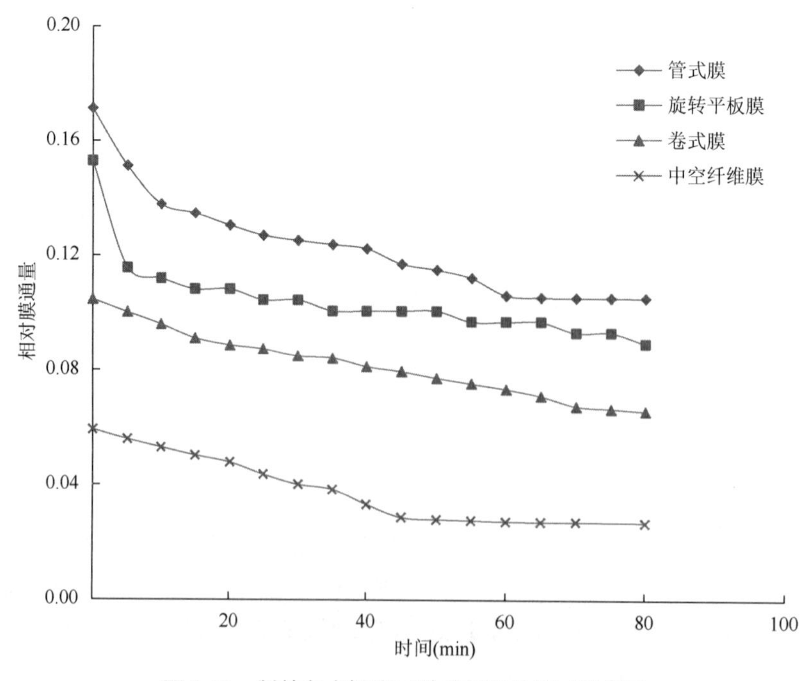

图 9-12　制首乌水提液四种膜组件的相对膜通量

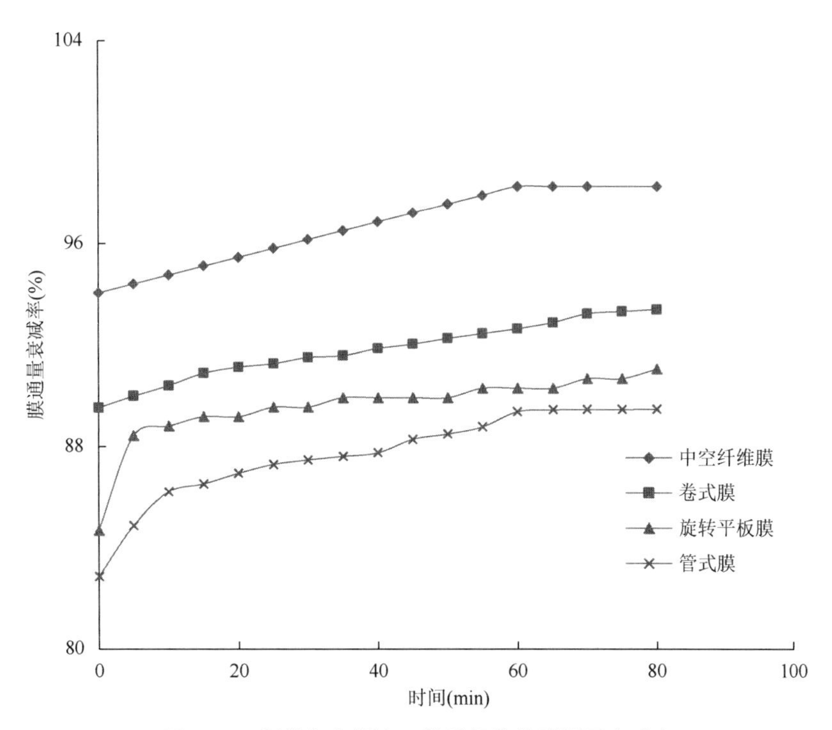

图 9-13　制首乌水提液四种膜组件的膜通量衰减率

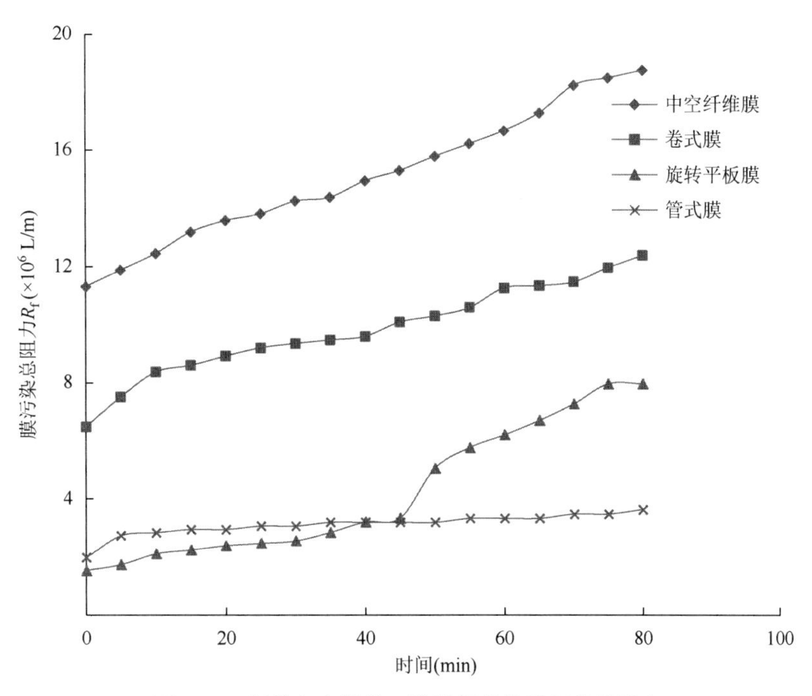

图 9-14　制首乌水提液四种膜组件的膜污染总阻力

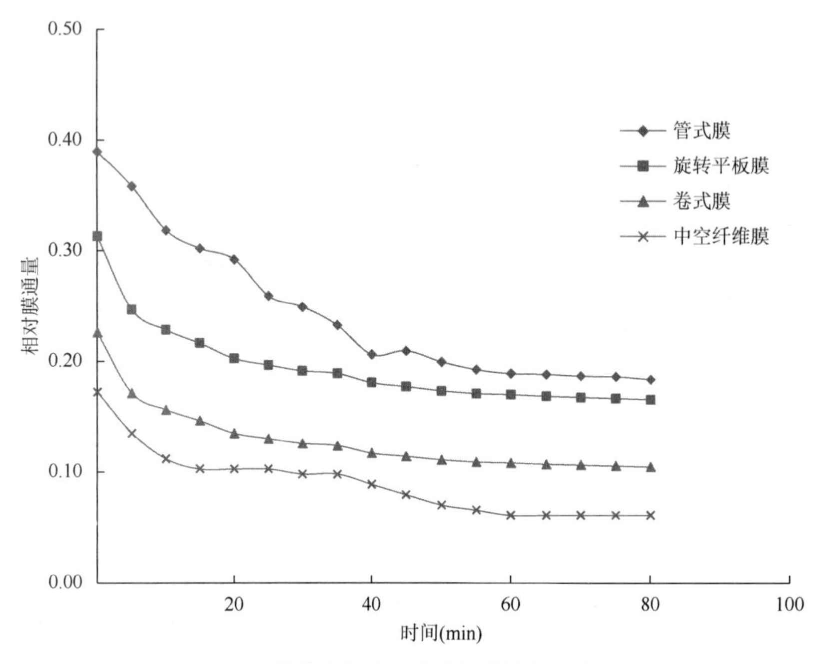

图 9-15　黄芩水提液四种膜组件的相对膜通量

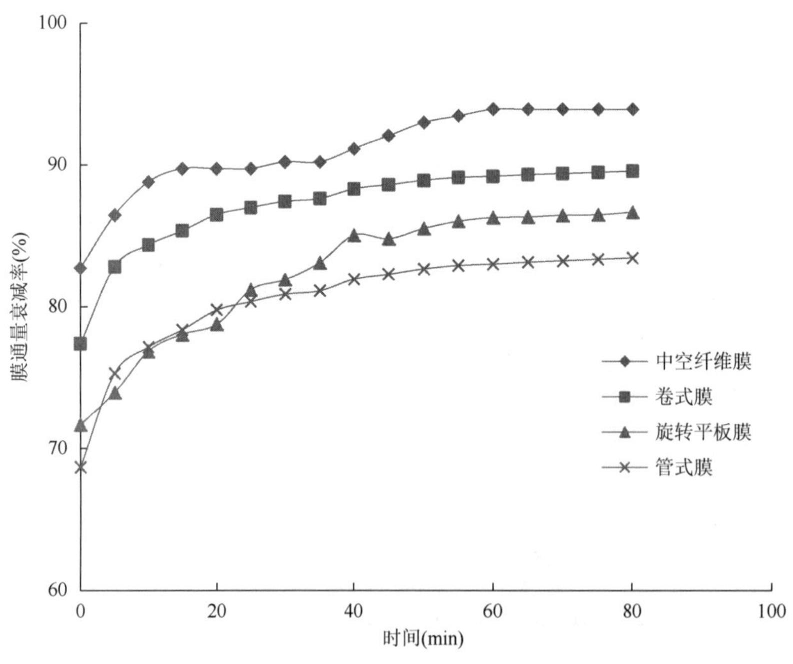

图 9-16　黄芩水提液四种膜组件的膜通量衰减率

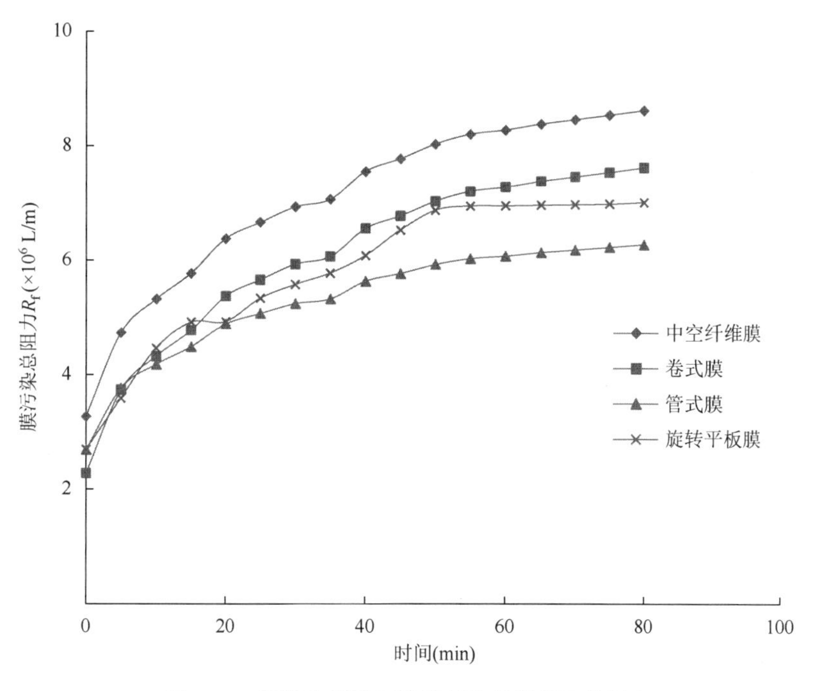

图 9-17 黄芩水提液四种膜组件的膜污染总阻力

2. 五种单味中药水提液四种膜组件过滤前后的物理化学性质及高分子截留率 表 9-2 和表 9-3 分别为五种单味中药水提液四种膜组件过滤前后的物理化学性质及过滤后的高分子截留率。其中 A 为中药水提液原液，B、C、D 和 E 分别为药液经中空纤维膜、卷式膜、管式膜和旋转平板膜四种膜组件过滤所得的渗透液。

表 9-2 五种单味中药水提液四种膜组件过滤前后的物理化学性质

中药水提液	样品	物理化学性质（30℃）				
		黏度（mPa·s）	电导率（μS/cm）	浊度（NTU）	固含率（mg/mL）	pH
淫羊藿	A	1.21	2 100	139	8.48	5.35
	B	1.18	2 050	4.21	6.38	5.49
	C	1.19	1 586	1.86	5.31	5.48
	D	1.20	1 970	21.2	3.05	5.45
	E	1.18	1 869	8.24	4.56	5.23
连翘	A	1.37	1 324	125	16.10	5.24
	B	1.36	1 381	8.24	10.73	5.39
	C	1.33	1 253	12.35	8.92	5.33
	D	1.36	1 016	10.34	5.66	5.41
	E	1.35	1 124	14.56	6.21	5.25
地黄	A	1.46	1 699	8.72	38.37	5.25
	B	1.43	1 588	1.04	24.23	5.08
	C	1.42	1 512	4.66	22.66	5.14
	D	1.40	1 368	5.31	25.12	4.88
	E	1.40	1 423	3.35	27.35	5.21

续表

中药水提液	样品	物理化学性质（30℃）				
		黏度（mPa·s）	电导率（μS/cm）	浊度（NTU）	固含率（mg/mL）	pH
制首乌	A	1.31	2 030	43.3	21.29	4.25
	B	1.31	1 808	6.08	9.11	4.35
	C	1.30	1 674	9.00	8.77	4.37
	D	1.31	1 406	13.0	8.62	4.74
	E	1.30	1 754	8.35	10.23	4.64
黄芩	A	1.38	626	93	18.32	5.30
	B	1.34	552	6.93	10.24	5.20
	C	1.32	479	10.5	13.24	5.26
	D	1.33	508	24.2	12.57	5.33
	E	1.30	493	9.36	9.39	5.25

表 9-3　五种单味中药水提液四种膜组件过滤后的高分子截留率

中药水提液	样品	高分子截留率（%）			
		蛋白质	淀粉	果胶	鞣质
淫羊藿	B	70.34	84.32	79.63	76.24
	C	74.56	81.90	94.86	83.89
	D	83.24	75.35	98.90	78.52
	E	80.35	79.24	88.24	76.32
连翘	B	82.23	78.32	99.50	63.52
	C	77.84	79.45	99.16	70.43
	D	77.11	83.56	98.70	74.80
	E	80.36	85.54	93.46	73.32
地黄	B	72.43	75.34	87.91	79.35
	C	69.32	73.21	82.14	71.59
	D	75.45	65.37	84.24	82.35
	E	80.09	72.13	81.67	78.45
制首乌	B	82.21	79.45	61.22	79.12
	C	76.21	75.79	60.38	75.47
	D	74.43	80.45	67.48	87.43
	E	75.23	75.56	76.45	81.25
黄芩	B	74.56	81.23	72.21	74.69
	C	71.67	83.35	76.32	79.35
	D	82.13	79.43	81.24	80.24
	E	79.45	75.69	80.43	81.23

3. 分析与讨论 从对四种膜组件在过滤五种单味中药水提液膜过程中相关参数的分析结果看，在膜通量、膜通量衰减率及系统膜污染总阻力三个方面，管式膜和旋转平板膜组件要优于中空纤维膜和卷式膜组件。但四种膜组件在过滤不同中药水提液时，它们之间的差异性有所不同。在最终相对稳定的膜污染总阻力方面，对于淫羊藿水提液，相比于中空纤维膜，管式膜、旋转平板膜和卷式膜的污染阻力分别降低了85.38%、67.47%和41.22%；对于连翘水提液，相比于中空纤维膜，管式膜、旋转平板膜和卷式膜的污染阻力分别降低了95.01%、57.36%和33.71%；对于地黄水提液，相比于中空纤维膜，管式膜、旋转平板膜和卷式膜的污染阻力分别降低了86.55%、40.82%和34.64%；对于制首乌水提液，相比于中空纤维膜，管式膜、旋转平板膜和卷式膜的污染阻力分别降低了80.62%、58.34%和33.97%；对于黄芩水提液，相比于中空纤维膜，管式膜、旋转平板膜和卷式膜的污染阻力分别降低了27.19%、18.65%和11.59%。

这种不同差异性的表现应该与不同中药水提液所具有的各自复杂的溶液环境有较大关系。溶液中物质的成分、含量及由此构成的物理化学性质间的差异，使不同中药水提液在经不同膜组件过滤时的动力学行为存在一定程度的差异。从整体上看，在本实验条件下，管式膜和旋转平板膜组件在膜通量及膜污染方面的表现要优于中空纤维膜和卷式膜组件。各中药水提液经四种膜组件过滤所得的渗透液在物理化学参数及高分子截留率方面有所差异，但差异程度较小。

三、五种中药复方水提液四种膜组件的膜过程比较

1. 五种中药复方水提液膜过程中的相对膜通量、膜通量衰减率及膜污染总阻力 按照之前所述方法测定清热灵汤等五种中药复方水提液膜过程中的相对膜通量、膜通量衰减率及膜污染总阻力，绘制相关图（图9-18至图9-32）。

2. 五种中药复方水提液四种膜组件过滤前后的物理化学性质及高分子截留率 表9-4和表9-5分别为五种中药复方水提液四种膜组件过滤前后的物理化学性质及过滤后的高分子截留率。其中A为中药水提液原液，B、C、D和E分别为药液经中空纤维膜、卷式膜、管式膜和旋转平板膜四种膜组件过滤所得的渗透液。

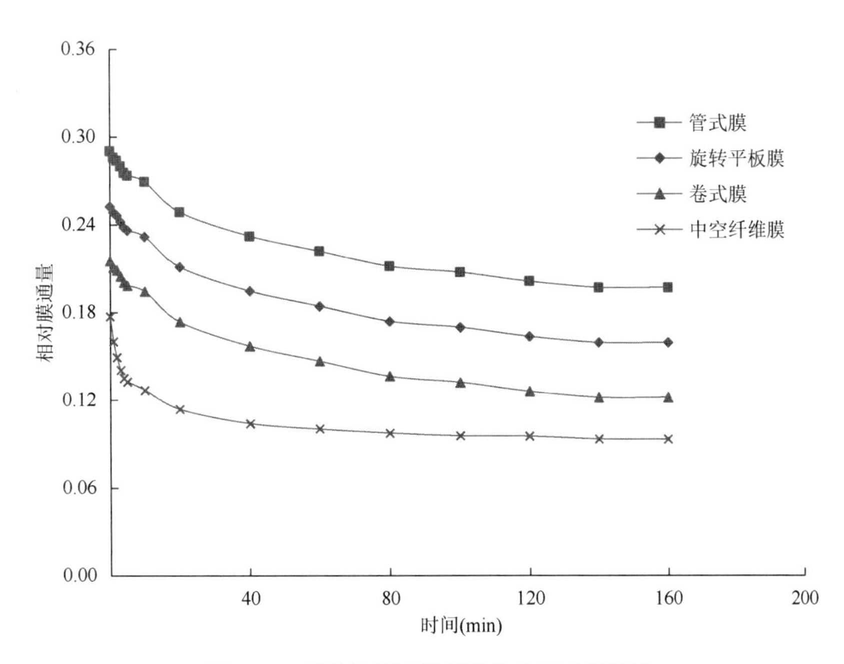

图9-18 清热灵汤四种膜组件的相对膜通量

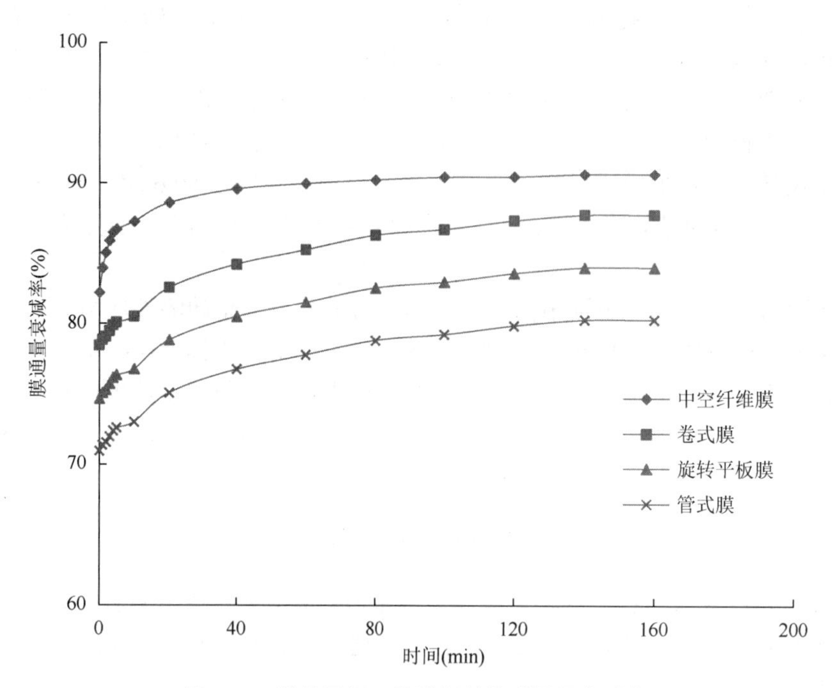

图 9-19　清热灵汤四种膜组件的膜通量衰减率

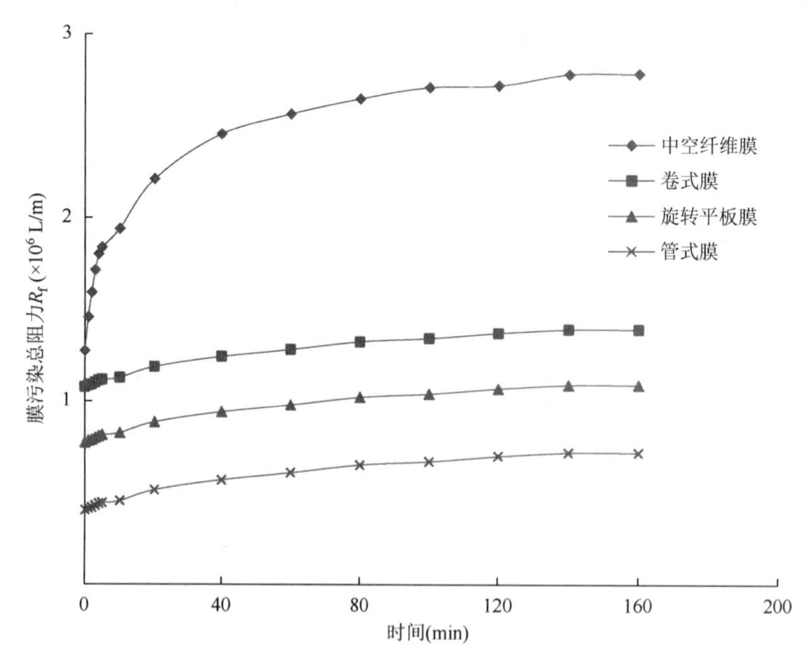

图 9-20　清热灵汤四种膜组件的膜污染总阻力

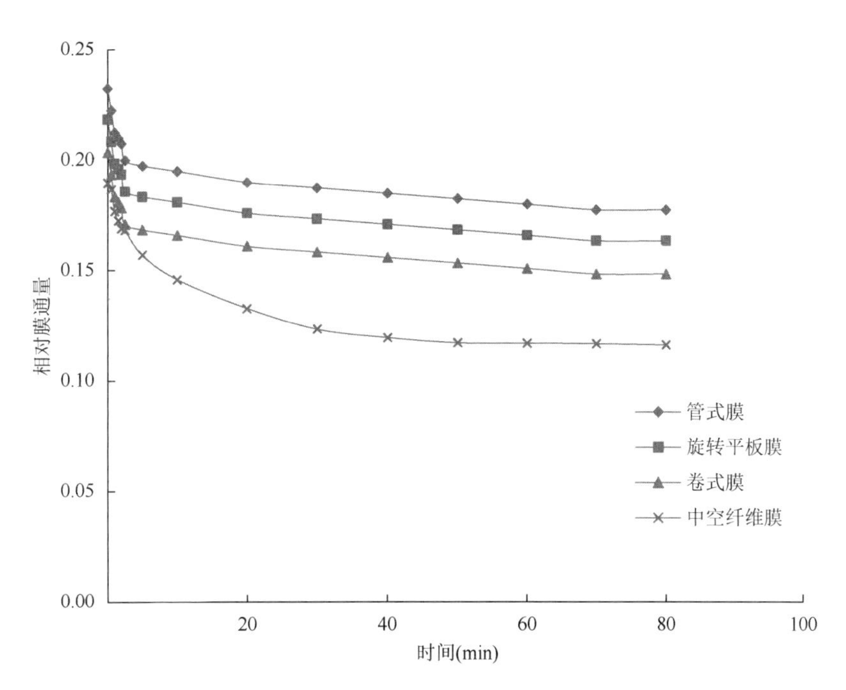

图 9-21 一清颗粒汤四种膜组件的相对膜通量

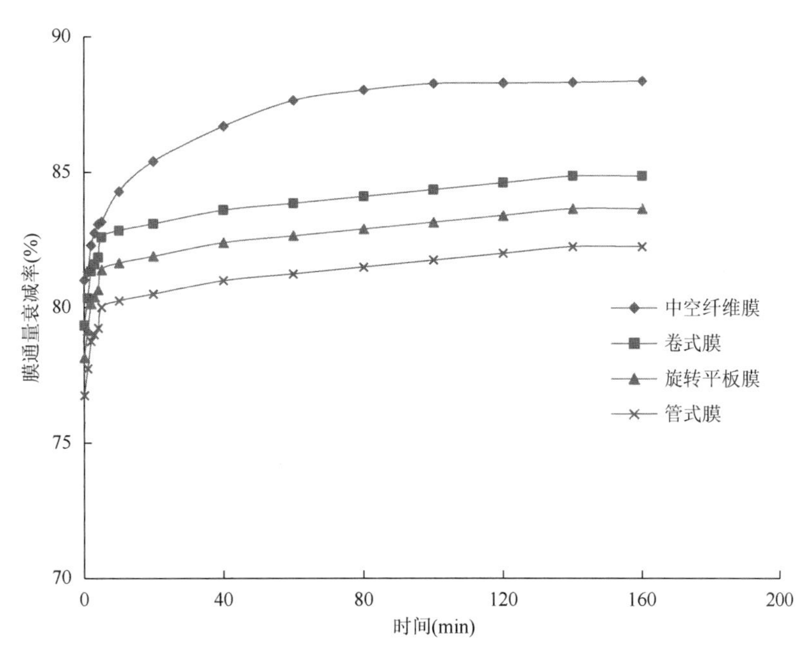

图 9-22 一清颗粒汤四种膜组件的膜通量衰减率

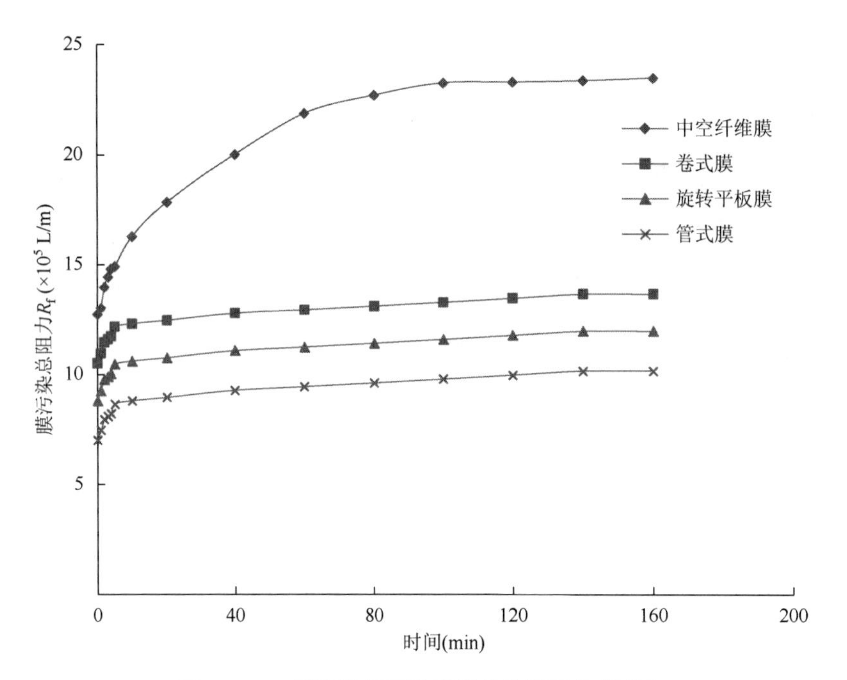

图 9-23 一清颗粒汤四种膜组件的膜污染总阻力

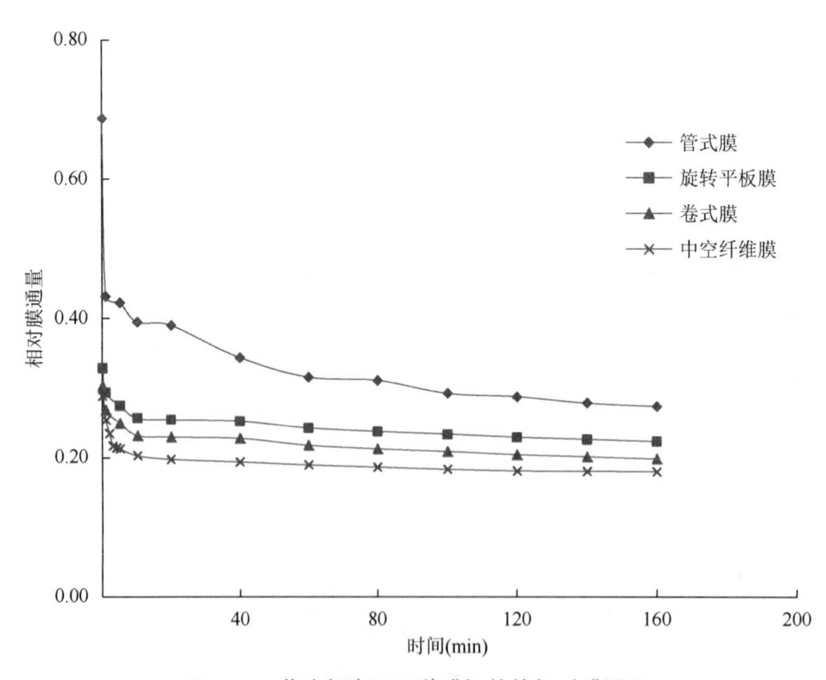

图 9-24 黄连解毒汤四种膜组件的相对膜通量

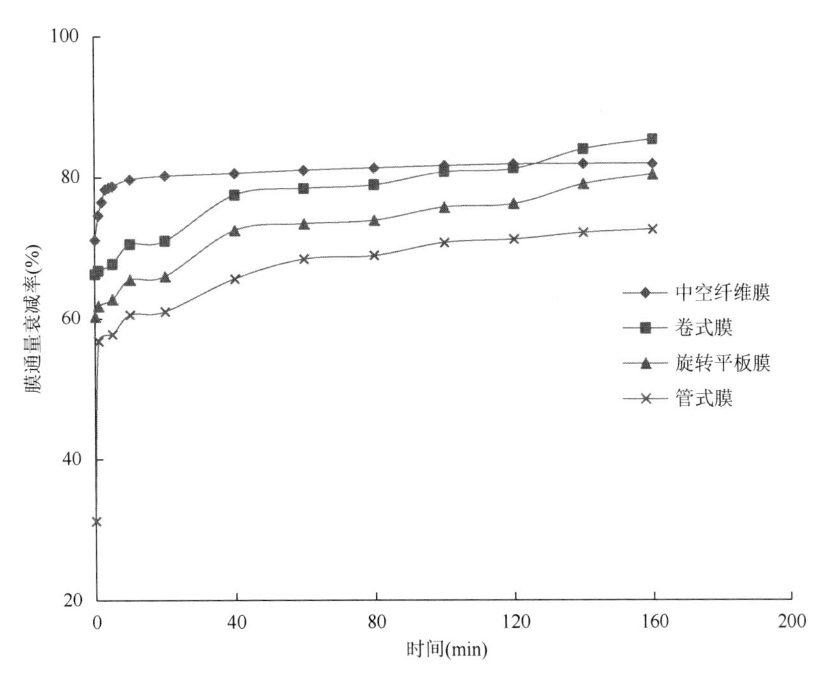

图 9-25　黄连解毒汤四种膜组件的膜通量衰减率

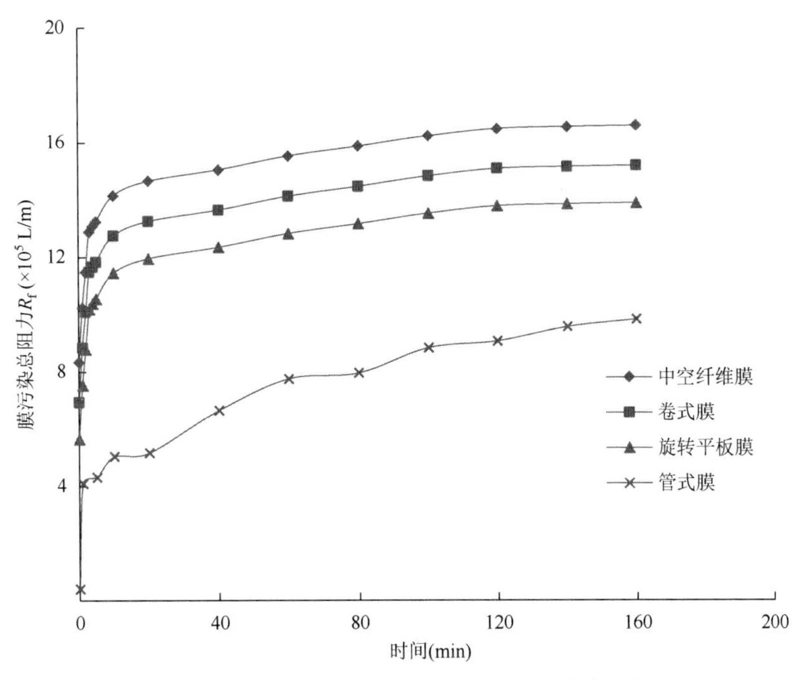

图 9-26　黄连解毒汤四种膜组件的膜污染总阻力

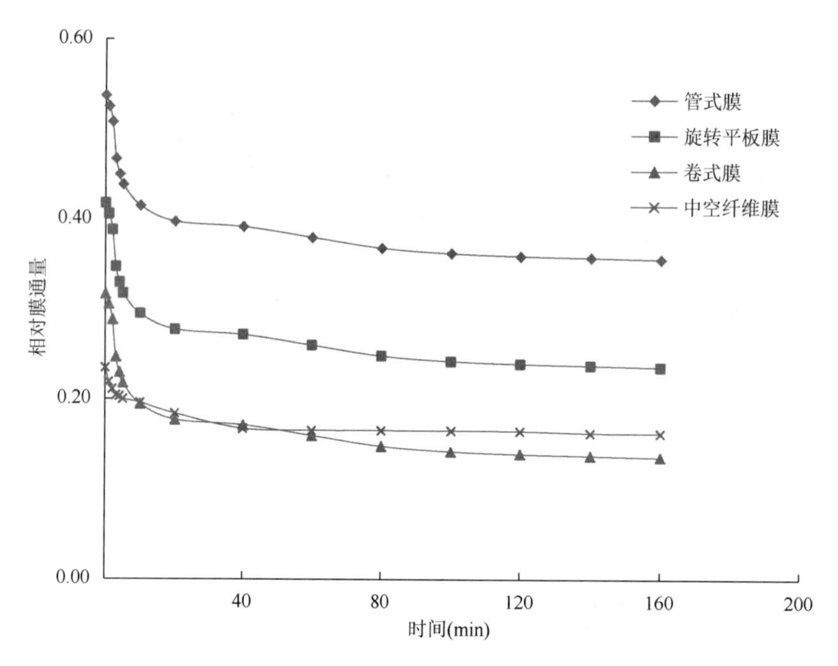

图 9-27 双黄连汤四种膜组件的相对膜通量

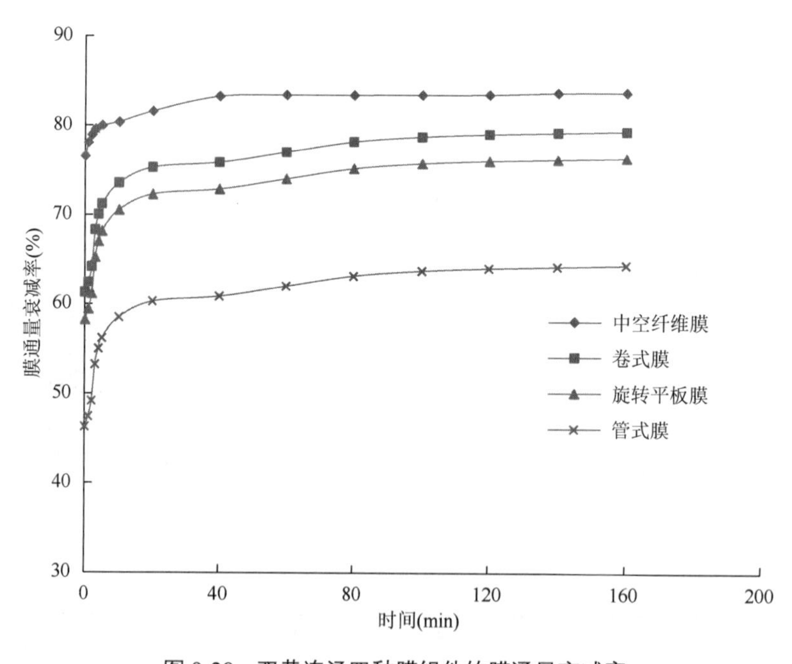

图 9-28 双黄连汤四种膜组件的膜通量衰减率

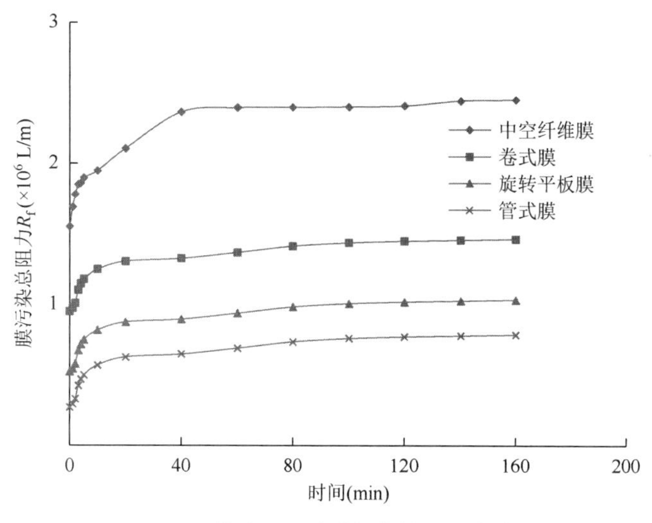

图 9-29 双黄连汤四种膜组件的膜污染总阻力

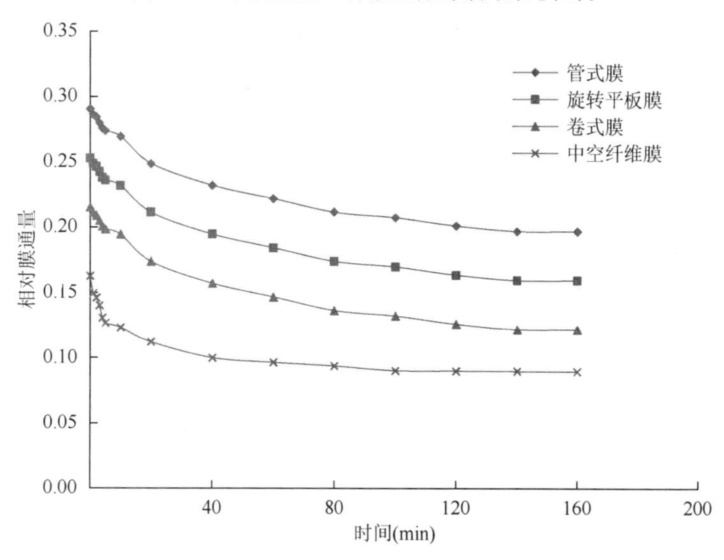

图 9-30 葛根芩连汤四种膜组件的相对膜通量

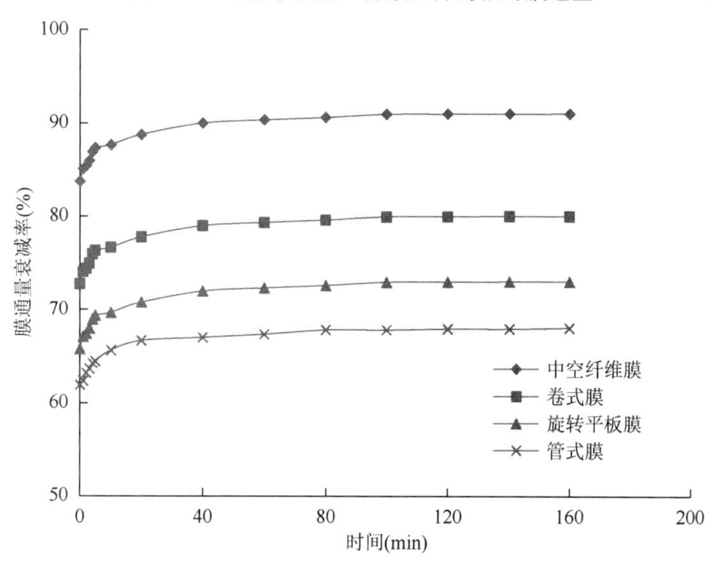

图 9-31 葛根芩连汤四种膜组件的膜通量衰减率

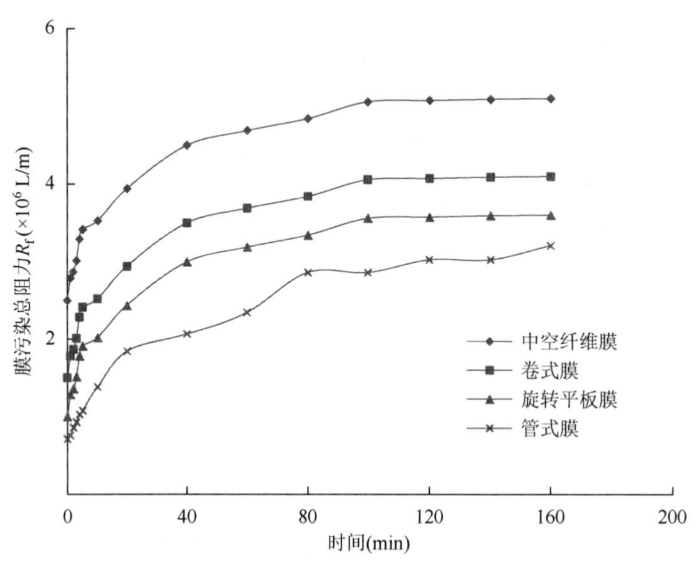

图 9-32 葛根芩连汤四种膜组件的膜污染总阻力

表 9-4 五种中药复方水提液四种膜组件过滤前后的物理化学性质

中药水提液	样品	物理化学性质（30℃）				
		黏度（mPa·s）	电导率（μS/cm）	浊度（NTU）	固含率（mg/mL）	pH
一清颗粒汤	A	1.33	2 530	63	18.66	5.09
	B	1.30	1 720	12.7	13.79	5.31
	C	1.28	1 890	10.43	7.24	5.08
	D	1.30	1 970	12.37	8.35	5.24
	E	1.30	1 869	14.32	10.47	4.95
双黄连汤	A	1.36	1 263	109	17.01	5.03
	B	1.30	1 126	1.54	13.7	5.00
	C	1.33	1 054	8.35	11.59	5.03
	D	1.32	1 005	10.14	9.56	5.10
	E	1.32	975	12.56	9.35	4.96
葛根芩连汤	A	1.31	1 467	63.6	14.14	5.21
	B	1.28	1 659	12.7	6.42	5.18
	C	1.29	1 327	12.46	8.45	5.12
	D	1.30	1 244	9.37	7.35	4.99
	E	1.28	1 413	10.34	9.32	5.11
黄连解毒汤	A	1.38	2 030	46.1	25.23	4.73
	B	1.31	1 808	10.43	16.23	4.65
	C	1.30	1 674	14.32	14.36	4.70
	D	1.31	1 406	11.78	17.46	4.74
	E	1.30	1 754	9.35	15.32	4.58
清热灵汤	A	1.35	3 720	22.4	12.64	5.12
	B	1.34	3 650	16.2	8.56	5.00
	C	1.32	2 850	13.5	7.14	5.12
	D	1.33	2 540	14.2	7.35	5.05
	E	1.30	2 379	12.36	9.45	4.99

表 9-5　五种中药复方水提液四种膜组件过滤后的高分子截留率

中药水提液	样品	高分子截留率（%）			
		蛋白质	淀粉	果胶	鞣质
一清颗粒汤	B	75.38	81.22	89.87	75.44
	C	72.76	76.90	91.56	80.89
	D	83.34	78.65	97.60	76.82
	E	79.75	76.44	82.14	76.21
双黄连汤	B	80.23	75.52	90.56	73.52
	C	76.74	76.76	92.56	75.43
	D	77.31	82.12	89.70	79.65
	E	79.36	82.54	88.56	78.62
葛根芩连汤	B	75.43	65.34	85.91	76.55
	C	79.32	72.21	81.44	78.07
	D	72.45	69.37	85.54	83.75
	E	76.09	70.13	79.67	76.46
黄连解毒汤	B	72.21	77.45	80.22	75.12
	C	79.21	79.79	75.38	74.47
	D	80.43	78.45	77.48	74.43
	E	75.23	79.56	75.45	71.25
清热灵汤	B	69.56	75.23	79.21	75.69
	C	71.57	79.35	71.32	69.35
	D	80.13	78.43	71.24	70.24
	E	79.09	73.69	70.21	76.23

3. 分析与讨论　从对四种膜组件在过滤五种复方中药水提液的膜过程中相关参数的分析结果看，在膜通量、膜通量衰减率及系统膜污染总阻力三个方面，管式膜和旋转平板膜组件要优于中空纤维膜和卷式膜组件。例如，在最终相对稳定的膜污染总阻力方面，对于清热灵汤水提液，相比于中空纤维膜，管式膜、旋转平板膜和卷式膜的污染阻力分别降低了 74.20%、60.92%和 50.07%；对于一清颗粒汤水提液，相比于中空纤维膜，管式膜、旋转平板膜和卷式膜的污染阻力分别降低了 56.73%、49.07%和 41.83%；对于黄连解毒汤水提液，相比于中空纤维膜，管式膜、旋转平板膜和卷式膜的污染阻力分别降低了 40.82%、16.27%和 8.44%；对于双黄连水提液，相比于中空纤维膜，管式膜、旋转平板膜和卷式膜的污染阻力分别降低了 68.07%、57.87%和 40.33%；对于葛根芩连汤，相比于中空纤维膜，管式膜、旋转平板膜和卷式膜的污染阻力分别降低了 37.10%、29.43%和 19.62%。从整体上看，在本实验条件下，管式膜和旋转平板膜组件在膜通量及膜污染方面的表现要优于中空纤维膜和卷式膜组件。各复方中药水提液经四种膜组件过滤所得的渗透液在物理化学性质及高分子截留率方面有所差异，但差异程度较小。

本节实验从膜通量及膜污染总阻力等方面对五种单味中药水提液和五种复方中药水提液在中空纤维膜、卷式膜、管式膜和旋转平板膜四种膜组件中的膜过程进行了考察。实验结果发现，在膜通量及膜污染总阻力方面，管式膜和旋转平板膜组件要优于中空纤维膜和卷式膜组件，由于不同中药水提液的溶液环境存在一定的差异性，故四种膜组件在过滤不同中药水提液的膜过程存在一定的差异性，但从整体上看，管式膜和旋转平板膜组件在膜通量、膜通量衰减率及膜污染总阻力方面要优于中空纤维膜和卷式膜组件。

膜系统的污染现象与溶液性质、操作条件及膜组件结构等都有着密切的关系。从本节实验的结果中可以看到，相对于洁净膜的纯水通量，中药水提液的膜通量大约只有纯水通量的20%，甚至更低。中药水提液膜过程中严重的膜污染问题一直是膜技术应用于中药分离精制的瓶颈之一。如何降低中药水提液膜过程中的严重膜污染现象一直是人们关注的问题。

膜组件及操作条件等因素对膜污染有重要影响。从本节实验结果中可以看到，中药水提液在不同膜组件中的膜过程有差异性的表现，在以下的各节中，我们将重点考察中药水提液在不同膜组件及操作条件下的膜过程，分析比较膜组件及操作条件对中药水提液膜过程的影响，为实际应用中膜组件及操作条件的选择优化提供借鉴。

第二节 四种膜组件不同操作条件下的膜过程研究

膜组件结构及其操作条件所形成的流体动力学特征对膜过程有重要的影响。从第一节的实验结果中可以看到，中药水提液在不同膜组件中的膜过程有一定的差异性。为进一步研究与比较不同膜组件的膜过滤过程，现以黄连解毒汤为实验对象，考察四种膜组件在不同操作条件下的膜过滤过程，为膜组件及操作条件的选择优化提供借鉴。

一、实验方法与操作条件设定

1. 实验装置　四种膜组件装置同本章第一节“2. 实验材料”项下的第2项。

2. 实验方法

（1）中药复方黄连解毒汤的制备：实验方法同本章第一节“3. 实验方法”。

（2）高分子的含量测定：方法同本章第一节“3. 实验方法”。

（3）黄连解毒汤四种指标性成分的含量测定：

1）液相分析条件：色谱柱 Waters Atlantis C_{18}（4.6 mm×250 mm，5 μm）；流动相：乙腈（A）–0.05%磷酸二氢钾＋0.05%三乙胺（用磷酸缓冲液调 pH＝3.0）（B）；检测波长 254 nm；柱温 30℃；流速 1 mL/min。

2）梯度洗脱程序：0～9 min，16% A；9～27 min，16%～27% A；27～35 min，27%～30% A；35～42 min，30%～40% A；42～46 min，40%～48% A；46～53 min，48%～55% A；53～65 min，55%～16% A。

3）对照品溶液制备：取减压干燥至恒重的黄芩苷、栀子苷、盐酸巴马汀、盐酸小檗碱对照品适量，精密称定，加甲醇分别制成每 1 mL 含黄芩苷 51.20 μg、栀子苷 81.34 μg、盐酸小檗碱 42.54 μg、盐酸巴马汀 27.38 μg 的对照品溶液。

4）样品制备：取黄连解毒汤原液离心液及经各膜组件过滤所得的渗透液各 1 mL，加甲醇定容至 5 mL，摇匀，经 0.45 μm 滤膜过滤，即得各供试品溶液。

（4）膜组件操作条件的选择：根据各膜组件的设计特性并参考常规的操作条件，本实验从操作压力、流速或转速、药液浓度三个方面来设定各膜组件的操作参数。四种膜组件的操作压力都分别为 40 kPa、70 kPa 和 100 kPa；药液浓度分别为 12.27 mg/mL、25.23 mg/mL 和 54.85 mg/mL。对于流速，中空纤维膜和卷式膜都分别为 0.05 m/s、0.10 m/s 和 0.15 m/s；旋转平板膜转子转速分别为 200 r/min、600 r/min 和 1 000 r/min；管式膜流速分别为 0.59 m/s、1.18 m/s、1.77 m/s。

（5）膜组件中流体动力学表征参数雷诺数（Reynolds number）的计算：雷诺数是一种可用来表征流体动力学情况的无量纲数，以 Re 表示。对于中空纤维膜、管式膜和卷式膜，膜组件流道内流体雷诺数 Re 的计算式为

$$\mathrm{Re}=\frac{\rho\cdot u\cdot d}{\mu} \tag{9-5}$$

式中，ρ 为溶液的密度（kg/m^3）；u 为流体的流速（m/s）；d 为膜组件的直径（m）；μ 为溶液的黏度（Pa·s）。

但对于卷式膜，由于组件中的间隔器在一定程度上改变了流体的流动状态，目前还无法准确计算组件中流体实际的雷诺数[5]。在本实验中，为便于对卷式膜组件中流体雷诺数进行计算，忽略间隔器对流体的影响，暂用式（9-5）计算所得的数值近似代表卷式膜组件中流体的雷诺数。对于旋转平板膜组件，流体雷诺数 Re 的计算式为

$$\mathrm{Re}=\frac{\rho\cdot\omega\cdot r^2}{\mu} \tag{9-6}$$

式中，ω 为转子角速度（r/s）；r 为转子半径（m）。

（6）膜阻力计算：一般常用基于 Darcy 定律的阻力模型计算膜过滤过程中的污染阻力。以 Darcy 定律为基础得出的膜通量表达式为

$$J=\frac{\Delta p}{\mu\cdot R_t} \tag{9-7}$$

式中，J 为滤液膜通量［$L/(m^2\cdot h)$］；Δp 为过膜压差（Pa）；μ 为溶液的黏度（Pa·s）；R_t 为膜过滤总阻力（L/m）。

膜过滤总阻力 R_t 又可分解为

$$R_t=R_m+R_{re}+R_{ir} \tag{9-8}$$

式中，R_m 为洁净膜自身液压阻力（L/m）；R_{re} 为可逆污染阻力（L/m）；R_{ir} 为不可逆污染阻力（L/m）。而可逆污染阻力 R_{re} 又可大致分解为

$$R_{re}=R_p+R_e \tag{9-9}$$

式中，R_p 为浓差极化阻力（L/m）；R_e 为沉积层阻力（L/m）。由于沉积层可以理解为是浓差极化进一步发展所导致的结果，因此为了膜阻力的计算更方便，在此把浓差极化阻力和沉积层阻力合并计为浓差极化阻力。

最后，膜过滤总阻力 R_t 的计算公式可变为

$$R_t=R_m+R_p+R_{ir} \tag{9-10}$$

各阻力的计算方式如下：过滤药液以前，将洁净膜在一定压力下的纯水通量代入式（9-7），可得到 R_m；在膜过滤过程中，根据压力与膜通量的关系，代入式（9-7），可得到 R_t；膜过滤操作结束后，用纯水冲洗膜系统，去除可逆性膜污染，再次测定一定压力下的纯水通量，代入式（9-7），可得到 R_{ir}。再根据式（9-10），计算得到 R_p。

（7）实验操作过程：在考察各因素（压力、流速或转速、浓度）对膜过程的影响时，只变化其中一个因素而固定另外两个因素；所得的渗透液不断循环返回到原液中以保持药液浓度的稳定；在膜过程中，当膜通量达到稳定状态时结束膜过滤实验。

二、四种膜组件不同操作条件下的通量变化

图 9-33 为各膜组件不同操作条件下膜通量随时间的变化情况。从各通量的变化曲线上可以看到，在膜过滤较短的初始阶段，膜通量有相对较快速度的下降，这可能是由膜表面溶质浓度的增大所产生的渗透压引起的。相关实验研究[6, 7]也证实了在过滤初始的较短时间里，膜表面所产生的渗透压控制着膜通量的下降行为；随着膜过滤的不断进行，膜通量开始缓慢地降低，直至达到相对稳定状态。膜通量的这种变化行为可能是由溶质逐渐在膜孔内的吸附堵塞和在膜表面形成的沉积层造成的。而膜系统的相对稳定通量受外部流体动力学条件（如流速或转速）的控制影响。

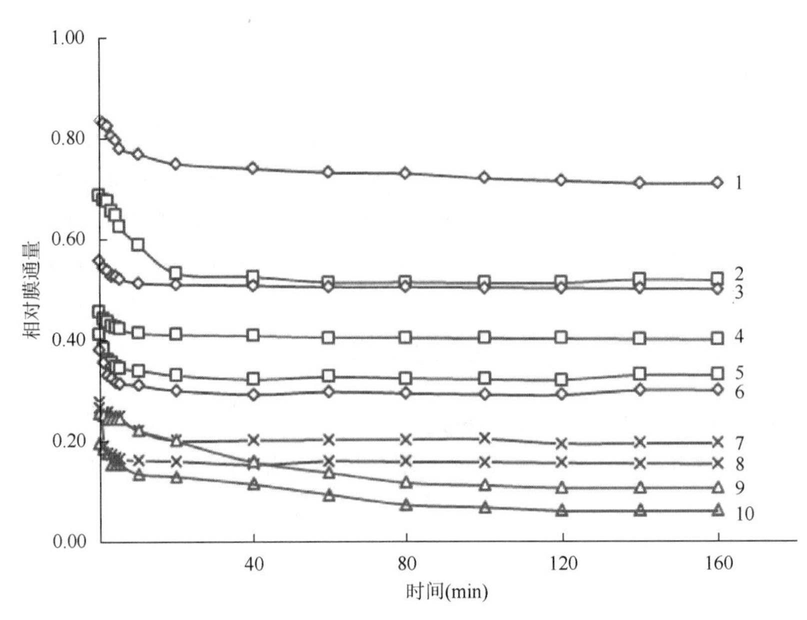

图 9-33　四种膜组件不同条件下的膜通量随时间的变化情况（$\Delta p = 40$ kPa，$c = 25.23$ mg/mL）

旋转平板膜：1. Re = 21 815，3. Re = 13 089，6. Re = 4 358.64；管式膜：2. Re = 15 384.34，4. Re = 10 256.52，5. Re = 5 128.69；卷式膜：7. Re = 217.38，8. Re = 144.92；中空纤维膜：9. Re = 130.42，10. Re = 65.22

从图 9-33 中可看到，在药液经四种膜组件过滤的初始阶段，中空纤维膜组件的膜通量衰减的速度要高于其他膜组件，这说明中空纤维膜组件在过滤的初始阶段，膜表面物质浓度的增大程度要高于其他膜组件。膜稳定通量与流体的雷诺数呈正相关，流体的雷诺数越大，其稳定膜通量也越大，这也说明膜组件中流体的动力学特性对膜过程有重要的影响。流体的流动存在着两种截然不同的流型，即层流和紊流。在层流流动中，流体分层流动，溶质做直线运动，层次分明，彼此互不混杂（此处仅指宏观运动，不是指分子扩散）；而在紊流流动中，溶质做随机的脉动运动。在流体力学中，一般把 Re＜2 000 的流体界定为层流；Re＞4 000 的流体为紊流；2 000＜Re＜4 000 时，流体可能是层流或紊流，称为过渡区。在本实验操作条件下，管式膜和旋转平板膜组件中流体都呈现出较高的紊流状态，而在中空纤维膜和卷式膜组件中，流体则为较低的层流状态。紊流状态增强了物质从膜表面向溶液主体的反向扩散速率，降低了膜表面物质的浓度，减弱了浓差极化现象，从而在一定程度上降低了膜污染，提高了膜通量。

从膜组件自身构造方面看，实际应用中的中空纤维膜的直径通常为 200～2 500 μm，若要使流体达到较高的湍流状态，就需要提供较大的外界动力；对于卷式膜，由于液体流路隔网间的间隙较窄，降低了流体的流速，并且较窄的流路间隙更易于产生膜污染且难以清洗。而对于管式膜和旋转平板膜，由于其流道的等效直径大，因此可以在较低的流速下轻易地达到紊流状态，膜污染相对较轻且易于清洗；并且相对于中空纤维膜和卷式膜，管式膜和平板膜更易于通过外部膜组件的改造，如可通过改变流道截面、在流道内设置激湍物和增加膜与流体相向运动装置（主要针对平板膜）等方法增强膜组件中流体的流动状态，以降低膜污染，增大膜通量。

三、四种膜组件不同操作条件下的膜阻力分布

膜过程中产生的膜污染是造成膜通量下降的主要原因。膜污染可大致分为两类，即可逆污染和不可逆污染。可逆污染包括浓差极化和溶质在膜表面形成的沉积层；在外界驱动力作用下，溶质向膜表面逐渐聚集，使溶质在膜表面与主体溶液间形成浓度梯度差，这种现象称为浓差极化，这是选择性分离膜所具有的天然的分离现象。由此在膜两侧所产生的渗透压差降低了外界有效的透膜压力，从而导致通量的下降。这种现象是不可避免的，但是可逆的，可通过降低压力或通量来减弱其影响。溶质在膜表面的吸

附及其对膜孔的完全或部分堵塞都会导致膜渗透性的降低，即使通过冲洗也不能完全恢复膜初始的渗透性，因此把这种污染称为不可逆污染。

为了从膜污染的角度对四种膜组件在不同条件下的污染行为有个大致的了解，根据前面的实验结果，结合相关分析方程，得到了四种膜组件在不同操作条件下的膜阻力分布情况，其结果见表 9-6。

表 9-6 四种膜组件在不同操作条件下的膜阻力分布（Δp = 40 kPa，c = 25.23 mg/mL）

膜组件	Re	R_t（L/m）	R_{ir}（L/m）	R_p（L/m）	R_{ir}/R_t（%）	R_p/R_t（%）
中空纤维膜	65.22	5 772 782	333 161	5 439 621	5.77	94.23
	130.42	5 452 670	1 270 954	4 181 716	23.31	76.69
	195.65	2 990 191	771 238	2 218 953	25.79	74.21
卷式膜	72.46	5 533 109	956 853	4 576 256	17.29	82.71
	144.92	4 597 123	1 171 605	3 425 518	25.49	74.51
	217.38	2 989 508	776 696	2 212 812	25.98	74.02
平板膜	4 358.64	2 731 938	1 101 981	1 629 957	40.34	59.66
	13 089	1 884 713	1 038 567	846 146	55.10	44.90
	21 815	1 203 426	833 956	369 470	69.30	30.70
管式膜	5 128.69	2 430 657	1 044 034	1 386 623	42.95	57.05
	10 256.5	2 230 335	1 194 970	1 035 365	53.57	46.43
	15 384	1 401 620	859 171	542 449	61.30	38.70

注：R_t，总阻力；R_{ir}，不可逆污染阻力；R_p，浓差极化阻力。

从表 9-6 中可以看到四种膜组件在不同操作条件下膜污染阻力的分布情况。对于所有的膜组件，系统的可逆及不可逆性膜污染阻力都随流体雷诺数的增大而降低。

对于中空纤维膜组件，在流体雷诺数为 65.22 时，浓差极化阻力大约占系统总污染阻力的 94%，这说明此时的浓差极化阻力导致膜通量的逐渐降低，是影响膜通量大小的主要因素。当增大流速，提高流体的雷诺数时，虽然浓差极化阻力在系统总阻力中的比例有所下降，但降低的程度较弱，这是因为系统中流体的雷诺数仍然较低。这也说明低雷诺数下的膜系统产生了较为严重的浓差极化现象，增大了溶液的透过阻力。

对于卷式膜组件，浓差极化阻力依然在膜污染总阻力中占有较大的比例，平均大约为 75%。因此浓差极化阻力也是造成卷式膜污染的主要因素。

对于旋转平板膜，在较低雷诺数下（Re = 13 089），浓差极化阻力和不可逆污染阻力在膜污染总阻力中所占的比例大致相当，分别为 44.90%和 55.10%。但在高雷诺数下（Re = 21 815），浓差极化阻力有了较大程度的降低，大约只占系统膜总阻力的 30%，不可逆性膜污染成为造成膜污染的主要影响因素。

对于管式膜，其膜污染阻力的分布情况与旋转平板膜相似。在低雷诺数下（Re = 10 256.5），浓差极化阻力和不可逆污染阻力在膜总阻力中所占的比例大致相当，分别为 46.42%和 53.58%。在高雷诺数下（Re = 15 384.34），浓差极化阻力和不可逆污染阻力的比例分别为 38.70%和 61.30%。

从上述膜通量及膜阻力的分析结果中可以看到，膜组件中流体的流动状态对系统的膜污染有着重要的影响。管式膜和旋转平板膜组件中由于流体具有较高的紊流状态，膜污染阻力相对较低；而流体在中空纤维膜和卷式膜中表现出较低的层流状态，膜污染阻力相对较高。

四、压力及浓度对膜通量的影响

图 9-34 为四种膜组件的稳定膜通量随压力的变化情况，稳定膜通量随压力的增大而具有增大的趋势。

但较高的压力加快了溶质在膜表面的沉积速度，增大了溶质在膜表面产生的渗透压，使膜表面的沉积层变得更为密实，进一步降低了溶剂传质的驱动力，减弱了通量增大的程度，以至在压力超过一定范围时，通量不再随压力的增大而增大，而是达到相对稳定的状态。从实验结果可以看到，不同的压力下四种膜组件的稳定通量从大到小依次为管式膜、旋转平板膜、卷式膜、中空纤维膜，与各膜组件中流体的雷诺数变化一致，这又说明膜组件中流体的流动状态对膜过程有着重要的影响。具有高雷诺数的流体状态增大了溶质的对流扩散，弱化了膜表面的浓差极化，降低了膜污染。

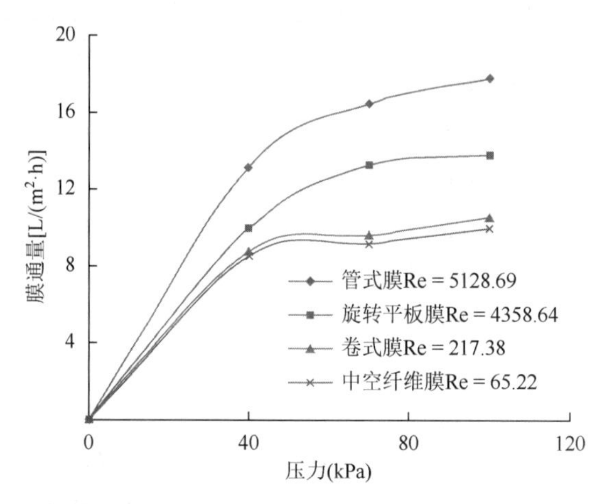

图 9-34 四种膜组件的稳定膜通量随压力变化曲线图（c = 25.23 mg/mL）

图 9-35 为四种膜组件的稳定膜通量随药液浓度的变化情况。膜稳定通量随药液浓度的增大而降低。高浓度的溶液增大了膜表面物质的浓度，提高了膜表面的渗透压，加重了浓差极化现象，降低了系统的驱动压力，因而表现出更低的膜通量。因此，在膜过程中选择合适的药液浓度能够在一定程度上降低膜污染，增大膜通量。

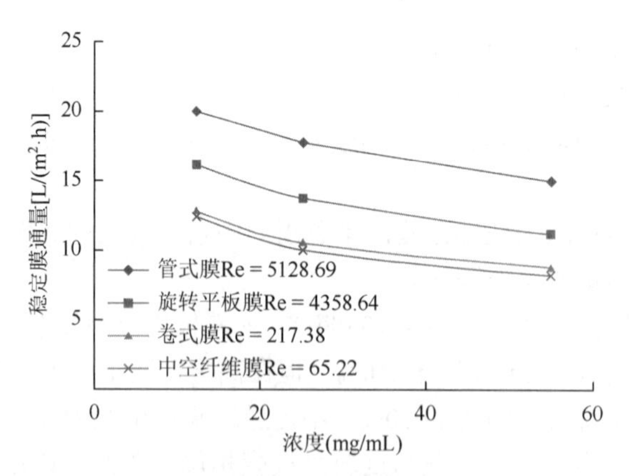

图 9-35 四种膜组件稳定膜通量随药液浓度变化曲线图（Δp = 100 kPa）

五、膜组件及操作条件对高分子和指标性成分的影响

1. 膜组件及操作条件对高分子截留率的影响 图 9-36 至图 9-39 分别为药液经中空纤维膜、卷式膜、管式膜和旋转平板膜四种膜组件过滤时，各高分子截留率随时间变化的情况。从实验结果可以看到，蛋白质、淀粉、果胶和鞣质四种高分子的截留率情况表现出相似的变化趋势，即在过滤的初始阶段，高分子的截留率随时间的延长而增大，之后达到一个相对的稳定值。四种高分子最终的截留率大体相近，大约为 80%。在过滤的初始阶段，膜污染的程度较轻，高分子容易透过膜孔，因而截留率相对较低；随着

膜过程的进行，溶质对膜孔的堵塞及吸附越来越严重，且高分子物质及微粒在膜表面逐渐聚集而产生的凝胶层形成了二次过滤屏障，这些因素都加大了高分子的透过阻力，增大了高分子物质的截留率。四种膜组件对各高分子的截留率没有太大的差异。

从前面的实验结果可知，四种膜组件在膜污染方面有一定的差异性表现，但在高分子截留率方面差异性却不明显。例如，对于蛋白质，中空纤维膜、卷式膜、管式膜和旋转平板膜的截留率分别为 80.18%、80.88%、81.55%和 89.25%。根据前面的分析，当膜污染现象更严重时，高分子的截留率会增大。在此时的条件下，中空纤维膜的膜污染最严重，但其高分子截留率却不是最大的。这可能是由于中药水提液的溶液环境较为复杂，在膜过程中，各种物质与膜及物质与物质间存在着复杂多变且难以观察的相互作用。这种相互作用对各物质的过滤行为有一定程度的影响，从而使膜对物质的截留行为更具多变性和不确定性。

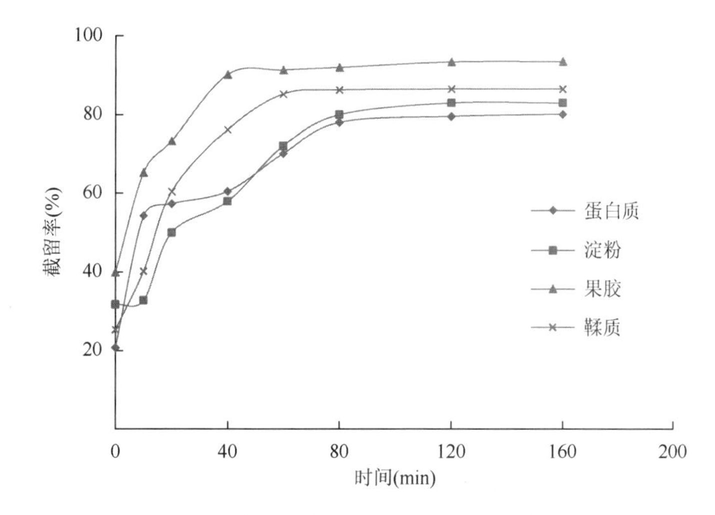

图 9-36　中空纤维膜过滤药液时各高分子截留率随时间变化的曲线图

$\Delta p = 100$ kPa，$c = 25.23$ mg/mL，Re = 65.22

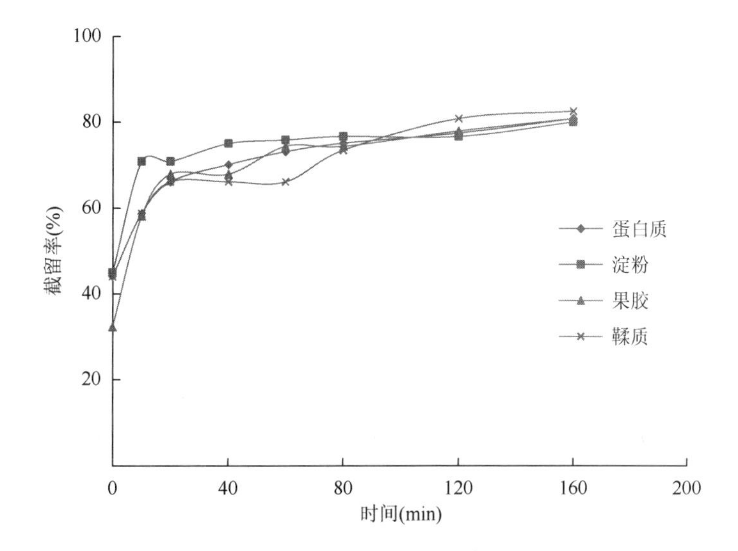

图 9-37　卷式膜过滤药液时各高分子截留率随时间变化的曲线图

$\Delta p = 100$ kPa，$c = 25.23$ mg/mL，Re = 72.46

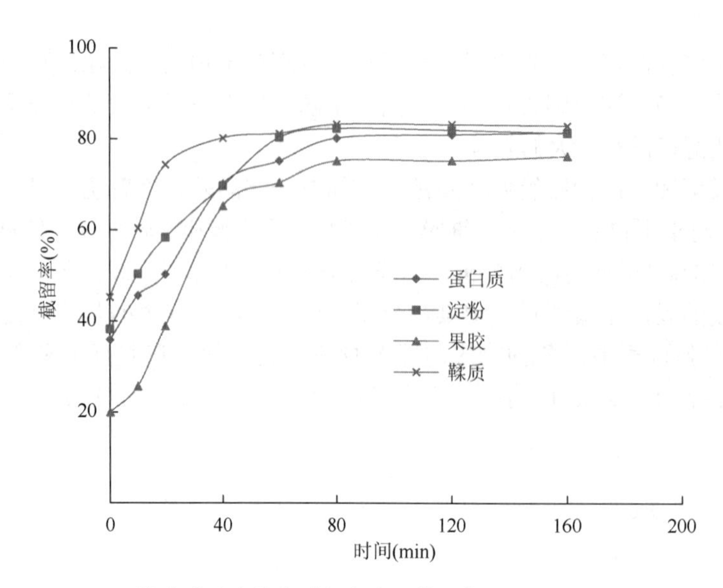

图 9-38　管式膜过滤药液时各高分子截留率随时间变化的曲线图

Δp = 100 kPa，c = 25.23 mg/mL，Re = 5 128.69

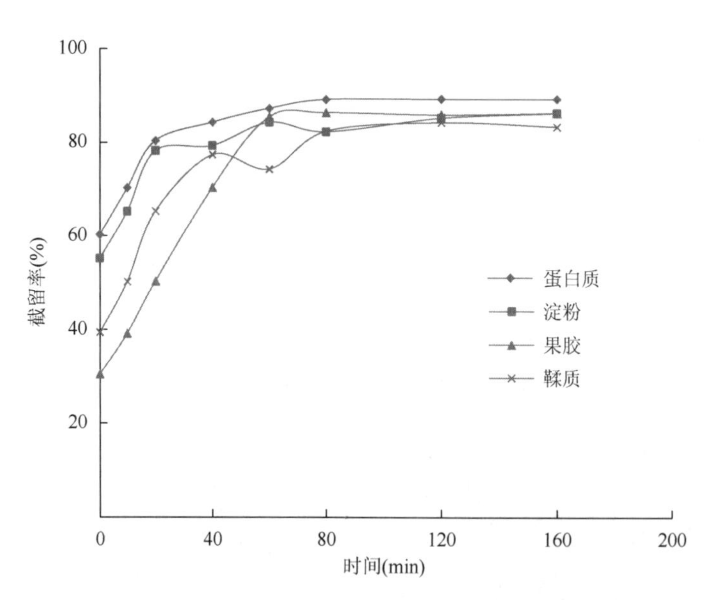

图 9-39　旋转平板膜过滤药液时各高分子截留率随时间变化的曲线图

Δp = 100 kPa，c = 25.23 mg/mL，Re = 4 358.64

图 9-40 至图 9-43 分别为药液经中空纤维膜、卷式膜、管式膜和旋转平板膜四种膜组件过滤时，蛋白质、淀粉、果胶和鞣质四种高分子在不同操作压力下的截留率情况。四种高分子的截留率都随压力的增大而有不同程度的增大。例如，中空纤维膜过滤时，当操作压力从 40 kPa 提高到 100 kPa 时，蛋白质的截留率从 68.24%增大至 80.17%；淀粉的截留率从 69.36%增大至 83.00%；果胶的截留率从 78.37%增大至 93.40%；鞣质的截留率从 80.47%增大至 86.58%。较高的压力加快了溶质向膜表面的聚集速率，加重了膜污染程度，严重的膜污染阻碍了高分子物质的透过而增大了对其的截留率。

2. 膜组件及操作条件对指标性成分透过率的影响　表 9-7 为黄连解毒汤在四种膜组件不同操作条件下有效指标性成分的透过率情况。由实验结果可知，不同膜组件及操作条件下黄连解毒汤四种指标性成分的透过率没有显著性差异。一般来说，膜操作条件会对渗透液的性质有所影响。从前面的实验结果分析中可以看到，改变膜系统操作压力时，各高分子物质的截留率会有不同程度的变化。对于小分子

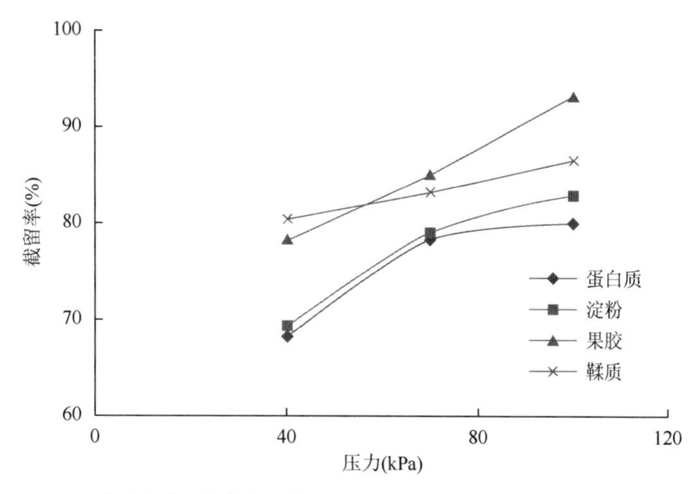

图 9-40　中空纤维膜过滤药液时各高分子截留率随压力变化的曲线图

c = 25.23 mg/mL，Re = 65.22

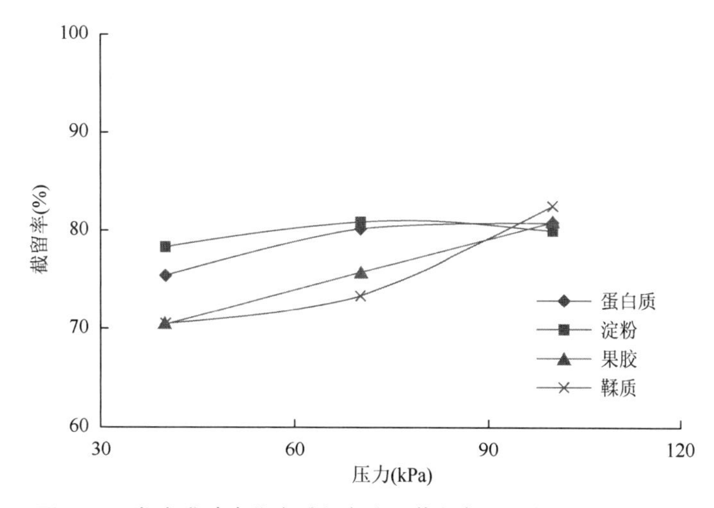

图 9-41　卷式膜过滤药液时各高分子截留率随压力变化的曲线图

c = 25.23 mg/mL，Re = 72.46

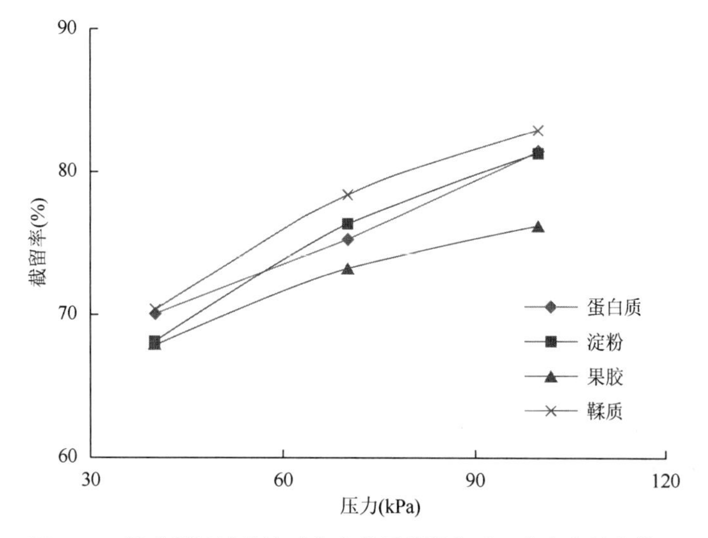

图 9-42　管式膜过滤药液时各高分子截留率随压力变化的曲线图

c = 25.23 mg/mL，Re = 5 128.69

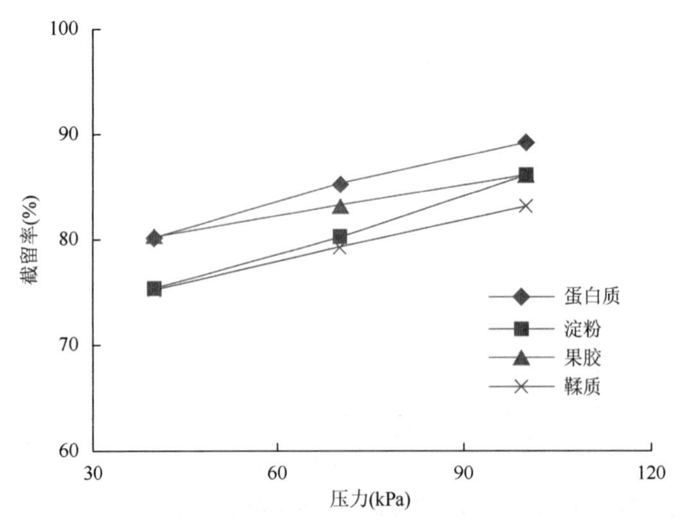

图 9-43　平板膜过滤药液时各高分子截留率随压力变化的曲线图

c = 25.23 mg/mL，Re = 4 358.64

物质，其膜透过行为会受到膜过程中各种因素的影响，但这种影响的方式和程度也往往是难以准确预知的。本实验中四种有效小分子物质在不同操作环境下的膜过滤行为没有表现出明显的差异性，但这种行为表现不能推理应用到其他物质及操作环境中。因为对于不同的物质及不同的操作环境，其结果可能会有所不同。

表 9-7　黄连解毒汤四种膜组件不同操作条件下指标性成分的透过率

膜组件	压力（kPa）	雷诺数	透过率（%）			
			栀子苷	黄芩苷	巴马汀	盐酸小檗碱
中空纤维膜	40	65.22	83.34	85.65	85.73	79.32
	70	65.22	82.43	86.24	85.35	78.19
	100	65.22	80.13	83.23	87.23	80.65
卷式膜	40	72.46	79.23	84.21	82.32	80.20
	70	72.46	82.17	80.36	81.36	79.44
	100	72.46	80.26	82.48	80.35	83.32
旋转平板膜	40	4 358.64	80.21	83.25	79.54	84.21
	70	4 358.64	79.36	82.31	78.45	82.24
	100	4 358.64	81.23	80.42	80.36	83.36
管式膜	40	5 128.69	79.21	84.32	83.49	83.34
	70	5 128.69	83.23	83.21	84.56	82.32
	100	5 128.69	82.47	83.45	84.57	79.45

本节考察了四种膜组件在不同操作条件下的膜过滤过程。实验结果表明，膜组件中流体的流动状态对系统的膜污染有着重要的影响。在管式膜和旋转平板膜组件中，流体能够达到较高的湍流状态，系统的膜污染相对较小；由于膜组件自身构造的原因，在本实验操作条件下，中空纤维膜和卷式膜组件中流体只有较低的层流状态，系统的膜污染相对较大。

膜对高分子物质的截留率受操作条件的影响。在较高的操作压力下，严重的膜污染在一定程度上增加了高分子的截留率。在本实验中，操作条件对黄连解毒汤四种指标性成分的透过率没有明显的影响。

第三节
不同膜组件对中药水提液特征图谱的影响

中药指纹图谱是指某些中药材或中药制剂经适当处理后，采用一定的分析手段得到的能够标示其化学特征的色谱图或光谱图。本实验采用高效液相色谱法对各中药水提液经四种膜组件过滤后所得的渗透液与原药液进行特征图谱比较，通过相似度软件评价其相似度，从整体考察不同操作状态下的膜过程对中药水提液整体性质的影响。

一、特征图谱的采集

1. 实验仪器与试剂

（1）实验仪器：Waters e2695 高效液相色谱分析仪；2998 型紫外检测器（美国 Waters 公司）；Empower 色谱工作站（美国 Waters 公司）；中药指纹图谱相似度评价软件（国家药典委员会）。

（2）试剂：淫羊藿苷（110737-200415）；连翘苷（110821-201112）；梓醇（110808-200407）；二苯乙烯苷（110844-201109）；大黄酚（110796-201118）；穿心莲内酯（110797-201108）；葛根素（110752-200912）；黄芩苷（110715-201117）；盐酸小檗碱（110713-200911）；栀子苷（110749-200714）；盐酸巴马汀（0732-200005）。对照品均购自中国食品药品检定研究院。

乙腈（色谱纯，美国 Merck 公司）；磷酸（分析纯，南京化学试剂有限公司）；磷酸二氢钾（分析纯，南京化学试剂有限公司）；甲醇（色谱纯，江苏汉邦科技有限公司）；三乙胺（分析纯，南京化学试剂有限公司）；娃哈哈品牌的纯净水。

2. 实验方法

（1）供试品溶液的制备：取本章第一节“3. 实验方法”项下所得的各中药水提液原液及第一节“3. 实验方法”项下四种膜组件过滤所得的渗透液各 1 mL，加甲醇定容至 5 mL，摇匀，经 0.45 μm 滤膜过滤，即得各供试品溶液。

（2）特征图谱的采集：对上述的各供试品溶液在下述相应的色谱条件下进样 10 μL，采集相应的液相色谱图，用中药指纹图谱相似度评价软件评价其相似度。

1）各单味中药水提液色谱条件：

A. 淫羊藿色谱条件

色谱柱：Waters Atlantis C_{18}（4.6 mm×250 mm，5 μm）；流动相：乙腈（A）-0.1%磷酸（B）；检测波长：270 nm；柱温：30℃；流速：1 mL/min。

梯度洗脱程序：0～10 min，20% A；10～15 min，20%～25% A；15～35 min，25%～30% A；35～55 min，30%～55% A；55～65 min，20%～55% A；65～70 min，20% A。

B. 连翘色谱条件

色谱柱：Waters Atlantis C_{18}（4.6 mm×250 mm，5 μm）；流动相：乙腈（A）-0.1%磷酸（B）；检测波长：235 nm；柱温：30℃；流速：1 mL/min。

梯度洗脱程序：0～20 min，5%～18% A；20～48 min，18%～27% A；48～60 min，27%～36% A；60～90 min，36%～70% A。

C. 地黄色谱条件

色谱柱：Waters Atlantis C_{18}（4.6 mm×250 mm，5 μm）；流动相：乙腈（A）-0.1%磷酸（B）；检测波长：203 nm；柱温：30℃；流速：1 mL/min。

梯度洗脱程序：0～15 min，0～1% A；15～60 min，1%～10% A；60～80 min，10%～1% A；80～90 min，1% A。

D. 制首乌色谱条件

色谱柱：Waters Atlantis C_{18}（4.6 mm×250 mm，5 μm）；流动相：乙腈（A）-0.1%磷酸（B）；检测波长：280 nm；柱温：30℃；流速：1 mL/min。

梯度洗脱程序：0～20 min，30% A；20～35 min，30%～40% A；35～55 min，40%～75% A；55～75 min，75%～95% A。

E. 黄芩色谱条件

色谱柱：Waters Atlantis C_{18}（4.6 mm×250 mm，5 μm）；流动相：乙腈（A）-0.2%磷酸（B）；检测波长：274 nm；柱温：30℃；流速：1 mL/min。

梯度洗脱程序：0～15 min，15% A；15～55 min，15%～30% A；55～85 min，30%～75% A。

2）各中药复方水提液色谱条件：

A. 一清颗粒汤色谱条件

色谱柱：Waters Atlantis C_{18}（4.6 mm×250 mm，5 μm）；流动相：乙腈（A）-0.1%磷酸（用三乙胺缓冲液调 pH 至 3.0，B）；检测波长：254 nm；柱温：30℃；流速：1 mL/min。

梯度洗脱程序：0～10 min，20% A；10～20 min，20%～33% A；20～25 min，33%～47% A；25～35 min，47% A；35～45 min，47%～70% A；45～80 min，70% A。

B. 双黄连汤色谱条件

色谱柱：Waters Atlantis C_{18}（4.6 mm×250 mm，5 μm）；流动相：乙腈（A）-0.2%磷酸（B）；检测波长：254 nm；柱温：30℃；流速：1 mL/min。

梯度洗脱程序：0～5 min，5% A；5～15 min，5%～10% A；15～20 min，10%～14% A；20～50 min，14%～18% A；50～70 min，18%～25% A；70～85 min，25%～35% A。

C. 葛根芩连汤色谱条件

色谱柱：Waters Atlantis C_{18}（4.6 mm×250 mm，5 μm）；流动相：乙腈（A）-0.2%磷酸（B）；检测波长：254 nm；柱温：30℃；流速：1 mL/min。

梯度洗脱程序：0～15 min，15% A；15～25 min，15%～30% A；25～40 min，30%～40% A；40～80 min，40%～50% A；80～120 min，50% A。

D. 黄连解毒汤色谱条件

色谱柱：Waters Atlantis C_{18}（4.6 mm×250 mm，5 μm）；流动相：乙腈（A）-0.05%磷酸二氢钾 + 0.05%三乙胺（用磷酸缓冲液调 pH 至 3.0，B）；检测波长：254 nm；柱温：30℃；流速：1 mL/min。

梯度洗脱程序：0～9 min，16% A；9～27 min，16%～27% A；27～35 min，27%～30% A；35～42 min，30%～40% A；42～46 min，40%～48% A；46～53 min，48%～55% A；53～65 min；16%～55% A。

E. 清热灵汤色谱条件

色谱柱：Waters Atlantis C_{18}（4.6 mm×250 mm，5 μm）；流动相：乙腈（A）-0.2%磷酸（B）；检测波长：278 nm；柱温：30℃；流速：1 mL/min。

梯度洗脱程序：0～20 min，10%～20% A；20～25 min，20%～35% A；25～50 min，35%～55% A；50～80 min，55% A。

二、特征图谱比较与相似度评价

将采集得到的各样品液相图谱导入中药色谱指纹图谱相似度评价系统（2004 A 版），进行相似度比较；其中 S_1 为各中药水提液原液，S_2、S_3、S_4 和 S_5 分别为各中药水提液经中空纤维膜、卷式膜、旋转平板膜和管式膜过滤后所得的渗透液。各单味中药水提液及各样品特征图谱的比较实验结果如图 9-44 至图 9-48 所示；通过中药指纹图谱相似度评价系统，各单味中药水提液经四种膜组件过滤所得渗透液与原液的相似度都大于97%。

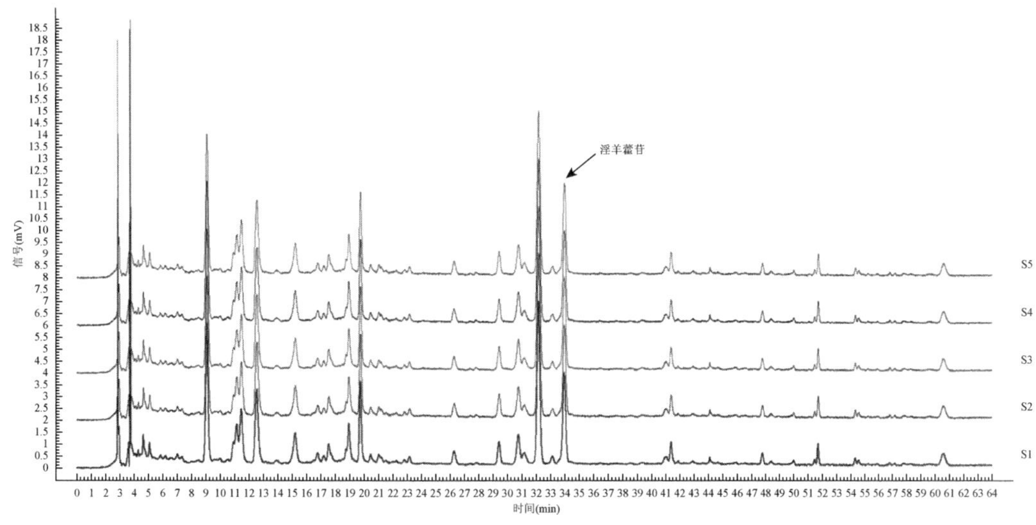

图 9-44　淫羊藿水提液各样品特征图谱

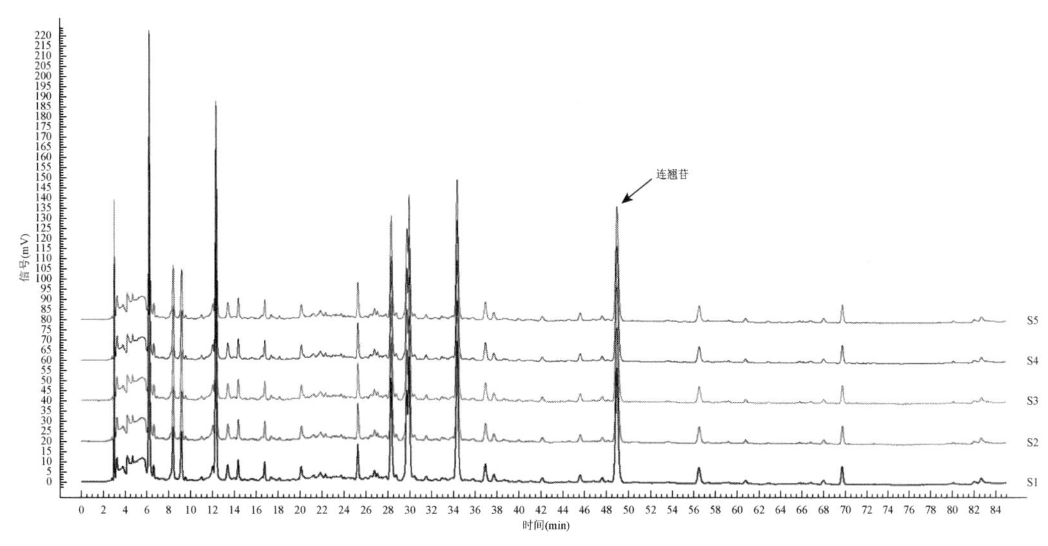

图 9-45　连翘水提液各样品特征图谱

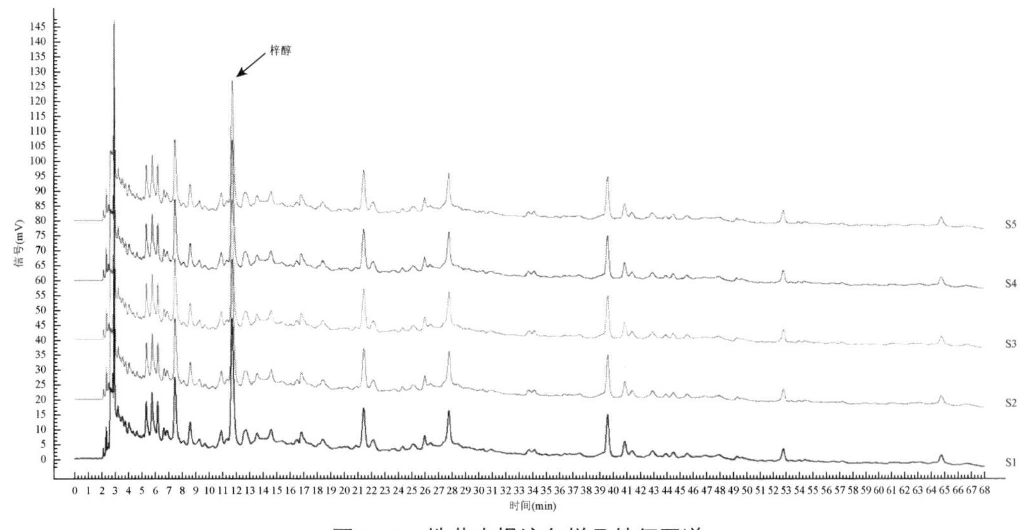

图 9-46　地黄水提液各样品特征图谱

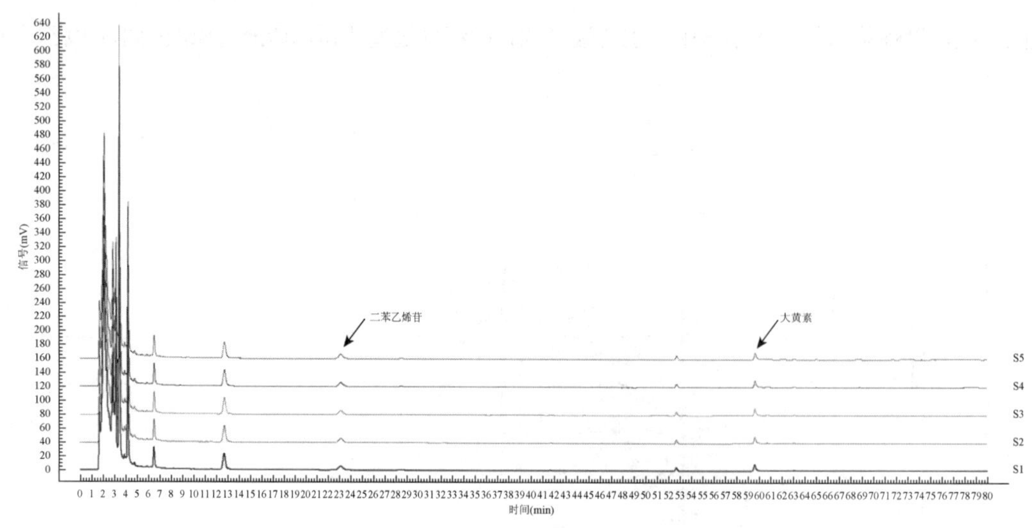

图 9-47　制首乌水提液各样品特征图谱

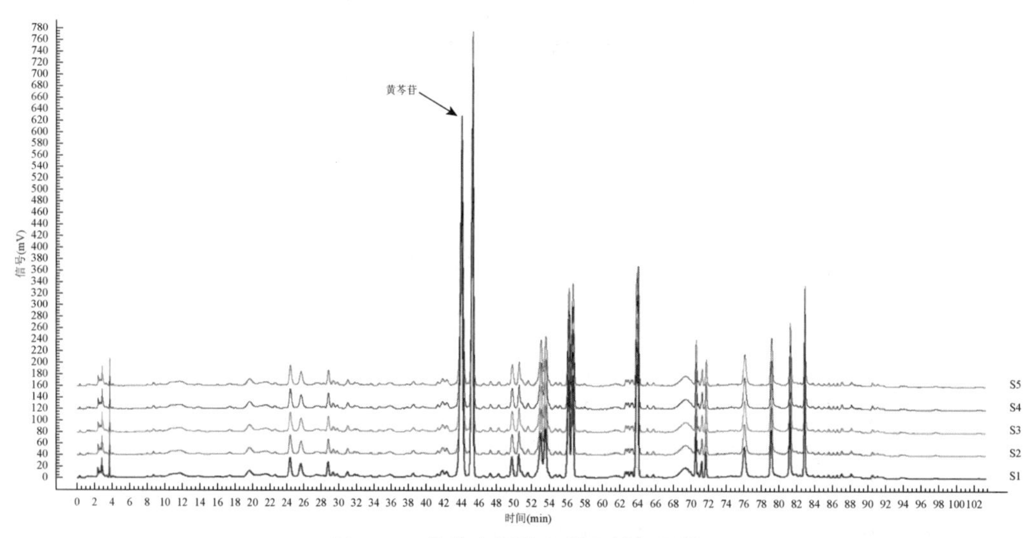

图 9-48　黄芩水提液各样品特征图谱

各中药复方水提液实验结果如图 9-49 至图 9-53 所示。通过中药指纹图谱相似度评价系统，各中药复方水提液经四种膜组件过滤所得渗透液与原液的相似度都大于 98%。

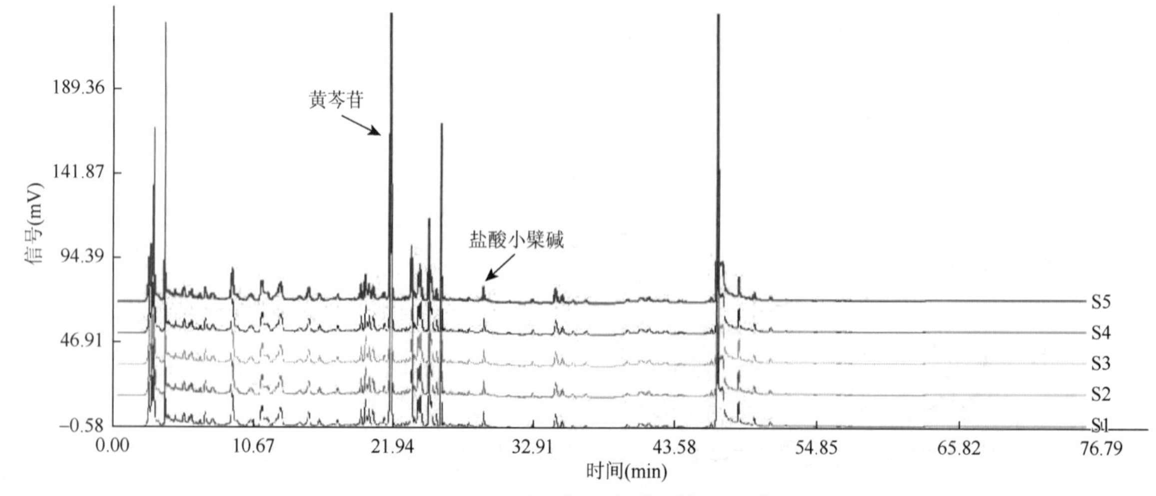

图 9-49　一清颗粒汤各样品特征图谱

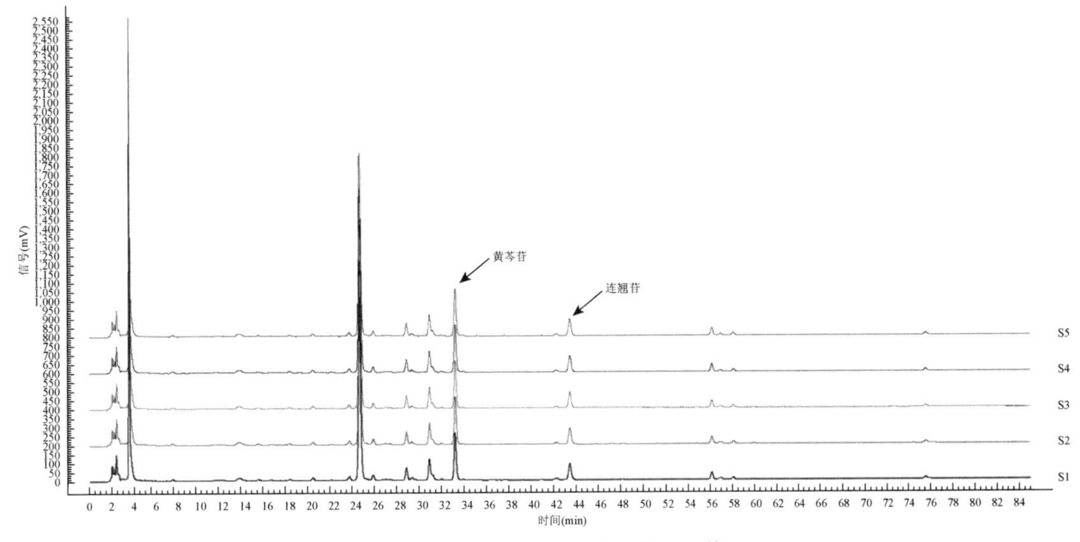

图 9-50　双黄连汤各样品特征图谱

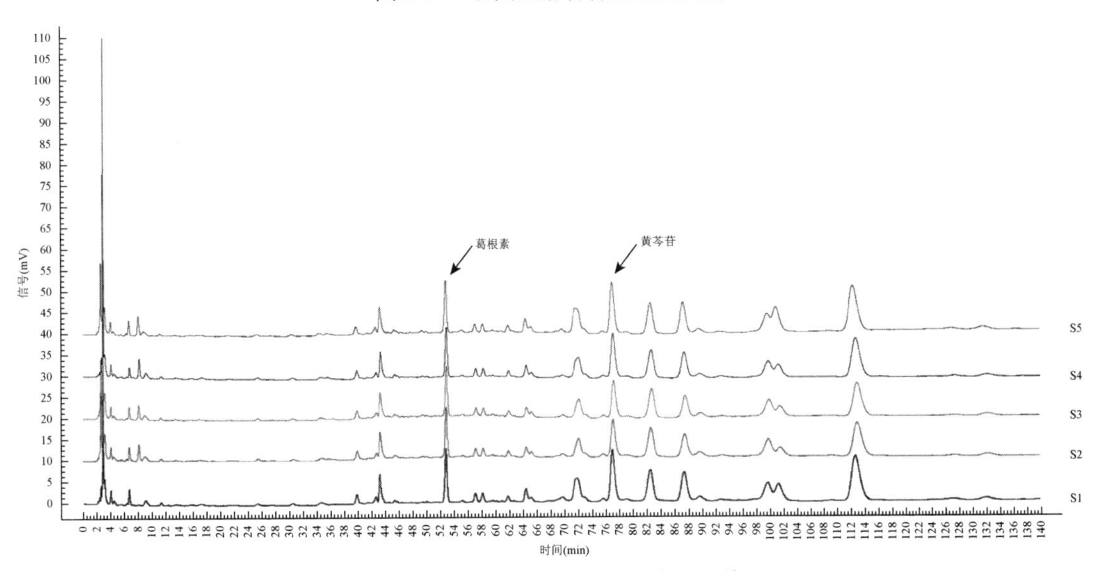

图 9-51　葛根芩连汤各样品特征图谱

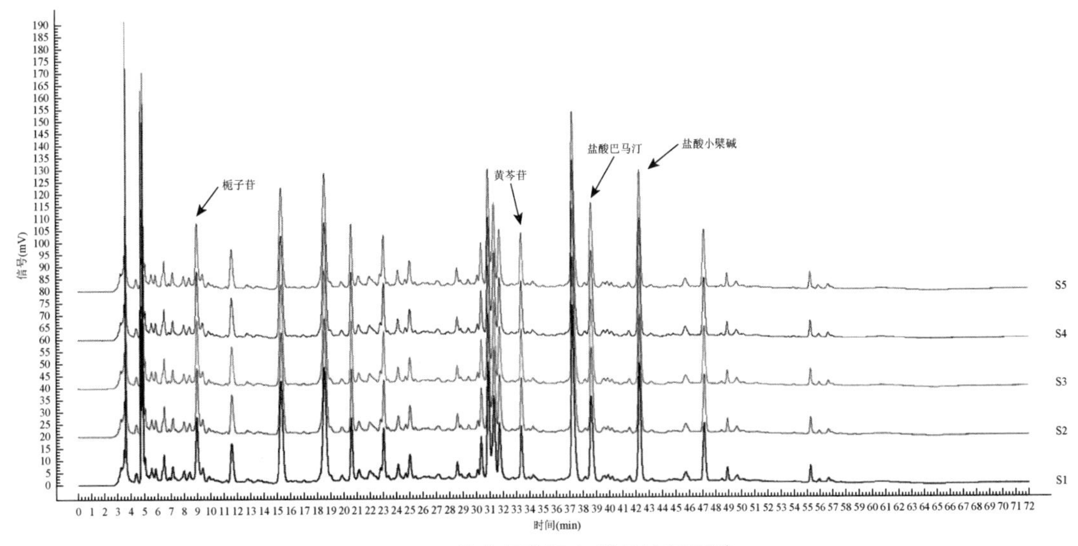

图 9-52　黄连解毒汤各样品特征图谱

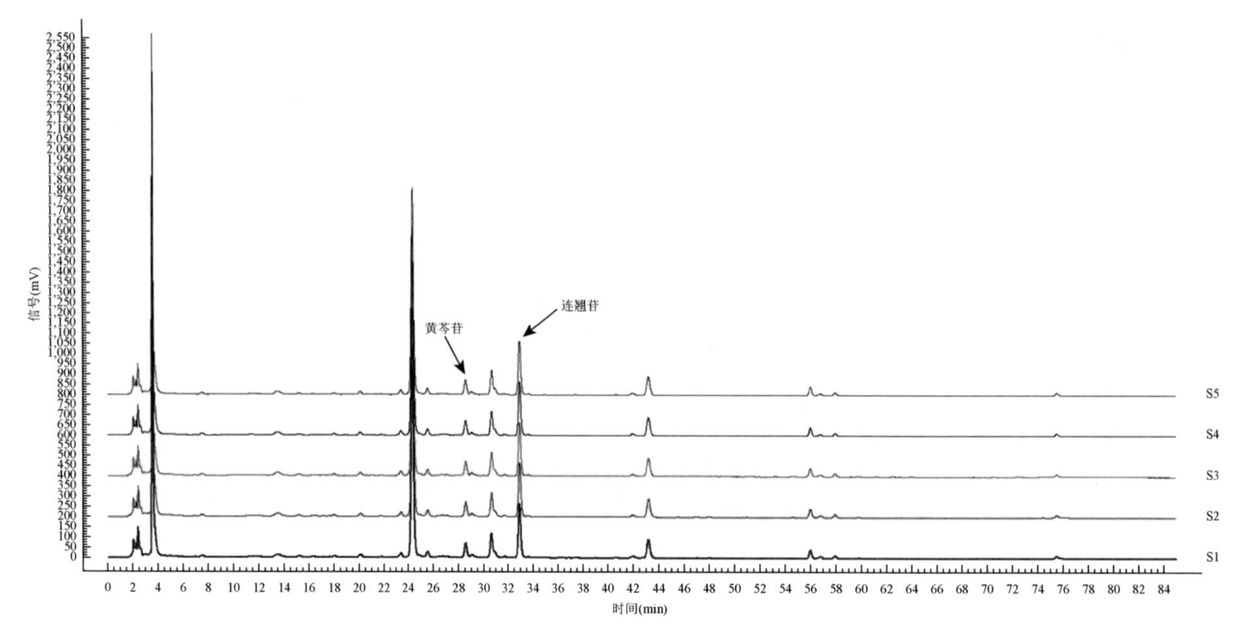

图 9-53　清热灵汤各样品特征图谱

表 9-8 为各中药水提液主要指标性成分经不同膜组件过滤后的透过率情况。

表 9-8　指标性成分透过率

中药水提液	指标性成分	指标性成分透过率（%）			
		中空纤维膜	卷式膜	管式膜	旋转平板膜
淫羊藿	淫羊藿苷	89.32	90.45	92.45	93.32
连翘	连翘苷	97.31	96.04	95.16	92.90
地黄	梓醇	95.27	96.28	96.25	93.47
黄芩	黄芩苷	81.56	82.72	80.39	84.38
制首乌	二苯乙烯苷	68.32	64.28	67.43	63.56
	大黄素	74.21	70.32	69.36	73.76
一清颗粒汤	黄芩苷	83.25	85.32	81.89	84.37
	盐酸小檗碱	78.32	80.24	75.21	79.34
双黄连汤	黄芩苷	85.21	83.59	82.48	84.37
	连翘苷	95.21	97.32	96.38	97.43
葛根芩连汤	葛根素	95.38	97.46	98.04	97.43
	黄芩苷	87.32	82.24	85.37	82.32
黄连解毒汤	栀子苷	80.13	80.26	82.47	81.23
	黄芩苷	83.23	82.48	83.45	80.42
	盐酸巴马汀	87.23	80.35	84.57	80.36
	盐酸小檗碱	75.25	78.32	79.45	80.21
清热灵汤	黄芩苷	79.38	83.21	81.78	84.32
	连翘苷	93.56	96.32	96.48	95.48

如何确保中药水提液在经各种分离技术进行精制时整体药效物质不发生较大变化是在应用各种分离技术时需要重视的问题。通过对 5 种单味中药及 5 种复方中药水提液四种膜组件过膜前后液相指纹图谱进行相似度比较及分析有效指标性成分的透过率情况，表明中药水提液经四种膜组件膜分离前后，原液与渗透液的液相图谱相似度达到 95%以上，有效成分有较高的透过率，这说明不同操作状态下的膜过程对中药水提液整体化学性质的影响甚微，其能较好地保留中药水提液的整体性质。

第四节 不同膜组件及操作条件下中药水提液膜污染特征及其机制分析

本节参照堵塞污染模型，对第二节所得的不同膜组件及操作条件下的实验数据进行综合分析，从污染机制方面分析不同膜组件及操作条件下中药水提液膜过程的污染特征。

一、膜过滤堵塞模型概述

中药水提液中除了含有药效物质成分外，还含有构成药材中各组织的各种成分，如淀粉、果胶、鞣质和蛋白质等高分子。各种物质成分混杂在一起构成了中药水提液复杂的溶液环境结构，这使得中药水提液膜过程中的污染现象不同于单一或几种物质成分的膜污染现象。

溶液中的高分子是造成膜污染的主要因素，它们可能会以不同的方式对膜造成污染。由 Hermans 和 Bredee 首先研究提出的膜堵塞模型（membrane blocking model）已经被广泛用来解释膜过程中的通量变化行为。堵塞模型可用以下的公式表示。

$$\frac{\mathrm{d}^2 t}{\mathrm{d}V^2}=K\left(\frac{\mathrm{d}t}{\mathrm{d}V}\right)^n \tag{9-11}$$

式中，t 为过滤的时间；V 为累积过滤体积；K 为污染常数；n 为决定膜污染类型的参数。四种经典的堵塞过滤模型如表 9-9 所示。将实验数据带入各模型线性方程中，根据实验数据对各线性方程的匹配程度判定膜污染的类型。图 9-54 为四种堵塞模型机制的简易示意图。

表 9-9 膜过滤堵塞模型

堵塞模型	表述	参数 n	线性方程
滤饼过滤模型（cake filtration）	大于膜孔径的物质沉积在膜的表面	0	$t/v = av + b$
完全堵塞模型（complete blocking）	物质沉积在膜孔入口处，物质间不发生叠加	2	$-\ln(J/J_0) = at + b$
半堵塞模型（intermediate blocking）	物质相互叠加造成膜孔堵塞	1	$1/J = at + b$
标准堵塞模型（standard blocking）	小于膜孔径的物质进入膜孔内侧，降低了膜孔径	1.5	$t/v = at + b$

注：J，膜通量；J_0，初始膜通量。

对于滤饼过滤模型的线性方程 $t/v = av + b$，模型参数 a 和 b 可用相关的物理量进行表达，其表达方程式如下所示。

$$a=\frac{\mu\cdot\alpha_{\mathrm{c}}\cdot c_{\mathrm{b}}}{2A^2\cdot\mathrm{TMP}} \tag{9-12}$$

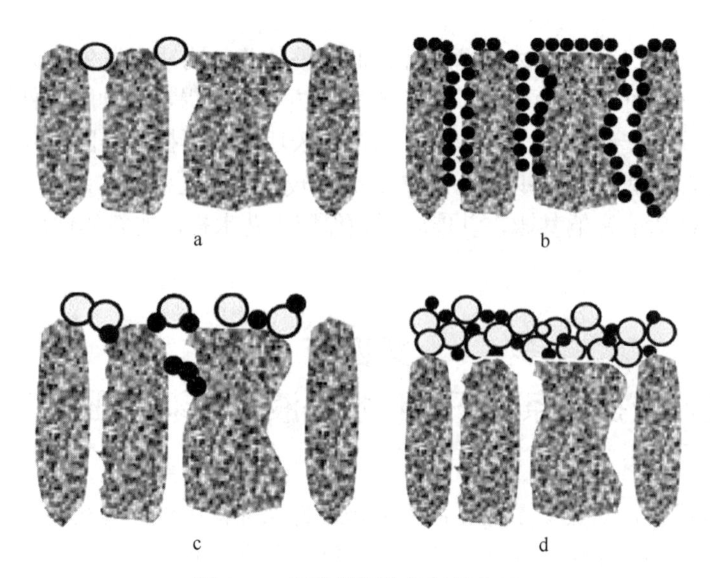

图 9-54　四种膜污染机制示意图

a. 完全堵塞模型；b. 标准堵塞模型；c. 半堵塞模型；d. 滤饼过滤模型

$$b=\frac{\mu\cdot R_{\mathrm{m}}}{\mathrm{TMP}\cdot A} \tag{9-13}$$

式中，μ 为渗透液黏度（Pa·s）；α_c 为滤饼比阻力（m/kg）；R_m 为膜自身液压阻力（L/m）；TMP 为过膜压差（Pa）；A 为膜面积（m^2）；c_b 为药液浓度（g/L）。

有时实验数据往往不能用单一的模型进行描述，因而联合模型常被用来对膜污染机制进行解释，如常见的堵塞-滤饼模型（combined pore blockage and cake filtration model）。

二、四种膜组件膜过程污染特征分析

将实验所得的通量-时间的数据按照表 9-9 中的四种膜堵塞模型进行相关的转换变化，并进行线性关系分析。结果发现，药液在四种膜组件的过滤下，系统的膜污染过程都经历了大致两个阶段的变化情况，即在膜过程的初始阶段，膜污染基本符合标准堵塞模型，经过一段时间的过渡，最终的膜污染非常符合滤饼过滤模型。

图 9-55 为四种膜组件膜过程中的滤饼过滤模型特征曲线图。从该特征曲线图可以看到，在膜过程的最后阶段，实验数据非常吻合滤饼过滤模型方程；而在膜过程的初始阶段，实验数据多数比较符合标准堵塞模型，有时同时也符合半堵塞模型、完全堵塞模型（相关的图这里不再列出）。这说明膜过程中造成膜污染的机制不是单一的而是复杂多变的，是多种污染机制相互作用共同造成的结果。在实际的膜过程中，由于溶液环境的不断变化，实验数据往往不能只用单一的污染模型而需要联合多种模型来解释。联合模型意味着在膜过程中，膜污染机制是从一种机制转变为另一种机制[6, 7]，或者是两种或多种污染机制的相互联合[8]。

从本实验数据的分析结果来看，实验中的膜污染过程近似符合堵塞-滤饼模型。即在膜过程的初始阶段，分子直径小于膜孔径的物质一部分透过膜进入到渗透液中，一部分则滞留在膜孔内侧而使膜孔径相对缩小（标准堵塞模型）；随着膜过程的进行，物质在膜孔内或表面相互叠加（半堵塞模型），继而物质在膜孔入口处完全堵塞（完全堵塞模型），这些都逐渐导致了膜渗透性的降低，以致最后物质在膜表面逐渐沉积而形成滤饼层（滤饼过滤模型）。

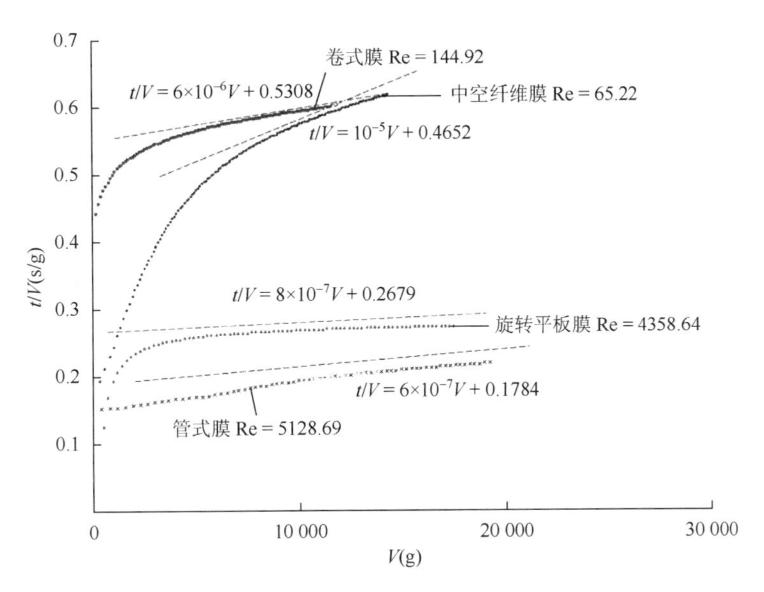

图 9-55 四种膜组件膜过程污染模型特征曲线图（Δp = 100 kPa）

将所得线性关系方程式的相关参数代入式（9-12），可得到四种膜组件膜过程中的滤饼比阻力，其中中空纤维膜、卷式膜、旋转平板膜和管式膜的滤饼比阻力分别为 3 500 800 m/kg、3 400 879 m/kg、1 301 400 m/kg 和 1 080 460 m/kg。结果表明，膜组件中流体动力学特征在一定程度上影响滤饼比阻力的大小。旋转平板膜和管式膜中由于流体呈现较强的湍流状态，加大了物质从膜表面向溶液主体的扩散传质速率，阻碍了物质在膜表面的沉积，从而降低了膜表面的滤饼比阻力；而流体在中空纤维膜和卷式膜中只表现出层流流动，因而其膜表面的滤饼比阻力相对较大。

三、压力对膜过程污染特征的影响

图 9-56 至图 9-59 分别为不同压力下的中空纤维膜、卷式膜、管式膜和旋转平板膜四种膜组件膜过程中的污染特征曲线图。

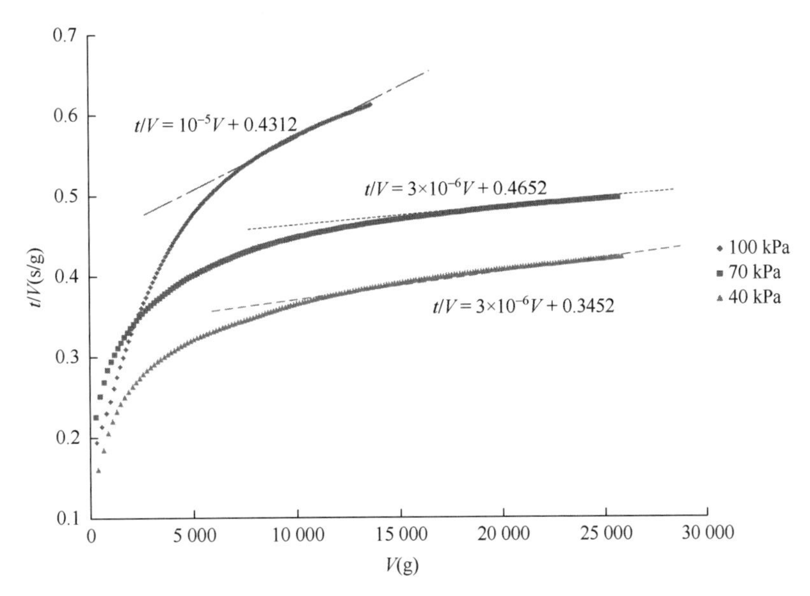

图 9-56 中空纤维膜组件在不同压力下膜污染特征曲线图（Re = 65.22，c = 25.23 mg/mL）

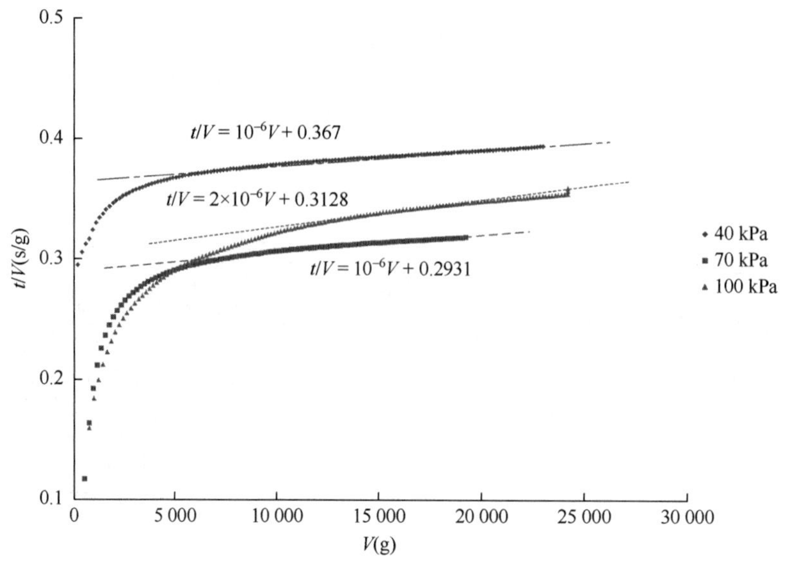

图 9-57 卷式膜组件在不同压力下膜污染特征曲线图（Re = 72.46，c = 25.23 mg/mL）

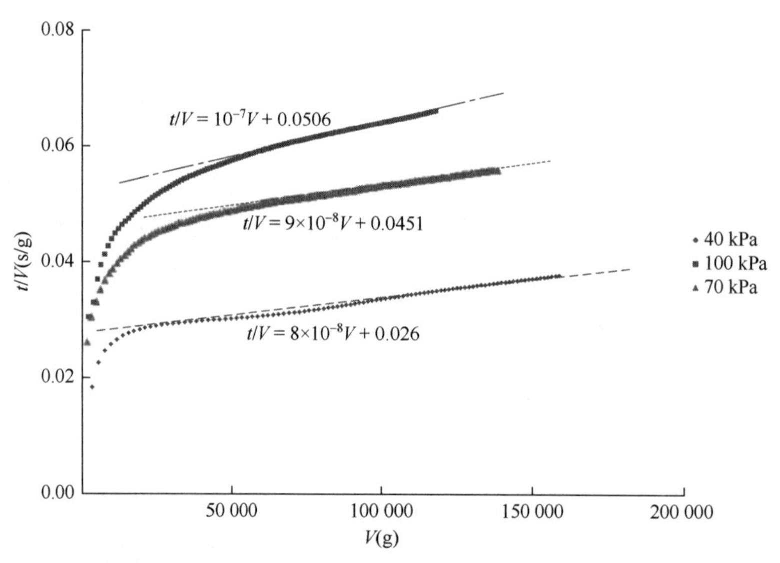

图 9-58 管式膜组件在不同压力下膜污染特征曲线图（Re = 5 128.69，c = 25.23 mg/mL）

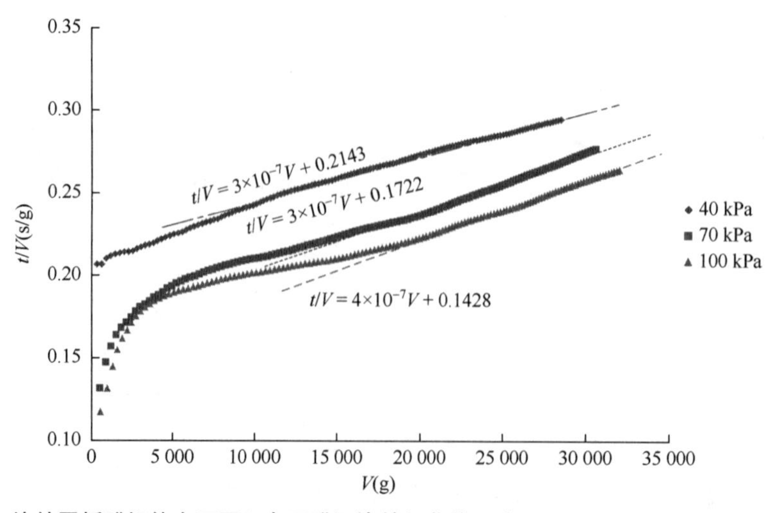

图 9-59 旋转平板膜组件在不同压力下膜污染特征曲线图（Re = 4 358.64，c = 25.23 mg/mL）

从分析结果上看，四种膜组件在不同压力下的膜过程污染机制表现出一定的相似性，即膜污染都经历了大致两个阶段的变化，在膜过程的初始阶段，膜污染基本符合标准堵孔模型（有时也同时符合半堵塞模型、完全堵塞模型），最后的膜过程非常符合滤饼污染模型。滤饼模型系数 k（线性方程斜率）代表滤饼比阻力的大小情况；在一定的操作压力及药液浓度下，k 值越大，滤饼比阻力就越大。四种膜组件各压力下的滤饼模型系数的变化情况如图 9-60 所示。

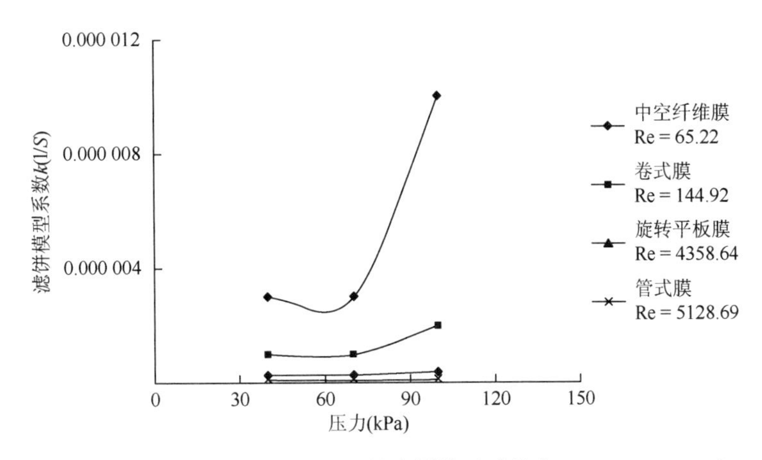

图 9-60 四种膜组件不同压力下的滤饼模型系数（c = 25.23 mg/mL）

对于中空纤维膜和卷式膜组件，滤饼模型系数随压力的增大而有较为明显的增大，这也再次说明了较高的压力加快了物质向膜表面的沉积速率而更易于在膜表面形成滤饼阻力层；而对于旋转平板膜和管式膜组件，滤饼污染模型系数随压力增大的趋势不太明显，这可能是由于流体在这两种膜组件中具有较高的雷诺数，在一定程度上削减了压力对滤饼层阻力大小的影响，从而使滤饼模型系数在一定压力范围内的变化不太明显。

四、雷诺数对膜过程污染特征的影响

图 9-61 至图 9-64 分别为中空纤维膜、卷式膜、管式膜和旋转平板膜四种膜组件在不同流体雷诺数下的膜污染特征曲线图。

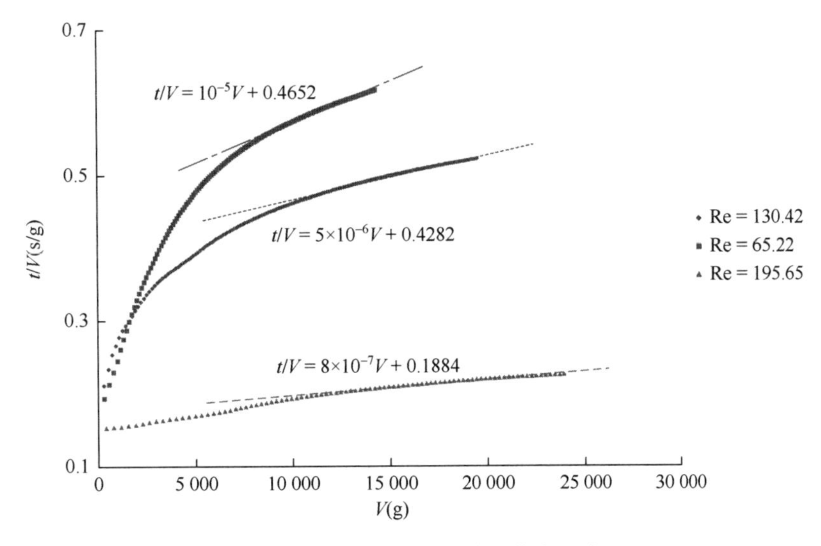

图 9-61 中空纤维膜组件在不同流体雷诺数下的膜污染特征曲线图（Δp = 100 kPa，c = 25.23 mg/mL）

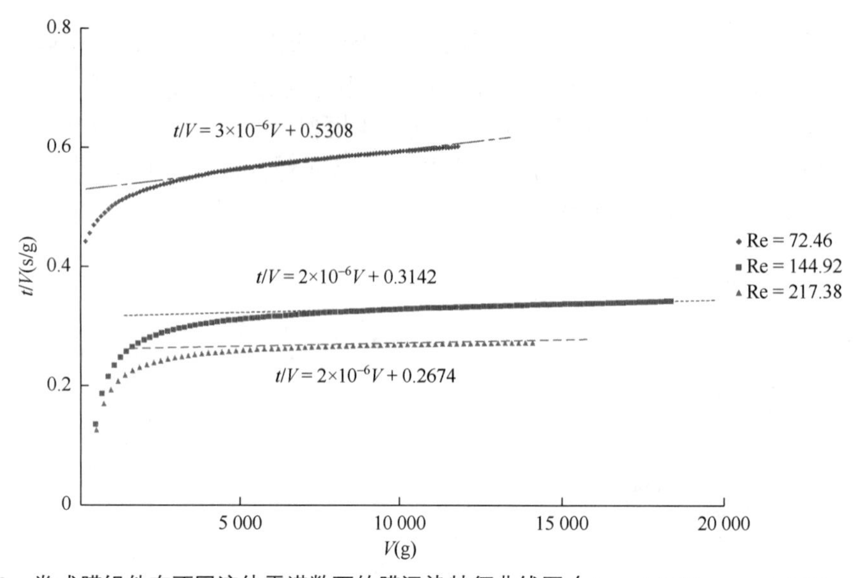

图 9-62　卷式膜组件在不同流体雷诺数下的膜污染特征曲线图（$\Delta p = 100$ kPa，$c = 25.23$ mg/mL）

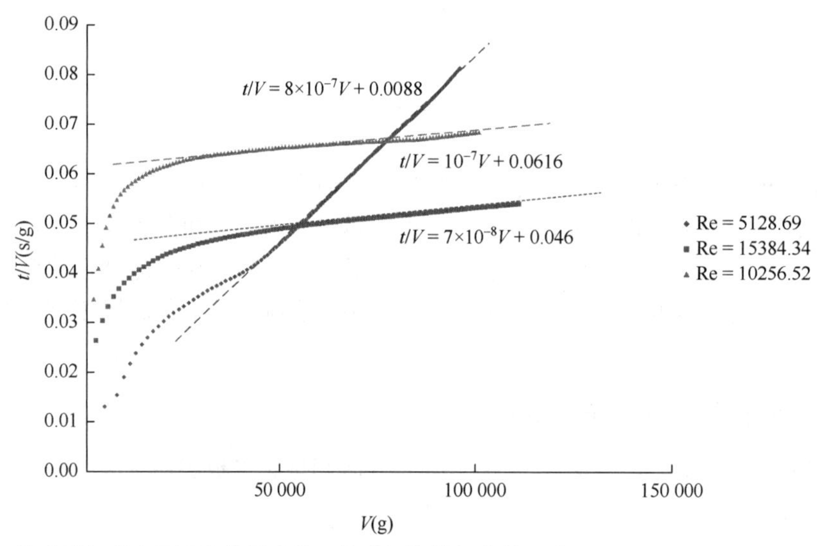

图 9-63　管式膜组件在不同流体雷诺数下的膜污染特征曲线图（$\Delta p = 100$ kPa，$c = 25.23$ mg/mL）

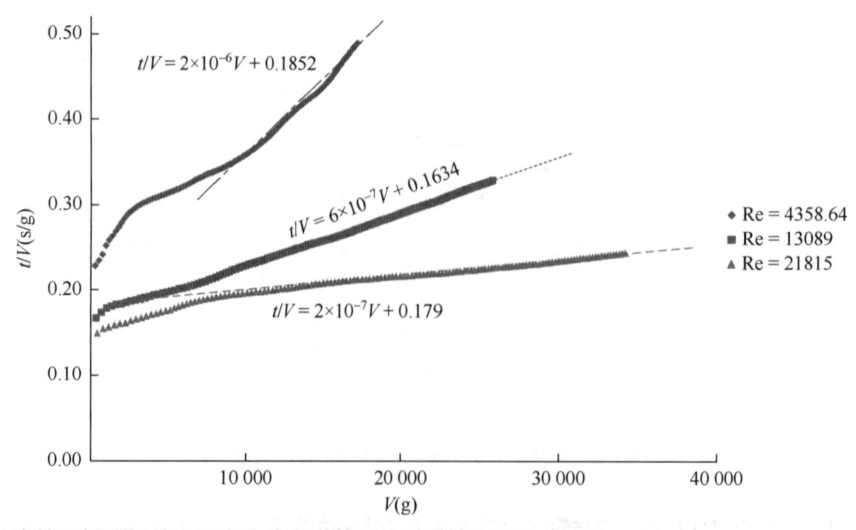

图 9-64　旋转平板膜组件在不同流体雷诺数下的膜污染特征曲线图（$\Delta p = 100$ kPa，$c = 25.23$ mg/mL）

由实验结果可知，提高膜组件中流体的雷诺数可以在一定程度上降低膜表面滤饼层的过滤阻力；这也从膜污染机制方面说明改善膜组件流体的动力学特性能在一定程度上降低膜污染现象。流体在管式膜和旋转平板膜组件中能够达到较高程度的湍流状态，因此提高了溶质的扩散传质速率，减弱了物质在膜表面的沉积，从而降低了系统的膜污染。

五、四种膜组件的滤饼比阻力

图 9-65 为不同压力下四种膜组件膜过程中系统的滤饼比阻力；表 9-10 为四种膜组件不同流体雷诺数下的膜表面滤饼比阻力。膜表面滤饼比阻力随压力的增大而增大，中空纤维膜和卷式膜组件中膜表面滤饼层的阻力要高于管式膜和平板膜组件。这与前面的分析结果一致，在较高压力下溶液中的高分子及微粒更易沉积于膜表面，滤饼阻力层变得更为密实，因而表现出更高的滤饼比阻力；由于管式膜和旋转平板膜组件中流体具有较强的湍流状态，加大了高分子及微粒从膜表面向溶液主体反向扩散传质的速率，在一定程度上阻碍了滤饼层的形成，因而表现出相对较低的滤饼比阻力。

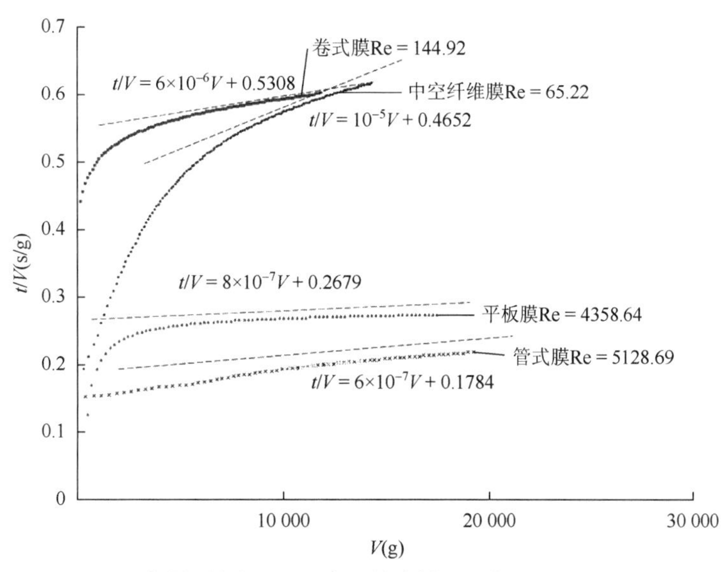

图 9-65　四种膜组件在不同压力下的滤饼比阻力（$c = 25.23$ mg/mL）

表 9-10　四种膜组件在不同流体雷诺数下的滤饼比阻力（$\Delta p = 100$ kPa，$c = 25.32$ mg/mL）

膜组件	雷诺数	滤饼层阻力（m/kg）
中空纤维膜	65.22	3 500 800
	130.42	3 024 680
	195.65	2 080 379
卷式膜	72.46	3 400 879
	144.92	2 895 436
	217.38	1 803 656
旋转平板膜	4 358.64	1 301 400
	13 089	740 025
	21 815	305 436
管式膜	5 128.69	1 080 460
	10 256.52	590 876
	15 384.34	408 754

六、堵塞模型对其他中药水提液膜过程污染现象的适用性

图 9-66 至图 9-69 分别为单味药淫羊藿、连翘和复方双黄连汤、葛根芩连汤四种不同中药水提液在四种膜组件膜过程中的膜污染特征曲线图，通过对特征曲线图的分析发现它们都符合堵塞-滤饼模型。其他单味中药水提液如地黄、制首乌、黄芩和中药复方水提液如一清颗粒汤、清热灵汤也都近似符合堵塞-滤饼模型，相关的曲线图这里不再列出。

虽然不同中药水提液的溶液环境性质各不相同，但它们都含有蛋白质、淀粉、鞣质和果胶等造成膜污染的共性高分子物质成分，这应该是它们具有相似膜污染现象的物质基础。

本节以黄连解毒汤等中药体系为模型药物，采用中空纤维膜、卷式膜、管式膜和旋转平板膜四种膜组件，从多方面考察了若干中药水提液的膜过程行为，并研究了操作条件对膜过程的影响；同时应用堵塞污染模型对实验数据进行分析，从污染机制方面对不同膜组件及操作条件下的中药水提液膜污染过程进行了分析。由实验结果，得到以下初步结论[9-11]。

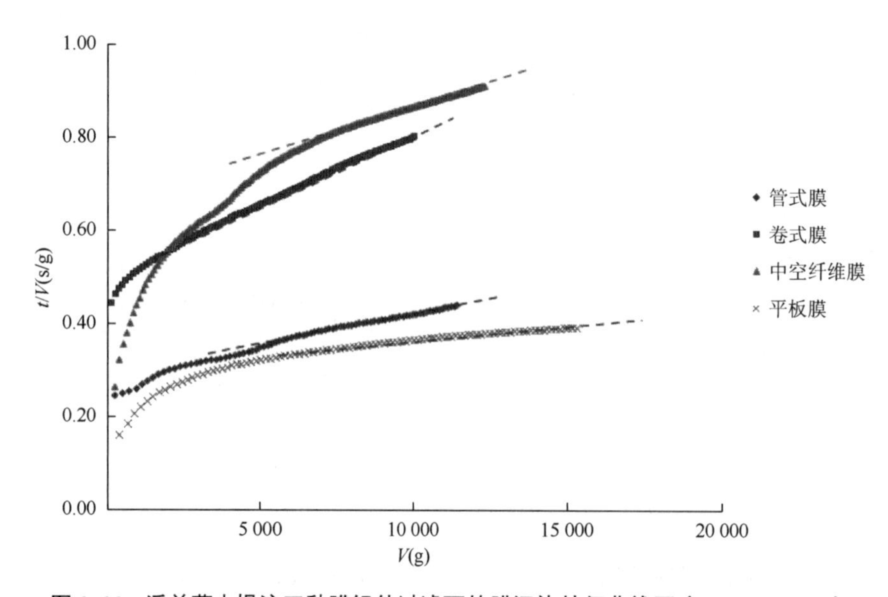

图 9-66　淫羊藿水提液四种膜组件过滤下的膜污染特征曲线图（$\Delta p = 100$ kPa）

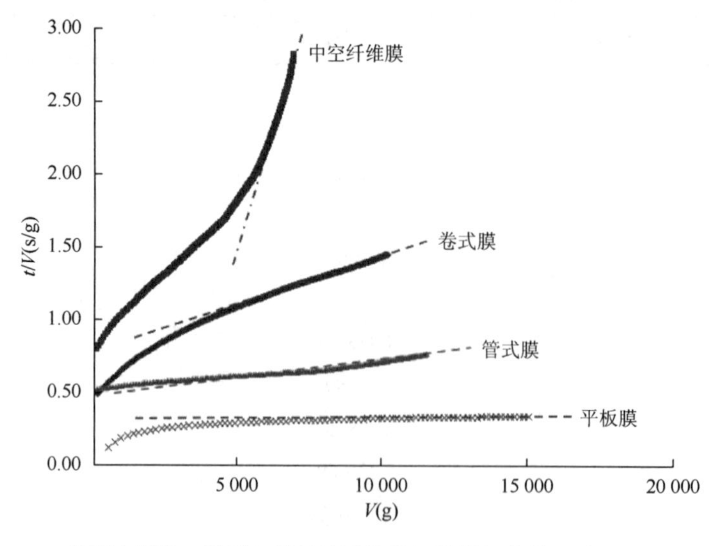

图 9-67　连翘水提液四种膜组件过滤下的膜污染特征曲线图（$\Delta p = 100$ kPa）

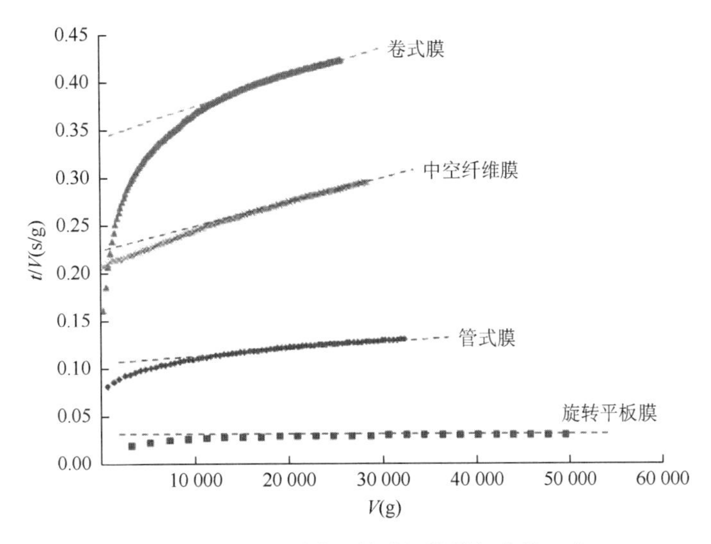

图 9-68 双黄连汤四种膜组件过滤下的膜污染特征曲线图（$\Delta p = 100$ kPa）

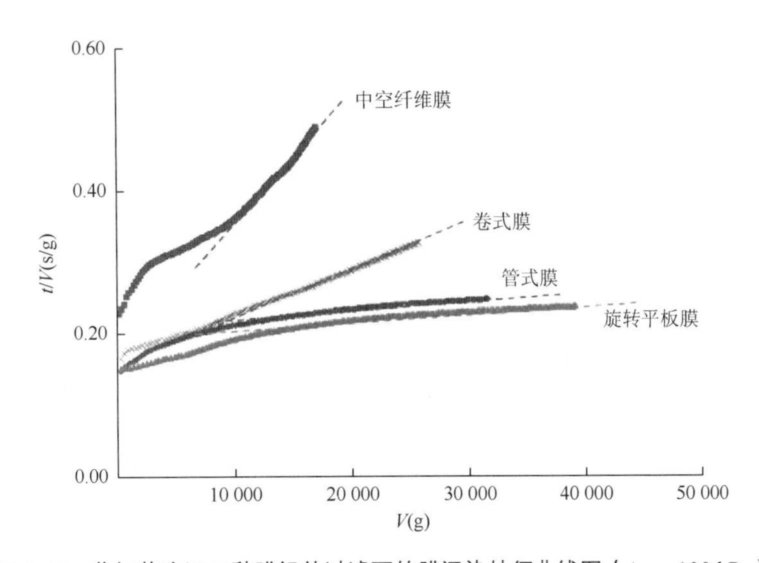

图 9-69 葛根芩连汤四种膜组件过滤下的膜污染特征曲线图（$\Delta p = 100$ kPa）

（1）在相同压力、温度及药液浓度下，管式膜和旋转平板膜组件在膜通量、膜通量衰减率及膜污染阻力方面要优于中空纤维膜和卷式膜组件。但在过滤不同中药水提液时，四种膜组件之间差异性的程度有所不同，这应该与各中药水提液具有复杂不同的溶液环境具有很大的相关性。但从整体来说，管式膜和旋转平板膜的膜过滤表现要好于中空纤维膜和卷式膜。各中药水提液经四种膜组件过滤所得的渗透液在物理化学性质和高分子截留率方面没有太大的差异。

（2）膜组件中流体的动力学特性对膜过滤行为有着重要的影响。由于流体在管式膜和旋转平板膜组件中能够达到较高的湍流流动状态，系统膜通量相对较高，膜污染阻力相对较小；而在中空纤维膜和卷式膜组件中流体只有较低的层流流动状态，系统膜通量相对较低，膜污染阻力相对较大。

膜系统的操作压力对膜过程有着重要的影响。当压力大于某一临界压力时，系统逐渐严重的膜污染阻碍了膜通量的继续增大而使膜通量保持稳定，降低了系统膜的渗透性。操作条件对药液中各高分子的截留率有一定的影响，高分子截留率随压力的增大而有增大的趋势。这可能是由于较高压力下膜表面及内部严重的膜污染现象在一定程度上阻碍了高分子的透过行为，从而提高了高分子的截留率。

（3）通过对各中药水提液经四种膜组件过滤前后液相特性图谱的分析，发现它们之间的相似度均达到95%以上，这从一个方面说明不同操作状态下的中药膜过程对中药水提液整体化学性质的影响甚微，能较好地保留中药水提液的整体性质。

（4）采用堵塞污染模型对实验数据进行分析，结果发现不同膜组件及操作条件下的中药水提液膜污染过程符合堵塞-滤饼模型。

综上所述，具有不同溶液环境性质的中药水提液在不同膜组件及操作条件下的膜过程中，系统膜过程中的污染现象都近似符合堵塞-滤饼联合模型。因此，可以从污染机制的角度对中药水提液膜过程中的膜污染现象做以下解释：在膜过程的初始阶段，溶液中分子直径小于膜孔径的物质一部分透过膜进入渗透液中，一部分则滞留在膜孔内侧而使膜孔径相对缩小；随着膜过程的进行，物质在膜孔内或膜孔表面相互叠加，以致物质在膜孔入口处完全堵塞，这些都逐渐导致了膜渗透性的降低；最后分子直径相对较大的高分子物质在膜表面逐渐沉积而形成滤饼阻力层，系统的膜污染逐渐达到稳定状态，从而使膜通量保持相对稳定。

本章的内容比较系统地讨论了膜组件对中药膜过程的影响，膜组件是膜分离过程的核心，膜组件的结构是决定整个工艺性能的关键。对于一个膜分离过程，不仅需要具有优良分离特性的膜，还必须把膜制成结构紧凑、性能稳定的膜组件及装置才能将其应用于大规模工业过程。膜组件应用是否合理直接关系到使用膜分离技术的合理性和分离成本。对于各种不同分离目的的膜分离过程，采用何种形式的组件及装置，在过程设计和实际应用方面将会有很大的差异。

笔者课题组曾以中药复方“黄连解毒汤”水提液为实验研究对象，考察FMX膜组件、过滤杯膜组件、管式膜组件、中空纤维膜组件等四种膜组件的膜过滤过程[9]。其中，如本书第七章第五节所介绍，FMX膜组件环形过滤容器内安装有可以高速旋转的叶片，流体呈涡流状态；中空纤维膜和管式膜组件中流体为错流过滤形式；过滤杯膜组件中流体为死端过滤形式。就四种膜组件膜过滤过程中的通量变化而言，FMX膜组件、管式膜组件、中空纤维膜组件、过滤杯膜组件的膜初始通量分别为18.02[L/(m^2·h)]、16.80[L/(m^2·h)]、16.24[L/(m^2·h)]、15.03[L/(m^2·h)]，稳定时膜通量分别为13.70[L/(m^2·h)]、10.08[L/(m^2·h)]、9.50[L/(m^2·h)]、5.69[L/(m^2·h)]。FMX 膜组件的膜通量衰减趋势要比其他三种膜组件平缓，且能够保持在一个较高的通量水平上。过滤杯膜组件中流体为静态死端过滤，溶液中高分子物质及微粒容易在膜表面形成浓差极化现象，产生后不能通过流体的流动来降低浓差极化现象造成的膜污染。管式膜组件和中空纤维膜组件中流体为错流流动，流体的流动可以在一定程度上减弱浓差极化现象造成的膜通量衰减。FMX膜组件中叶片的高速旋转使流体产生强烈的涡流状态，极大地削弱了浓差极化现象，因此膜通量要比其他三种膜组件高。

上述四种膜组件在过滤的初始阶段膜通量的衰减均比较迅速，随后膜通量趋于平缓，直至达到相对稳定状态。这是由于药液中的高分子物质（如淀粉、蛋白质、鞣质、果胶等）在过滤过程中产生了浓差极化现象，造成了膜污染。在更短的时间间隔内观察通量的变化可以发现，在最初较短的时间内，膜通量是稳定的，随后通量出现严重的衰减，Zaidi S K等[12]把这段通量稳定的时间称为“characteristic time（特性时间）”。在特性时间过后，开始产生浓差极化现象，通量随时间不断降低，直至达到稳定状态。四种膜组件的特性时间，FMX膜组件的最长（55 s），管式膜组件与中空纤维膜相近（分别为40 s、38 s），过滤杯膜组件的最短（18 s）。这也说明在膜过滤过程中，污染的发生是迅速的，如何降低污染并维持高通量水平是膜在应用过程中应该重视的一个问题。

同时，Zaidi S K把膜通量降低到105%稳定通量的时间称为“polarization time（浓差极化时间）”[12]。可以把浓差极化时间理解为浓差极化现象从刚开始出现到最终完全形成所需要的时间。实验结果表明，过滤杯膜组件的浓差极化时间最短，说明其浓差极化形成得最快，通量衰减得最快；FMX膜组件的浓差极化时间最长，说明其浓差极化形成得最慢，通量衰减得最慢。

就膜过滤过程中的阻力分布而言，因膜自身阻力由膜自身结构决定，故四种膜组件在膜过滤过程中的阻力分布表现出明显的差异。过滤杯膜组件、中空纤维膜组件、管式膜组件、FMX 膜组件中膜自身阻力占总阻力的比例分别为 15.43%、18.92%、14.75%、16.16%，吸附阻力占总阻力的比例分别为 3.15%、1.16%、2.58%、2.78%。堵孔阻力和浓差极化阻力是产生膜污染阻力的主要因素，过滤杯膜组件的浓差极化阻力所占比例最大，为 60.67%，FMX 膜组件浓差极化阻力所占比例最小，为 25.58%，中空纤维膜组件和管式膜组件浓差极化阻力所占比例分别为 48.50%和 32.43%。FMX 膜组件中高速旋转的叶片使流体成为强烈的涡流状态，使浓差极化阻力明显地降低。

就膜组件膜污染状况而言，比较过滤杯膜组件、FMX 膜组件、管式膜组件实验前后膜表面的 SEM 扫描图，可以发现 FMX 膜组件中膜表面的污染程度要低于另外两种膜组件。过滤杯膜组件中，过滤药液后膜表面沉积了一层较厚的污染层，FMX 膜组件中膜表面则有较少且小的污染物，管式膜组件的污染程度介于两者之间。由于中空纤维膜组件本身结构的原因，若对其进行扫描观察，需要对其进行破坏性的操作，故本实验没有对其进行扫描观察。但从实验结果来看，中空纤维膜组件的污染情况应该接近于管式膜组件。

多方面对上述四种膜组件的膜过程和过滤效果的考察比较显示，FMX 膜组件在膜通量、膜污染方面要优于错流过滤形式的中空纤维膜组件、管式膜组件，以及静态死端过滤形式的过滤杯膜组件。

膜组件是膜分离过程的核心，膜组件的结构是整个工艺性能的关键。对膜组件进行改进和优化主要是基于改变流体的流道结构和流动形式，以形成一个良好的操作条件，减小膜过程污染。FMX 膜组件中，叶片的高速旋转使流体产生强烈的涡流状态，从而扰乱污染物并防止其沉积在膜表面上，使污染物在沉积之前与进料液一起排于系统外，降低了膜表面的污染度，增大了膜通量，与传统膜组件相比具有一定的优势。

本研究也提示，鉴于膜组件是膜分离技术的关键，膜组件的不同构型应是评价膜质量差异性的重要内容。膜组件的应用和设计需要综合考虑各种因素，如膜组件构造的复杂程度、抗污染性、膜清洗与更换的难易、能耗及对水质的要求等。根据要处理物质的性质，有针对性地选择适宜的膜组件。

参考文献

[1] 黄仲涛，曾昭槐，钟邦克，等. 无机膜技术及其应用. 北京：中国石化出版社，1999.

[2] 曲春香，沈颂东，王雪峰，等. 用考马斯亮蓝测定植物粗提液中可溶性蛋白质含量方法的研究. 苏州大学学报（自然科学版），2006，22（2）：82-85.

[3] 国家药典委员会. 中华人民共和国药典（一部）. 北京：中国医药卫生出版社，2010.

[4] 宁正详. 食品成分分析手册. 北京：中国轻工业出版社，1998.

[5] 朱长乐. 膜科学技术. 北京：高等教育出版社，2004.

[6] Petsev D N，Starov V M，Ivanov I B. Concentrated dispersions of charged colloidal particles：Sedimentation，ultrafiltration and diffusion. Colloids and Surfaces A：Physicochemical and Engineering Aspects，1993，81：65-81.

[7] Ho C C，Zydney A L. Transmembrane pressure profiles during constant flux microfiltration of bovine serum albumin. Journal of Membrane Science，2002，209（2）：363-377.

[8] Bolton G，Lacasse D，Kuriyel R. Combined models of membrane fouling：Development and application to microfiltration and ultrafiltration of biological fluids. Journal of Membrane Science，2006，277（1-2）：75-84.

[9] 刘红波，李博，郭立玮，等. 4 种膜组件对黄连解毒汤膜过滤过程的比较研究. 中国中药杂志，2013，38（4）：553-558.

[10] 刘红波，李博，郭立玮. 亚临界通量操作对黄连解毒汤超滤过程的影响. 膜科学与技术，2013，33（3）：81-87.

[11] 刘红波. 不同膜组件对中药水提液膜过程的影响及其亚临界通量操作优化研究. 南京：南京中医药大学硕士学位论文，2013.
[12] Zaidi S K，Kumar A. Experimental analysis of a gel layer in dead-end ultrafiltration of a silica suspension. Desalination，2004，172：107-117.

第十章

基于计算机化学的中药膜过程研究模式

计算机化学又称为计算化学，它是化学、化工与数学、统计学、计算机科学、物理学、药物学、材料科学等学科高度交叉、相互渗透的新的生长点，是许多实用技术的基础。

计算机化学的问世将化学带入一个“实验和理论能够共同协力探讨分子体系性质”的新时代，有力地促进了化学界的研究方法和工业界的生产方式不断革新，成为绿色化学和绿色化工的基础。计算机化学在制药工程领域的应用主要包括两个方面——数值计算问题与非数值计算问题。数值计算问题是计算机化学的核心；非数值计算问题则使计算机在化学中的应用扩大到字符处理、仪器、数据库、专家系统、文献、模拟设计等层面。

计算机化学进入中医药研究领域是时代的需要。中药复方是祖国医药宝库的重要组成部分，是中医扶正祛邪、辨证论治的集中体现和中医治法治则在组方用药上的具体应用，其君臣佐使等配伍的独特规律及效用的优越性已被数千年的临床实践证明。尽管多年来国内外的学者们一直致力于阐明中药复方的作用机制和物质基础，但由于中药复方的博大精深和复杂性，迄今仍难以为其疗效提供科学依据。其关键问题之一正如王永炎院士所指出的：中医药研究所面临的是一个复杂巨系统，其主要特征是表征被研究对象的各个指标不是成比例地变化，各指标之间呈非线性关系，不遵循线性系统的运动规律叠加原理，即如果把整个系统分解成数个较小的系统，并获取各子系统的运动规律，则这些子系统运动规律的叠加不是整个系统的运动规律。中药药效物质的化学组成呈现多元化，且具有多靶点作用机制，是一个具有大量非线性、多变量、变量相关数据特征的复杂体系，如何将其化学组成与活性作用耦合以阐明中药复方的作用机制和物质基础，从而建立具有产业化前景的基于膜过程的中药制药分离工程理论与技术体系？显然，这需要引入非线性复杂适应系统的科学原理及研究思路，通过数据挖掘（data mining）进行知识发现（knowledge discovery in database，KDD）研究。数据挖掘是通过现代计算技术从大量的复杂数据中寻找某一规律的科学方法，它可从大量貌似杂乱无章的现象（数据）中寻找隐含的规律，用于开辟中医药研究的新领域。

就中药膜技术与计算机化学的关系而言，随着膜分离技术在中药制药行业的广泛应用，迫切需要能在膜过程中针对膜的污染程度进行即时分析和预测的综合分析系统，以便根据分析结果对中药体系进行相应的预处理，并制订适当的膜清洗方案。传统的分析方法主要基于统计学理论单一使用回归分析、主成分分析等方法。但中药水提液是一个复杂系统，在膜工艺过程实验中采集到的关于中药水提液原液、提取液、膜分离过程等的指标参数达三十多个，这些表征数据具有多变量、非线性、强噪声、自变量相关、非正态分布、非均匀分布等的全部或部分特征。计算机化学研究领域的特征提取、遗传算法、神经网络、支持向量机等算法为上述复杂数据的分析和建模预测提供了新的技术手段。

近年来，随着信息技术的迅猛发展，计算机化学也展现出更为广阔的前景。计算机网络技术的进一步发展使化学化工信息的检索变得十分便捷。融合了计算机技术、数学、化学及其相关学科最新理论成就、集成了多种关键软件的科技平台的出现给制药分离工程领域带来了无限活力。

第一节
基于计算机化学技术的中药陶瓷膜污染机制研究

笔者课题组在开展国家自然科学基金项目“无机陶瓷膜精制中药的机理研究”等的研究中，对10余种中药水提液的黏度、电导、pH、粒径分布做了检测，发现这些实验体系的物理化学参数是影响膜通量的主要因素。鉴于研究对象为高维复杂系统，我们参照国际分离科学前沿有关定量结构保留关系（quantitative structure-retention relationships，QSRR）的基本原理，用支持向量机（support vector machine，SVM）及SVM中应用的核算法（kernel-based methods，KMS）处理有关数据，初步发现了通量下降速率与原液中粒径分布参数和pH之间的关系，从而可通过预报基本锁定造成该体系通量衰减的主要因素，使得中药水提液膜污染与防治研究思路取得突破性进展[1]。

一、基于计算机化学的中药复杂体系陶瓷膜污染机制研究新模式

在上述工作的基础上，我们针对制约陶瓷膜精制中药技术的膜污染关键问题，依据现代分离科学的基本原理，构筑可科学表征中药水提液复杂体系的物理化学特征的标准技术规范，以具有代表性的中药及其复方为实验体系，采集膜过程相关参数，建立膜污染基础数据库，综合运用模式识别、人工智能、支持向量机等方法进行数据挖掘、知识发现。应用中药制剂学、物理化学、计算机化学、化学工程学，跨学科交叉研究中药水提液膜污染的规律，为类似复杂体系的膜污染机制与防治提供了一种全新的研究模式。该研究模式由下述三要素有机组成[2]。

1. 面向复杂体系的独特研究思路　因为种种原因，膜污染始终是制约膜分离技术实际应用的主要因素之一。特别是中药水提液，由于其组成极为复杂，且大都含有大量微细药渣和蛋白质、淀粉、多糖等胶体状高分子物质，在操作时膜极易被污染和堵塞，造成膜通量锐减，以致不能正常运行。然而因为缺乏系统的理论指导，特别是膜污染机制不明确，所以至今尚无理想的膜污染控制方法。值得注意的是，目前国内外有关膜污染机制的研究基本上都是采用单一或若干纯物质（实验体系）人工模拟污染的思路，通过膜通量变化考察膜污染过程，建立膜污染数学模型，选用膜清洗方法。应该说这种方法对水处理或其他目标产物化学组成明确的较简单的应用体系的膜污染机制研究是有效的。但中医药研究所面临的是一个复杂巨系统，其主要特征是表征被研究对象的各个指标不是成比例的变化，各指标之间呈非线性关系，不遵循线性系统的运动规律叠加原理，即如果把整个系统分解成数个较小的系统，并获取各子系统的运动规律，则这些子系统运动规律的叠加不是整个系统的运动规律。膜过程与应用系统的溶液环境有密切关系，对于中药水提液这一存在大量非线性、高噪音、多因子复杂体系的溶液环境而言，由于各种影响因素和物料体系的多样性，所以不存在通用的模型。如何去表征膜污染物质及其形成过程，并从中寻找膜污染防治规律呢？显然必须引进非线性复杂适应系统的科学原理及研究思路。根据这一思路所开展的研究内容与成果使中药水提液膜污染与防治研究取得突破性进展，为解决中药水提液及类似复杂体系建模难的问题开辟了新的道路。

2. 创新性的学术思想　在大量文献研究及前期工作的基础上，我们提出下述学术思想，作为设计本实验研究的依据。

（1）植物类药材是中药主体，它们都是植物体的组织器官。其水煎液无一例外地均有大量构成各组织、器官细胞壁的成分及所贮藏的营养物质，如淀粉、果胶和蛋白质等，且分子量很大，在水中可以胶体形式存在，一般无药理活性（某些具有一定生理活性的高分子成分可作为特例考虑），可将它们视为共性高分子物质。中药提取液中这些高分子物质的热力学、动力学与电化学性质是影响膜过程的主要因素，因而共性高分子物质可被视为膜对抗物质。

因处方与提取工艺不同，各中药水提液体系中淀粉等共性高分子物质占有不同的比例，采用相对准确的化学分析方法测定共性高分子物质的含量，可定量研究它们在不同膜过程中对膜结构与膜动力学参数的作用。

（2）中药水提液本质上是一种化学物质体系，应能对其进行客观表述，即中药水提液溶液环境的宏观性质可用各种物化表征参数描述。而这类参数既来源于体系中各种物质的化学组成，又是其中各物质不同表现的综合反馈，当然也必定与体系中导致膜污染的因素密切相关。

根据膜科学原理，体系的黏度、密度、浊度、电导、pH、粒径分布等物理化学参数可能对分离过程有影响，从而对膜污染产生影响。这些参数有些可由仪器直接测定，另一些则可通过理论计算获得，它们共同构成了可科学表征中药水提液对膜污染产生影响的性质的集合。考虑到生产的实际可行性，从中选取若干参数作为研究对象。

（3）中药水提液复杂体系的共性高分子物质、物理化学参数、膜过程阻力分布及膜污染度等最重要的几个数据集之间存在大量非线性、高噪声、多因子的复杂关系，必须借助理论化学对简单物质研究的成果，从中抽提出若干参数和概念，运用人工智能和数据挖掘技术，才能从大量已知数据和实验事实中找到规律性。

虽然中药水提液及其膜过程因其极其复杂性而被视为“黑匣”，难于精确定量与建模，但在经验规律基础上进行归纳并结合第一性原理的演绎，可利用实际中药应用过程所存在的放大效应而获得半经验的近似解。这种方法可用于研究陶瓷膜过程中的微观变化规律，虽有一定局限性，但作为一种解决复杂体系中膜工程化问题的手段，其表现出较大的灵活性和实用性。

3. 切实可行的技术路线与研究方法　根据上述学术思想，我们拟制了技术路线（图 10-1），其开展的主要研究方法与研究内容如下所示。

（1）建立、完善中药水提液体系表征技术参数标准化测试方法，开展有关方法学研究。

（2）采用上述测试技术，以大样本中药水提液实验体系测定、计算中药水提液体系共性高分子物质含量及膜分离技术精制前后的物理化学参数，如各阻力分布特征量、膜污染度。

（3）建立中药陶瓷膜污染基础数据库。

（4）中药陶瓷膜污染数学模型构建及软件设计：从所建数据库中提取有关数据集合，进行定性分析、定量建模等数据挖掘工作，应用中药制剂学、物理化学、计算机化学、化学工程学等，跨学科交叉研究中药水提液的膜污染规律，构建数学模型，以对不同中药体系实现表征参数检测-膜污染预报-提供优化治理方案的个体化膜污染控制模式。

本研究所建立的实验参数体系主要由中药水提液中共性高分子物质的化学组成（W_i）、物理化学参数（X_i）、膜阻力分布（Y_i）及膜污染度（Z_i）等数据集组成，其中各具体参数及其含义见表 10-1。

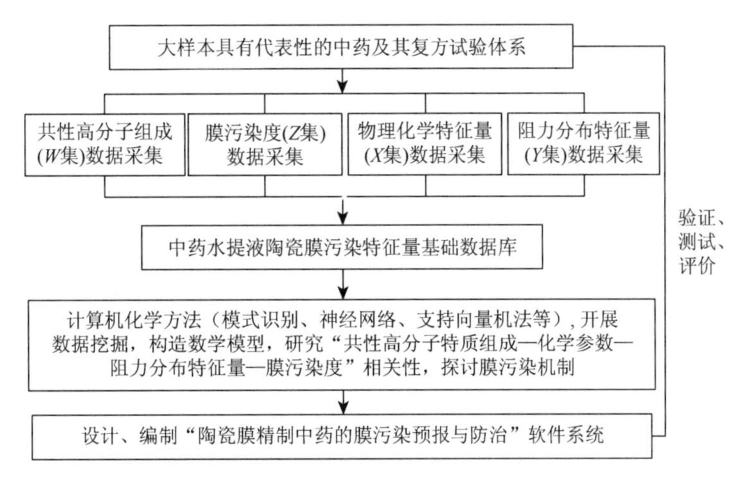

图 10-1　面向中药复杂体系的陶瓷膜污染机制研究方法技术路线

表 10-1　中药水提液膜分离参数体系

W 变量	含义	*X* 变量	含义	Y^*变量	含义	*Z* 变量	含义
W_1	固含量	X_1	pH	Y_1	膜自身阻力	Z_1	膜污染度
W_2	果胶含量	X_2	电导率	Y_2	表面沉积阻力	–	–
W_3	淀粉含量	X_3	浊度	Y_3	膜堵塞阻力	–	–
W_4	蛋白质含量	X_4	黏度	Y_4	浓差极化阻力	–	–
W_5	鞣质含量	X_5	密度	–	–	–	–
–	–	X_6	粒径$_{0.1}$	–	–	–	–
–	–	X_7	粒径$_{0.5}$	–	–	–	–
–	–	X_8	粒径$_{0.9}$	–	–	–	–

*鉴于 *Y* 变量，即膜过程阻力分布数据由膜通量计算而得，故 *Y* 集数据中隐含膜通量因素。

二、中药水提液膜过程特征表征技术体系建立与相关数据采集

1. 中药水提液体系共性高分子物质、物理化学参数表征技术体系的建立　在笔者课题组主持的国家自然科学基金项目（编号：30171161）所初步建立的淀粉、蛋白质、果胶、鞣质等高分子物质及黏度、密度、浊度、电导、pH、粒径分布等物理化学参数测定方法的基础上，进一步对部分参数做了调整，对有关参数的检测方法做了修改。

2. 阻力分布与膜污染度测定技术规范的建立

（1）根据阻力分布原理建立测定与计算方法：参见第二章式（2-7）至式（2-15）。

（2）根据膜污染度定义建立测定与计算方法：参见第二章式（2-6）。

3. 数据采集　以 200 多种具有代表性的中药及其复方为实验体系，采集常用陶瓷膜分离前后的物理化学参数、高分子含量及相关膜过程特征量参数等数万个检测数据，也包括本书相关章节，如在第六章等章节的研究工作中获取的大量基础数据。

三、中药水提液陶瓷膜膜污染基础数据库的建立

选用数据库工具 Microsoft SQL Server 2000，建立中药水提液陶瓷膜分离技术膜污染基础数据库，为数据挖掘提供基础数据。并用开发工具 PowerBuilder9.0 编制陶瓷膜膜污染基础数据库管理系统，以实现对陶瓷膜膜污染基础数据的增加、删除、查询、排序及统计等管理功能[3]。

1. 系统开发工具　选择 Powersoft 公司（后来被美国 Sybase 公司并购）开发的 PowerBuilder，它是一种基于客户机/服务器体系结构的应用程序的前端开发工具，是目前最为广泛的、易学易用的、面向对象的、可视化快速开发工具。PowerBuilder 提供了大量的控件，这些控件可用于设计界面和实现各种功能，减少了编程人员的工作量，也简化了界面设计过程，从而有效地提高了应用程序的运行效率和可靠性。因此，对于实现陶瓷膜膜污染基础数据库系统，PowerBuilder 是一个相对较好的选择。

对于一个数据库及其应用程序来说，数据的安全性和完整性是非常重要的。Server 2000 的安全性能比较令人满意，还能保持与其他一些数据库的基本兼容，可以在一个数据包中同时拥有桌面数据库的便利和关系数据库的强大功能。

2. 系统设计　中药水提液陶瓷膜污染基础数据库系统应包含基本信息管理模块、膜污染信息管理模块、物理化学性质信息管理模块、高分子信息管理模块等功能模块，其中每个功能模块都由若干相关联的子模块组成。除此之外系统还应包括信息系统必须具备的通用功能，如登录、窗口的管理等。中药水提液陶瓷膜污染基础数据库系统功能模块如图 10-2 所示。

（1）基本信息管理模块：用于对单味药、复方的基本信息进行管理，这些信息一般不轻易改动，包含的功能模块如图 10-3 所示，其基本分类如下。

1）单味药基本信息管理：对单味药的入药部位、种属、四气、五味、归经、升降沉浮等信息进行管理，包括入药部位、种属、四气、五味等分类的信息。

2）复方基本信息管理：对复方的功效、主要成分、制法等信息进行管理。

3）复方组成信息管理：对复方中药材的名称、用量等信息进行管理。

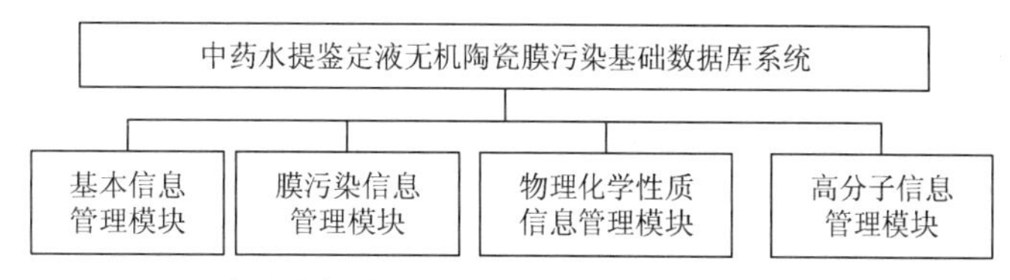

图 10-2　中药水提液陶瓷膜污染基础数据库系统功能模块

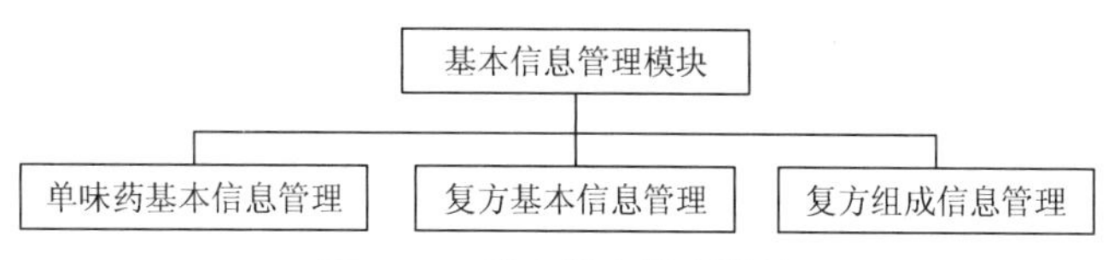

图 10-3　基本信息管理模块

（2）膜污染信息管理模块：用于对膜过程的工程参数如操作条件、膜通量、膜污染度、膜阻力分布信息进行管理，包含的功能模块如图 10-4 所示，其基本分类如下。

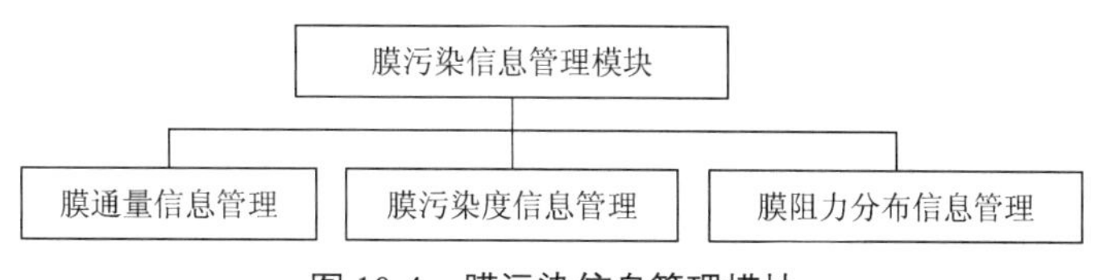

图 10-4　膜污染信息管理模块

1）膜通量信息管理：对膜过程的操作条件、清洁膜纯水通量、过药液通量、膜水洗通量、膜刷洗通量、化学清洗后通量等信息进行管理。

2）膜污染度信息管理：利用膜通量信息计算膜污染度，对污染度的信息进行管理。

3）膜阻力分布信息管理：利用膜通量信息计算膜阻力分布，并对该信息进行管理。

（3）物理化学性质信息管理模块：用于对膜过程前后的物理化学参数如 pH、电导率、盐度、浊度、黏度、密度、粒径等信息进行管理，包含的功能模块如图 10-5 所示，其基本分类如下。

1）pH 信息管理：对膜前原液、膜后渗透液、截留液的 pH 等信息进行管理。

2）电导率信息管理：对膜前原液、膜后渗透液、截留液的电导率值等信息进行管理，并计算其变化率。

3）盐度信息管理：对膜前原液、膜后渗透液、截留液的盐度值等信息进行管理，并计算其变化率。

4）浊度信息管理：对膜前原液、膜后渗透液、截留液的浊度等信息进行管理，并计算其变化率。

5）黏度信息管理：对膜前原液、膜后渗透液、截留液的黏度等信息进行管理，并计算其变化率。

6）密度信息管理：对膜前原液、膜后渗透液、截留液的密度等信息进行管理，并计算其变化率。

7）粒径信息管理：对膜前原液的粒径信息进行管理。

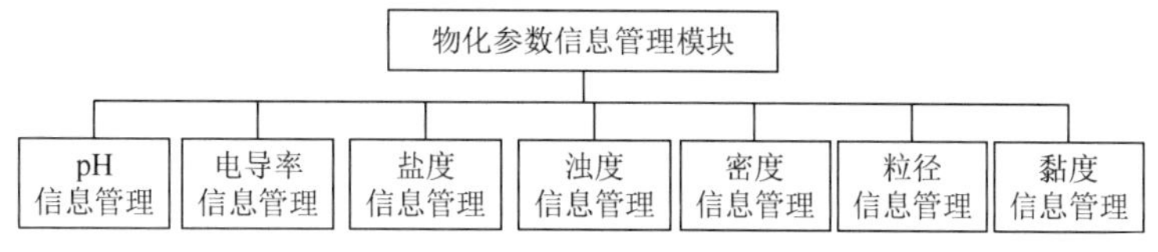

图 10-5　物理化学性质信息管理模块

（4）高分子信息管理模块：用于对共性高分子物质如果胶、淀粉、蛋白质、鞣质等膜过程前后的含量、去除率等信息进行管理，包含的功能模块如图 10-6 所示，其基本分类如下。

1）淀粉信息管理：对膜前原液、膜后渗透液、截留液的淀粉含量等信息进行管理，并计算淀粉去除率。

2）果胶信息管理：对膜前原液、膜后渗透液、截留液的果胶含量等信息进行管理，并计算果胶去除率。

3）蛋白质信息管理：对膜前原液、膜后渗透液、截留液的蛋白质含量等信息进行管理，并计算蛋白质去除率。

4）鞣质信息管理：对膜前原液、膜后渗透液、截留液的鞣质含量等信息进行管理，并计算鞣质去除率。

5）固含信息管理：对膜前原液、膜后渗透液、截留液的固含量等信息进行管理，并计算固含去除率。

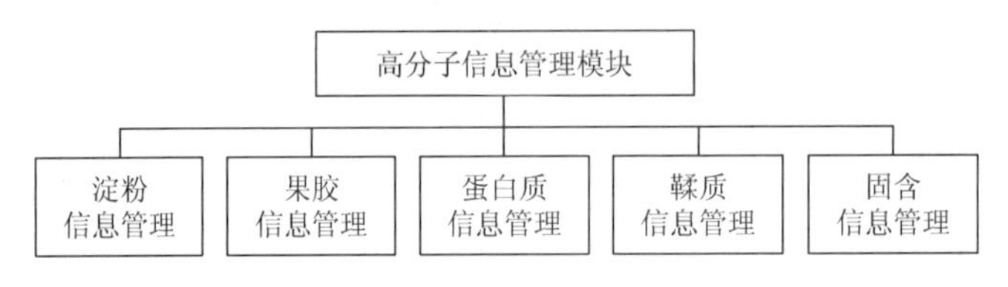

图 10-6　高分子信息管理模块

3. 数据库设计　一个好数据库应该冗余度小、函数依赖性明确、数据库的表名能体现表的内容、表中各属性的名称及类型体现该属性的含义、建立好的索引、选定适当的键、设定各字段的约束规则。

（1）系统主要实体及其关系：

1）单味药基本信息实体图：见图 10-7。

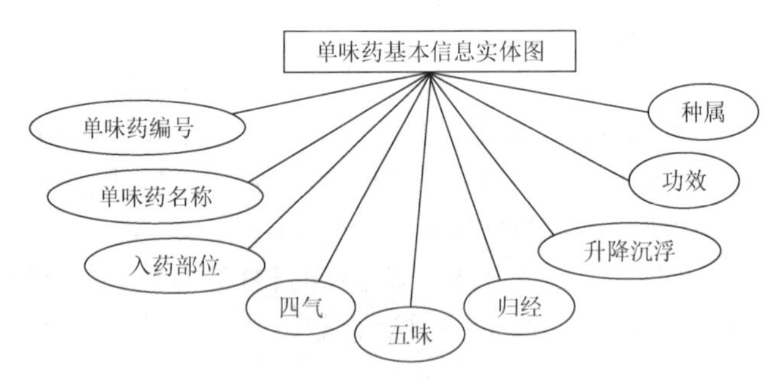

图 10-7　单味药基本信息实体图

2）复方组成信息实体图：见图 10-8。

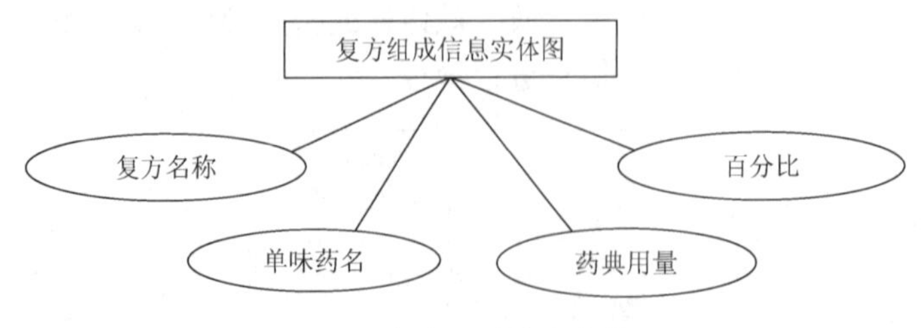

图 10-8　复方组成信息实体图

3）膜通量信息实体图：见图 10-9。

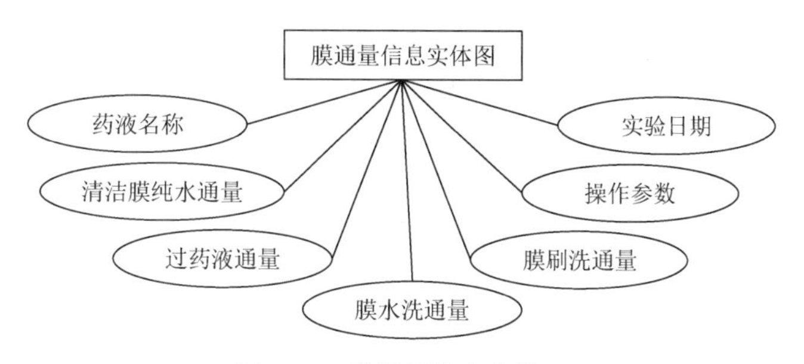

图 10-9　膜通量信息实体图

4）膜阻力分布信息实体图：见图 10-10。

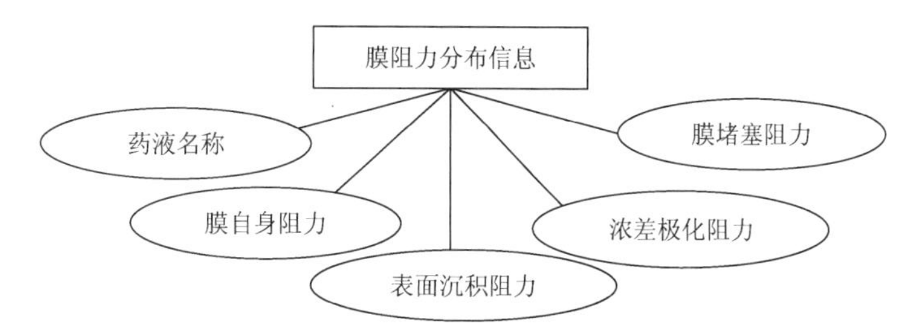

图 10-10　膜阻力分布信息实体图

5）蛋白质信息实体图：见图 10-11。

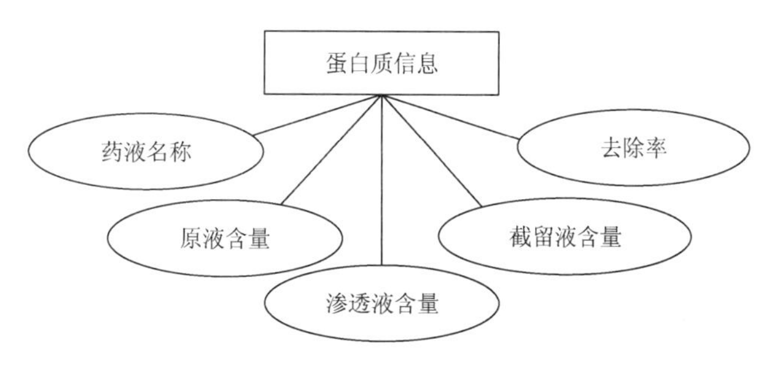

图 10-11　蛋白质信息实体图

6）黏度信息实体图：见图 10-12。

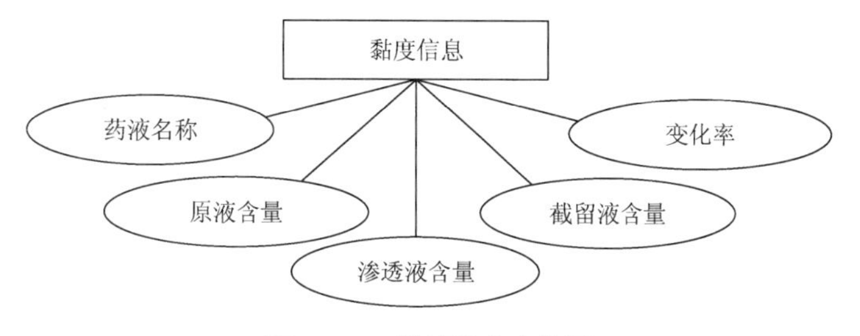

图 10-12　黏度信息实体图

（2）数据库逻辑结构设计：中药水提液陶瓷膜污染基础数据库系统包含二十多张表，这些表是各项操作的中枢，以下是对这些表做的结构设计。对于结构相同的表，此处不再一一列出。

1）单味药基本信息：对每一味单味药建立一条记录，用来记录单味药的基本信息。如表 10-2 所示。

表 10-2　单味药基本信息表

字段名称	数据类型	长度（字节）	是否允许空	备注
dwyno	int	4	不允许	主键，单味药编号
dwy_name	varchar	10	不允许	主键，单味药名称
rybw	int	4	允许	入药部位
sq	int	4	允许	四气
ww	varchar	10	允许	五味
sjcf	bit	1	允许	升降沉浮
gj	varchar	20	允许	功效
gx	varchar	50	允许	归经

2）复方组成信息表：对每一个复方建立一条记录，用来记录复方组成信息。如表 10-3 所示。

表 10-3　复方组成信息表

字段名称	数据类型	长度（字节）	是否允许空	备注
ff_name	varchar	20	不允许	主键，复方名称
dwy_name	varchar	10	不允许	主键，单味药名称
yd_amount	float	8	允许	药典用量
percentage	smallmoney	4	允许	百分比
remarks	nvarchar	255	允许	备注

3）膜通量信息表：对每一味药液建立一条记录，用来记录膜过程参数信息。如表 10-4 所示。

表 10-4　膜通量信息表

字段名称	数据类型	长度（字节）	是否允许空	备注
dwy_name	varchar	20	不允许	主键，药液名称
Ji_clean	float	8	不允许	清洁膜纯水通量
Jv_drug	float	8	不允许	过药液通量
Jf_water	float	8	不允许	膜水洗通量
Ja_brush	float	8	不允许	膜刷洗通量
rate_flow	float	8	不允许	流量
pressure	float	8	不允许	操作压力
temperature	float	8	不允许	温度
experiment_date	smalldatetime	4	不允许	实验日期

4）电导率信息表：对每一味药液建立一条记录，用来记录膜过程前后的电导率信息。其他物理化学参数表结构与电导率信息表相同。如表 10-5 所示。

表 10-5　电导率信息表

字段名称	数据类型	长度（字节）	是否允许空	备注
dwy_name	varchar	10	不允许	主键，药液名称
ddl_yy	numeric	9	允许	原液电导率
ddl_st	numeric	9	允许	渗透液电导率
ddl_jl	numeric	9	允许	截留液电导率

5）淀粉信息表：对每一味药液建立一条记录，用来记录膜过程前后的淀粉含量。其他高分子信息表结构与淀粉信息表相同。如表 10-6 所示。

表 10-6　淀粉信息表

字段名称	数据类型	长度（字节）	是否允许空	备注
dwy_name	varchar	10	不允许	主键，药液名称
df_yy	numeric	9	允许	原液淀粉含量
df_st	numeric	9	允许	渗透液淀粉含量
df_jl	numeric	9	允许	截留液淀粉含量

4. 多文档主窗口　系统设计采用多文档主窗口，在主窗口可同时打开多个操作窗口进行数据的操作管理。若退出一个窗口而未保存数据，会提示保存。为了避免在子窗口上放置太多的按钮，在系统设计时把增加、删除、更新、保存等功能放在了操作菜单中。所有的界面都可以使用操作菜单，在界面的功能设计时可根据窗口是否需要进行数据增加、删除、修改而在自定义增加、删除、修改事件中写入相应的代码。此外，还可以通过操作菜单中的上一条、下一条、首记录、尾记录查询数据。

由于系统的功能模块较多，但大多数界面功能相似，如具有增加、删除、更新、保存、查询、排序等功能，在这里只从中挑选几个具有代表性的界面作简单的介绍。

（1）登录窗口：对要使用数据库的人员设定权限和密码。登录后可对密码进行修改，见图 10-13。

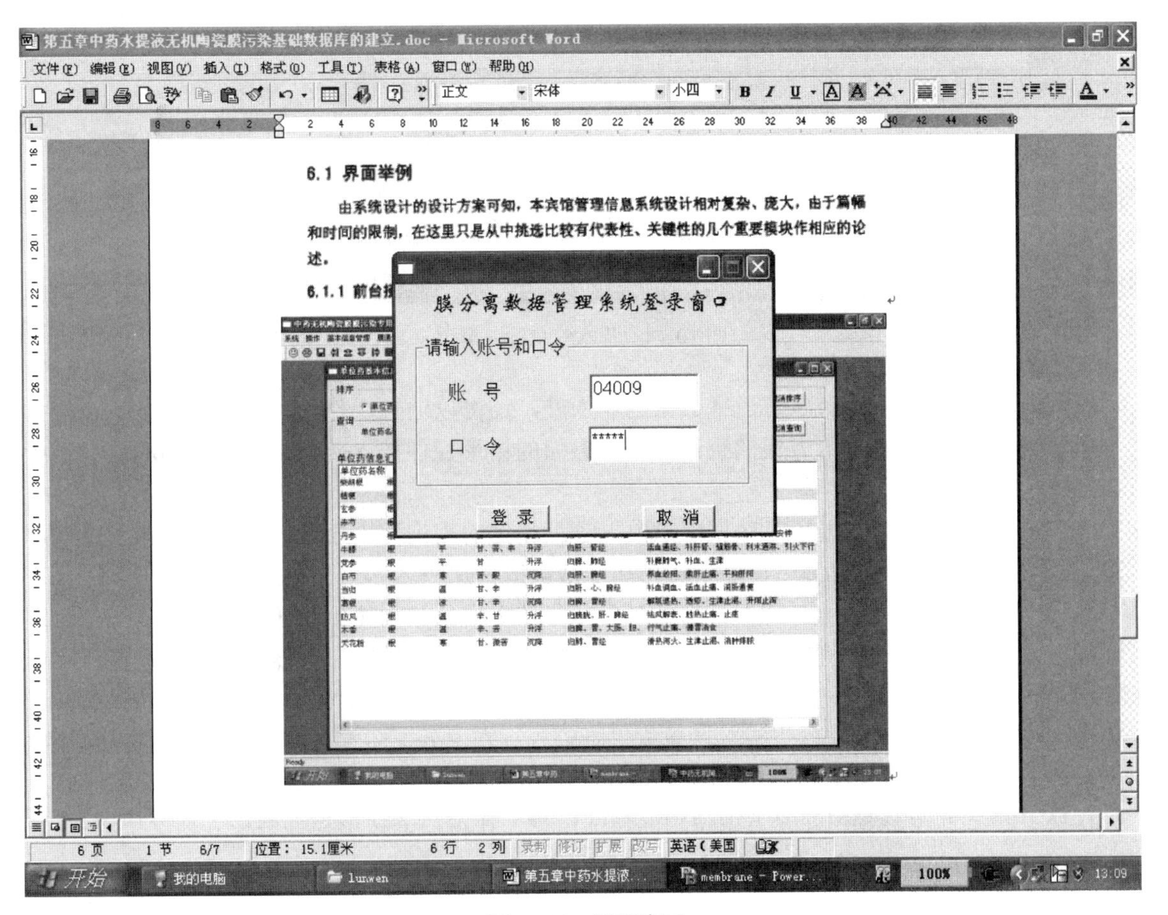

图 10-13　登录窗口

（2）基本信息输入窗口：图 10-14 为单味药基本信息的输入窗口，主要对单味药编号、单味药名称、入药部位、四气、五味、归经、升降沉浮、功效、种属等信息进行输入，具有数据的增加、删除、更新、保存等功能。

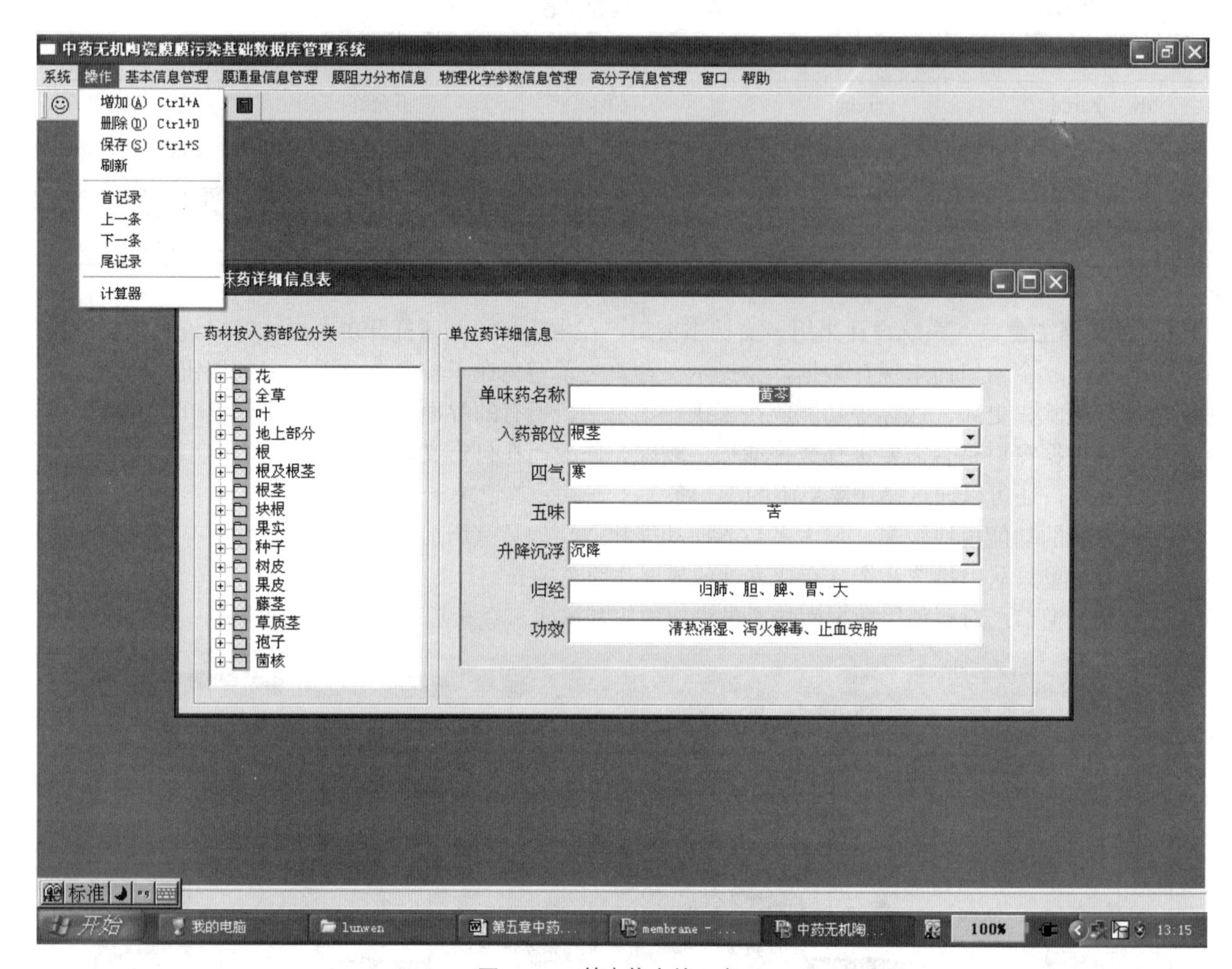

图 10-14　基本信息输入窗口

单味药基本信息的输入窗口除了进行数据的输入外，还可以通过操作菜单进行上一条、下一条、首记录、尾记录的查询。不过更为方便的查询是利用界面的树形控件按入药部位对单味药的信息进行快速的查询。

（3）查询排序窗口：为了便于对数据库的数据进行整体的查询使用，设计了查询排序窗口，单味药基本信息查询窗口如图 10-15 所示。可对单味药基本信息按单味药名称、入药部位等进行查询，也可撤销查询恢复单味药在数据库中的所有数据。也可对单味药基本信息分别按单味药名称、入药部位、四气五味、升降沉浮等进行排序，也可撤销排序，恢复数据在数据库中的排序。当然还可以通过操作菜单进行上一条、下一条、首记录、尾记录的查询。

（4）其他窗口：在管理系统除了对各种数据进行输入、查询外，还有一些其他功能的窗口，图 10-16 和图 10-17 就是基本信息管理中其他功能的窗口。

图 10-16 用于查询单味药材在复方中使用的详细信息，在窗口的树形控件中按入药部位选择某味药，如川穹，就会在右边的数据窗口显示哪些复方中还有川穹，比较方便快捷。

图 10-17 用于查询复方组成信息，在窗口的树形控件中选择某味复方，就会在右边的数据窗口显示复方中单味药材的名称、用量、用量所占的百分比，并在下面的图形数据窗口显示其数量关系。

中药无机陶瓷膜膜污染基础数据库管理系统
系统 操作 基本信息管理 膜通量信息管理 膜阻力分布信息 物理化学参数信息管理 高分子信息管理 窗口 帮助
单味药基本信息表
排序
单味药名称 入药部位 四气五味 升降沉浮
升序 降序 撤消排序
查询
单味药名称 入药部位 根 四气
查询 撤消查询
单味药信息汇总表
单味药名称 入药部位 四气 五味 升降沉浮 归经 功效
柴胡根 根 寒 苦、辛 升浮 归肝、胆经 解表退热、疏肝解郁、升举阳气
桔梗 根 平 苦、辛 升浮 归肺经 利咽、排肺
玄参 根 寒 甘、苦、咸 沉降 归肺、胃、肾经 清热凉血、泻火解毒、滋阴
赤芍 根 寒 苦 沉降 归肝经 清热解毒、散瘀止痛
丹参 根 寒 苦 沉降 归心、心包、肝经 活血调经、祛瘀止痛、凉血消肿、除烦安神
牛膝 根 平 甘、苦、辛 升浮 归肝、肾经 活血通经、补肝肾、强筋骨、利水通淋、引火下行
党参 根 平 甘 升浮 归脾、肺经 补脾肺气、补血、生津
白芍 根 寒 苦、酸 沉降 归肝、脾经 养血敛阴、柔肝止痛、平抑肝阳
当归 根 温 甘、辛 升浮 归肝、心、脾经 补血调血、活血止痛、润肠通便
葛根 根 凉 甘、辛 沉降 归脾、胃经 解肌退热、透疹、生津止渴、升阳止泻
防风 根 温 辛、甘 升浮 归膀胱、肝、脾经 祛风解表、胜热止痛、止痉
木香 根 温 辛、苦 升浮 归脾、胃、大肠、胆、 行气止痛、健胃消食
天花粉 根 寒 甘、微苦 沉降 归肺、胃经 清热泻火、生津止渴、消肿排脓
Ready
开始 我的电脑 lunwen 第五章中药... membrane - ... 中药无机陶... 100% 13:12

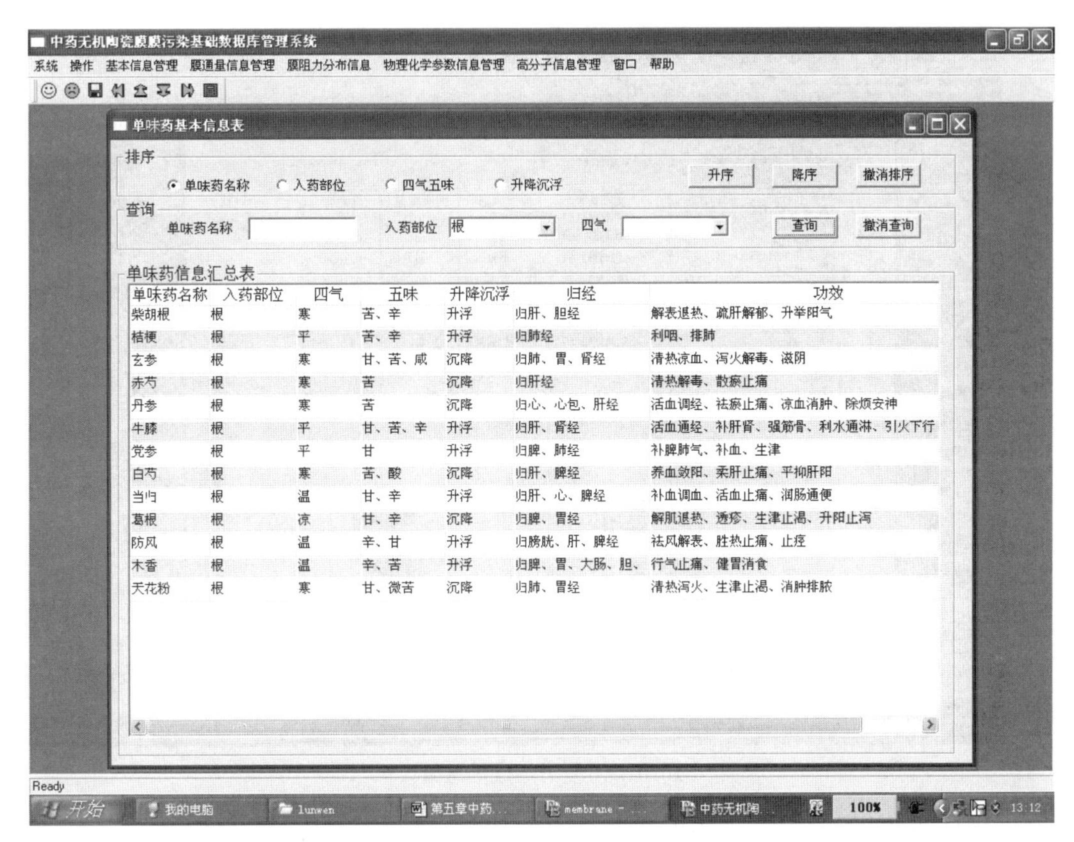

图 10-15 基本信息查询窗口

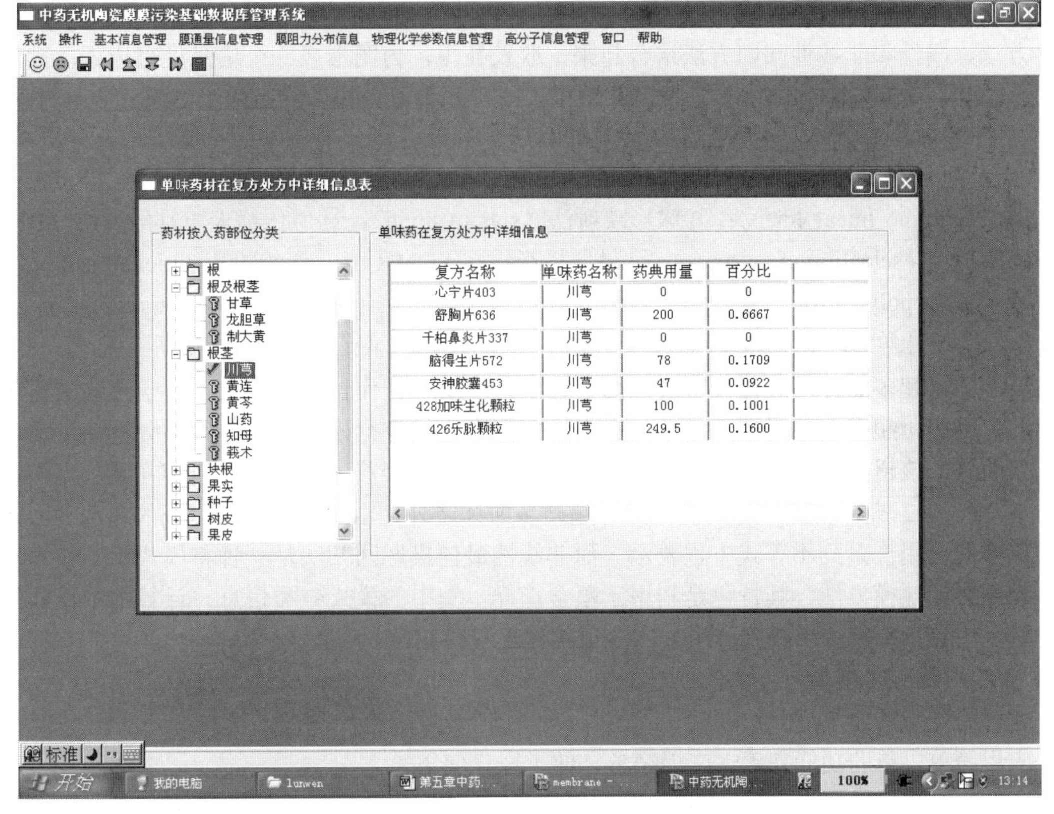

图 10-16 单味药材在复方中使用的详细信息窗口

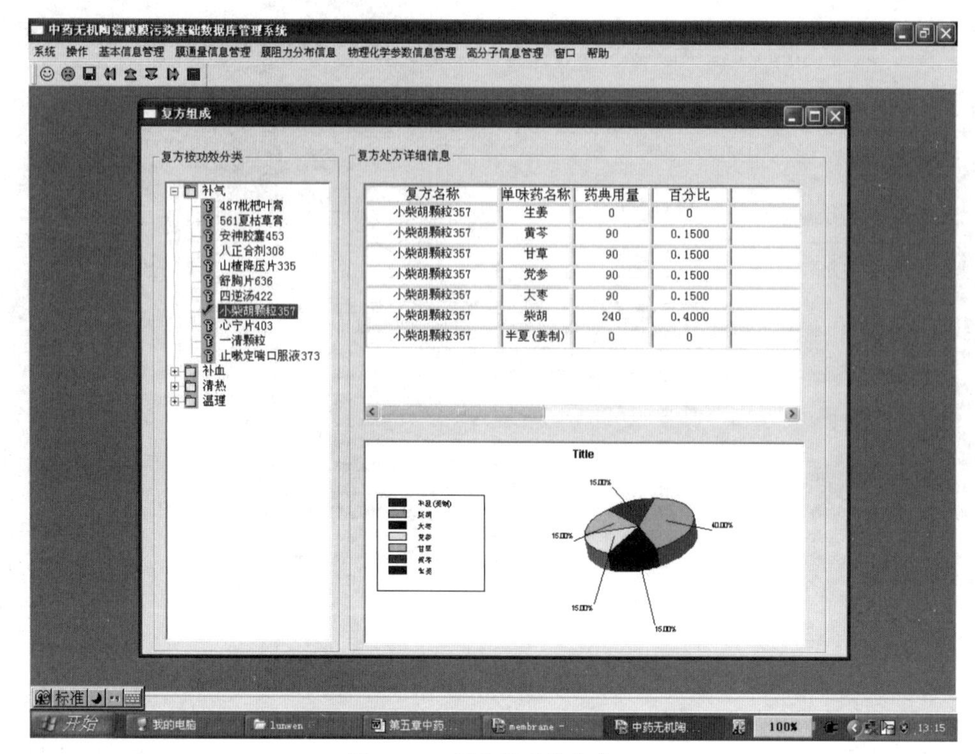

图 10-17　复方组成信息窗口

四、陶瓷膜精制中药的膜污染预报与防治系统研究

针对中药水提液体系具有“多变量、非线性、强噪声、自变量相关、非正态分布、非均匀分布”等复杂数据全部或部分特征的特点，陶瓷膜精制中药的膜污染预报与防治系统[4]把多种模式识别方法、人工神经网络方法、线性和非线性回归方法结合起来，取长补短，力图形成一个信息处理流程，来应对各种复杂数据。因此，本软件特别适用于处理复杂数据，既可作定量分析，又可作半定量和定性分析。

1. 本软件所用算法简介　本软件编制涉及的算法有①最近邻（KNN）法；②主成分分析（PCA）；③多重判别矢量（MDV）；④判别分析（Fisher）；⑤偏最小二乘（PLS）；⑥白化变换（Sphere）；⑦白化线性映射法（albino linear lmap）；⑧球形映射法（sphere lmap）；⑨逆传播人工神经网络（BPANN）；⑩特征参数的抽提（selection of features）；⑪最佳投影识别（OMR）；⑫逐级投影（hierachical projection）；⑬超多面体（hyper-polyhedron）；⑭装盒（box）；⑮最佳投影回归（optimal projection regression）；⑯正交试验设计法；⑰统计学习理论；⑱核函数；⑲支持向量机分类；⑳支持向量机回归等。

上述算法中，超多面体与最佳投影回归两种算法为本研究合作伙伴上海大学理学院陆文聪教授等创造、提出的。其中，超多面体方法的原理是在多维空间中直接进行坐标变换和聚类分析，进而自动生成一个超凸多面体，该超凸多面体将优类样本点（通常定义为 1 类样本点）完全包容在其中，而将其他样本点（通常定义为 2 类样本点）尽可能排除在超凸多面体之外，由超多面体法生成的超凸多面体在三维以上的抽象空间内用一系列不等式方程表示。而非线性最佳投影回归法是一种将模式识别技术和非线性回归方法相结合的建模方法，其特色是利用了蕴含在样本集中的模式分类信息，计算中取最佳投影的坐标为自变量，用包括平方项（或立方项）的多项式作逐步回归。

2. 本软件的系统性能

（1）运行稳定，界面友好。

（2）应用简单，帮助功能完善，文档完备，便于用户使用。

（3）适应性、移植性好，也可应用该软件对类似的样本数据进行分析。

（4）软件特别适用于处理复杂数据，既可作定量分析，又可作半定量和定性分析。

3. 本软件的主要功能　按软件主菜单分类，本软件的主要功能包括项目管理、文件处理、电子表格编辑、样本处理、变量处理、数据分析、数据建模、帮助系统等，软件的菜单功能则超过 100 项。基本情况概括如下。

（1）所有文档采用项目进行管理，结构清晰，便于分类管理。

（2）提供对样本数据进行图形界面下有效的编辑：输入、修改、插入、删除、查找、替换等功能，同时提供各种视图编辑功能，包括表头修改、插入行序、样本小数点位数设置等。

（3）可对数据样本进行排序、类别定义、抽取、删除离群点求均合并、形成测试样本和模拟样本集等。

（4）可对数据样本自变量进行变换，如白化变换、主成分变换、对折变换；可以进行自变量筛选，如超多面体法筛选、熵最小筛选、投票法筛选；也可以对自变量进行函数组合，或计算自变量的二次项、三次项后再组合等。

（5）可对数据样本进行数据分析，如基本统计、计算相关系数、相对重要性，显示分布图、频度图、特征图、时间序列图、序列对照图，从而实现对样本数据的初步分析。

（6）可对数据样本进行分类建模：如主成分分析、判别矢量、球形映照、偏最小二乘、最佳投影、逐级投影、超多面体法、装盒法、最近邻法、趋势外推等方法建模和预测分析。

（7）可对数据样本进行回归建模：如偏最小二乘建模、多元线性回归、逐步多元线性回归、逐步多元非线性回归、逐步非线性最佳投影回归等方法建模和预测分析。

（8）可对数据样本进行神经网络建模和预测，并进行参数优化、敏感性分析、显示拟合图和网络参数、导出和导入模型、留一法交叉验证、分组交叉验证等。

（9）可对数据样本进行支持向量机建模和预测，并进行参数优化、敏感性分析、显示拟合图和网络参数、导出和导入模型、留一法交叉验证、分组交叉验证等。

（10）可对预测数据进行模型拟合，并根据拟合结果给出膜污染防治的策略。

（11）样本数据可以以“*.txt*.xls*.mdf”文件的形式存储和访问。

（12）本软件主菜单系统见图 10-18，软件中一些有关建模的重要功能如下。

1）数据建模-分类建模-主成分分析功能：用主成分方法计算，并将计算结果用投影图表示出来（图 10-19）。

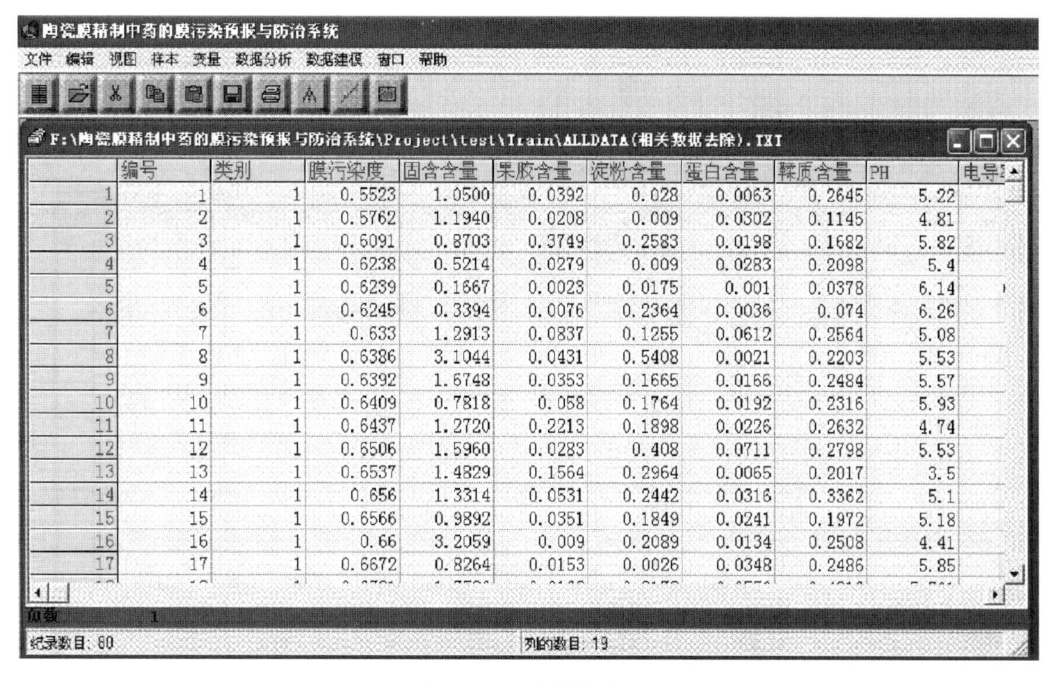

	编号	类别	膜污染度	固含含量	果胶含量	淀粉含量	蛋白含量	鞣质含量	PH	电导
1	1	1	0.5523	1.0500	0.0392	0.028	0.0063	0.2645	5.22	
2	2	1	0.5762	1.1940	0.0208	0.009	0.0302	0.1145	4.81	
3	3	1	0.6091	0.8703	0.3749	0.2583	0.0198	0.1682	5.82	
4	4	1	0.6238	0.5214	0.0279	0.009	0.0283	0.2098	5.4	
5	5	1	0.6239	0.1667	0.0023	0.0175	0.001	0.0378	6.14	
6	6	1	0.6245	0.3394	0.0076	0.2364	0.0036	0.074	6.26	
7	7	1	0.633	1.2913	0.0837	0.1255	0.0612	0.2564	5.08	
8	8	1	0.6386	3.1044	0.0431	0.5408	0.0021	0.2203	5.53	
9	9	1	0.6392	1.6748	0.0353	0.1665	0.0166	0.2484	5.57	
10	10	1	0.6409	0.7818	0.058	0.1764	0.0192	0.2316	5.93	
11	11	1	0.6437	1.2720	0.2213	0.1898	0.0226	0.2632	4.74	
12	12	1	0.6506	1.5960	0.0283	0.408	0.0711	0.2798	5.53	
13	13	1	0.6537	1.4829	0.1564	0.2964	0.0065	0.2017	3.5	
14	14	1	0.656	1.3314	0.0531	0.2442	0.0316	0.3362	5.1	
15	15	1	0.6566	0.9892	0.0351	0.1849	0.0241	0.1972	5.18	
16	16	1	0.66	3.2059	0.009	0.2089	0.0134	0.2508	4.41	
17	17	1	0.6672	0.8264	0.0153	0.0026	0.0348	0.2486	5.85	

图 10-18　主菜单系统

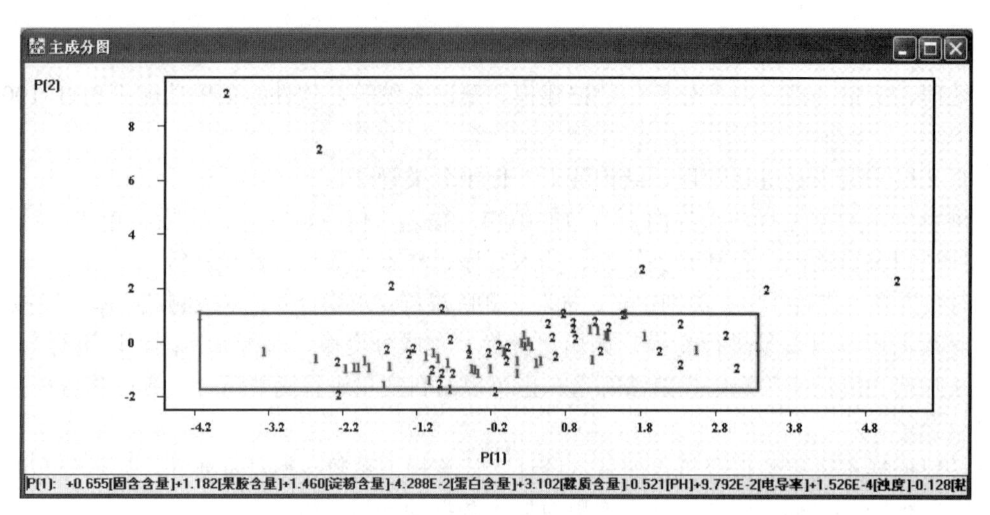

图 10-19 主成分分析图

2）数据建模-分类建模-判别矢量功能：用 Fisher 判别矢量方法计算，并将计算结果用投影图表示出来（图 10-20）。

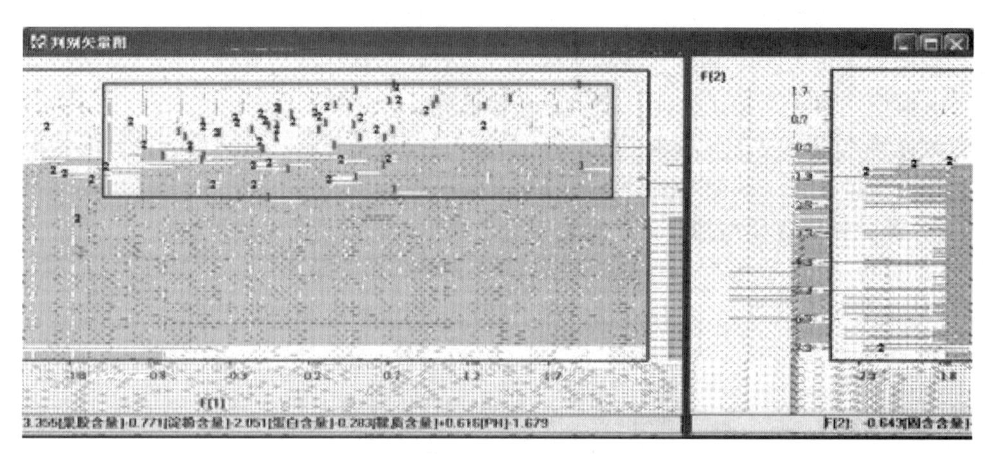

图 10-20 判别矢量图

3）数据建模-分类建模-球形映照功能：用球形映照方法计算，并将计算结果用投影图表示出来（图 10-21）。

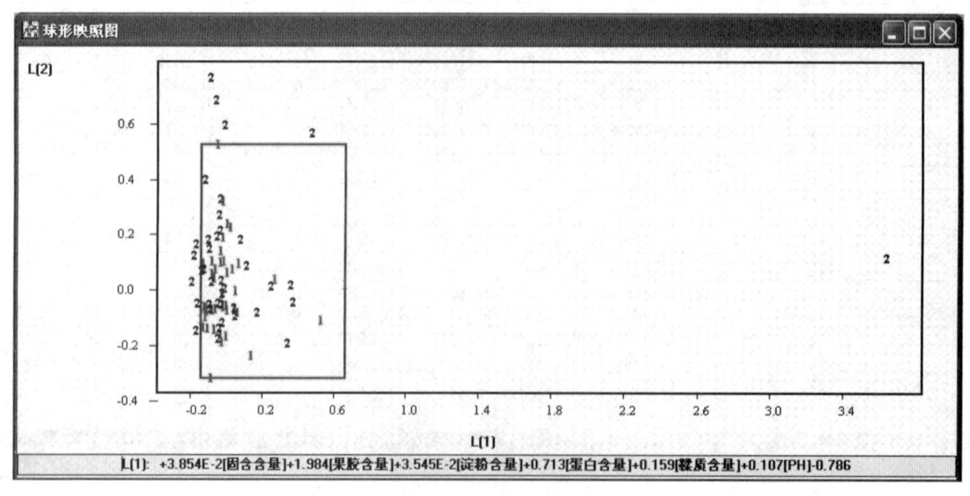

图 10-21 球形映照图

4）数据建模-分类建模-偏最小二乘功能：用偏最小二乘方法计算，并将计算结果用投影图表示出来（图 10-22）。

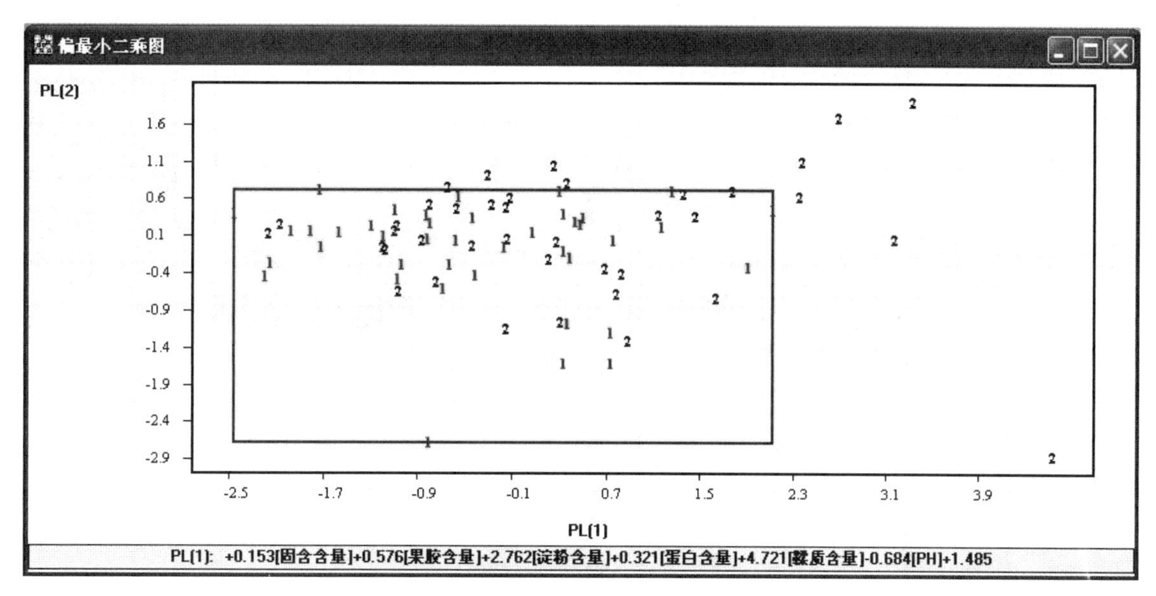

图 10-22　偏最小二乘法模式识别分析对照图

5）数据建模-分类建模-最佳投影功能：用最佳投影方法计算，并将计算结果用投影图表示出来（图 10-23）。

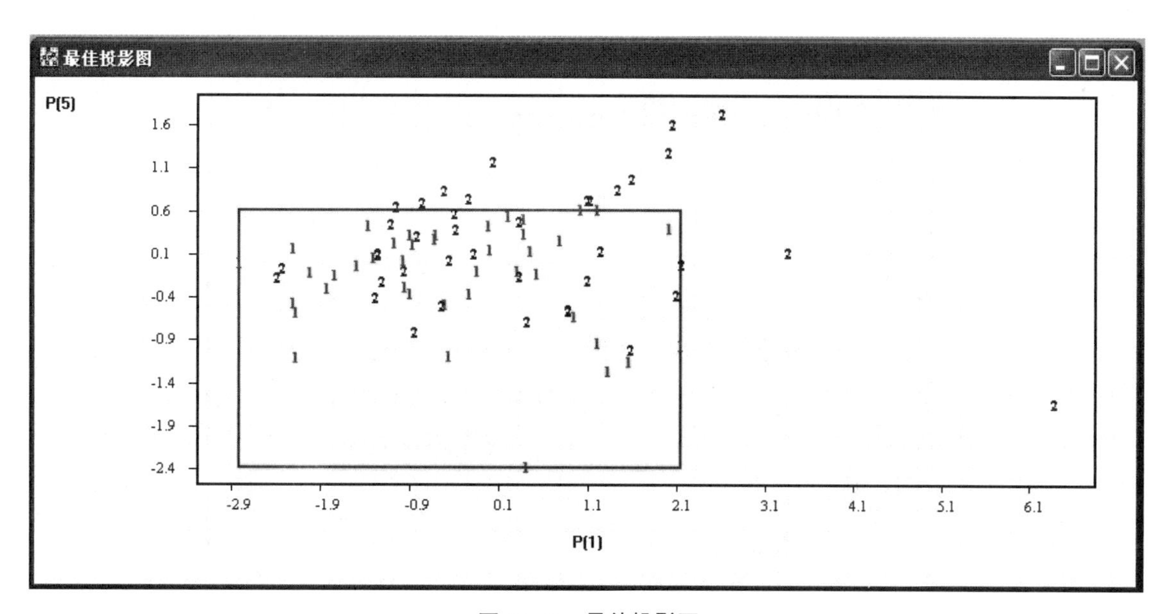

图 10-23　最佳投影图

6）数据建模-分类建模-逐级投影建模功能：用逐级投影方法计算，并将计算结果用投影图表示出来（图 10-24）。

7）数据建模-分类建模-逐级投影预报功能：用逐级投影方法计算，所得数学模型可预报未知样本的类别。

8）数据建模-分类建模-超多面体建模功能：用超多面体方法计算，并将计算结果用投影图表示出来（图 10-25）。

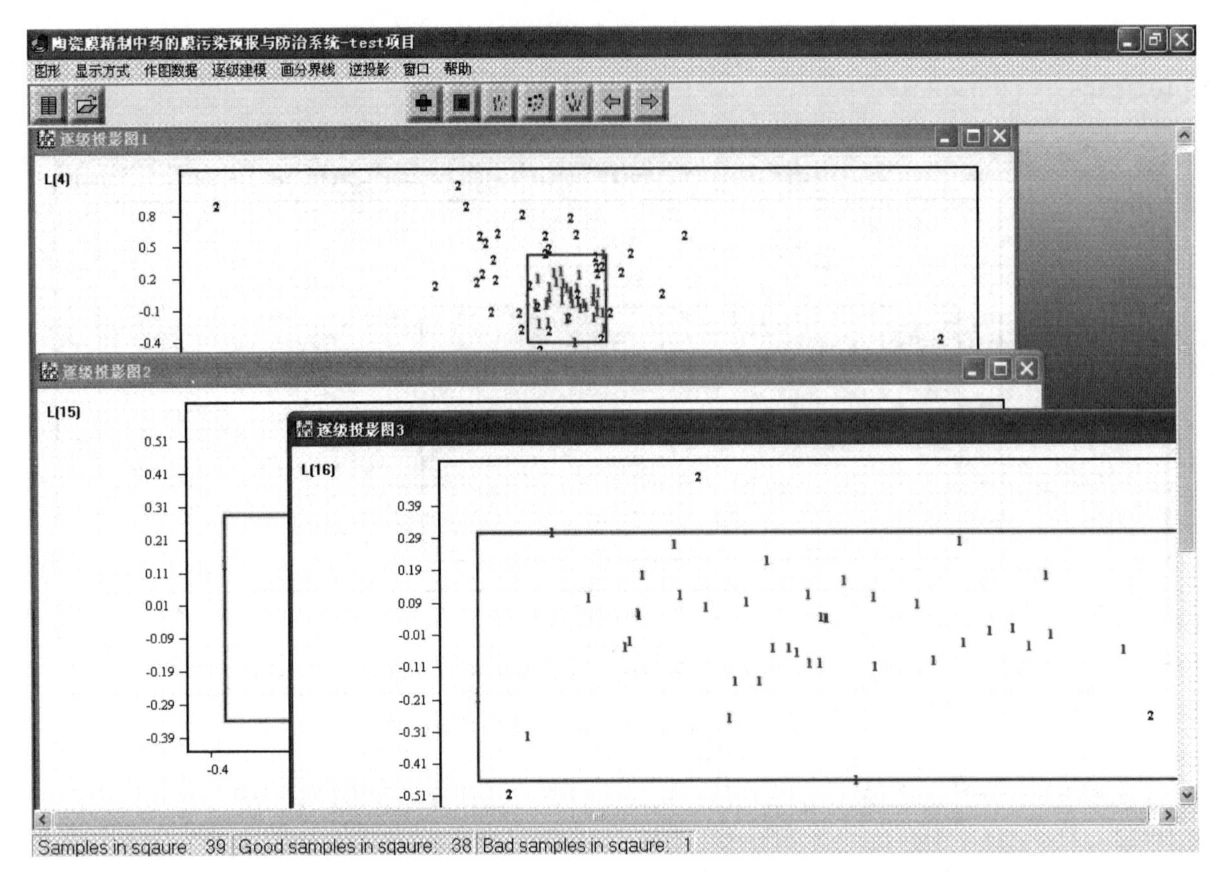

图 10-24 逐级投影图

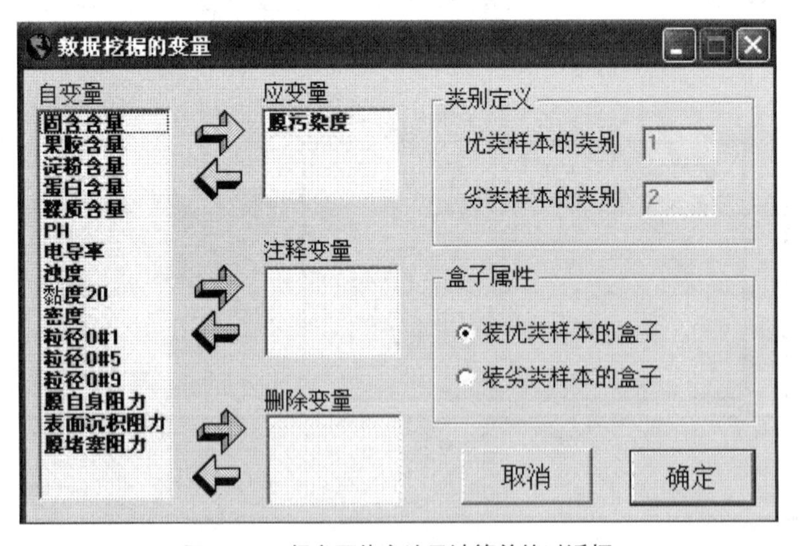

图 10-25 超多面体方法及计算前的对话框

9）数据建模-分类建模-超多面体预报功能：用超多面体方法计算，所得数学模型预报未知样本的类别。

10）数据建模-分类建模-装盒功能：用装盒方法计算某类样本的分布边界。

11）数据建模-分类建模-最近邻功能：用最近邻方法考察样本分布的局部结构。

12）数据建模-分类建模-最匹配功能：用最近邻方法考察未知样本周围的 5 个近邻。

13）数据建模-分类建模-外推功能：用单纯形法外推出目标变量的变化趋势（图 10-26）。

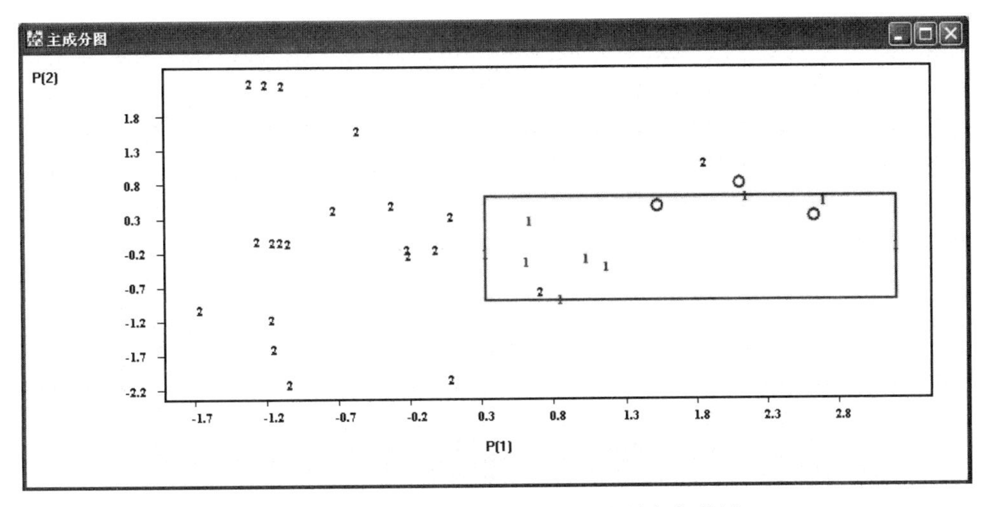

图 10-26　在最佳投影图上选取 3 个样本点举例

14）数据建模-回归建模-偏最小二乘建模功能：用偏最小二乘方法建立应变量和自变量之间的定量关系。

15）数据建模-回归建模-多元线性回归功能：用多元线性回归方法建立应变量和自变量之间的定量关系。

16）数据建模-回归建模-逐步多元线性回归功能：用逐步多元线性回归方法建立应变量和自变量之间的定量关系。

17）数据建模-回归建模-逐步多元非线性回归功能：用逐步多元非线性回归方法建立应变量和自变量之间的定量关系。

18）数据建模-回归建模-逐步非线性最佳投影回归功能：用逐步非线性最佳投影回归方法建立应变量和自变量之间的定量关系。

19）数据建模-回归建模-逐步非线性最佳投影回归预报功能：用逐步非线性最佳投影回归方法建立的数学模型预报未知样本。

20）数据建模-回归建模-神经网络-训练功能：用人工神经网络方法建立应变量和自变量间的定量关系。

21）数据建模-回归建模-神经网络-拟合结果功能：用电子表格显示人工神经网络方法的计算结果（图 10-27）。

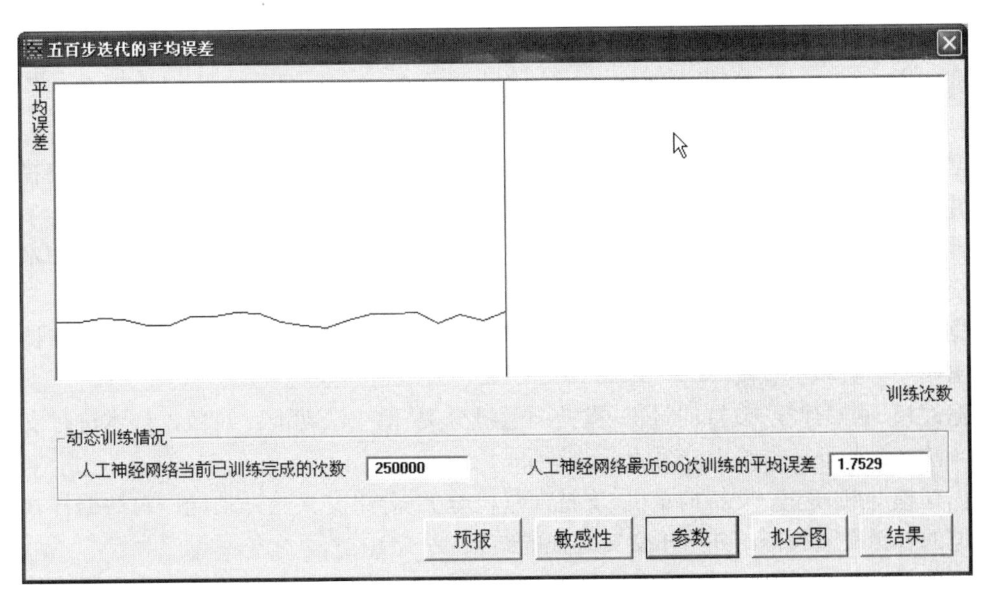

图 10-27　人工神经网络计算结束后的界面

22）数据建模-回归建模-神经网络-拟合图功能：分别以人工神经网络的计算值和实验值为纵、横坐标作图。

23）数据建模-回归建模-神经网络-网络参数功能：显示人工神经网络的网络参数。

24）数据建模-回归建模-神经网络-预报功能：用训练好的人工神经网络预报未知样本。

25）数据建模-回归建模-神经网络-预报（文件输入）功能：在人工神经网络模型建立后，采用该模型对未训练数据样本进行预报，并给出预报的结果。未训练数据样本以文件形式打开。

26）数据建模-回归建模-神经网络-参数优化功能：优化人工神经网络的网络参数。

27）数据建模-回归建模-神经网络-敏感性分析功能：考察仅由某个自变量变化引起训练好的人工神经网络输出值的变化趋势（图 10-28）。

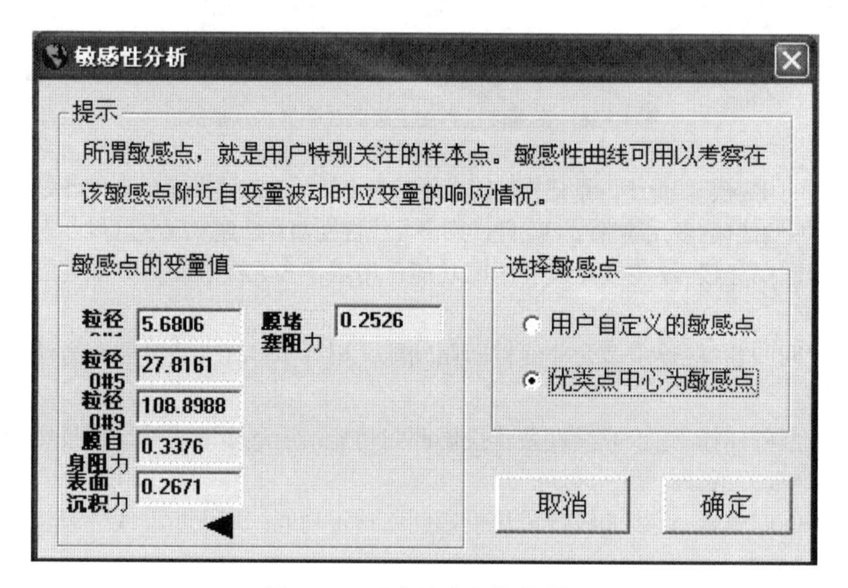

图 10-28 确定敏感点的对话框

28）数据建模-回归建模-神经网络-导出模型功能：人工神经网络训练好后，导出人工神经网络模型参数。

29）数据建模-回归建模-神经网络-导入模型功能：导入已保存的人工神经网络模型参数。

30）数据建模-回归建模-神经网络-留一法交叉验证功能：对数据样本进行人工神经网络模型的留一法交叉验证，并给出交叉验证的结果。

31）数据建模-回归建模-神经网络-分组交叉验证功能：对数据样本进行人工神经网络模型的分组法交叉验证，并给出交叉验证的结果。

32）设计-正交设计功能：打开正交设计对话框（向导），选择正交表，填写因素名和水平后，自动形成符合正交设计原理的试验数据表格。

33）数据建模-回归建模-支持向量机-支持向量机分类-建模功能：对数据样本进行支持向量机分类建模，并给出模型参数和示意图。

34）数据建模-回归建模-支持向量机-支持向量机分类-留一法功能：对数据样本进行支持向量机分类模型的留一法交叉验证，并给出交叉验证的结果。

35）数据建模-回归建模-支持向量机-支持向量机分类-分组交叉验证功能：对数据样本进行支持向量机分类模型的分组交叉验证，并给出交叉验证的结果。

36）数据建模-回归建模-支持向量机-支持向量机回归-建模功能：对数据样本进行支持向量机回归建模，并给出模型参数和示意图。

37）数据建模-回归建模-支持向量机-支持向量机回归-敏感性功能：考察仅由某个自变量变化引起训练好的支持向量机回归模型输出值的变化趋势。

38）数据建模-回归建模-支持向量机-支持向量机回归-留一法功能：对数据样本进行支持向量机回归模型的留一法交叉验证，并给出交叉验证的结果。

39）数据建模-回归建模-支持向量机-支持向量机回归-分组交叉验证功能：对数据样本进行支持向量机回归模型的分组交叉验证，并给出交叉验证的结果。

40）数据建模-回归建模-支持向量机-预报（文件输入）-支持向量分类功能：在支持向量机分类模型建立后，采用该模型对未训练数据样本进行预报，并给出预报的结果。未训练数据样本以文件形式打开。

41）数据建模-回归建模-支持向量机-预报（文件输入）-支持向量回归功能：在支持向量机回归模型建立后，采用该模型对未训练数据样本进行预报，并给出预报的结果。未训练数据样本以文件形式打开。

42）数据建模-回归建模-支持向量机-预报（数据输入）-支持向量分类功能：在支持向量机分类模型建立后，采用该模型对未训练数据样本进行预报，并给出预报的结果。未训练数据样本由用户自由输入。

43）数据建模-回归建模-支持向量机-预报（数据输入）-支持向量回归功能：在支持向量机回归模型建立后，采用该模型对未训练数据样本进行预报，并给出预报的结果。未训练数据样本由用户自由输入。

44）数据建模-回归建模-支持向量机-导出模型功能：在支持向量机模型建立后，导出支持向量机模型参数。

45）数据建模-回归建模-支持向量机-导入模型功能：导入已保存的支持向量机模型。

46）数据建模-回归建模-支持向量机-留一法搜索-支持向量分类功能：使用不同的支持向量分类参数，对数据样本进行支持向量机分类模型的留一法交叉验证，并给出交叉验证的结果（图 10-29）。

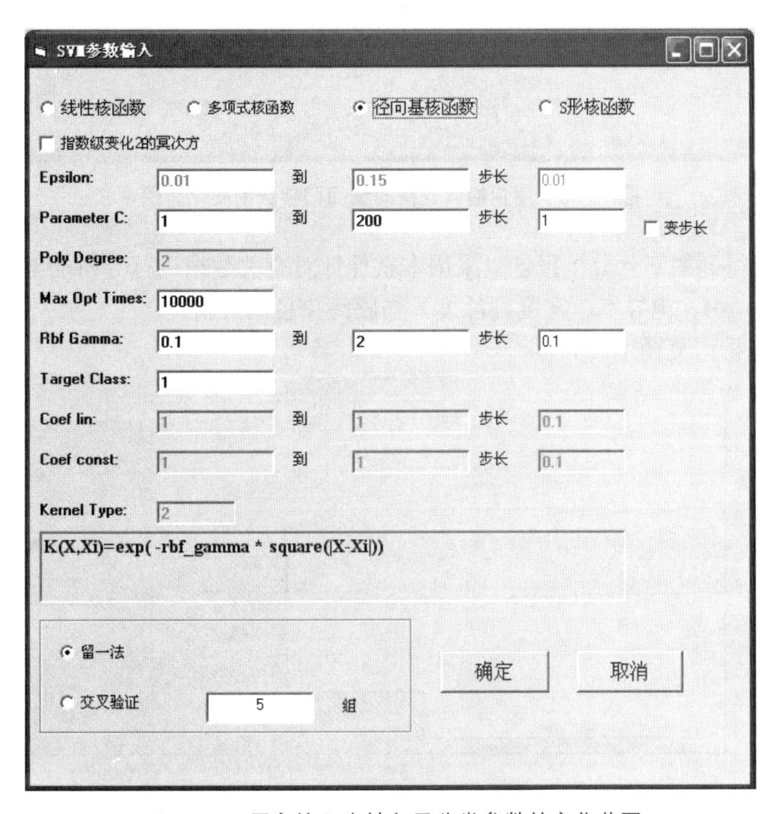

图 10-29 用户输入支持向量分类参数的变化范围

47）数据建模-回归建模-支持向量机-留一法搜索-支持向量回归功能：使用不同的支持向量回归参数，对数据样本进行支持向量机回归模型的留一法交叉验证，并给出交叉验证的结果（图 10-30）。

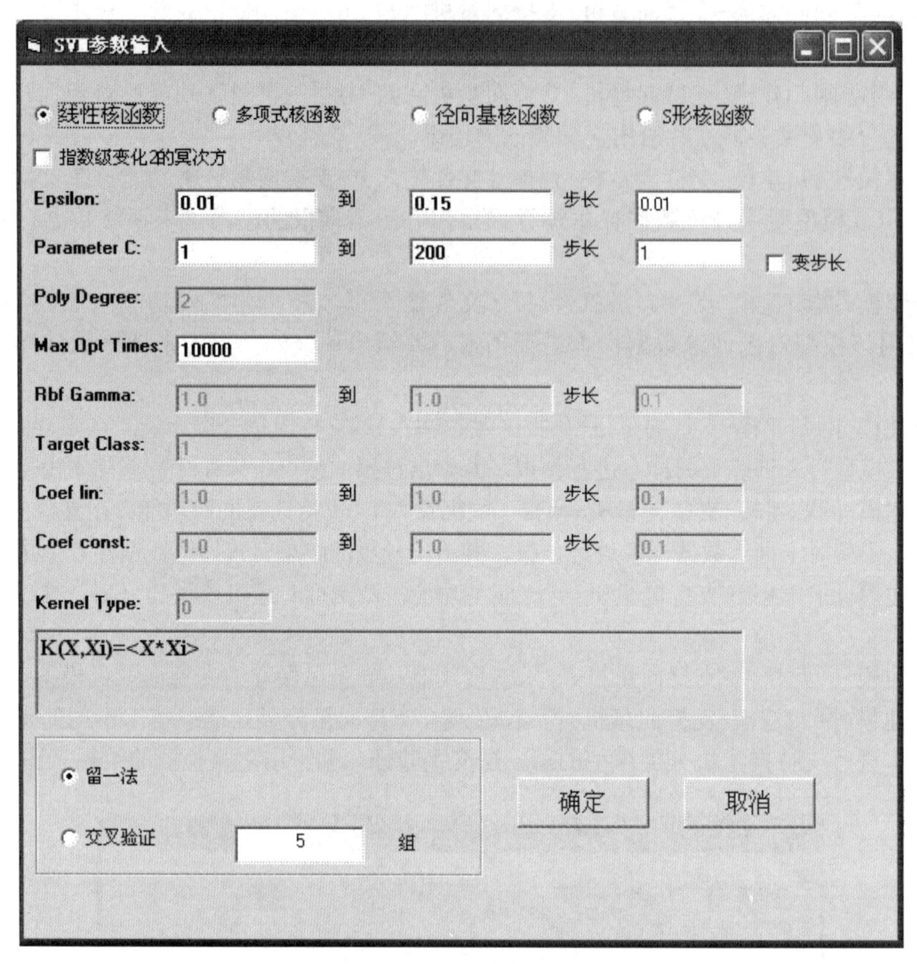

图 10-30　用户输入支持向量回归参数的变化范围

4. 使用本软件所得到的部分分析报告　采用本软件针对有关数据进行分析的部分案例如下。

（1）*X* 集（黏度、pH、电导率、密度、浊度）与膜污染度的分析：

1）属性重要性分析：见图 10-31。

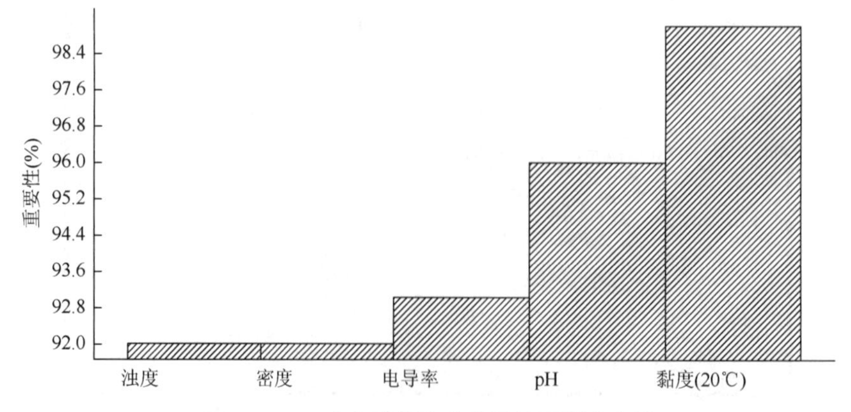

图 10-31　*X* 集与膜污染度的属性重要性分析

2）模式识别：拟通过模式识别确定优类样本对应的属性取值范围，但效果不佳。

3）建模：

A. 回归建模：预测值与实际值间的相关系数小于 0.4，没有参考价值。

B. 神经网络：相关系数 0.487，见图 10-32。

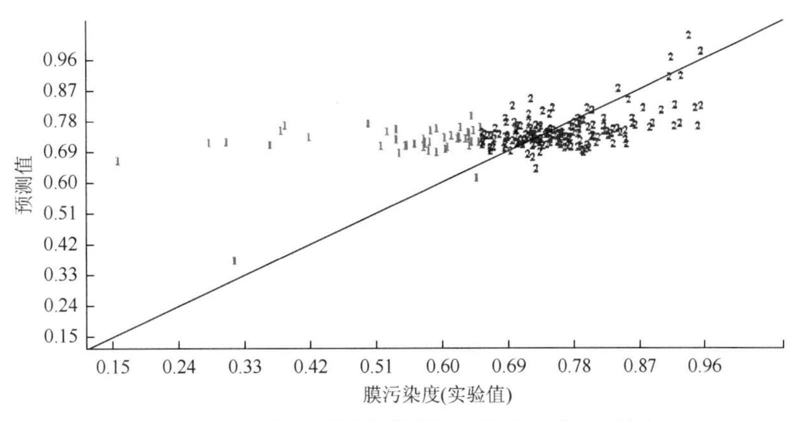

图 10-32　*X* 集与膜污染度相关性分析（神经网络）

神经网络模型对“膜污染度-pH”“膜污染度-电导率”与“膜污染度-黏度”的敏感性分析结果见图 10-33 至图 10-35。

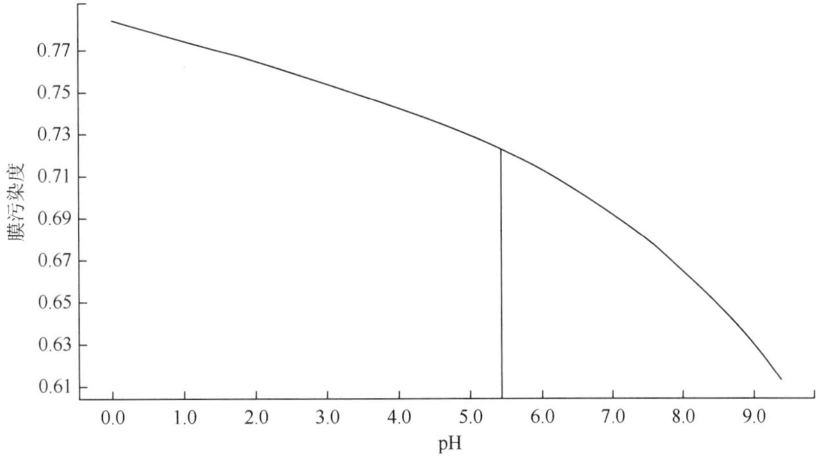

图 10-33　模型敏感性分析结果（膜污染度-pH，神经网络）

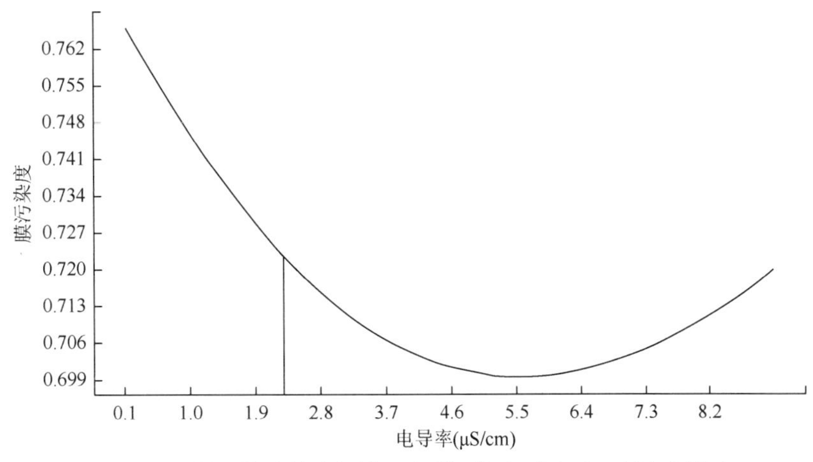

图 10-34　模型敏感性分析结果（膜污染度-电导率，神经网络）

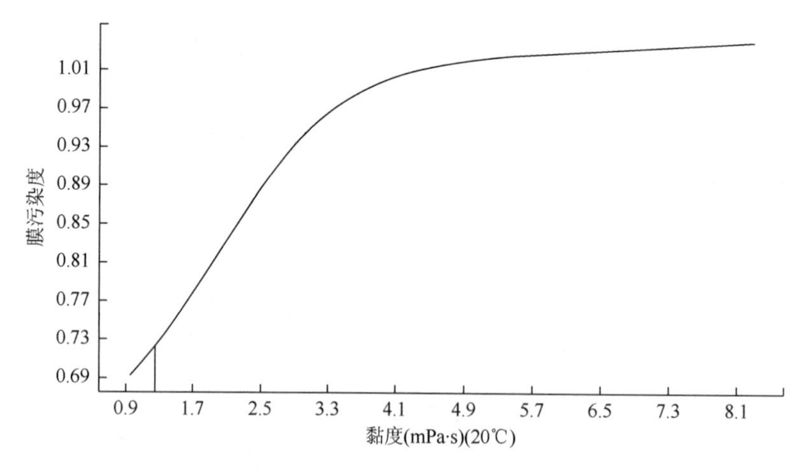

图 10-35 模型敏感性分析结果（膜污染度-黏度，神经网络）

C. 支持向量机模型预测：

核函数：径向基核函数（$C = 30$，$\varepsilon = 0.15$，$r = 2$）相关系数为 0.514，见图 10-36。

$$y = \sum \mathrm{a}_i \times \exp[-2.000\,000 \times (|X - X_i|)^2] + 0.612\,192$$

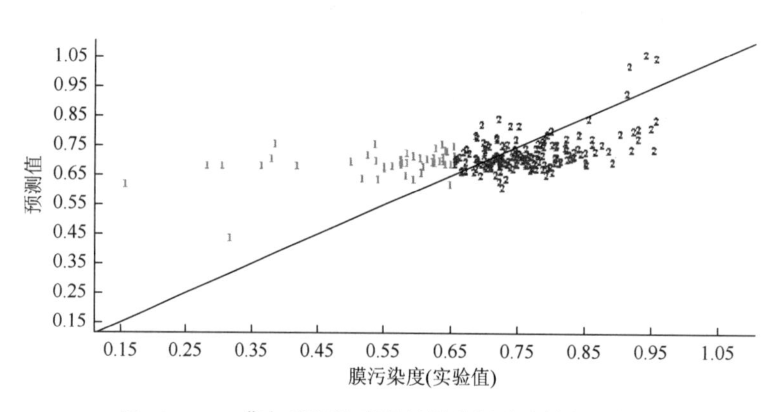

图 10-36 X 集与膜污染度相关性分析（支持向量机）

支持向量机模型对“膜污染度-pH”“膜污染度-电导率”“膜污染度-黏度”的敏感性分析结果见图 10-37 至图 10-39。

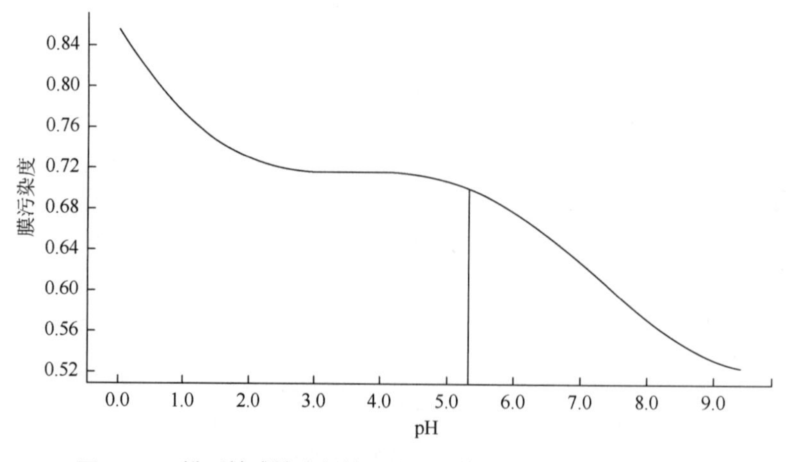

图 10-37 模型敏感性分析结果（膜污染度-pH，支持向量机）

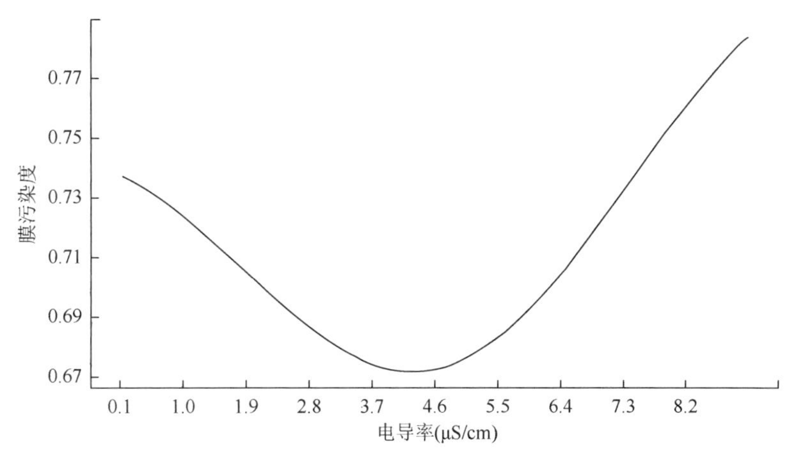

图 10-38　模型敏感性分析结果（膜污染度-电导率，支持向量机）

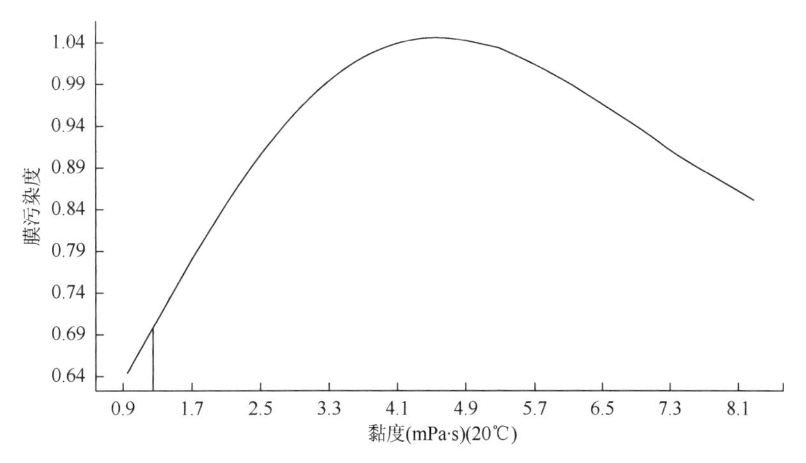

图 10-39　模型敏感性分析结果（膜污染度-黏度，支持向量机）

（2）其他数集之间的相关性研究：采用上述数据分析方法与相关程序，我们分别开展了 *X* 集与膜通量（*Y* 集之一）的相关性分析；*W* 集与 pH（*X* 集之一）的相关性分析；*W* 集与黏度（*X* 集之一）的相关性分析；*W* 集与电导率（*X* 集之一）的相关性分析；*W* 集与浊度（*X* 集之一）的相关性分析；*W* 集与密度（*X* 集之一）的相关性分析；*W* 集与膜污染度（*Z* 集）的相关性分析。其中，各组属性重要性分析结果见图 10-40 至图 10-47，其他分析结果的图表此处略。

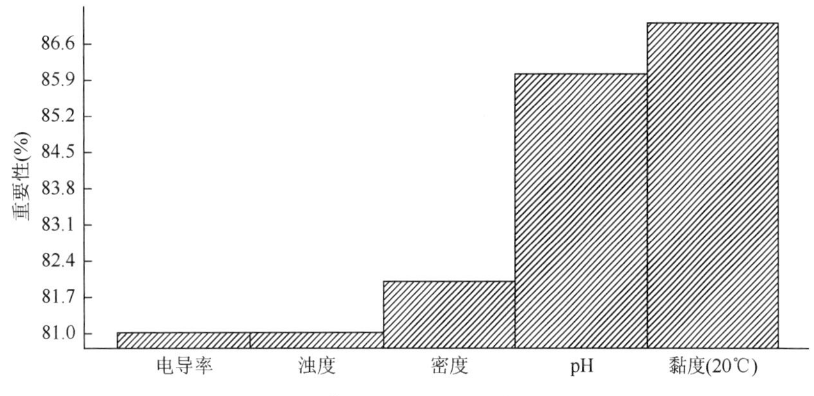

图 10-40　*X* 集与膜通量的属性重要性分析

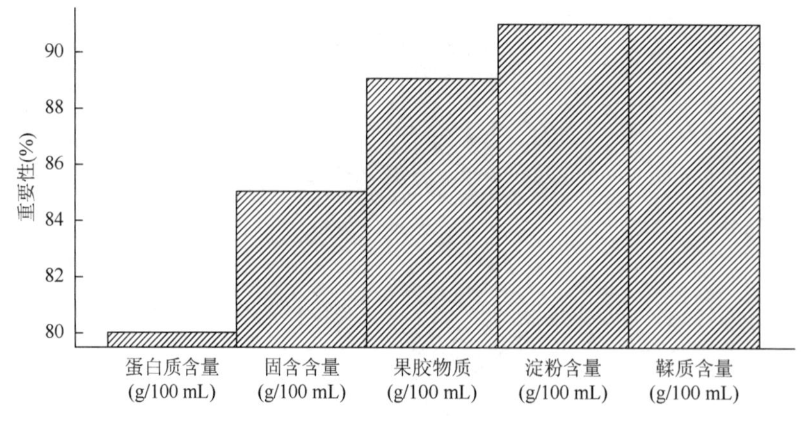

图 10-41　*W* 集与 pH 的属性重要性分析

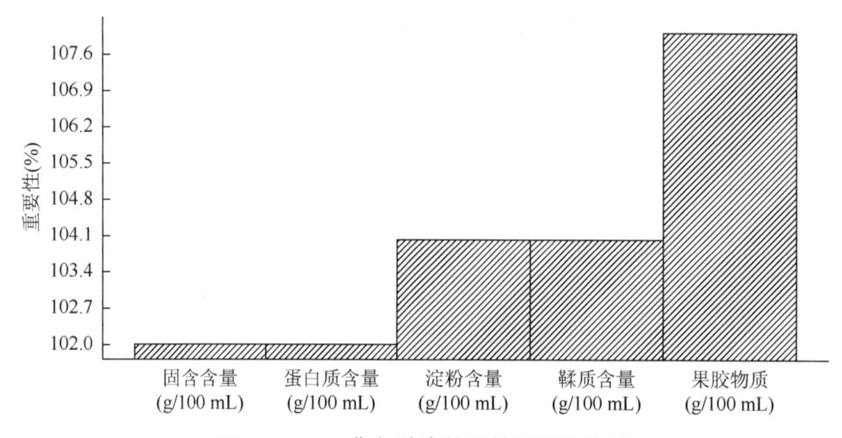

图 10-42　*W* 集与黏度的属性重要性分析

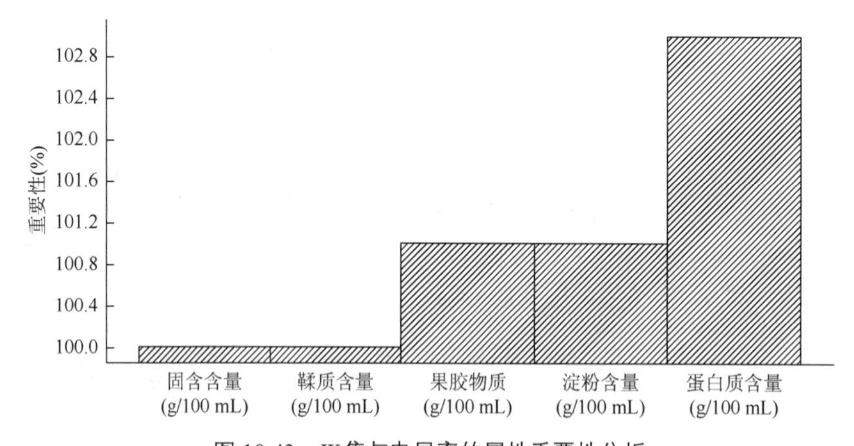

图 10-43　*W* 集与电导率的属性重要性分析

本节以 200 多种中药单味药、复方水提液膜前后的上万个检测数据为大样本，首次建立了中药水提液陶瓷膜污染基础数据库，并通过多种统计分析发现中药水提液溶液环境具有相对稳定的范畴：如单味药水提液 pH 为 3.5～6.4，而复方水提液 pH 为 3.69～7.56；单味药材提取液黏度为 0.96～8.43，而绝大部分集中在 1.07～1.38；复方提取液中黏度范围 0.95～1.43，而绝大部分黏度都不太高，集中在 1.1～1.2；等等。

中药制药学的关键技术是提取物（中间体）的制备，而提取工艺的核心是现代分离理论与技术，那么能否依据中药水提液的基本性质——可体现分离特征的物理化学表征参数——对中药进行新的分类呢？本研究为建立可以和膜科技体系与现代工业化生产模式接轨的中药物料体系分类方法提供了可能和依据。

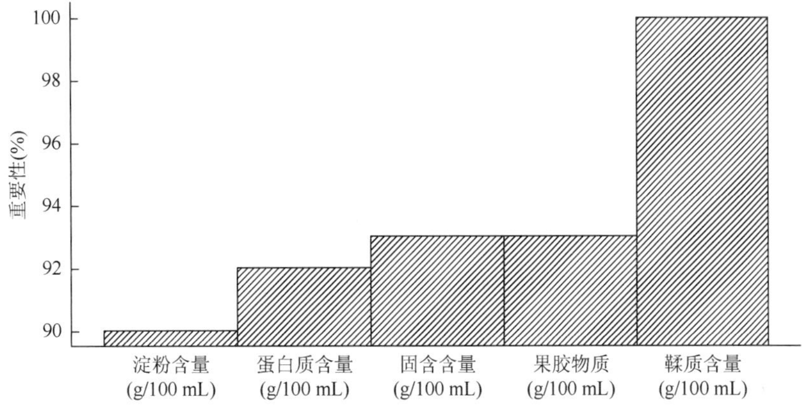

图 10-44　*W* 集与浊度的属性重要性分析

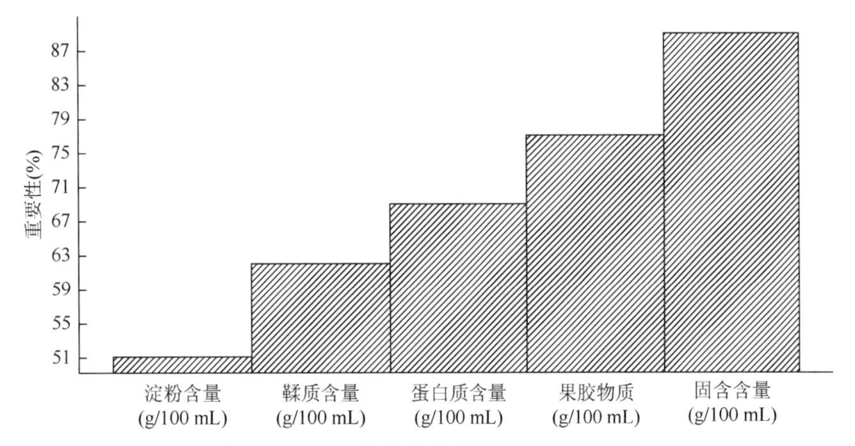

图 10-45　*W* 集与密度的属性重要性分析

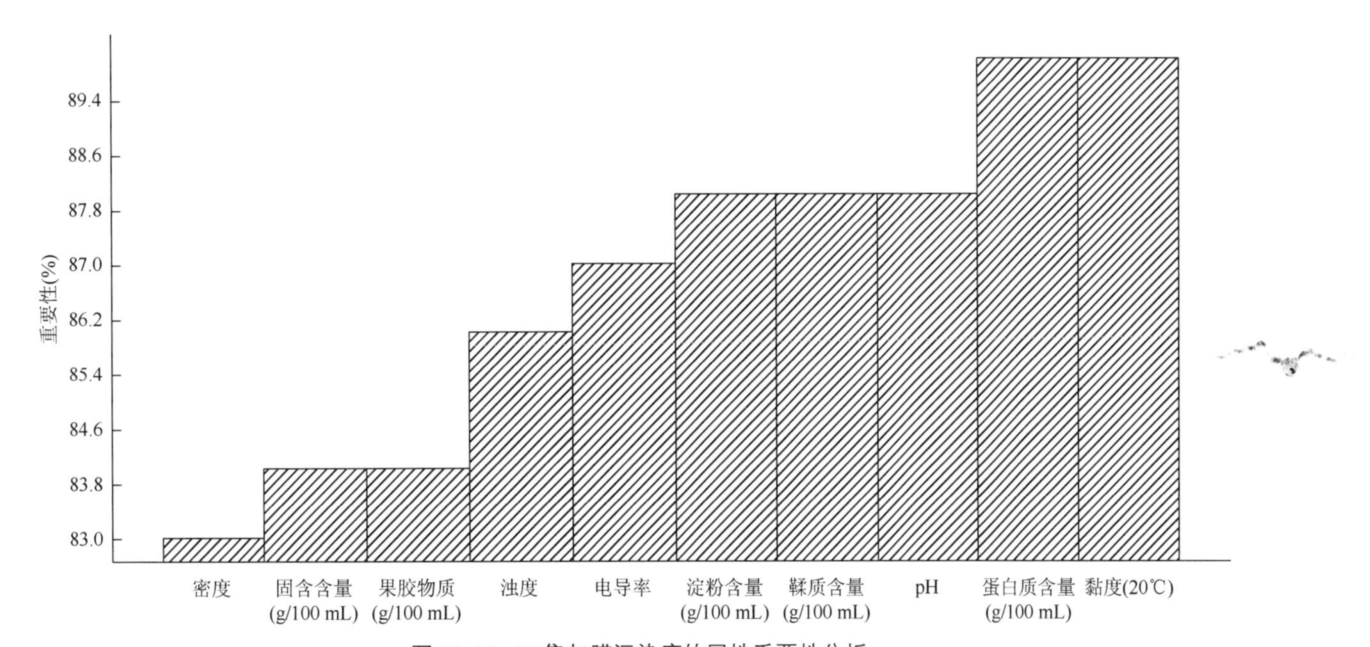

图 10-46　*W* 集与膜污染度的属性重要性分析

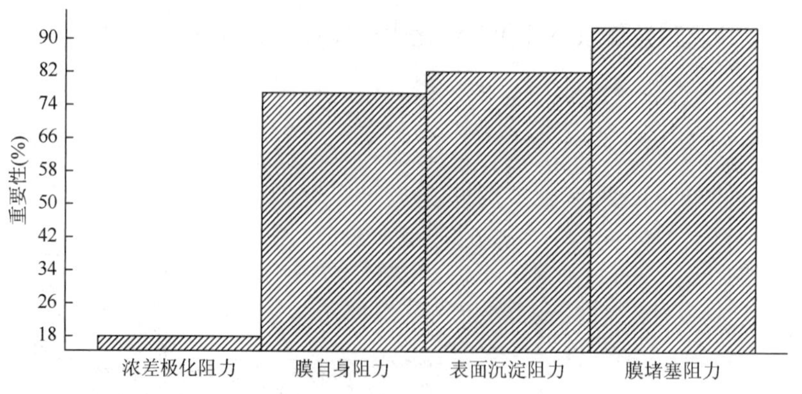

图 10-47　阻力分布与膜污染度的属性重要性分析

本节还通过采用特征提取、遗传算法、神经网络、支持向量机等算法开展了：①*X*集与膜污染度的相关性分析；②*X*集与膜通量的相关性分析；③*W*集与 pH 的相关性分析；④*W*集与黏度的相关性分析；⑤*W* 集与电导率的相关性分析；⑥*W* 集与浊度的相关性分析；⑦*W* 集与密度的相关性分析；⑧*W*集与膜污染度的相关性分析，为上述复杂数据的分析和建模预测提供了新的技术手段。其中，属性重要性分析（属性是人类对于研究对象抽象方面的刻画。一个具体的事物总是有许许多多的性质，也总是与周围的事物存在或多或少的关系。一个事物的性质与关系统称为事物的属性，即属性是对象的性质与对象之间关系的统称）非常直观地阐明了 *X*-*W*-*Y*-*Z* 等各数据集之间的相关性，即中药水提液体系物理化学性质与其高分子物质化学组成及膜过程阻力、膜污染度的相关性重要程度，从图 10-31 及图 10-40 至图 10-47，读者不难依次发现：①黏度是影响膜污染度的最重要因素；②黏度也是影响膜通量的最重要因素；③淀粉含量和鞣质含量对体系的 pH 影响最大；④果胶含量是决定体系黏度的主要因素；⑤体系的电导率主要受其中蛋白质含量的影响；⑥鞣质含量对体系的浊度大小很关键；⑦固含物含量对体系密度的影响最大；⑧膜污染度高低主要取决于体系蛋白质含量；⑨膜堵塞阻力是产生膜污染的主要因素。从而可以根据上述分析结果，通过采用预处理等技术手段有的放矢地开展膜工艺优化设计。

第二节
基于溶液环境特征的中药水提液膜过程的预测

一、支持向量机用于中药水提液膜过程的预测

本节以中药水提液膜过滤中得到的实验数据为对象，综合应用遗传算法、神经网络、支持向量机法研究影响膜污染度的主要因素，并建立预测模型，结果较为满意[5, 6]。

支持向量机在理论上具有突出优势，但与理论研究相比较，应用研究相对滞后。我们比较系统地研究了支持向量机的实现技术：梯度上升法、启发式选择算法、序贯最小优化算法（SMO）、高斯过程的实现技术等，经过比较研究最终确定采用序贯最小优化算法。序贯最小优化算法是将分解算法思想推向极致得到的，而每次迭代仅仅优化两个点的最小子集。这项技术的优势在于两个数据点的优化问题可以获得解析解，从而不需要将二次规划优化算法作为算法的一部分。对条件$\sum a_i y_i (1 \leqslant i \leqslant n)$的需要在迭代中实现，意味着每步能优化的乘子最小个数为 2：无论何时一个乘子被更新，都至少需要调整另一个乘子来保持条件成立。

每步序贯最小优化算法选择两个元素（a_i 和 a_j）共同优化，在其他参数固定的前提下，找到这两个元

素参数的最优值，并更新相应的 a 向量。这两个点的选择是启发式的，而这两个点的乘子的优化可以获得解析解。尽管需要更多的迭代才收敛，但每个迭代需要很少的操作，因此算法在整体上的速度有数量级的提高。包括收敛时间在内，算法的特征是没有矩阵操作，它不需要在内存存储核矩阵；也不需要其他优化软件包；并且很容易实现，但代价是增加了空间复杂度。

1. 数据与方法

（1）实验数据：本研究所建立的实验参数体系主要由中药水提液中高分子物质化学组成（W）、物理化学参数（X）、膜阻力分布（Y）及膜污染度（Z）四部分组成，其中各具体参数及其含义见表 10-1。

通过实验手段获得了中药水提液膜过滤过程中如表 10-1 所示参数体系的实验数据，自变量由 W 组、X 组和 Y 组 16 个属性组成，因变量为膜污染度 Z，反映了膜污染的程度。

（2）数据归一化：是分类、预测中常用的基础数据处理方法，进行归一化有助于提高收敛速度、缩短训练时间，本研究将数据归一化到[0，1]，公式为

$$\hat{x} = \frac{x - x_{\min}}{x_{\max} - x_{\min}} \tag{10-1}$$

将 104 组数据分为训练集（80 个样本）和测试集（24 个样本），所有模型都采用留一法交叉验证（LOO），均方误差（MSE）作为误差函数来评价模型的好坏，计算公式如下：

$$\mathrm{MSE} = \frac{\sum_{i=1}^{n}(y_i - \hat{y}_i)^2}{n} \tag{10-2}$$

式中，y_i 是测试样本的实验值，$\hat{y}_i$ 是基于 LOO 的预测值，n 是测试样本数。

（3）研究方法：

1）神经网络：目前应用最广的人工神经网络（artificial neutral network，ANN）是误差反向传播神经网络（back-propagation artificial neutral network，BPANN）和径向基函数神经网络（radial basis function artificial neutral network，RBFANN）。

2）遗传神经网络：遗传算法（genetic algorithm，GA）是模拟达尔文的遗传选择和自然淘汰生物进化过程的全局性概率搜索算法，具有自适应性、全局优化性和隐含并行性，体现出很强的全局搜索能力。近年来很多学者将它与神经网络结合，用来进行神经网络的优化和因子筛选。本研究利用遗传-径向基神经网络（GA-RBFNN）对自变量空间进行优化，筛选出影响因变量的主要因素。

3）支持向量机（support vector machine，SVM）：由 Vapnik 等提出，其因在 1992 年计算学习理论的会议上被引入机器学习领域而受到极大的关注。SVM 是建立在统计学习理论（statistical learning theory，SLT）的 VC 维理论和结构风险最小化原则基础上的机器学习方法，它能够根据有限样本信息，在模型的复杂性和学习能力之间寻求最佳平衡，是 SLT 的一种成功实现。SVM 被用于分类问题，后来被推广到函数逼近和信息融合领域，并取得了良好的效果。

用 SVM 进行回归，其基本思想同样是通过一个非线性映射 ϕ：$R_N \to R_M$（$M > N$），将输入空间映射到高维特征空间，在高维特征空间中进行线性回归。从几何意义上讲，就是寻求一个最优拟合样本集的超平面。在线性情况下其超平面函数为 $f(x) = w \cdot x + b$。当映射到高维特征空间时，拟合样本集为$\{\phi(x_i), y_i\}$ $(i = 1, 2, \cdots, n)$。这样，以向量形式的回归函数表达式为

$$f(x, w) = [w \cdot \phi(x)] + b \tag{10-3}$$

式中，w、$\phi(x)$ 为 n 维向量；b 为阈值。定义不敏感系数 ε 作为误差函数，当所有样本点到所求超平面的距离都可以不大于 ε 时，寻求最优回归超平面的问题转化为求解如下一个凸二次规划问题，即

$$\min R(w,b)=\frac{1}{2}w\times w \tag{10-4}$$

约束条件：$\begin{cases} y_i-w\cdot\phi(x_i)-b\leqslant\varepsilon, & i=1,2,\cdots,n \\ -y_i+w\cdot\phi(x_i)+b\leqslant\varepsilon, & i=1,2,\cdots,n \end{cases}$

同样，当个别样本点到所求超平面的距离大于ε时，考虑到允许误差的情况，引入正数松弛变量ξ和ξ^*，寻求最优回归超平面的二次凸规划问题转化为带约束条件的优化问题，即

$$\min R(w,\ b,\ \xi,\ \xi^*)=\frac{1}{2}w\cdot w+C\sum_{i=1}^{n}(\xi+\xi^*) \tag{10-5}$$

约束条件：

$$\begin{cases} y_i-w\cdot\phi(x_i)-b\leqslant\xi+\xi_i^*, & i=1,2,\cdots,n \\ -y_i+w\cdot\phi(x_i)+b\leqslant\xi+\xi_i, & i=1,2,\cdots,n \end{cases}$$

式中，$\xi_i\geqslant 0$；$\xi_i^*\geqslant 0$；$w{\cdot}w$ 代表模型的复杂程度，其作用是使函数更为平坦，从而提高泛化能力。第二项则为减小误差，C为惩罚因子，用于调整对超出拟合误差ε（$\varepsilon>0$）的惩罚程度。传统SVM求解过程，即式（10-3）的优化问题是典型的二次规划问题。引入拉格朗日（Lagrange）函数L（w，b，ξ，ξ^*，α，α^*，γ，γ^*）。分别用w，b，ξ，ξ^*对函数R求最小化，构造式（10-3）的对偶形式，并解该凸函数的鞍点。可得非线性回归函数为

$$f(x)=\sum_{i=1}^{n}(\alpha_i-\alpha_i^*)[\phi(x_i\cdot\phi(x)]+b \tag{10-6}$$

式中，α和α^*为Lagrange乘子。直接确定非线性映射ϕ的形式是较困难的，且计算量随特征空间维数增加呈指数递增。根据希尔伯特-施密特（Hilbert-Schmidt）原理，处理高维特征空间的计算问题可以避开求解空间映射ϕ的显式形式，即通过引入所谓核函数$K(x_i,x)=\phi(x_i)\cdot\phi(x)$，将变换空间中的内积转化为原空间中某个函数的计算，从而间接求解输入空间的计算问题，可以避开求解空间映射ϕ，即

$$f(x)=\sum_{i=1}^{n}(\alpha_i-\alpha_i^*)K(x_i,x)+b \tag{10-7}$$

任意满足泛函Mercer条件的对称函数均可作为核函数，常用的核函数有

A. 多项式核函数：$K(x_i,x_j)=(\gamma x_i^T x_j+r)^d \quad \gamma>0,d=1,2,\cdots$ （10-8）

B. 径向基核函数：$K(x_i,x_j)=\exp(-\gamma|x_i-x_j|) \quad \gamma>0.$ （10-9）

C. Sigmoid核函数：$K(x_i,x_j)=\tan(\gamma x_i^T x_j+r).$ （10-10）

式中，γ、r和d是核参数。

构造形如式（10-7）映射函数的学习机器被称作支持向量机，它将构造输入空间的非线性映射函数转换为构造高维特征空间的线性映射函数，而且通过把原问题转化为对偶问题，使得计算的复杂度不再取决于空间维数，而是取决于样本数，特别是支持向量的个数。通常，式（10-7）中系数（$\alpha_i-\alpha_i^*$）只有一小部分数目是非零值，它们对应的数据点就是支持向量。

惩罚系数C、不敏感系数ε、核函数及相关参数的选择对SVM的效果有明显的影响，目前对SVM参数的选择没有一致有效的方法，只能凭借经验、实验对比、大范围搜索或利用软件提供的交互检验功能进行寻优。

2. 结果与讨论

（1）因子筛选：

1）SVC 法筛选：影响膜污染度（Z）的因素很多，表 10-1 中的 W、X、Y 16 个参数表征体系都是影响因素，而生产实际需要找出主要影响因素，因此可通过属性筛选（feature selection）方法来实现因素筛选。通过属性筛选，应在仍能有效地表征目标值或保证各类样本在多维空间分类的前提下，将属性的数目降到最小。

在此，由 16 个属性排列组合，每一种属性组合对应的样本作为支持向量机分类算法的自变量；根据膜污染度将样本分为两类：低污染度样本和高污染度样本（可取污染度的中位数作为分类依据），使用支持向量机分类算法 SVC 建立分类模型，用 LOO 得到的分类准确率为依据，找到建模所需的最佳属性组合。属性筛选的过程和典型结果见表 10-7。

表 10-7　影响膜污染度（Z）的主要属性筛选过程和结果

特征参数个数	特征参数	SVC 的精确率（%）
16	W_1～W_5，X_1～X_8，Y_1～Y_3	80
12	W_1～W_5，X_1，X_2，X_4，X_5，X_7，Y_1～Y_3	82.5
8	W_4，W_5，X_1，X_4，X_5，X_8，Y_1，Y_2	83.5
6	W_4，W_5，X_4，X_5，X_8，Y_1	86.25
4	W_4，W_5，X_4，Y_1	89

从表 10-7 可以判断影响膜污染度（Z）的主要因素是蛋白质含量（W_4）、鞣质含量（W_5）、黏度（X_4）、膜自身阻力（Y_1）。

2）GA-RBFANN 法：在本研究中 GA-RBFANN 算法经过 45 代的选择、交叉（交叉概率为 0.98）、变异（变异概率为 0.01），最小适应度值逐渐收敛稳定，如图 10-48 所示。此时最小适应度的染色体对应因子为 W_4、W_5、X_2、X_8、Y_1，即为影响因变量（膜污染度）的主要因子。

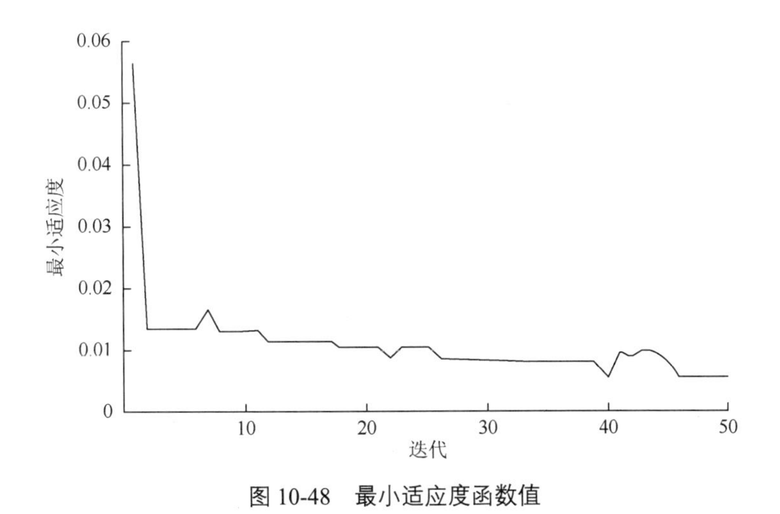

图 10-48　最小适应度函数值

综合 SVC、GA-RBFANN 分析结果，最终进入模型预测的因子为 W_4、W_5、X_2、X_4、X_8、Y_1。

（2）模型预测：

1）SVM：本研究采用径向基核函数，使用 LIBSVM 软件包建立模型。该模型（略）中共有 53 个支持向量。使用测试集数据进行模型预测，其结果如表 10-8 所示，此时得到的相关系数为 0.968 5（表 10-9）。

表 10-8　用 SVM、BPANN、RBFANN 预测结果

编号	中药提取液名称	exp	SVM		BPANN		RBFANN	
			预测	残差	预测	残差	预测	残差
1	安神膏	0.733 0	0.701 9	0.031 1	0.743 0	0.010	0.695 4	−0.038
2	玄麦柑橘颗粒	0.725 0	0.703 2	0.021 8	0.659 2	−0.066	0.730 0	0.005
3	百部	0.625 5	0.585 8	0.039 7	0.564 8	−0.061	0.655 3	0.030
4	清热解毒口服液	0.701 0	0.674 9	0.026 1	0.812 2	0.111	0.692 8	−0.008
5	大青叶	0.778 4	0.767 1	0.011 3	0.667 3	−0.111	0.752 5	−0.026
6	感冒退热颗粒	0.762 1	0.797 1	0.015 2	0.733 9	−0.028	0.739 4	−0.023
7	川芎	0.806 3	0.746 9	0.009 1	0.764 7	−0.042	0.764 8	−0.042
8	胃舒宁颗粒	0.667 0	0.641 4	0.025 6	0.629 9	−0.037	0.670 0	0.003
9	枇杷叶膏	0.775 6	0.773 2	0.002 4	0.701 4	−0.074	0.748 9	−0.027
10	夏枯草膏	0.736 5	0.725 5	0.011 0	0.560 9	−0.176	0.772 0	0.036
11	玄参	0.622 5	0.596 3	0.026 2	0.567 3	−0.055	0.625 8	0.003
12	乐脉颗粒	0.763 4	0.765 1	−0.001 7	0.764 9	0.002	0.751 6	−0.012
13	抗感颗粒	0.732 7	0.732 3	0.000 3	0.570 7	−0.162	0.743 2	0.011
14	小儿清热止咳口服液	0.725 0	0.729 2	−0.004 2	0.627 6	−0.097	0.722 5	−0.002
15	益肾灵颗粒	0.829 3	0.832 6	−0.003 3	0.687 7	−0.142	0.789 1	−0.040
16	清淋颗粒	0.806 0	0.821 7	−0.015 7	0.808 7	0.003	0.776 1	−0.030
17	黄芩	0.709 0	0.703 7	0.005 3	0.609 6	−0.099	0.730 6	0.022
18	小儿肺咳喘口服液	0.704 0	0.715 4	−0.011 4	0.716 8	0.013	0.728 4	0.024
19	石淋通片	0.739 1	0.756 5	−0.017 4	0.702 7	−0.036	0.744 5	0.005
20	赤芍	0.865 9	0.878 1	−0.012 2	0.792 0	−0.074	0.818 1	−0.048
21	精制冠心颗粒	0.672 8	0.671 0	0.001 8	0.564 1	−0.109	0.714 0	0.041
22	决明子	0.957 7	0.961 6	−0.003 9	0.965 6	0.009	0.889 3	−0.068
23	根痛平颗粒	0.690 6	0.721 8	−0.031 2	0.766 8	0.076	0.732 3	0.042
24	黄连	0.593 9	0.601 2	−0.007 3	0.576 2	−0.018	0.624 1	0.030

表 10-9　三种方法的结果比较

方法	相关系数（R）	均方误差
SVM	0.968 5	0.000 3
BPANN	0.741 5	0.006 7
RBFANN	0.951 4	0.000 9

2）BPANN：本研究利用 MATLAB 神经网络工具箱中的 trainlm 函数训练网络，其中对网络预测结果

有显著影响的参数分别为传递函数和隐含层的结点数。图 10-49 显示了程序运行时，通过设定传递函数分别为 Tansig/Purelin（T/P）、Logsig/Purelin（L/P）、Tansig·L-logsig（T/L）、Logsig·L-logsig（L/L），不同隐含层结点数对网络模型预测结果的影响。

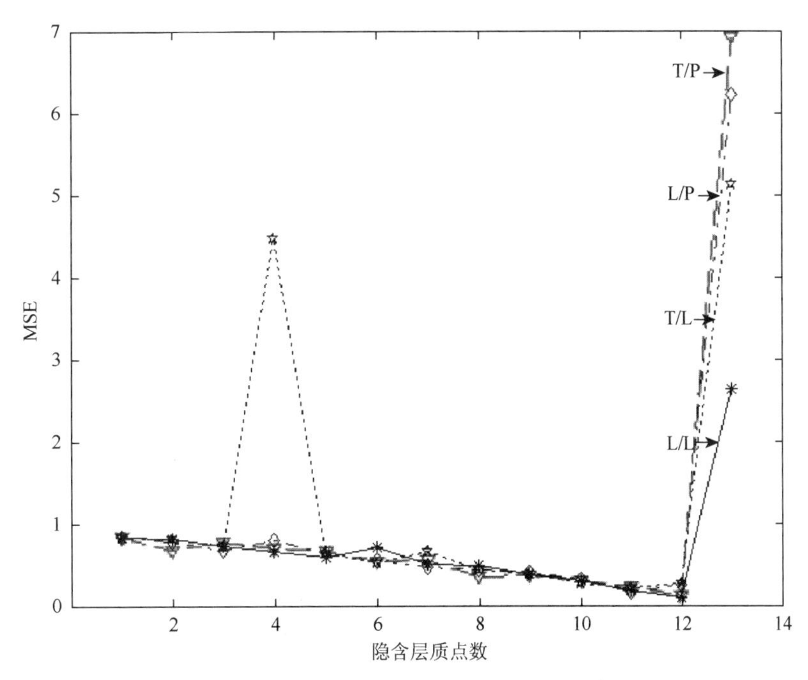

图 10-49　隐含层结点数对 MSE 的影响

由图 10-49 可知，隐含层的结点数为 12 时，MSE 最小，所以网络结构为 6∶12∶1，传递函数为 Logsig·L-logsig。由此网络模型结构的测试集预测结果如表 10-8 所示，此时得到的相关系数为 0.741 5（表 10-9）。

3）RBFANN：RBF 网络训练过程中，隐含层神经元数量的确定是一个关键问题。为此，本研究中使用 MATLAB 神经网络工具箱函数 newrbe 创建网络，它从 0 个神经元开始训练，通过检查输出误差使网络自动增加神经元。每次循环使用，使网络产生的最大误差所对应的输入向量作为权值向量 ω_i，产生一个新的隐含层神经元，然后检查新网络的误差，重复此过程直至达到误差要求或达到最大隐含层神经元数为止。由此可见，RBF 网络具有结构自适应确定、输出与初始权值无关等特点。RBFANN 模型对测试集预测结果如表 10-8 所示，此时得到的相关系数为 0.951 4（表 10-9）。

从表 10-9 中可以看出，SVM 支持向量机、RBF 神经网络都具有很好的泛化能力，BP 神经网络次之。RBF 神经网络是一种典型的局部逼近神经网络，在建立中药水提液膜污染预测模型中预测能力较好。SVM 基于结构风险最小化，能由有限的训练样本得到决策规则且对独立的测试集仍能得到良好的误差，因此其推广能力较强，能有效解决“过学习”问题，是研究具有小样本、多维、非线性等特点的中药复杂体系非常有效的方法。

本部分利用实验数据，采用支持向量机分类机 SVC 和 GA-RBFANN 对影响膜污染度的属性进行了筛选，并使用支持向量机回归机 SVR 进行了膜污染度的拟合预测分析，拟合效果和预测能力均好于对该问题分析的其他预测方法。

二、误差反向传播神经网络在中药水提液膜过滤中的应用实现

由于膜过程是多种复杂因素综合的结果，有很强的随机性，因此很难用函数模型来描述。要实现对膜污染科学、准确的预测，必须建立简单而实用的膜过程预测模型。由于人工神经网络方法具有很强

的处理非线性问题的能力等性能，因此其在处理具有明显非线性的膜过程预测问题时，比一般的线性方程在预测方面得到了更多的应用研究。其中由 Rumelhart 等于 1985 年提出的误差反向传播网络（back-propagation network，简称 BP 网络）是应用于预测神经网络中最有效、最活跃的方法，且绝大多数采用了三层结构（输入层、一个隐含层和输出层）。Robert Hecht Nielson 于 1989 年证明了对于任意闭合区间，连续函数都可以用含有一个隐含层的 BP 网络来逼近，因而可以用一个三层的 BPANN 来拟合中药水提液膜过滤系统，当网络模型训练确定之后，即可用来进行预报。

1. BPANN 的基本原理　BPANN 是一种导师学习方法，其 BP 算法的学习过程是基于梯度下降法来实现对网络连接权（权值和阈值）的修正，使得网络误差平方和最小，即首先随机给定一组网络初始连接权，从输入层输入训练样本，经隐含层逐层处理后传向输出层。如果输出层的实际输出与期望输出误差大于设定的误差时，则误差信号将沿原来连接通路反向传播，并修正原来的网络连接权，使得误差最小。经过不断反复调整神经网络的连接权，直至网络全局误差小于设定值或训练次数达到预先设定值，整个训练过程结束，从而得到一组较好的连接权，进一步输入检测样本。如果误差小于设定误差，则该神经网络可以应用于实际系统。

三层 BPANN 结构由输入单元、输出单元和一层隐含单元构成。误差反向传播（BP）算法的过程如下。①输入：层数为 m 的神经网络，其中第 i 层结点数为 n_i，训练样本集 T。②输出：经过训练的神经网络。基本步骤如下所示。

（1）初始化各层的权值和阈值。

（2）输入训练样本：输入 T 中的一个样本 $X=(x_1, x_2, \cdots, x_{n_1})$和期望输出 $Y=(y_1, y_2, \cdots, x_{n_m})$。

（3）正向传播：从第 2 层开始到第 m 层，计算每层单元的输出。令第 k 层第 j 个单元的输出记为 $O_j^k = f\left(\sum_{i=1}^{n_{k-1}} w_{ij} X_i^{k-1} + \theta_j\right)$。式中，$f(x)$为作用函数；$w_{ij}$、$\theta_j$ 为单元 i 与下层单元 j 间的权值和阈值；X_i^{k-1} 为第 k–1 层单元 i 的输出。对于输入单元来说，输出就等于输入，即 $O_j^1 = X_j$。

（4）反向传播：从第 m 层开始直到第 2 层，计算每层单元的误差。将第 k 层第 j 个单元的误差记为 e_j^k，对于输出层单元，误差为 $e_i^m = O_j^m(1-O_j^m)(y_j - O_j^m)\,(1\leqslant j\leqslant nm)$。对于各隐含层单元，误差为 $e_j^k = O_j^k(1-O_j^k)\sum_{i=1}^{n_{k+1}} w_{ji} e_i^{k+1}\,(2\leqslant k\leqslant m-1, 1\leqslant j\leqslant nk)$。

（5）修改权值和各单元的阈值：

$$\Delta w_{li} = \eta \cdot e_j^k \cdot O_i^{k-1}, \quad \Delta\theta = \eta \cdot e_i^k \tag{10-11}$$

式中，$\eta\,(0<\eta<1)$为学习修正率。

（6）根据给定的结束条件判断是否满足：如果满足，则算法结束，否则返回第（2）步继续执行。

MATLAB 软件为神经网络理论的实现提供了一种便利的手段，而 MATLAB 神经网络工具箱的出现更拓宽了神经网络的应用空间。本研究中所使用的 BPANN 的模型建立和预测是在 MATLAB 环境下利用神经网络工具函数来实现的。

2. BPANN 的设计

（1）输入、输出向量设计：在中药水提液过滤过程中，膜通量和膜污染度是反映膜污染程度的指标参数，因此将它们确定为模型输出向量。输入向量的选取与影响膜过程的诸因素有关，初步的研究认为影响膜过程的主要因素是水提液的浊度、黏度、电导率、pH、密度、粒径 $_{0.1}$、粒径 $_{0.5}$、粒径 $_{0.9}$ 等，这些参数可作为输入向量。我们经过实验手段得到了 118 组复方和单味中药水提液膜过滤中的数据，随机抽取 7 组数据作为测试数据，如表 10-10 所示，其余 111 组数据作为训练数据，部分数据如表 10-11 所示。

表 10-10 测试样本

		荆芥	麻黄	菟丝子	五味子	龙胆草	脑得生片	芩连片
输入向量	pH	5.71	5.4	4.93	3.5	4.55	3.73	4.472
	电导率	1.98	3.02	0.92	2.26	0.7	1.8	1.49
	浊度	54.9	674	415	428	170	342	98.3
	黏度	1.26	1.2	9.22	1.26	1.11	1.18	1.37
	密度	0.994	0.994	0.996	0.997	0.998	0.997	0.995
	粒径 $_{0.1}$	7.05	0.666	7.19	1.808	1.97	4.29	7.58
	粒径 $_{0.5}$	29.62	16.15	53.46	16.65	13.73	26.17	20.46
	粒径 $_{0.9}$	132.2	98.36	119	91.96	57.12	80.63	58.01
输出向量	膜通量	316.675	370.45	26.29	339.380	292.775	247.365	121.89
	膜污染度	0.718 1	0.750 0	0.977 6	0.653 7	0.825 0	0.753 0	0.920 9

表 10-11 训练样本

		莱菔子	莪术	茯苓	麦冬	…	利胆排石片	胆乐胶囊	通窍鼻炎片
输入向量	pH	5.6	6.14	6.14	4.980	…	5.22	4.31	5.54
	电导率	1.42	0.65	0.65	1.210	…	2.71	2.19	1.82
	浊度	335.00	44.00	44.00	34.70	…	170	389	86.3
	黏度	1.15	1.10	1.10	1.090	…	1.12	1.4	1.19
	密度	0.994	0.992	0.992	0.989	…	0.996	0.996	0.996
	粒径 $_{0.1}$	0.714	14.3	14.3	8.37	…	1.303	2.071	5
	粒径 $_{0.5}$	16.52	45.86	45.86	27.73	…	26.23	15.25	30.44
	粒径 $_{0.9}$	134.9	92.69	92.69	84.34	…	80.4	73.31	133.8
输出向量	膜通量	219.88	395.54	399.13	282.02	…	347.745	282.02	378.815
	膜污染度	0.707 9	0.623 9	0.690 7	0.725 6	…	0.552 3	0.705	0.714

对样本数据和测试数据进行归一化处理，将数据处理为区间为[0，1]的数据，采用的公式如下。

$$\hat{x}=\frac{x-x_{\min}}{x_{\max}-x_{\min}} \tag{10-12}$$

（2）网络模型结构设计：根据 BP 网络的设计原理，一般的预测问题都可以通过单隐层的 BP 网络实现。隐含层的神经元数目选择比较重要，需要根据经验和多次实验来确定，因而不存在一个理想的解析式。隐含层单元的数目与问题的要求、输入/输出单元的数目都有直接关系。隐含层单元数目太多会导致学习时间长，误差不一定最小也会导致容错性差。因此，可以通过使隐含层单元的数目可变，或者放入足够多的隐含层单元，通过学习将那些不起作用的隐含层单元剔除，直到不可收缩为止。同样，也可以在开始时放入比较少的神经元，学习到一定次数后，如果不成功则再增加隐含层单元的数目，直到达到比较合理的隐含层单元个数。以下的式（10-13）、式（10-14）可用于选择最佳隐含层单元数范围。

$$k = \sqrt{n+m} + \alpha \tag{10-13}$$

式中，m 为输出神经元数；n 为输入单元数；α 为区间[1，10]的常数。

$$k = \log_2 n \tag{10-14}$$

式中，n 为输入单元数。

网络中间层的神经元传递函数采用 S 型正切函数 tansig，输出层神经元传递函数采用 S 型对数函数 logsig，该函数的输出位于区间（0，1），正好满足网络输出的要求。有关代码的运行结果如表 10-12 所示。

表 10-12 网络训练误差

神经元个数	3	4	5	6	7	8	9	10	11	12	13	14	15
网络误差	1.004	1.043	1.084	0.681	0.562	0.438	0.489	0.505	0.374	0.373	0.313	0.357	0.341

表 10-12 表明，模型的隐含层神经单元个数为 13 时，预测误差最小，BP 网络对膜过滤过程的逼近效果最好。

（3）网络训练：确定网络结构后需要对该结构模型进行训练，训练好的模型经过测试才可以用于实际预测。考虑到预测误差要求较高，神经元个数比较多，需要适当增大训练次数。

结果表明，经过 156 次训练后，网络误差达到要求（图 10-50）。

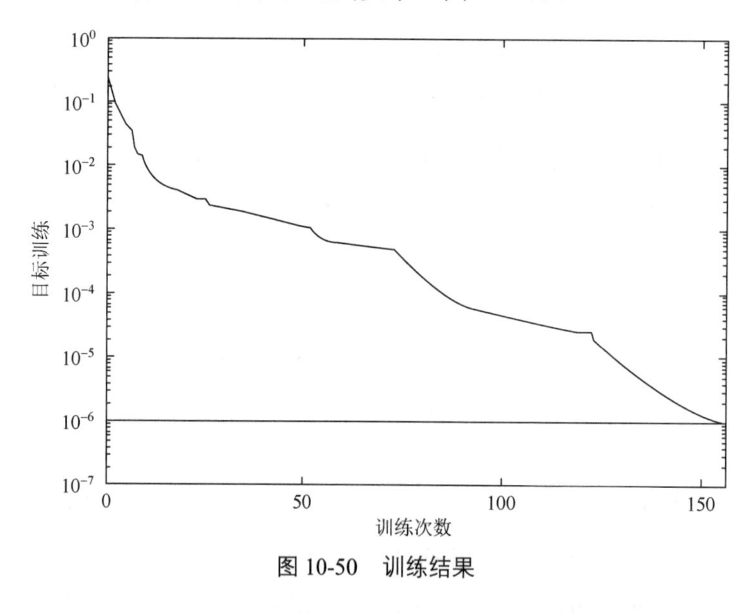

图 10-50 训练结果

（4）网络测试：训练好的网络还需要进行测试才可以判定是否可以投入实际应用，这里的测试数据为 7 种中药水提液的实验数据。

输出结果 y 经过反归一化处理后得到运算结果，如表 10-13 所示。

模型预测误差曲线如图 10-51 所示。由图可见，网络预测值和实际值之间的误差是非常小的，完全满足应用要求。

表 10-13 预测数据

		荆芥	麻黄	菟丝子	五味子	龙胆草	脑得生片	芩连片
膜通量	预测值	316.746 9	370.421 9	26.837	339.298 8	292.775 1	247.492 2	121.757 5
	实际值	316.675	370.45	26.29	339.380	292.775	247.365	121.89
	误差	0.071 9	−0.028 1	0.547	−0.081 2	0.000 1	0.127 2	−0.132 5

续表

		荆芥	麻黄	菟丝子	五味子	龙胆草	脑得生片	芩连片
膜污染度	预测值	0.717 869	0.749 843	0.977 588	0.653 576	0.825 131	0.753 125	0.920 373
	实际值	0.718 1	0.750 0	0.977 6	0.653 7	0.825 0	0.753 0	0.920 9
	误差	−0.000 231	−0.000 157	−0.000 012	−0.000 124	0.000 131	0.000 125	0.000 527

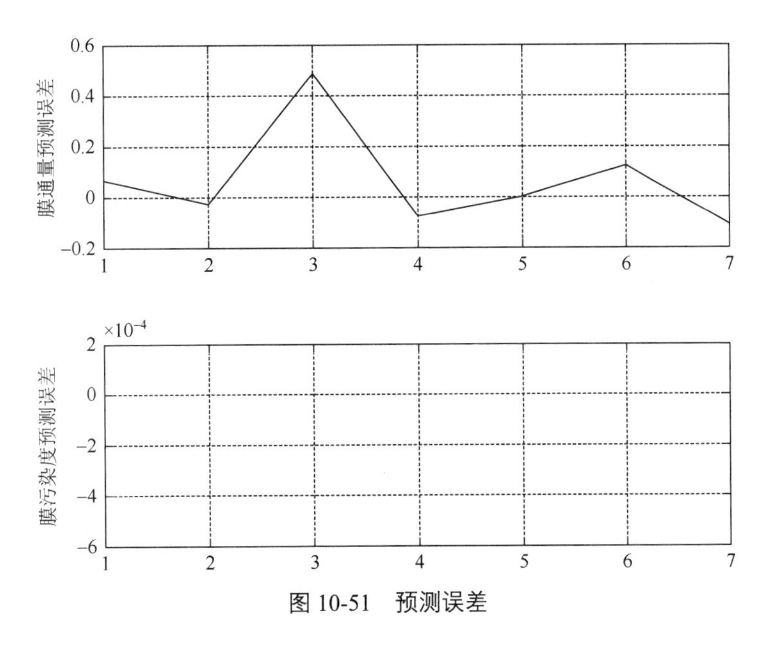

图 10-51　预测误差

（5）模型保存：BPANN 训练时会因网络权值和阈值初始值的设定不同而使模型有所不同，因此需要将经过训练和测试后性能较好的网络模型以文件的形式保存在外储存器中，以备使用。

（6）模型预测：存储在外存的 BP 神经网络模型在使用时需要调入内存。实验人员经过长期实验分析得出以下结论：当膜污染度为[0.5，0.7]时，可以认为是低污染度；为[0.8，0.95]时，可以认为是高污染度。在膜过滤生产实际中，技术人员通过测定水提液的如表 10-1 所示输入向量的 8 种参数，并输入模型 net 进行预测，可得到该水提液使用特定膜过滤时的膜通量和膜污染度，从而反映膜的污染程度。若是属于高污染度，技术人员就可对溶液进行相应的预加工，或者更换其他工艺参数的膜，或者改进过滤工艺流程等，从而延缓膜的污染进程。

相对于传统的预报方法，神经网络具有独特优势，主要体现在容错能力强、预测速度快、避开了特征因素与判别目标的复杂关系描述等。它作为一种输入/输出的高度非线性映射，通过对作用函数的多次复合，成功实现了中药水提液膜过程中输入与输出之间的高度非线性映射，为中药复杂系统的研究提供了一个很好的途径和方法。

第三节
建立中药挥发油膜富集技术基础数据库的研究

挥发油作为中药挥发性物质的主体，是中药发挥作用的重要物质基础。目前，中药大生产最常用水蒸气蒸馏法提取挥发油，但在收集部分挥发油的同时收集到大量的含油水体，传统的分离方法是用乙酸乙酯等有机溶剂萃取，但存在有机溶剂残留。鉴于膜分离技术具有分离时不受热、耗能低、无二次污染、分离效率高等特点，笔者课题组提出采用膜分离技术来富集中药挥发油，并进行了系统深入的研究[7-10]，从而表明膜分离技术是实现中药挥发油油水分离可行、有效的方法。

由于中药挥发油成分复杂、品种差异较大，在工艺的优选上需进行大量的实验研究。我们以本实验室油水分离的微滤过程实验数据为基础，选用强大的数据库工具 Microsoft SQL Server2005 建立了基于膜集成技术的中药挥发油高效收集基础数据库，为数据挖掘提供基础数据。并用开发工具 Delphi 7.0 编制中药挥发油高效集成基础数据库管理系统，由此实现对中药挥发油高效集成基础数据的增加、删除、查询、图表显示等管理功能[11]。

Delphi7.0 是美国宝蓝公司（Borland International Inc）出品的当前最流行的计算机软件快速开发工具之一，它用途广泛、功能强大，支持当前最新的多种数据库、网络技术，并能够进行跨操作系统的程序开发，它的强大可视化开发功能使编程成为一种真正的艺术设计。Delphi 7.0 提供了大量的控件，这些控件可用于设计界面和实现各种功能，减少了编程人员的工作量，也简化了界面设计过程，从而有效地提高了应用程序的运行效率和可靠性。因此，Delphi 7.0 是实现本系统一个相对较好的选择。

对于一个数据库及其应用程序来说，数据的安全性和完整性是非常重要的。Server 2005 的安全性能比较令人满意，还能保持与其他一些数据库的基本兼容，可以在一个数据包中同时拥有桌面数据库的便利和关系数据库的强大功能。

一、系统功能与设计

中药挥发油高效集成基础数据库管理系统应包含基本信息管理模块、膜污染信息管理模块、物理化学性质信息管理模块等功能模块，其中功能模块都由若干相关联的子模块组成。除此之外系统还应包括信息系统必须具备的通用功能，如登录、窗口的管理等。中药挥发油高效集成基础数据库系统功能模块如图 10-52 所示。

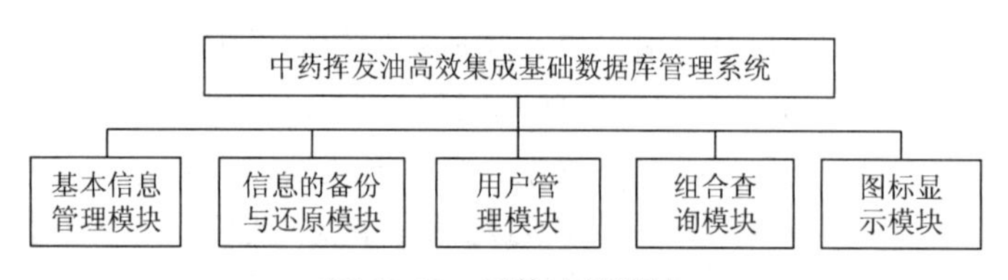

图 10-52　系统功能模块

1. 基本信息管理模块　用于对单味药、复方药的基本信息进行管理，包含的功能模块如图 10-53 所示。

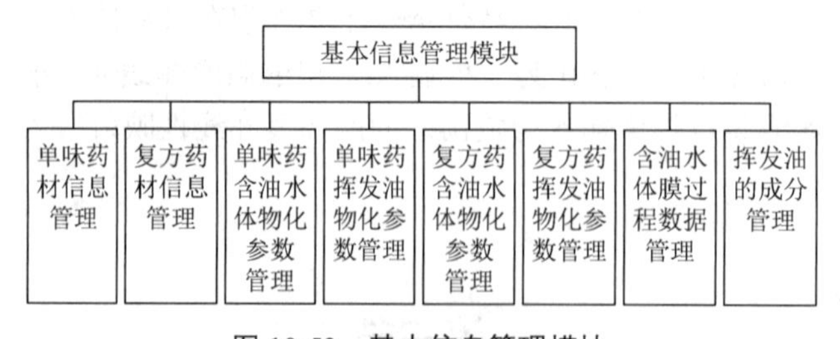

图 10-53　基本信息管理模块

（1）单味药材信息管理：管理单味药的药材编号、药材名称、所属科目和入药部位，可以对相应数据进行增、删、改。

（2）复方药材信息管理：管理复方药材的药材编号、药材名称和药材组成，可以对相应数据进行增加、删除、修改。

（3）单味药含油水体物理化学参数管理和复方药含油水体物理化学参数管理：对单味药含油水体和

复方药含油水体的物理化学参数进行管理，可以对相应数据进行增加、删除、修改。物理化学参数包括温度、浊度、黏度、盐度、导电率、pH、密度和表面张力。

（4）单味药挥发油物理化学参数管理和复方药挥发油物理化学参数管理：对单味药挥发油和复方药挥发油的物理化学性质进行管理，可以对相应数据进行增加、删除、修改。物理化学参数包括温度、浊度、黏度、盐度、导电率、pH、密度、表面张力和折光率。

（5）含油水体膜过程数据管理：管理含油水体膜过程数据，如膜稳定通量、收油率、膜样本、温度、压力、转速和备注，可以对相应数据进行增加、删除、修改。

（6）挥发油的成分管理：管理单味药含有的各种挥发油的中文名、英文名、相对含量、分子式和分子量，可以对相应数据进行增加、删除、修改。

2. 信息的备份与还原模块　用于对整个数据库数据进行数据备份与数据还原，包含的功能模块如图 10-54 所示。

（1）信息的备份管理：为防止数据的丢失，在其他的存储设备中再备份一份数据。

（2）信息的还原管理：若系统发生故障后需要将数据还原到原始状态，可以进行数据还原。

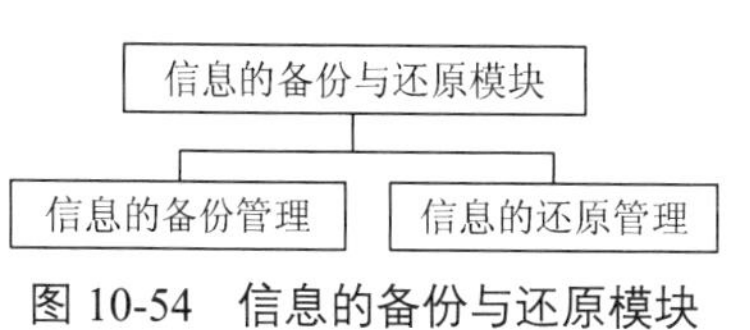

图 10-54　信息的备份与还原模块

3. 用户管理模块　用于对操作员用户、一般用户的用户名、密码和管理权限等进行管理，主要包含用户名和密码的增加、删除、修改和授予用户相应的权限。

4. 组合查询模块　用于对基础数据的综合查询，包含的功能模块如图 10-55 所示。

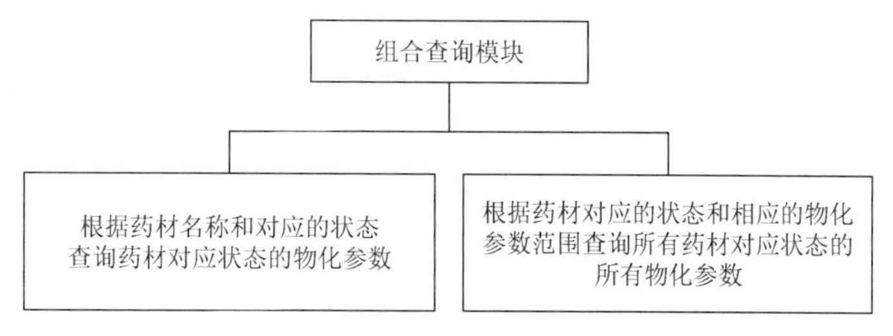

图 10-55　组合查询模块

（1）药材对应的状态有两种：含油水体和挥发油。根据药材名称和对应的状态能查询到不同温度下药材对应状态的物理化学性质。

（2）根据药材不同的对应状态设定一种物理化学性质的取值范围，即可查询到所有符合物理化学性质范围的药材名称和该药材的其他物理化学性质。

5. 图表显示模块　用于对数据进行图形化直观显示，包含的功能模块如图 10-56 所示。

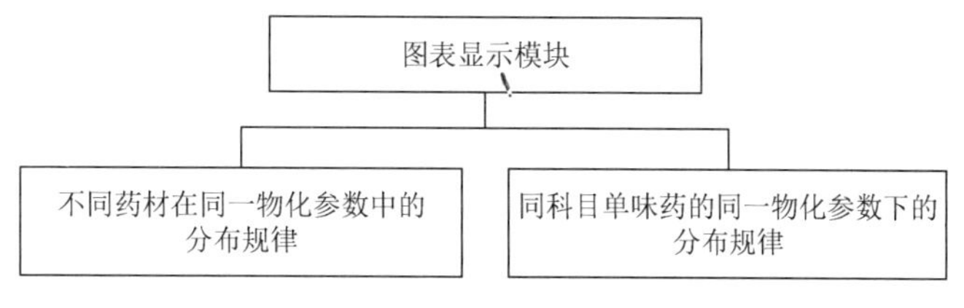

图 10-56　信息综合图表显示模块

（1）每种药材在不同的状态下都有相同的物理化学性质，将不同药材对同一参数的取值用柱状图显示出来，容易发现规律，而且形象、直观。

（2）图表显示模块可以将同科目中的单味药在同一物理化学性质下的不同取值显示在图表上，直观呈现分布规律。

二、数据库设计

一个好数据库应该冗余度小、函数依赖性明确、数据库的表命名体现表的内容、表中各属性的名称及类型体现该属性的含义、建立好的索引、选定适当的键、设定各字段的约束规则。

1. 系统主要实体及其关系

（1）单味药材基本信息实体图：见图10-57。

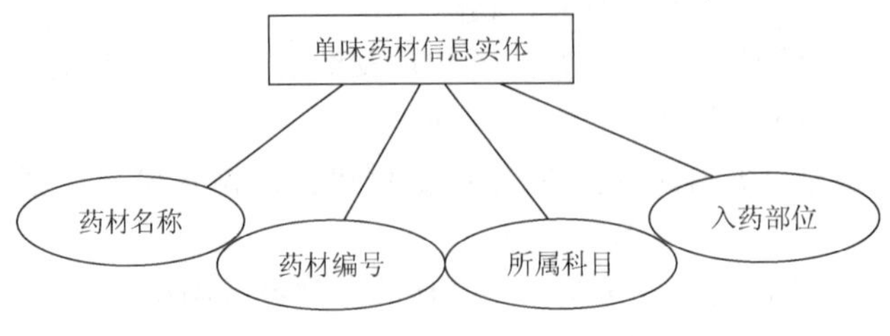

图10-57　单味药材信息实体

（2）复方药材信息实体图：见图10-58。

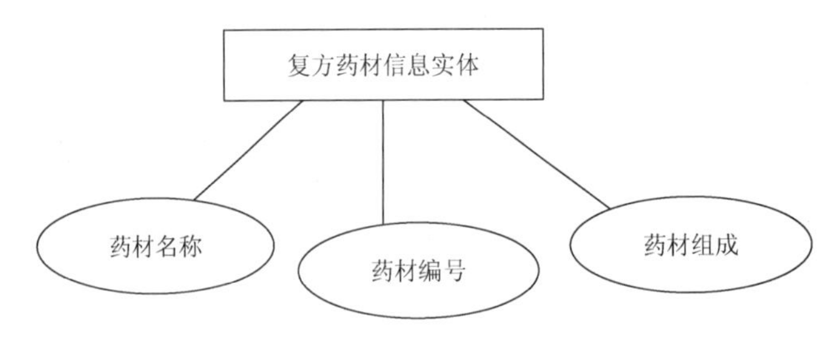

图10-58　复方药材信息实体图

（3）单味药含油水体物理化学参数实体图：见图10-59。

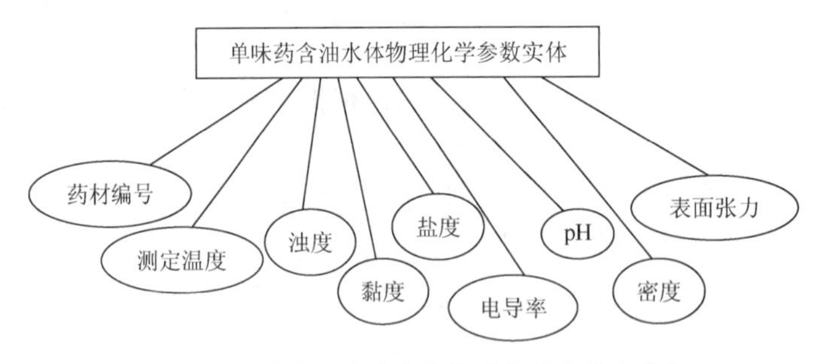

图10-59　单味药含油水体物理化学参数实体图

（4）单味药挥发油物理化学参数实体图：见图10-60。

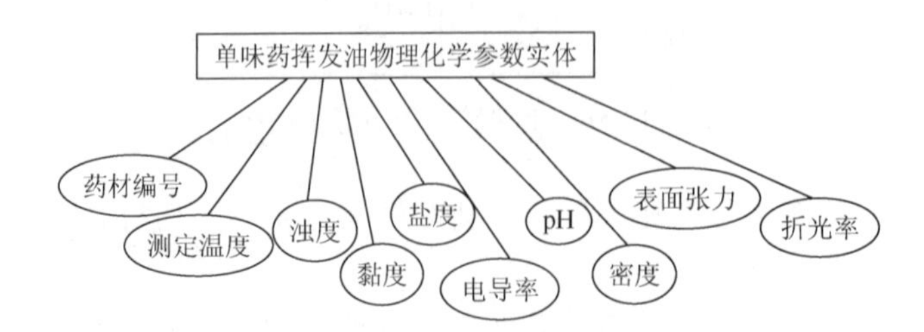

图10-60　单味药挥发油物理化学性质实体图

（5）复方药含油水体物理化学参数实体图：与单味药含油水体物理化学参数实体图一样，在此不再赘述。

（6）含油水体膜过程数据实体图：见图 10-61。

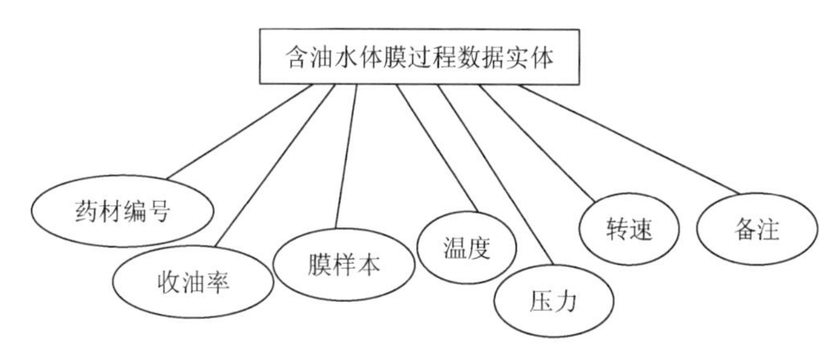

图 10-61 含油水体膜过程数据实体图

（7）挥发油的成分实体图：见图 10-62。

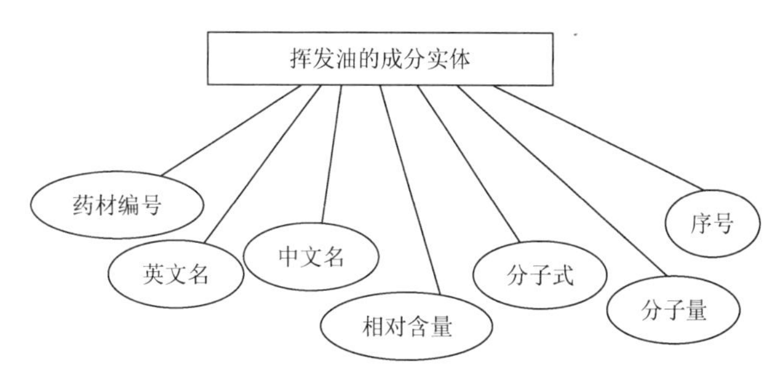

图 10-62 挥发油的成分实体图

2. 数据库逻辑结构设计 中药挥发油高效集成基础数据库管理系统包含多张表，这些表是各项操作的中枢，以下是对这些表做的结构设计。对于结构相同的表，不再一一列出。

（1）单味药基本信息：对每一味单味药建立一条记录，用来记录单味药的基本信息。如表 10-14 所示。

表 10-14 单味药基本信息表

字段名称	数据类型	允许空	备注
药材编号	Nvarchar（255）	不允许	主键
药材名称	Nvarchar（255）	不允许	主键
所属科目	Nvarchar（255）	允许	—
入药部位	Nvarchar（255）	允许	—

（2）复方组成信息表：对每一个复方建立一条记录，用来记录复方组成信息。如表 10-15 所示。

表 10-15 复方组成信息表

字段名称	数据类型	允许空	备注
药材编号	Nvarchar（255）	不允许	主键
药材名称	Nvarchar（255）	不允许	主键
药材组成	Nvarchar（255）	允许	—

（3）单味药含油水体物理化学性质表：如表 10-16 所示。

表 10-16 单味药含油水体物理化学性质表

字段名称	数据类型	允许空	备注
药材编号	Nvarchar（255）	不允许	主键
测定温度	float	不允许	—
浊度	float	允许	—
黏度	float	允许	—
盐度	float	允许	—
电导率	float	允许	—
pH	float	允许	—
密度	float	允许	—
表面张力	float	允许	—

（4）单味药挥发油物理化学性质表：如表 10-17 所示。

表 10-17 单味药挥发油物理化学性质表

字段名称	数据类型	允许空	备注
药材编号	Nvarchar（255）	不允许	主键
测定温度	float	不允许	—
浊度	float	允许	—
黏度	float	允许	—
盐度	float	允许	—
电导率	float	允许	—
pH	float	允许	—
密度	float	允许	—
表面张力	float	允许	—
折光率	float	允许	—

（5）含油水体膜过程数据表：含油水体膜过程数据如表 10-18 所示。

表 10-18 含油水体膜过程数据表

字段名称	数据类型	允许空	备注
药材编号	Nvarchar（255）	不允许	主键
膜稳定通量	float	允许	—
收油率	float	允许	—
膜样本	Nvarchar（255）	允许	—
温度	float	允许	—
压力	float	允许	—
转速	float	允许	—
备注	Nvarchar（255）	允许	—

（6）挥发油的成分表：见表 10-19。

表 10-19 挥发油的成分表

字段名称	数据类型	允许空	备注
ID	int	不允许	主键
药材编号	Nvarchar（255）	不允许	主键
英文名	Nvarchar（255）	允许	—
中文名	Nvarchar（255）	允许	—
相对含量	float	允许	—
分子式	Nvarchar（255）	允许	—
分子量	float	允许	—

三、系统实现

系统设计采用一个主窗口多个界面的方式，在主窗口可同时打开多个界面进行数据的操作管理。为了应用系统时更方便，在设计了菜单栏的同时还设有工具栏，在每个界面上又有相应的操作按钮，使系统更加方便实用。

由于系统的功能模块较多，但大多数界面功能相似，如具有增加、删除、更新、保存、查询、排序等功能，在这里只从中挑选几个具有代表性的界面作简单的介绍。

1. 登录窗口　通过登录界面验证用户的合法性，确保系统的安全性。系统中设置了两种用户权限：一般用户和操作员用户。一般用户只具备浏览和查询功能，操作员用户具有所有操作权限，包括用户权限的设定，数据库的备份与恢复，数据的输入、修改、删除、查询等功能（图 10-63）。

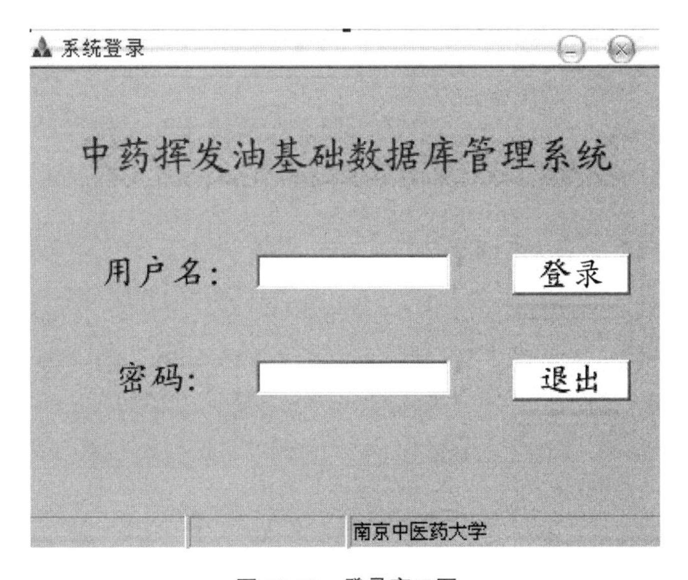

图 10-63 登录窗口图

2. 数据编辑窗口　利用数据库导航器可以进行数据的增加、删除、修改和简单查询，具体数据包括单味药材信息、复方药材信息、单味药含油水体物理化学性质、复方药含油水体物理化学性质、单味药挥发油物理化学性质、复方药挥发油物理化学性质、含油水体膜过程数据和挥发油的组成成分数据（图 10-64）。

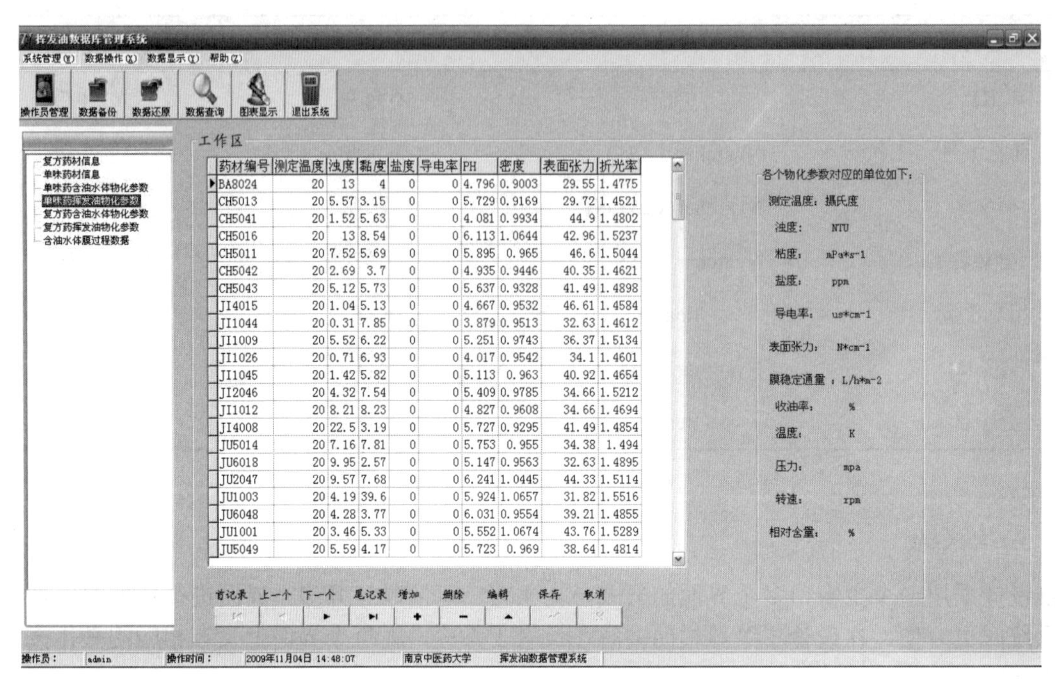

图 10-64 数据编辑窗口

3. 组合查询窗口 为了便于对数据库的数据进行整体的查询使用，设计了查询窗口，可对各个数据表按不同的查询需求进行组合查询。按药材名称、药材对应状态进行查询，窗口如图 10-65 所示。

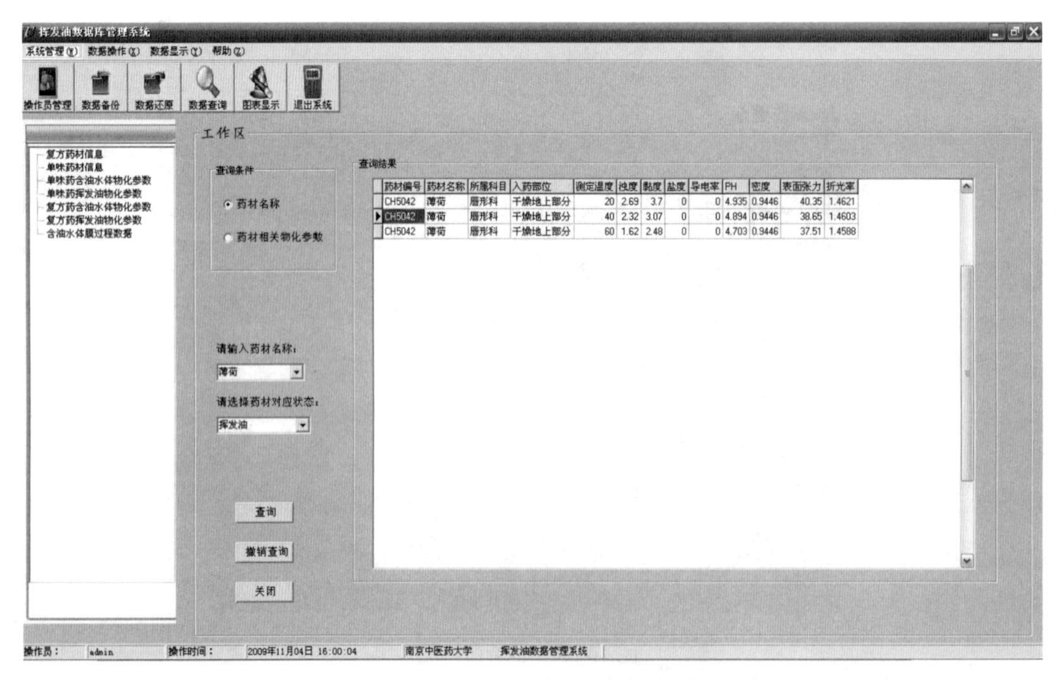

图 10-65 组合查询窗口 1

也可按药材对应状态设置某一物理化学性质取值范围，然后进行查询，窗口如图 10-66 所示。

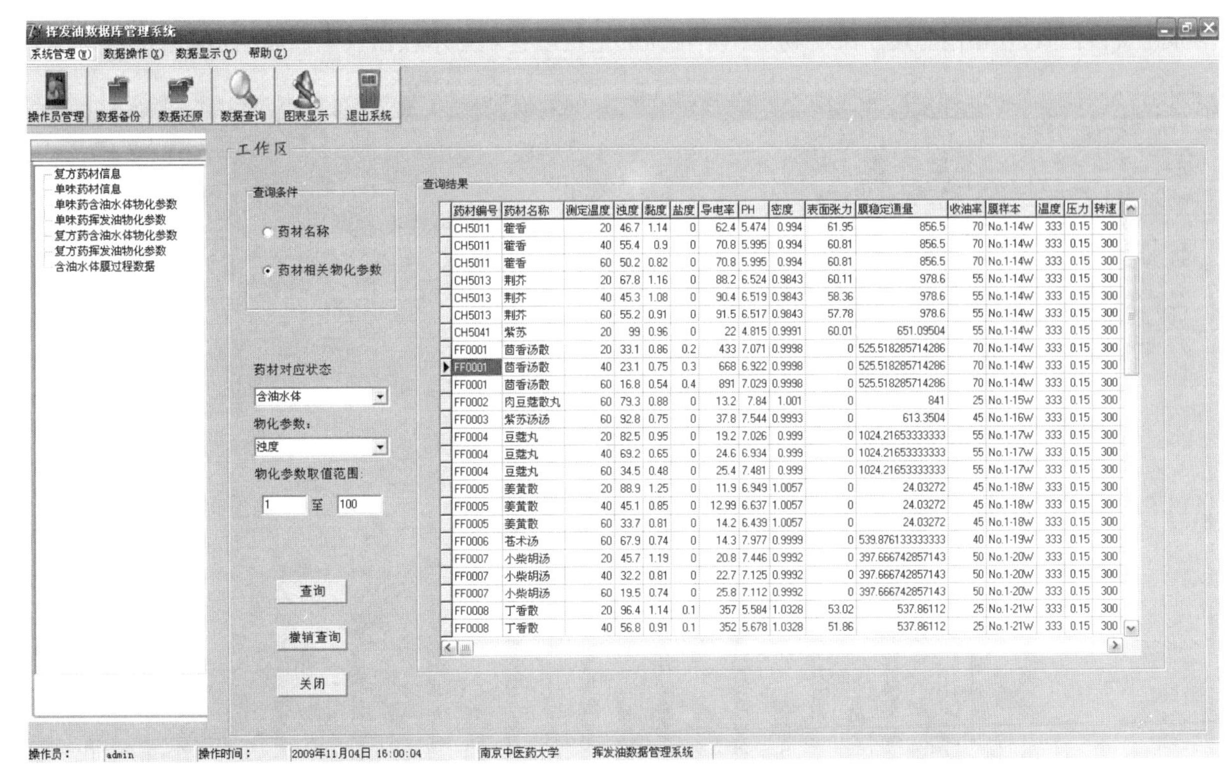

图 10-66　组合查询窗口 2

4. 图表显示窗口　同一状态、同一温度下所有药材对某一物理化学性质的取值用柱状图显示，如图 10-67 所示。

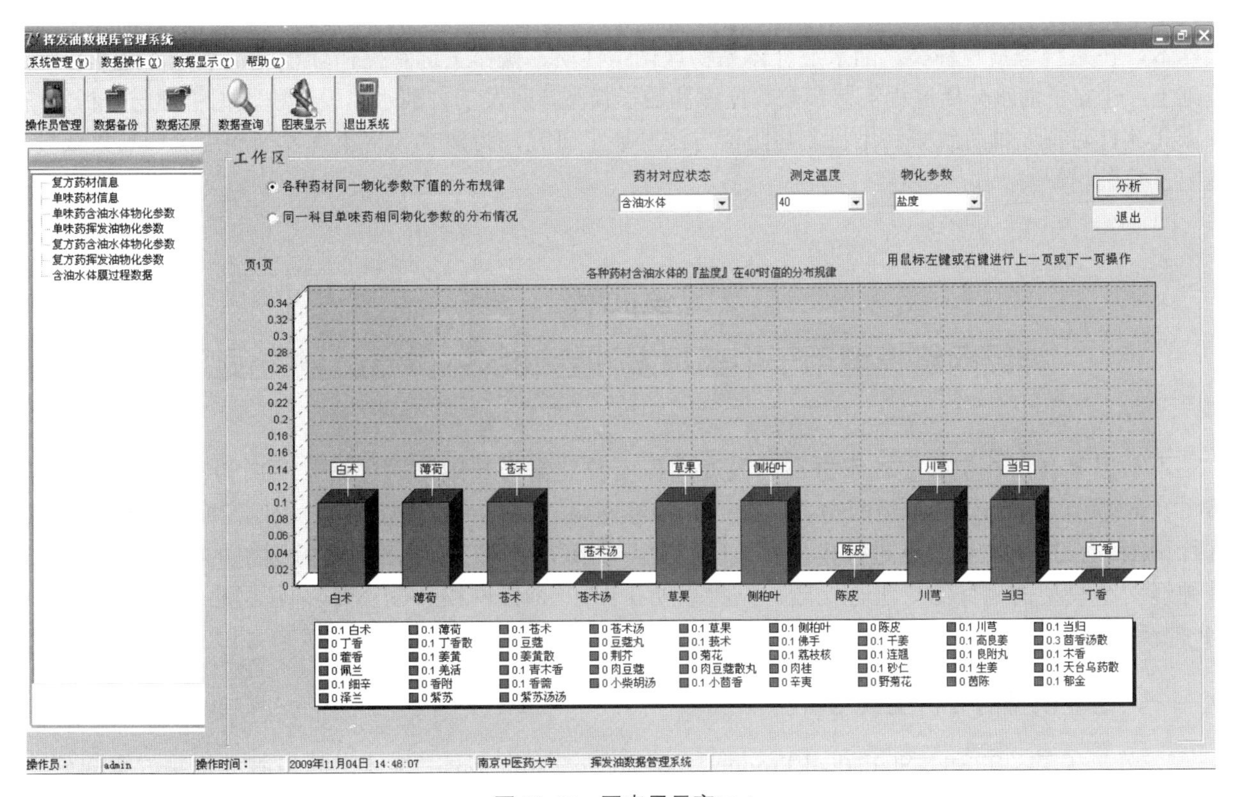

图 10-67　图表显示窗口 1

同一科目药材在不同温度下某一物理化学性质的值可以直观显示在图表上，如图 10-68 所示。

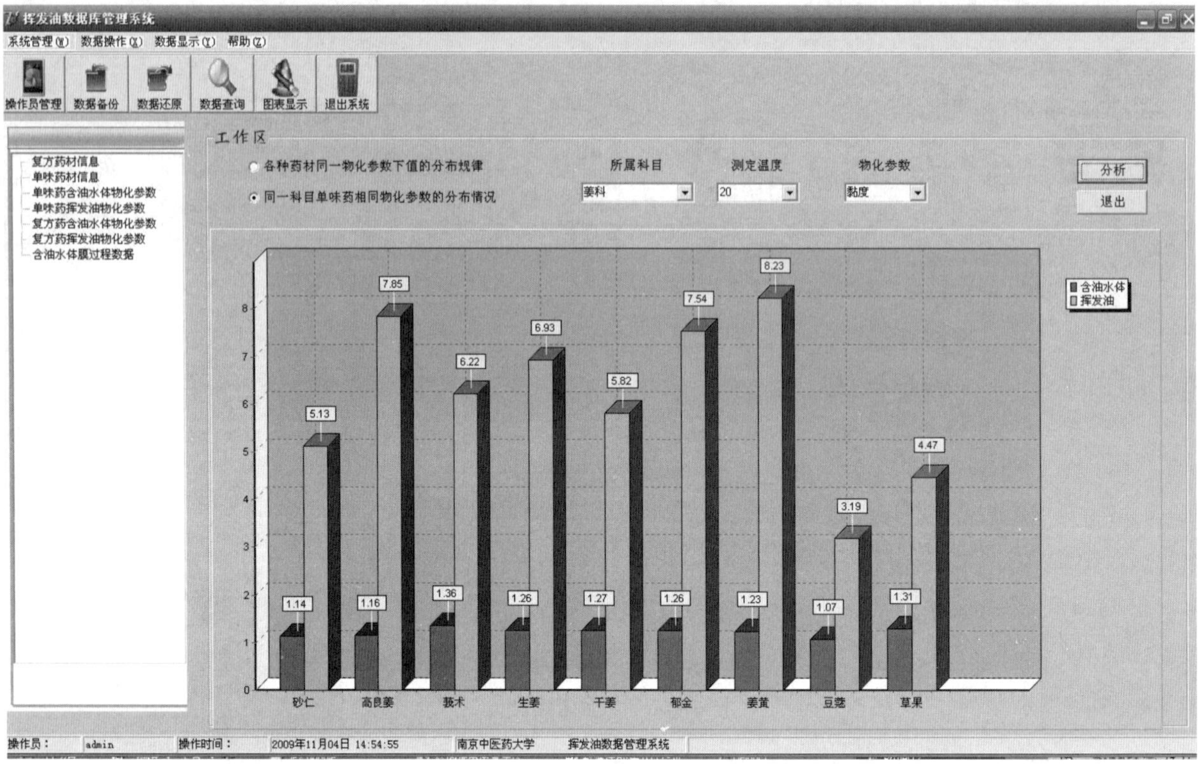

图 10-68　图表显示窗口 2

本节根据挥发油在水中形成颗粒的中药溶液环境特征，以 12 个科 50 种常用中药及其含油水体为实验样本，在系统考察膜种类、油水混合体系物理化学性质、操作工况和操作环境对油水分离过程影响的基础上，建立了油水分离过程工艺参数数据库和数学模型，研发了含油水体膜过程数据管理与分析系统，并以此软件对挥发油所致膜污染机制与防治方法开展了研究，为建立膜富集挥发油应用流程与集成技术奠定了基础。

第四节
神经网络模型用于中药挥发油含油水体微滤通量的预测

本节以笔者所在实验室油水分离的微滤过程实验数据为基础，通过误差反向传播（BP）神经网络、径向基函数（RBF）神经网络、广泛回归神经网络（GRNN）建立模型，对含油水体的微滤通量进行预测。选择 114 组数据进行模型参数的优化与训练，并对 12 组数据进行通量的预测，同时对三种神经网络模型的运行结果进行比较。结果表明，RBF 神经网络、GRNN 神经网络的预测结果优于 BP 神经网络[12-16]。

一、建立模型的分析工具与步骤

1. 分析工具　SPSS（Statistical Product and Service Solutions，统计产品与服务解决方案软件）；MATLAB R2009a。

2. 相关性分析

（1）为了考察不同孔径微滤膜在膜过程中的差异，将数据分为三组，分别为 0.1 μm 微滤组、0.45 μm 微滤组和不同孔径微滤组，而后分别进行相关性分析。

（2）分析的变量为压力、温度、搅拌速度、膜时通量、含油水体浊度、挥发油黏度、含油水体电导率、挥发油 pH、挥发油密度、挥发油表面张力和膜前通量。应用 SPSS 软件进行双变量相关性分析及双侧检验，结果见表 10-20 至表 10-22［表中数字为皮尔逊（Pearson）相关系数］。

表 10-20　0.1 μm 微滤组相关性分析

	压力	温度	搅拌速度	膜时通量	浊度	黏度	电导率	pH	密度	表面张力	膜前通量
压力	1	0.230	0.230	0.759**	−0.031	−0.080	0.041	−0.005	0.000	0.000	0.833**
温度	0.230	1	0.112	0.509**	−0.278	−0.321	0.126	−0.059	0.057	−0.087	0.456**
搅拌速度	0.230	00.112	1	0.389*	0.120	−0.019	0.116	−0.030	−0.086	0.050	0.209
膜通量	0.759**	0.509**	0.389*	1	−0.093	−0.143	0.099	−0.023	−0.051	0.042	0.876**
浊度	−0.031	−0.278	0.120	−0.093	1	0.226	0.573**	−0.126	−0.806**	0.618**	−0.337
黏度	−0.080	−0.321	−0.019	−0.143	0.226	1	0.583**	−0.762**	−0.223	−0.349*	−0.232
电导率	0.041	0.126	0.116	0.099	0.573**	0.583**	1	−0.814**	−0.726**	0.054	−0.196
pH	−0.005	−0.059	−0.030	−0.023	−0.126	−0.762**	−0.814**	1	0.250	0.498**	0.122
密度	0.000	0.057	−0.086	−0.051	−0.806**	−0.223	−0.726**	0.250	1	−0.713**	0.279
表面张力	0.000	−0.087	0.050	0.042	0.618**	−0.349*	0.054	0.498**	−0.713**	1	−0.147
膜前通量	0.833**	0.456**	0.209	0.876**	−0.337	−0.232	−0.196	0.122	0.279	−0.147	1

**显著性水平为 0.01（双侧检验）；*显著性水平为 0.05（双侧检验）。

由表 10-20 分析可以发现，对于 0.1 μm 的微滤膜而言，膜时通量与压力、温度、搅拌速度与膜前通量有显著相关性。

表 10-21　0.45 μm 微滤组相关性分析

	压力	温度	搅拌速度	膜时通量	浊度	黏度	电导率	pH	密度	表面张力	膜前通量
压力	1	0.111	0.081	0.325**	−0.006	0.009	−0.022	0.023	0.046	−0.051	0.690**
温度	0.111	1	0.112	0.283*	−0.041	−0.177	0.110	0.062	−0.007	0.030	0.348**
搅拌速度	0.081	0.112	1	0.106	0.031	0.087	0.103	−0.045	0.083	−0.008	0.087
膜通量	0.325**	0.283*	0.106	1	−0.134	−0.415**	−0.195	−0.066	−0.543**	0.356**	0.739**
浊度	−0.006	−0.041	0.031	−0.134	1	0.843**	0.470**	0.519**	0.180	−0.408**	0.025
黏度	0.009	−0.177	0.087	−0.415**	0.843**	1	0.660**	0.448**	0.489**	−0.352**	−0.083
电导率	−0.022	0.110	0.103	−0.195	0.470**	0.660**	1	0.273*	0.121	0.315**	0.214
pH	0.023	0.062	−0.045	−0.066	0.519**	0.448**	0.273*	1	−0.064	−0.260*	0.146
密度	0.046	−0.007	0.083	−0.543**	0.180	0.489**	0.121	−0.064	1	−0.574**	−0.317**
表面张力	−0.051	0.030	−0.008	0.356**	−0.408**	−0.352**	0.315**	−0.260*	−0.574**	1	0.354**
膜前通量	0.690**	0.348**	0.087	0.739**	0.025	−0.083	0.214	0.146	−0.317**	0.354**	1

**显著性水平为 0.01（双侧检验）；*显著性水平为 0.05（双侧检验）。

由表 10-21 分析可得，对于孔径为 0.45 μm 的微滤膜，影响膜通量的因素要比 0.1 μm 的微滤膜要多，其中压力、温度、黏度、密度、表面张力和膜前通量均会对膜通量产生显著影响。

表 10-22 不同孔径微滤组相关性分析

	孔径	膜时通量	浊度	黏度	电导率	pH	密度	表面张力	膜前通量
孔径	1	0.598**	0.000	0.000	0.000	0.000	0.000	0.000	0.985**
膜通量	0.598**	1	−0.162	0.051	−0.184	−0.089	−0.019	0.192	0.663**
浊度	0.000	−0.162	1	−0.063	0.524**	0.497**	−0.044	−0.264	0.003
黏度	0.000	0.051	−0.063	1	−0.026	−0.544**	0.149	−0.383*	0.008
电导率	0.000	−0.184	0.524**	−0.026	1	0.251	−0.133	0.222	0.032
pH	0.000	−0.089	0.497**	−0.544**	0.251	1	−0.090	0.024	−0.019
密度	0.000	−0.019	−0.044	0.149	−0.133	−0.090	1	−0.615**	−0.025
表面张力	0.000	0.192	−0.264	−0.383*	0.222	0.024	−0.615**	1	0.040
膜前通量	0.985**	0.663**	0.003	0.008	0.032	−0.019	−0.025	0.040	1

**显著性水平为 0.01（双侧检验）；*显著性水平为 0.05（双侧检验）。

表 10-22 主要是对不同孔径的膜在相同膜条件下的相关性分析。可从表中明显发现，截油率、通量、孔径之间存在显著的相关性。

综合分析以上结果，在全面考虑膜过程中影响膜通量变量的同时，尽量减少变量的数量，选取了膜前通量、密度、黏度和表面张力为自变量，膜时平均通量为因变量。

3. 模型建立步骤

（1）首先将数据随机分为两部分，一部分有 112 组数据，称为训练数据，见表 10-23；另外一部分有 12 组数据，称为测试数据，见表 10-24。

（2）对训练数据进行分析，膜时通量为因变量，其他为自变量。

（3）应用所得模型对测试数据进行预测。

表 10-23 训练数据

孔径（μm）	压力（MPa）	温度（℃）	搅拌速度（r/min）	膜时通量 [L/(m²·h)]	浊度（NTU）	黏度（mPa·s）	电导率（μS/cm）	pH	密度（g/cm³）	表面张力（N/cm）	折光率	膜前通量 [L/(m²·h)]
0.05	0.04	40	150	94.70	35.50	3.36	70.20	5.42	1.15	37.29	1.47	258.98
0.1	0.04	40	150	270.72	35.50	3.36	70.20	5.42	1.15	37.29	1.47	713.13
0.45	0.04	40	150	7 959.04	35.50	3.36	70.20	5.42	1.15	37.29	1.47	17 180.96
0.1	0.02	40	150	214.34	35.50	3.36	70.20	5.42	1.15	37.29	1.47	353.13
0.1	0.04	40	150	425.06	35.50	3.36	70.20	5.42	1.15	37.29	1.47	826.27
0.1	0.08	40	150	607.77	35.50	3.36	70.20	5.42	1.15	37.29	1.47	1 711.08
0.1	0.04	20	150	85.30	76.30	7.32	68.40	5.35	1.15	37.29	1.47	545.24
0.1	0.04	40	150	307.05	35.50	3.36	70.20	5.42	1.15	37.29	1.47	782.17
0.1	0.04	60	150	425.24	25.20	1.36	71.90	5.17	1.15	37.29	1.47	881.20
0.1	0.04	40	150	289.70	35.50	3.36	70.20	5.42	1.15	37.29	1.47	777.11
0.1	0.04	40	300	151.99	35.50	3.36	70.20	5.42	1.15	37.29	1.47	774.58
0.1	0.08	60	150	1 263.80	25.20	1.36	71.90	5.17	1.15	37.29	1.47	2 751.87

续表

孔径（μm）	压力（MPa）	温度（℃）	搅拌速度（r/min）	膜时通量 [L/(m²·h)]	浊度（NTU）	黏度（mPa·s）	电导率（μS/cm）	pH	密度（g/cm³）	表面张力（N/cm）	折光率	膜前通量 [L/(m²·h)]
0.1	0.04	40	150	706.27	42.10	2.04	73.10	3.6	0.99	42.06	1.45	956.02
0.45	0.04	40	150	7 446.14	42.10	2.04	73.10	3.6	0.99	42.06	1.45	17 208.43
0.45	0.02	40	150	3 871.08	42.10	2.04	73.10	3.6	0.99	42.06	1.45	7 664.82
0.45	0.04	40	150	7 446.14	42.10	2.04	73.10	3.6	0.99	42.06	1.45	17 208.43
0.45	0.06	40	150	7 080.72	42.10	2.04	73.10	3.6	0.99	42.06	1.45	20 700.00
0.45	0.08	40	150	4 315.66	42.10	2.04	73.10	3.6	0.99	42.06	1.45	20 613.25
0.45	0.04	40	150	7 446.14	42.10	2.04	73.10	3.6	0.99	42.06	1.45	17 208.43
0.45	0.04	60	150	6 058.73	20.70	1.68	71.00	4.03	0.99	40.92	1.45	16 698.80
0.45	0.04	40	0	5 916.87	42.10	2.04	73.10	3.6	0.99	42.06	1.45	16 373.49
0.45	0.04	40	300	6 657.47	42.10	2.04	73.1.00	3.6	0.99	42.06	1.45	18 204.22
0.45	0.06	40	300	9 216.87	42.10	2.04	73.1.00	3.6	0.99	42.06	1.45	20 183.13
0.05	0.04	40	150	129.04	46.50	1.92	318.00	5.21	0.9	50.1	1.54	315.00
0.1	0.04	40	150	326.39	46.50	1.92	318.00	5.21	0.9	50.1	1.54	748.19
0.45	0.04	40	150	6 146.39	46.50	1.92	318.00	5.21	0.9	50.1	1.54	24 039.22
0.45	0.02	40	150	4 422.29	46.50	1.92	318.00	5.21	0.9	50.1	1.54	19 151.20
0.45	0.04	40	150	6 162.65	46.50	1.92	318.00	5.21	0.9	50.1	1.54	24 066.87
0.45	0.06	40	150	4 494.58	46.50	1.92	318.00	5.21	0.9	50.1	1.54	24 056.02
0.45	0.08	40	150	3 428.31	46.50	1.92	318.00	5.21	0.9	50.1	1.54	23 264.46
0.45	0.04	20	150	4 532.53	68.00	2.32	304.00	5.21	0.9	50.1	1.54	19 756.63
0.45	0.04	40	150	6 162.65	46.50	1.92	318.00	5.21	0.9	50.1	1.54	24 066.87
0.45	0.04	60	150	10 057.23	46.50	1.54	318.00	5.37	0.9	50.1	1.53	30 493.37
0.45	0.04	40	0	5 309.64	46.50	1.92	318.00	5.21	0.9	50.1	1.54	19 360.84
0.45	0.04	40	150	6 162.65	46.50	1.92	318.00	5.21	0.9	50.1	1.54	24 066.87
0.45	0.04	60	300	9 840.36	46.50	1.92	318.00	5.21	0.9	50.1	1.54	26 799.40
0.05	0.04	40	150	238.01	805.00	3.80	263.00	6.55	0.95	39.22	1.48	596.20
0.1	0.04	40	150	950.60	805.00	3.80	263.00	6.55	0.95	39.22	1.48	1 732.23
0.45	0.04	40	150	3 350.60	805.00	3.80	263.00	6.55	0.95	39.22	1.48	18 206.02
0.45	0.02	40	150	1 130.42	805.00	3.80	263.00	6.55	0.95	39.22	1.48	10 070.78
0.45	0.04	40	150	3 350.60	805.00	3.80	263.00	6.55	0.95	39.22	1.48	18 206.02
0.45	0.06	40	150	8 913.25	805.00	3.80	263.00	6.55	0.95	39.22	1.48	30 068.67
0.45	0.08	40	150	11 611.45	805.00	3.80	263.00	6.55	0.95	39.22	1.48	34 959.04
0.45	0.04	60	150	4 006.63	561.00	2.02	272.00	6.31	0.95	38.08	1.47	14 609.64
0.45	0.04	40	0	7 160.24	805.00	3.80	263.00	6.55	0.95	39.22	1.48	20 840.96
0.45	0.04	40	150	3 344.10	805.00	3.80	263.00	6.55	0.95	39.22	1.48	18 206.02
0.45	0.04	40	300	7 268.31	805.00	3.80	263.00	6.55	0.95	39.22	1.48	19 532.53
0.45	0.06	60	300	5 584.34	561.00	3.80	272.00	6.55	0.95	39.22	1.48	20 291.57
0.05	0.04	40	150	60.00	216.00	4.22	204.00	6.26	1.1	38.65	1.53	236.02

续表

孔径（μm）	压力（MPa）	温度（℃）	搅拌速度（r/min）	膜时通量[L/(m^2·h)]	浊度（NTU）	黏度（mPa·s）	电导率（μS/cm）	pH	密度（g/cm^3）	表面张力（N/cm）	折光率	膜前通量[L/(m^2·h)]
0.1	0.04	40	150	357.47	216.00	4.22	204.00	6.26	1.1	38.65	1.53	756.87
0.45	0.04	40	150	2 048.31	216.00	4.22	204.00	6.26	1.1	38.65	1.53	12 471.69
0.45	0.02	40	150	1 575.18	216.00	4.22	204.00	6.26	1.1	38.65	1.53	8 410.84
0.45	0.04	40	150	2 048.31	216.00	4.22	204.00	6.26	1.1	38.65	1.53	12 471.69
0.45	0.06	40	150	2 892.47	216.00	4.22	204.00	6.26	1.1	38.65	1.53	19 095.18
0.45	0.08	40	150	2 997.47	216.00	4.22	204.00	6.26	1.1	38.65	1.53	26 978.31
0.45	0.04	20	150	1 974.40	402.00	6.51	170.20	6.12	1.1	40.35	1.54	13 987.95
0.45	0.04	40	150	2 048.49	216.00	4.22	204.00	6.26	1.1	38.65	1.53	12 471.69
0.45	0.04	60	150	5 020.48	305.00	2.79	247.00	6.04	1.1	37.51	1.53	20 686.45
0.45	0.04	40	0	1 713.98	216.00	4.22	204.00	6.26	1.1	38.65	1.53	11 499.40
0.45	0.04	40	150	2 048.49	216.00	4.22	204.00	6.26	1.1	38.65	1.53	12 471.69
0.45	0.04	40	300	3 809.64	216.00	4.22	204.00	6.26	1.1	38.65	1.53	15 439.16
0.45	0.08	60	300	7 755.18	305.00	4.22	247.00	6.26	1.1	38.65	1.53	34 178.31
0.05	0.04	40	150	204.76	21.06	1.41	72.24	5.67	0.94	40.12	1.46	157.05
0.1	0.04	40	150	237.65	21.06	1.41	72.24	5.67	0.94	40.12	1.46	432.47
0.45	0.04	40	150	4 531.45	21.06	1.41	72.24	5.67	0.94	40.12	1.46	15 557.17
0.45	0.02	40	150	2 542.77	21.06	1.41	72.24	5.67	0.94	40.12	1.46	4 351.81
0.45	0.04	40	150	4 651.81	21.06	1.41	72.24	5.67	0.94	40.12	1.46	15 692.17
0.45	0.06	40	150	5 159.64	21.06	1.41	72.24	5.67	0.94	40.12	1.46	18 692.17
0.45	0.08	40	150	5 969.28	21.06	1.41	72.24	5.67	0.94	40.12	1.46	27 529.52
0.45	0.04	40	150	4 651.81	21.06	1.41	72.24	5.67	0.94	40.12	1.46	15 692.17
0.45	0.04	60	150	5 210.24	20.97	1.12	73.00	5.63	0.94	39.55	1.46	19 360.84
0.45	0.04	40	0	3 894.58	21.06	1.41	72.24	5.67	0.94	40.12	1.46	10 265.06
0.45	0.08	40	150	7 149.40	21.06	1.41	72.24	5.67	0.94	40.12	1.46	26 472.29
0.05	0.04	40	150	161.75	65.30	2.18	99.90	5.53	0.95	50.46	1.46	221.93
0.1	0.04	40	150	426.33	65.30	2.18	99.90	5.53	0.95	50.46	1.46	534.22
0.45	0.04	40	150	13 015.12	65.30	2.18	99.90	5.53	0.95	50.46	1.46	20 799.04
0.1	0.02	40	150	314.10	65.30	2.18	99.90	5.53	0.95	50.46	1.46	363.25
0.1	0.04	40	150	430.84	65.30	2.18	99.90	5.53	0.95	50.46	1.46	673.37
0.1	0.06	40	150	396.51	65.30	2.18	99.90	5.53	0.95	50.46	1.46	934.70
0.1	0.08	40	150	511.81	65.30	2.18	99.90	5.53	0.95	50.46	1.46	1 118.31
0.1	0.04	20	150	228.43	68.50	4.32	98.70	5.52	0.95	50.46	1.46	412.05
0.1	0.04	40	150	430.84	65.30	2.18	99.90	5.53	0.95	50.46	1.46	673.37
0.1	0.04	60	150	355.12	64.90	1.32	102.10	5.53	0.95	50.46	1.45	718.92
0.1	0.04	40	0	357.65	65.30	2.18	99.90	5.53	0.95	50.46	1.46	555.18
0.1	0.04	40	150	352.59	65.30	2.18	99.90	5.53	0.95	50.46	1.46	570.54
0.1	0.04	40	300	363.25	65.30	2.18	99.90	5.53	0.95	50.46	1.46	561.69

续表

孔径（μm）	压力（MPa）	温度（℃）	搅拌速度（r/min）	膜时通量[L/(m²·h)]	浊度（NTU）	黏度（mPa·s）	电导率（μS/cm）	pH	密度（g/cm³）	表面张力（N/cm）	折光率	膜前通量[L/(m²·h)]
0.1	0.04	40	150	924.94	74.40	0.80	59.60	6.31	0.86	44.28	1.47	1 313.49
0.45	0.04	40	150	6 433.37	74.40	0.80	59.60	6.31	0.86	44.28	1.47	19 233.43
0.45	0.02	40	150	9 455.42	74.40	0.80	59.60	6.31	0.86	44.28	1.47	19 904.82
0.45	0.04	40	150	6 433.37	74.40	0.80	59.60	6.31	0.86	44.28	1.47	19 233.43
0.45	0.06	40	150	9 078.07	74.40	0.80	59.60	6.31	0.86	44.28	1.47	26 580.72
0.45	0.08	40	150	14 624.46	74.40	0.80	59.60	6.31	0.86	44.28	1.47	37 930.12
0.45	0.04	20	150	7 203.25	100.20	1.03	60.70	6.35	0.86	44.28	1.47	16 467.47
0.45	0.04	60	150	9 309.04	72.30	0.73	60.10	6.08	0.86	44.28	1.46	21 415.66
0.45	0.04	40	0	9 287.35	74.40	0.80	59.60	6.31	0.86	44.28	1.47	21 820.48
0.45	0.04	40	150	6 433.37	74.40	0.80	59.60	6.31	0.86	44.28	1.47	19 233.43
0.45	0.04	40	300	9 455.42	74.40	0.80	59.60	6.31	0.86	44.28	1.47	19 904.82
0.45	0.06	60	0	10 138.55	72.30	0.80	60.10	6.31	0.86	44.28	1.47	30 845.78
0.05	0.04	40	150	165.00	53.20	25.40	128.90	3.68	0.99	38.46	1.51	269.28
0.1	0.04	40	150	350.60	53.20	25.40	128.90	3.68	0.99	38.46	1.51	597.65
0.45	0.04	40	150	6 869.28	53.20	25.40	128.90	3.68	0.99	38.46	1.51	19 703.67
0.1	0.02	40	150	307.59	53.20	25.40	128.90	3.68	0.99	38.46	1.51	371.93
0.1	0.04	40	150	350.60	53.20	25.40	128.90	3.68	0.99	38.46	1.51	597.65
0.1	0.06	40	150	534.76	53.20	25.40	128.90	3.68	0.99	38.46	1.51	869.28
0.1	0.08	40	150	602.35	53.20	25.40	128.90	3.68	0.99	38.46	1.51	1 079.82
0.1	0.04	20	150	229.52	70.10	86.70	124.60	3.68	0.99	38.46	1.51	447.83
0.1	0.04	40	150	350.60	53.20	25.40	128.90	3.68	0.99	38.46	1.51	597.65
0.1	0.04	60	150	426.87	70.40	16.20	150.00	3.81	0.99	38.46	1.51	726.14
0.1	0.04	40	0	69.22	53.20	25.40	128.90	3.68	0.99	38.46	1.51	580.84
0.1	0.04	40	150	350.60	53.20	25.40	128.90	3.68	0.99	38.46	1.51	597.65
0.1	0.04	40	300	430.66	53.20	25.40	128.90	3.68	0.99	38.46	1.51	573.25
0.1	0.08	60	300	961.81	70.40	16.20	150.00	3.81	0.99	38.46	1.51	1 557.29

表 10-24　预测数据

孔径（μm）	压力（MPa）	温度（℃）	搅拌速度（r/min）	膜时通量[L/(m²·h)]	浊度（NTU）	黏度（mPa·s）	电导率（μS/cm）	pH	密度（g/cm³）	表面张力（N/cm）	折光率	膜前通量[L/(m²·h)]
0.1	0.06	40	150	552.11	35.50	3.36	70.20	5.42	1.15	37.29	1.47	1 264.52
0.1	0.04	40	0	72.11	35.50	3.36	70.20	5.42	1.15	37.29	1.47	705.36
0.05	0.04	40	150	144.76	42.10	2.04	73.10	3.60	0.99	42.06	1.45	258.80
0.45	0.04	20	150	4 189.16	137.00	2.45	64.70	3.49	0.99	43.19	1.45	9 330.00
0.45	0.04	40	150	7 446.14	42.10	2.04	73.10	3.60	0.99	42.06	1.45	17 208.43
0.45	0.04	40	300	7 071.69	46.50	1.92	318.00	5.21	0.9	50.10	1.54	22 478.31
0.45	0.04	20	150	4 521.69	817.00	4.47	240.00	6.65	0.95	40.35	1.48	13 395.18
0.45	0.04	20	150	2 878.92	31.19	1.68	71.66	5.61	0.94	31.25	1.47	11 340.36

续表

孔径（μm）	压力（MPa）	温度（℃）	搅拌速度（r/min）	膜时通量[L/(m²·h)]	浊度（NTU）	黏度（mPa·s）	电导率（μS/cm）	pH	密度（g/cm³）	表面张力（N/cm）	折光率	膜前通量[L/(m²·h)]
0.45	0.04	40	150	4 651.81	21.06	1.41	72.24	5.67	0.94	40.12	1.46	15 692.17
0.45	0.04	40	300	3 603.61	21.06	1.41	72.24	5.67	0.94	40.12	1.46	11 083.73
0.1	0.08	40	300	996.14	65.30	2.18	99.90	5.53	0.95	50.46	1.46	1 676.02
0.45	0.04	40	150	6 433.37	74.40	0.80	59.60	6.31	0.86	44.28	1.47	19 233.43

二、误差反向传播神经网络预测模型

1. 输入、输出向量设计　以膜前通量、挥发油密度、黏度和表面张力为输入向量，以膜时平均通量为输出向量。将实验获取的 124 组数据分为两部分，抽取 12 组为测试数据，其他 112 组为训练数据，分别对输入向量（x）和输出向量（y）进行归一化处理，归一化公式如下。

$$\hat{x}=\left(\frac{x-x_{\min}}{x_{\max}-x_{\min}}\right)\times 2-1 \tag{10-15}$$

$$\hat{y}=\left(\frac{y-y_{\min}}{y_{\max}-y_{\min}}\right)\times 2-1 \tag{10-16}$$

2. 网络模型结构设计　根据 BP 神经网络的设计原理，一般的预测问题都可以通过单隐层的 BP 神经网络实现。本文应用 MATLAB R2009a 软件，采用三层结构模型，网络中间层的神经元传递函数采用 S 型对数函数 logsig，输出层神经元传递函数采用线性函数 purelin、trainlm 表示设定网络的训练函数。借鉴文献记载方法进行模型的隐含层神经元个数选择[13]，以下公式可用于选择最佳隐含层单元数范围时的参考公式。

$$k=\sqrt{m+n}+\alpha \tag{10-17}$$

式中，m 为输出神经元数；n 为输入单元数；α 为[1，10]的常数。

$$k=\log_2^n \tag{10-18}$$

式中，n 为输入单元数；α 为[1，10]的常数。

由于输入向量有 4 个元素，所以网络输入层的神经元有 4 个，输出神经元 1 个，根据隐含层设计经验公式，解决该问题的网络的隐含层神经元个数应该在 3～12。通过比较不同神经元个数时的网络误差来决定最佳个数。结果见表 10-25。

表 10-25　不同神经元数的网络训练误差表

神经元数	3	4	5	6	7	8	9	10	11	12
网络误差	0.021 1	0.017 3	0.010 9	0.006 36	0.007 71	0.004 50	0.005 29	0.002 88	0.002 80	0.001 87

3. 运算结果　训练结果见图 10-69 和图 10-70，可见当训练次数达到 844 次时，MSE 达到 0.001，相关系数 $R=0.997\ 43$。网络预测结果见表 10-26。

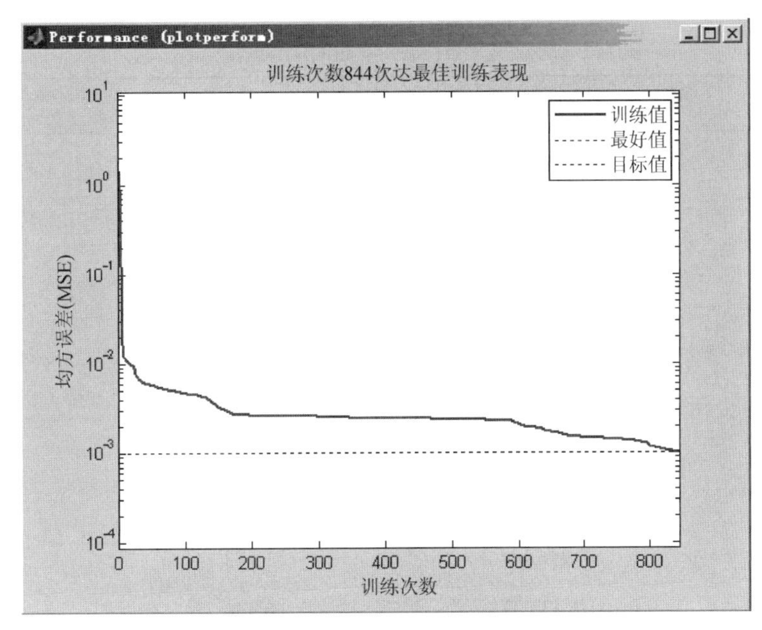

图 10-69　BP 网络 MSE 训练结果

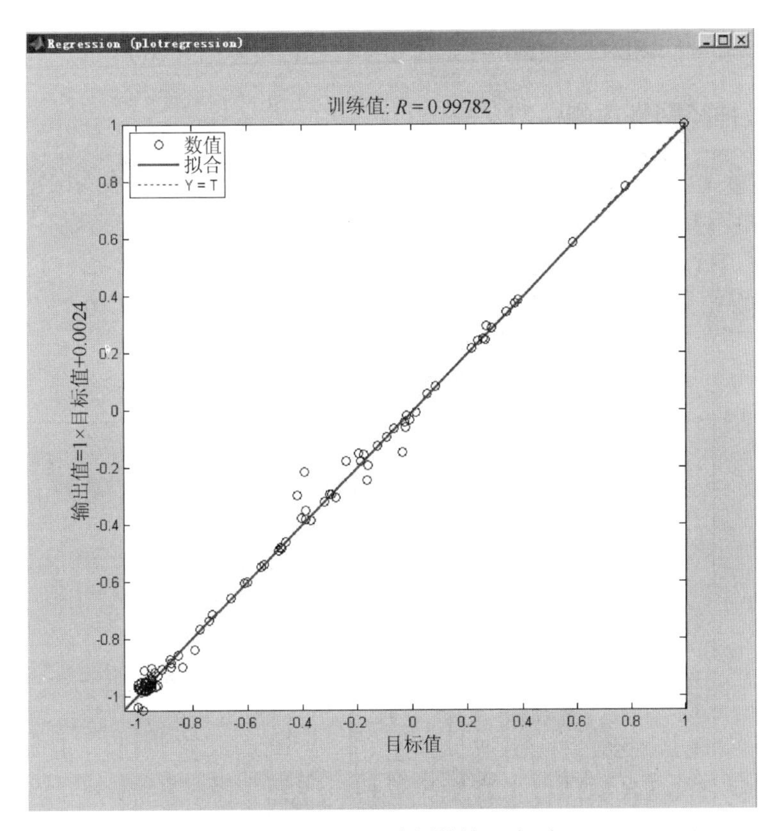

图 10-70　BP 网络训练结果（R）

表 10-26　BP 网络预测值与实际值误差表

序号	实际值	BP 预测值	相对误差（%）
1	552.11	514.11	6.88
2	72.11	403.11	459.02

续表

序号	实际值	BP 预测值	相对误差（%）
3	144.76	655.76	353.00
4	4 189.16	18 790.16	348.54
5	7 446.14	7 287.14	2.14
6	7 071.69	32 839.69	364.38
7	4 521.69	637.69	85.90
8	2 878.92	32 793.92	1 039.10
9	4 651.81	4 551.81	2.15
10	3 603.61	6 611.61	83.47
11	996.14	1 173.14	17.77
12	6 433.37	6 436.37	0.05

相对误差(%) = |实际值−预测值|/实际值×100

三、径向基函数神经网络预测模型

1. 输入、输出向量设计　以密度、料液黏度、表面张力和膜前通量为输入向量，以膜时平均通量为输出向量。数据及分组同 BP 神经网络，归一化方法与 BP 神经网络一致。

2. RBF 算法设计　略。

3. 运算结果　训练结果的 MSE 为 0.044 8，相关系数 R 为 0.897，见图 10-71。对数据的预测结果见表 10-27。

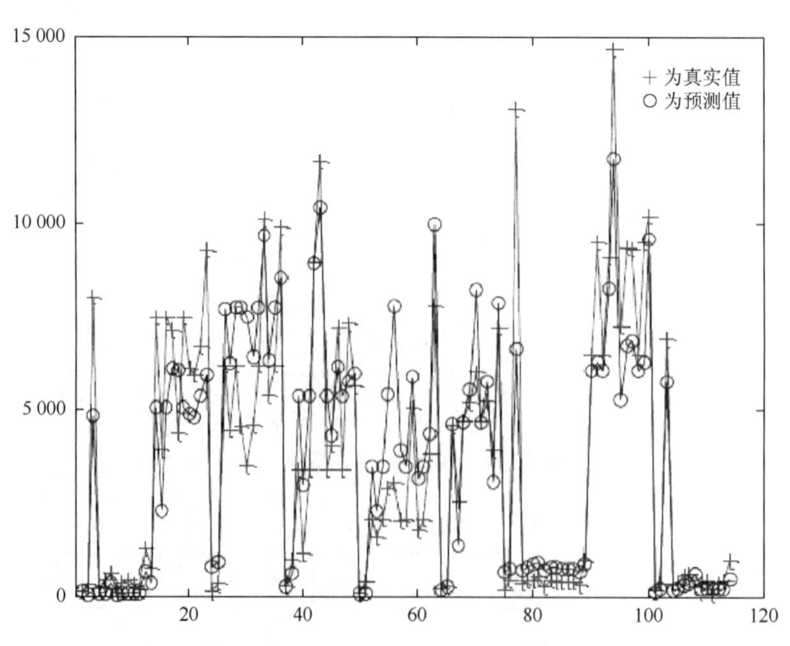

图 10-71　RBF 神经网络训练结果图

表 10-27　RBF 神经网络预测值与实际值误差表

序号	实际值	RBF 预测值	相对误差（%）
1	552.11	195.11	64.66
2	72.11	36.81	48.95
3	144.76	129.06	10.85
4	4 189.16	2 756.46	34.20
5	7 446.14	5 020.24	32.58
6	7 071.69	7 208.89	1.94
7	4 521.69	3 949.29	12.66
8	2 878.92	3 453.92	19.97
9	4 651.81	4 642.21	0.21
10	3 603.61	3 297.31	8.50
11	996.14	1 051.64	5.57
12	6 433.37	6 041.67	6.09

四、广泛回归神经网络预测模型

1. 输入、输出向量设计　以密度、料液黏度、表面张力和膜前通量为输入向量，以膜时平均通量为输出向量。数据及分组同 BP 神经网络，归一化方法与 BP 神经网络一致。

2. GRNN 算法设计　GRNN 中人为调节的参数少，只有一个阈值——光滑因子，网络的学习全部依赖数据样本，这个特点使网络得以最大限度地避免人为主观假定对预测结果的影响。光滑因子的大小对网络的逼近性能和预测性能都有影响，因此，需要不断进行尝试来确定最佳值，从而减少模型的误差。光滑因子对 MSE 的影响见表 10-28。其中光滑因子为 0.1 时，MSE 最小，因此选择光滑因子为 0.1。

表 10-28　不同光滑因子的训练误差表

光滑因子	0.1	0.2	0.3	0.4	0.5
MSE	0.008 4	0.015 2	0.024 8	0.032 6	0.041 4

3. 运算结果　训练结果的 MSE 达到 0.0084 时，相关系数 R 为 0.982，见图 10-72。预测结果见表 10-29。

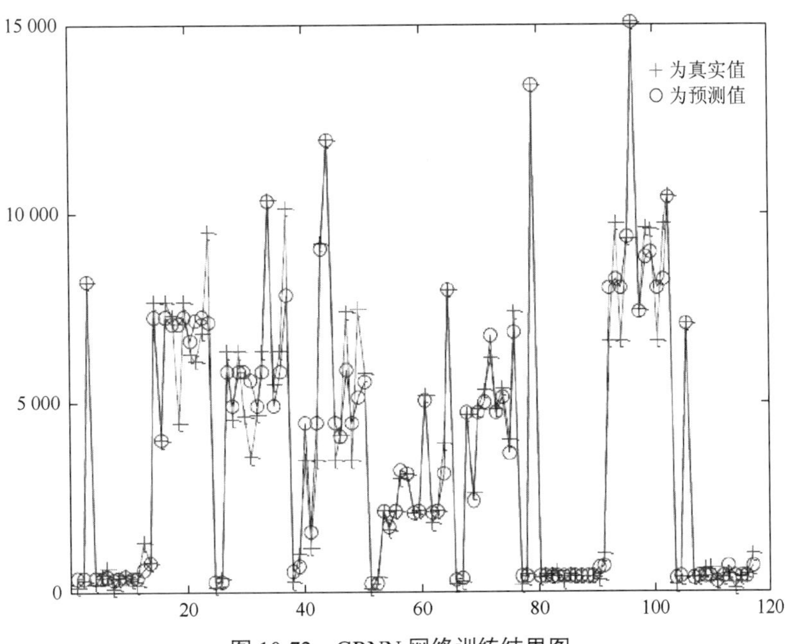

图 10-72　GRNN 网络训练结果图

表 10-29 GRNN 网络预测值与实际值误差表

序号	实际值	GRNN 预测值	相对误差（%）
1	552.11	358.01	35.16
2	72.11	328.51	355.57
3	144.76	706.36	387.95
4	4 189.16	3 871.36	7.59
5	7 446.14	7 023.34	5.68
6	7 071.69	5 254.49	25.70
7	4 521.69	4 434.59	1.93
8	2 878.92	7 341.02	154.99
9	4 651.81	4 585.81	1.42
10	3 603.61	3 590.41	0.37
11	996.14	369.44	62.91
12	6 433.37	7 765.37	20.70

五、三种预测方法的比较

图 10-73 表明 GRNN 神经网络和 RBF 神经网络预测方法的预测能力相对于 BP 神经网络有较大的优势。BP 神经网络采用经验风险最小化（empirical risk minimization，ERM）准则，用十分复杂的模型去拟合有限的数据样本，存在过拟合问题，从而导致学习机器泛化能力下降，使该方法的预测能力受到较大的影响。GRNN 神经网络和 RBF 神经网络预测方法均是基于径向基函数的神经网络，径向基函数 RBF 神经网络是一个只有一个隐藏层的三层前馈神经网络结构。它与前向网络相比，最大的不同在于隐藏层的转换函数是局部响应的高斯函数，而以前的前向网络、转换函数都是全局响应的函数。由于这样的不同，如果要实现同一个功能，RBF 网络的神经元个数就可能要比前向 BP 网络的神经元个数多。但是，RBF 网络所需要的训练时间却比前向 BP 网络的少。GRNN 的理论基础是非线性回归分析，是建立在非参数估计基础上的一种非线性回归的径向基神经网络。它不需要事先确定方程形式，而是以概率密度函数替代固有的方程形式，也就是说，它从观测样本里求得自变量和因变量之间的联合概率密度函数之后，直接计算出因变量对自变量的回归值。其非线性映射能力强，并且网络最后收敛于样本量聚集较多的优化回归面。

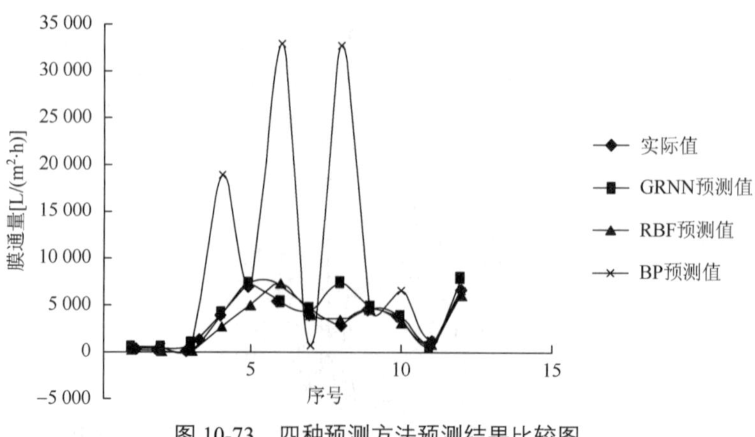

图 10-73 四种预测方法预测结果比较图

从结果来看，这两种预测方法预测能力相当，但 GRNN 方法的预测值部分出现了较大的偏差，其表现没有 RBF 方法稳定，从这一点来看，RBF 方法更优越。

本章所开展的基于计算机化学的中药膜过程研究是现代信息技术在制药分离工程领域应用的一种尝试。信息技术和先进测试技术的高速发展为分离科学多层次、多尺度的研究提供了条件。现代分析方法的发展与应用使制药工程研究的深度从宏观平均向微观、局部瞬时发展。局部瞬时速度、浓度、扩散系数和传质速率的测量，液滴群生成、运动和聚并过程中界面的动态瞬时变化的研究等引起了人们的重视。分离过程的研究已从宏观传递现象的研究深入到气泡、液滴群、微乳和界面现象等，从而加深了对分离过程中复杂传递现象的理解。

就膜分离技术领域而言，因为种种原因，膜污染始终是制约膜分离技术实际应用的主要因素之一。而因缺乏系统的理论指导，特别是膜污染机制不明确，所以至今尚无理想的膜污染控制方法。值得注意的是，目前国内外有关膜污染机制的研究基本上都是采用单一或若干纯物质（实验体系）人工模拟污染的思路，通过膜通量变化考察膜污染过程，建立膜污染数学模型，选用膜清洗方法。应该说，这种方法对污水处理或其他目标产物化学组成明确的较简单应用体系的膜污染机制研究是有效的。但对于中药水提液这一存在大量非线性、高噪声、多因子复杂体系的溶液环境而言，由于各种影响因素和物料体系的多样性，故不存在通用的模型。如何表征膜污染物质及其形成过程，并从中寻找膜污染防治规律呢？显然必须引进非线性复杂适应系统的科学原理及研究思路。根据这一思路，本章所开展的基于计算机化学的中药膜过程研究使我们深刻认识到将计算机化学引进中药药剂学领域的重要性与迫切性。其意义和创新之处主要体现在以下方面。

（1）为中药及类似复杂体系的膜污染机制与防治提供了一种全新的研究模式，对探索中医药学新方法具有重要意义。通过本章的研究工作，初步建立起计算机化学在中药药剂学领域应用的基本模式：①大样本中医药体系的选择；②用与中药制剂学或生物药剂学相关的技术参数表征体系的建立；③数据库设计与构建；④多种数据挖掘算法的筛选与相互印证；⑤知识发现——潜在规律的发现与验证。

笔者所在实验室近年主持的下述 6 个在研国家自然科学基金项目，均采用了上述研究模式：①陶瓷膜精制中药的膜污染机理与防治研究（编号：30572374）；②支持向量机算法研究中药多糖类成分冷冻干燥变化规律（编号：30672671）；③面向陶瓷膜过程的中药水提液“溶液环境”优化机理与方法（编号：30873449）；④黄连解毒汤与血管性痴呆火热证“方证对应”机理的基础研究（编号：30873450）；⑤中药含油水体的理化性质与组成对膜富集挥发油过程的影响研究（编号：30801552）；⑥面向中药复杂体系的吸入给药复合粒子优化设计原理与方法（编号：30973950）。这一事实表明，本研究针对中药水提液复杂体系“药效物质组成的多元性及物料体系的多样性”的特点，所提出的“面向中药复杂体系的研究思路与方法”已被学术界认可，该思路与方法不但为中药及类似复杂体系的膜污染机制与防治提供了一种全新的研究模式，而且对探索中医药学新方法也具有重要意义。

（2）首建中药水提液陶瓷膜污染基础数据库，进一步丰富了中药工程学物性数据库，对制定和完善中药生产标准规范、提升中药工业整体工程技术水平具有重要的启示作用。

由于中药物料的特殊性等诸多因素的制约，中药制药工程理论研究和工艺技术的应用还处于粗放式的初级阶段，如中药水提液作为中药制药过程的重要中间体，其生产过程中所涉及的流体力学过程、传热过程、传质过程的基本理论及工艺流程和生产装置至今尚处于套用相关领域学科知识的阶段。目前中药工程设计中，因缺乏基本的中药物性数据（如不同中药物料的密度、黏度、表面张力、导热系数、扩散系数等），往往凭经验或采用经验方式估算，甚至用相近物质的物性代替，其结果必然导致工艺技术选择或设计的“失真”甚至失败，从而使中药生产的规范化、现代化难以付诸实践。因而本研究所建立的“中药水提液复杂体系的表征技术体系”与“中药水提液陶瓷膜污染基础数据库”，不但进一步丰富和完善了中药工程学物性数据库，而且对制定和完善中药生产标准规范、提升中药工业整体工程技术水平具有重要示范作用。

（3）首次提出对不同中药体系实现个体化膜污染控制模式的软件系统，对拓宽计算机化学及膜科学在中药领域的应用、丰富计算机化学和膜科学的理论、探索化学计量学新方法具有重要意义。

本研究针对中药体系所具有的多变量、非线性、强噪声、自变量相关、非正态分布、非均匀分布等复杂数据的全部或部分特征，结合模式识别、人工神经网络、支持向量机等多种算法，形成一整套包括样本可靠性评估、最佳变量组合优选、定性和定量数学建模的信息处理流程。其创新点一是引入支持向量机理论对中药水提液的膜污染度进行主要影响因素的筛选和预测，从而分析各主要影响因素与膜污染度间的数值影响关系，此工程化的方法可通用于研究分析中药复杂系统的其他类似问题；二是通过对作用函数的多次复合，利用神经网络成功实现了中药水提液膜过程中输入与输出之间的高度非线性映射，为中药复杂系统的研究提供了一个很好的途径和方法。

以上述研究为基础编制的陶瓷膜精制中药的膜污染预报与防治系统软件，首次对不同中药体系实现了表征参数检测-膜污染预报-提供优化治理方案个体化膜污染控制模式，并可为深入探讨中药水提液膜污染规律及其防治方法提供重要的理论与技术支持。

本软件编制涉及的算法超过 20 种，其中超多面体与最佳投影回归两种算法为笔者合作伙伴上海大学理学院陆文聪教授等创造、提出。该研究对进一步拓宽计算机化学及膜科学在中药领域的应用、丰富计算机化学和膜科学的理论、探索化学计量学新方法具有重要意义。

参考文献

[1] 郭立玮，董洁，樊文玲，等. 数据挖掘方法用于中药水提液膜过程优化的研究. 世界科学技术，2005，7（3）：42-47，88.

[2] 郭立玮，付廷明，李玲娟. 面向中药复杂体系的陶瓷膜污染机理研究思路与方法. 膜科学与技术，2009，29（1）：1-7.

[3] 潘永兰. 中药水提液无机陶瓷膜膜污染基础数据库的建立及数据的关联分析. 南京：南京中医药大学，2009.

[4] 李玲娟，翟双灿，郭立玮，等. 用支持向量机预测中药水提液膜分离过程. 计算机与应用化学，2010，27（2）：149-154.

[5] 李玲娟，郭立玮. 基于特征提取的中药水提液膜分离预测系统. 计算机工程与设计，2010，31（9）：2023-2026.

[6] 郭立玮，李玲娟，潘永兰，等. 面向中药水提液溶液环境的“陶瓷膜精制中药的膜污染预报与防治系统”研究. 中国膜工业协会，北京工业大学. 第四届中国膜科学与技术报告会论文集.

[7] 韩志峰，沈洁，郭立玮，等. 微滤法用于丁香挥发油含油水体的油水分离研究. 中国中药杂志，2011，36（1）：41-44.

[8] 韩志峰，沈洁，樊文玲，等. 川芎等 4 种挥发油含油水体的超滤工艺参数与膜过程相关性研究. 中成药，2011，33（4）：590-594.

[9] 沈洁，韩志峰，郭立玮，等. 草果等 4 种中药含油水体模拟体系物化参数与超滤过程膜通量的相关性研究. 中国中药杂志，2010，35（17）：2273-2276.

[10] 曹桂萍，郭立玮. 50 味常用中药挥发油的理化性质研究. 化工时刊，2009，23（3）：23-25.

[11] 郭立玮，李玲娟，徐雪松，等. 含油水体膜过程数据管理与数据分析系统. 授权软件著作权，V1. 02010SR029199.

[12] 葛哲学，孙志强. 神经网络理论与 MATLABR 2007 实现. 北京：电子工业出版社，2007.

[13] 王文才，王瑞智，孙宝雷，等. 基于广义回归神经网络 GRNN 的矿井瓦斯含量预测. 中国煤层气，2010，7（1）：37-41.

[14] 李玲娟，李刚. BP 神经网络在中药水提液膜过滤中的应用. 计算机仿真，2009，26（6）：195-199.

[15] 韩志峰，沈洁，郭立玮，等. 支持向量机算法用于中药挥发油含油水体超滤通量的预测. 中国医药工业杂志，2011，42（1）：21-25.

[16] 韩志峰. 微滤法用于中药挥发油含油水体的油水分离研究. 南京：南京中医药大学，2011.

第十一章

分子模拟技术在中药膜过程研究中的应用

如本书第三章第二节“膜筛分效应对中药成分的影响及其定量构效关系研究”所述，影响膜分离技术完整保留小分子药效物质组的主要问题是：①小分子物质在膜过程中的透过竞争；②高分子物质对小分子物质的吸附、包裹；③化学成分的空间结构与膜孔径的位阻作用。而上述 3 个问题的科学本质是中药体系中小分子与高分子物质的微观结构及其对膜分离功能、膜材料微结构的影响。由此我们认识到对“溶液结构”及其与“膜材料微结构”相关性的准确认知是中药膜技术优化的前提与关键。为此，人们面临的主要科学技术问题是：①探索复方中药成分的溶液结构特征；②阐述膜过程中溶剂化效应所产生的中药成分竞争透过作用及机制；③寻找中药体系溶液结构与膜材料微结构的相关性。

其中，中药体系中小分子与高分子物质的微观结构可用溶液结构的概念表述，而膜分离功能主要可用目标成分透过率及膜通量表征，膜材料微结构可用膜孔径（d_m）和孔隙率（ε）等表征。溶液结构主要指溶液中化学物质因溶剂化效应或其他原因形成的微观结构及性质。由于液体形态大多都和分子间力关系密切，因而其结构在时间和空间的不同层次上呈现多形态、多层次性，如目前已发现水常以多种“水分子簇”结构的聚集体存在，从而对相关物质的分离过程产生影响。溶液结构与药物的物理化学性质、稳定性、活性及毒性密切相关，是一个极具知识创新价值、孕育着巨大专利技术发明机会的研究领域[1, 2]。

造成不同物质具有各自的溶液结构，并因而在膜过程中产生竞争透过作用的主要因素是该物质的分子结构特征。根据膜科学理论，小分子化合物膜透过率与其分子量和分子结构参数密切相关[3]，影响膜透过率的分子结构参数主要有疏水性参数、空间参数、电性参数等。

药物的溶液结构除了主要取决于其分子结构外，还与溶液环境密切相关，而这正是膜过程与应用系统溶液环境关系密切的主要原因。例如，随着溶液环境的改变，高分子可由无规则线团变为曲螺旋结构；黏性多糖分子可从线形变为球形；有机物的表观尺寸可呈变小的趋势；牛血清白蛋白球形分子可变为具长链结构的胶体物质，引起膜孔径和孔隙率的下降。

由于膜材料微孔体系的空间限制，流体的行为与性质难以通过实验观察和测定，因此其相关研究具有重要理论意义。分子模拟技术正大步进入材料及化学工程等领域。该技术利用计算机以原子水平的分子模型来模拟分子的结构与行为、分子体系的各种物理化学性质，包括分子体系的动态行为，如氢键的缔合与解缔、吸附、扩散等。这正是分子模拟技术进入我们视野的原因。

本章的主题——分子间相互作用[3]——在化学、物理学、分子生物学等领域中均有重要意义。分子间相互作用还是自然界中液体和固体存在的前提，它决定着气体、液体和晶体的物理、化学性质，决定着化合物的稳定性，同时也决定着物质与物质之间的关系。这种普遍性来源于分子间相互作用理论所依赖的量子力学原理。无论是原子、分子或是固体、液体、气体，都服从量子力学规律。

分子间力在自然界的重要性不言而喻[4]。分子间相互作用是液体和固体存在的充分条件，假设如果没有分子间相互作用，我们的世界将只有均匀分布的理想气体。

了解有关分子间相互作用的物理知识是解决一大类物理、化学、生物学问题的先决条件。气体和液体的热力学性质及其动力学特征（电导率、扩散系数）是由分子间相互作用的性质决定的。分子间力也在很大程度上决定着晶体、流体、气体的性质，如平衡几何构型、结合能等。

应该强调的是，分子间力不是通过实验直接测定的，而是利用一些其他性质的实验间接得到的，如散射偏转角、输运系数等实验测量值与分子间力存在函数关系。分子间相互作用的主要实验信息包括：①原子-分子束散射实验，在某些情况下，可以从实验数据中直接获得势能信息；②光谱测量（振转光谱、预解离谱、压致谱线变宽等）；③气体和液体的热物理性质数据（位力系数、黏度和输运系数等）；④晶体性质的数据（弹性常数、声子谱、升华能等）；⑤固体辐射缺陷形成的实验（聚焦能、阈位移能等）；⑥固体和液体磁共振实验（自旋和自旋晶格弛豫时间）。

为了处理实验数据，人们通常是利用各种不同的半经验模型势，其中参数可通过拟合实验数据得到。根据所研究的体系及问题性质的不同，可以使用不同的二体相互作用势的解析式，最为广泛使用的是伦纳德-琼斯势（Lennard-Jones Potential，L-J 势）。

L-J 势最初由 John Edward Lennard-Jones 于 1924 年提出，用来描述两个中性原子（分子）之间的相互作用模型，是提出最早的二体势模型。图 11-1 是对 L-J 势的图形化描述，其中也展示了相关参数的意义。

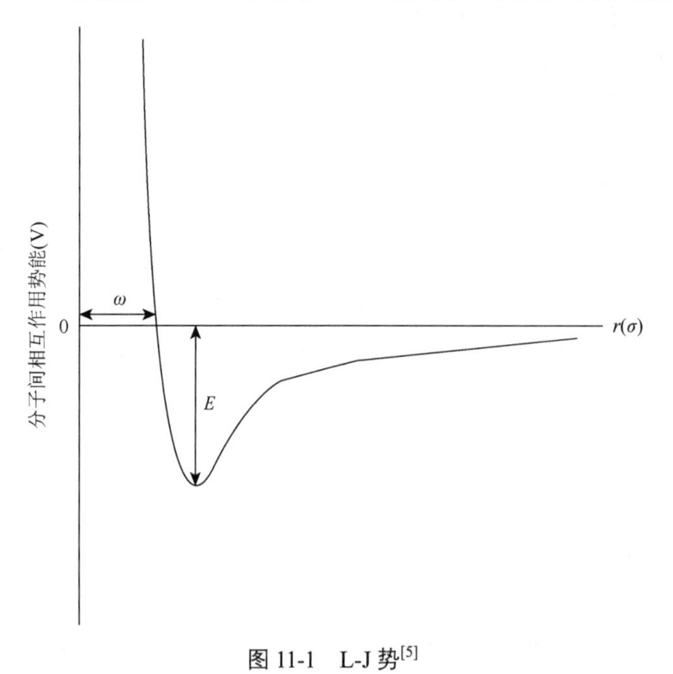

图 11-1 L-J 势[5]

L-J 势函数模型很简单，计算量很小，适用于中性原子，尤其是惰性气体原子的描述。也有文献将该 L-J 势与其他势函数形式结合起来。

需要说明的是，对于远程的分子间作用，现有半经验势的描述是不充分的。对于某一给定势，由于不同的物理性质可能对势能曲线的不同部分敏感，其通过某一性质拟合的参数并不足以充分地描述其他物理性质。因此，为了得到更充分的势参数，进行参数拟合程序时必须使用尽可能多的体系物理性质的实验信息。而高性能计算机的出现也使得根据距离远近使用不同的分段势函数成为可能。

第一节
分子模拟的相关理论与方法

一、分子模拟的基本概念

分子模拟是一种对问题求数值解的方法。它利用计算机对客观复杂系统的结构和行为进行模拟或表演，获得系统或过程的行为结果。近几十年来，随着计算机技术的发展，分子模拟已发展成为除理论分析、实验研究以外的一种全新而独特的手段[6]。目前，可以依赖计算机手段解决越来越多的问题，其在许多领域已成为不可或缺的标准方法。分子模拟是计算机模拟之一，其主要内容是为模型系统提供大量的微观状态。依据统计力学的原理，系统的宏观性质是相应微观量的系统平均值。因此，只要微观状态足够多，就能得到各种宏观性质，如热力学性质、输运性质、结构性质、光谱性质等。在过去的几十年中，随着计算机硬件和算法的发展，分子模拟从最初的硬球流体、惰性气体、小分子药效物质模拟，发展到现阶段的生物共性高分子、纳米材料的模拟；从早期的半定量模拟发展到现在的准确定量模拟；从早期的验证模型发展到现阶段的预测性计算和分子设计。总之，计算机模拟技术发展非常迅速。

分子模拟是一个广义的概念，分为基于量子化学层次的模拟和基于统计力学层次的分子模拟。前者又称为计算量子化学，可分为：①从头计算分子轨道法；②电子密度泛函理论；③半经验分子轨道法；④分子力学方法。后者现阶段主要有两种模拟方法：一是蒙特卡罗（Monte Carlo，MC）模拟；二是分子动力学（molecular dynamics，MD）模拟。

MC 模拟方法通过随机移动粒子建立体系大量的位形集合，然后根据统计热力学进行统计平均，得到感兴趣的物理性质。每次模拟得到的位形为一个样本，模拟过程也称为抽样过程。MC 抽样分为简单（非权重）抽样和重要（权重）抽样。这种方法始于 20 世纪 50 年代，迄今已 60 多年，常用于计算液体分子系统、合金系统、聚合物系统、生化系统等，应用非常广泛。

分子动力学模拟是基于求解牛顿运动方程的方法，应用这一方法获得一系列微观状态，再结合统计热力学相关知识获得所需要的性质，如前面所提到的传递性质、结构性质等。这种方法从 1966 年开始发展，至今已有 50 多年。分子动力学模拟不仅可以得到原子的运动轨迹，还可以像做实验一样进行各种观察。对于平衡系统，可以用分子动力学模拟做适当的时间平均来计算一个物理量的统计平均值。对于一个非平衡系统过程，或发生在一个分子动力学观察时间内（一般为 1～100ps）的物理现象，也能用分子动力学计算进行直接模拟。尤其是许多和原子有关的微观细节，在实际实验中无法获得，而在分子动力学模拟中都能方便地观察到。这些优点使分子动力学模拟广泛应用于物理、化学、化工、材料、生命科学等研究领域[7-9]。以下介绍有关分子动力学模拟技术的若干基础知识。

1. 分子力场　分子力场分子(或原子)间相互作用势的发展对分子动力学模拟起着尤为重要的作用。分子力学与分子动力学计算从 20 世纪 70 年代开始发展，至今已有近 50 年。其计算的系统由最初的单原子分子系统延伸到多原子分子、聚合物分子、生物共性高分子系统。计算所使用的力场也从最简单的范德瓦耳斯力作用发展至 OPLS-AA 力场，随着系统复杂程度的增加而增加复杂性。在目前的分子模拟中用到的力场主要有以下几种。

（1）L-J 势能（范德瓦耳斯力作用，图 11-1 所示）：众所周知，L-J 势能是一种形式简单、应用广泛的连续势能函数。分子间的范德瓦耳斯力作用一般为 L-J 势能形式。

$$u_{ij} = 4\varepsilon\left[\left(\frac{\sigma}{r_{ij}}\right)^{12} - \left(\frac{\sigma}{r_{ij}}\right)^{6}\right] \tag{11-1}$$

$$r_{ij} = \sqrt{{x_{ij}}^2 + {y_{ij}}^2 + {z_{ij}}^2} \tag{11-2}$$

式中，r_{ij} 为第 i 个分子与第 j 个分子的距离，ε 与 σ 为势能参数。ε 与势能曲线的深度有关，σ 与势能曲线最低点的位置有关，相当于原子的直径。

（2）Amber 力场[10]：由美国加州大学的 Kollman 等开发。该力场主要适用于较小的蛋白质、核酸、多糖等生物分子。应用该力场通常能够得到合理的气态分子几何结构、构象能、振动频率和溶剂化自由能。Amber 力场的参数全部来自于计算结果与实验值的比对，该力场的标准形式为

$$U=\sum_b K_2(b-b_0)^2+\sum_\theta K_\theta(\theta-\theta_0)^2+\sum_\phi \frac{1}{2}V_0[1+\cos(n\phi-\phi_0)]+\sum \varepsilon\left[\left(\frac{r^*}{r}\right)^{12}-2\left(\frac{r^*}{r}\right)^6\right]+\sum\frac{q_iq_j}{\varepsilon_{ij}r_{ij}}+\sum\left(\frac{C_{ij}}{r_{ij}^{12}}-\frac{D_{ij}}{r_{ij}^{10}}\right) \tag{11-3}$$

式中，b、θ 和 ϕ 分别为键长、键角和二面角；第 1 项为键伸缩作用项；第 2 项为键角张合作用项；第 3 项为二面角扭转作用项；第 4 项为范德瓦耳斯力作用项；第 5 项为静电作用项；第 6 项为氢键作用项。

（3）OPLS-AA 力场[11]：该力场主要适用于氨基酸及其他有机分子，主要得到扭转能和非键作用能的参数，而键伸缩能和键角张合能的参数主要通过 Amber 力场得到。其非键相互作用可用静电项加上 L-J 项来表达。

$$E_{ab}=\sum_i\sum_j\left[\frac{q_iq_je^2}{r_{ij}}+4\varepsilon_{ij}\left(\frac{\sigma_{ij}^{12}}{r_{ij}^{12}}-\frac{\sigma_{ij}^6}{r_{ij}^6}\right)\right]f_{ij} \tag{11-4}$$

分子内扭转能的表达式为

$$U_{\text{torsion}}=\sum_i\frac{V_1^i}{2}[1+\cos(\phi_i-f_1)]+\frac{V_2^i}{2}[1-\cos(2\phi_i-f_2)]+\frac{V_3^i}{2}[1+\cos(3\phi_i-f_3)] \tag{11-5}$$

式中，ϕ_i 为二面角；V_1，V_2，V_3 为傅立叶变换系数；f_1，f_2，f_3 为相角，对目前的体系均等于 0。

除了上述力场外，还有其他力场，如 CHARMM[12]、MM2 力场[13]、MM3 力场[14]、UFF 力场[15]、Dreiding 力场[16]等。

2. 周期边界条件　正确处理边界与边界效应对模拟方法是非常重要的。受到计算能力的限制，分子模拟是通过模拟相对较少的粒子来计算物质的宏观性质的。为了降低有限尺寸的影响，在模拟中采用了各种有效的边界条件。周期性边界条件使得我们能够模拟相对小数量的粒子来研究物质的宏观物性，沿所有方向的原子原胞的影像提供了周期性的排列。对于二维的粒子，每个胞有 8 个近邻，而三维的粒子则有 26 个最近邻胞。

影像胞中的原子坐标能够通过加上或减去胞边长的正整数倍得到。如果一个原子在模拟中离开这个胞，就等于它的影像原子从反方向进入这个胞。由此，胞中的原子数可以保持为一个定值。如图 11-2 所示，确定了分子间作用势以后，即可计算位形能。在周期性边界条件下，常采用一些近似方

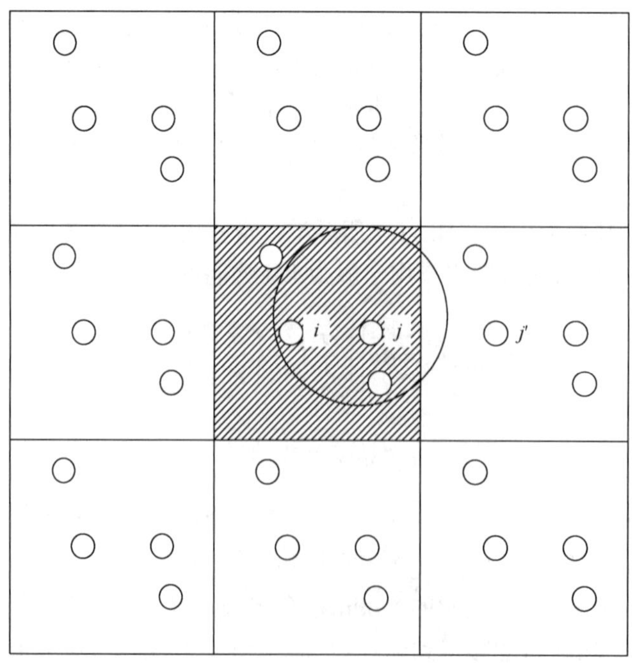

图 11-2　周期性边界条件的平面示意图

法来计算位形能。在周期性边界条件下，不同盒子间允许存在相互作用，因此每一个分子与其他分子的相互作用延至无穷远，能量计算也由此变得复杂。但对于 L-J[见式（11-1），常见 L-J 表达式，L-J 势由作用相反（正负号表示）的两部分组成：第一项（12 次方项）代表排斥能，第二项（6 次方项）代表吸引能]位能模型，分子对位能随分子间距离衰减很快。因此，计算位能时能够近似地截断到适当的距离，远程分子间的相互作用能或者可忽略不计，或者用简化方法加以补偿。常用的有“最近映像”和“截断球近似”。

3. 统计系综 统计系综相空间所有点的集合及其各种概率决定一个系综。采用分子动力学或蒙特卡罗模拟，必须要限定约束条件，即要在一定的系综下进行。根据宏观约束条件的不同，系综可分为许多种：常用的系综包括正则系综、微正则系综、巨正则系综、等温等压系综和等压等焓系综等。

（1）微正则系综（microcanonical ensemble）：又称为 NVE 系综，它是孤立的保守系统的统计系综。在这种系综中，系统沿着相空间中的恒定能量轨道演化。在分子动力学模拟的过程中，系统中的原子数（N）、体积（V）和能量（E）保持不变。该系综在 MD 模拟中运用较多。

（2）正则系综（canonical ensemble）：又可称为 NVT 系综。在此系综中，系统的原子数（N）、体积（V）和温度（T）均保持不变，且总动量为零。在恒温条件下，系统的总能量不是一个守恒量，系统要与外界发生能量交换。保持系统的温度不变，常用的方法是让系统与外界的热浴处于热平衡状态。常采用的热浴方法有 Berendsen 热浴[17]、Gaussian 热浴及 Nose-Hoover 热浴[18]。传统的 MC 模拟就是正则系综，该系综在 MD 模拟中也运用较多。

（3）等温等压系综（isothermal-isobaric ensemble）：即 NpT 系综，系统的原子数（N）、压力（p）和温度（T）都保持不变。这种系综是经常采用的系综，因为实验中的体系一般为 NpT 系综，其结果与实验结果直接对比。我们要保证系统的温度恒定，同时保持它的压力恒定。常采用 Berendsen 等不同热浴方法进行温度调节，而对压力进行调节就相对复杂。因为系统的压力 p 与其体积 V 是共轭量，要调节压力值需要通过标度系统的体积来实现，常用方法有 Berendsen 方法、Anderson 方法[19]、Parrinello-Rahman 方法[20]。

（4）等压等焓系综（isobaric-isoenthalpy ensemble）：即 NpH 系综，就是保持系统的原子数（N）、压力（p）和焓值（H）都不变，故该系综下进行模拟时要保持压力与焓值为固定值，其调节技术的实现也有一定难度。事实上，这种系综在实际中很少遇到。

（5）巨正则系综（grand canonical ensemble）：即 μVT 系综，要求在模拟过程中保持体系的化学位（μ）、体积（V）和温度（T）不变。该系综在较复杂的多相共存体系中应用较多，在 MC 模拟中的应用比在 MD 模拟中多。巨正则系综的特点是模拟过程中粒子数会发生变化。

（6）半巨正则系综（semi-grand canonical ensemble）：可认为是正则系综与巨正则系综的杂和，是在模拟混合物体系时所采用的一种系综。在半巨正则系综中，体系的总粒子数恒定，但每一种组分的粒子数是变化的。

（7）吉布斯系综（Gibbs ensemble）：是由 Panagiotopoulos 发展的用于 MC 计算相平衡的一种方法，可以不通过化学势直接得到两相组成。该方法采用两个盒子，开始时两盒中粒子密度相等，在一定的温度压力下，采取三种动作：①粒子在盒内运动；②盒子体积变化以达到平衡；③粒子从一个盒子转移至另一个盒子。随着 MC 的随机步进，两个盒子中的密度逐渐拉开，趋于平衡。密度高的盒子是液相，密度低的盒子是气相。吉布斯系综方法在流体相平衡的模拟上有其独特的优点。

二、分子动力学模拟方法

分子动力学模拟是建立在经典力学基础上的一种分子模拟方法，用来计算一个经典多体系的平衡和传递性质。其基本思想是利用体系中粒子的初始状态，通过求解 Newton 方程得到粒子在不同时刻的位置、速度及周期边界条件来模拟实际系统。

根据原子核和电子相互作用的原理及其基本运动规律，运用量子力学原理，从具体要求出发，经过一些近似处理后直接求解薛定谔方程的算法，习惯上称为第一性原理。

第一性原理通常是跟计算联系在一起的，是指在进行计算的时候除了告知程序所使用的原子和它们的位置外，没有其他实验的、经验的或半经验的参量，且具有很好的移植性。作为评价事物的依据，第一性原理和经验参数是两个极端。第一性原理是某些硬性规定或推演得出的结论，而经验参数则是通过大量实例得出的规律性的数据。这些数据可以来自第一性原理（称为理论统计数据），也可以来自实验（称为实验统计数据）。

但是就某个特定的问题，第一性原理和经验参数没有明显的界线，必须特别界定。如果某些原理或数据来源于第一性原理，但推演过程中加入了一些假设（这些假设是很有说服力的），那么这些原理或数据就称为“半经验的”。

1. 基本原理　考虑一个由 n 个原子构成的 N 个分子的系统，其总势能为系统中各原子位置的函数。根据力学原理，各原子所受到的力 $\vec{F}_i$ 为势能的梯度。

$$\vec{F}_i = -\nabla_i U = -\left(\vec{i}\frac{\delta}{\delta x_i} + \vec{j}\frac{\delta}{\delta y_i} + \vec{k}\frac{\delta}{\delta z_i}\right)U \tag{11-6}$$

依此，由牛顿运动定律可得 i 原子的加速度为

$$\vec{a}_i = \frac{\vec{F}_i}{m_i} \tag{11-7}$$

将牛顿运动定律方程式对时间积分，可预测 i 原子经过时间 t 后的速度与位置。

$$\vec{v}_i = \vec{v}_i^{\,0} + \vec{a}_i t \vec{r}_i = \vec{r}_i^{\,0} + \vec{v}_i^{\,0} t + \frac{1}{2}\vec{a}_i t^2 \tag{11-8}$$

根据分子动力学计算的基本原理，先由原子的位置和势能函数得到各原子所受的力和加速度，令 $t=\delta t$，测出经过 δt 后各原子的位置和速度。再重复以上的步骤，计算力和加速度，预测再经过 δt 后各原子的位置和速度……。如此即可得到系统中各原子的运动轨迹及各种动态信息。

2. 牛顿运动方程的求解　在分子动力计算中必须解式（11-7）以计算速度与位置。一般在动力学计算中最常用的方法为 Verlet 算法[21]及 Beeman 算法[22]。Verlet 算法的计算式为

$$\vec{r}_i(t+\delta t) = \vec{r}_i(t) + \vec{v}_i\left(t+\frac{1}{2}\delta t\right)\delta t \tag{11-9}$$

$$\vec{v}_i\left(t+\frac{1}{2}\delta t\right) = \vec{v}_i\left(t-\frac{1}{2}\delta t\right) + \vec{a}_i(t)\delta t \tag{11-10}$$

计算时应已知 $\vec{r}_i(t)$ 与 $\vec{v}_i\left(t-\frac{1}{2}\delta t\right)$，可由 t 时刻的位置 $\vec{r}_i(t)$ 计算质点所受的力与加速度 $\vec{a}_i(t)$，再依上式预测时间为 $\left(t+\frac{1}{2}\delta t\right)$ 时的速度 $\vec{v}_i\left(t+\frac{1}{2}\delta t\right)$，依此类推。

时间为 t 时的速度由下式算出。

$$\vec{v}_i(t) = \frac{1}{2}\left[\vec{v}_i\left(t+\frac{1}{2}\delta t\right) + \vec{v}_i\left(t-\frac{1}{2}\delta t\right)\right] \tag{11-11}$$

这种算法使用简便、准确性高。

Beeman 算法的计算式为

$$\vec{r}_i(t+\delta t) = \vec{r}_i(t) + \vec{v}_i(t)\delta t + \frac{1}{6}[4\vec{a}_i(t) - \vec{a}_i(t-\delta t)]\delta t^2 \tag{11-12}$$

$$\vec{v}_i(t+\delta t) = \vec{v}_i(t) + \frac{1}{6}[2\vec{a}_i(t+\delta t) + 5\vec{a}_i(t) - \vec{a}_i(t-\delta t)]\delta t \tag{11-13}$$

此方法的优点是可以使用较长的积分间隔 δt。

除了上述两种方法外，还有其他的算法，如 Velocity-Verlet 算法[23]、Leap-frog 算法[24]、Rahman 算法[25]等。

3. 分子动力学的计算流程　执行分子动力学的起点，将一定数目的分子置于立方体的盒子中，使其密度与实验的密度相符合；再选定计算的温度，即可以开始计算。计算时必须知道系统中分子的初始位置与速度，通常将分子随机置于盒子中，或者取其结晶形态的位置排列为初始位置。而系统中分子的初始速度可以从模拟温度下的麦克斯韦-玻尔兹曼（Maxwell-Boltzmann）分布来任意选取。

$$P(v_a)=\left(\frac{m}{2\pi k_B T}\right)^{\frac{1}{2}}\exp\left[-\frac{1}{2}\frac{mv_a^2}{k_B T}\right]a=x,y,z \tag{11-14}$$

Maxwell-Boltzmann 分布给出了质量为 m 的原子在温度 T 下沿不同方向速度 v 的概率。Maxwell-Boltzmann 分布是一种高斯（Gaussian）分布。它可以用随机数发生器得到。通常在计算前检查粒子的速度分布以使各方向的总动量为零，否则计算的系统本身会产生移动而导致能量的不稳定。由初始位置与速度开始，计算每一步产生的新的速度与位置。由新产生的速度可计算系统的温度 T_{cal}。

$$T_{cal}=\frac{\sum_{i=1}^{N}m_i(v_{i.x}^2+v_{i.y}^2+v_{i.z}^2)}{3NK_B} \tag{11-15}$$

若系统的计算温度与所设定的温度相比过高或过低，则需校正速度。一般允许的范围为

$$0.9\leqslant\frac{T_{cal}}{T}\leqslant 1.1 \tag{11-16}$$

若计算的温度超过此允许范围，则将所有原子的速度乘以一校正因子，即

$$f=\sqrt{\frac{T_{cal}}{T}} \tag{11-17}$$

使得系统的计算温度重新调整为

$$\frac{\sum_{i=1}^{N}m_i(v_{i.x}^2+v_{i.y}^2+v_{i.z}^2)f^2}{3NK_B}=\frac{T_{cal}}{T}\cdot T_{cal}=T \tag{11-18}$$

将计算的温度校正为系统的设定温度。实际执行分子动力学计算的过程，于分子开始时每隔数步即需校正速度，随后校正的间隔增长，每隔百步或者数千步才需校正。

建立了系统的初始位形和赋予初始速度后，就具备分子动力学模拟的初步条件了。在每一步中，原子所受的力通过对势函数的微分可以得到。然后根据牛顿第二定律计算加速度，再由以上提供的算法及速度校正方法即可进行连续的模拟计算了。图 11-3 为常用的分子动力学计算流程。

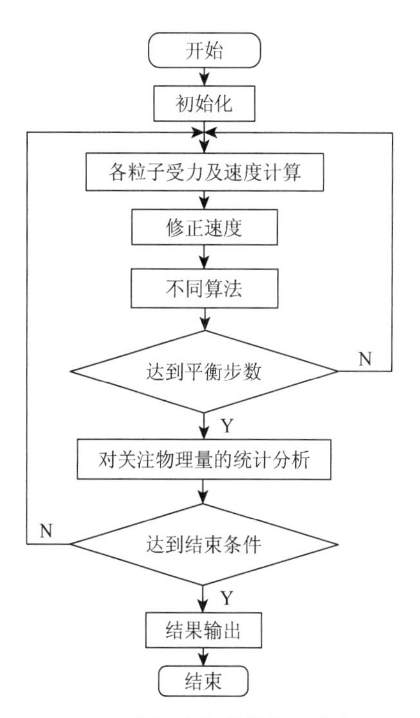

图 11-3　分子动力学模拟程序框图

第二节
面向中药膜过程的分子模拟研究

本书的第三章第二节“膜筛分效应对中药成分的影响及其定量构效关系研究”提出，中药复方水提液作为一种高分子稀溶液类似体系，其中的小分子药效物质和共性高分子物质可以水合物/胶体的形态存在，它们的溶液结构特征成为选择分离技术的基本依据。作为分子模拟技术在中药膜科技领域的尝试，

本节主要涉及中药溶液结构在膜过程中的动态表现及其对膜微结构的作用等研究内容，采纳目前探索多尺度复杂现象的有效方法，综合分子模拟等先进手段，实验研究与理论模型互补，宏观分析与微观表征并用，实施中药复杂体系研究领域的多学科跨越。

一、黄连解毒汤模拟溶液体系建模及分析

使用分子动力学模拟中药水提液溶液结构尚无前人的研究经验。模拟溶液结构是否可行需要逐步进行探索。事实上，中药水提液中的小分子药效成分与共性高分子成分是如何共存的，一直是我们非常感兴趣的研究内容。在本节中，将进行单个小分子药效物质及共性高分子的分子动力学模拟研究，并尝试结合实验数据进行讨论。

1. 体系构建

（1）小分子药效物质建模：四种待模拟小分子药效物质生成结构式，按照绘制分子环或原子链→绘制氧原子→编辑原子类型→编辑键的类型→调整氢原子→使其合理性的方法，依次绘制出图 11-4 至图 11-7 的 4 种小分子药效物质。

自然界中，小檗碱和巴马汀常以盐酸小檗碱和盐酸巴马汀的形式出现。而在水溶液中，盐酸小檗碱和盐酸巴马汀 N 位上的 Cl^-会迅速电离成离子形态。因而，在建模时，N 位并不连接 Cl^-或者 OH^-，使其更接近溶液体系的真实状态。

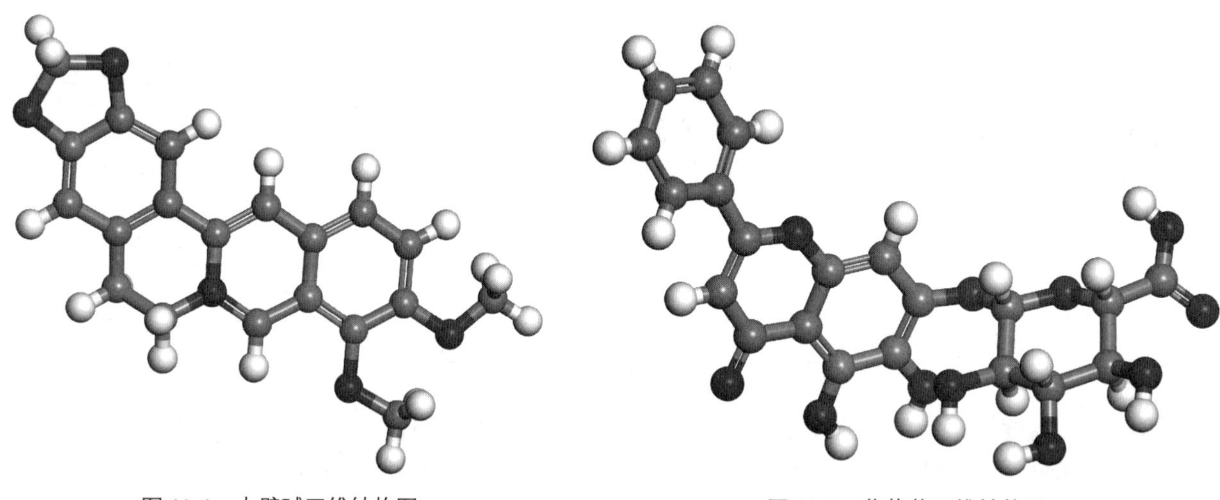

图 11-4　小檗碱三维结构图　　图 11-5　黄芩苷三维结构图

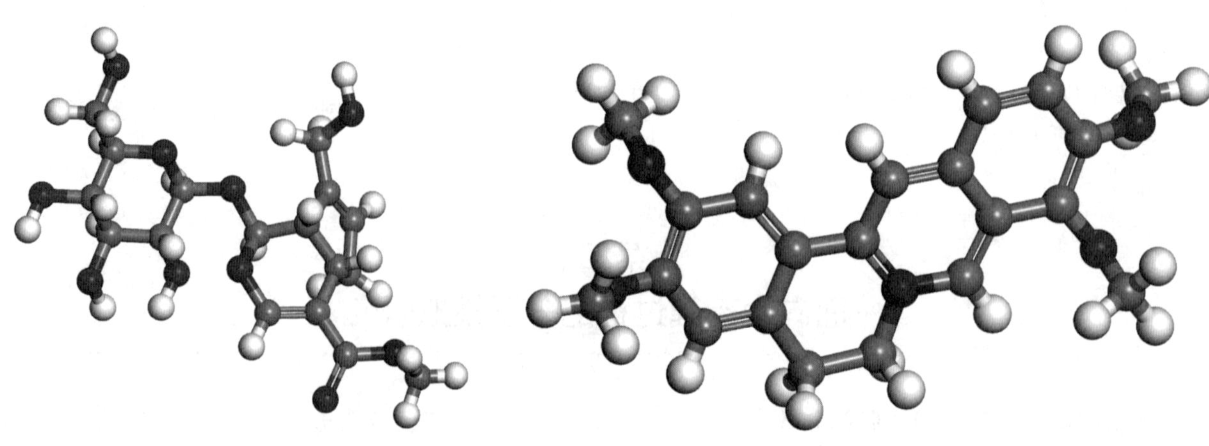

图 11-6　栀子苷三维结构图　　图 11-7　巴马汀三维结构图

为保证后期的计算准确性，完成建模后，采用计算机计算使每个小分子药效物质演变成能级最小化的状态。

（2）共性高分子聚合物建模：

1）淀粉建模：淀粉是葡萄糖的高聚体，分为直链淀粉和支链淀粉两类，通式是$(C_6H_{10}O_5)_n$；水解到二糖阶段为麦芽糖，化学式是 $C_{12}H_{22}O_{11}$；完全水解后得到葡萄糖，化学式是 $C_6H_{12}O_6$。淀粉是植物体中贮存的养分，贮存在种子和块茎中，各类植物中的淀粉含量都较高。

在建模过程中，首先构建一个聚合单元，如图 11-8 所示的单一的葡萄糖，令其能量最小化，接着设定头部原子和尾部原子。

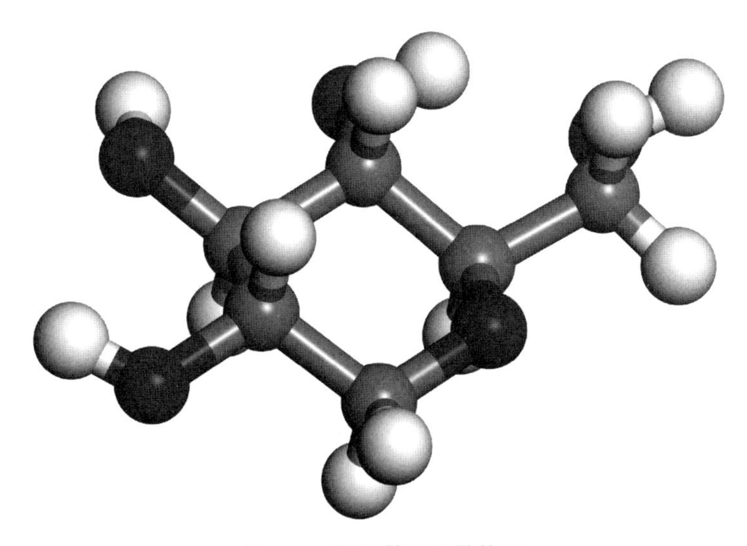

图 11-8 葡萄糖三维结构图

一般而言，淀粉的分子质量分布在 10～60 kDa。分子质量的增加会导致后期计算的几何级增长。鉴于计算机硬件条件的限制，为了保证后续计算的可行性，同时为了保证计算结果可以对实际体系有参考意义，此步设定聚合 120 个单位的 $C_6H_{12}O_5$，构成分子质量为 19 456.8 Da 的模拟直链淀粉，并经过能量最小化处理后的淀粉三维结构，如图 11-9 所示。

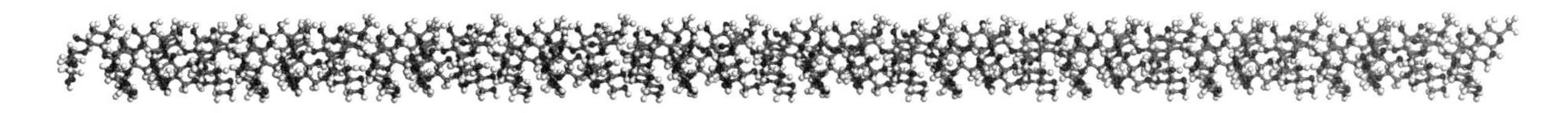

图 11-9 模拟淀粉三维结构图

将其局部放大后的三维结构如图 11-10 所示。通过对图像的分析，由于物质总是更倾向存在于能量最低的状态，因而可以清楚地观察到淀粉微观呈螺旋结构，并且每一圈直链淀粉的螺旋结构有且只有 6 个葡萄糖单位。这是因为此状态下每一圈螺旋正好处于最低能量状态，少于或多于 6 个都会产生扭转张力，使其不稳定。此模拟结构与文献报道一致[26]，侧面反映了模拟的合理性。

2）果胶建模：果胶（pectin）是植物中的一种酸性多糖物质。它通常为白色至淡黄色粉末，稍带酸味，具有水溶性，工业生产即可将其分离。其分子量为 2 万～30 万，主要存在于植物的细胞壁和细胞层内，为内部细胞的支撑物质。果胶在提取的过程中进入中药提取液，形成缺乏疗效的固含物，在一定程度上干扰了中药的精制。

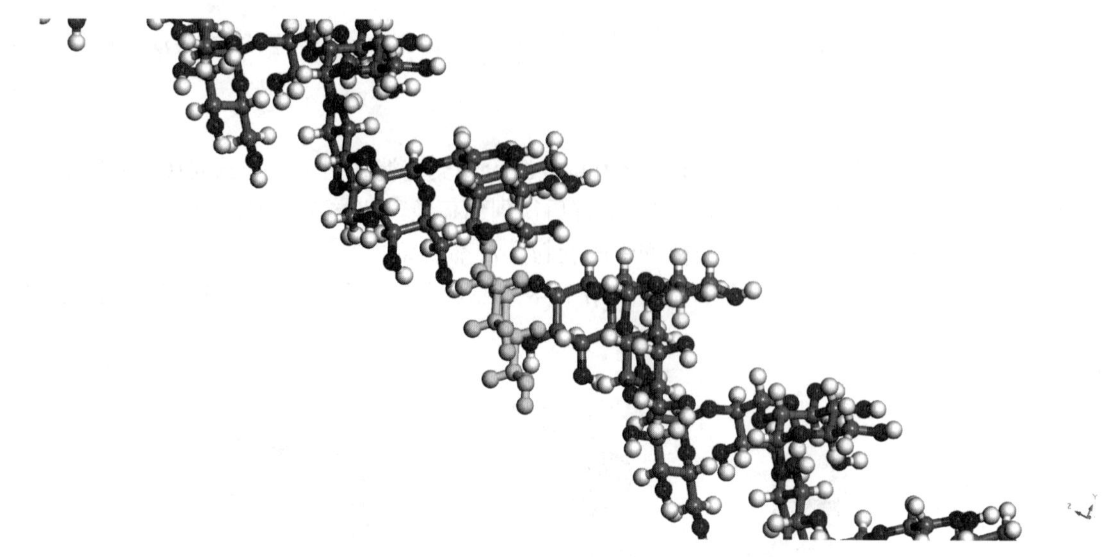

图 11-10 局部放大的淀粉三维结构图

果胶是一组聚半乳糖醛酸，在适宜条件下其溶液能形成凝胶并部分发生甲氧基化（甲酯化，也就是形成甲醇酯）。其主要成分是部分甲酯化的 $\alpha(1,4)$-D-聚半乳糖醛酸。此外，还有鼠李糖等其他单糖共同组成的果胶类物质。

本节选用聚半乳糖醛酸作为果胶聚合物单体进行聚合。半乳糖醛酸（galacturonic acid）分子式为 $C_6H_{10}O_7$，分子量为 194.14。果胶聚合单元结构示意图见图 11-11。

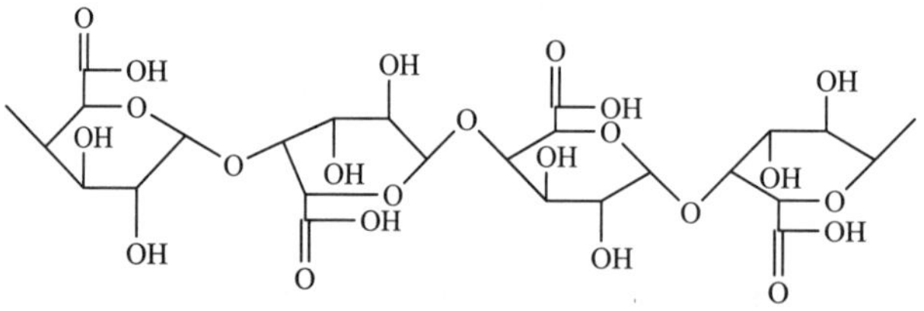

图 11-11 果胶聚合单元示意图

首先按照聚合物聚合方法构建一个聚合单元，由于果胶分子的聚合方式为正式、反式交替相连，因而首先构建如图 11-12 所示的单一的半乳糖醛酸二聚体。

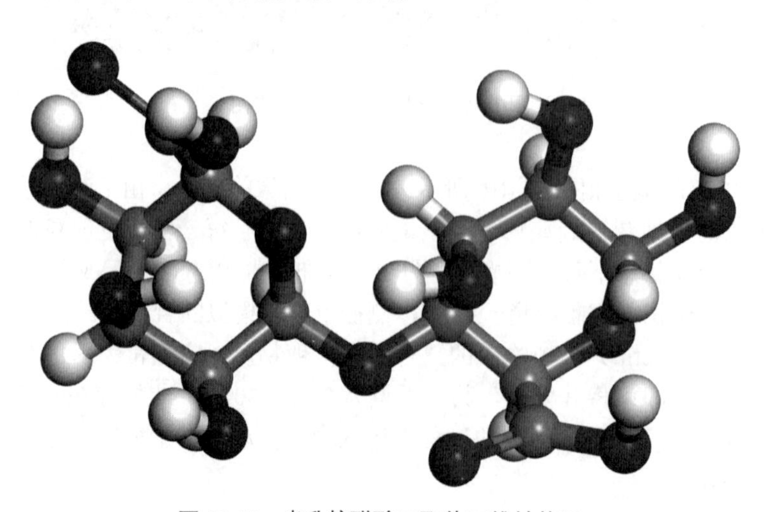

图 11-12 半乳糖醛酸二聚体三维结构图

接着设置首尾原子，为了后续计算的可行性，此步聚合 52 个单位的 $C_{12}H_{20}O_{12}$，构成分子量为 356.28×52 = 18 526.56 的果胶模拟分子。其三维结构示意图如图 11-13 所示。

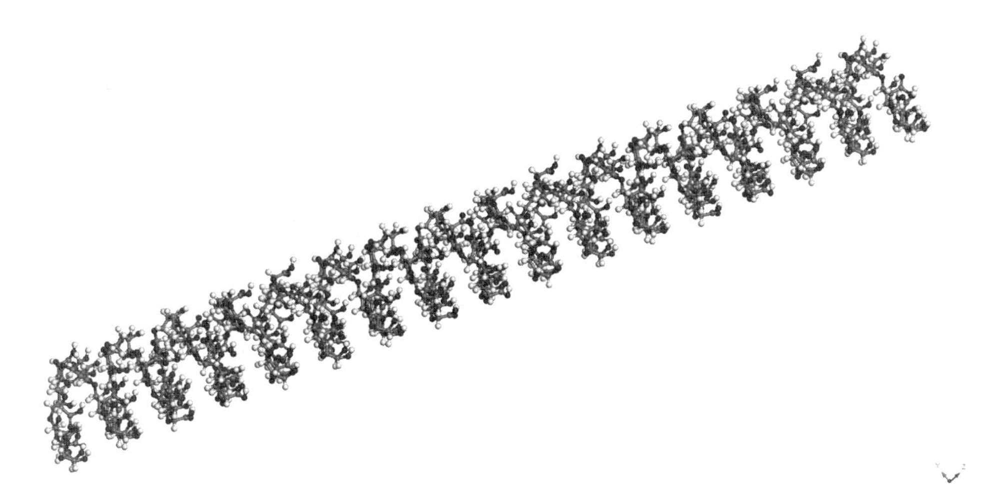

图 11-13　模拟果胶的三维结构图

将其局部放大，发现其也呈螺旋结构，并且直链果胶的每一圈螺旋结构都存在 6 个半乳糖醛酸。

2. 黄连解毒汤模拟溶液建模　模拟盒子采用周期边界条件，定义 *X-Y* 平面，垂直于 *X-Y* 平面的轴为 *Z* 轴。本节结合考虑真实情况、具体模拟对象等因素，平衡态模拟采用 NpT 系综，体系温度为 298 K，压强为 1 atm（1 atm = 10^5Pa）。通过 Berendsen 热浴方法维持系统恒定的温度和压强[27]，采用 compass 力场。

构建黄连解毒汤模拟溶液分子个数设定，对黄连解毒汤进行了不同时间、不同批次药材的 3 次主要成分测量。主要成分测量表如表 11-1 所示。

表 11-1　3 批次黄连解毒汤主要成分测定表（%）

	盐酸小檗碱	栀子苷	黄芩苷	盐酸巴马汀	淀粉含量	果胶含量
第 1 批	0.523	0.087	0.051	0.027	0.894	0.227
第 2 批	0.375	0.135	0.072	0.040	1.036	0.353
第 3 批	0.623	0.113	0.062	0.041	0.956	0.681
平均值	0.507	0.112	0.062	0.036	0.962	0.420

为使模拟所得到的结果具有模拟意义，对 3 批次结果的平均值进行摩尔数的换算。4 种小分子药效物质和水的比例如表 11-2 所示。

表 11-2　黄连解毒汤中 4 种小分子药效物质和水比例表

	小檗碱	栀子苷	黄芩苷	巴马汀	水
药效物质与水的分子个数比例	31	5	3	2	100 000

黄连解毒汤成分复杂，除上述物质以外仍含有多种小分子药效成分。为了使溶液结构的研究结果更容易观察，进行模拟时设定小檗碱、栀子苷、黄芩苷、巴马汀、淀粉、果胶、水的分子个数比为 10∶10∶10∶10∶1∶1∶3 000。

将 3 000 个水分子、1 个淀粉分子（分子质量为 19 456.8 Da，直链）、1 个果胶分子（分子质量为

18 526.56 Da，直链）及小分子药效物质小檗碱、栀子苷、黄芩苷、巴马汀各 10 个放入尺寸为 5.284 nm×5.284 nm×5.284 nm 的纳米盒子中，采用 NpT 系综建模，并将能量最小化，得到图 11-14 所示的黄连解毒汤计算机模拟的溶液结构图像。为了观察方便，已经将其中的水分子隐藏。

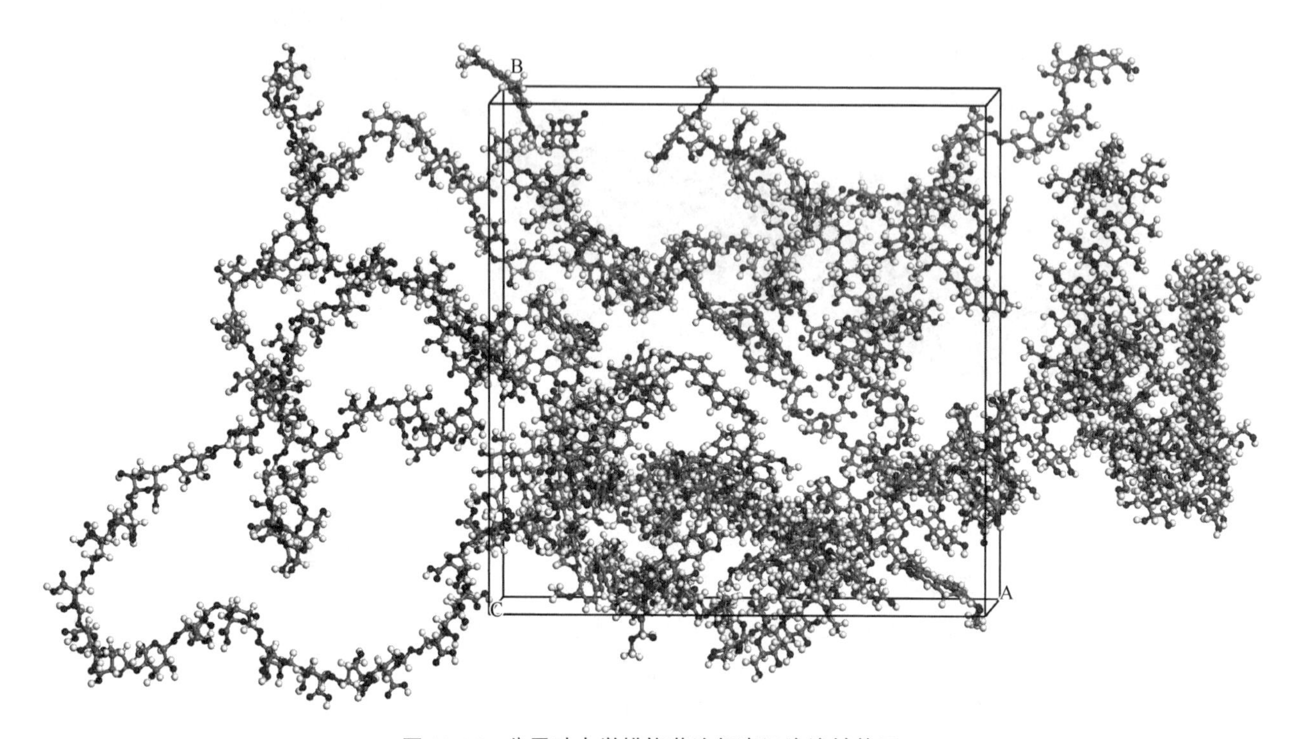

图 11-14　分子动力学模拟黄连解毒汤溶液结构图

从图 11-14 可以看到，由于水及其他小分子药效物质的作用，为了维持体系稳定，两条直链的共性高分子物质（淀粉和果胶）分子链不再是以 6 个重复单元为一螺旋的结构，分子链发生了明显舒张，并产生了一定程度的盘旋。将其中的各个分子进行椭圆形粒子化，可以得到图 11-15。

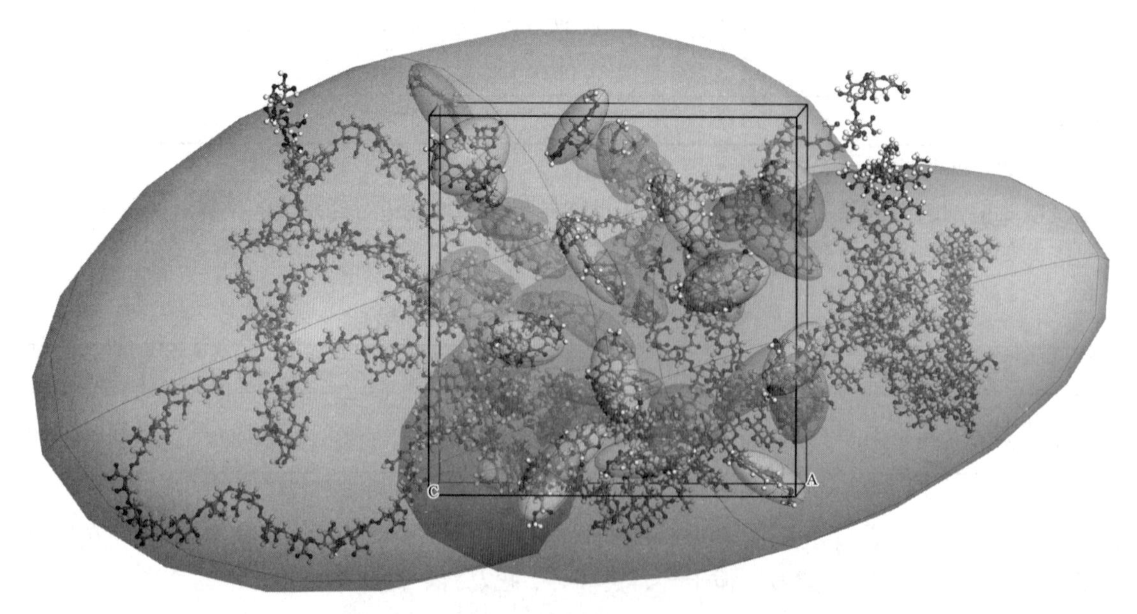

图 11-15　椭圆形粒子化后的分子动力学模拟黄连解毒汤溶液结构图

通过对图 11-15 的观察，可以看到 4 种小分子药效物质中部分分子与淀粉、果胶共性高分子距离较远，而有些和共性高分子距离较近，有些则被共性高分子包裹在其中。结合膜过程进行推理，可能在膜过程中，随着共性高分子药效成分被膜样本截留，被共性高分子物质包裹的小分子药效成分也可能会被膜样本截留，从而堵塞膜孔，引起膜污染，并导致其透过率降低。

3. 体系分析　在建模后，获得的通常是构象类的图形信息，这些信息比较直观，但数据稍显单薄，建模的目的除了获得构象类的图形信息，更重要的是可以针对所获得的模型进行分子动力学计算即体系分析。

除了一些简单的分子，大多数的势能是分子中一些复杂形式的势能组合。势能为分子中原子坐标的函数。由原子不同的坐标所得到的势能构成势能面（potential energy surface，PES）。势能越低，构象越稳定，在系统中出现的概率越大；反之，势能越高，构象越不稳定，在系统中出现的概率越小。通常势能面可得到许多极小值的位置。其中对应于最低能量的点称为全局最小值（global energy minimum），相当于分子最稳定的构象。由势能面求最低极小值的过程称为能量最小化（energy minimum）。其所对应的结构为最优化结构（optimized structure）。能量最小化过程也是结构优化的过程。

能量最小化过程中能量变化曲线过程如图 11-16 所示。

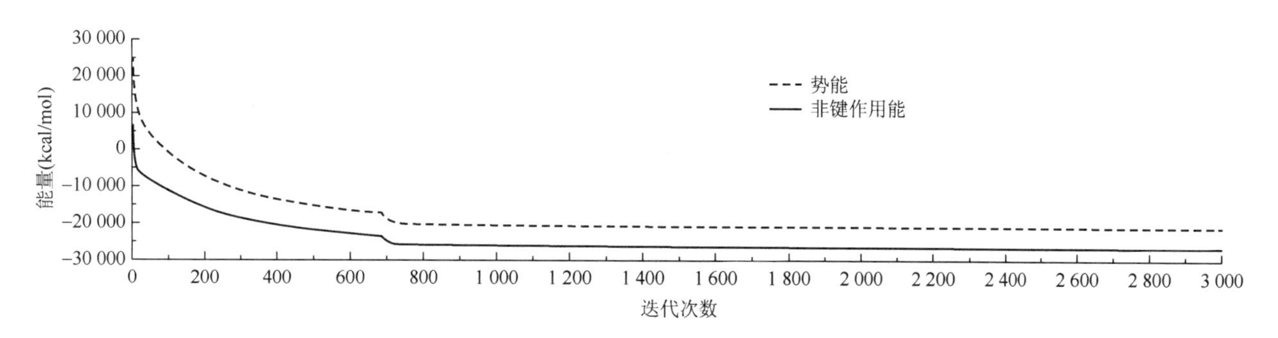

图 11-16　能量最小化过程图

由图 11-16 可知，所构建的体系在 1 000 步的计算就已经趋于平衡，后续的计算保证了模拟的正确性。

分子动力学方法通过势函数 U 描述模拟体系内的各粒子之间的相互作用，即力场（force field）。通常，力场是一组以体系中粒子的内坐标为变量的函数及其相应参数的集合，用于描述模拟体系的能量变化。在分子模拟中常见的力场可以被归纳为如下相对简单的形式。

$$\begin{aligned}\text{总势能} &= \text{键伸缩势能} + \text{键角弯曲势能} + \text{二面角扭曲势能} + \text{离平面振动势能} \\ &\quad + \text{库仑静电势能总势能} + \text{非键作用能} \\ &= \text{分子内势能} + \text{分子间势能}\end{aligned} \tag{11-19}$$

式（11-19）中的各势能项习惯以如下符号表示。

$$U(r)=U(r)_{\text{intra}}+U(r)_{\text{inter}}=\sum_{\text{bonds}}K_b(b-b_0)^2+\sum_{\text{angles}}K_\theta(\theta-\theta_0)^2+\sum_{\text{dihedrals}}K_x[1+\cos(nx-\sigma)]+\sum_{\text{nonbond}}\epsilon\left[\left(\frac{r^*}{r_{ij}}\right)^{12}-\left(\frac{r^*}{r_{ij}}\right)^{6}\right]+\sum_{\text{el}}\frac{q_iq_j}{4\pi\epsilon_0\epsilon_r r_{ij}}+\sum_x k_i^x x_i^2 \tag{11-20}$$

键伸缩势能 U_{bond}：用于描述两个成键原子间的相互作用，对稳定分子来说，各原子在其平衡位置附近做微小振动，因此原子间的键长并非维持恒定，而是在其平衡值附近做小幅变动。

键角弯曲势能 U_{angle}：描述由于键角变化引起的能量变化，分子中连续键连的 3 个原子形成键角，与键的伸缩一样，这些键角也并非维持恒定不变，而是在其平衡值附近做小幅变动。

二面角作用势能 $U_{dihedrals}$：描述由于二面角变化引起的能量变化，分子中连续键连的 4 个原子形成二面角（dihedralangle），一般来说，二面角较易于扭转（torsion）。

离平面振动势能 U_x：有些分子中会出现 4 个以上原子共平面的情况。此时共平面的 4 个原子的中心原子会在平面上下做小幅振动。这种振动引起的能量变化称为离平面振动势。

库伦静电势作用总势能：带电荷的两原子（离子）间存在库伦相互作用。极性分子中，库伦势主要来自偶极间的相互作用。

非键作用能：指每个原子的非键能系统中的一个原子和所有其他原子之间的非键相互作用能。它被分解成斥力、色散力、静电作用。所有原子能量的总和便是总的非键能。需要说明的是，在 compass 力场中，氢键作用能作为非键作用被计算在非键作用能（即范德瓦耳斯力作用和静电作用）中。

能量最小化后，体系的各类能量分别求解，见表 11-3。

表 11-3　体系能量汇总表

	能量（kcal/mol）
总能量	–21 248.909 45
内能	6 027.015 163
键能	1 723.879 720
键角弯曲能	4 604.828 498
二面角扭曲能	1 518.097 424
离平面振动能	23.767 124
交叉能量项	–1 843.557 602
键伸缩-键伸缩	6.083 487
键伸缩-键角弯曲	–332.399 851
末端键扭转	–130.912 258
中端键扭转	–359.199 930
键角扭曲	–526.876 624
键角扭曲-键角扭曲-扭曲	–513.952 122
1-3 键-键伸缩	3.427 056
键角扭曲-键角扭曲	10.272 639
扭曲-扭曲作用	0
非键作用	–26 771.902 610
范德瓦耳斯作用	9 559.060 336
排斥作用	44 511.515 700
色散作用	–34 952.455 360
静电作用	–36 330.962 950
约束	–504.022 000
btcl-约束	–504.022 000

通过对表 11-3 数据的分析可以推理得出：①计算机模拟的黄连解毒汤模拟溶液的总能量(total potential energy)为负值，说明黄连解毒汤的建模体系处于较稳定的状态，提示使用分子动力学模拟的黄连解毒汤

建模合理。②对中药提取液进行分离的工作即为利用外界作用破坏其各个分子之间相互作用能的过程。例如，纯化过程实际上是破坏小分子药效物质和高分子物质之间的相互作用从而使二者分离的过程，而浓缩实际上即破坏小分子药效物质、高分子物质和水之间的相互作用从而使其分离的过程。③其中的由范德瓦耳斯力形成的范德瓦耳斯能在分子动力学计算中分为排斥作用（vdW_repulsive）和色散作用（vdW_dispersive）。在体系中，排斥作用主要由分子或原子间相互排斥的作用产生，而此模块中的色散作用即为分子或原子相互吸引而产生。通过对数据的观察，在黄连解毒汤体系中排斥作用大于色散作用。由于范德瓦耳斯力的可加合性，在此体系中，范德瓦耳斯力主要表现为排斥作用。而静电作用（−36 330.962 950）为负值，静电作用在体系中表现为相互吸引的作用；并且由于静电作用的数值远大于范德瓦耳斯力，故体系中的各个分子之间仍然表现为相互吸引的关系，从而保证了体系的稳定。

二、中药小分子与高分子物质的溶液结构及其相互作用的分子模拟

在本章第二节“一、黄连解毒汤模拟溶液体系建模及分析”中，我们进行了整体建模与体系分析，中药的精制过程，不论是水提醇沉还是膜分离，其目标都是去粗存精，所谓的粗即没有药效的物质，如淀粉、果胶等，所谓的精即小分子药效物质。将二者分离其实是破坏二者之间相互作用的过程，所以本节的重点在于使用分子动力学模拟中药小分子药效物质与共性高分子物质之间的相互作用。

1. 理论基础　对于建立的体系，针对共性高分子物质和小分子药效物质之间的相互作用，根据分子动力学原理，我们设定了如下的计算方法。

分析物质进行建模→体系能量最小化→计算总体系能量→计算共性高分子单独存在时的能量→计算小分子药效物质单独存在时的能量→得出结果。

设定的模拟盒子中，在不计算水分子能量的基础上，可得出如下的推导公式。

$$E_{体系总能量} = E_{共性高分子能量} + E_{小分子药效物质能量} + E_{共性高分子与小分子药效物质的相互作用能} \quad (11\text{-}21)$$

因而可得

$$E_{共性高分子与小分子药效物质的相互作用能} = E_{体系总能量} - E_{共性高分子能量} - E_{小分子药效物质能量} \quad (11\text{-}22)$$

在模拟体系中，分子之间的相互作用主要由范德瓦耳斯力、静电作用组成（我们所知的氢键作用在compass力场中分类表示为范德瓦耳斯力和静电作用）。其中，范德瓦耳斯力（又称分子间作用力）产生于分子或原子之间的静电相互作用，普遍存在于固、液、气态任何微粒之间，与距离的六次方成反比。在量子化学领域，其常用单位为 kcal/mol。静电作用是离子键形成的本质，它包括静电引力和静电斥力。离子键是原子得失电子后产生的阴阳离子之间靠静电作用而形成的化学键。离子键的本质是静电作用。由于静电引力没有方向性，阴阳离子之间的作用可在任何方向上，所以离子键也没有方向性。只要条件允许，阳离子周围可以尽可能多地吸引阴离子，反之亦然。离子键没有饱和性。不同阴离子和阳离子的半径、电性不同，所形成的晶体空间点阵也不相同。在量子化学领域，静电作用的常用单位为 kcal/mol。

范德瓦耳斯力和静电作用都属于非结键力，两者的区别在于范德瓦耳斯力是一种短程作用力，而静电作用是库伦作用力，属于长程作用力。

氢键的本质是强极性键（A—H）上的氢核与电负性很大的、含孤电子对并带有部分负电荷的原子 B 之间的静电引力。氢原子可以同时与 2 个电负性很大、原子半径较小且带有未共享电子对的原子（如 O、N、F 等）相结合。在 X—H—Y 中，X、Y 都是电负性很大、原子半径较小且带有未共享电子对的原子。在 X—H 中，X 有极强的电负性，使得 X—H 键上的电子云密度偏向于 X 端，而 H 显示部分正电荷；另一分子中的 Y 上也因集中电子云而显负性，它与 H 以静电作用相结合，这就是氢键的本质，所以一般把形成氢键的静电引力也归为范德瓦耳斯力，所不同的是其具有饱和性与方向性。

2. 模拟体系与计算细节　模拟盒子采用周期边界条件。定义 X-Y 平面，垂直于 X-Y 平面的轴为 Z 轴。本章中，平衡态模拟采用 NpT 系综，体系温度为 298 K，压强为 1 atm。通过 Berendsen 热浴方法维持系统恒定的温度和压强，采用 compass 力场进行计算。

3. 模拟结果

（1）淀粉和小檗碱的溶液结构及其之间的相互作用：为了排除共性高分子物质之间的相互作用及不同小分子药效物质之间的相互作用，采取针对单一的研究目标单一建模计算的方法。

将 3 000 个水分子、1 个淀粉分子（分子质量为 19 456.80 Da，直链）和 5 个小檗碱分子放入尺寸为 3.274 nm×3.274 nm×3.274 nm 的方形纳米盒子中，采用 NpT 系综建模，并将能量最小化，得到图 11-17 所示的溶液结构的图像。

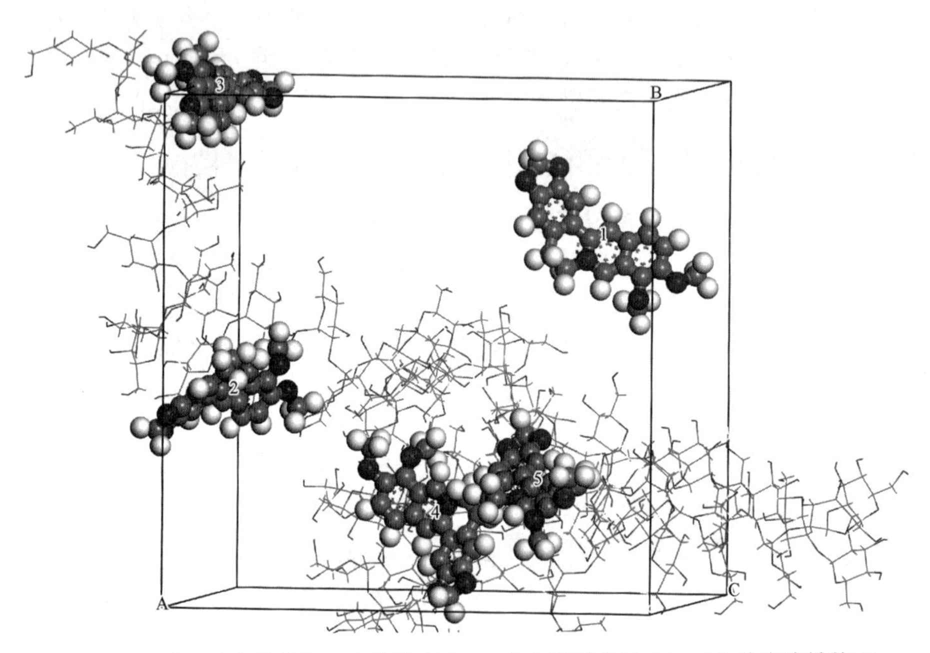

图 11-17　分子动力学模拟 1 个淀粉分子 + 5 个小檗碱分子（1～5）的溶液结构图

其中使用球棍模型表示的即为小檗碱分子，使用线性模型表示的即为淀粉分子，为方便观察，已将其中的水分子省略。图 11-17 显示，5 个小檗碱分子处于纳米盒子中的不同空间位置。将 5 个小檗碱分子分别进行编号（1～5），分别分析淀粉分子和不同小檗碱分子之间的相互作用。

在纳米盒子中，仅仅计算淀粉分子和 1 号小檗碱分子，得到图 11-18。

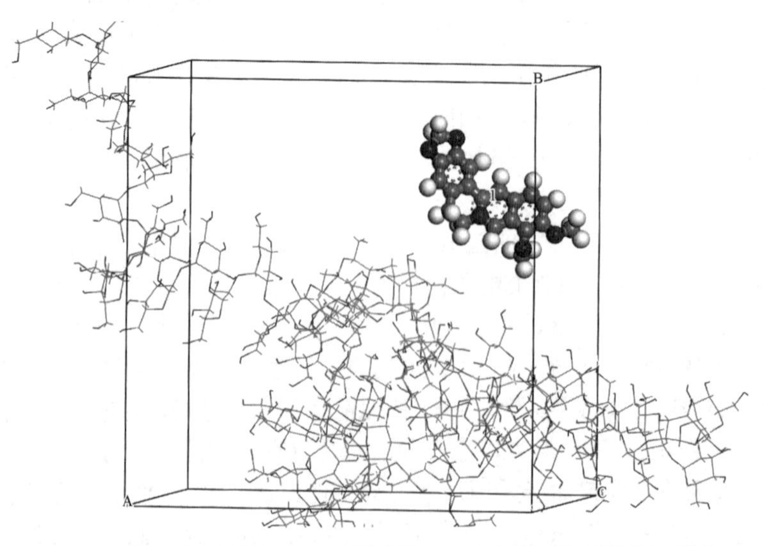

图 11-18　分子动力学模拟 1 个淀粉分子 + 1 号小檗碱分子的溶液结构图

经过计算，淀粉与 1 号小檗碱分子的相互作用能如表 11-4 所示：淀粉和 1 号小檗碱分子之间的相互作用能为–22.577 573 kcal/mol，由于两个分子之间并无化学键，因而其相互作用能全部由非键类作用能构成。范德瓦耳斯作用在二者之间占主导作用（占总能量的 97.92%），静电作用较小，也表现为相互吸引作用。同时，在范德瓦耳斯力中，色散作用大于排斥作用。换言之，淀粉与 1 号小檗碱之间主要表现为相互吸引的作用。

表 11-4　淀粉与 1 号小檗碱分子的相互作用能汇总表

能量构成	体系总能量（kcal/mol）	淀粉能量（kcal/mol）	小檗碱能量（kcal/mol）	淀粉与小檗碱相互作用能（kcal/mol）
总能量	4 935.400 665	4 667.518 410	290.459 828	–22.577 573
内能	383.377 512	109.566 594	273.810 918	0
非键作用	4 552.023 154	4 557.951 816	16.648 910	–22.577 572
范德瓦耳斯作用	129.693 732	133.927 224	17.874 588	–22.108 080
排斥作用	6 678.749 777	6 583.417 696	80.027 661	15.304 420
色散作用	–6 549.056 045	–6 449.490 472	–62.153 072	–37.412 501
静电作用	4 422.329 422	4 424.024 592	–1.225 678	–0.469 492

在纳米盒子中，据此法得出淀粉与小檗碱分子的相互作用能，如表 11-5 所示。

表 11-5　淀粉与 1～5 号小檗碱分子的相互作用能汇总表

能量构成	淀粉与 1 号小檗碱相互作用能（kcal/mol）	淀粉与 2 号小檗碱相互作用能（kcal/mol）	淀粉与 3 号小檗碱相互作用能（kcal/mol）	淀粉与 4 号小檗碱相互作用能（kcal/mol）	淀粉与 5 号小檗碱相互作用能（kcal/mol）
总能量	–22.577 573	–25.886 597	–35.859 688	–38.446 745	–38.023 393
内能	0	0	0	0	0
非键作用	–22.577 572	–25.886 597	–35.859 688	–38.446 745	–38.023 393
范德瓦耳斯作用	–22.108 080	–22.535 034	–32.264 781	–33.081 457	–34.344 033
排斥作用	15.304 420	18.737 549	33.588 827	52.260 840	38.609 152
色散作用	–37.412 501	–41.272 583	–65.853 608	–85.342 297	–72.953 186
静电作用	–0.469 492	–3.351 563	–3.594 907	–5.365 289	–3.679 360

通过对淀粉和小檗碱的溶液结构图及相互作用能汇总表的观察，可以推理出如下信息。

1）淀粉与小檗碱之间存在相互作用，并且淀粉和小檗碱之间的相互作用以范德瓦耳斯力为主，以静电作用为辅。一般而言，范德瓦耳斯力占总相互作用的 85%以上。

2）淀粉和小檗碱之间的相互作用能为负值。两者之间所表现的是相互吸引的关系，提示在将淀粉与小檗碱进行分离的过程中，需要给予外界能量，破坏其中的作用能，从而使两者分离。

3）由于小檗碱所在空间位置的不同，小檗碱分子和淀粉分子的相互作用也不同。换言之，在黄连解毒汤溶液中，每个小檗碱分子所受到的淀粉分子的约束力是不同的。其受约束力的大小不同导致将其分离的难易程度不同。

（2）淀粉和巴马汀的溶液结构及其之间的相互作用：将 3 000 个水分子、1 个淀粉分子（分子质量为 19 456.8 Da，直链)和 5 个巴马汀分子放入尺寸为 3.278 nm×3.278 nm×3.278 nm 的方形纳米盒子中，采用 NpT 系综建模，并将能量最小化，得到图 11-19 所示的溶液结构图像。将 5 个巴马汀分子依次编号（1～5），得图 11-19 及相对应的相互作用能（表 11-6）。

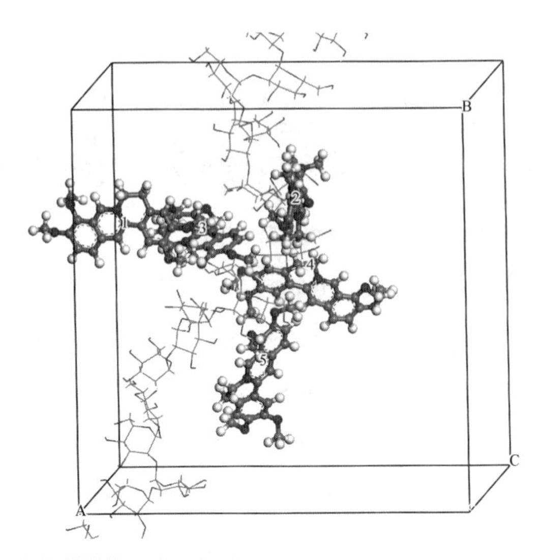

图 11-19 分子动力学模拟 1 个淀粉分子 + 5 个巴马汀分子（1～5）的溶液结构图

表 11-6 淀粉与 1～5 号巴马汀分子的相互作用能汇总表

能量构成	淀粉与 1 号巴马汀相互作用能（kcal/mol）	淀粉与 2 号巴马汀相互作用能（kcal/mol）	淀粉与 3 号巴马汀相互作用能（kcal/mol）	淀粉与 4 号巴马汀相互作用能（kcal/mol）	淀粉与 5 号巴马汀相互作用能（kcal/mol）
总能量	−31.050 280	−28.373 602	−22.399 007	−29.842 678	−31.488 686
内能	0	0	0	0	0
非键作用	−4 488.137 746	−28.373 601	−22.399 007	−29.842 677	−31.488 686
范德瓦耳斯作用	6 329.110 227	−26.926 137	−19.208 439	−27.765 230	−32.790 227
排斥作用	−12 691.892 733	48.884 325	24.507 594	47.312 540	65.161 881
色散作用	10 711.217 247	−75.810 461	−43.716 033	−75.077 769	−97.952 108
静电作用	−39.935 484	−1.447 465	−3.190 568	−2.077 448	1.301 540

通过对淀粉和巴马汀的溶液结构图及相互作用能汇总表的观察，可推理出如下信息。

1）淀粉与巴马汀之间存在相互作用，和小檗碱相似。淀粉和巴马汀之间的相互作用以范德瓦耳斯力为主，静电作用为辅。一般而言，范德瓦耳斯力占总相互作用的 85%以上。

2）和小檗碱相似，淀粉和巴马汀之间的相互作用能为负值，二者之间是相互吸引的关系。对于分离过程而言，需要给予外界能量破坏其中的作用能而分离。

（3）淀粉和黄芩苷的溶液结构及之间的相互作用：将 3 000 个水分子、1 个淀粉分子（分子质量为 19 456.80 Da，直链）和 5 个小檗碱分子放入尺寸为 3.274 nm×3.274 nm×3.274 nm 的方形纳米盒子中，采用 NpT 系综建模，并将能量最小化。对于其中黄芩苷分子依次编号（1～5），得图 11-20 及相对应的相互作用能（表 11-7）。

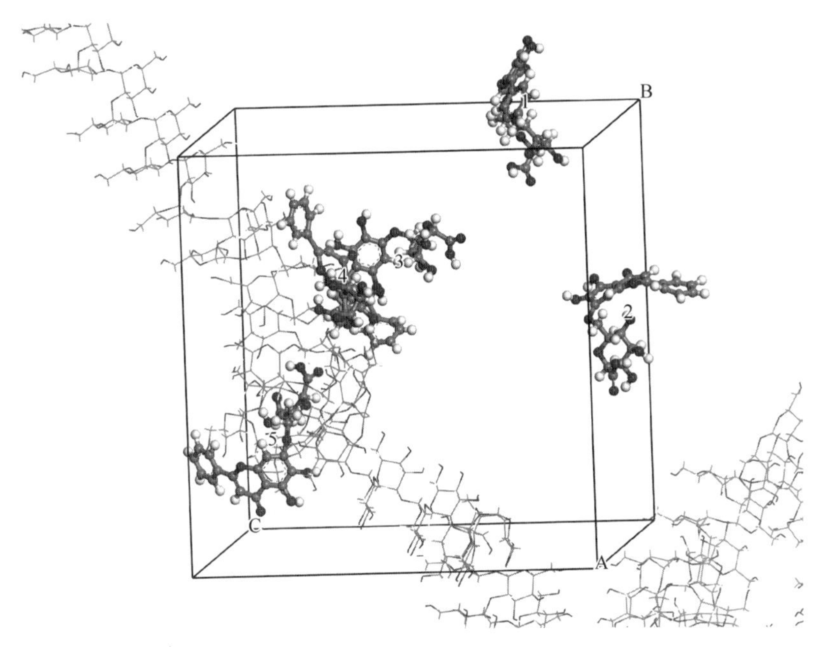

图 11-20　分子动力学模拟 1 个淀粉分子 + 5 个黄芩苷分子（1～5）的溶液结构图

表 11-7　淀粉与 1～5 号黄芩苷分子的相互作用能汇总表

能量构成	淀粉与 1 号黄芩苷相互作用能（kcal/mol）	淀粉与 2 号黄芩苷相互作用能（kcal/mol）	淀粉与 3 号黄芩苷相互作用能（kcal/mol）	淀粉与 4 号黄芩苷相互作用能（kcal/mol）	淀粉与 5 号黄芩苷相互作用能（kcal/mol）
总能量	−12.852 554	−41.995 586	−3.820 131	1.519 875	27.278 356
内能	0	0	0	0	0
非键作用	−12.852 554	−41.995 586	−3.820 131	1.519 875	27.278 356
范德瓦耳斯作用	−9.339 472	−25.748 456	34.682 485	9.162 195	40.043 789
排斥作用	29.752 780	84.572 066	245.472 000	171.359 747	226.839 871
色散作用	−39.092 252	−110.320 524	−210.789 515	−162.197 551	−186.796 081
静电作用	−3.513 083	−16.247 129	−38.502 616	−7.642 320	−12.765 433

通过对淀粉和黄芩苷的溶液结构图及相互作用能汇总表的观察，可推理出如下信息。

1）淀粉与黄芩苷之间存在相互作用：和小檗碱不同的是，由于处于不同的空间位置，淀粉与黄芩苷之间的相互作用形式不同，某些情况下（如 1 号、2 号、3 号黄芩苷），二者之间的相互作用能为负值，即表现出相互吸引的关系；某些情况下（如 4 号、5 号黄芩苷），二者之间的相互作用能为正值，即相互排斥的关系。

2）和淀粉与小檗碱分子的相互作用类型不同：在某些情况下，淀粉和黄芩苷之间的相互作用以范德瓦耳斯力为主；某些情况下，淀粉和黄芩苷之间的相互作用以静电作用为主。相互作用的构成及主次关系主要与二者的距离、二者的空间位置有关。

3）随着黄芩苷所在空间位置的不同，黄芩苷分子和淀粉分子的相互作用大小不一且有正有负。在黄连解毒汤溶液中，每个黄芩苷分子所受到的淀粉分子的约束力或排斥力是不同的。其所受约束力和排斥力的大小导致其与淀粉分离难易程度的不同。

（4）淀粉和栀子苷的溶液结构及之间的相互作用：将 3 000 个水分子、1 个淀粉分子（分子质量为 19 456.80 Da，直链）和 5 个栀子苷分子放入尺寸为 3.288 nm×3.288 nm×3.288 nm 的方形纳米盒子中，采用 NpT 系综建模，并将能量最小化。对其中栀子苷分子依次编号（1～5），得图 11-21 及相对应的相互作用能（表 11-8）。

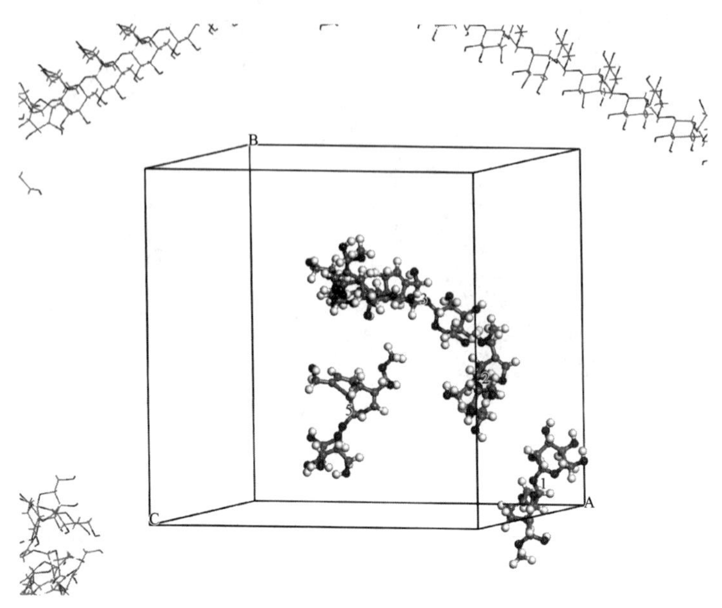

图 11-21 分子动力学模拟 1 个淀粉分子 + 5 个栀子苷分子的溶液结构图

表 11-8 淀粉与 1～5 号栀子苷分子的相互作用能汇总表

能量构成	淀粉与 1 号栀子苷相互作用能（kcal/mol）	淀粉与 2 号栀子苷相互作用能（kcal/mol）	淀粉与 3 号栀子苷相互作用能（kcal/mol）	淀粉与 4 号栀子苷相互作用能（kcal/mol）	淀粉与 5 号栀子苷相互作用能（kcal/mol）
总能量	380.163 927	185.491 296	600.623 299	15.598 470	–10.403 792
内能	0	0	0	0	0
非键作用	380.163 927	185.491 296	600.623 299	15.598 469	–10.403 792
范德瓦耳斯作用	401.316 849	208.405 202	640.656 548	20.578 445	20.174 639
排斥作用	679.891 233	458.735 152	847.474 359	90.571 887	118.242 484
色散作用	–278.574 385	–250.329 952	–206.817 813	–69.993 444	–98.067 845
静电作用	–21.152 923	–22.913 906	–40.033 248	–4.979 974	–30.578 433

为了观察方便，将图中的水分子全部省略。图 11-21 反映了栀子苷和小檗碱、黄芩苷、巴马汀不同的情况，即栀子苷和淀粉分子的距离远远大于小檗碱、黄芩苷和淀粉分子的距离。

通过对淀粉和栀子苷的溶液结构图及相互作用能汇总表的观察，可推理出如下信息。

1）淀粉与栀子苷之间存在相互作用。其相互作用能的绝对值远大于其他三类小分子药效物质（小檗碱、巴马汀、黄芩苷），多数情况（80%）淀粉分子和栀子苷分子之间的相互作用能为正值，即二者之间表现为相互排斥的关系。

2）淀粉与栀子苷和淀粉与小檗碱分子的相互作用类型不同：淀粉和栀子苷之间起决定性的相互作用是范德瓦耳斯力，并且淀粉和栀子苷之间的排斥作用和其他小分子与淀粉之间的范德瓦耳斯力相比数值较高，即排斥作用较大，这可能是不同的分子结构引起的。

为便于比较，将上述数据进行汇总，得表 11-9。

表 11-9　淀粉和 4 种小分子药效物质相互作用能汇总表

	淀粉 + 小檗碱（kcal/mol）	淀粉 + 黄芩苷（kcal/mol）	淀粉 + 栀子苷（kcal/mol）	淀粉 + 巴马汀（kcal/mol）
1	−22.577 573	−12.852 554	380.163 927	−31.050 28
2	−25.886 597	−41.995 586	185.491 296	−28.373 602
3	−35.859 688	−3.820 131	600.623 299	−22.399 007
4	−38.446 745	1.519 875	15.598 470	−29.842 678
5	−38.023 393	27.278 356	−10.403 792	−31.488 686
平均	−32.158 799	−5.974 008	234.294 640	−28.630 851

表 11-9 的数据显示，由于具有相同的母核结构，淀粉对小檗碱分子和巴马汀分子的作用能相似，平均值均在−30 kcal/mol 左右，都为相互吸引的关系。二者相互作用能的组成相似，均是范德瓦耳斯力占主导作用（占总相互作用的 80%以上）。

尽管黄芩苷和栀子苷都为苷类物质，但淀粉对其二者的相互作用能却不尽相同。对于黄芩苷而言，淀粉对于黄芩苷分子的相互作用能正负不同，淀粉与 5 个黄芩苷分子的相互作用能的平均值为−5.974 008 kcal/mol。这表明在淀粉和黄芩苷共存的溶液体系中，淀粉与黄芩苷主要存在的是较弱的相互吸引作用。而淀粉与栀子苷的平均相互作用能高达 234.294 640 kcal/mol，即淀粉和栀子苷之间表现出较强的相互排斥作用。

（5）果胶和 4 种小分子药效物质之间的相互作用：研究方法同上，经过计算得表 11-10。

表 11-10　果胶和小分子药效物质相互作用能汇总表

	果胶 + 1 个小檗碱（kcal/mol）	果胶 + 1 个黄芩苷（kcal/mol）	果胶 + 1 个栀子苷（kcal/mol）	果胶 + 1 个巴马汀（kcal/mol）
1	−15.234 982	19.264 876	578.632 542	−33.264 821
2	−9.376 245	23.351 549	369.315 413	−18.661 162
3	−33.654 871	−1.351 656	296.611 533	−13.365 489
4	−21.054 975	−8.236 488	19.365 141	−7.364 163
5	−19.265 486	−38.364 819	2.366 481	−26.364 123
平均	−19.717 312	−1.067 308	253.258 222	−19.803 952

果胶和 4 种小分子药效物质之间的相互作用与淀粉和 4 种小分子药效物质之间的相互作用相似。对于小檗碱和巴马汀，其相互作用能为负值，即为相互吸引的作用；对于黄芩苷，也为弱相互吸引的作用，但平均相互作用能很小（只有−1 kcal/mol）；对于栀子苷分子却表现出较强的相互排斥的作用。

4. 讨论　中药制药领域采用现代分离手段的目的多是为了从中药水提液中将小分子药效物质与淀粉、果胶等共性高分子物质分离。通过基于第一性原理的计算机模拟实验，证明共性高分子物质和小分子药效物质之间存在吸引或排斥的相互作用。如果共性高分子物质和小分子药效物质之间的相互作用能为正值，其相互作用为相互排斥，将其分离相对容易；如果共性高分子物质和小分子药效物质之间的相互作用为负值，则其相互作用为相互吸引，就需要给予一定的外界能量破坏两者之间的相互作用而将其分离。对于本实验体系而言，依照模拟结果，淀粉、果胶和小分子药效物质的分离难易顺序从易到难应为：栀子苷＞黄芩苷＞巴马汀＞小檗碱。

一般而言，共性高分子物质和小分子药效物质之间的相互作用，范德瓦耳斯力占主导因素，静电作用一般较小（占总相互作用能的3%～15%），且共性高分子物质对于不同空间位置小分子药效物质的相互作用力是不同的。即使对于同种类型的小分子药效物质，不同的空间位置不仅决定了其与共性高分子物质相互作用能的大小，甚至决定了其与共性高分子物质相互作用能的正负值，造成了中药提取物中物质相同而分离难易程度不同的结果。其分离难易程度的不同一定程度上会导致分离过程中转移率的不同。

本节采用分子模拟技术研究了小分子物质与共性高分子物质之间的相互作用。计算结果为中药水提液的分离提供了理论指导，也加深了我们对中药水提液微观世界的认知，研究结果显示，分子模拟在中药基础研究方面具有很好的应用前景。

三、小檗碱与水分子溶液结构的分子模拟

本部分采用分子动力学模拟软件来分析小分子物质（小檗碱）与水分子之间的存在状态、相互作用，并结合 LM10 纳米颗粒分析仪的实验数据进行分析，希望以此为基础指导分离过程的优化，对一直困扰中药学研究的浓缩问题有所启示。

1. 仪器与试药

（1）实验装置：粒径分布检测选用 LM10 纳米颗粒分析仪（Nanosight，英国）[28]。

（2）试剂：①盐酸小檗碱提取物，南京泽朗医药科技有限公司；②盐酸小檗碱标准品，批号 110713-200208，供含量测定用，中国药品生物制品检定所。

2. 实验方法

（1）计算环境和方法：本部分先构建单体分子，并采用从头算法进行分子构象的优化。接着将所需要研究的分子放入纳米盒子中，即得可进行观察、进行计算的体系。

在此章中，研究的重点为小檗碱和水之间的相互作用力，因而建模为小檗碱和水分子共存的建模。

在设定的模拟盒子中，可得出如下的推导公式。

$$E_{体系总}=E_{小檗碱}+E_{水分子}+E_{小檗碱分子和水的相互作用} \quad (11\text{-}23)$$

因而可得

$$E_{小檗碱分子和水的相互作用}=E_{体系总}-(E_{小檗碱}+E_{水分子}) \quad (11\text{-}24)$$

相互作用能为负值时，表示两者相互吸引作用大，体系总能量降低。负值的绝对值越大，说明相互作用越强，两者相互吸引越剧烈。相互作用能为正值时，表示两者相互排斥作用大，体系总能量提高。正值越大，两者相互排斥越剧烈。相互作用能是模拟计算中的主要指标，可反映小檗碱和水分子之间的相互作用。

（2）模拟体系与计算细节：选择药理作用明确、广泛存在于清热解毒药物（如黄连、黄柏、三颗针及十大功劳等）及复方（黄连解毒汤、三黄汤、安宫牛黄丸等）的小檗碱为研究对象。为发现小檗碱分子与水分子不同分子个数配比时溶液结构与相互作用的变化和规律，按照小檗碱分子∶水分子＝1∶1、1∶5、1∶10、1∶20、1∶50、1∶100、1∶300、1∶500、1∶1 000 的比例依次建模，并进行计算。

模拟盒子采用周期边界条件。定义 *X-Y* 平面，垂直于 *X-Y* 平面的轴为 *Z* 轴。本部分平衡态模拟采用 NpT 系综，体系温度为 298 K，压强为 1 atm。通过 Berendsen 热浴方法维持系统恒定的温度和压强。采用 compass 力场进行计算。

3. 实验结果

（1）小檗碱水溶液膜透过性及粒径分布实验研究：通过超滤实验发现，小檗碱的透过率为 93.6%，并不是理想中的 100%。同时，采用 LM10 纳米颗粒分析仪检测粒径分布，结果见图 11-22。

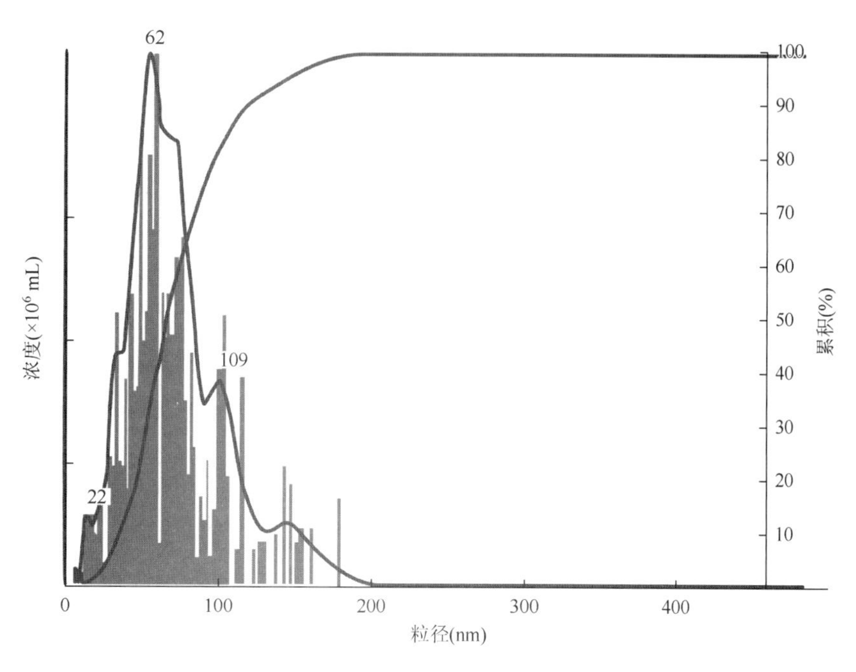

图 11-22　小檗碱溶液的粒径分布

通过图 11-22 可以看到，小檗碱溶液的粒径分布范围为 10～230 nm，其中 50 nm 以下的颗粒为 14.8%左右，50～130 nm 的颗粒占将近 80%，平均粒径为 74 nm。小檗碱的溶解性较好，小檗碱溶液为澄清透明的液体（浊度为 0 NTU），里面却有数量巨大的不同粒径的纳米颗粒。完茂林等也发现了类似的现象[29]。我们将尝试通过计算机模拟的方法探索造成这些现象的原因。

（2）小檗碱和 1 个水分子的溶液结构及之间的相互作用：将 1 个小檗碱分子与 1 个水分子放入一个纳米盒子中。采用 NpT 系综建模，并将能量最小化，得到图 11-23 所示的溶液结构的图像。

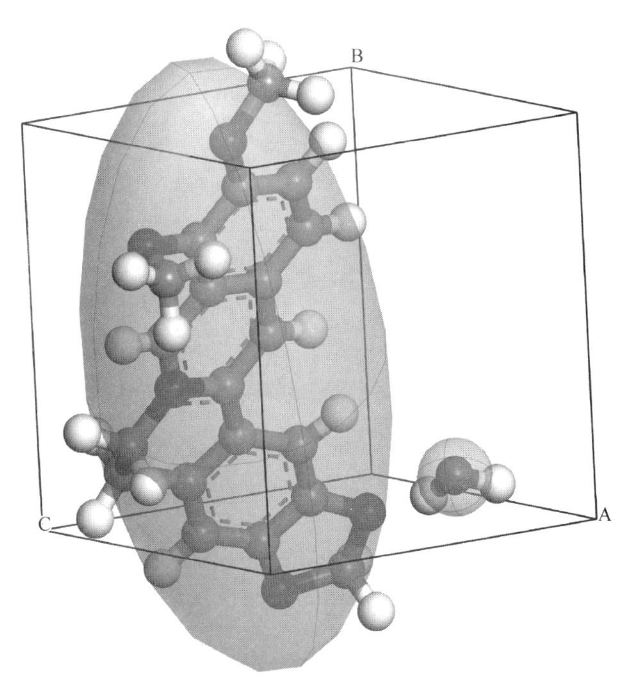

图 11-23　分子动力学模拟 1 个小檗碱分子 + 1 个水分子的溶液结构图

为方便观察，其中小檗碱分子和水分子均使用球棍模型表示，并进行椭圆形离子化。图 11-23 显示，为使整个体系能量最小化，水分子处于纳米盒子中部靠下的位置。经过能量分析得表 11-11。

表 11-11 小檗碱和 1 个水分子相互作用能汇总表

能量构成	体系总能量（kcal/mol）	小檗碱能量（kcal/mol）	水分子能量（kcal/mol）	小檗碱与水的相互作用能（kcal/mol）
总能量	238.657 487	247.073 454	−0.154 488	−8.261 479
内能	250.905 585	250.789 224	0.116 362	0
非键作用	−12.248 098	−3.715 770	−0.270 850	−8.261 478
范德瓦耳斯作用	−3.223 767	−1.912 901	−0.006 418	−1.304 448
排斥作用	106.975 572	99.084 189	0.000 438	7.890 945
色散作用	−110.199 339	−100.997 09	−0.006 856	−9.195 393
静电作用	−9.024 331	−1.802 869	−0.264 431	−6.957 031

由表 11-11 可见，小檗碱和 1 个水分子之间的相互作用能为−8.261 479 kcal/mol，由于小檗碱分子和水分子之间并无化学键，因而其相互作用能全部由非键类作用能构成。静电作用在二者之间的相互作用中占主导作用（占总能量的 84.21%），表现为相互吸引作用。在范德瓦耳斯力中，色散作用大于排斥作用，也表现为相互吸引。范德瓦耳斯力和静电作用的加合构成了小檗碱与水分子之间的相互吸引作用。

（3）小檗碱与多个水分子的溶液结构及它们之间的相互作用：将一个小檗碱分子分别与 5 个、10 个、20 个、50 个、100 个、300 个、500 个、1000 个水分子放入一个纳米盒子中。采用 NpT 系综建模，并将能量最小化。得到图 11-24 至图 11-31 所示的溶液结构的图像。

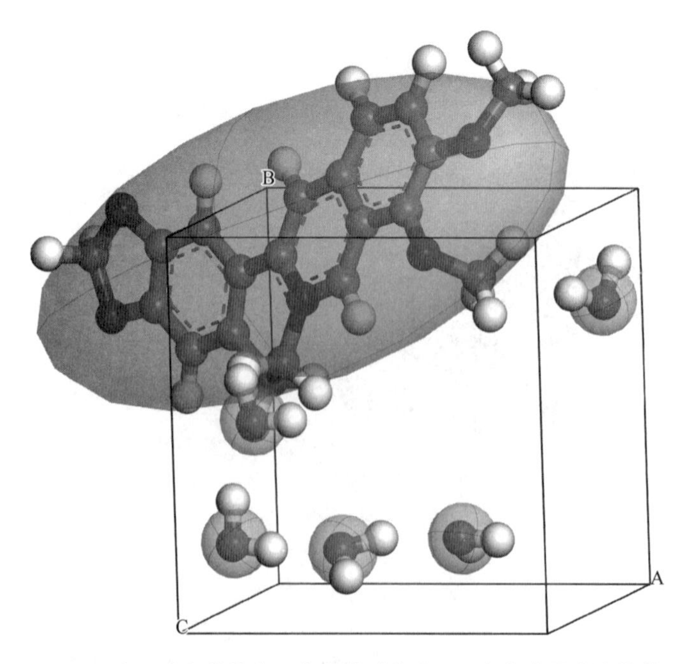

图 11-24 分子动力学仿真 1 个小檗碱分子 + 5 个水分子溶液结构图

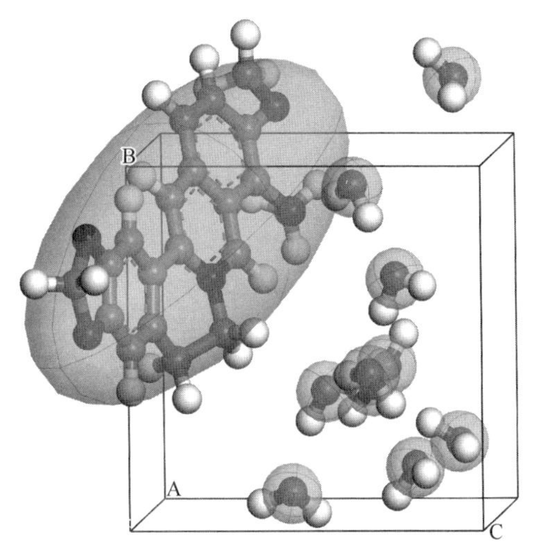

图 11-25　分子动力学模拟 1 个小檗碱分子 + 10 个水分子的溶液结构图

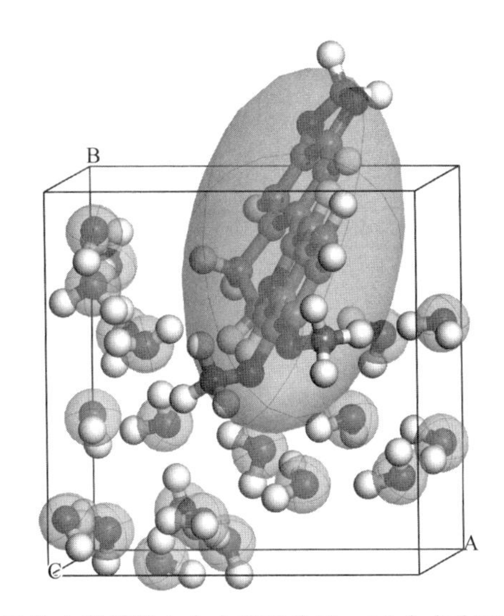

图 11-26　分子动力学模拟 1 个小檗碱分子 + 20 个水分子的溶液结构图

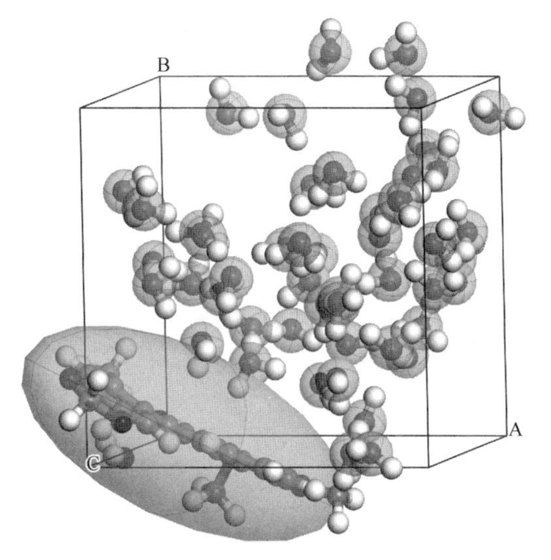

图 11-27　分子动力学模拟 1 个小檗碱分子 + 50 个水分子的溶液结构图

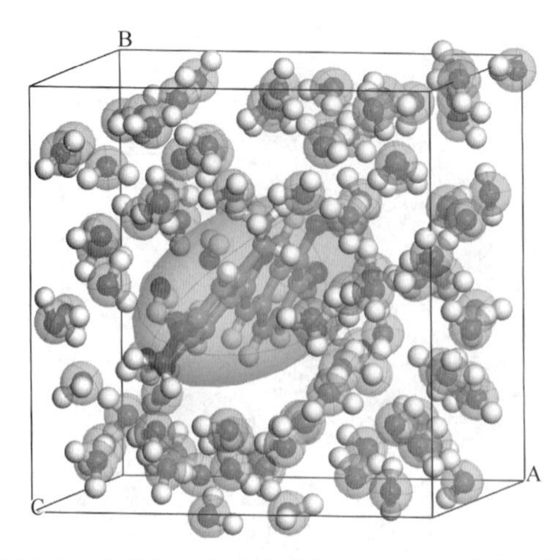

图 11-28 分子动力学模拟 1 个小檗碱分子 + 100 个水分子的溶液结构图

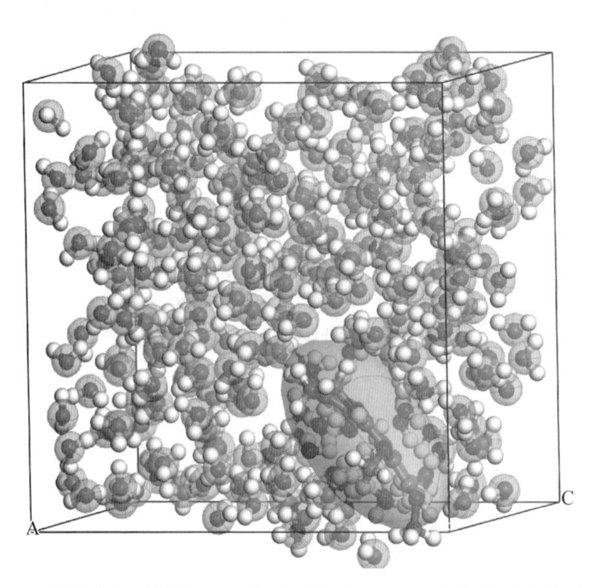

图 11-29 分子动力学模拟 1 个小檗碱分子 + 300 个水分子的溶液结构图

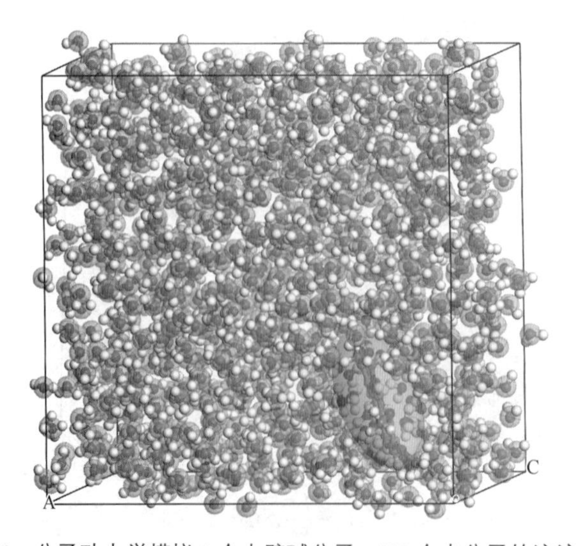

图 11-30 分子动力学模拟 1 个小檗碱分子+ 500 个水分子的溶液结构图

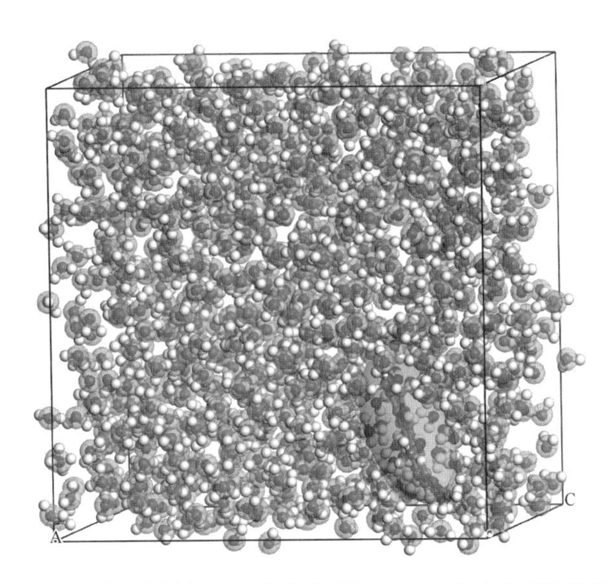

图 11-31　分子动力学模拟 1 个小檗碱分子 + 1 000 个水分子的溶液结构图

由图 11-24 至图 11-31 可知，不同水分子的个数构成了小檗碱分子不同的分子构象，并处于纳米盒子中不同的空间位置。其余水分子之间的相互作用能分析见表 11-12。

表 11-12　小檗碱和水分子相互作用能汇总表

能量构成	小檗碱与 5 个水分子的相互作用能（kcal/mol）	小檗碱与 10 个水分子的相互作用能（kcal/mol）	小檗碱与 20 个水分子的相互作用能（kcal/mol）	小檗碱与 50 个水分子的相互作用能（kcal/mol）	小檗碱与 100 个水分子的相互作用能（kcal/mol）	小檗碱与 300 个水分子的相互作用能（kcal/mol）	小檗碱与 500 个水分子的相互作用能（kcal/mol）	小檗碱与 1 000 个水分子的相互作用能（kcal/mol）
总能量	–15.853 39	–25.438 32	–31.588 27	–39.410 04	–36.578 62	–43.856 35	–46.743 92	–42.385 93
内能	0	0	0	0	0	0	0	0
非键作用	–15.853 39	–25.438 32	–31.588 27	–39.410 04	–36.578 62	–43.856 35	–46.743 92	–42.385 93
范德瓦耳斯作用	–8.162 955	–13.178 21	–19.020 04	–23.850 68	–26.021 48	–27.551 65	–26.162 83	–28.551 15
排斥作用	12.892 94	18.734 619	26.176 374	38.833 813	28.710 095	44.572 758	46.981 843	51.135 399
色散作用	–21.055 89	–31.912 83	–45.196 41	–62.684 49	–54.731 57	–72.124 41	–73.144 67	–79.686 54
静电作用	–7.690 431	–12.260 1	–12.568 23	–15.559 36	–10.557 14	–16.304 7	–20.581 09	–13.834 78

通过对图像和数据的观察，可以发现：①小檗碱和水之间的相互作用是负值，即相互吸引，且整个体系稳定。由于小檗碱水溶液为稳定的澄清溶液体系，这一点和自然界的现象吻合。②在小檗碱和水分子的相互作用中，其中的范德瓦耳斯力和静电作用都为负值，即两种作用均表现为相互吸引。③在水分子个数从 1 增加到 1 000 的过程中，静电作用和范德瓦华斯力的变化趋势不同。起初，当纳米盒子中存在 1 个小檗碱分子和 1 个水分子时，其中静电作用起主导作用。随着水分子的不断增加，其中的静电作用为–20.581 09～–6.957 031 kcal/mol，而范德瓦耳斯力得到了较大程度的增长（–28.551 15～–1.304 448 kcal/mol），其在相互作用中所占的比例也逐渐增大。

为进行数据分析，对小檗碱和 1～1 000 个水分子之间的总相互作用、静电作用、范德瓦耳斯力分别进行曲线拟合，见图 11-32。

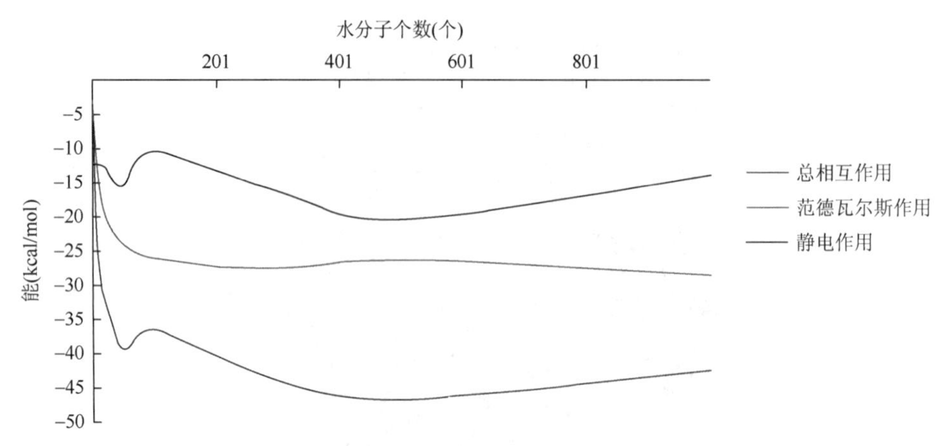

图 11-32 小檗碱和 1～1 000 个水分子之间相互作用拟合曲线图

如图 11-32 所示，随着水分子的增多，小檗碱和水分子之间的相互作用能先迅速增长，后达到极限，然后相互作用能在极限附近上下波动（波动范围 10%）。

4. 讨论

（1）小檗碱和水分子溶液结构计算机模拟数据与粒径分布实验结果的相关性：上述实验结果提示，单纯就小檗碱分子而言，可能只有周围的 50～100 个水分子才能和其产生相互作用。可能的情况是，这些水分子包裹着中间的小分子药效物质，从而形成水合小檗碱分子簇溶解于水中，这些分子簇又不断地聚集或分散从而形成粒径分布仪所测得的不同粒径分布的粒子，依照模拟尺度进行推算、粒径为 10 nm 的颗粒可能是由1～2 个水合小檗碱分子簇构成，粒径为230nm 的可能是由若干个水合小檗碱分子簇构成。也正是因为这些粒子的存在，加强了膜表面对小檗碱的吸附，甚至被小檗碱水分子簇堵塞，使得小檗碱的透过率降低。但此推理仍有待进一步论证。

在实际提取的中药提取液中，水分子和小檗碱分子的个数比将超过 1 000∶1。考虑到水分子对小分子药效物质作用极值的因素，水分子和小檗碱分子的相互作用能应与本部分所计算的水分子对小分子药效物质的作用能极值结果接近。

（2）小檗碱与水分子溶液结构及相互作用研究对中药提取液浓缩过程的启示：本部分的计算内容除了可以更清楚地阐明小檗碱水溶液的溶液结构，也可在一定程度上加深对中药提取液浓缩和干燥过程的理解。由于水分子和小檗碱分子之间为相互吸引的作用，所以从某种意义上说，中药提取液的浓缩过程实际上就是借助外部能量（热能、机械能、电离能等）破坏水分子和小分子药效物质、共性高分子物质之间的相互作用，从而使得水分子和小分子药效物质、共性高分子物质分离的过程。实际生产中，我们应该从最根本、最基础的科学问题入手，根据面对目标的特性选择最合适的技术手段。例如，已发现溶液环境中小檗碱分子与水分子的静电能占总相互作用能的 28%～44%，则在分离的过程中应可以考虑加入电场破坏其静电作用，从而达到降低能耗的目的。

本部分采用 LM10 纳米颗粒分析仪发现小檗碱水溶液中存在大量的纳米颗粒，接着使用分子模拟技术研究了以小檗碱为代表的小分子物质的溶液结构及与水分子之间的相互作用，并结合实验数据进行分析、探讨。其计算结果为中药水提液的分离、浓缩、干燥提供了理论指导，也加深了我们对中药水提液微观世界的认知。

四、黄连解毒汤多元小分子药效物质与 Al_2O_3 陶瓷膜相互作用的分子模拟及实验

目前实际应用中，中药制剂一般采用 6～100kDa 截留分子量的超滤膜[30]。理论上说，小于 1 kDa 的小分子药效物质均应透过截留分子量大于 1 kDa 的膜，但实际情况是不同孔径的膜对各种小分子成分均有一定截留，并且各类小分子药效物质透过率不同。导致这一情况的原因可能是：①小分子物质在

膜过程中的透过竞争；②膜材料与中药成分之间的相互作用；③高分子物质对小分子物质的吸附、包裹；④化学成分的空间结构与膜孔径的位阻作用[31]。

本部分将在前三节研究工作的基础上，选择药效确切、指标性成分明确的复方——黄连解毒汤[32]中的四种药效成分：盐酸小檗碱、盐酸巴马汀、黄芩苷、栀子苷为研究对象，针对小分子药效物质透过率不同这一现象进行实验研究，同时通过分子动力学模拟技术从机制层面阐述造成这一现象的原因。以下将主要针对上文所述原因②，即膜材料与中药成分之间的相互作用进行研究。

1. 仪器与试药

（1）实验装置：膜管材质，Al_2O_3；孔径，50 nm（相对应截留分子量 100 kDa）；管长，220 mm；通道内径，8 mm；通道外径，12 mm；膜过滤面积 0.005 m^2（南京工业大学膜科学技术研究所）。Waters515 双泵液相色谱仪，2 487 双波长紫外检测器（Waters 公司），N2000 色谱工作站（浙江大学智达信息工程有限公司），恒温水浴锅（HH-1 型，国华电器有限公司），电子天平（Sartorius BL4100 型，德国）。

（2）试剂：盐酸小檗碱、栀子苷、黄芩苷、盐酸巴马汀（南京泽朗医药科技有限公司）；盐酸小檗碱对照品（中国药品生物制品检定所，批号 110713-200208）；栀子苷对照品（中国药品生物制品检定所，批号 110749-200512）；黄芩苷对照品（中国药品生物制品检定所，批号 110715-200506）；盐酸巴马汀对照品（中国药品生物制品检定所，批号 110723-200815）；乙腈、甲醇（色谱纯，江苏汉邦科技有限公司）。

2. 实验方法

（1）模拟体系的配置：中药复方水提液中淀粉含量分布大多数集中在 0.1%～0.6%，参照黄连解毒汤中盐酸小檗碱、栀子苷、黄芩苷、盐酸巴马汀这两类指标性成分测定结果[33]，配制如下小分子模拟溶液。①0.3%盐酸小檗碱水溶液（模拟溶液 A）；②0.3%盐酸巴马汀水溶液（模拟溶液 B）；③0.3%黄芩苷水溶液（模拟溶液 C）；④0.3%栀子苷水溶液（模拟溶液 D）。

（2）药效成分含量测定：

1）盐酸小檗碱的含量测定[34]：HPLC 分析条件色谱柱 Hedera ODS-3（4.6 mm×250 mm）；流动相为乙腈–0.1%磷酸溶液（45∶55）（V/V）（每 100 mL 加入 0.1 g 十二烷基磺酸钠）；检测波长 265 nm；柱温 30℃；流速 1.0 mL/min。

对照品溶液的制备：取减压干燥后的盐酸小檗碱对照品适量，精密称定，加甲醇配制成 0.261 8 mg/mL 的盐酸小檗碱贮备液。

2）栀子苷的含量测定[35]：HPLC 分析条件色谱柱 Hedera ODS-3（4.6 mm×250 mm）；流动相甲醇–水（30∶70）（V/V）；检测波长 240 nm；柱温 30℃；流速 1.0 mL/min。

对照品溶液的制备取减压干燥后的栀子苷对照品适量，精密称定，加甲醇配制成 1.024 8 mg/mL 栀子苷贮备液。

3）黄芩苷的含量测定：HPLC 分析条件色谱柱 Hedera ODS-3（4.6 mm×250 mm）；流动相为甲醇–水–磷酸（47∶53∶0.2）（V/V）；检测波长 280 nm；柱温 30℃；流速 1.0 mL/min。

对照品溶液的制备：取减压干燥后的黄芩苷对照品适量，精密称定，加甲醇配制成 0.052 0 mg/mL 黄芩苷贮备液。

4）盐酸巴马汀的含量测定：HPLC 分析条件同上述盐酸小檗碱项下。

对照品溶液的制备：取减压干燥后的盐酸巴马汀对照品适量，精密称定，加甲醇配制成 0.093 4 mg/mL 盐酸小檗碱贮备液。

（3）超滤试验方法：在操作压力为 0.15 MPa，膜面流速为 3 m/s，温度为 25℃的条件下，将孔径为 50 nm 的 Al_2O_3 膜在实验装置上错流微滤，收集滤过液测定含量。每次实验均用新膜，以减少膜污染对转移的影响。每次实验结束后都要进行清洗。

化合物透过率由下式计算。

$$透过率(\%) = c_1/c_0 \times 100$$

式中，c_1为透过液中化合物浓度；c_0为原液中化合物浓度。

（4）计算环境和方法：先构建单体分子，并采用从头算法进行分子构象的优化，接着将所需要研究的分子放入纳米盒子中，即得可进行观察、计算的体系。

在设定的纳米盒子中，在不计算水分子能量的基础上，可得出如下的推导公式[36]：

$$E_{\text{体系总能量}} = E_{\text{小分子药效物质能量}} + E_{\text{膜表面能}} + E_{\text{小分子和膜的相互作用}} \quad (11\text{-}25)$$

因而可得

$$E_{\text{小分子和膜的相互作用}} = E_{\text{体系总能量}} - (E_{\text{小分子药效物质能量}} + E_{\text{膜表面能}}) \quad (11\text{-}26)$$

相互作用能为负值时，表示两者呈相互吸引作用，体系总能量降低[37]。负值的绝对值越大，说明两者相互吸引的作用越强，在此实验体系中，即表现为Al_2O_3膜材料对小分子药效成分的吸附作用。相互作用能为正值时，表示两者呈相互排斥作用，体系总能量提高。正值越大，两者相互排斥越剧烈。相互作用能是模拟计算中的主要指标，可反映小分子药效物质和膜表面之间的相互作用。在量子化学领域，其常用单位为 kcal/mol[38]。

（5）模拟体系与计算细节：选用黄连解毒汤[39]中的 4 种药效成分——小檗碱（分子质量为 336.36 Da）、巴马汀（分子质量为 352.41 Da）、黄芩苷（分子质量为 446.37 Da）、栀子苷（分子质量为 404.37 Da）[40]作为研究对象。将其按照中药水提液的含量进行分子个数配比，然后放入纳米盒子。

对于Al_2O_3，首先构建Al_2O_3晶体，由于陶瓷膜的结构，需要构造Al_2O_3的表面并对晶体进行剪切，最终切割出符合我们需要的Al_2O_3晶体表面。通过如下几步完成。

1）优化表面，需要使用分子力学将其能量最小化。尽管表面是离子型的，但是 compass 力场在对模型分配力场的时候需要铝原子和氧原子之间有化学键存在。然而，要对体系进行正确计算，需要在分配好力场后将 Al—O 键删除。接着对表面进行优化，使其合理。

2）增大表面面积并改变周期性：当前状态的表面非常小，无法达到计算的要求，需要通过构造超晶胞增大其表面面积。

本部分模拟的是Al_2O_3在 Z 方向为单层的理想状态，由于和溶液中的分子相互作用最直接的为与其距离最近的分子，因而本部分按照单层Al_2O_3模型所计算出的结果具有指导意义。

模拟盒子采用周期边界条件。定义 X-Y 平面，垂直于 X-Y 平面的轴为 Z 轴。本部分中，平衡态模拟采用 NpT 系综，体系温度为 298 K，压强为 1 atm。通过 Berendsen 热浴方法维持系统恒定的温度和压强，采用 compass 力场进行计算。本次模拟使用 Materials studio 软件包的 Visualizer 等模块完成。

3. 实验结果

（1）超滤过程对小分子药效物质转移率的影响：模拟溶液中小分子药效物质的转移率见表 11-13。如表所示，尽管四种小分子药效物质的分子质量远小于 50 nm 的Al_2O_3陶瓷膜所对应的截留分子量（100 kDa），然而所有小分子药效物质的转移率却并未达到 100%，并且有着较大的差异，其中盐酸小檗碱的转移率比黄芩苷的转移率高 12.54%，其原因将在下文探讨。

表 11-13 四种模拟溶液中小分子药效物质转移率

溶液	小分子药效物质	转移率（%）
模拟溶液 A	盐酸小檗碱	94.21
模拟溶液 B	盐酸巴马汀	90.17
模拟溶液 C	黄芩苷	83.71
模拟溶液 D	栀子苷	85.61

（2）四种小分子物质和膜表面之间相互作用的分子动力学模拟：将 3 000 个水分子、10 个小檗碱分

子、10 个巴马汀分子、10 个栀子苷分子和 10 个黄芩苷分子放入 4.884 nm×4.884 nm×4.884 nm 的纳米盒子中。接着使用分层建模工具将其放在大小为 4.884 nm×4.884 nm 的 Al_2O_3 表面上。

在构造分层结构时，由于周期性边界条件，会使溶液体系看起来存在于表面的两侧。因此，选择在聚合物层加上不影响后续计算的真空层，使得聚合物只出现在表面层的一边，最终得到了如图 11-33 所示的大小为 4.884 nm×4.884 nm×10.774 nm 的 Al_2O_3 膜表面在底部、模拟溶液在上部的纳米盒子。

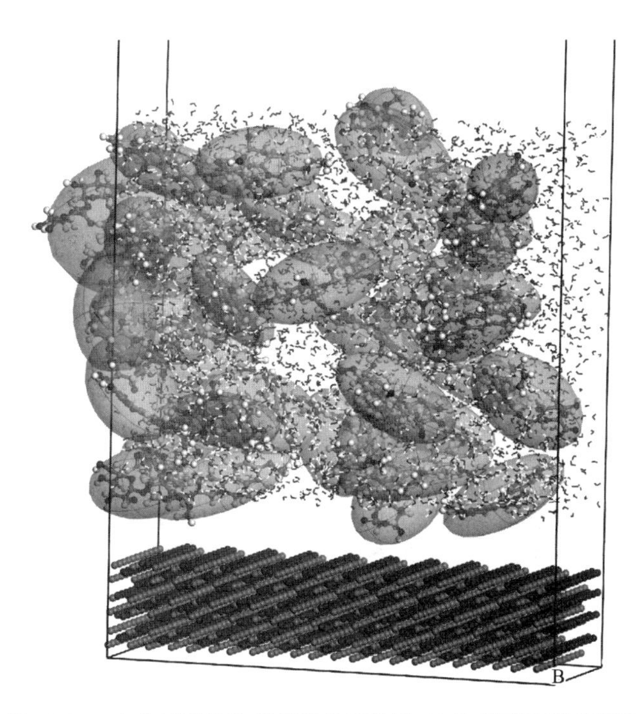

图 11-33　小分子药效物质模拟体系位于 Al_2O_3 膜表面的模拟图

图 11-33 在一定程度上从微观尺度描述了模拟溶液存在于 Al_2O_3 膜表面的静态状态，使得我们对于膜分离过程这一看似简单、实则在微观尺度上极为复杂的过程有了一定的新的认识。

接下来我们对上述体系进行分析，对于图 11-33 中的一个小分子药效物质受到大量分子的作用，可分为以下三类：①水分子对小分子药效物质的作用；②其他小分子药效物质对它的作用；③膜表面对于小分子药效物质的作用。由于其交叉影响过多，不利于数据分析，同时本部分的焦点在于研究膜表面对每种小分子药效物质的作用，于是采用对单一分子分别建模并计算的方法进行计算。计算结果见表 11-14；膜表面对于 4 类小分子药效物质的吸附能图见图 11-34。

表 11-14　Al_2O_3 膜表面对于 4 类小分子药效物质的吸附能

	小檗碱	黄芩苷	栀子苷	巴马汀
总能量（kcal/mol）	−29 507.179 070	−30 592.636 720	−30 459.591 490	−29 990.738 580
Al_2O_3 膜表面能量（kcal/mol）	−29 927.159 307	−29 927.159 307	−29 927.159 307	−29 927.159 307
小分子能量（kcal/mol）	521.431 088	132.315 463	260.537 911	484.562 753
膜表面对小分子的吸附能（kcal/mol）	−101.450 850	−797.792 873	−792.970 096	−548.142 028

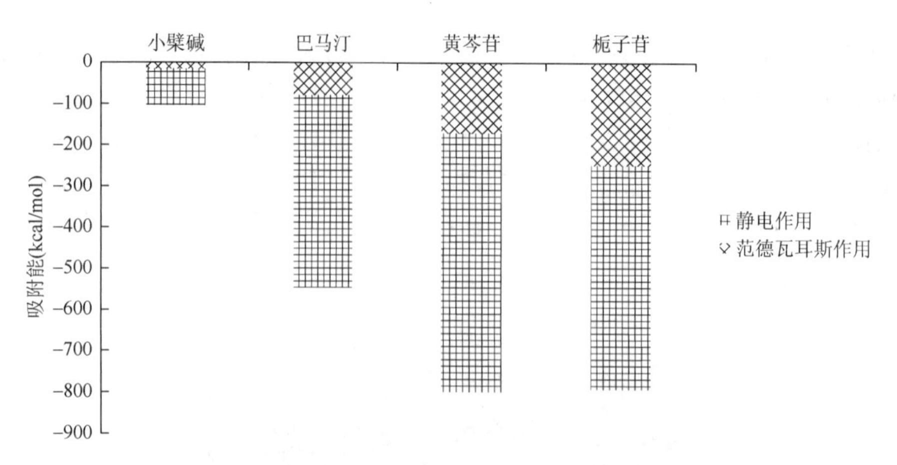

图 11-34　Al_2O_3 膜表面对于小分子药效物质的吸附能图

如表 11-14 所示，膜表面对 4 类小分子药效物质的作用能为负值，说明膜表面对 4 类小分子药效物质均为吸附作用，对不同分子结构的分子有着不同的吸附能。相比而言，由于具有不同的元素和分子结构，Al_2O_3 膜表面对黄芩苷、栀子苷这两个苷类物质的吸附能大于对小檗碱和巴马汀这两个生物碱类物质的吸附能。分析相互作用的构成可知，膜表面对于 4 类小分子药效物质的静电作用都为总相互作用能的主导能量。

4. 讨论　小分子药效物质分子质量（一般 1 kDa 以下）[41]远远小于膜截留分子量（100 kDa），而其膜过程中膜通量仍有衰减，小分子药效物质仍会被截留。其原因可能是小分子药效物质在水中形成水合分子簇，更重要的原因可能是膜表面对于小分子药效物质存在吸附作用，随着膜过程的进行，越来越多的小分子药效物质被吸附到膜表面、膜孔，引起了膜孔堵塞、浓差极化现象；从而使得膜通量下降，小分子药效物质被截留。

本部分以黄连解毒汤为例，选用的 4 个小分子药效物质具有相似的分子形态，可在一定程度上排除膜过程中由于空间位阻不同导致的不同转移率。在所设计的研究中，膜表面与小分子药效物质的相互作用强弱是决定小分子药效物质转移率不同的重要原因。对于膜表面与小分子药效物质相互作用这一因素，分子动力学模拟的结果如下：Al_2O_3 膜表面对 4 种小分子药效物质均表现为吸引作用，吸引作用由低到高依次为小檗碱＜巴马汀＜栀子苷＜黄芩苷。膜过程实验结果显示，小分子药效物质转移率由高到低依次为小檗碱＞巴马汀＞栀子苷＞黄芩苷。实验结果和计算结果相辅相成，实验结果也从另一方面验证了计算结果的正确性。

超滤[42]和微滤是当前最常用的膜分离工艺，其机制均为筛分作用。这一看似简单的筛分却蕴藏着极为复杂的内涵。利用分子动力学模拟技术研究中药水提液的膜过程，不仅可加深对中药提取液溶液结构的认识，还能强化对中药提取液膜过程中微观变化的理解。这些都提示在中药制药工程领域需要多学科不遗余力的探索，引入多尺度的研究方法势在必行。

参 考 文 献

[1] Omta A W，Kropman M F，Woutersen S，et al. Negligible effect of ions on the hydrogen-bond structure in liquid water. Science，2003，301（5631）：347-349.
[2] Leutwyler S. Physical chemistry：Acids caught in the act. Nature，2002，417（6886）：230-231.
[3] Sapse A M，Rayez-Meaume M T，Rayez J C，et al. Ion-induced dipole H-n clusters. Nature，1979，278（5702）：332.
[4] Mayer C，Moritz R，Kirschner C，et al. The role of intermolecular interactions：studies on model systems for

bacterial biofilms. International Journal of Biological Macromolecules，1999，26：3-16.
[5] Kirkwood J G，Lewinson V A，Alder B J. Radial distribution functions and the equation of state of fluids composed of molecules interacting according to the Lennard-Jones potential. Journal of Chemical Physics，1952，20（6）：929-938.
[6] 朱宇，陆小华，丁皓，等. 分子模拟在化工应用中的若干问题及思考. 化工学报，2004，54（8）：1213-1223.
[7] Drummond A J，Rambaut A，Shapiro B，et al. Bayesian coalescent inference of past population dynamics from molecular sequences. Molecular Biology and Evolution，2005，22（5）：1185-1192.
[8] Karplus M，Kuriyan J. Molecular dynamics and protein function. Proceedings of the National Academy of Sciences of the United States of America，2005，102（19）：6679-6685.
[9] Martinez L，Andrade R，Birgin E G，et al. PACKMOL：A package for building initial configurations for molecular dynamics simulations. Journal of Computational Chemistry，2009，30（13）：2157-2164.
[10] Cornell W D，Cieplak P，Bayly C I，et a1. A second generation force field for the simulation of proteins，nucleic acids，and organic molecules. Journal of the American Chemical Society，1995，117（19）：5179-5197.
[11] Jorgensen W L，Maxwell D S，Tirado-Rives J. Development and testing of the OPLS all-atom force field on conformational energetics and properties of organic liquids. Journal of the American Chemical Society，1996，118（45）：11225-11236.
[12] MacKerell A D，Bashford D，Bellott M，et a1. All-atom empirical potential for molecular modeling and dynamics studies of proteins. Journal of Physical Chemistry B，1998，102（18）：3586-3616.
[13] Allinger N L. Conformational analysis. 130. MM2. A hydrocarbon force field utilizing V1 and V2 torsional terms. J. Am. Chem. Soc.，1977，99（15）：8127-8134.
[14] Allinger N L，Yuh Y H，Lii J H. Molecular mechanics. The MM3 force field for hydrocarbons[J]. J. Am. Chem. Soc.，1989，111（23）：8551-8566.
[15] Rappe A K，Casewit C J，Colwell K S，et al. UFF，a full periodic table force field for molecular mechanics and molecular dynamics simulations. Journal of the American Chemical Society，1992，114（25）：10024-10035.
[16] Mayo S L，Olafson B D，Goddard WA. DREIDING：a generic force field for molecular simulations. Journal of Physical Chemistry，1990，94（26）：8897-8909.
[17] Berendsen H J C，Postma J P M，van Gunsteren W F，et al. Molecular dynamics with coupling to an external bath. Journal of Chemical Physics.，1984，81（8）：3684-3688.
[18] Nose S A. A unified formulation of the constant temperature molecular dynamics methods. Journal of Chemical Physics，1984，81（1）：511-518.
[19] Anderson H C. Molecular dynamics simulations at constant pressure and/or temperature. Journal of Chemical Physics，1980，72（4）：2384-2390.
[20] Parrinello M，Rahman A. Polymorphic transitions in single crystals：a new molecular dynamics method. Journal of Applied Physics，1981，52（12）：7182-7196.
[21] Levesque D，Verlet L. Molecular dynamics and time reversibility. Journal of Statistical Physics，1993，72（3/4）：519-537.
[22] Beeman D，Silverman J，Lynds R，et al. Modeling studies of amorphous carbon. Physical Review B，1984，30（2）：870-875.
[23] Busch N A，Wertheim M S，Chiew Y C，et al. A Monte Carlo method for simulating associating fluids. Journal of Chemical Physics，1994，101（4）：3147-3256.
[24] Owicki J C，Scherage H A. Preferential sampling near solutes in Monte Carlo calculations on dilute solutions. Chemical Physics Letters，1977，47（3）：600-602.
[25] Pangali C，Rao M，Berne B. J. On a novel Monte Carlo scheme for simulating water and aqueous solutions. Chemical Physics Letters，1977，55（2）：413-417.
[26] John F K，Eunice Y J，BeMiller R. Whistler Starch Chemistry and Technology third edition 2009 Academic Press Burlington. Carbohydrate Polymers，2010，82（4）：1323-1324.
[27] Berendsen H J C，Postma J P M，Van Gunsteren，et al. Molecular dynamics with coupling to an external bath.

The Journal of Chemical Physics B，2003，107（35）：9424-9433.
[28] 张连军，陆瑾，乐康，等. 溶液环境对中药模拟体系陶瓷膜微滤过程的影响. 中国中药杂志，2010，35（13）：1691.
[29] 完茂林，刘力，吴鸿飞，等. 中药水提取液中有效成分的分散行为. 中药材，2011，34（3）：455.
[30] 王群，刘文，宋信莉，等. 黄连提取液超滤纯化工艺优选. 中国实验方剂学杂志，2013，19（04）：34-37.
[31] 郭立玮，陆敏，付廷明，等. 基于中药复方小分子药效物质组“溶液结构”特征的膜分离技术优化原理与方法初探. 膜科学与技术，2012，32（1）：1-11.
[32] 彭海. 黄连解毒汤改善脑血管障碍的效果及脑血流的定量评价. 国外医学（中医中药分册），2000（1）：21-22.
[33] 董洁. 基于模拟体系定量构效（QSAR）与传质模型和动力学分析的黄连解毒汤超滤机理研究. 南京：南京中医药大学，2009.
[34] 国家药典委员会. 中华人民共和国药典（一部）. 北京：中国医药科技出版社，2010：285-286.
[35] 董洁，朱华旭，郭立玮. 黄连解毒汤模拟体系的超滤膜过程研究. 中国中药杂志，2009，34（19）：2458-2462.
[36] Dunitz J D，Gavezzotti A. How molecules stick together in organic crystals：weak intermolecular interactions. Chemical Society Reviews，2009，38（9）：2622-2633.
[37] Zimm B H. Dynamics of polymer molecules in dilute solution：viscoelasticity，flow birefringence and dielectric loss. The Journal of Chemical Physics，1956，24（1）：269-281.
[38] Lucas TR，Bauer BA，Davis JE，et al. Molecular dynamics simulation of hydrated DPPC monolayers using charge equilibration force fields. Journal of Computational Chemistry，2011，349：141-152.
[39] 钱智磊，李欢，朱华旭，等. 黄连解毒汤中指标性成分药动学与药效学相关性的初步研究. 中国实验方剂学杂志，2011，17（11）：122.
[40] 李欢，朱华旭，潘林梅，等. 黄连解毒汤全方和不同极性部位的活性筛选. 中国实验方剂学杂志，2011，17（7）：124.
[41] 郭立玮，朱华旭，潘林梅. 基于复杂体系原理的中药复方药效物质“组合筛选”思路与方法. 中草药，2009，40（4）：505-508.
[42] 袁小红，梁金燕，麦小霞. 超滤法和水醇法制备通脉口服液的实验研究. 中国实验方剂学杂志，2001，01：4-5.

应 用 篇

第十二章

膜分离技术精制中药工艺设计与应用

我国中药行业的提取工艺目前仍以水煎法、水醇法、醇水法为主，由于对提取过程的动态变化缺乏系统、深入的研究，故此类方法工艺路线长、能耗高、缺乏科学性。多年来在中药生产过程中普遍存在一系列“不规范”：煎煮时间长短不规范、加水量不规范、水质不规范、容器材质和储藏条件不规范等，由此导致中间体质量不易控制，重现性低，造成后工序制剂工艺的沉重负担，质量标准难于规范，与先进制造业的要求差距很大。而目前制约中药膜分离技术应用的因素，除了分离膜抗污染能力差、通量衰减严重以外，“不规范”成为工艺可控的大敌：分离过程中对操作参数的控制随意性太大，膜分离装置远未在优化的条件下使用。其后果是膜工艺过程不理想，人们对膜分离从期望过高到怀疑，甚至失望。出现这些问题的一个重要原因在于许多初步接触膜科技的人员对膜工艺产生了误解，只是把膜过程视为将物料简单地“过筛”，从而忽视了应有的工艺研究。本章将针对上述问题，讨论操作条件对膜分离精制中药技术工艺的影响。

第一节 中药膜工艺过程的稳定性与可控性

根据世界卫生组织（WHO）的要求，符合现代化、国际化的中成药优良品种的标准是“安全、有效、稳定、均一、经济”。毫无疑问，这也是中药膜分离技术工艺设计的原则。鉴于我们在第三章已经对中药膜分离工艺的安全、有效问题进行了论述，本节重点讨论如何实现中药膜分离工艺设计的“稳定、可控”。其中，可控是稳定的前提，要实现分离工艺目标产物的稳定、均一，就必须确保分离过程可控。

一、影响中药膜过程稳定、可控的主要因素

1. 工艺条件对膜过程影响的一般规律

（1）料液温度：膜通量随着温度的升高迅速增大，这是由于温度的升高引起药液黏度的减小，而黏度直接与膜通量相关，最终导致膜通量迅速增大，这与一般的过滤规律是吻合的。单纯从通量来看，温度高一点较好，但对生产而言，过高的温度导致能耗增大，而且所得微滤液稳定性降低，易产生沉淀物和混浊。温度的选取需综合考虑设备投资、运行成本和对药液稳定性的影响，以60℃左右为宜。

（2）操作压力：随着压差的增大，膜的稳定通量存在一最大值——临界压力。当压差较小时，随着过滤压差的增大，通量随之增大；超过临界压力后，随压差的增大通量反而有减少的趋势。这可能是双重因素作用的结果：压差升高，一方面使渗透液透过速度加快，通量增大；另一方面引起凝胶层的压实，使过滤阻力增大，通量减少。

（3）膜面流速：在一定膜面流速范围内，随膜面流速的增加，稳定通量逐渐增加，当流速达到一定

值后，通量增大已不明显，基本保持不变。在生产中，过高的流速会使能耗增大，而且会使中药提取液产生大量泡沫，不利于操作。

2. 中药膜分离技术稳定性与可控性研究的主要内容

（1）膜分离技术单元操作工艺条件优选研究：以膜通量、指标成分转移率为主要考核指标，设计正交试验综合考察药液浓度、温度、流速、操作压力等工艺参数对膜过程的影响，确定最佳膜分离工艺条件。

（2）膜分离操作终点判定：以膜通量大小、截留液中指标成分含量、药液收得率等指标综合判定膜分离操作终点。

二、设备选型与前处理

根据中药体系所含主要成分类别，以指标成分含量、指纹图谱相似度及主要药效学指标为考察因素，与水提取、水醇法进行比较，根据实验结果确定膜装置（膜材质、孔径、构型等）。膜面积的大小则可参考实验室膜过程数据，考虑实验室设备和大生产设备的差异对膜滤结果可能造成的影响，结合生产批量、膜设备的现状及生产成本（操作工时、设备及保养、能耗）进行适当选择。

1. 无机膜　无机膜材料主要有金属、陶瓷、金属氧化物（氧化铝、氧化锆、氧化钛）、多孔玻璃等。其中陶瓷膜具有耐高温、化学稳定性好、孔径分布窄、强度高、易于清洗等特点，尤适用于中药体系。有关陶瓷膜的基本情况及选用要求请参阅第二章第一、二节。

2. 高分子膜　目前中药制剂生产中主要使用的膜材料请参阅第二章第一、二节。商品膜组件的结构形式主要有中空纤维膜、板式膜、卷式膜及管式膜等。不论何种形式，其使用和设计的共同要求是：①尽可能大的有效膜面积；②为膜提供可靠的支撑装置；③提供可引出透过液的方法；④使膜表面的浓差极化达最小值。其中中空纤维膜组件因为具有装填密度高、有效膜面积大、处理量大、容易实现大规模的生产、组件容易制作、组装也方便等优点，在中药生产中应用较多。其缺点为污染情况较严重、清洗困难、膜更换困难。

3. 膜设备的前处理　在使用膜设备前，应进行相应的检查，如加压泵是否正常、管道有无漏液现象、膜是否完整（板式膜可采用完整性测试的方法测定）、膜的通透量是否正常（以衰减曲线表示），如衰减太多（大于10%），则应考虑待膜恢复通量后或更换膜后再使用。用纯水对超滤膜进行清洗，清洗时可将最初的超滤液和回流液弃去，至一定程度后将回流液收集，循环清洗至超滤口的滤液为中性，除去系统内残存的水液，待用。

三、中药膜技术的标准化研究

中药膜技术标准化研究是膜技术全面进入中药行业的重要保障，其内容包括研究方法科学化、工艺流程规范化、生产设备系统化，当务之急是针对适应性、应用范围、膜过程优化设计、膜污染防治、膜系统完整性监测技术等膜分离技术用于中药行业的关键问题，依据“统一、简化、协调、最优化”四项标准化原理，在实验室及中试、大规模生产中开展中药膜分离技术的有效性、安全性、稳定性及可控性研究。在本书笔者课题组与江苏康缘药业股份有限公司共同承担的国家科技部“十五”攻关项目“有机高分子膜分离在中药生产中应用的标准化研究”中，我们遵循上述标准化原理，针对中药膜工艺研究过程，开展了一系列的中药膜技术标准化研究。

通过多个中药体系在实验室、中试、工业生产规模膜分离设备上的具体应用，分别确定膜的采用依据、膜装备的前处理、药液的前处理、膜污染的防治、膜过程的优化等，建立实验室、中试、工业生产规模用膜分离技术的标准化操作规范。根据实验室、中试、生产各自的不同要求，确定对膜设备、装置中膜材质、孔径、膜面积、组件类型、配套泵、管路等方面的要求，形成实验室、中试、生产用膜设备装置的技术标准。

1. 陶瓷膜微滤中药水提液的标准操作规范（通用部分，具体设备细则应由相关膜生产厂家提供）

（1）陶瓷膜设备的完好性检查：

1）开机，检查陶瓷膜微滤设备的电源、管路、阀门、仪表等是否处于良好状态。验证膜组件的有关参数，如膜孔径等是否符合生产需要。

2）配制活性炭细粉悬浮液，并开机微滤，检查分离膜是否完整。如果微滤液有黑色颗粒，说明膜已破损，应更换新膜。

（2）陶瓷膜设备的清洗和灭菌：

1）用自来水冲去膜设备中的灰尘等异物，测定膜通量是否符合要求。如不符合要求，配制 0.2%～1%NaOH 溶液、0.5%柠檬酸溶液、表面活性剂溶液等清洗剂进行清洗，直至膜通量恢复正常，清洗时间通常为 10～30 min。

2）所有外露部件用 70%乙醇擦洗消毒，并用 70%乙醇循环微滤 5 min 对内部进行灭菌，再用 90℃以上的蒸馏水冲洗。也可采用蒸汽对内外表面进行消毒。

（3）微滤操作：

1）将中药水提液用泵输入贮液罐，启动电源进行循环错流微滤，调节操作压力、错流速度、操作温度、反冲压力、反冲周期至规定值。

2）保持原料液输入稳定。

3）微滤完毕后，所有微滤液进入下一道工序，截留液作为废液进入环保处理程序。

（4）膜的清洗：

1）先用适量 60℃自来水冲去残留的截留液和阻塞膜孔的微粒。

2）用 60℃的 0.2%～1%NaOH 溶液适量（一般每平方米膜面积用 10～20 kg）循环清洗 10～30 min（低压高速原则），放出清洗液，用 60℃自来水适量冲去残留的 NaOH 溶液。

3）90℃蒸馏水适量循环清洗 5 min。

4）所有外露部件用 70%乙醇擦洗，并用 30℃的 70%乙醇循环微滤 5 min 进行内部消毒。也可采用蒸汽消毒。

（5）膜设备保养和维护：

1）关闭所有阀门，盖上防尘罩。

2）定期对分离膜的完整性进行再检测、验证。

3）膜及膜组件不可随意敲打，以免损坏膜。

4）膜设备专用泵严禁无水操作。

2. 中药新药研发采用陶瓷膜微滤装置及精制工艺的技术要求　为了促进陶瓷膜微滤技术在中药制药行业推广应用，保证药品的安全、有效、稳定和一致，结合本书笔者课题组多年从事中药膜分离研究的实践，特拟制本技术要求草案，供同行参考。

（1）中药制药用陶瓷膜及其装置的技术要求草案：由陶瓷膜及其装置生产厂家向中药行业应用方提供如下材料。

1）陶瓷膜及其装置的规格标准：标准内容应包括分离膜有关参数（陶瓷膜材料、结构、膜孔径、孔径分布、孔隙率、膜表面理化性质、pH 使用范围、抗溶剂性能、耐压性能、抗高温性能）；膜组件有关参数（膜管数、膜面积、外形尺寸、壳体材质、膜面流速等）；膜设备有关参数（管道、阀门、泵、压力表、温度计、密封件等）。

2）使用说明书：应包括陶瓷膜性能简介；陶瓷膜应用领域；安装方法、操作方法、膜清洗方法、膜保养方法、使用注意事项及可能出现异常情况的处理方法；使用期限；陶瓷膜材料安全性动物试验资料，或其他能证明安全性的试验资料；生产厂家及生产许可证等合法证件。

（2）中药新药研发采用陶瓷膜微滤精制工艺的技术要求：

1）采用依据：应在中医药理论指导下，通过与现有本行业公认可行的其他中药精制技术的对比研究，说明采用陶瓷膜微滤技术精制该中药新药的理由，提供证明该技术精制有效性和安全性的研究资料和数据。

2）膜材料和膜性能的选择：以指标成分保留率、杂质除去率和膜通量等为评价指标，通过对比研究，选择合适的膜材料（Al_2O_3、ZrO_2、TiO_2等）、膜孔径和膜面积。

3）微滤过程操作参数优选：以提高膜通量、减轻膜污染为目的，优选操作压力、操作温度、错流速度、反冲频率和压力等参数。若药液需预处理，应先行研究预处理方法和有关操作参数。

4）微滤膜完整性的检测和监控：建立检测和监控微滤过程中膜完整性的方法和指标参数。

5）微滤终点的判定：建立微滤终点的判定方法，以保证产品质量的一致性。

6）污染膜清洗方法研究：提供污染膜何时需清洗的研究资料，研究清洗方法和有关参数（清洗剂种类和用量、清洗顺序和时间等），建立评价陶瓷膜性能是否恢复的指标和方法，说明陶瓷微滤膜经反复清洗后的性能变化及精制效果的一致性。

3. 高分子膜超滤标准操作规范（以中空纤维膜组件为例）

（1）中试用膜设备选型：组装，由泵、储液罐、膜组件、压力表、流量计、各种连接管件等组成。膜材料为聚砜中空纤维（外径 1 mm），单根膜组件管长 1 m，外径 20 cm，膜面积为 10 m^2，内压式。

（2）使用前准备：检查整个装置，使各部件处于良好状态；给装置供电；做好原料、清洁剂的供应。

（3）使用前膜的清洗：放空膜管内的稀 NaOH 溶液；将水加入储液罐，打开水泵，清洗 10～20 min，停泵，关闭所有阀门。

（4）超滤操作：将待滤液打入储液罐，启动水泵，调节适宜流速，调节相应阀门使膜组件进口压力为 0.18 MPa，出口压力为 0.08 MPa；打开渗透侧阀门，待平稳后进入操作状态。维持膜通量在 18～30 $L/(h\cdot r\cdot m^2\cdot Bar)$（注意原料罐中液位，防止泵抽空）。

（5）膜的清洗：膜滤结束后，采用 1%的 NaOH 溶液 100～150 L 冲洗 30 min，再用水清洗至滤过液显中性。

（6）膜活化：膜长期使用后，可因某些脂质成分吸附在膜表面上而至通量下降，采用 1%NaOH 清洗也无法恢复，此时采用 50%乙醇溶液清洗（每平方米膜用 5～10 kg 50%乙醇溶液）。

（7）膜的保养：清洗完毕后，放空水，用 1% NaOH 溶液充满膜管，关闭所有阀门，断开电源，盖上防尘罩。填写使用记录。

中药新药研发采用高分子膜超滤装置及精制工艺的技术要求参照上述第 2 条。

第二节 工艺条件对中药陶瓷膜微滤过程的影响

本节以中药复方清络通痹水提液为例，讨论工艺条件对中药陶瓷膜微滤过程的影响[1]。清络通痹颗粒源于国医大师周仲瑛教授的临床经验方，由青风藤、络石藤、生地黄、桑寄生等中药组成，对类风湿关节炎具有较好的抗炎、镇痛作用。经比较陶瓷膜微滤技术、醇沉、高速离心、絮凝澄清、大孔树脂吸附等技术对清络通痹水提液的精制效果，发现陶瓷膜微滤综合效果优于其他方法[2]。

一、膜材质与孔径的选择

1. 膜材质的选择　膜材质的亲水性和膜表面荷电性对物料体系的分离性能有很大影响，膜表面的电化学性质会对膜和流体之间的作用本质和大小产生影响，从而影响溶剂和溶质（大分子或颗粒）通过膜的膜通量。本实验选用 Al_2O_3 与 ZrO_2 两种已经商品化的常用膜，以膜通量和君药青风藤的指标成分青藤碱的转移率来考察这两种不同材质的陶瓷膜对本体系的适用性。操作条件：压力差，0.15 MPa；温度，40℃；料液流速，3 m/s。

（1）膜材质对膜通量的影响：由图 12-1 可以看出，Al_2O_3 与 ZrO_2 两种材质的膜，平均孔径均为 0.2 μm，初始通量接近（通量数据见表 12-1），但是它们的稳定通量却有较大的差别。0.2 μm 孔径的 Al_2O_3 膜的稳定通量大于相同孔径的 ZrO_2 膜，而且衰减比较慢，通量下降了 52.4%，而 0.2 μm 孔径的 ZrO_2 膜的通量下降程度却达到了 85.3%，稳定通量只有 10 L/(m^2·h)。

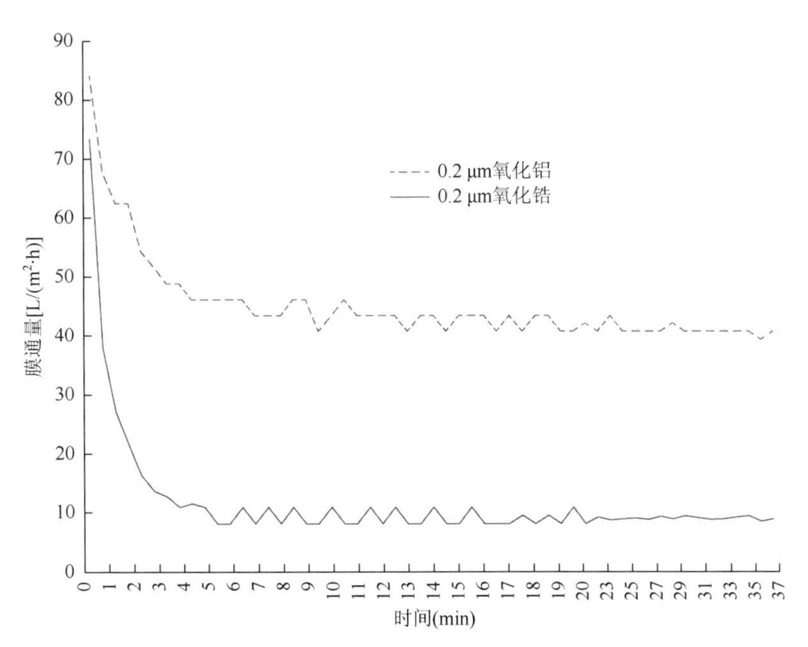

图 12-1　膜材质对膜通量的影响

表 12-1　不同材质膜的通量（孔径均为 0.2 μm）

	Al_2O_3	ZrO_2
初始通量[L/(m^2·h)]	84	68
稳定通量[L/(m^2·h)]	40	10
两种通量下降程度（%）	52.4	85.3

注：通量下降程度 =（初始通量–稳定通量）/初始通量。

（2）膜材质对有效成分转移率的影响：对于本体系，两种材质的膜表现出较大的截留性能差异，见表 12-2。

表 12-2　清络通痹水提液微滤前后青藤碱的含量变化（孔径均为 0.2 μm）

	Al_2O_3	ZrO_2
原液（mg/100 mL）	4.2	4.2
渗透液（mg/100 mL）	3.5	2.1
青藤碱转移率（%）	83.3	50.0

对于 0.2 μm 孔径的 Al_2O_3 膜，指标成分青藤碱的转移率较高，为 83.3%；而经 0.2 μm 孔径的 ZrO_2 膜处理后的药液，有效成分损失达 50%。由于两种膜孔径相同，因此设想可能是膜材料的性质，如亲水

性、电化学性质等的不同造成了对成分吸附截留性能的差异。因此，对于清络通痹水提液体系，Al_2O_3膜更为适用。

2. 膜孔径的选择　清络通痹复方水提液分别以孔径为 0.2 μm、0.8 μm 和 50 nm 的 Al_2O_3 陶瓷膜处理，以指标成分青藤碱、总黄酮的转移率及膜通量大小为指标，考察不同孔径的陶瓷膜对该体系的适用性，据此确定适用的膜。操作条件：温度，40℃；操作压差，0.15 MPa；膜面流速，3 m/s。

（1）膜孔径对膜通量的影响：图 12-2、图 12-3 给出了三种孔径膜通量的变化情况，从图中可看出，对于本体系，0.8 μm 孔径的膜初始通量最大，达到 250 L/(m^2·h)，但膜通量衰减极快，污染非常严重，在 10 min 内下降到 60 L/(m^2·h)以下，可能是发生了膜孔内堵塞，导致膜有效孔隙率的下降；孔径为 0.2 μm 和 50 nm 膜的膜通量衰减较慢，但 50 nm 孔径膜的膜通量小于 0.2 μm 孔径膜。

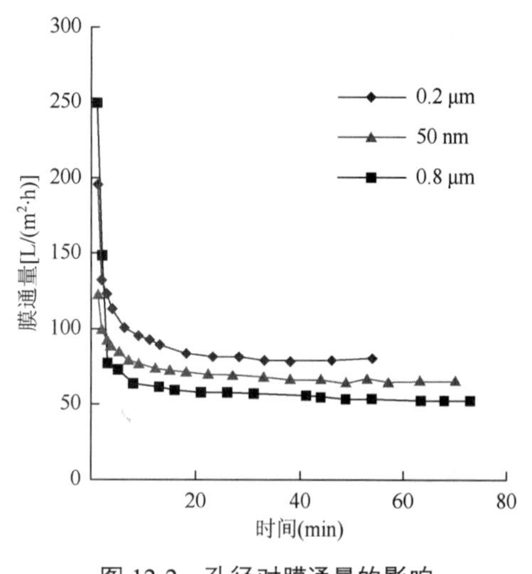

图 12-2　孔径对膜通量的影响

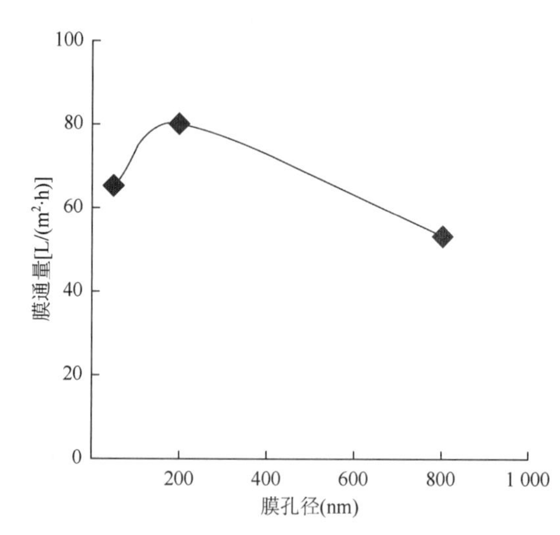

图 12-3　膜孔径与稳定膜通量的关系

（2）膜孔径对有效成分保留率的影响：表 12-3 是膜孔径对指标成分转移率及固含物截留性能的影响。从表中可以看出，总黄酮的转移率随着孔径的增大而减小，但孔径为 0.2 μm 和 50 nm 的膜没有显著差异，均比孔径 0.8 μm 的膜高；而对于青藤碱的转移率，0.2 μm 孔径的膜明显高于其他孔径的膜。对固含物的去除率，0.2 μm 孔径的膜较其他两种略高。综合考虑，对于本体系，三种孔径的 Al_2O_3 膜中，孔径为 0.2 μm 的膜最为适用。

表 12-3　膜孔径对渗透性能的影响

	50 nm	0.2 μm	0.8 μm
稳定通量[L/(m^2·h)]	66	80	53
固形物去除率（%）	47.9	61.3	57.1
总黄酮转移率（%）	52.4	52.1	38.6
青藤碱转移率（%）	52.6	72.4	52.8

注：转移率（%）=（渗透液中成分含量/原液中成分含量）×100。

二、膜微滤单元工艺条件优化研究

1. 操作压差优化　图 12-4 是操作压差对膜通量的影响，操作条件：温度，40℃；膜面流速，3 m/s。随着压差的增大，膜的稳定通量存在一最大值。压差小于 0.2 MPa 时，随着压差的增大，通量随之增大；超过 0.2 MPa 后，随压差的增大通量反而有下降的趋势。这是双重因素作用的结果：压差升高，一方面使渗透液透过速度加快，通量增加；另一方面引起凝胶层的压实，使过滤阻力增大，通量下降。在低压部分时，可能是前一因素起主要作用，压力升高则通量增大；在高压部分时，可能是后一因素逐渐起主要作用，压力升高则稳定通量下降。在本体系中，适宜的压差为0.15～0.20 MPa。

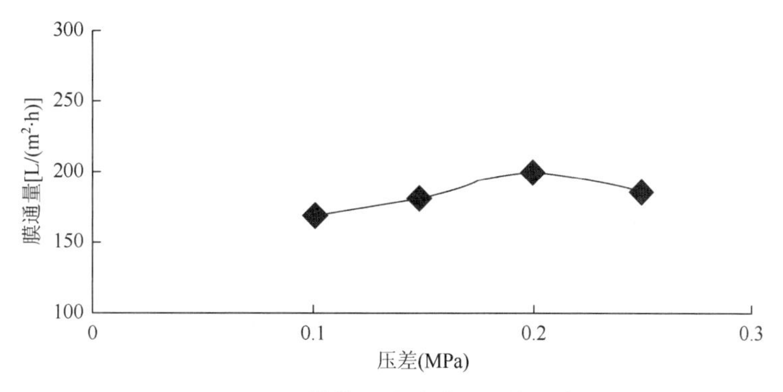

图 12-4 操作压差对膜通量的影响

2. 错流速度优化 适宜的错流速度对降低膜面边界层厚度、减轻浓差极化、提高膜通量有重要的作用。如图 12-5 所示（操作压力差，0.15 MPa；操作温度，40℃），随膜面流速的增加，开始时稳定通量逐渐增加；当流速达到 3.1 m/s 后，通量增大已不明显，基本保持不变。在生产中，过高的流速会使能耗增大，而且会引起中药提取液产生大量泡沫，不利于操作。在本体系中选用 3.1 m/s 的膜面流速，有利于提高通量和节约能耗。

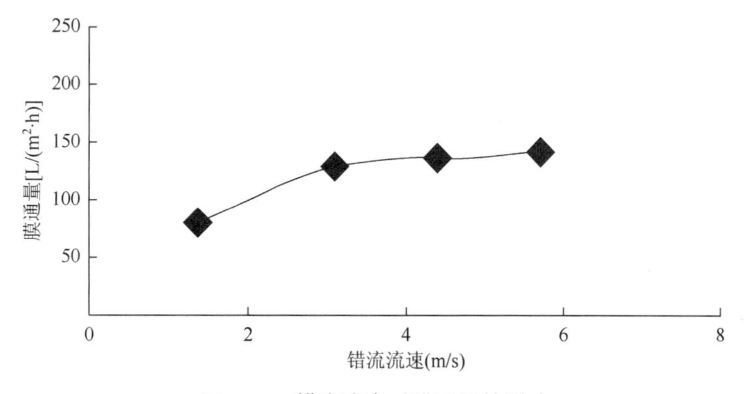

图 12-5 错流速度对膜通量的影响

3. 操作温度优化 图 12-6 是在操作压力 0.15 MPa，膜面流速 3 m/s 条件下的药液通量与操作温度的关系曲线。随着温度的升高，膜的稳定通量逐步增大，这是由于温度的升高减小了药液黏度，增大了传

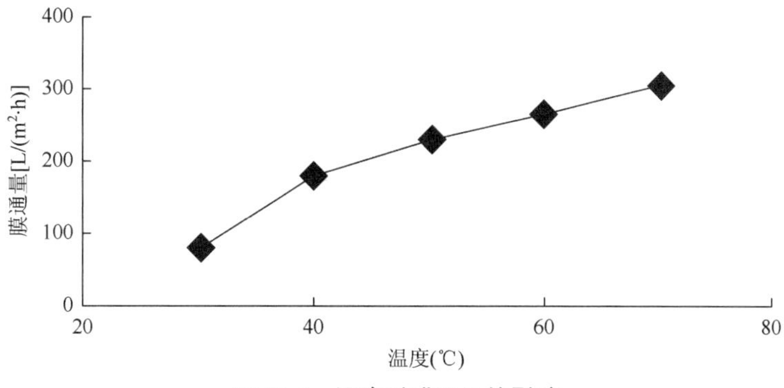

图 12-6 温度对膜通量的影响

质扩散系数，促进膜表面溶质向主体运动，减薄了浓差极化层，从而增加膜通量。单纯从通量来看，温度高一点较好，但对生产而言，过高的温度会引起能耗增大，而且所得微滤液稳定性降低，易产生沉淀物和混浊。温度的选取需综合考虑设备投资、运行成本和对药液稳定性的影响，以 60℃左右为宜，这与药液从煎煮釜里出来后的温度也比较接近。

4. 微滤终点的判定　为提高目标成分的收率，将物料浓缩至一定程度后加水透析，尽可能分离出目标成分。但目标成分收率越高，洗水量就越大，运行时间就越长，因此需综合考虑。对于本体系，药液浓缩到一定程度时，分两次各加入原药液体积 20%的水，当微滤液收率达到原药液体积的 100%以上时，有效成分保留率达 80%，即可结束微滤。

通过本实验研究，确定了本体系合适的过滤操作参数：操作压力，0.15～0.20 MPa；错流速度，3.1 m/s；温度，60℃左右。

第三节
工艺条件对中药有机膜超滤过程的影响

本节以 HT、TA 和 RD 三种中药复方水提液为例，研究操作条件对中药有机膜超滤过程的影响[3]。主要实验装置为中空纤维超滤膜管聚砜膜，截留分子量 30～50kDa，购自天津膜天膜工程技术有限公司。

复方水提液样品的制备：取 HT 处方药材，加 10 倍量水，煎煮两次，每次 2 h，合并煎煮液，即得 HT 水提液。取 RD 处方药材，加 15 倍量水，煎煮两次，每次 1.5 h，合并煎煮液，即得 RD 水提液。取 TA 处方药材，加 10 倍量水，煎煮两次，每次 1.5 h，合并煎煮液即得 TA 水提液。上述三种药液均经过适当技术进行预处理，分别编号为样液 1、样液 2、样液 3。

一、工艺条件对药液膜通量的影响

1. 操作压力对药液体系超滤通量变化的影响　室温时将样液 1、样液 2、样液 3 的进口压力分别稳定为 0.03 MPa、0.05 MPa、0.07 MPa，在进料速率 0.8 L/min 的条件下测其各自超滤膜通量的变化。

随压力的增加，膜通量增大，但通量下降的速率也加快，如图 12-7 至图 12-9 所示，其会更早到达膜通量趋于不变的亚稳态。随着操作压力的增大，不同药液体系通量衰减趋势有所不同。样液 1 随时间增长，不同操作压力的膜通量趋于一致；样液 2 在 0.07 MPa 的操作压力有较大稳定通量；样液 3 在 0.07 MPa 的操作压力下通量急剧下降，稳定通量最小。

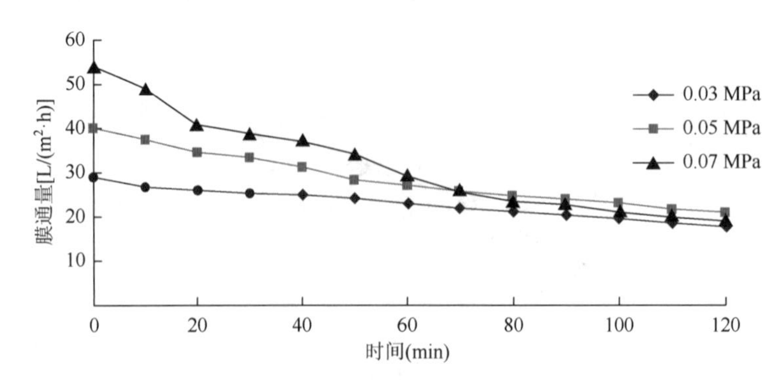

图 12-7　操作压力对样液 1 膜通量的影响

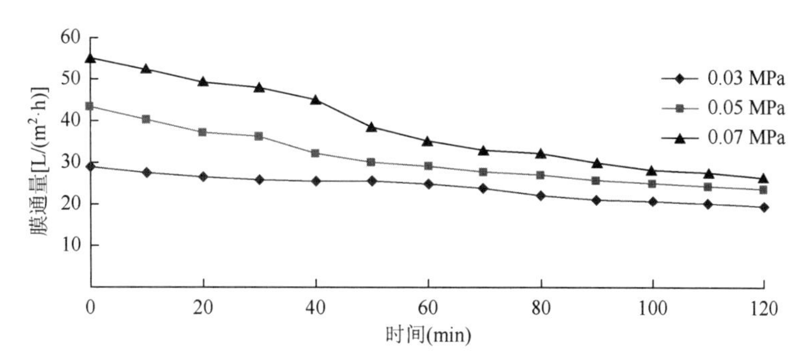

图 12-8　操作压力对样液 2 膜通量的影响

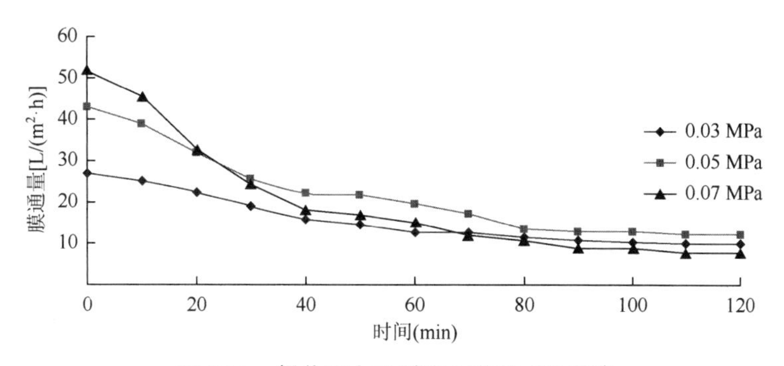

图 12-9　操作压力对样液 3 膜通量的影响

2. 药液浓度对药液体系超滤通量变化的影响　将样液 1、样液 2、样液 3 分别浓缩至原生药浓度的 2 倍和 4 倍，在 0.03 MPa 进口压力、进料速率 0.8 L/min 条件下测其对超滤膜通量的影响。实验结果见图 12-10 至图 12-12。随着进料药液浓度的增加，膜通量下降速率加快，较早达到稳定通量；高浓度样品通量随时间变化幅度比较小，但通量偏低，不宜采用。

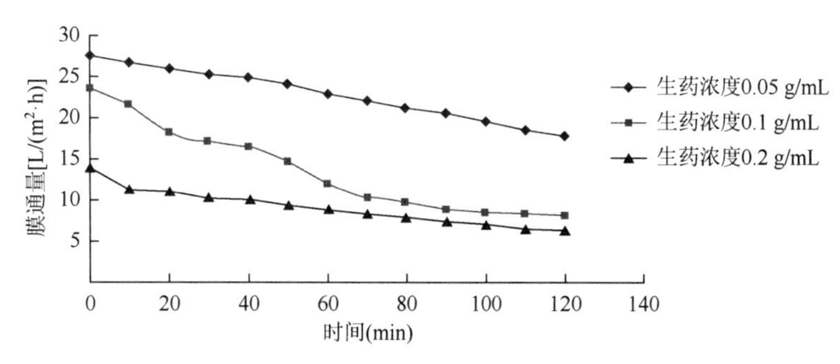

图 12-10　药液浓度对样液 1 膜通量的影响

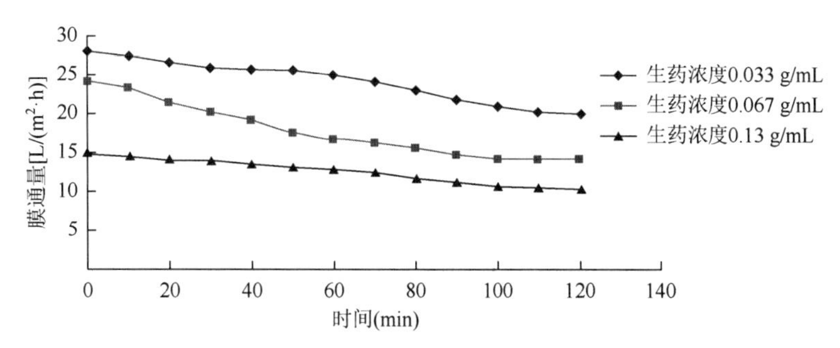

图 12-11　药液浓度对样液 2 膜通量的影响

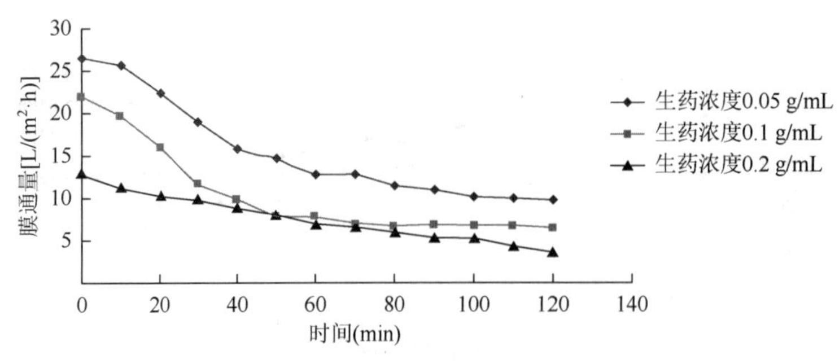

图 12-12　药液浓度对样液 3 膜通量的影响

3. 操作温度对药液体系超滤通量变化的影响　操作条件：进口压力 0.03 MPa，进料速率 0.8 L/min。将样液 1、样液 2、样液 3 分别加热至 10℃、25℃、40℃，并将膜管浸置于恒温水浴中，保持 10℃、25℃、40℃的操作温度，测定温度对超滤膜通量的影响，绘出时间-通量曲线图，见图 12-13 至图 12-15。从中可看出随温度的升高，膜的稳定通量增大，且通量下降速率降低。这是由于温度的升高引起药液黏度的减小，传质扩散系数增大，促进膜表面溶质向主体运动，减薄了浓差极化层，从而增加了膜通量。

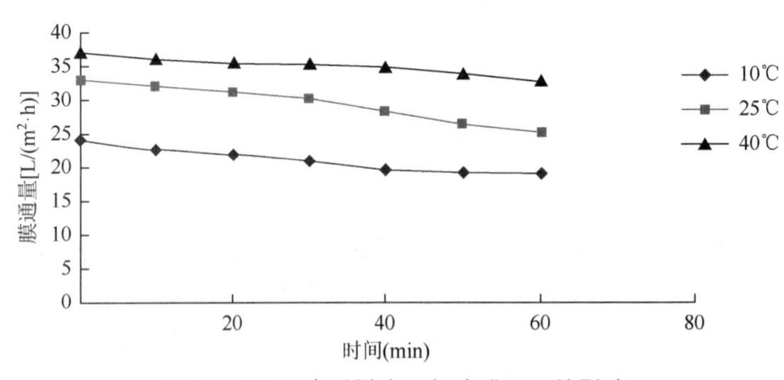

图 12-13　温度对样液 1 超滤膜通量的影响

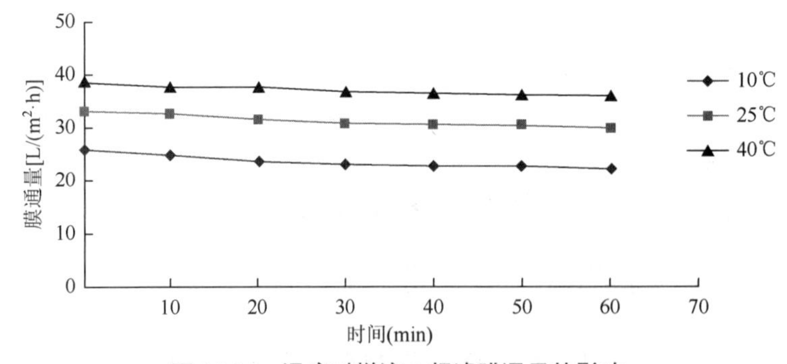

图 12-14　温度对样液 2 超滤膜通量的影响

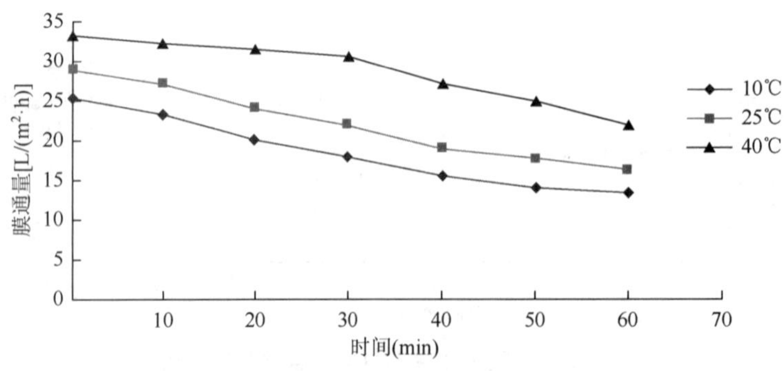

图 12-15　温度对样液 3 超滤膜通量的影响

二、工艺条件对指标成分转移率的影响

1. 操作压力对指标成分转移率的影响 室温时，将样液 1、样液 2、样液 3 的进口压力分别稳定为 0.03 MPa、0.05 MPa、0.07 MPa，在进料速率 0.8 L/min 的条件下过 30～50kDa PS 膜，收集 1.2 倍进料样品体积的渗透液，测定渗透液中有效成分的转移率。从表 12-4 至表 12-6 中可看出，操作压力对指标成分转移率的影响不大。所用膜组件对芍药苷、栀子苷、青藤碱的保留率都较高，超滤效果较好。

表 12-4 操作压力对 HT 中芍药苷转移率的影响

进口压力（MPa）	样液 1 中芍药苷含量（mg/mL）	渗透液中芍药苷含量（mg/mL）	芍药苷转移率（%）
0.03	0.268 7	0.194 3	91.71
0.05	0.268 7	0.193 3	91.23
0.07	0.268 7	0.194 0	91.56

表 12-5 操作压力对 RD 中栀子苷转移率的影响

进口压力（MPa）	样液 2 中栀子苷含量（mg/mL）	渗透液中栀子苷含量（mg/mL）	栀子苷转移率（%）
0.03	0.167 4	0.129 8	93.05
0.05	0.167 4	0.130 0	93.20
0.07	0.167 4	0.129 3	92.71

表 12-6 操作压力对 TA 中青藤碱转移率的影响

进口压力（MPa）	样液 2 中青藤碱含量（mg/mL）	渗透液中青藤碱含量（mg/mL）	青藤碱转移率（%）
0.03	0.081 45	0.059 48	87.63
0.05	0.081 45	0.059 81	88.12
0.07	0.081 45	0.059 51	87.67

2. 药液浓度对指标成分转移率的影响 将样液 1、样液 2、样液 3 分别浓缩至原生药浓度的 2 倍和 4 倍，进口压力分别稳定为 0.03 MPa、0.05 MPa、0.07 MPa，在进料速率 0.8 L/min 的条件下过 30～50kDa PS 膜，收集 1.2 倍进料样品体积的渗透液，测定渗透液中有效成分的转移率。从表 12-7 至表 12-9 可看出，药液浓度增大到一定程度后有效成分转移率显著降低。

表 12-7 药液浓度对 HT 中芍药苷转移率的影响

生药浓度（g/mL）	样液 1 中芍药苷含量（mg/mL）	渗透液中芍药苷含量（mg/mL）	芍药苷转移率（%）
0.05	0.268 7	0.194 3	91.71
0.10	0.532 7	0.364 2	85.94
0.20	1.075	0.596 1	70.32

表 12-8 药液浓度对 RD 中栀子苷转移率的影响

生药浓度（g/mL）	样液 2 中栀子苷含量（mg/mL）	渗透液中栀子苷含量（mg/mL）	栀子苷转移率（%）
0.033	0.167 4	0.129 8	93.05
0.067	0.334 8	0.251 5	90.13
0.13	0.669 6	0.427 3	76.58

表 12-9　药液浓度对 TA 中青藤碱转移率的影响

生药浓度（g/mL）	样液 3 中青藤碱含量（mg/mL）	渗透液中青藤碱含量（mg/mL）	青藤碱转移率（%）
0.05	0.081 45	0.059 48	87.63
0.10	0.162 9	0.107 8	79.38
0.20	0.325 8	0.177 6	65.43

3. 操作温度对指标成分转移率的影响　操作条件：进口压力，0.03 MPa；进料速率，0.8 L/min。将样液 1、样液 2、样液 3 分别加热至 10℃、25℃、40℃，并将膜管浸置于恒温水浴中，保持 10℃、25℃、40℃的操作温度，过 30～50kDa PS 膜，收集 1.2 倍进料样品体积的渗透液，测定渗透液中指标成分的转移率（见表 12-10 至表 12-12）。

表 12-10　操作温度对 HT 中芍药苷转移率的影响

操作温度（℃）	样液 1 中芍药苷含量（mg/mL）	渗透液中芍药苷含量（mg/mL）	芍药苷转移率（%）
10	0.268 7	0.194 3	91.71
25	0.268 7	0.195 5	92.23
40	0.268 7	0.189 5	89.41

表 12-11　操作温度对 RD 中栀子苷转移率的影响

操作温度（℃）	样液 2 中栀子苷含量（mg/mL）	渗透液中栀子苷含量（mg/mL）	栀子苷转移率（%）
10	0.167 4	0.129 8	93.05
25	0.167 4	0.128 6	92.20
40	0.167 4	0.125 9	90.27

表 12-12　操作温度对 TA 中青藤碱转移率的影响

操作温度（℃）	样液 2 中青藤碱含量（mg/mL）	渗透液中青藤碱含量（mg/mL）	青藤碱转移率（%）
10	0.081 45	0.059 48	87.63
25	0.081 45	0.059 94	88.30
40	0.081 45	0.057 98	85.42

从表 12-10 至表 12-12 可以看出在 10℃、25℃的操作温度下指标成分转移率均较高，在 40℃时有所下降。其原因可能为在较高操作温度下有机膜孔径等性质发生变化，影响了指标成分及杂质的透过情况。

综合以上研究数据，随压力的增加，膜通量增大，但通量下降的速率也加快，操作压力高于 0.05 MPa 后膜污染度较大，不同操作压力对有效成分转移率的影响不大。其可能原因如下：压差升高，一方面使渗透液透过速度加快，通量增加；另一方面引起凝胶层的压实，使过滤阻力增大，通量下降。在低压时，可能是前一因素起主要作用，压力升高有利于提高过膜速率；在压力过高时，可能后一因素逐渐起主要作用，操作压力过大加剧了浓差极化现象，加速凝胶层形成。凝胶层形成后压力的增加又使凝胶层厚度增加、传质阻力增加、膜污染程度增加。另外，操作压力过大会使装置、膜管加速损耗，缩短其使用寿命，因而选择操作压力时要结合膜通量与膜污染度综合考察，在此处三体系中较适宜的压力为 0.03～0.05 MPa。

随着药液浓度的增大，膜通量下降速率加快，较早达到亚稳态通量，膜污染程度加重；但随药液浓度的继续增加，其对通量的影响会逐步减小。分析其原因，可能为药液浓度越大，物料大分子溶质的浓度越大，溶质大分子间距离变小，容易包裹住有效成分后聚合析出，在后续的超滤过程中被截留。同时，药液黏度越大，膜面的浓差极化和凝胶层越易于形成，增大到一定程度后有效成分转移率显著降低。但溶液过稀会使过膜效率降低，并给后续的浓缩带来不便，因而须综合考虑。

随着操作温度的升高，膜的稳定通量增大，且通量下降速率降低。这是由于温度的升高引起药液黏度的减小、传质扩散系数的增大，促进膜表面溶质向主体运动，减薄了浓差极化层，从而增加膜通量。因此，单纯从通量来看，温度高一点较好，但过高的温度会引起能耗增大，使有效成分转移率降低，而且所得渗透液稳定性降低，易产生沉淀物和混浊。所以，温度的选取须综合考虑过膜效率、运行成本和对药液稳定性的影响，有机超滤膜的操作温度范围一般在20～30℃较为适宜。

各影响因素对不同药液体系的影响也有较大差别。不同体系药液的pH、溶质的带电状态、黏度、粒径分布等也是膜过程效率的影响因素。RD体系随着压力增大，通量下降较慢，可能是由于其药液浓度最低，减缓了浓差极化。HT与TA体系药液浓度相同，但TA体系膜污染度明显大于HT，这都是体系特性不同引起的差异。由于超滤过程中形成的滤饼又构成一层过滤介质，因而滤饼的形成将决定超滤过程中通量的变化情况及膜污染度，而体系的粒径等性质影响着滤饼的形成，可见体系特性与通量下降情况、有效成分转移率有很大的关系。

第四节
亚临界通量操作优化中药水提液膜过程的研究

所有的膜过程都存在对抗溶剂通量的污染现象，因此需要外界提供额外的能量（如压力等）以维持系统的稳定性。影响膜污染的因素有很多，一般可分为三类，即溶液环境、膜的性质和操作条件。这些因素相互作用，共同影响着系统的膜污染过程。

操作条件对膜系统的运行效率有至关重要的影响。膜过程存在两种操作模式，即恒压操作和恒通量操作。在恒压操作中，系统的压力维持不变，膜通量由于膜污染而不断地下降。在恒通量操作中，膜通量维持不变，系统的压力由于膜污染而不断地升高。目前对于恒压和恒通量操作的优劣有一些争论，两种操作方式在不同物料体系的应用中可能会有不同的表现。

亚临界通量操作为优化操作条件、降低膜污染提供了一个合理有效的工艺模式。在低压状态的亚临界通量操作下，膜系统产生了较低而可承受的膜污染，避免了由于严重的膜污染而需要对膜系统进行频繁的化学清洗，是一种环境友好型和能源节约型的操作方式。由于亚临界通量操作下的膜通量相对较低，需要增大膜面积来增加产率，这也是亚临界通量操作在实际推广应用中需要考虑的问题。但随着膜生产成本的降低、膜制造技术的不断提高及更多结构新颖、性能优良的膜组件的研制开发，亚临界通量操作方式会在更多的膜应用领域被广泛地采用。

一、临界通量及其测定实验设计

1. 临界通量、亚临界通量的概念　临界通量是表面化学、流体力学、质量传输和过滤理论有机结合的概念[4]，是指膜设备运行时的一种无膜污染理想状态，也是膜过程优化的重要标志[5]。Field等[6]于1995年提出了临界通量（critical flux）的概念“临界通量是这样一种通量：低于它，通量不随着时间而降低；高于它，系统就会产生明显的污染”。Bacchin等[7]从理论模型上对临界通量进行了分析，指出临界通量的存在是物质的扩散、对流及与膜的表面相互作用三者之间达到相互平衡的结果。Howell等[8]用实验证实了临界通量的存在，并提出了亚临界通量操作（sub-critical flux operation）。亚临界通量操作即保持膜渗透通量低于临界通量的一种操作方式。在亚临界通量操作条件下，膜通量能长时间保持在稳定状态而使膜系统不产生明显的污染。临界通量已经被建议作为测定保持系统安全高效运行的最大通量或压力的一种方法。

中药水提液组成极为复杂且大都含有大量微细药渣和蛋白质、淀粉等高分子物质，其污染状况与单一物质体系或几种物质的混合体系物料存在明显差异，那么临界通量的概念是否适用于中药水提液体系呢？本节以中药复方黄连解毒汤为实验对象，探讨临界通量及亚临界通量操作在中药水提液膜过程中的适用性，并对恒压与恒通量两种操作方式进行对比研究。

2. 临界通量测定实验设计

（1）实验材料

1）实验装置：中空纤维膜装置同第九章第一节“一、膜组件选型与实验设计”“2. 实验材料”“（2）实验装置及膜组件”项下。进行恒通量操作时，在渗透液侧的出口处连接上蠕动泵和压力表，通过调节蠕动泵的转速控制系统膜通量。

2）中药复方黄连解毒汤的制备：制备方法同第九章第一节“一、膜组件选型与实验设计”“3. 实验方法”“（1）中药水提液的制备”项下。

（2）实验方法：临界通量测定的方法有压力阶梯法、流量阶梯法、直观观察法和质量守恒法等。本实验采用广泛应用的流量阶梯法测定系统的临界通量，即先以较低的通量开始膜过滤实验，保持一定时间，待系统压力稳定后再以较低的增幅逐渐增大膜通量，每个通量点保持一定时间，记录系统压力的变化情况；逐渐增大通量至系统压力出现剧烈的增大。系统压力与膜通量开始偏离线性关系时的最小膜通量即记录为“临界通量”。

二、临界通量与操作条件、膜污染的相关性

在恒通量操作过程中，膜通量通过蠕动泵控制，药液截留侧的压力不发生变化，因此系统压力的增大是由膜污染引起的膜渗透侧压力的降低而导致的。

根据实验条件，系统的初始膜通量设定为 4.50 L/(m^2·h)，保持 30 min，以使系统压力达到稳定状态；逐渐增大膜通量，每个通量点下保持 30 min，直至系统压力出现剧烈的增大，表明系统开始出现了严重的膜污染。实验结果如图 12-16 所示。

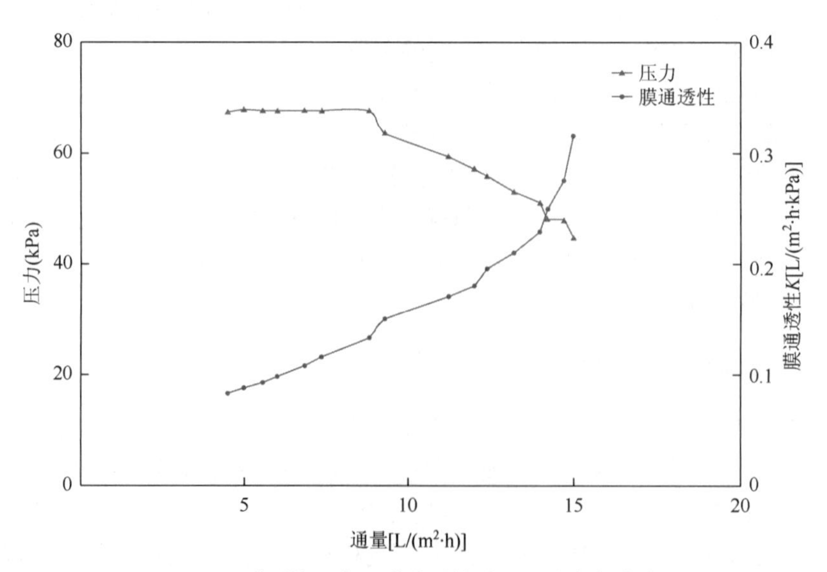

图 12-16 膜系统压力及膜渗透性随通量的变化曲线图

$u = 0.10$ m/s，$c = 25.23$ mg/mL，其中 u 为流速、c 为药液浓度

从实验结果可看到，在较低的膜通量范围内，系统压力随通量的增大而缓慢地升高，二者近似呈线性关系，系统膜的渗透性近似地保持稳定；当通量增大至超过某一临界通量点时［在本实验中，此时的临界通量点近似为 8.80 L/(m^2·h)］，系统压力增大的幅度开始变大，通量与压力开始偏离线性关系，膜的渗透性开始下降。图 12-17 对应图 12-16 的膜污染总阻力的变化情况。在膜通量增大至超过临界通量 8.80 L/(m^2·h)时，膜污染阻力开始出现近似指数关系的增大，这表明膜系统开始出现较为严重的膜污染现象。

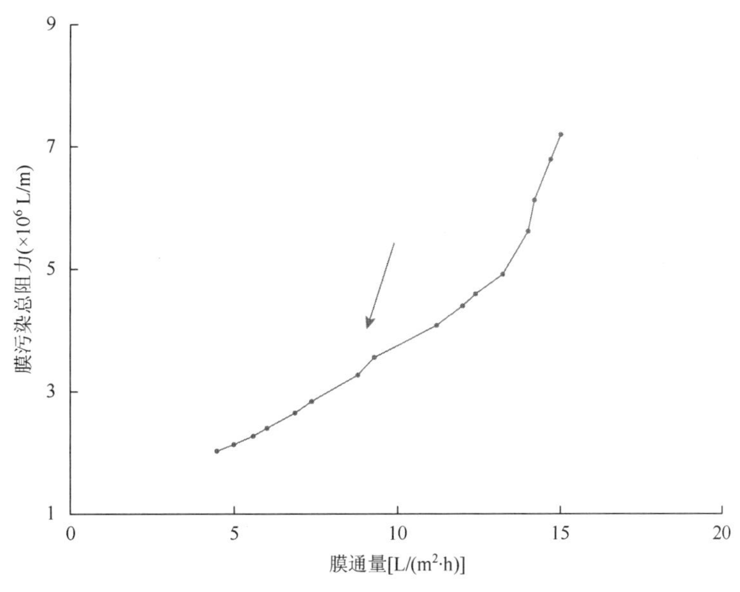

图 12-17　膜污染总阻力随通量变化的曲线图

u = 0.10 m/s，c = 25.23 mg/mL

图 12-18 为不同流速下测得的临界通量值，临界通量随流速的增大而增大。当流速为 0.05 m/s、0.10 m/s 和 0.15 m/s 时，膜系统的临界通量值分别为 7.21 L/(m^2·h)、8.80 L/(m^2·h)和 10.50 L/(m^2·h)。较高的流速降

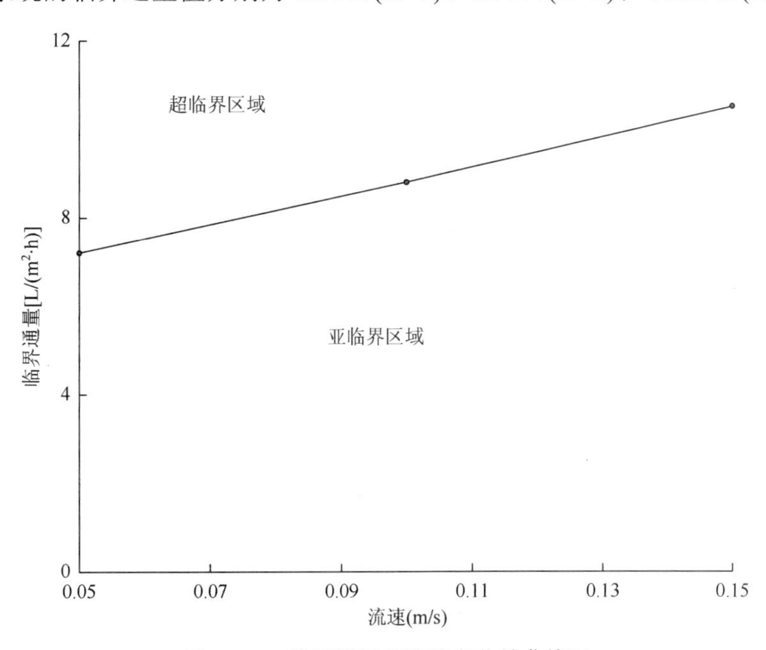

图 12-18　临界通量随流速变化的曲线图

c = 25.23 mg/mL

低了系统的膜污染，因而相对提高了膜系统的临界通量值。根据实验数据，在本实验中可以把操作条件分为两个区域，即亚临界区域和超临界区域。在超临界操作区域内，系统会产生严重的膜污染而不能长久高效地运行；在亚临界操作区域内，膜污染处在系统可承受的范围内而能较长时间地高效运行。

目前关于存在临界通量的理论性分析主要基于包括物质间表面相互作用、流体力学现象（如横向迁移、剪切力诱导的扩散）在内的传质机制。Petsev[9]通过物质分子间的受力作用对此进行了解释。在流体中，物质间存在着对流、扩散和表面相互作用力的平衡关系。当超过某一临界通量值时，由膜通量控制的使物质倾向于膜表面运动的较大的拖拽力破坏了作用在物质上的各种力的平衡关系，使物质更趋于向膜表面运动，从而逐渐在膜表面沉积而形成膜的污染。

三、恒通量膜过滤操作

如上所述，压力与通量开始偏离线性关系时的通量被称为临界通量。低于临界通量的操作称为亚临界通量操作，高于临界通量的操作称为超临界通量操作。图 12-19 为不同恒通量操作下膜系统压力随时间的变化情况。

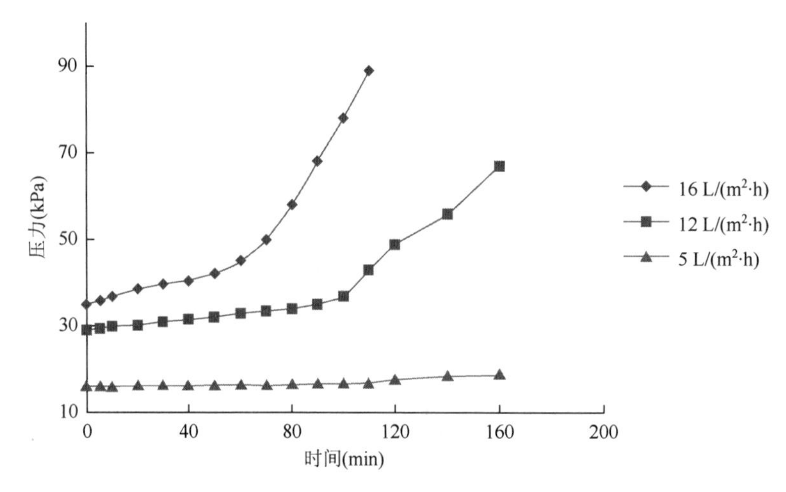

图 12-19 不同恒通量操作下系统压力随时间的变化曲线图

u = 0.10 m/s，c = 25.23 mg/mL

如图 12-19 所示，历时 160 min 的膜过滤过程，在膜通量为 5 L/(m^2·h)的亚临界通量操作下，膜系统压力随时间的变化非常缓慢，几乎是一条平滑的直线；在膜通量分别为 12 L/(m^2·h)和 16 L/(m^2·h)的超临界通量操作下，系统压力随着过滤时间的延长而不断地增大，以致在最后的膜过滤时间里，压力随时间呈近似指数的增大。在恒通量操作中，膜通量由蠕动泵控制，药液截留侧的压力是保持稳定的，因此系统压力的增大就是由膜污染所引起的渗透侧压力的降低导致的。系统的压力越大，也就意味着膜污染越严重。

图 12-20 为不同恒通量操作下膜系统的不可逆污染阻力，在超临界通量操作下产生了更为严重的不可逆膜污染现象，这也说明了在高通量操作下，需要对膜系统进行更为频繁而又长时间的化学清洗才能降低膜的污染程度。

正如前面的解释，在超临界通量下，高分子物质及微粒受到由膜通量控制的较大拖拽力的作用，使其向膜表面的传质速率增大，浓差极化层（或滤饼层）变得更加紧密而厚实，从而产生了更大的膜过滤阻力，加重了系统的膜污染。

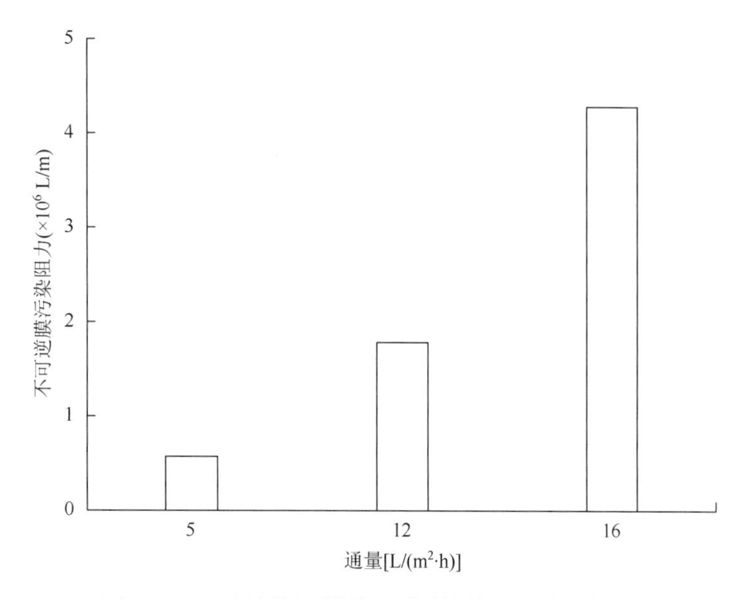

图 12-20　不同恒通量操作下膜系统的不可逆污染阻力

四、恒压膜过滤操作

图 12-21 为膜通量随压力的变化情况。在压力逐渐上升的操作中，初始压力设定为 20 kPa，保持 30 min 以得到稳定的膜通量，然后以大约 5 kPa 的增幅逐渐增大压力，每个压力点保持 15 min 以获得稳定的膜通量；当压力增大至通量不再随压力增大而增大时，在最高的压力点保持 15 min，然后再逐渐降低压力至压力上升操作的各个压力点，每个压力点同样保持 15 min。

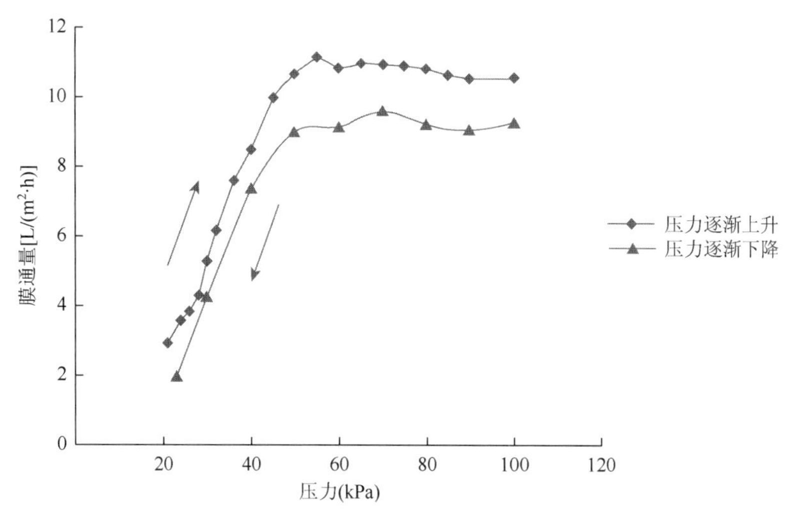

图 12-21　膜通量随压力的变化曲线图

$u = 0.10$ m/s，$c = 25.23$ mg/mL

由实验结果可知，在压力逐渐上升的初始阶段，膜通量随压力的增大而增大，近似于线性关系；当压力增大超过约 45 kPa 时，通量随压力增大的幅度开始降低；当压力从 60 kPa 增大至 100 kPa 时，系统稳定膜通量几乎没有变化。这说明在压力超过一定范围时，系统严重的膜污染使通量趋于稳定而不再随压力的增大而增大。在压力下降的操作过程中，各个压力点下的膜通量要低于压力上升操作中相同压力点的膜通量，这也同时说明了在压力不断增大的过程中，膜系统产生了不可逆污染。

图 12-22 为不同流速下通量随压力的变化情况。增大流速提高了物质向溶液主体扩散的传质速率，减弱了浓差极化现象，降低了膜污染，从而相对提高了膜通量。

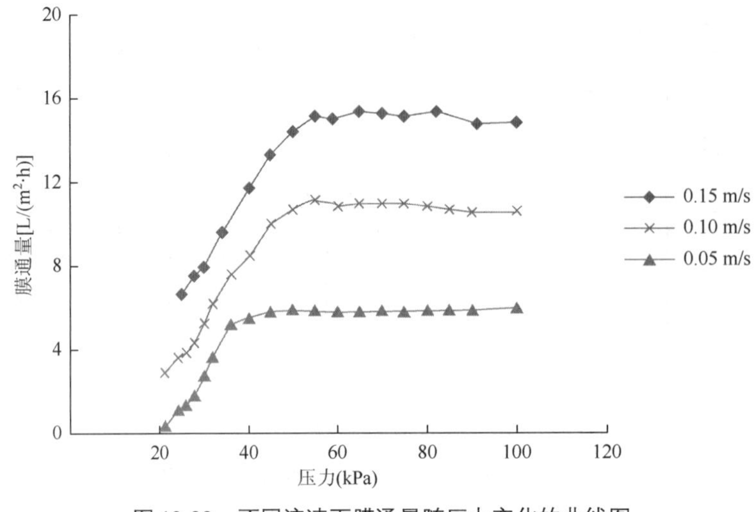

图 12-22　不同流速下膜通量随压力变化的曲线图

$c = 25.32$ mg/mL

相关文献[10]把通量与压力开始出现偏离线性关系时的压力称为临界压力，把最大的稳定通量称为极限通量。图 12-23 为临界压力及极限通量随流速的变化情况。在 0.05 m/s、0.10 m/s 和 0.15 m/s 的不同流速下，系统的极限通量分别为 5.84 L/(m^2·h)、10.83 L/(m^2·h)和 15.20 L/(m^2·h)，临界压力分别为 36 kPa、45 kPa 和 50 kPa，极限通量与临界压力都随流速的增大而相应增大。

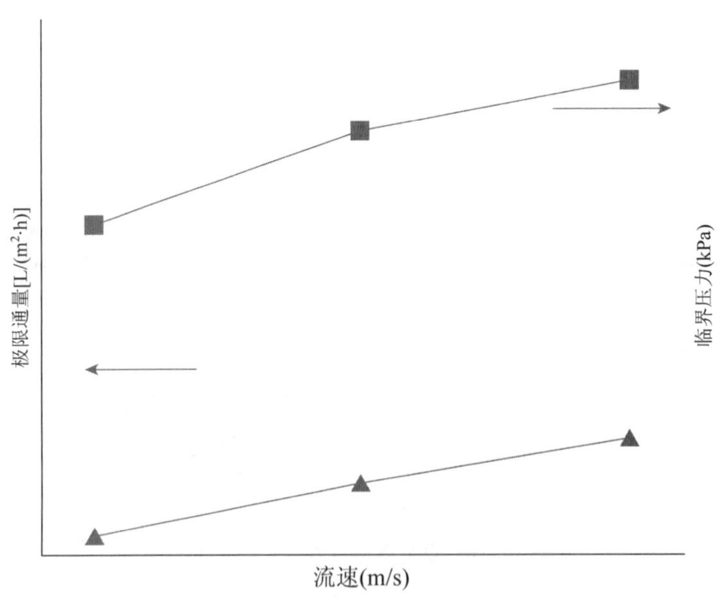

图 12-23　不同流速下的极限通量与临界压力

$c = 25.23$ mg/mL

图 12-24 为不同恒压操作下膜通量随时间的变化情况。在 100 kPa、70 kPa 和 40 kPa 三个不同恒压操作下，其初始膜通量分别为 18.24 L/(m^2·h)、16.36 L/(m^2·h)和 12.20 L/(m^2·h)，其初始膜通量都超过了临界通量［8.80 L/(m^2·h)］；压力为 30 kPa 时的恒压操作，初始膜通量为 8.0 L/(m^2·h)，低于临界通量值。从实验结果可以看到，亚临界通量操作条件下（30 kPa），整个膜过程中膜通量随时间呈现近似线性且非常缓

慢地降低；而在超临界通量操作条件下（100 kPa、70 kPa 和 40 kPa），在膜过滤初始阶段，膜通量随时间呈现近似指数关系的下降。

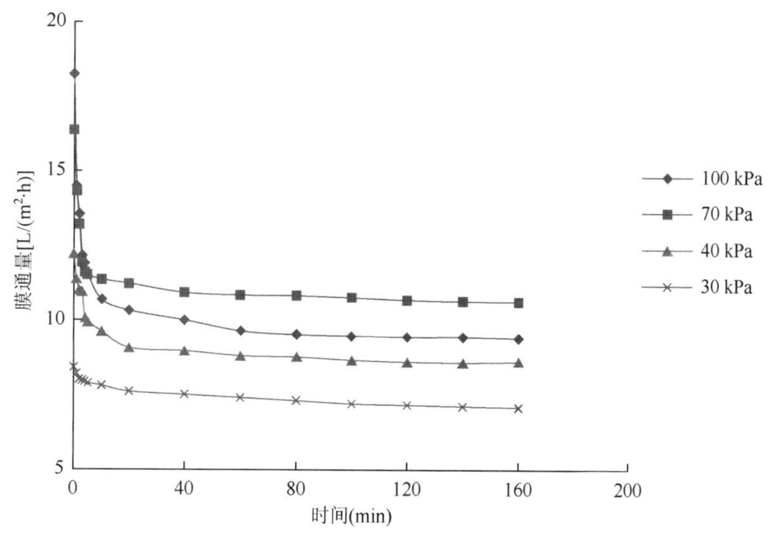

图 12-24 不同恒压操作下膜通量随时间的变化曲线图

$u = 0.10$ m/s，$c = 25.23$ mg/mL

如图 12-25 所示，虽然在较高的压力下具有较高的初始膜通量，但其膜通量衰减率比低压力下要高出很多。

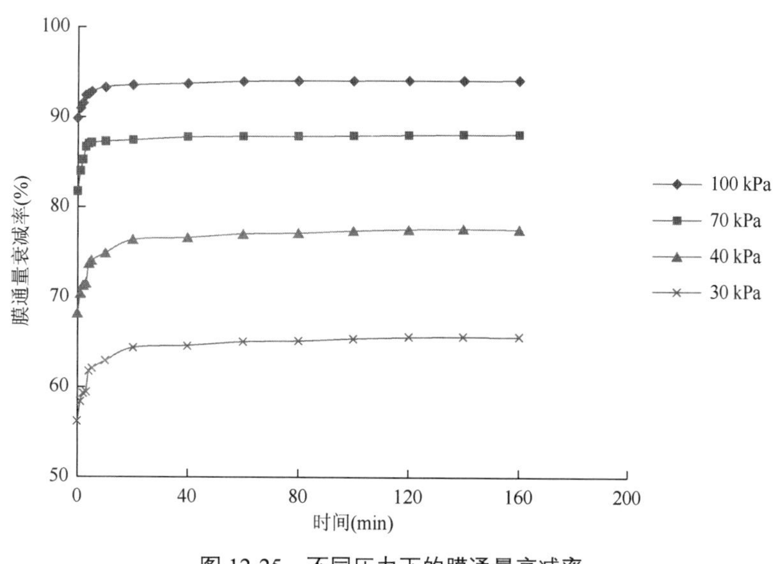

图 12-25 不同压力下的膜通量衰减率

$u = 0.10$ m/s，$c = 25.23$ mg/mL

图 12-26 为不同恒压操作条件下，膜污染阻力随时间的变化情况。在亚临界条件下（30 kPa），系统膜阻力几乎保持恒定而只有微弱程度的增加；当压力逐渐增大至超临界条件下（40 kPa、70 kPa 和 100 kPa），系统膜阻力增大的程度不断加大，膜污染越来越严重。

图 12-27 为不同恒压操作下系统膜渗透性的对比结果，膜渗透性随压力的逐渐增大而不断地下降。在较高压力下，高分子物质及微粒向膜表面的传质速率增大，相对于亚临界条件，膜表面污染物的沉积层更加紧密，从而表现出更低的渗透性。

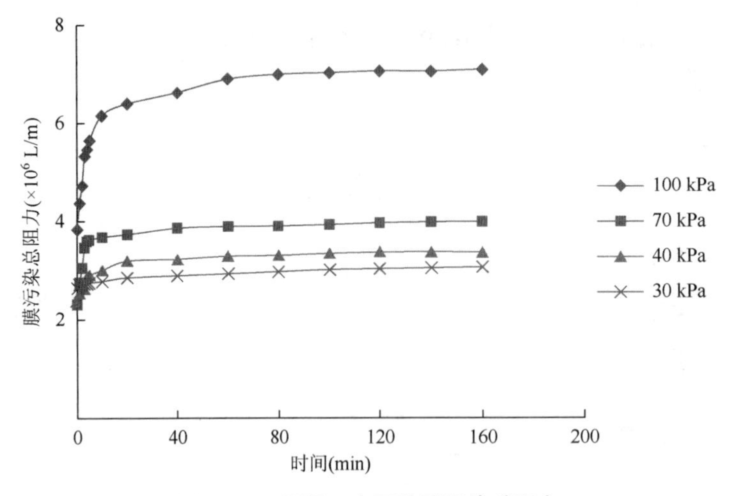

图 12-26　不同压力下的膜污染总阻力

$u = 0.10$ m/s，$c = 25.32$ mg/mL

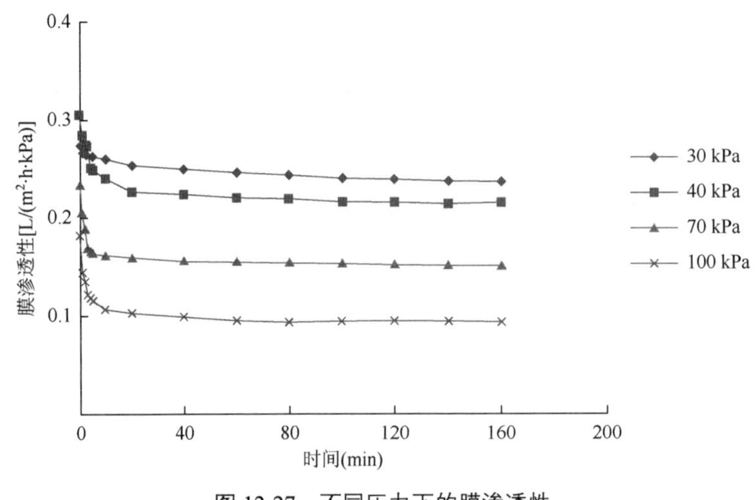

图 12-27　不同压力下的膜渗透性

$u = 0.10$ m/s，$c = 25.23$ mg/mL

从以上实验结果可以得知，在恒压操作条件下，当压力超过临界压力点时，膜通量随压力的增大而变得相对稳定，系统膜污染变得较为严重而使膜渗透性不断降低。

五、恒压与恒通量操作的比较

图 12-28 为恒通量与恒压两种不同操作方式下系统压力随通量的变化情况。两种不同操作方式下的膜通量及系统压力均为各自条件下的稳定值。

从实验结果可看到，在相同的膜通量下，恒压操作条件下的系统压力要高于恒通量操作下的系统压力。这就说明在相同膜通量下，恒压操作条件下的系统膜污染阻力要大于恒通量操作条件下的系统膜污染阻力。

上述实验结果是由两种操作方式下稳定通量获得方式的不同导致的。在恒压操作条件下，系统的膜通量是从初始的超临界通量开始而不断降低的，直至达到稳定状态。在超临界通量阶段，溶液中的高分子物质及微粒更易于进入膜孔内或沉积在膜表面，从而产生严重的膜污染，而在稳定的亚临界通量操作下，系统在整个操作过程中都处于亚临界操作状态，从而降低了膜污染。

为了进一步对恒通量与恒压操作进行更为直接的对比，设计了以下两种不同的联合操作膜过滤实验。

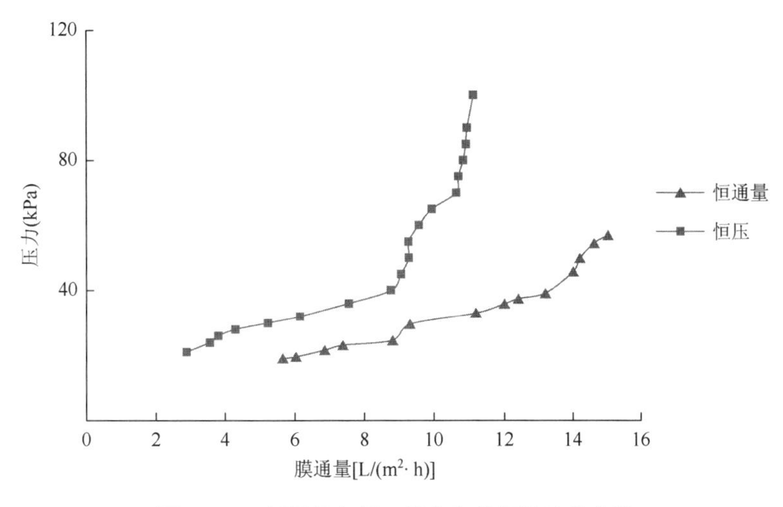

图 12-28　恒通量与恒压操作条件下的比较实验

$u = 0.10$ m/s，$c = 25.32$ mg/mL

1. 恒通量–恒压联合操作　先以 100 kPa 恒压操作下的稳定通量作为恒通量操作的通量点进行恒通量操作，直至系统压力达到 100 kPa。然后再以 100 kPa 的压力进行恒压力操作，直至系统的膜通量达到稳定状态。实验过程中通量和膜污染阻力随时间的变化情况如图 12-29 所示。表 12-13 为恒通量操作及恒通量-恒压联合操作下，膜系统各不同阻力的分布情况。

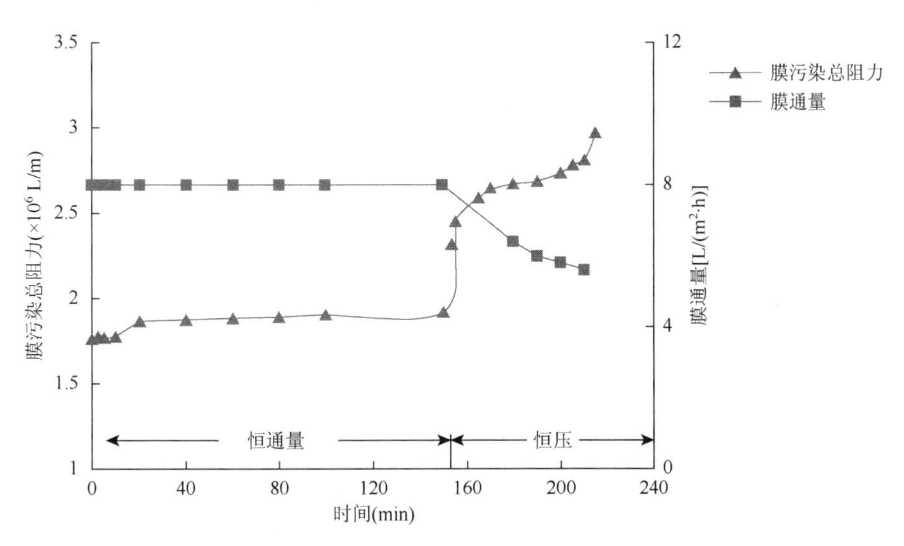

图 12-29　膜通量及污染阻力随时间的变化曲线图（恒通量-恒压联合操作）

表 12-13　恒通量-恒压联合操作下的膜系统各不同阻力的分布情况

操作方式	污染总阻力（L/m）	可逆性阻力（L/m）	不可逆性阻力（L/m）
恒通量操作	1 924 196.98	1 480 151.52	444 045.46
恒通量-恒压操作	2 963 570.25	1 975 713.50	987 856.75

恒通量-恒压联合操作条件下，系统最后的稳定膜通量要低于单一恒压操作下的稳定膜通量。联合操作方式下的膜污染总阻力及不可逆性阻力都要高于恒通量操作下的膜污染总阻力及不可逆阻力。在所设计的实验中，联合操作下的恒通量操作实验结束时，系统的污染总阻力等于单一恒压操作下通量达到稳

定时的系统污染总阻力。既然在操作方式的转变点上，恒通量-恒压联合操作与单一恒压力操作下的系统膜污染总阻力是相同的，那么在由恒通量操作转变为恒压操作方式时，系统的膜通量应该会保持恒定。然而，由实验结果看到，在恒通量操作转变为恒压操作方式后，系统的膜通量下降了大约 25%。这说明在由恒通量操作转变为恒压操作方式后，系统的膜污染又继续加重了。

2. 恒压-恒通量联合操作　为了考察在低通量条件下，改变物质受力的大小对改善膜污染程度的可行性，我们进行了恒压-恒通量联合操作的实验。首先以 100 kPa 的压力进行恒压操作实验，至膜通量达到稳定后，再以 1/2 的稳定通量进行恒通量操作，直至系统压力达到稳定。实验如图 12-30 所示。

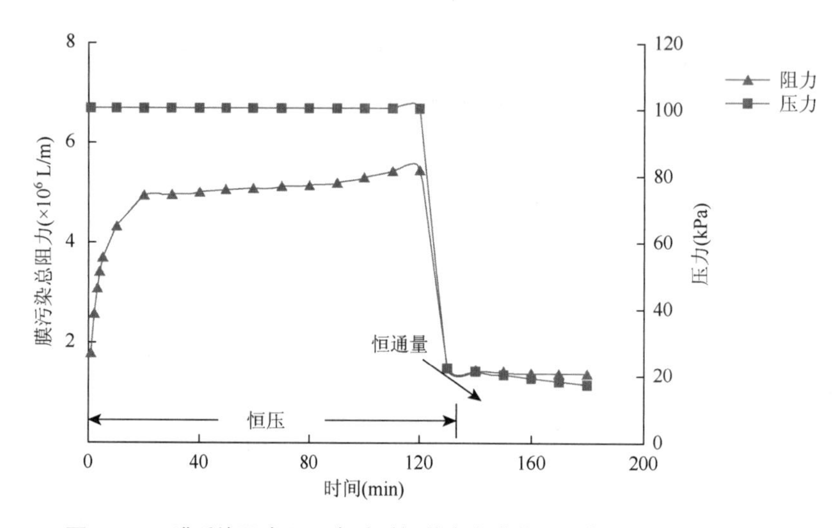

图 12-30　膜系统阻力及压力随时间的变化曲线图（恒压-恒通量操作）

从实验结果可以看到，操作方式从恒压操作转变为低恒通量操作后，系统的压力和膜阻力都有一定程度的降低。从表 12-14 中可看到，恒压操作与恒压-恒通量联合操作在系统不可逆污染阻力方面没有明显的差异性，这也表明联合操作中的低恒通量操作对膜内在的污染没有影响，低通量操作只是一定程度地降低了系统的可逆污染，如降低浓差极化现象和膜表面滤饼层阻力。

表 12-14　恒压-恒通量联合操作下的系统各阻力变化情况

操作方式	污染总阻力（L/m）	可逆性阻力（L/m）	不可逆性阻力（L/m）
恒压操作	5 460 788.28	4 875 703.57	585 084.71
恒压-恒通量操作	3 412 992.68	2 807 914.42	605 078.26

本节考察了中药水提液膜过程中膜通量与膜污染之间的关系，并对恒压与恒通量两种操作方式进行了比较。实验结果发现，当膜通量超过临界通量点时，系统就会产生严重的膜污染现象；处于亚临界通量操作下的膜系统，膜污染阻力较低且能长时间地处于稳定状态。这说明亚临界通量操作在降低系统膜污染、有效延长膜系统运行时间方面有着重要的实际意义。亚临界通量操作是一种低压操作方式，在实际应用中能够降低能耗，并避免了因严重的膜污染而须对膜系统进行频繁的化学清洗，减轻了对环境的污染，是一种能源节约型和环境友好型的操作方式。

虽然亚临界通量操作有诸多的益处，但也要意识到其在实际应用过程中的不足之处。由于在亚临界通量操作中，系统的膜通量处于相对较低的水平，特别是对于溶液环境比较恶劣的溶液如中药水提液，临界通量有时会比较低，若要增大产品的产率就需要增加投资成本以扩大系统的膜面积，虽然增大流速能在一定程度上提高临界通量，但这种影响毕竟有限。同时，提高流速也增大了系统的能耗，这也是实际应用过程中应考虑的问题。

影响膜系统临界通量值的因素有溶液环境、膜的性能及流体动力学条件等，如何通过改善这些影响因素来提高系统的临界通量也是需要进一步研究考察的问题。

恒压与恒通量两种不同的操作方式对膜过程有着不同的影响。本实验的结果表明，恒通量操作要优于恒压操作。在相同的膜通量下，恒通量操作时的系统膜污染阻力要小于恒压操作下的系统膜污染阻力[11, 12]。

第五节
膜分离技术研发中药新药的中试研究

一、高分子膜超滤技术研发中药六类新药 YX 颗粒的中试研究

YX 颗粒是根据国医大师周仲瑛教授临床验方研制的六类中药新药，已于 2005 年获国家新药证书。该方由金银花、野菊花等 10 味中药组成，处方中花、叶、全草类中药较多，剂量较大（接近 150 g），其水浸提液含有较多的细微颗粒及色素、蛋白质、树脂等大分子物质，浸膏得率较大，按常规水提法可得到浸膏近 30 g。为减小服用剂量，提高疗效，采用膜分离技术进行精制，超滤前药液采用高速离心法进行预处理。

1. 物料预处理——高速离心条件筛选　中药煎煮液是胶体溶液、混悬液、乳浊液和真溶液的混合体，如不经预处理直接超滤，则在超滤过程中极易造成膜的污染，从而缩短膜的寿命，降低膜通量。因此，应采用高速离心法对药液进行预处理，以除去水煎液中的细小悬浮物。

为考察离心速度对药液中固体杂质去除效果的影响，选用三种速度对药液进行高速离心（离心时间为 10 min），测定离心后药液中的悬浮粒子数和固含量，以选择最佳的离心速度。实验结果见表 12-15。

表 12-15　离心速度对药液中悬浮粒子的影响（$n=3$）

编号	离心速度（r/min）	外观	微粒（10 μm）数
药液 1	0（不离心）	混浊	大于 1 000
药液 2	5 000	澄明	622
药液 3	10 000	澄明	120
药液 4	15 000	澄明	35

结论：煎煮液经不同速度高速离心后，转速越高，微粒数越少，考虑到生产设备情况，选用 10 000 r/min 的转速进行药液预处理。

2. 超滤工艺条件的选择　在膜分离技术的诸多因素中，膜的截留分子量是重要因素之一。为选择合适的膜截留分子量，进行了如下实验。

（1）不同膜对固形物的影响：按处方称取 2 756 g 药材，水煎两次，第一次加水 10 倍量，煎煮 1.5 h；第二次加水 5 倍量，煎煮 1 h，先纱布过滤，再白棉布过滤，得药液 36 kg。滤液少量留样，其余药液经高速离心（10 000 r/min），离心液少量留样，其余药液分成 4 份，分别经微滤、超滤，滤液留样。各取样约 120 g 测定固形物，结果见表 12-16。

表 12-16　不同膜对本方药液的固形物影响

膜类型	取样重（g）	固形物重（g）	固形物去除率（%）
原药液（纱布加白棉布）	120.036	2.762	—
无机陶瓷膜微滤（0.2 μm）	120.028	2.110	23.61
超滤膜（截留分子量 30 kDa）	120.011	2.081	24.65
超滤膜（截留分子量 10 kDa）	120.040	1.966	28.82
超滤膜（截留分子量 6 kDa）	120.015	1.968	28.73

表 12-16 表明，截留分子量为 10 kDa 及 6 kDa 的超滤膜去除大分子杂质效果较好。考虑到膜通量等工业化生产中重要的工艺因素，拟选截留分子量为 10 kDa 的膜。

（2）超滤对绿原酸含量的影响：取本方药材 212 g，水煎两次（加水 10 倍、5 倍，分别煎煮 1.5 h、1.0 h），白纱布过滤。滤液少量留样，其余药液经聚砜膜（截留分子量 10 kDa）超滤，滤液留样。滤液进行绿原酸含量测定分析。

绿原酸含量测定：取样 5 mL，加甲醇 5 mL，混匀，离心，上清液进行 HPLC 测定，结果如表 12-17。

表 12-17　超滤对 YX 颗粒绿原酸的影响

成分	膜滤前峰面积	膜滤后峰面积	成分透过率
绿原酸	2.121×10^6	2.107×10^6	99.3%

根据表 12-16 和表 12-17 的结果，选择截留分子量为 10 kDa 的聚砜膜进行超滤。有关中试量超滤的 3 批数据见表 12-18。

表 12-18　超滤工艺数据表（膜截留分子量 10 kDa，药材投料量 70 kg）

样品名称	批号		
	000402	000403	000404
待滤液总量（L）	1 050	970	990
绿原酸含量（μg/mL）	151.8	150.9	149.6
滤过液收集量（L）	972	899	915
绿原酸含量（μg/mL）	150.4	149.5	148.7
截留液量（L）	66	59	63
绿原酸含量（μg/mL）	152.0	151.2	150.5

3. 超滤工艺操作

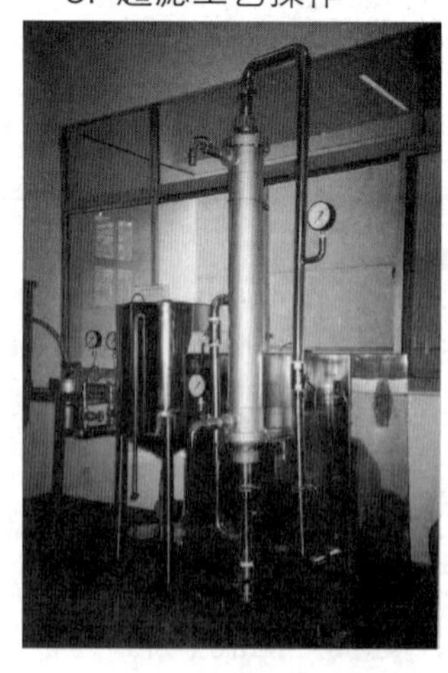

图 12-31　B-UF-1 型中药超滤设备

（1）超滤设备：B-UF-1 型中药超滤设备是笔者课题组为适应中药复方制剂中试研究需要而自行研制的（图 12-31），由泵、贮液罐、膜组件、压力表、流量计和各种连接管件组成；膜材料为聚砜中空纤维，膜面积为 10 m²，内压式。该设备操作简便，膜组件为可卸式，可根据具体品种选用不同配件，适用于一般中药制剂的中试生产。

（2）B-UF-1 型中药超滤设备的主要操作步骤：

1）使用前的准备：检查整个装置，使各部件处于良好状态；给装置供电；做好原料、清洗剂的供应。

2）超滤：将待滤液打入贮液罐，启动水泵，调节适宜流速及相应阀门使膜组件进口压力、出口压力分别为 0.18 MPa、0.08 MPa；打开渗透侧阀门，待平稳后进入正常操作状态。维持膜通量在 18～30 L/(m²·h·Bar)。

3）膜的清洗：膜滤结束后，采用清洗剂 100～150 L 冲洗 30 min，再用水清洗至滤过液显中性。

4. YX颗粒三批中试结果　采用上述膜分离工艺的三批YX颗粒中试结果见表12-19。

表12-19　三批YX颗粒中试数据

项目		批号		
		000402	000403	000404
投料量（kg）		90	90	90
熟大黄中大黄酸含量（%）		0.387	0.387	0.387
金银花中绿原酸含量（%）		1.785	1.785	1.785
挥发油	得量（g）	8.2	8.4	8.7
浸提	浸提液（L）	1 050	970	990
	固含量（g/L）	14.89	15.56	15.03
超滤	滤出液（L）	972	899	915
	固含量（g/L）	11.15	11.27	11.32
薄膜浓缩	相对密度（60℃时）	1.05	1.07	1.10
喷雾干燥	干粉总量（kg）	10.21	9.74	9.92
	含水量（%）	4.5	4.5	4.6
	绿原酸含量（mg/g）	6.60	6.83	6.45
	大黄酸含量（mg/g）	0.517	0.511	0.533
	得率（%）	94.2	96.1	95.8
石膏	提取物重（g）	364	342	310
	提取率（%）	1.82	1.71	1.55
干式制粒	干颗粒总量（kg）	10.31	9.89	10.02
	得率（%）	97.5	98.1	97.9
成品	总量（kg）	10.13	9.76	9.93
	得率（%）	98.3	98.7	99.1
	包装总袋数（袋）	2 026	1 952	1 986
	绿原酸含量（mg/g）	6.52	6.71	6.38
	大黄酸含量（mg/g）	0.513	0.510	0.521

二、陶瓷膜微滤技术研发中药六类新药糖渴清片的中试研究

糖渴清片新药研发项目受国家新药研究开发基金资助，已获得临床研究批件。笔者课题组根据该复方的功能主治和处方中各味药化学成分的性质，在对高速离心法、乙醇沉淀法和陶瓷膜微滤法三种精制方法进行对比研究的基础上，选择了有效成分损失少、杂质除去率高、能体现糖渴清片复方整体药效的陶瓷膜微滤技术作为糖渴清片的精制技术。

该研究按中药六类新药研究的技术要求，采用中药药剂学、中药药理学、分析化学等学科的研究方法，对采用陶瓷膜微滤技术的理由、陶瓷膜材料和孔径选择、微滤操作参数优选、微滤终点判定等方面的问题进行了较系统的研究，并从中试水平对优选的工艺条件进行了验证。结果表明：陶瓷膜微滤技术

对糖渴清片具有澄清除杂、降低服用量、缩短崩解时间、提高溶出速度和生物利用度的精制效果。三批中试研究表明微滤工艺具有安全性、有效性、稳定性和可控性。

1. 采用陶瓷膜微滤技术的合理性和必要性研究　糖渴清片处方中各味药已见文献报道的主要有效成分多易溶于水，如黄连药材中的小檗碱等生物碱，黄芪药材中的黄芪皂苷和黄芪多糖，生地、黄精等药材中的多糖类化合物，生地药材中的梓醇等环烯醚萜化合物，三白草、鬼箭羽等药材中的黄酮类化合物，地骨皮药材中的甜菜碱等，因此选用水为提取溶媒。糖渴清片水提液呈黑褐色混浊状，是一种由真溶液、胶体溶液、混悬液和乳状液组成的复杂体系，含有大量微细固体杂质和可溶性物质，前者（微细固体杂质）包括微细药渣、泥沙、细胞碎片、难溶性分子聚集体、油滴、微生物等，后者（可溶性物质）包括有效成分和无效成分，如蛋白质、淀粉、氨基酸、多糖、生物碱、有机酸、色素、鞣质、黄酮类、萜类、皂苷、无机盐等。

糖渴清片水提液如直接浓缩干燥，其浸膏得率高达药材量的 20%～25%，即一日处方量可得浸膏 26.20～32.75 g，服用剂量太大，不宜直接制成片剂，需精制以减少剂量。目前常用的精制方法有乙醇沉淀法、高速离心法、大孔树脂吸附分离法、絮凝澄清法、有机溶媒萃取法、微滤法、超滤法等。由于糖渴清片为大复方，成分复杂，不宜采用大孔树脂吸附分离法；有机溶媒法毒性大，也不宜采用；因此将乙醇沉淀法、高速离心法、陶瓷膜微滤法作为备选精制方法，进行了杂质除去率、指标成分保留、降血糖作用的对比研究。

（1）陶瓷膜微滤、离心、醇沉对糖渴清片理化指标影响的对比研究：根据糖渴清片处方中药物的性质，将其分为 A、B 两组药物，分别采用以下方法处理。实验结果见表 12-20 和表 12-21。

1）陶瓷膜微滤：水提液直接微滤。膜材料，Al_2O_3；膜孔径，0.2 μm；膜面积，0.4 m^2；温度，30℃；操作压力，0.1 MPa；错流速度，2 m^3/h。

2）乙醇沉淀：水提液浓缩至含药材量为 0.5 g/mL，加 90%乙醇至含醇量 70%，静置，滤纸抽滤。

3）高速离心：水提液浓缩至含药材量为 2 g/mL，3 500 r/min 离心 30 min。

表 12-20　微滤、高速离心和醇沉对糖渴清片 A 组药物水提液理化指标的影响

样品名称	性状	含量（g/100 mL）	除杂率（%）
A 组水提液	黑棕色、混浊	3.477	0
A 静置 24 h 的上清液	棕褐色、混浊	3.395	2.4
A 的高速离心液	深棕色、轻微混浊	3.393	2.4
A 的 70%乙醇沉淀液	棕黄色、澄明	2.031*	41.6
A 的陶瓷膜微滤液	棕黄色、澄明	2.703	21.5

*将 A 的 70%乙醇沉淀液回收乙醇，用水稀释至醇沉前体积，测固含量。

表 12-21　微滤、高速离心和醇沉对糖渴清片 B 组药物水提液理化指标的影响

样品名称	性状	含量（g/100 mL）	除杂率（%）
B 组水提液	浅棕色、混浊	1.169	0
B 静置 24 h 的上清液	浅棕色、混浊	1.112	4.9
B 的高速离心液	灰黄色、轻微混浊	1.101	5.8
B 的 70%乙醇沉淀液	橙黄色、澄明	0.755*	35.4
B 的陶瓷膜微滤液	橙黄色、澄明	0.859	26.5

*将 B 的 70%乙醇沉淀液回收乙醇，用水稀释至醇沉前体积，测固含量。

（2）膜微滤法与醇沉法对糖渴清片降血糖作用的对比研究：

1）样品的制备：

A. 水提液未精制样品的制备：按糖渴清片处方称取一定量的药材，水煎 2 次，第 1 次加 10 倍量水，煮沸 1.5 h，第 2 次加 5 倍量水，煮沸 1 h，合并两次煎出液，静置，棉花抽滤，滤液浓缩至 1∶2（1 mL 样品含生药 2 g），为样品Ⅰ。

B. 陶瓷膜微滤法精制样品的制备：将组方药材分为 A、B 两组（详见下述“2.陶瓷膜微滤工艺的参数优选”），各按上述方法水提，再分别经陶瓷膜微滤处理，浓缩至 1∶2（1 mL 样品含生药 2 g），工艺流程见图 12-32。按处方量将 A 组清膏与 B 组清膏配成样品Ⅱ。所用膜设备为 IM-1-1 型陶瓷膜微滤机（滤膜为 19 通道内压管式 α-Al_2O_3 陶瓷微滤膜，膜平均孔径 0.2 μm，实验室研究用陶瓷膜设备实用膜面积 0.05 m^2，小试研究用设备膜面积 0.4 m^2，中试膜设备膜面积 3 m^2，均为南京工业大学膜科学技术研究所研制，江苏久吾高科技股份有限公司制造）。

C. 乙醇沉淀法精制样品的制备：按糖渴清片处方称取一定量的药材，水煮 2 次，第 1 次加 10 倍量水，煮沸 1.5 h，第 2 次加 5 倍量水，煮沸 1 h，合并两次煎出液，静置，棉花抽滤，滤液浓缩至 1∶2（1 mL 样品含生药 2 g），加 95%药用乙醇使乙醇浓度达 70%，静置，抽滤，回收乙醇，使药液浓度达到 1 mL 样品含生药 2 g，为样品Ⅲ。

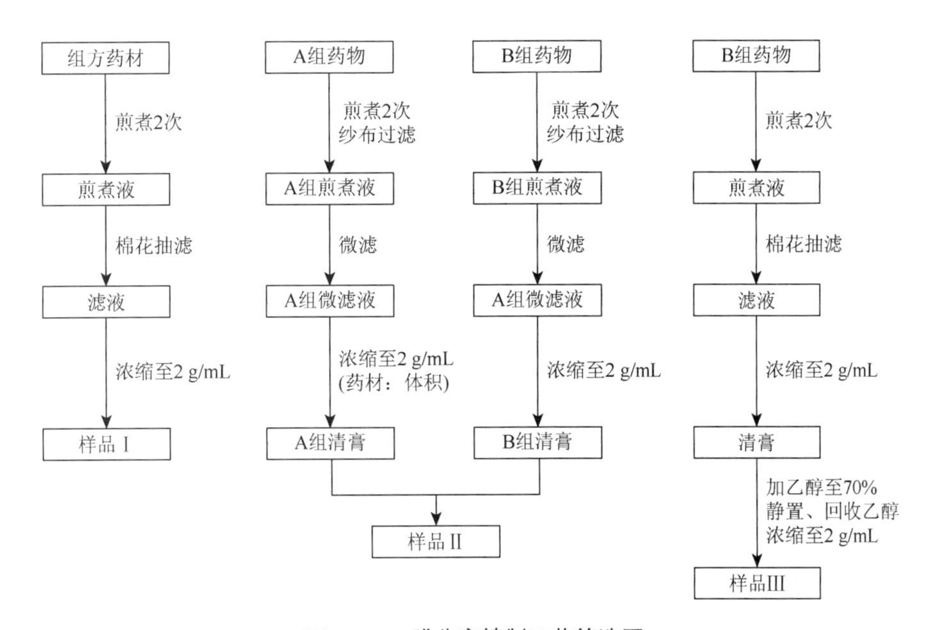

图 12-32 膜分离精制工艺筛选图

2）动物造模：昆明种小鼠，体重 18～22 g，雌雄不拘，由南京中医药大学实验动物中心提供。禁食 12 h，随机抽出 10 只作为正常组，按 20 mL/kg 一次性腹腔注射注射用水，其余小鼠按 20 mL/kg 一次性腹腔注射四氧嘧啶溶液（用注射用水于造模前新鲜配制成 1%的溶液）。正常饲养 3 天，禁食 10 h，测血糖，凡血糖≥11.1 mmol/L 者即可确定为糖尿病小鼠，随机分为模型组和治疗组Ⅰ（水提液）、Ⅱ（微滤）、Ⅲ（乙醇沉淀）。

3）动物给药及检测：正常组及模型组按 20 mL/kg 灌服蒸馏水，各治疗组按生药 50.7 g/kg（临床等效剂量的 3 倍）灌服上述各糖渴清片提取物。各组小鼠灌胃每日一次，连续 6 天，进食及饮水不限，第 7 天禁食 10 h。给药 1 h 后，小鼠剪尾取血，用血糖仪测定血糖。各组数据用方差分析统计，两两比较用 q 检验。实验结果见表 12-22。

表 12-22 陶瓷膜微滤与醇沉对糖渴清片降血糖作用的对比研究（$X \pm SD$）

组别	动物数（只）	血糖（mmol/L）		
		治疗前	治疗后	变化值
正常组	10	4.91±1.01	4.98±0.96	0.07±0.62
模型组	10	17.32±4.20*	13.96±7.46	−3.36±5.11△*
治疗组Ⅰ	10	16.14±1.04*	7.02±1.38	−9.12±1.58△*#
治疗组Ⅱ	10	16.32±1.38*	8.51±1.96	−7.81±2.65△*#
治疗组Ⅲ	10	17.34±2.51*	8.16±2.01	−9.08±1.96△*#

*与正常组比较 $P<0.01$；#与模型组比较 $P<0.05$；△自身比较 $P<0.01$。

由表 12-22 可知，模型组（未给药组）和治疗组治疗前血糖无显著性差异（$P>0.05$），但两组治疗前均明显高于正常组（$P<0.01$）；治疗后，模型组和治疗组血糖均显著下降（$P<0.01$），模型组血糖下降与小鼠胰岛 B 细胞自身修复有关。而各治疗组血糖下降值均显著大于模型组（$P<0.05$），但三者无显著性差异，表明糖渴清片以陶瓷膜微滤技术精制或用醇沉法精制均不影响糖渴清片的降血糖作用。

但临床研究表明，采用醇沉法精制的糖渴清片疗效不如陶瓷膜微滤技术精制的糖渴清片，其原因可能是乙醇沉淀法将对糖尿病具有疗效的多糖类成分除去，而陶瓷膜微滤技术能保留大部分多糖。此外乙醇沉淀法还存在成本高、工艺复杂、生产周期长、后续制剂加工难（需加大量辅料才能成型）等缺点。

2. 陶瓷膜微滤工艺的参数优选

（1）提取和药液预处理方式：选择合适的提取和药液预处理方式对于减少微滤过程中有效成分损失、降低膜污染、提高微滤速度具有重要意义。据文献报道，糖渴清片组方药味黄连含有降血糖有效成分小檗碱，由于小檗碱可与处方中其他多种药味的化学成分发生反应生成沉淀，从而被陶瓷膜微滤工艺除去。为减少小檗碱的损失，我们将黄连与其他各药味进行了配伍实验，根据实验结果及各药味的化学成分及其理化性质，将处方中各药味分成 A、B 两组，分别进行提取精制。

A 组为根及根茎类药物，包括生地、黄芪、黄精、黄连等六味，含有较多多糖类成分是其共性，其水煎液黏度大，难过滤，微滤前需采用高速离心等方法进行预处理，以减轻膜污染；与黄连水煎液混合时无明显沉淀反应；B 组为非根茎类药物，包括鬼箭羽、三白草、地骨皮等五味，大部分含有黄酮类成分，其水煎液黏度小、易过滤、不需预处理，与黄连水煎液混合时有明显沉淀生成。上述分组的实验依据见表 12-23 和表 12-24。

表 12-23 黄连水煎液和 A 组药物、B 组药物水煎液的配伍反应

	A 组药物水煎液	B 组药物水煎液
黄连水煎液	无沉淀产生	大量棕褐色絮状沉淀

注：上述各水煎液均为经 10 000 r/min 高速离心后的上清液，以 1∶1 混合后观察 0.5 h。

表 12-24 四种水煎方式对黄连中小檗碱提取率的影响

煎煮方式	黄连单独煎煮	黄连＋A 组	黄连＋B 组	黄连＋A 组＋B 组
小檗碱提取率（%）	5.20	4.60	0.30	0.82

由表 12-23 和表 12-24 可知，为提高降血糖有效成分小檗碱的提取率，不宜采取合煎或黄连与 B 组药物共煎的方式。黄连单独煎煮小檗碱提取率虽然较黄连与 A 组药物共煎为高，但差别不大，因单独煎煮增加工序，不利于降低成本，故将处方分成 A（含黄连）、B 两组分别煎煮，分别进行陶瓷膜微滤。

（2）膜孔径的选择：膜孔径是影响膜通量、有效成分保留率和杂质去除率的主要因素。大量实验结果表明，选用 0.2 μm 的膜孔径微滤既具有较大的膜通量，又能除去中药提取液中大部分的固体微粒，且有效成分保留率高，能满足中药精制需要，故选择膜孔径 0.2 μm 的陶瓷膜作为糖渴清片微滤的滤材。

（3）药液浓度和温度的选择：药液浓度高，对陶瓷膜的污染能力增大，平均膜通量小，处理能力降低，运行成本提高。因此糖渴清片提取液可不浓缩，直接进行微滤。

药液温度高，对陶瓷膜的污染能力下降，平均膜通量大。陶瓷微滤膜与高分子有机微滤膜相比，其突出的优势之一是陶瓷膜抗污染性能力强、耐高温。因此从多功能提取罐提取出来的高达 89～100℃的中药提取液可不经降温，直接用陶瓷膜进行微滤，以减少工序，降低生产成本，缩短生产周期。

（4）操作压力的选择：陶瓷膜微滤为压力推动的膜过滤过程，过滤压力对膜通量影响很大，但由于浓差极化因素的影响，过滤压力的增加与膜通量的增加并不呈线性关系。当压力增加到一定程度时，膜通量增加很少甚至反而下降。为降低能耗、获得较高的膜通量、避免操作条件的恶化，应确定合适的操作压力。本研究在膜材料 Al_2O_3、膜孔径 0.2 μm、膜面积 0.4 m^2、操作温度 30℃、错流速度 2 m^3/h 的条件下，探讨了 A 组水提液和 B 组水提液膜通量和操作压力的关系，实验结果见图 12-33 和图 12-34。

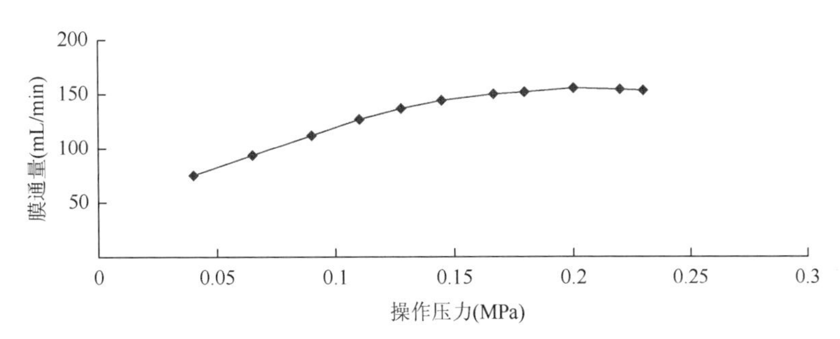

图 12-33　A 组水提液膜通量和操作压力的关系

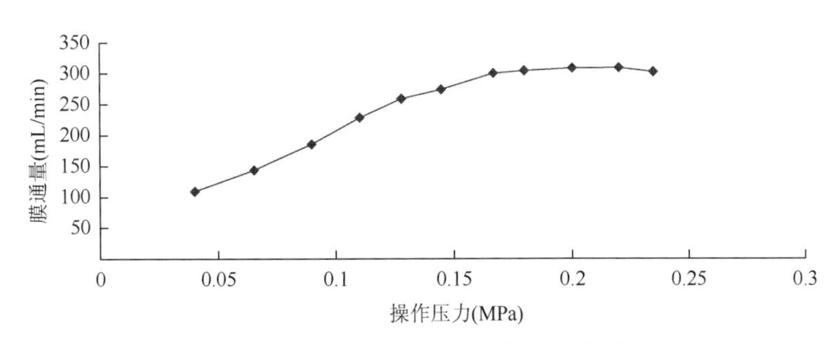

图 12-34　B 组水提液膜通量和操作压力的关系

图 12-33 和图 12-34 表明，A 组水提液和 B 组水提液膜通量-压力具有共性：在 0.12 MPa 以下时，膜通量随操作压力呈线性增加，在 0.1～0.2 MPa 时，膜通量增加趋缓，但当压力大于 0.2 MPa 时，膜通量不再增加，甚至下降。因此适应的操作压力应在 0.12～0.2 MPa。

（5）错流速度的选择：陶瓷膜微滤为错流过滤，提高错流过滤速度有利于减轻浓差极化和膜污染，从而有效提高膜通量。但其速度过高、能耗大，且易产生大的泡沫，影响操作，故生产中应选择合适的错流速度。糖渴清片处方提取液微滤时的错流速度为 2～3 $m^3/(h·r)$。

（6）陶瓷膜微滤终点的判定：在微滤液收率达到煎煮原液重量的 80%时，加入适量的蒸馏水（一般为煎煮原液重量的 20%），继续微滤，当微滤液收率达到 90%左右时，停止微滤。全部微滤液转入浓缩工序，截留液作为废液弃去。

（7）污染膜的清洗：当全部药液微滤完毕后，应采用化学清洗剂对污染膜进行清洗，以恢复陶瓷膜的性能。若微滤过程中膜通量下降至 10 L/(m^2·h·bar)以下时，也应停机清洗，待陶瓷膜性能恢复后再继续微滤。

化学清洗剂的选择和清洗方法应通过试验视原料液的体系而确定。经过试验，糖渴清片处方提取液微滤工艺中膜的清洗方法如下：①放出截留液，用适量热自来水（60℃）在低压高速条件下循环清洗 5 min。②再用适量 1.0% NaOH（60℃）溶液清洗 20 min，放出 NaOH 液，用适量热自来水冲去残留碱液。③用适量的 0.5%清洗剂 A 溶液清洗 15 min，放出清洗液，用适量热自来水冲去残留液。④用适量热蒸馏水（90℃）循环清洗 10 min。

3. 糖渴清片微滤工艺的小试研究　取 A 组和 B 组药材，分别按正交实验优选的水提取工艺条件煎煮。B 组水提液直接微滤，A 组水提液经 3 500 r/min 离心 20 min 后微滤。微滤条件：膜材料 Al_2O_3、膜孔径 0.2 μm、膜面积 0.4 m^2、操作温度 30℃、操作压力 0.1 MPa、错流速度 2 m^3/h。当微滤液收率达到待滤煎煮液重量的 80%时，加入蒸馏水（待滤煎煮液的 20%）继续微滤，当微滤液收集到待滤煎煮液重量的 90%时，停止微滤。

截留液称重，取样后弃去；总微滤液称重，取样后浓缩备用。最后进行污染膜的清洗实验。试验结果见表 12-25 至表 12-27。

表 12-25　陶瓷膜微滤糖渴清片水提液的主要参数

药材	用量（kg）	水提液重（kg）	微滤液重（kg）	收得率（%）	平均膜通量 [kg/(m^2·h·bar)]	操作压力（MPa）	错流速度（m^3/h）
A 组	2.478	26.45	23.74	89.75	17.80	0.1	2.0
B 组	3.024	26.50	24.62	92.90	40.14	0.1	2.0

表 12-26　陶瓷膜微滤对糖渴清片的精制效果

药材	水提液			微滤液			总固体除去率（%）	指标成分损失率（%）
	性状	总固含量（g）	指标成分总量（g）	性状	总固含量（g）	指标成分总量（g）		
A 组	黑褐色混浊	1 015.94	8.596 4（梓醇） 7.009（小檗碱）	棕黄色澄明	788.880	7.620 5.175	22.35	11.35 26.17
B 组	棕黄色混浊	238.235	10.998（总黄酮）	黄色澄明	172.586	8.962	27.56	18.51

表 12-27　糖渴清片水提液微滤后污染膜的清洗情况

药材	膜初始水通量 [L/(m^2·h·bar)]	清洗前膜通量 [L/(m^2·h·bar)]	清洗方法	清洗后的膜通量 [L/(m^2·h·bar)]	膜通量恢复率（%）
A 组	93.0	7.5	①自来水 10 kg ②1%氢氧化钠 8 kg ③0.5%清洗剂 A 6 kg	10.5 52.5 91.5	11.29 56.45 98.39
B 组	90.0	22.5	①自来水 10 kg ②1%氢氧化钠 8 kg ③0.5%清洗剂 A 6 kg	25.5 67.5 89.2	28.33 75.00 99.17

4. 采用陶瓷膜微滤技术的三批糖渴清中试产品的检测数据　按照优选的工艺条件进行了中试规模的工艺试验。共投料三批，每批 117.9 kg，微滤工艺膜通量随时间的变化关系见图 12-35 和图 12-36（微滤工艺条件膜材料 Al_2O_3、膜孔径 0.2 μm、膜面积 0.4 m^2、操作温度 30℃、操作压力 0.1～0.2 MPa、错流速度 2 m^3/h），有关中试数据见表 12-28。从图 12-35 和图 12-36 可看出，三批样品的微滤过程基本一致；从

表 12-28 可看出，三批样品的微滤液收率和最终产品的质量也具有一致性和稳定性。上述结果说明糖渴清片的微滤工艺是合理、稳定和可控的。

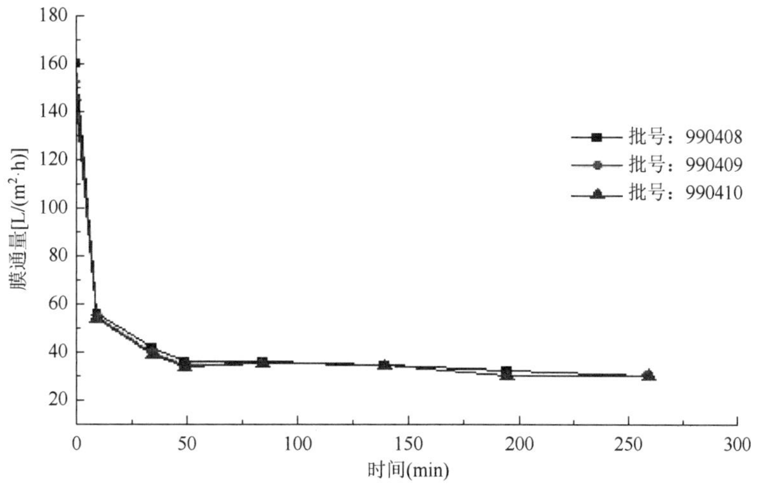

图 12-35　三批糖渴清片 A 组水提液中试膜通量随时间衰减曲线比较

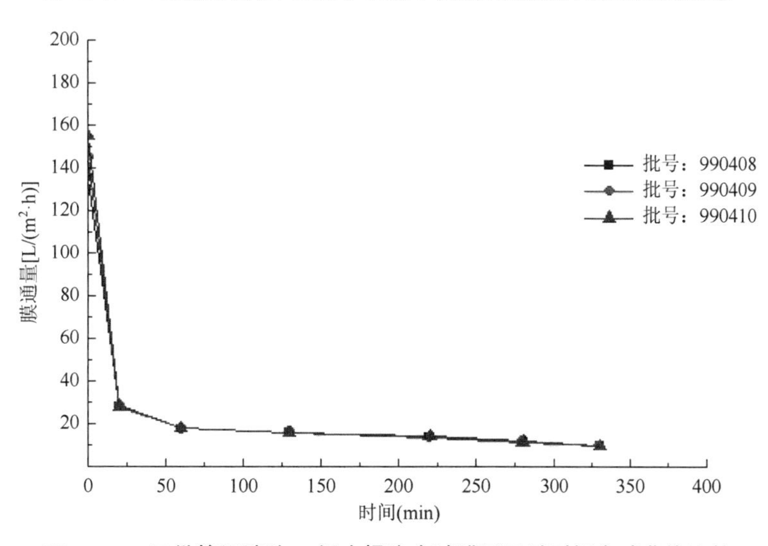

图 12-36　三批糖渴清片 B 组水提液中试膜通量随时间衰减曲线比较

表 12-28　采用陶瓷膜微滤工艺的糖渴清片中试试验结果

项目		批号			平均值（RSD%）
		990408	990409	990410	
	投料量（kg）	117.9	117.9	117.9	117.9
水提取工艺	A 部分水煎液量（L）	700	660	680	680（2.94）
	B 部分水煎液量（L）	740	720	710	723（2.11）
微滤工序	微滤液总量（L）	1 268	1 210	1 235	1 238（2.35）
减压薄膜浓缩工序	相对密度	1.08	1.10	1.09	1.09
	浓缩液总重（kg）	75.2	74.8	75.4	75.1（0.41）
	浓缩液体积（L）	69.0	68.6	69.2	68.9（0.43）
	浓缩液固含量（g/mL）	24.3	24.1	24.6	24.3（1.03）

续表

项目		批号			平均值（RSD%）
		990408	990409	990410	
喷雾干燥工序	喷雾干燥粉总重（kg）	15.80	15.61	16.13	15.85（1.66）
	收率（%）	94.3	94.4	94.8	94.4（0.07）
提取工艺总得率（以喷雾干燥粉计）（%）		13.40	13.24	13.68	13.44（1.16）
干式制粒工序	糊精用量（kg）	1.48	1.67	1.15	1.43（18.40）
	干颗粒总重（kg）	16.30	16.36	16.32	16.33（0.19）
	干颗粒水分（%）	4.1	4.2	4.1	4.1（1.41）
	收率（%）	94.2	94.7	94.4	94.4（0.27）
压片工序	硬脂酸镁用量（g）	130.4	130.9	130.6	130.6（0.19）
	素片总重	16.05	16.01	16.11	16.06（0.31）
	收率（%）	97.7	97.1	97.9	97.6（0.43）
薄膜包衣工序	包衣材料用量（g）	642.0	640.4	644.4	642.3（0.31）
	包衣片总重（kg）	16.54	16.55	16.63	16.57（0.30）
	收率（%）	99.1	99.4	99.2	99.2（0.15）
包装工序	总瓶数（100片/瓶）	321	320	321	321（0.18）
	收率（%）	99.9	99.6	99.9	99.8（0.17）
成品检验	性状	黄色椭圆形	黄色椭圆形	黄色椭圆形	黄色椭圆形
	崩解度（min）	9	12	10	10（15.27）
	梓醇（mg/片）	1.056	0.545	0.664	0.755（21.83）
	小檗碱含量（mg/片）	1.375	1.230	1.330	1.310（5.67）

第六节
中药膜技术在中药制药、保健品行业的工业化应用

通过与江苏久吾高科技股份有限公司等我国膜行业研发、制造领军企业的密切合作，笔者课题组保证了中药膜分离技术工业化设备的成套性和先进性。同时在相关中药制药、生物医药企业的大力配合下，膜分离技术在中药制药领域的工业化应用取得了重要进展，推动了中药制药过程的技术进步，提升了劳动生产率和资源利用率，产生了显著的经济效益和社会效益。其中，2006 年以陶瓷膜技术为核心的中药制药研究成果使扬子江药业集团南京海陵药业有限公司获批成立“中药制药工艺技术国家工程研究中心”；2011 年其又成为中药行业唯一获得国家发展和改革委员会批准的“国家工程研究中心创新能力建设项目”的企业，为现代分离技术在中药制药领域的推广和应用提供了示范。

一、膜技术在固体制剂生产中的应用

云南某药业集团以中药品种“宫雪宁”制药过程中的分离工艺为研究对象，采用膜技术取代传统分离工艺，提升了产品质量，提高了生产效率，获得了显著的经济效益和社会效益。该企业采用陶瓷膜微

滤技术生产的“宫雪宁”被中华人民共和国药典（2010版）二部收载。该中药产品生产周期大大缩短，能耗降低20%，资源利用率提高50%，劳动生产率提高70%。

二、膜技术在口服液生产中的应用

吉林某药业股份有限公司以A口服液生产过程中的分离工艺为研究对象，采用陶瓷膜技术取代传统分离工艺。陶瓷膜系统由4个单元组成，膜面积总和为194 m^2。每个单元包括6个陶瓷膜组件，以“两串三并”的方式组合。采用内循环错流过滤方式进行澄清处理，3个单元系统的用料集中由1台变频供料泵提供。膜系统的操作参数主要有压力、膜面流速、温度、料液浓度等。平均操作压力为0.2 MPa，料液温度为20～30℃，膜面流速4 m/s。陶瓷膜有效地去除中药提取液中的大分子鞣质及其他非有效成分，提高了药液的有效成分含量，产品的收率和品质得到显著提高。生产周期由15天缩短为9天。以每月平均生产18批A口服液产品计算，每生产1批可节省95%乙醇2.2吨[13]。

三、膜技术在中药注射剂生产中的应用

注射剂中的热原主要是细菌内毒素，此类物质致热能力强且具有较强的耐热性和化学稳定性，能被吸附但不易被灭除。江苏某药业股份有限公司比较了0.8%活性炭吸附和10×10^3截留分子量超滤清除中药注射液中细菌内毒素的效果，采用动态浊度法测定考察其去除情况。结果发现，活性炭对细菌内毒素的吸附率为78.7%，10×10^3截留超滤对细菌内毒素的去除率为99.6%。由此可知，高分子膜技术用于有关中药注射剂品种，可使产品更加安全、有效、可控[14]。

为评价某中药注射液制备过程中超滤工艺的适用性并进行膜超滤过程优化设计，该药业股份有限公司采用正交试验方法，以药液温度、pH、超滤膜截留分子量和膜进出口压差作为影响因素，通过检测超滤前后药液中主要指标成分原儿茶醛、丹参素钠的量和药液固含量，优选超滤过程的工艺参数。结果表明，药液温度、pH和进出口压差这3个因素对原儿茶醛、丹参素钠综合透过率和除杂率无显著影响，而超滤膜截留分子量对其有显著的影响（$P<0.01$）[15]。

四、膜技术在中药保健酒生产中的应用

针对传统中药提取生产线混杂压滤、离心、蒸发浓缩等不同技术原理的多种设备而造成耗能、费时、高噪声、操作烦琐、劳动强度大等问题，湖北某生物医药公司投入巨资建成国内外首条以“微滤-超滤-纳滤”一体化膜集成技术实现固液分离、纯化、浓缩的中药提取生产线。其以0.05 μmAl_2O_3陶瓷膜处理中药提取液，其有效成分转移率比传统醇沉工艺提高20%；以10～50kDa高分子超滤膜进行精制，多糖、总黄酮等成分截留率大于95%；以纳滤进行浓缩，浓缩比达10～15倍；并引入PAT（process analytical technology，工艺分析技术），采用密度、pH、温度等中药溶液环境主要物理化学参数在线检测技术，设立在线检测点300多个，控制点1 800多个，通过传感器以数字化控制和信息化管理对生产实施自动化操作。生产周期大大缩短，能耗降低10%，资源利用率提高15%，劳动生产率提高30%。该生产线实现了中药制药生产的高效、环保、稳定与智能控制，取得了显著的经济、社会效益[16]。

参考文献

[1] 刘陶世，郭立玮，周学平，等. 陶瓷膜微滤与树脂吸附等6种技术精制清络通痹水提液的对比研究. 中成药，2004，26（4）：266-269.

[2] 董洁，袁媛，郭立玮，等. 无机陶瓷膜精制清络通痹颗粒的过程优化研究. 南京中医药大学学报，2004，20（2）：99-101.

[3] 王晴. HT等3种中药水提液体系超滤过程及其预处理影响机理的模拟研究. 南京：南京中医药大学，2008.

[4] Neal P R，Li H，Fane A G，et al. The effect of filament orientation on critical flux and particle deposition in spacer-filled channels. Journal of Membrane Science，2003，214（2）：165-178.

[5] Defrance L，Jaffrin M Y. Comparison between filtrations at fixed transmembrane pressure and fixed permeate flux：application to a membrane bioreactor used for wastewater treatment. Journal of Membrane Science，1999，152（2）：203-210.

[6] Field R W，Wu D，Howell J A，et al. Critical flux concept for microfiltration Fouling. Journal of Membrane Science，1995，100：259-272.

[7] Bacchin P，Aimar P，Sanchez V. Model for colloidal fouling of membranes. Aiche Journal，1995，41：368-377.

[8] Howell J A. Sub-critical flux operation of microfiltration. Journal of Membrane Science，1995，107：165-171.

[9] Petsev D N，Starov V M，Ivanov I B. Concentrated dispersions of charged colloidal particles：Sedimentation，ultrafiltration and diffusion. Colloids and Surfaces A：Physicochemical and Engineering Aspects，1993，81：65-81.

[10] Beaubien A，Baty M，Jeannot F，et al. Design and operation of anaerobic membrane bioreactors：development of a filtration testing strategy. Journal of Membrane Science，1996，109：173-184.

[11] 刘红波，李博，郭立玮. 亚临界通量操作对黄连解毒汤超滤过程的影响. 膜科学与技术，2013，33（3）：81-87.

[12] 刘红波. 不同膜组件对中药水提液膜过程的影响及其亚临界通量操作优化研究. 南京：南京中医药大学硕士学位论文，2013.

[13] 徐南平. 面向应用过程的陶瓷膜材料设计、制备与应用. 北京：科学出版社，2005.

[14] 李淼，徐玉玲，宋娟，等. 热毒宁注射液生产过程中关键工序对细菌内毒素去除效果研究. 中国中药杂志，2011，36（6）：663-665.

[15] 王正宽，曹光环，曹苗苗，等. 香丹注射液超滤工艺的优化研究，中草药，2013，44（21）：2988-2991.

[16] 杨跃军，陈志远. 劲牌保健酒——传统工艺与先进科技结合的经典. 中国酒，2010，（5）：21-26.

第十三章

基于筛分机制膜过程的中药挥发油富集技术

中药材中植物药占 80%以上，很多植物药所含的中药挥发油成分具有确切的疗效。中药挥发油是存在于植物体中的一类具有挥发性、可随水蒸气蒸馏出来的油状液体的总称。中药挥发油作为中药挥发性物质的主体，是中药发挥作用的重要物质基础，但在中药制剂的研制和生产中，中药挥发油成分的提取和保留存在很多问题，致使中药挥发油大量损失，严重影响了药物的疗效，这是一些中成药疗效不及中药饮片所煎汤剂疗效好的重要原因之一。

第一节 中药挥发油富集技术对膜科技的需求

一、中药挥发油的植物分布、化学组成、物理化学性质及活性作用

中药挥发油在植物界分布极广，作为中药使用的植物中就有数百种含有中药挥发油，尤其在菊科、芸香科、伞形科、姜科等科属中较为常见。

1. 中药挥发油的植物分布　中药挥发油是存在于植物体中的一类具有挥发性、可随水蒸气蒸馏出来的油状液体的总称。中药挥发油在植物界分布极广，作为中药使用的植物就有数百种含有中药挥发油，其常存在于植物表皮的腺毛、油室、油细胞或油管中，大多数呈油滴状态[1]。以科来划分，中药挥发油在自然界中分布很广，以菊科（如菊花、野菊花、苍术）、芸香科（如青皮、陈皮、佛手）、伞形科（如防风、羌活、川芎）、唇形科（如藿香、紫苏、薄荷）、姜科（如砂仁、豆蔻、草果）等科最多；其次是木兰科、樟科、桃金娘科、马兜铃科、马鞭草科等；此外，胡椒科、杜鹃花科、三白草科、蔷薇科、毛茛科、松柏科等也都有中药挥发油存在。按药用部位划分，根（如当归、青木香）、根茎（如香附、石菖蒲）、叶（如紫苏）、花（如丁香、菊花）、果实（如豆蔻、草果）、种子（如荔枝核）等药用部位都存在中药挥发油，一般中药挥发油分布较多的是花、果实，其次是叶，再次是根茎、根。

2. 中药挥发油的化学组成　近年来大量关于中药挥发油成分的研究资料表明，一种中药挥发油可含有几十种到一二百种不同类型的成分，其中某种或数种成分占较大的分量。其基本组成为脂肪族、芳香族和萜类化合物等[2]。

（1）脂肪族化合物：根据它们所具有的官能团可分为醇、醛、酮、酸等。

1）醇类：如正十四醇存在于当归的种子中，正庚醇存在于丁香花蕾中，正壬醇存在于玫瑰花中等。

2）醛类：如薄荷油和桉叶油中的异戊醛、橙皮油中的正癸醛等。醛类在未成熟的植物中比成熟的植物中含量多些，由于未成熟的植物中常有低级醛类存在，往往使中药挥发油带有不适的气息，如庚醛有显著的脂肪气息。

3）酮类：如甲基正壬基甲酮（又称芸香酮）为芸香挥发油的主要成分，甲基正己基甲酮（又称 2-辛酮）微量存在于某些柑桔果实中。

4）酸类：如鸢尾挥发油中含肉豆蔻酸，迷迭香挥发油中含异戊酸等。

（2）芳香族化合物：这类化合物在中药挥发油中较多，仅次于萜类，属于芳香族的挥发油成分，大多数是苯丙烯类衍生物，如丁香油中的丁香酚，八角茴香油的大茴香醚，桂皮油中的桂皮醛，石菖蒲挥发油的主成分 α-细辛醚、β-细辛醚等。

（3）萜类化合物：中药挥发油中的萜类成分主要是单萜、倍半萜及其含氧衍生物。其中单萜和倍半萜虽然含量较高，但无香气，不是中药挥发油的芳香成分；而其中的某些萜类含氧衍生物含量虽少，却具有较强的生物活性或芳香气味。常见的单萜类组分有柠檬烯、芳樟醇、橙花醇、橙花醛、香叶醇、薄荷醇、薄荷酮、新薄荷醇、樟脑、龙脑、α-萜品烯、α-萜品醇、紫苏醛、桉油精等；常见的倍半萜类组分有金合欢烯、金合欢醇、姜烯、β-丁香烯、葎草烯、橙花倍半萜醇、桉醇等。

另外还有一些其他化合物，如薁类化合物、含硫化合物、含氮化合物，也是一些中药挥发油的组成成分。

3. 中药挥发油的物理化学性质　中药挥发油一般具有以下物理化学性质。

（1）颜色：大多数中药挥发油为无色或淡黄色油状透明液体，如降香为淡黄色。

（2）气味：中药挥发油具有特殊的香气或其他气味，多具有刺激性的灼热或辛辣味，其芳香性成分主要为单萜及倍半萜的含氧衍生物及其他挥发性的小分子物质。中药挥发油的气味是其品质的重要标志之一。

（3）挥发性：中药挥发油为混合物，其大部分组分物质的沸点比水要低，所以中药挥发油在常温下可挥发，并不留下持久性的油斑，这个特点可用来与脂肪油相区别。

（4）相对密度：以蒸馏水在 4℃时的密度（1.0 g/cm^3）作为参照，中药挥发油的相对密度大于 1.0 的称为重油，小于 1.0 的称为轻油。大多数中药挥发油为轻油（如菊花油、薄荷油、陈皮油等）；少数中药挥发油为重油（如丁香油、肉桂油等）。中药挥发油的相对密度一般为 0.85～1.10。

（5）溶解度：一般中药挥发油都难溶于水而易溶于亲脂性有机溶剂，如易溶于乙醚、氯仿、石油醚、二硫化碳和脂肪油等有机溶剂中，能完全溶于无水乙醇，在低浓度的乙醇中溶解度会相对减小，当中药挥发油中掺有脂肪油或萜烯类成分时，在一定浓度乙醇中的溶解度就会减小。因此《中华人民共和国药典》规定根据中药挥发油在醇中的溶解度可以检查中药挥发油的纯度。中药挥发油在水中的溶解度很小，但能使水具有中药挥发油的特殊气味和生物活性，因此可用来制造芳香水等外用剂型，如薄荷水等。

（6）旋光度：由于大多数中药挥发油分子中含有不对称碳原子，故具有光学活性，中药挥发油中主成分的含量和旋光度有一定的比例关系。中药挥发油的旋光度为–117°～＋97°，中药挥发油的旋光度因来源的不同而不同，如天然薄荷脑的旋光度为–50°～–49°，而合成薄荷脑没有旋光性。

（7）折光率：折光率是标志中药挥发油品质的重要数据。中药挥发油都具有强烈的折光性，折光率一般为 1.430～1.610。折光率会随周围环境的温度和贮藏时间的改变而发生变化。

（8）沸点：中药挥发油为混合物，无确定的沸点，不同成分的沸点为 70～300℃，借此性质可用分馏法来分离中药挥发油。

（9）氧化性：中药挥发油因经常与空气、光线接触而逐渐氧化变质（树脂化），使中药挥发油相对密度增加，黏度增大，颜色变深，并失去原有的香气，因此中药挥发油应装入棕色瓶内低温保存。

（10）化学常数和功能基：

1）化学常数：中药挥发油的化学常数是检验中药挥发油质量的重要参数，化学常数的检测包括酸值、酯值和皂化值。

A. 酸值：是中药挥发油中游离羧基和酚类成分含量的指标。酸值以中和 1 g 中药挥发油中游离酸性成分所消耗 KOH 的质量（mg）表示。

B. 酯值：是中药挥发油中所含酯类成分含量的指标。酯值用水解 1 g 中药挥发油中酯类成分所需要的 KOH 的质量（mg）表示。

C. 皂化值：是中药挥发油中所含游离羧酸、酚类成分和结合态酯总量的指标。它以皂化 1 g 中药挥发油所需 KOH 的质量（mg）表示。实际上，皂化值是酸值和酯值之和。

2）功能基：中药挥发油中功能基的检测包括酸碱性、酚类、羰基化合物、内酯类化合物、不饱和化合物及薁类化合物的检测等。

A. 酸碱性：检测中药挥发油的 pH，如呈酸性反应，则表示中药挥发油中含有游离酸性成分；如呈碱性反应，则表示中药挥发油中含有碱性成分。

B. 酚类：将少许中药挥发油溶于乙醇中，加入三氯化铁的乙醇溶液，如产生蓝色、蓝紫色或绿色反应，表示中药挥发油中含有酚类成分。

C. 羰基化合物：用硝酸银氨溶液检查中药挥发油，如发生银镜反应则表示存在醛类等还原性化合物，如用苯肼衍生物、氨基脲、羟胺等试剂与中药挥发油作用可产生结晶性的衍生物，则表示有羰基类化合物存在。

D. 内酯类化合物：于中药挥发油的吡啶溶液中加入亚硝酰铁氰化钠试剂及氢氧化钠溶液，如出现红色并逐渐消失，表示油中含有内酯类化合物。

E. 不饱和化合物和薁类化合物：于中药挥发油的三氯甲烷溶液中滴加溴的三氯甲烷溶液，如红棕色褪去，表示油中含有不饱和化合物；继续滴加溴的三氯甲烷溶液，如产生蓝色、紫色或绿色，则表示油中有薁类化合物存在。此外，在中药挥发油的无水甲醇溶液中加入浓硫酸，如有薁类化合物存在，则应产生蓝色反应或紫色反应。

在此附《中华人民共和国药典》（2005 版）收载的中药挥发油的物理性质，见表 13-1。

表 13-1　常见中药挥发油的物理性质

名称	在醇中的溶解度	相对密度（g/cm^3）	旋光度（°）	折光率
松节油	易溶	0.850～0.870	-	1.466～1.477
薄荷油	能任意混合	0.888～0.908	−24°～−17°	1.456～1.466
牡荆油	与无水乙醇任意混合	0.890～0.910	-	1.485～1.500
桉油	易溶于 70%乙醇	0.890～0.920	-	1.458～1.468
满山红油	能任意混合	0.935～0.950	-	1.500～1.520
八角茴香油	易溶于 90%乙醇	0.975～0.988	−2°～ + 1°	1.553～1.560
丁香罗勒油	易溶	1.030～1.050	-	1.530～1.540
桂皮油	易溶	1.055～1.070	-	1.602～1.614

4. 中药挥发油的活性作用　早在古代医疗实践中人们就注意到中药挥发油的一些药用价值，如祛痰、止咳、平喘、祛风、健胃等[3]，由于目前中药挥发油在许多方面尤其是在医学方面的应用越来越普遍，所以对中药挥发油作用的研究也越来越普遍。

大量药理试验证明，中药挥发油是一类重要的活性成分，作用相当广泛，包括抗炎、抗过敏、抗微生物、抗突变和抗癌、驱虫、酶抑制、对中枢神经系统的作用、对呼吸系统的作用、对平滑肌的作用等。临床上除直接应用含中药挥发油的生药外，还使用从药材中提取的精制中药挥发油。如薄荷油用于祛风健胃，当归油用于镇痛，柴胡油用于退热，土荆芥油用于驱肠虫，茵陈蒿油用于抗霉菌，丁香油用于局部麻醉等。近年来不断有各种中药挥发油新作用及新应用的报道。此外，中药挥发油在香料、食品与化妆品行业的应用也方兴未艾。中药挥发油作为中药产生作用的重要物质基础，研究其对于开发新药、指导临床用药、阐明和深化中医药理论及推动中医药现代化具有重要的意义。

二、中药挥发油提取、分离技术目前存在的主要问题

长期以来，国内外学者对中药挥发油的基础研究和应用实践进行了大量探索，取得了一系列具有重要意义的成就。但纵观全局，中药挥发油的研究和应用中仍存在相当多的问题[4]。

现代生产可供选用的中药挥发油提取方法有蒸馏法、溶剂提取法、吸收法、压榨法、微波萃取法、精馏法、超临界流体萃取法、亚临界水萃取法等。虽然这些方法各具优势，但鉴于难适应环保要求、投资大、技术难度高、需高压（高温）条件、处理量小、中药复方组成复杂及与中药企业目前通用生产流程不匹配等各种不同的因素，可供大生产选用的方法非常有限。特别需要指出的是，为切实保证临床疗效，在评价中药挥发油提取与油水分离技术时，应将其产物能否较好地保持药效组成的完整性与多元性放在首位。例如，对于中药制药，有关企业提出超临界萃取物能否代替传统中药挥发油的问题。它们在化学组成、药效学、毒副作用等方面的差异都有待深入研究[5]。

而水蒸气蒸馏法采用无毒易得的水作为提取溶剂，且提油后的药材处理与传统汤剂制备方法最接近，由此技术得到的中药挥发油与其他提取物组合，最能体现中医复方的安全性与有效性，因此在中药制剂生产中最为常用。绝大多数国内中药制药企业在大生产中都是通过水蒸气蒸馏法得到中药挥发油的。

《中华人民共和国药典》所载中药挥发油检测法即属于共水蒸馏法，采用《中华人民共和国药典》中药挥发油检测装置对于少量中药挥发油的提取或芳香水的进一步精馏可取得较好效果；大生产中中药挥发油提取设备则一般由多功能提取罐或其他类型提取罐改造而得。由于大生产加热方式及冷凝、分离装置与实验室存在很大出入，所以在实际生产中通常只能收集到俗称“芳香水”的油水混合体（含油水体），而不能直接得到中药挥发油，中药挥发油收率低，有时甚至收集不到油。其原因是多方面的，就工艺、设备方面而言，可能存在如下问题。

（1）中药挥发油提取时间不适当：实验室中药挥发油提取时间的确认是通过记录不同时间中药挥发油提取量至中药挥发油不再增加，以提取总量80%～90%的中药挥发油所需的时间为准，通常会达到4 h以上。但在大生产中，多功能提取罐的气压、芳香水馏出的速度等都与实验室有很大的差异，因此将实验室中得到的中药挥发油提取时间照搬到大生产中是很不科学的。目前解决的办法是在实验室数据的基础上，根据不同生产设备对提取时间进行再调整。但此法建立在经验方式基础上，可靠性及适应性均不足。

（2）实验室与大生产在油水分离条件上存在很大的差异：大生产中中药挥发油的收得率常常只有实验室收率的40%～60%，其主要原因是一般药厂使用的多功能提取罐并不是专为提取中药挥发油设计的，虽然能提取收集中药挥发油，但由于气压大、冷凝液出口处油水呈快速动态分离状态或冷凝效果不好等原因，中药挥发油多被乳化，油水分离不好。一般只能收集到芳香水，还需经过再处理富集，如加有机溶剂萃取、加盐冷藏使油水分离、重蒸馏等，而再处理后中药挥发油的收率仍很低。

（3）对中药挥发油复杂体系缺乏系统、深入的研究：由于包括主要组成、基本存在形态、与分离相关的物理化学性质等物性数据基本处于空白，工艺控制过于粗放，因此无法针对水蒸气蒸馏的技术原理进行工艺优化研究。

油和水都是很特殊的物质。水有强极性。油本是单纯的碳氢化合物，是非极性疏水的物质，但由于种种原因它们常和表面活性剂等化学物质混合，成为难以处理的、被乳化甚至溶解的油；甚至乳化过程中的器壁也会影响它们形成不同类型的乳化液。

目前已有药厂发现多功能提取罐冷凝段太长，并在设备改造中将其改短，采取这样的办法可有所改善，但总的来说，这些改造还不够成熟和完善，大生产提取中药挥发油仍是中药制药中的一大难题。

三、含油水体及膜技术对中药挥发油含油水体的适用性

1. 含油水体研究概况　关于中药含油水体中的油组分存在形态未见相关报道。类似体系的研究则见于化工、冶金和食品等污水领域，在这些领域中，油滴在水中的存在状态多种多样。按油滴大小分类，

一般以浮油、分散油、乳化油、溶解油这四种形态存在于油水混合液中，类似的含油废水体系对上述 4 种油的存在形态有如下的表征[6]。

（1）浮油的粒径较大，一般大于 100 μm，以连续相的形式漂浮于水面，形成油膜或油层。

（2）分散油的粒径在 25～100 μm，以微小油滴悬浮于水中，不稳定，经一定时间后可能形成浮油。

（3）乳化油的粒径一般在 0.1～25 μm，油粒之间难以合并，这是由于水中的表面活性物质使油滴乳化成稳定的乳化液分散于水中，表面形成一层荷电界膜，难以相互黏结，长期保持稳定，难以分离。

（4）溶解油的粒径在 0.1 μm 以下，甚至可小至几纳米，以化学方式溶解于水中。

笔者课题组对藿香含油水体等粒径分布的检测表明，在中药含油水体中，油滴也是以浮油、分散油、乳化油、溶解油这四种形态存在于油水混合液中的。

2. 膜技术用于中药挥发油含油水体的理论依据　分离科学原理指出：分离之所以能够进行，是由于混合物待分离的组分在物理、化学、生物学等方面的性质至少有一个存在差异。中药挥发油组成及性质（如极性、沸点、蒸气压等）因品种不同而存在很大的差异。

中药挥发油与水的密度、溶解性能、黏度和表面张力等均有较大差别：①密度差异，绝大多数中药挥发油比水轻，仅少数中药挥发油比水重，如丁香油、桂皮油等，一般为 0.850～1.180；②溶解性能差异，中药挥发油难溶于水，能完全溶解于无水乙醇、乙醚、氯仿、脂肪油中，在各种不同浓度的含水乙醇中可溶解一定量，乙醇浓度越小，中药挥发油溶解的量也越少；③黏度差异，中药挥发油的黏度比水大，一般为 1.3～1.7。芳香水的黏度在中药挥发油与水之间，且其黏度随着油浓度的升高而增大，随着温度的升高而减小；④表面张力差异，中药挥发油的表面张力比水小，这使得中药挥发油易于聚集，产生粒径大小不一的油滴。中药挥发油和水的组分也是截然不同的。这些差异性说明中药挥发油含油水体中的油和水在一定的条件下是可以分离的。

我们在研究中发现，许多中药挥发油的表面张力小于水，常以细微颗粒状分散于水相。那么能否利用油相的粒径，而以一定截留分子量的膜使油与水分离呢，答案是肯定的。对于芳香水油水混合体系的油水分离过程，分离膜可主要通过筛分截留作用来实现油水分离。膜分离技术用于油水分离，关键在于膜的选择。目前用于油水分离的膜通常有反渗透、超滤和微滤膜。基本情况是[7,8]：浮油、分散油基于油滴尺寸被膜截留；而溶解油和乳化油基于膜和溶质的分子间相互作用被截留。膜的亲水性越强，阻止游离油透过的能力越强，水通量越高。

既然中药含油水体中的油滴和化工行业含油废水中的油滴一样，都是以浮油、分散油、乳化油、溶解油这四种形态存在于油水混合液中，那么基于筛分机制的膜分离技术也同样可以用于中药含油水体中中药挥发油的收集领域。且膜分离技术是物理过程，具有不发生相变、适合热敏感物质等特点，可以解决传统方法（如加有机溶剂萃取、加盐冷藏、重蒸馏等方法）再处理中药含油水体带来的有机溶剂残留、中药挥发油组分减少或发生改变等问题。

鉴于中药挥发油体系的复杂性，笔者课题组以膜集成技术为基本平台，采用计算机辅助设计等现代高科技，开展多学科联合攻关研究及其设备的工程化技术研究，以构建具有自主知识产权的中药挥发油高效收集成套技术。并通过实验研究，采集了 50 种常见中药（及其有关复方）挥发油的物理化学性质及其提取工艺参数，采用数据挖掘方法寻找它们的相关性，为开展新型中药挥发油提取及分离装置、开展工艺最优化研究奠定了基础[9-19]。

第二节
中药挥发油及其含油水体与膜分离机制相关的物理化学性质研究

本部分选取 50 味中药挥发油含量较高的常用中药作为实验对象，以水蒸气蒸馏法提取其中的中药挥发油，并以适宜的方法配置这50味中药的含油水体，检测中药挥发油及其含油水体的物理化学性质，建立其表征技术体系，探索中药挥发油与膜分离机制相关的物理化学性质的基本规律。

一、含中药挥发油中药品种的基源分布

本部分选择了50味常用的含中药挥发油的中药品种，其药用部位、科、拉丁名、产地见表13-2。

表13-2 50味常用的含中药挥发油的中药品种概况

药材	药用部位	科	拉丁名	产地
侧柏叶	叶	柏科	*Platycladus orientalis*（L.）Franco	安徽
荆芥	地上部分	唇形科	*Schizonepeta tenuifolia* Briq.	河南
紫苏	叶（带嫩枝）	唇形科	*Perilla frutescens*（L.）Britt.	江苏
香薷	地上部分	唇形科	*Mosla chinensis* Maxim.	江西
广藿香	地上部分	唇形科	*Pogostemon cablin*（Blanco）Bent.	广东
薄荷	地上部分	唇形科	*Mentha haplocalyx* Briq.	江苏
泽兰	地上部分	唇形科	*Lycopus lucidus* Turcz.var.*hirtus* Regel	安徽
砂仁	成熟果实	姜科	*Amomum villosum* Lour.	广东
高良姜	根茎	姜科	*Alpinia officinarum* Hance	广东
草果	成熟果实	姜科	*Amomum tsao-ko* Crevost et Lemaire	云南
莪术	根茎	姜科	*Curcuma phaeocaulis* Val.	福建
生姜	根茎	姜科	*Zingiber officinale* Rosc.	江苏
干姜	根茎	姜科	*Zingiber officinale* Rosc.	四川
郁金	块根	姜科	*Curcuma wenyujin* Y. H.Chen & C.Ling	四川
姜黄	根茎	姜科	*Curcuma longa* L.	四川
豆蔻	成熟果实	姜科	*Amomum kravanh Pierre* ex Gagnep.	海南
佩兰	地上部分	菊科	*Eupatorium fortunei* Turcz.	江苏
野菊花	头状花序	菊科	*Chrysanthemum indicum* L.	安徽
木香	根	菊科	*Aucklandia lappa* Decne.	云南
苍术	根茎	菊科	*Atractylodes chinensis*（DC.）Koidz.	内蒙古
菊花	头状花序	菊科	*Chrysanthemum morifolium* Ramat.	江苏
白术	根茎	菊科	*Atractylodes macrocephala* Koidz.	湖北
茵陈	地上部分	菊科	*Artemisia scoparia* Waldst.et Kit.	河北
牡荆	地上部分	马鞭草科	*Yitex negundo* L.var.*cannabifolia*（Sieb.et Zucc.）Hand.-Mazz.	河北
细辛	全草	马兜铃科	*Asarum sieboldii* Miq.	山东
青木香	根	马兜铃科	*Aristolochia debilis* Sieb.et Zucc.	安徽
辛夷	花	木兰科	*Magnolia denudata* Desr.	河南
八角茴香	八角茴香	木兰科	*Illicium verum* Hookf.	广西
厚朴	皮类	木兰科	*Magnolia officinalis* Rehd.et Wils.	陕西
连翘	果实	木犀科	*Forsythia suspensa*（Thunb.）Vahl	河南

续表

药材	药用部位	科	拉丁名	产地
肉豆蔻	种仁	肉豆蔻科	*Myristica fragrans* Houtt.	印尼西爪哇
小茴香	成熟果实	伞形科	*Foeniculum vulgare* Mill.	安徽
当归	根	伞形科	*Angelica sinensis*（Oliv.）Diels	甘肃
前胡	根	伞形科	*Peucedanum praeruptorum* Dunn	浙江
蛇床子	成熟果实	伞形科	*Cnidium monnieri*（L.）Cuss.	河北
藁本	根、根茎	伞形科	*Ligusticum sinense* Oliv.	陕西
川芎	根茎	伞形科	*Ligusticum chuanxiong* Hort.	四川
羌活	根、根茎	伞形科	*Notopterygium inchum* Ting ex H. T. Chang	四川
柴胡	根	伞形科	*Bupleurum chinense* DC.	河北
香附	根茎	莎草科	*Cyperus rotundus* L.	湖南
丁香	花	桃金娘科	*Eugenia caryophyllata* Thunb.	广东
桉叶	叶	桃金娘科	*Eucalyptus robusta* Smith.	广西
石菖蒲	根茎	天南星科	*Acorus tatarinowii* Schott.	江西
荔枝核	种子	无患子科	*Litchi chinensis* Sonn.	广东
青皮	未成熟果实	芸香科	*Citrus reticulate* Blanco	河北
陈皮	果皮	芸香科	*Citrus reticulata* Blanco	广东
枳壳	幼果	芸香科	*Citrus aurantium* L.	福建
佛手	果实	芸香科	*Citrus medica* L.var.*sarcodactylis* Swingle	广东
香橼	成熟果实	芸香科	*Citrus medica* L.	福建
肉桂	树皮	樟科	*Cinnamomum cassia* Presl	广东

从表 13-2 中可以看出，50 味常用中药挥发油的科分布以姜科、伞形科、菊科、唇形科为最多，其次是芸香科、木兰科，再者是马兜铃科、桃金娘科、柏科、马鞭草科、木犀科、肉豆蔻科、莎草科、天南星科、无患子科、樟科。药用部位以根茎、果实、地上部分、根为多，而花、种子、叶较少。

结合药用部位和科来看，在选取的 50 味常用中药中，柏科药材中药挥发油分布在植物的叶；唇形科药材中药挥发油分布在植物的地上部分；姜科药材中药挥发油在植物的果实、根、根茎中都有分布；菊科药材中药挥发油在植物的花、地上部分、根、根茎中都有分布；马鞭草科药材中药挥发油分布在植物的地上部分；马兜铃科药材中药挥发油在整个植株中都有分布；木兰科药材中药挥发油在植物的花、果实、皮中都有分布；木犀科药材中药挥发油分布在植物的果实中；肉豆蔻科药材中药挥发油分布在植物的种子中；伞形科药材中药挥发油分布在植物的果实、根、根茎中；莎草科药材中药挥发油分布在植物的根茎中；桃金娘科药材中药挥发油分布在植物的花、叶中；天南星科药材中药挥发油分布在植物的根茎中；无患子科药材中药挥发油分布在植物的种子中；芸香科药材中药挥发油分布在植物的果实或果皮中；樟科药材中药挥发油分布在植物的树皮中。

二、样品制备与物理化学性质检测方法

1. 中药挥发油提取方法　将 50 味常用中药依据《中华人民共和国药典》(2005 版）附录XD 中所载的中药挥发油检测装置以水蒸气蒸馏法中的共水蒸馏法提取中药挥发油，提取的中药挥发油经无水硫酸钠脱水后读数并装入各自的具塞棕色瓶中备用。

2. 含油水体制备方法　分别称取50味常用中药挥发油2 g于500 mL烧杯中，加水至250 g，加入磁力搅拌子，烧杯口用保鲜膜封紧后置于恒温磁力搅拌器上搅拌，设置温度分别为20℃、40℃、60℃，转速为500 r/min，时间为3 h，制成50味中药挥发油的含油水体。该配制方法的浓度是参照大生产中多功能提取罐提取的油水混合物在掠去上层浮油后剩余含油水体的浓度设定的，搅拌的转速和时间等是参照石油工业上含油废水的配制方法而设定的。我们的预实验结果显示：采用上述方法制备出的含油水体，其粒径分布和水蒸气蒸馏法所得的含油水体的粒径分布是一致的。

3. 物理化学性质的检测方法　将上述中药挥发油及其含油水体按照下述方法检测浊度、黏度、电导率、盐度、pH、密度、表面张力、折光率等物理化学性质。

（1）浊度检测：取样品20 mL，在恒温水浴中保持10 min，以SZD-2型浊度仪检测样品在20℃、40℃、60℃时的浊度值。

（2）黏度检测：取样品16 mL，以Brookfield DV-1 Cp型旋转式黏度计检测其在20℃、40℃、60℃时的黏度值。

（3）电导率检测：取样品20 mL，在恒温水浴中保持10 min，检测其在20℃、40℃、60℃时的电导率。

（4）盐度检测：取样品20 mL，在恒温水浴中保持10 min，检测其在20℃、40℃、60℃时的盐度。

（5）pH检测：取样品20 mL，在恒温水浴中保持10 min，检测其在20℃、40℃、60℃时的pH。

（6）密度的检测：取样品16 mL，用PZ-D-5型液体比重天平按2005年《中华人民共和国药典》一部相对密度检测法之韦氏比重秤法检测样品在20℃、40℃、60℃时的相对密度。

（7）表面张力的检测：取样品10 mL，以自制的表面张力检测仪器在恒温水浴中保持10 min，按照最大气泡法检测其在20℃、40℃、60℃时的表面张力。

（8）折光率的检测：取样品一滴，以阿贝折射仪检测样品在20℃、40℃、60℃时的折光率。

三、中药挥发油及其含油水体与膜分离机制相关的物理化学性质

分别采集50味常用中药挥发油及其含油水体在20℃、40℃、60℃时的物理化学性质（因篇幅所限，略），总结其相关规律如下。

1. 50味常用中药挥发油的物理化学性质检测

（1）浊度：50味常用中药挥发油大都较澄清，除了丁香和香附外，其余48味中药挥发油在温度20～60℃时的浊度分布在0.01～15.9 NTU，浊度值较小且较稳定，是单一的油体系。而丁香和香附的浊度特别大，究其原因是丁香挥发油中有少量小分子物质在高温时可随水蒸气一起挥出，与其他挥发性成分共存，但在20～60℃时，这些小分子物质在油体系中的溶解度较小，故而析出结晶，析出的结晶呈固体杂质状悬浮于油体系中；而香附挥发油在提取过程中油层夹带少量的水泡，即使使用了脱水剂，这些水泡仍不易除去，致使香附挥发油并不是单一的油体系。50味常用中药挥发油的浊度值均随着温度的上升而降低。

（2）黏度：50味常用中药挥发油的黏度比水要大，除了香附、青木香、苍术外的47味中药挥发油在温度20～60℃时的黏度值一般为0～10 mPa·s，香附、青木香、苍术3味中药挥发油在温度20～60℃时的黏度值一般为10～100 mPa·s。而中药挥发油的黏度是分子间作用力的结果，主要是靠氢键作用和范德瓦耳斯力，范德瓦耳斯力在一般的物质间均存在且作用力与氢键相比要弱得多。中药挥发油组分中含有大量的羟基、羧基、羰基和不饱和键，氢键作用比水要大。分子间作用力越大，中药挥发油整体表现出的黏度也就越大。50味常用中药挥发油黏度随温度的变化也显示出同一规律，即随着温度的升高黏度下降，这也是分子间作用力的结果，温度升高后分子间作用力降低（如氢键作用力减弱），从而导致黏度下降。

（3）盐度：是在一种溶剂中以离子形式存在的物质的质量。在温度20～60℃时50味常用中药挥发油的盐度均恒定为0 ppm，不随温度的变化而变化。这说明50味常用中药挥发油中不含以离子形式存在的

物质，或者仅含有微量的以离子形式存在的物质，这些微量的以离子形式存在的物质不足以引起盐度的变化。

（4）电导率：是物质对电流导通能力的反映，其取决于溶液中带电微粒的数量、带电微粒的带电状况和带电微粒的迁移速率。50 味常用中药挥发油在温度 20～60℃时的电导率几乎均为 0 μS/cm，虽然在测量中香附挥发油的电导率有较小的数值显示，但那是由于香附挥发油中有少量的水未能被除去。

（5）pH：50 味常用中药挥发油在温度 20～60℃时的 pH 为 3.353～6.654，总体呈现弱酸性，尚未发现 pH＞7 的中药挥发油。从总体趋势上看，芸香科中药挥发油的 pH＜唇形科中药挥发油的 pH＜姜科中药挥发油的 pH，这是因为芸香科中药挥发油中含有较多的酸性成分。50 味常用中药挥发油的 pH 随温度的变化规律较杂乱，在温度 20～60℃时，有部分中药挥发油的 pH 是随着温度的升高而先升高后降低的，如侧柏叶油；也有随着温度的升高而先降低后升高的，如砂仁油；也有随着温度的升高而持续升高的，如紫苏油；还有随着温度的升高而持续降低的，如香薷油。总体而言，检测的各个中药挥发油的 pH 会在某一数值左右波动，并无明显的规律性。

（6）相对密度：50 味常用中药挥发油的密度为 0.855 7～1.151 6，以蒸馏水在 4℃时的密度（1.0 g/cm^3）作为参照，50 味常用中药挥发油中香薷油、木香油、苍术油、白术油、细辛油、当归油、藁本油、川芎油、丁香油、石菖蒲油、肉桂油这 11 种挥发油的相对密度大于 1，为重油，而其余的 39 种中药挥发油的相对密度小于 1，为轻油。

（7）表面张力：50 味常用中药挥发油在温度 20～60℃时的表面张力为 27.85～50.46 N/cm。表面张力是分子力的一种表现，是由于表面层的液体分子只显著受到液体内侧分子的作用，受力不均。50 味常用中药挥发油的表面张力总体呈现比水小的趋势，各种中药挥发油的表面张力在同一温度下也不尽相同，黏度较大的香附油、青木香油、苍术油的表面张力较小，提示中药挥发油的表面张力与黏度存在一定的相关性。50 味常用中药挥发油的表面张力随温度的变化规律：温度升高，表面张力降低。这是由于温度升高后，表面层的中药挥发油分子受液体内侧分子的作用力减小。

（8）折光率：50 味常用中药挥发油在温度 20～60℃时的折光率为 1.447 5～1.598 7，比水大。折光率表示在空气与中药挥发油中的光速之比，是衡量中药挥发油质量的重要标志。50 味常用中药挥发油在温度 20～60℃时折光率随着温度的升高而降低，这是因为温度升高后，中药挥发油分子间的距离增大，光在中药挥发油中传播的速度变快，从而导致空气与中药挥发油中的光速之比变小。

2. 50 味常用中药挥发油含油水体的物理化学性质分析

（1）浊度：50 味常用中药挥发油的含油水体一般较混浊，在温度 20～60℃时的浊度分布在 10～1 000 NTU，浊度值较大且不稳定，是油水混合的复杂体系。而其中泽兰、草果、郁金、豆蔻、苍术、当归、藁本、川芎、羌活、荔枝核等中药挥发油含油水体的浊度特别大，究其原因可能是这些中药挥发油中有不少组分是天然的表面活性剂，在制备中药挥发油的含油水体这一过程中促进了油水乳化。而其他中药挥发油含油水体浊度较小，是因为该种中药挥发油中所含的天然表面活性剂含量较少。50 味常用中药挥发油含油水体的浊度值一般随着温度的上升而降低，其原因是温度升高后，部分中药挥发油挥发于空气中或溶解在水里，从而使溶液中悬浮、乳化的油滴减少。

（2）黏度：50 味常用中药挥发油含油水体在温度 20～60℃时的黏度值一般为 0.75～1.75 mPa·s，介于水和中药挥发油之间，其中香附、青木香、苍术 3 味黏度较高的中药挥发油相应的含油水体的黏度也较其他含油水体的黏度高。但中药挥发油含油水体间的黏度数值差异与中药挥发油间的黏度数值差异相比要小得多。中药挥发油含油水体的黏度也是分子间作用力的结果，与中药挥发油不同的是，中药挥发油含油水体中的分子作用不仅有中药挥发油组分分子与组分分子之间的作用，而且还有中药挥发油组分分子与水分子之间的作用。中药挥发油组分分子与水分子之间的作用力要比中药挥发油分子与分子之间的作用力弱得多，但与水分子与水分子之间的作用力相比要稍强，所以中药挥发油含油水体的黏度介于水的黏度和中药挥发油的黏度之间，且更接近于水的黏度。50 味常用中药挥发油含油水体的黏度随温度的变化也显示出随着温度的升高黏度下降的规律。温度升高后，中药挥发油组分分子与组分分子之间的作用力及中药挥发油组分分子与水分子之间的作用力均减弱，从而导致这种现象。

（3）盐度：50 味常用中药挥发油含油水体在温度 20～60℃时的盐度为 0～0.2 ppm，说明了 50 味常用中药挥发油含油水体中含有以离子形式存在的物质。虽然也有少部分含油水体的盐度数值显示为 0 ppm，但这是由以离子形式存在的物质数量不足而引起盐度的变化造成的。50 味常用中药挥发油含油水体的盐度值一般是随着温度的上升而增大的，这是因为温度上升后以离子形式存在的物质增多，或者以离子形式存在的物质的运动增强，使得仪器感应到的以离子形式存在的物质增多。

（4）电导率：50 味常用中药挥发油含油水体在温度 20～60℃时的电导率为 0～500 μS/cm，中药挥发油含油水体电导率的产生是带电油滴和水中其他带电微粒的综合结果。在含油水体中，油滴在水中形成双电层和带电性，带电油滴的数量越多、带电油滴所带电荷越多、带电油滴的迁移速率越快，电导率数值越大。50 味常用中药挥发油含油水体的电导率值一般是随着温度的上升而增大的，这是由于温度升高后，带电油滴和其他带电微粒的数量增多或迁移速率增快。

（5）pH：50 味常用中药挥发油含油水体在温度 20～60℃时的 pH 为 3.707～7.661，为弱酸性或中性，目前尚未发现呈碱性的中药挥发油含油水体。pH 是表征氢离子浓度的，中药含油水体中的油浓度一般在 8 g/L，水占大部分，而水中的氢离子是很少的，所以中药挥发油含油水体的 pH 也是介于水和中药挥发油的 pH 之间，而更接近于水的 pH。原来 pH 较小的芸香科中药挥发油相应的中药挥发油含油水体的 pH 也较小，这是因为芸香科中药挥发油中含量较多的柠檬烯等酸性成分溶解于水中，氢离子发生了电离。五十味常用中药挥发油含油水体的 pH 随温度的变化较无规律，在温度 20～60℃时，有部分含油水体的 pH 是随着温度的升高而先升高后降低的，如菊花含油水体；也有随着温度的升高而先降低后升高的，如侧柏叶含油水体；也有随着温度的升高而持续升高的，如香薷含油水体；还有随着温度的升高而持续降低的，如石菖蒲含油水体。总体而言，中药挥发油含油水体的 pH 随温度的变化趋势与相应的中药挥发油的 pH 随温度的变化趋势不尽相同，且波动范围更大，是否存在规律性还有待进一步的研究与探索。

（6）相对密度：50 味常用中药挥发油含油水体的密度为 0.984 3～1.052 7，轻油的含油水体可见上层漂浮的油滴和油片，重油的含油水体可见下层沉降的油滴。因为中药挥发油含油水体中水占绝大部分，所以中药挥发油含油水体的密度也是介于水和中药挥发油的密度之间，而更接近于水的密度。总体而言，中药挥发油为轻油的，其相应的含油水体的密度小于 1；同样中药挥发油为重油的，其相应的含油水体的密度大于 1。中药挥发油含油水体间的相对密度差异与中药挥发油的相对密度差异相比要小得多。

（7）表面张力：50 味常用中药挥发油含油水体在温度 20～60℃时的表面张力为 49.53～68.20 N/cm。在 50 味常用中药含油水体中不仅有液体与气体间的表面张力，还有液体与液体间的表面张力，检测的结果是两方面表面张力综合作用。50 味常用中药挥发油含油水体的表面张力介于水的表面张力与相应中药挥发油的表面张力之间，而更接近于水的表面张力。一般而言，表面张力较小的中药挥发油，其相应的含油水体的表面张力也较小。50 味常用中药挥发油含油水体的表面张力随温度的变化规律：温度升高，表面张力降低。

3. 50 味常用中药挥发油及其含油水体物理化学性质的基本特征　综上所述，经检测、分析 50 味常用中药挥发油及其含油水体的物理化学性质，总结出下述基本特征。

（1）中药挥发油的基本性质：

1）中药挥发油都较澄清，浊度在 0.3～10 NTU，但少数品种（如丁香和香附）的浊度特别大。其浊度一般随着温度的上升而降低。

2）中药挥发油的黏度一般为 0～10 mPa·s，并显示出同一规律，即随着温度的升高黏度下降。但香附等少数品种的黏度较大。

3）中药挥发油的盐度均为零。

4）中药挥发油不导电，电导率均为零。

5）中药挥发油的 pH 为 3.353～6.345，为弱酸性，尚未发现 pH＞7 的挥发油。

6）中药挥发油一般为轻油，但部分中药挥发油（如丁香、石菖蒲、细辛等）为重油（以水的密度为界，密度小于水的为轻油，密度大于水的为重油）。

7）中药挥发油的表面张力均比水小，为 27～50 N/cm，表面张力随温度的升高而降低。

8）中药挥发油的折光率为 1.4～1.6，折光率随温度的升高而降低。

（2）中药含油水体的基本性质：

1）中药含油水体的浊度均比中药挥发油大，因含油水体为油水混合体系。其浊度一般随温度升高波动较大。但是丁香和香附除外。

2）中药含油水体的黏度随温度的上升而下降，一般为 0.7～2 mPa·s。

3）丁香、荆芥、佩兰、石菖蒲、辛夷、野菊花、香附、青皮等多数含油水体的盐度为 0，但细辛、小茴香、砂仁、高良姜等含油水体的盐度为 0.1 左右，原因有待探究。

4）中药含油水体均导电，因其含带电油滴。油浓度越大，带电油滴的数量越多，电导率越大。电导率随温度的升高而升高。

5）中药含油水体呈酸性至中性（pH 为 3.599～7.239），pH 随温度的变化趋势不明显。

6）中药含油水体的密度一般小于 1，但部分品种如丁香、石菖蒲、细辛、丁香散等含油水体的密度大于 1。

7）中药含油水体的表面张力一般介于中药挥发油和水之间，在 45～63 N/cm，表面张力随温度的升高而降低。

在研究中发现，同属于菊科的荆芥、紫苏、香薷、藿香、薄荷、泽兰等挥发油，同属于姜科的砂仁、高良姜、草果、莪术、生姜、干姜、郁金、姜黄、豆蔻等挥发油，同属于伞形科的菊花、野菊花、茵陈等挥发油及其相应的含油水体的组间表征参数体现出相似性，提示中药挥发油的物理化学性质与其科属具有相关性。如果这一规律存在，将有利于膜操作工艺的优化研究工作。

第三节
中药含油水体物理化学性质与膜过程的相互影响

本节以荆芥等几味中药含油水体为实验体系，较系统地考察了膜种类（材质、孔径等）、油水混合体系物理化学性质、操作工况（如压力、时间等）和操作环境（如温度等）对油水分离过程的影响。在此基础上建立油水分离过程工艺参数数据库和数学模型。

一、中药含油水体膜过程的四个阶段

以超滤膜处理荆芥含油水体为例，从通量随时间的变化趋势图中可以看出荆芥含油水体的膜过程可分为以下四个阶段（图 13-1）。

1. 初始阶段　膜通量随时间延长而急剧下降，这一阶段持续时间很短，一般在 10 min 以内。其原因可能是料液中直径小于膜孔径的油滴进入膜孔，被吸附在膜孔上或直接进入渗透侧。实验中有时会观察到在过滤前 10 min 渗透液有轻微的混浊现象，可能是由小粒径油滴进入渗透侧所致。这一阶段膜孔内污染阻力逐渐建立。

2. 浓差极化层和凝胶层阻力形成阶段　膜孔内油滴吸附达到饱和，油滴逐渐吸附或沉积在膜表面上，在压力作用下还可能渗入膜孔而使膜孔被堵塞，造成通量持续下降。这一阶段浓差极化层和凝胶层阻力形成。

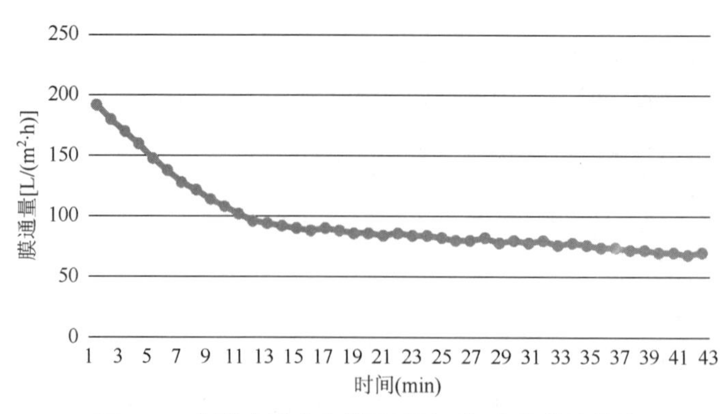

图 13-1 荆芥含油水体膜通量随时间变化趋势曲线

3. 膜滤达稳定状态阶段 当吸附或沉积于膜表面上的油粒浓度达一定值时，油粒的反向扩散速度与渗透速度基本达平衡，即膜滤达稳定状态。此时起过滤分离作用的不仅是膜本身，还有膜表面的凝胶层，该阶段膜通量基本保持不变。

4. 膜通量持续降低状态阶段 各部分阻力随过滤时间的延长而逐渐增加，使得膜污染加重，膜通量持续降低。

笔者课题组的实验研究发现其他中药含油水体的膜过程经历了类似的阶段。

二、中药含油水体物理化学性质对膜过程的影响

将丁香、荆芥、佩兰、石菖蒲、辛夷、野菊花、香附、青皮 8 种含油水体（分别命名为 A、B、C、D、E、F、G、H）在相同条件（No.1-140 kDa 膜：膜材质编号 No.1，截留分子量为 14 kDa；温度：40℃；压力：0.1 MPa；转速：150 r/min）下过膜，研究中药挥发油油水混合体系物理化学性质对膜过程的影响。

1. pH 对膜过程的影响 见表 13-3。中药油水混合复杂体系的稳定性与 pH 有关，因为油滴在水中形成双电层和带电性，油滴可因溶液的 pH 不同而带不同电荷，从而发生相互间的排斥或吸引，进而改变其在溶液中的存在形态。

表 13-3 pH 对膜过程的影响

项目	样品							
	A	B	C	D	E	F	G	H
pH	3.609	6.517	7.212	3.555	6.418	6.245	7.112	3.955
膜通量[L/(m²·h)]	366.3	802.4	1 173.1	734.9	805.0	1 178.0	865.5	303.7
截油率（%）	50	50	68	72.5	30	51.5	65	45

pH 较小的丁香、石菖蒲和青皮等含油水体的膜通量相对较低，而中药挥发油截油率未表现出明显趋势。提示 pH 与膜通量存在一定程度的相关性，推测其原因可能是油滴会因 pH 不同而带不同电荷，带电油滴可与膜面和膜孔中的基团发生相互作用，使膜被污染，pH 越小，油滴带电越多，这种污染过程发生得越快越剧烈，通量下降得也越快。膜孔堵塞程度与通量下降程度呈正相关。

2. 电导率对膜过程的影响 见表 13-4。电导率是物质对电流导通能力的反映，它取决于溶液具有的带电微粒的数量、带电微粒的带电状况和带电微粒的迁移速率。从理论上分析，电导率同样会影响油滴在水中的存在状态，从而影响膜过程。电导率大，含油水体浓度高，膜易被污染而导致膜通量下降，过膜效率降低；电导率小，含油水体浓度低，虽然可以保证膜通量维持在较好的水平，但一方面小油滴不易相互聚集而易于进入渗透液侧，另一方面，油浓度低，要收集到同样的中药挥发油所需处理含油水体的量大，过膜效率低。

表 13-4 电导率对膜过程的影响

项目	样品							
	A	B	C	D	E	F	G	H
电导率（μS/cm）	71.9	91.5	88.8	23.3	102.1	70.0	150.0	60.1
膜通量[L/(m²·h)]	366.3	802.4	1 173.1	734.9	805.0	1 178.0	865.5	303.7
截油率（%）	50	50	68	72.5	30	51.5	65	45

从表 13-4 可看出，上述 8 味中药挥发油油水混合体系的电导率都较小，为 23.3～150.0 μS/cm，电导率的大小是 G>E>B>C>A>F>H>D，膜通量大小是 F>C>G>E>B>D>A>H，而截油率的大小是 D>C>G>F>A＝B>H>E，结果未显示出电导率对膜过程的显著影响规律。其原因可能与所选膜材料有关，也可能与本实验体系中电导率过小有关。

3. 盐度对膜过程的影响　见表 13-5。盐度是指单位质量水中所含溶解物质的质量，一般用于海水领域，而溶解在海水中的元素绝大部分是以无机离子形式存在的。实际工作中测量盐度时采用在水中能完全电离为无机离子（K^+、Cl^-）的氯化钾标准溶液作为参比，因此盐度能体现水中以离子形式存在的物质的质量。从表 13-5 可以看出样品 A～H 的盐度均为 0，说明这 8 味中药含油水体不含大量离子。但盐度确实对膜过程存在影响，本课题有关“预处理部分”的实验结果显示，中药挥发油油水混合体系的盐度增大，其膜通量相应降低，而截油率有所上升。因为盐离子可以破坏油滴在水中形成的双电层和带电性，从而使油滴发生沉降、聚合，这种作用类似于蛋白质的盐析。从而提示中药油水混合体系中的油滴也可能存在类似蛋白质的等电点，相应的含油水体也可能存在最适于膜分离的临界状态。

表 13-5 盐度对膜过程的影响

项目	样品							
	A	B	C	D	E	F	G	H
盐度（ppm）	0	0	0	0	0	0	0	0
膜通量[L/(m²·h)]	366.3	802.4	1 173.1	734.9	805.0	1 178.0	865.5	303.7
截油率（%）	50	50	68	72.5	30	51.5	65	45

4. 表面张力对膜过程的影响　从表 13-6 可看出，辛夷、野菊花含油水体的表面张力分别为 44.28 N/m、43.12 N/m，中药挥发油的收率分别为 30%、51.5%；而香附、石菖蒲的表面张力分别为 49.53 N/m、55.70 N/m，中药挥发油的收率分别为 65%、72.5%，前组的表面张力小于后组，收率也小于后组。结果显示中药挥发油油水混合体系的表面张力与纯水的表面张力相差越大，其收油率越小。推测其原因，可能是油水混合体系的表面张力与纯水的表面张力相差越大，其体系越偏于亲油，越利于透过亲油性的膜孔而进入渗透侧，从而不利于截留挥发油。

表 13-6 表面张力对膜过程的影响

项目	样品							
	A	B	C	D	E	F	G	H
表面张力（N/m）	49.53	47.78	44.86	55.70	44.28	43.12	49.53	51.27
膜通量[L/(m²·h)]	366.3	802.4	1 173.1	734.9	805.0	1 178.0	865.5	303.7
截油率（%）	50	50	68	72.5	30	51.5	65	45

相关中药挥发油对相关超滤膜的接触角检测显示（图 13-2）：香附油接触角 0 s 时为 25.1°，辛夷油则为 0°，说明辛夷油与该膜的亲和性更高。而辛夷油的收率明显低于香附油，提示接触角越大收油率越高，是否存在如此规律还需更多实验证实。推测其原因是与膜的亲和性高的油滴进入膜孔径间的阻力低，更易透过膜孔径。这也提示与油亲和性高的膜材不宜用于该油的富集，即该膜材料不适用于辛夷油。

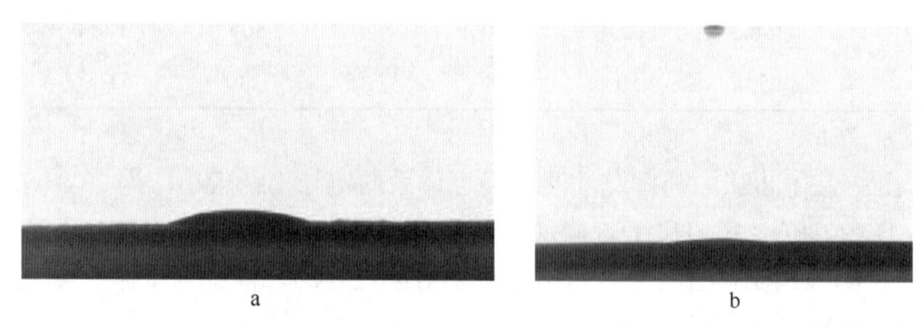

图 13-2　香附油（a）与辛夷油（b）与 No.1-140 kDa 膜的接触角

5. 浊度对膜过程的影响　从表 13-7 可看出，浊度对膜过程的影响主要表现为对膜通量的影响，浊度较大的青皮、香附、辛夷等含油水体的通量较浊度较小的佩兰、野菊花含油水体为小。在一定程度上说明了中药含油水体的浊度越大，在过膜过程中污染程度越大，从而引起膜通量的下降。

表 13-7　浊度对膜过程的影响

项目	样品							
	A	B	C	D	E	F	G	H
浊度（NTU）	25.2	55.2	10.0	20.4	64.9	5.24	70.4	72.3
膜通量[L/(m^2·h)]	366.3	802.4	1 173.1	734.9	805.0	1 178.0	865.5	303.7
截油率（%）	50	50	68	72.5	30	51.5	65	45

6. 黏度对膜过程的影响　一方面，黏度通过影响膜阻力影响膜通量，从表 13-8 可看出，黏度较大的青皮含油水体的通量要比黏度较小的佩兰、辛夷、香附含油水体小。其原因可能是黏度大，渗透阻力大，扩散速度小；反之，渗透阻力小，扩散速度大。另一方面，黏度影响中药挥发油的收率，考虑到这方面影响是由中药挥发油的聚集能力引起的，所以在讨论时不参照各中药挥发油含油水体的黏度，而是参照中药挥发油的黏度。在这 8 种中药挥发油中，其黏度大小顺序为香附＞佩兰＞丁香＞辛夷＞荆芥＞野菊花＞石菖蒲＞青皮。先不考虑两种重油，对膜 No.1-140 kDa（膜材质编号 No.1，截留分子量为 140 kDa）而言，相同的操作条件下，香附、佩兰、辛夷、荆芥、野菊花、青皮的平均收油率分别为 65%、68%、30%、50%、51.5%、45%，可以看出除辛夷挥发油外，黏度小的挥发油含油水体过膜时，中药挥发油的收率明显高于黏度大的中药挥发油含油水体。

表 13-8　黏度对膜过程的影响

项目	样品							
	A	B	C	D	E	F	G	H
黏度（mPa·s）	0.81	1.01	0.86	0.78	0.81	1.28	0.82	0.96
膜通量[L/(m^2·h)]	366.3	802.4	1 173.1	734.9	805.0	1 178.0	865.5	303.7
截油率（%）	50	50	68	72.5	30	51.5	65	45

7. 密度对膜过程的影响　如表 13-9 所示，在膜样本为 No.1-140 kDa，压力为 0.1 MPa，温度为 40℃，转速为 150 r/min 的条件下，香附、佩兰、辛夷、荆芥、野菊花等轻油的稳定膜通量分别为 865.47 L/(m^2·h)、

1 173.13 L/(m²·h)、805.02 L/(m²·h)、802.44 L/(m²·h)、1 178.04 L/(m²·h)；而丁香、石菖蒲重油的膜通量分别为 366.30 L/(m²·h)、734.98 L/(m²·h)。

表 13-9　密度对膜过程的影响

项目	样品							
	A	B	C	D	E	F	G	H
密度（g/cm³）	1.041 5	0.974 3	0.999 0	1.052 7	0.989 8	0.999 6	0.999 5	0.996 0
膜通量[L/(m²·h)]	366.3	802.4	1 173.1	734.9	805.0	1 178.0	865.5	303.7
截油率（%）	50	50	68	72.5	30	51.5	65	45

从总体趋势上看，重油的通量低于轻油，而收率略高于轻油，分析其原因可能是重油由于重力作用沉降在膜表面，凝胶层迅速形成，膜孔易被堵塞，通量下降；同时由于膜孔被堵塞，更多的油滴不能透过膜表面，截留率增高。但此规律是否存在需要更多的中药挥发油实验验证。

8. 折光率对膜过程的影响　本研究并未发现中药挥发油的折光率对膜过程有影响，但折光率可以从物质纯度方面衡量膜分离收集到的中药挥发油的质量，所以仍具研究价值。

三、膜过程中含油水体物理化学性质的影响

本部分实验以荆芥含油水体为例，将荆芥含油水体（原液）置于超滤杯中，超滤杯通过蠕动泵外接特定温度（60℃）条件下的恒温水进行循环，用截留分子量 70 kDa 的 No.1 膜进行浓缩，观察膜通量，收集膜过程 10 min、20 min、30 min、40 min 时的荆芥含油水体的渗透液，以及截留液和最终的渗透液。将 10 min、20 min、30 min、40 min 时的渗透液分别命名为样品 1、样品 2、样品 3、样品 4，原液命名为样品 5，最终的渗透液命名为样品 6，按下述方法检测各物理化学性质，探讨各物理化学性质对膜过程的影响。

1. 膜过程对 pH 的影响　中药油水复杂体系的稳定性与 pH 有关，因为油滴在水中形成双电层和带电性，油滴可因溶液的 pH 不同而带不同电荷，从而发生相互间的排斥或吸引，进而改变其在溶液中的存在形态。从图 13-3 可以看出随着浓缩时间的延长，荆芥含油水体（样品 1～4）的 pH 逐渐变小，溶液酸性增强，而原液（样品 5）的 pH 则最低，最后的渗透液（样品 6）因大量油滴被截留，pH 升高。

pH 的变化趋势提示荆芥含油水体的膜过程与 pH 有关，因为油滴在水中形成双电层和带电性，荆芥挥发油的油滴会因 pH 不同而带不同电荷，从而发生相互间的排斥或吸引：相互排斥——油滴过小，会引起膜孔急剧堵塞；相互吸引——油滴过大，易导致凝胶层厚度过大。

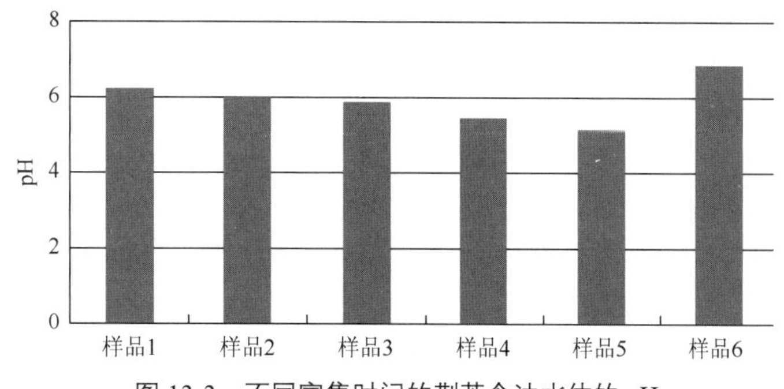

图 13-3　不同富集时间的荆芥含油水体的 pH

2. 膜过程对电导率的影响　从图 13-4 可看出，随着浓缩过程的进行，荆芥含油水体（样品 1～4）的电导率值逐渐增大，最终的渗透液（样品 6）因油滴被截留而使电导率降低，荆芥挥发油原液（样品 5）不导电。

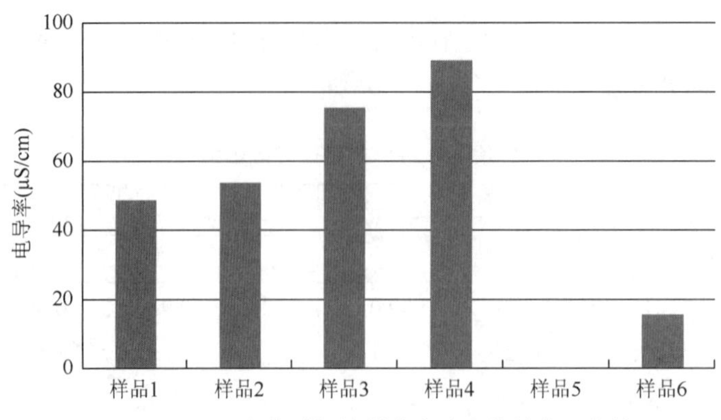

图 13-4　不同富集时间的荆芥含油水体的电导率值

3. 膜过程对盐度的影响　样品 1～6 的盐度均为 0，说明中药油水混合溶液中基本不含离子。

4. 膜过程对表面张力的影响　从图 13-5 可看出，荆芥挥发油原液（样品 5）的表面张力明显小于纯水，而最后的渗透液（样品 6）因所含物质的浓度很低，表面张力接近于纯水。荆芥挥发油以大小不等的油滴分散在水中形成荆芥含油水体（样品 1～4），含油水体的表面张力介于荆芥挥发油和水之间。随着浓缩过程的进行，含油水体中的油滴不断地富集在膜表面上，使得含油水体的表面张力有所减小。荆芥挥发油与水的界面层的组成与任一相都不同，这使得两相界面上的界面层具有某些特殊性质，为了尽量降低体系表面自由能，含油水体中大小不等的油滴会相互聚集。理论上中药挥发油与水的表面张力相差越大，这种聚集过程越快，凝胶层的形成过程也越快，有利于减小膜孔内阻力。

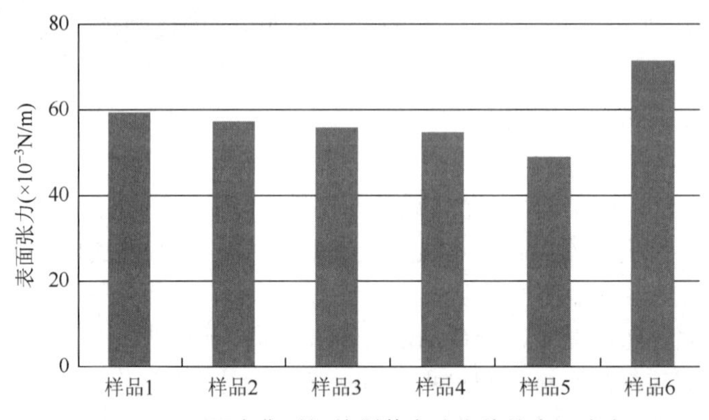

图 13-5　不同富集时间的荆芥含油水体的表面张力

5. 膜过程对浊度的影响　从图 13-6 可看出，随着膜浓缩过程的进行，荆芥含油水体（样品 1～4）

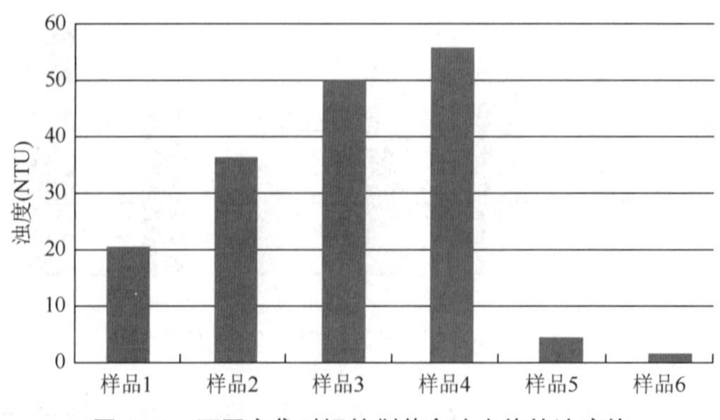

图 13-6　不同富集时间的荆芥含油水体的浊度值

所含的物质浓度逐渐增加，浊度逐渐增大；而荆芥挥发油原液（样品5）和最终的渗透液（样品6）因体系较稳定而浊度很小。荆芥含油水体的浊度大小受两方面因素影响：一是含油水体中的中药挥发油的浓度；二是含油水体放置的时间。一般认为油浓度越大，放置时间越短，浊度越大。

6. 膜过程对黏度的影响　从图13-7可看出，随膜浓缩过程的进行，荆芥含油水体（样品1～4）的黏度改变不大，中药挥发油（样品5）的黏度比渗透液（样品6）大，一般而言，黏度会影响油滴的扩散速度和渗透阻力，黏度小则渗透阻力小，扩散速度大，反之，渗透阻力大，扩散速度小。因此，要提高过膜效率就要尽可能地降低含油水体的黏度。

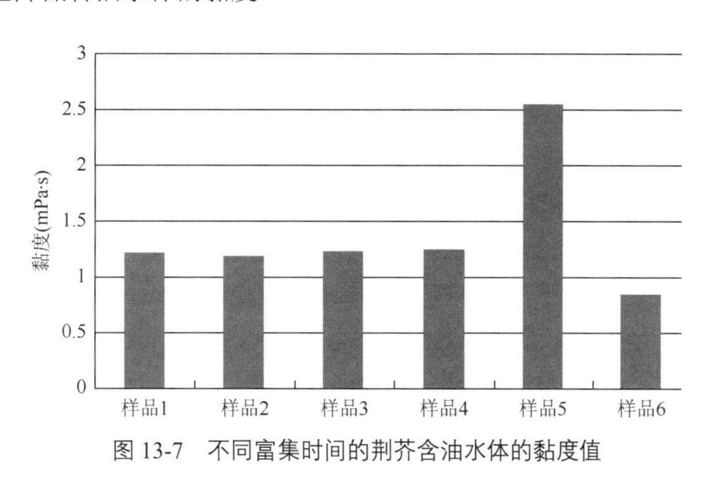

图13-7　不同富集时间的荆芥含油水体的黏度值

第四节　膜分离与传统方法富集中药挥发油效果的比较与评价

本节以青皮等中药为模型药物，开展膜分离与传统分离方法对中药挥发油富集效果的比较研究。比较内容包括中药挥发油收率、油体物理化学性质及主要指标成分含量。并采用了基于指纹图谱分析技术的中药挥发油膜富集工艺评价方法。实验结果显示，膜分离与传统的乙酸乙酯萃取法相比，中药挥发油收率高而质量好（成分保留方面），油体物理化学性质相差无几。

一、中药挥发油收率、油体物理化学性质及主要指标成分含量的比较

1. 青皮挥发油收率比较　将5 L青皮含油水体分别采用膜分离和乙酸乙酯萃取两种方法进行分离。检测两种方法分离得到青皮挥发油的体积，实验结果见表13-10。从表13-10可看出，膜分离法的收率高于乙酸乙酯萃取法。

表13-10　膜分离法与乙酸乙酯萃取法富集青皮挥发油收率比较

分离方法	中药挥发油体积（mL）	中药挥发油收率（%）
膜分离法	21.2	53
乙酸乙酯萃取法	19.6	49

2. 青皮挥发油物理化学参数比较　检测两种方法得到的青皮挥发油的物理化学性质，由表13-11知，两种方法分离得到的青皮挥发油的物理化学性质无显著差异。

表 13-11　膜分离法与乙酸乙酯萃取法的青皮挥发油物理化学性质比较（检测条件：20℃）

分离方法	相对密度	浊度（NTU）	黏度（mPa·s）	电导率（ppm）	盐度（ppm）	表面张力（N/cm）	折光率
膜分离法	0.863 2	0.55	1.04	0	0	44.30	1.466 2
乙酸乙酯萃取法	0.865 3	0.53	1.03	0	0	44.86	1.465 6

3. 青皮挥发油中柠檬烯含量的比较　色谱条件：色谱柱为 XE-60 弹性石英毛细管柱（20%氰乙基硅橡胶，20.0 m×0.53 mm，0.25 μm）；检测器：氢焰离子化检测器（FID）；检测器温度：180℃；空气流量：25 mL/min；氢气流量：7 mL/min；程序升温：40℃持续 3 min，再以 20℃/min 的速率升至 180℃，在 180℃持续 1 min；进样体积：1 μL。

标准曲线的制定：精密吸取柠檬烯对照品 5 μL，10 μL，15 μL，20 μL，25 μL 于 1 mL 容量瓶中，用乙酸乙酯稀释到刻度，摇匀，1 μL 进样，以柠檬烯峰面积为横坐标，以柠檬烯对照品的浓度（μL/min）为纵坐标，其标准曲线为 $y = 39\,894x + 918.5$（$R^2 = 0.999\,0$）。

青皮挥发油中柠檬烯含量的检测：精密吸取两种方法制备的青皮挥发油 0.1 mL 于 10 mL 容量瓶，加乙酸乙酯稀释到刻度，摇匀。取 1 μL 进样，所得图谱见图 13-8。计算结果见表 13-12。

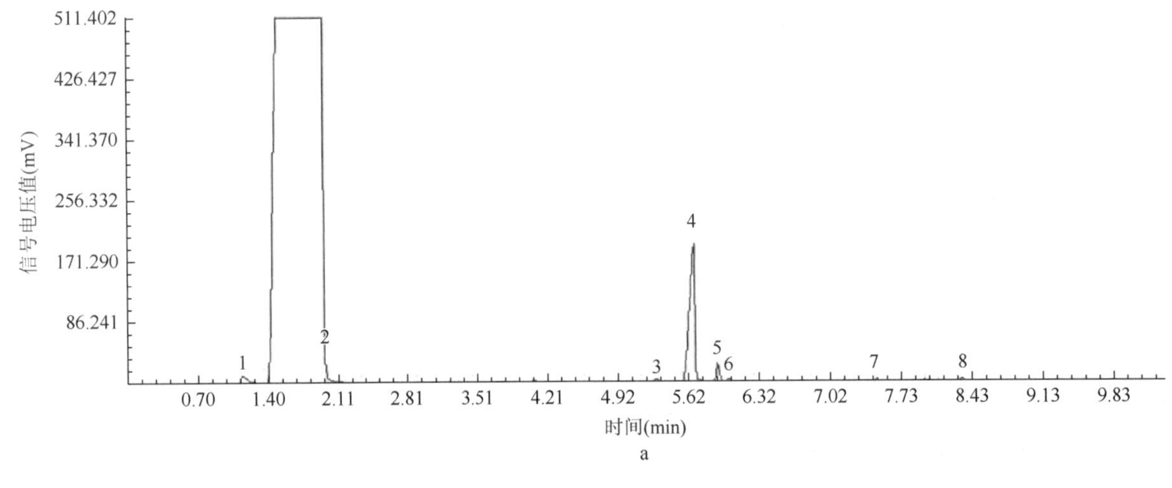

a

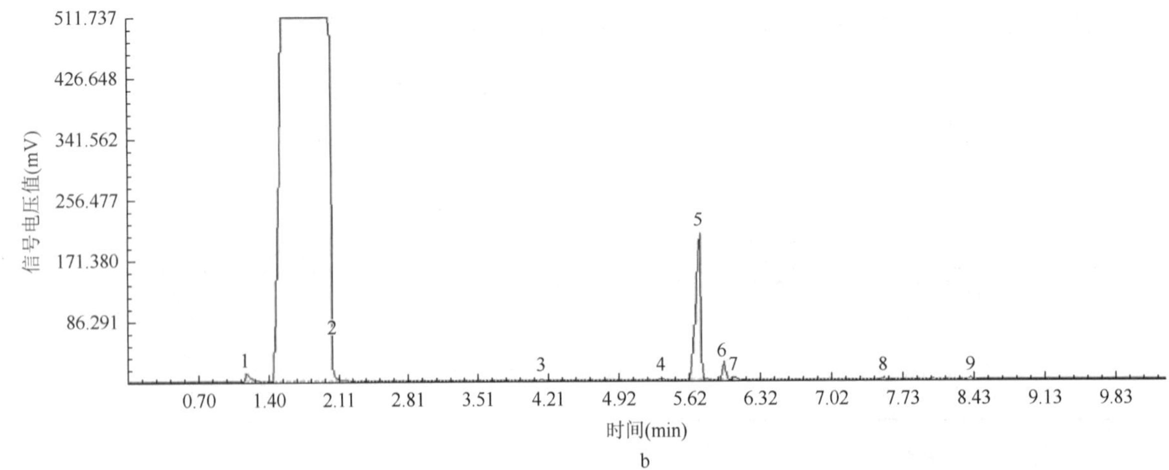

b

图 13-8　乙酸乙酯萃取（a）与膜分离富集（b）青皮挥发油气相图谱

表 13-12 青皮挥发油中柠檬烯含量

提取方法	柠檬烯的含量（%）
乙酸乙酯萃取法	82.99
膜分离法	83.92

实验表明，其他 7 种中药挥发油显示出同样的规律。

二、基于指纹图谱分析技术的中药挥发油膜富集工艺评价

如何建立可以根据产物的质量变化评判并控制中药挥发油提取工艺的稳定性的方法，是中药挥发油提取工艺过程实施有效质量控制的一个难题。

目前常规的中药提取工艺主要以药材浸出物总量、单一化学成分含量、大类组分提取率或处方内指标成分在提取物中的量等为指标评价工艺状况的优劣。但此类指标未能较全面地表征样品的组成特征，特别是无法全面地表征目标产物化学组成十分复杂的中药挥发油样品。

近年来，指纹图谱因其能相对完整地反映中药的化学成分而被应用于中药批次间质量稳定性评价，据此提出一种基于指纹图谱分析技术的中药生产工艺稳定性评价方法。

本部分通过比较丁香等 8 味中药挥发油与膜截留油的气相指纹图谱，发现 8 味中药挥发油在膜过程前后的气相指纹图谱的相似度均达到了 90%以上（表 13-13）。说明中药含油水体经膜截留的油所含有的有效成分与原油比较基本没发生变化，中药挥发油的有效成分能被膜有效地截留（每张色谱图前面的平头峰为溶剂峰，溶剂的含量最大）。

表 13-13 8 味中药挥发油在膜过程前后的气相指纹图谱的相似度

	丁香	荆芥	佩兰	石菖蒲	辛夷	野菊花	香附	青皮
相似度（%）	97.69	95.13	93.72	90.19	92.30	98.85	97.12	94.00

第五节
中药挥发油膜富集工艺研究

一、膜材料和膜孔径的选择

膜科学理论指出，膜材质（有机亲水膜与疏水膜、无机膜、有机/无机复合膜等）的选择与被分离对象（中药挥发油及含油水体）的物理化学性质密切相关。其基本要求是，膜表面具有较强的抗污染能力，又具有较好的强度和韧性，高的膜通量及良好的截留油滴特性。当然还可以通过膜表面改性技术来改变膜的疏水性和亲水性，使其成为某种专用膜，更加适宜待分离体系。

近年大量关于中药挥发油成分的研究资料表明：一种中药挥发油可含有不同类型的几十种到一二百种成分，其基本组成为脂肪族、芳香族和萜类化合物等，另外还有一些其他化合物，如薁类化合物、含硫化合物、含氮和硫的化合物也是一些中药挥发油的组成部分。有关研究还表明，提取过程对中药复方挥发油的化学组成可能产生一定的影响。针对油水分离过程，选用合适的膜材料和膜孔径，不但能够获得更理想的通量，并且可以获得更理想的收油率，从而提高效率。

鉴于中药挥发油体系的复杂性，膜的选择应通过实验确定，通过模拟实际油水分离过程评价膜性能的优劣，综合膜性质、含油水体性质及操作条件等相关因素来优化膜的选择。

第二节和第三节的研究结果，为从众多常用的膜材料中（聚四氟乙烯、聚偏二氟乙烯和聚乙烯等疏水膜，纤维素酯、聚砜、聚醚砜、聚砜/聚醚砜、聚酰亚胺聚醚酰亚胺、聚酯酰胺、聚丙烯腈等亲水膜，以及 Al_2O_3、TiO_2、ZrO_2 等无机陶瓷膜）有效地选择适宜者提供了重要的方向，并成为设计“中药含油水体油水分离专用膜”的重要依据。

1. 膜材料的吸附性选择　以青皮的油水混合体系为实验对象，针对如何选用合适的膜材质和膜孔径，我们用吸附性实验预选的方法来确定。

（1）实验方法：对于不同的膜样本（膜材料编号为 No.1 至 No.4），测量膜前通量 U_1，接着将膜面朝下，放入已配好的青皮模拟液中，并将其放入恒温震荡仪中震荡 1 h，测量吸附后通量 U_2。

根据公式：污染度 = $U_1 – U_2/U_2$ 计算，污染度越小越好，这是反应膜样本适用于本实验体系的一个参考因素。

（2）结果和讨论：由图 13-9 可明显看到，No.1 的膜材料无论是 50 kDa、70 kDa 和 140 kDa 都显示出优良的性质，大大超越了其他有机膜，如 No.2 和 No.3 的膜材料。提示 No.1 的膜材质适用于青皮油水混合体系。

为证明此结论，对膜样本再次进行了验证性实验，即对于所有的膜样本进行青皮体系的过膜研究，发现无论是过膜通量还是收油率，No.1-50 kDa、No.1-70 kDa 和 No.1-140 kDa 相对于其他膜样本都显示出了卓越的特性。这说明比起其他有机膜材质，No.1 的材质适用于本实验体系的膜分离工作。

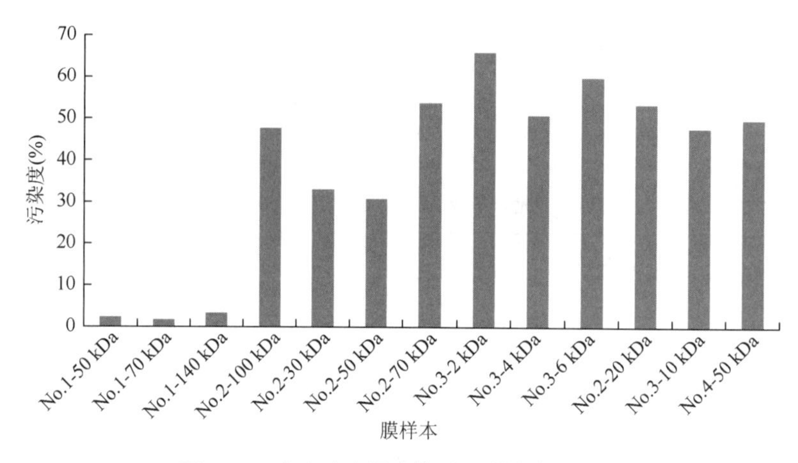

图 13-9　青皮油水混合体系吸附性实验结果

（3）共性研究：No.1 材质适用于青皮油水分离的膜过程，它是否适用于其他中药挥发油的油水分离膜过程是我们继续研究的内容。

将实验所有的中药挥发油（荆芥、香附、佩兰、石菖蒲、丁香、辛夷花、野菊花），配制成与工业生产非常类似的油水混合体系，然后进行吸附性实验和吸附性实验的验证实验。

大量数据表明，针对以上各个油水分离膜过程，No.1 膜材质均适用并显示出良好的品质和适应性。

2. 膜孔径的选择　针对青皮、荆芥、香附、佩兰、石菖蒲、丁香、辛夷花、野菊花 8 种油水体系膜过程的大量实验研究表明：No.1 膜材质的 3 个孔径（50 kDa、70 kDa、140 kDa）收油率相差不大，但 140 kDa 在膜通量方面要比 50 kDa 和 70 kDa 更为优越。No.1 膜材质的 3 个孔径（50 kDa、70 kDa、140 kDa）收油率相差并不多，但 140 kDa 在通量上要比 50 kDa 和 70 kDa 更为优越。

二、中药含油水体膜分离过程优化研究

膜分离操作工艺参数，如温度、压力、转速等都会对膜过程产生影响。为获得理想的膜通量和收油率，需对工艺参数进行优选。对于油水混合体系的膜分离过程，先对温度、压力、转速 3 个操作条件进行单因素考察，之后进行正交实验研究，选出最佳工艺。

根据单因素考察结果（略），正交实验以通量、截油量、气相色谱相似度的综合评分为考察指标（表 13-14），三者的权重均为 1/3，分析结果见表 13-15、表 13-16。

表 13-14　正交实验安排表

A 膜孔径	B 压力（MPa）	C 温度（℃）	D 转速（r/min）
No.1-140 kDa	0.05	20	0
No.1-70 kDa	0.10	40	150
No.1-50 kDa	0.15	60	300

表 13-15　正交试验结果

序号	A	B	C	D	结果
1	1	1	1	1	64.661 99
2	1	2	2	2	77.460 32
3	1	3	3	3	92.857 14
4	2	1	2	3	58.217 75
5	2	2	3	1	67.920 57
6	2	3	1	2	63.728 2
7	3	1	3	2	0.072 169
8	3	2	1	3	0.302 374
9	3	3	2	1	0.522 608
K_1	234.98	122.95	128.69	133.11	
K_2	189.87	145.68	136.20	141.26	
K_3	0.90	157.11	160.85	151.38	
R	234.08	34.16	32.16	18.27	

表 13-16　方差分析表

方差来源	平方和	自由度	均方	F	显著性
A	10 282.12	2	5 141.06	184.07	>0.05
B	201.54	2	100.77	3.61	<0.05
C	188.67	2	94.34	3.38	<0.05
D	55.86	2	27.93		
$F_{0.05}(2, 2) = 19$					
$P>0.05$					

直观分析结果表明，影响青皮含油水体膜过程的操作因素的重要性依次为 A、B、C、D。A 因素中，$A_1>A_2>A_3$；B 因素中，$B_3>B_2>B_1$；C 因素中，$C_3>C_2>C_1$；D 因素中，$D_3>D_2>D_1$；故最佳组合为 $A_1B_3C_3D_3$。方差分析结果表明（D 为误差项），A 因素有显著性差异，B、C、D 因素无显著性影响，最佳组合为 $A_1B_3C_3D_3$。综合以上分析结果，确定青皮含油水体膜过程的操作工艺如下：膜品种为 No.1-140 kDa，温度 60℃，压力 0.15 MPa，膜面转速 300 r/min。

由青皮油水混合体系所获得的最佳工艺是否具有普遍性是我们所关注的问题。我们针对荆芥、香附、佩兰、石菖蒲、丁香、辛夷花、野菊花的 7 种油水混合体系进行了正交实验研究，8 种油水混合体系正交优选最佳工艺结果见表 13-17。

表 13-17　8 种油水体系的最佳工艺

中药油水混合体系	膜材质	压力（MPa）	温度（℃）	转速（r/min）
青皮	No.1-140 kDa	0.15	60	300
荆芥	No.1-140 kDa	0.15	60	300
香附	No.1-140 kDa	0.15	60	300
佩兰	No.1-140 kDa	0.15	60	300
石菖蒲	No.1-140 kDa	0.15	60	300
丁香	No.1-140 kDa	0.1	60	150
辛夷花	No.1-140 kDa	0.15	60	300
野菊花	No.1-140 kDa	0.1	60	300

结果发现：8 种油水混合体系的膜过程最佳工艺和膜孔径结果惊人的相似，其中稍有例外的是丁香和野菊花的压力在 0.1 MPa。经过验证性实验证实，0.1 MPa 和 0.15 MPa 的膜通量和截留率及气相色谱相似度都相差很少，丁香的最佳条件的转速为 150 r/min，如同前面所描述，转速并不对膜过程造成太大的影响。

而这些油中有轻油（密度小于水）也有重油（密度大于水），8 种中药挥发油分布在不同的科属，也有不同的药用部位，然而其膜材质、膜孔径和过膜条件都基本一致。

综上所述，在油水混合体系物理化学性质符合本书第十三章第二节一般规律的情况下，选用 No.1-140 kDa 膜，使用 0.15 MPa、60℃、300 r/min 的过膜工艺作为其他油水混合体系油水分离的膜工艺基本参数。

三、用于中药含油水体分离的膜清洗研究

膜过程会对膜造成污染，造成膜通量下降，如何有效地使膜再生是本工艺的重要研究内容。本实验针对中药含油水体所造成的膜污染模型开展中药挥发油及其他相关物质对膜的污染与防治，分析不同清洗剂（酸、碱、酶）、清洗时间及清洗方式（超声波等）的除污效果，选择适当的膜清洗方法和膜清洗剂，以确定最合理、有效、经济的清洗手段。

本实验以青皮含油水体为实验对象，采用多种化学清洗剂对膜过程中被污染的超滤膜进行清洗，以纯水通量的恢复系数 r 评估清洗效果，清洗结果见图 13-10 和图 13-11。其中本实验室自配的清洗剂，无论对于 No.2-30 kDa 膜和 No.1-70 kDa 膜，膜通量恢复系数 r 均达到了 95%以上。

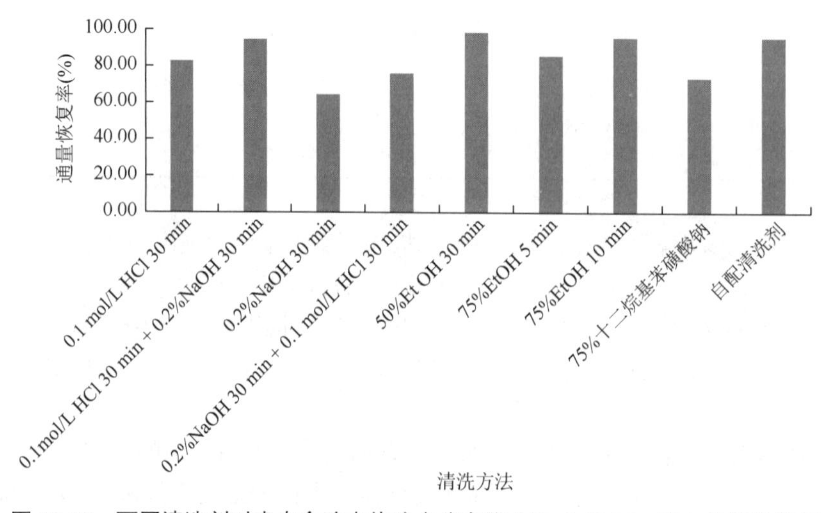

图 13-10　不同清洗剂对青皮含油水体油水分离膜（No.2-30 kDa 膜）的清洗结果

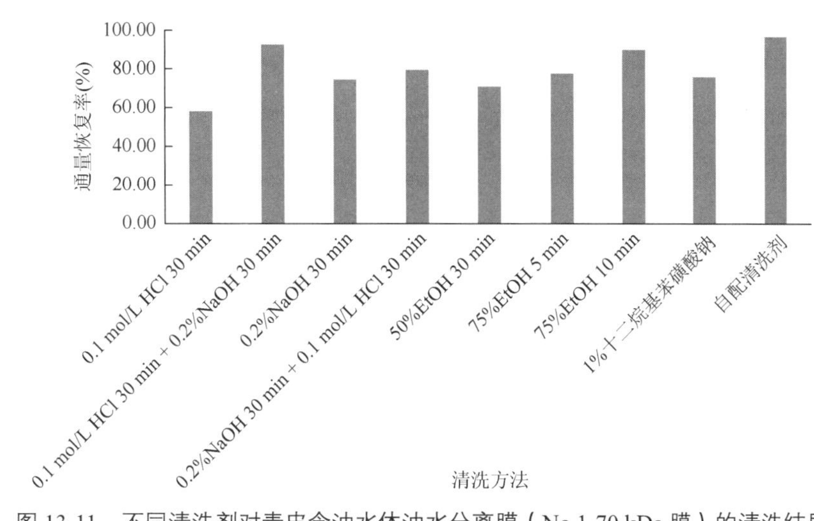

图 13-11　不同清洗剂对青皮含油水体油水分离膜（No.1-70 kDa 膜）的清洗结果

由图中可以看出，对于青皮油水分离所污染的膜，自配的清洗剂显示出了卓越的性能，表现为通量恢复效果好，并且没有其他使膜孔径变大等副作用。该清洗剂对于荆芥、香附、佩兰、石菖蒲、丁香、辛夷花、野菊花等油水体系同样适合，均可获得良好的通量，并对所使用的各种材质的膜也能达到理想的清洗效果。

四、中药含油水体分离设备研制与中试研究

为了推广中药含油水体分离技术的应用进程，我们通过系统考察膜种类、油水混合体系理化性质、操作工况和操作环境对油水分离过程的影响，建立了油水分离过程工艺参数数据库和数学模型，成功研制了膜富集中药挥发油的装置，形成了用于中药含油水体（俗称“芳香水”）油水分离的中药挥发油分离、富集的膜装置（ZL201320797832.1）、膜分离杯（ZL200920230799.8）、一种用于油水分离的离心膜分离耦合装置（ZL200920043447.1）等专利。

1. 中药油水分离膜实验室设备的研制　图 13-12 和图 13-13 分别为笔者课题组自行研发的适合于中药油水混合体系的主动搅拌平板膜组件与超滤平板膜膜杯实验装置，均可任意调节温度，并可在 0～500 r/min 范围任意准确地调节转速。

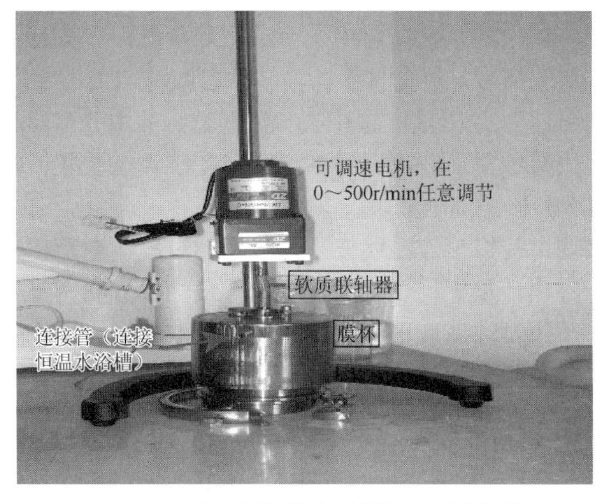

图 13-12　自主设计的主动搅拌平板膜组件

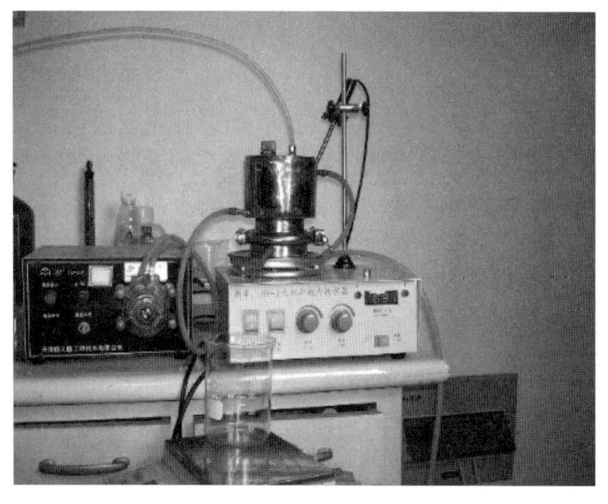

图 13-13　自主设计的超滤平板膜膜杯实验装置

2. 中药油水分离膜中试工艺、设备的研制

（1）膜富集中药挥发油中试工艺设计：目前中药生产提取中药挥发油最常用的方法是直接水蒸馏和

水蒸气蒸馏法。该法简便易行，常用的设备装置流程如图 13-14（a）所示。该装置能有效地提取分离中药挥发油，但也存在结构复杂、操作烦琐、冷却过度使中药挥发油特别是含有“脑”的成分黏附损失大等问题。经研究试验，改进了装置和操作，得到了较为满意的结果。

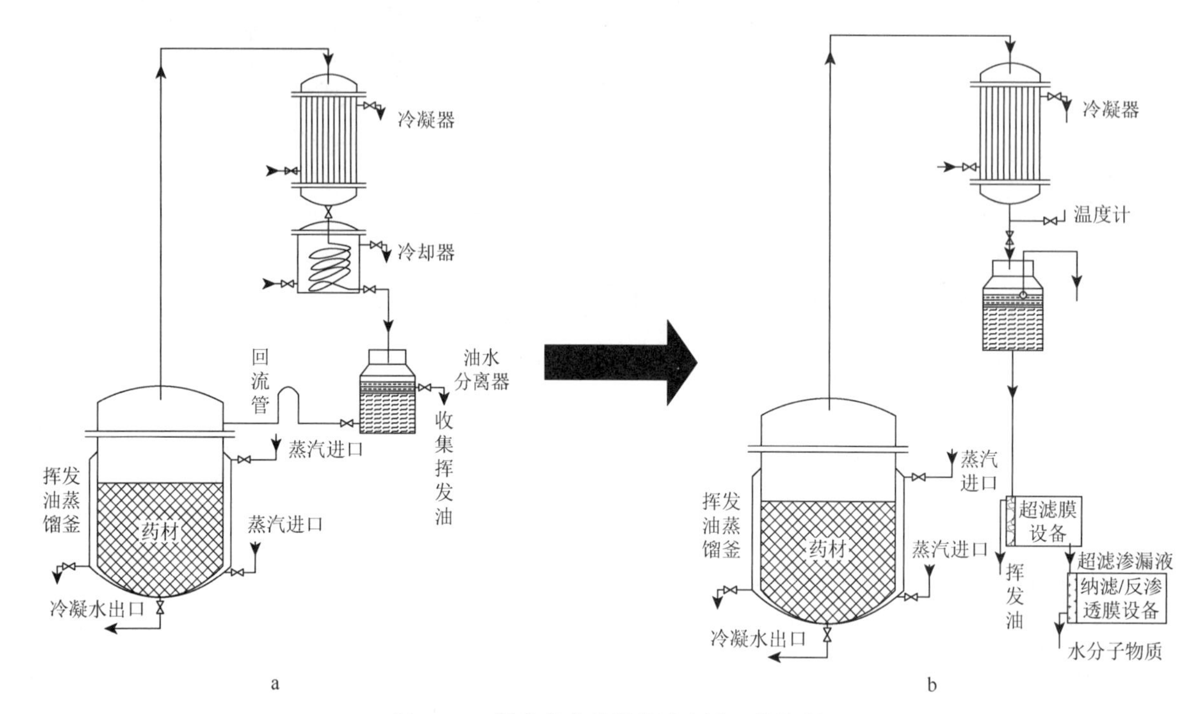

图 13-14　膜富集中药挥发油中试工艺流程

如图 13-14（a）所示，提取分离中药挥发油的装置一般由蒸馏器、冷凝器、冷却器、油水分离器和挥发收集器组成。药材在蒸馏器中经水浸润、蒸汽加热，中药挥发油和蒸汽一起蒸出，经冷凝器、冷却器冷凝成油水混合的液体进入分离器。由于中药挥发油是混合物，其不同组分的沸点是不同的，在常压下，一般在 70～300℃。在冷凝器中，中药挥发油和蒸汽已被冷凝成低于 100℃的液体，再经冷却器冷却为低于 70℃的液体，其中一些高沸点的中药挥发油成分特别是含有“脑”的成分可形成黏稠物或固体黏附在冷凝器或冷却器及管道的内壁上，流出来的是低沸点的油和水。药材中含有的中药挥发油本来就不多（一般低于 1%），再经这样的冷却黏附损失和溶解于水的损失，能分离到的油非常有限。

本研究将中药挥发油提取分离装置改进为图 13-14（b）。在原提油装置中去掉冷却器、油水分离器及回流管，馏出的蒸汽经冷凝器冷凝成油水混合液，然后直接收集。在冷凝器的出液口处装测温装置，调节蒸馏器底部的进汽量和冷凝器的冷却水量，从而控制冷凝器的馏出液量及其温度。

研究表明：蒸馏进汽量小和进冷凝器的冷却水量大均可使馏出液温度低，导致冷却过度，中药挥发油的黏附损失大，收油少；反之，蒸馏器进汽量过大，馏出液量大，则水多油少，导致油水分离困难，溶于水的油损失也大；若进汽量过小，导致不能带出中药挥发油或带出的油少而延长提取时间，所以选择适合的提油进汽量和适量的冷却水量是必需的。以 3 吨提取罐作为蒸馏器，配置合适的冷凝器进行中药挥发油提取，控制每小时馏出液为 60～80 L，出液温度控制在 80～90℃，可获取较理想的效果。以当归、薄荷、白芷中药挥发油提取为例，改进的装置与原装置相比，提油率可提高 20%～30%，有些药材含油量少，用原装置提油大部分只能收到芳香水。

目前的分离装置利用油和水的比重不同进行粗略的分离，虽然通过冷冻、盐析或溶剂萃取等方法可进一步分离出油，但有的油和水比重接近，分散均匀（如柴胡挥发油等），有些油粒很小或乳化在水中，静置分层很难完全分离。图 13-14（b）右下侧连接的膜设备可有效解决上述油水分离难题：先将中药挥发油收集器内的含油水体进行超滤，收集中药挥发油组分，然后超滤渗透液再经纳滤设备，收集水中溶解的小分子挥发性药效成分。

（2）中药油水分离膜中试设备的研制：图 13-15 为笔者课题组研制的中药挥发油富集技术中试设备。其操作方法如下：①将膜样本置入放膜处，关闭膜分离室，拧上螺栓。②参照图 13-14（b）工艺设计流程，将投料罐与膜设备进行组装。③进行抽真空操作，并将油水混合物料加入投料罐中。④在真空度为 –0.09 MPa 时，打开进料口，进行膜分离操作。⑤通过可视观察窗观察油水分离情况。⑥实验结束后，关闭真空阀，关闭真空泵。⑦通过放料阀放出截留液。

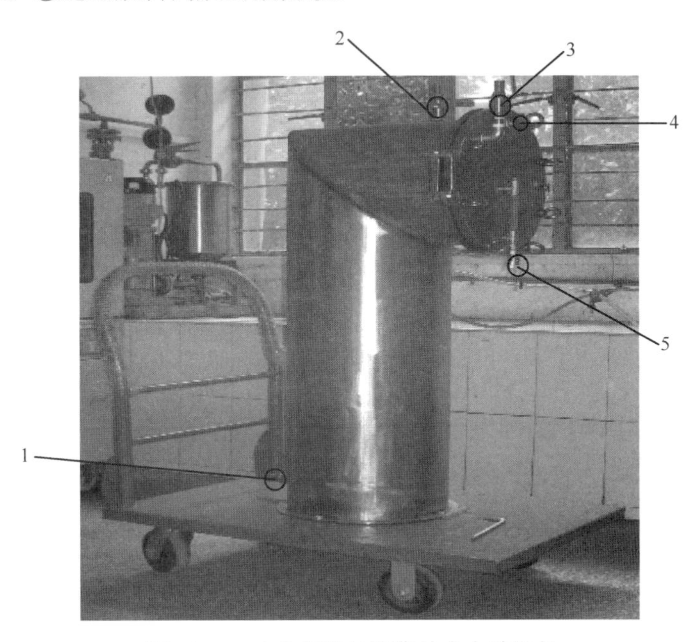

图 13-15　中药挥发油富集技术中试设备

1. 渗漏液出口；2. 真空阀；3. 投料罐连接口；4. 轻油出口；5. 截留液排出口

以该设备处理 5 L 含油水体，在液面低于可视观察口时，关闭真空阀、真空泵，从放料阀放出截留液，即可收集到中药挥发油。20 min 左右即可完成油水分离过程，收油率约 70%，在观察窗中可见已富集的淡黄色中药挥发油（图 13-16）。

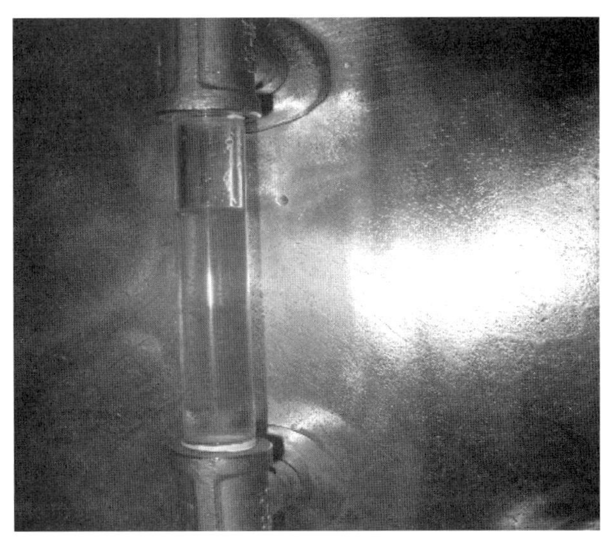

图 13-16　由可视窗观察到的油水分离现象

上述自行设计的含油水体膜分离设备使用简单、高效、节约能源、无有机溶剂残留，适用于中药生产中油水分离的环节。应有关企业的要求，已初步在生产过程中进行了该设备的应用。例如，江苏某企业、浙江某企业有限公司将此设备用于从水蒸气蒸馏法提取中药挥发油和富集中药挥发油的工艺中，均取得理想效果，特别是采用该技术富集玫瑰挥发油，起到了其他技术不可替代的作用。

第六节 无机盐破乳法优化中药挥发油含油水体膜过程的研究

前述研究已表明膜技术用于中药挥发油油水分离切实、可行，而为使该技术在工业生产中得到应用，必须进一步提高膜通量和截油率。鉴于料液预处理是提高膜通量的主要手段，我们根据盐析作用可降低中药挥发油在水中溶解度的原理[20]，参考工业上采用无机盐进行破乳的方法，开展了无机盐破乳法优化中药挥发油含油水体膜过程的研究。与其他的破乳方法相比，该法具有独特的优点：无机盐离子可透过微滤、超滤和纳滤膜进入渗透液中[21, 22]，而不会残留在截留油中影响目标产物中药挥发油的纯度，也不会污染膜。

一、无机盐种类、数量对中药挥发油含油水体膜过程的影响

本实验采用水蒸气蒸馏法提取中药挥发油，参照系统模拟的方法，根据中药含油水体中中药挥发油的含量建立模拟体系，然后对中药含油水体模拟体系进行膜前破乳，以无机盐的种类和加入量为考察因素，比较各膜通量及截油率，筛选出最佳的加盐条件[23]。

1. 实验方法

（1）中药品种筛选与中药挥发油提取、含油水体模拟体系的制备：为使实验结果具有普遍指导意义，选取了在理化性质上具有代表性的 12 味中药作为实验对象（表 13-18）。其中包括 pH 最小的八角茴香油（为酸性油），pH 最大的肉桂油（为中性油），因无碱性油所以未选入；浊度最小的肉豆蔻油和浊度最大的香附油；黏度最小的青皮油和黏度最大的香附油；表面张力最小的侧柏油和表面张力最大的辛夷油；折光率最小的八角茴香油和折光率最大的肉桂油。由于各品种中药挥发油的电导率和盐度几乎均为 0，因此只选取了电导率最大的香附油。鉴于轻油和重油存在较大差异，在选择密度最小的青皮油和密度最大的肉桂油的基础上，补充了 1 种轻油（蛇床子挥发油）和 3 种重油（当归、香薷、石菖蒲挥发油），而它们的另外 7 项物理化学性质值也较适中。

表 13-18　具有代表性的 12 味中药在 20℃时的物理化学性质

药名	pH	浊度（NTU）	黏度（mPa·s）	表面张力（N/cm）	折光率	电导率（μS/cm）	盐度（ppm）	密度（g/cm）
青皮	6.345	0.52	1.03	44.28	1.465 6	0	0	0.855 7
侧柏	4.796	13	4.00	29.55	1.477 5	0	0	0.900 3
蛇床子	5.612	1.11	1.68	31.25	1.465 4	0	0	0.935 1
辛夷	5.524	0.7	4.32	50.46	1.461 4	0	0	0.953 2
肉豆蔻	4.461	0.04	2.16	40.92	1.472 8	0	0	0.965 8
羌活	5.634	8.95	4.96	44.33	1.510 4	0	0	0.973 2
八角茴香	3.487	2.21	2.45	43.19	1.454 2	0	0	0.986 2

续表

药名	pH	浊度（NTU）	黏度（mPa·s）	表面张力（N/cm）	折光率	电导率（μS/cm）	盐度（ppm）	密度（g/cm）
香附	3.680	469	86.70	38.46	1.508 7	0.02	0	0.989 9
当归	5.724	15.9	13.10	34.1	1.554 5	0	0	1.007 5
香薷	6.113	13	8.54	42.96	1.523 7	0	0	1.064 4
肉桂	7.382	10.3	5.36	34.1	1.598 7	0	0	1.064 6
石菖蒲	4.243	10.7	1.32	47.78	1.544 5	0	0	1.284 1

将上述12味中药依据《中华人民共和国药典》（2010版）一部附录ⅩD中所收载的中药挥发油检测装置，以水蒸气蒸馏法中的共水蒸馏法分别提取中药挥发油，装入各自的具塞棕色瓶中备用。分别量取上述中药挥发油2 mL于500 mL烧杯中，置于天平上加水至250 g，放入磁力搅拌转子，用保鲜膜封紧烧杯口后置于恒温磁力搅拌器上搅拌，温度为常温，转速为600 r/min，时间为2 h，分别制成含油水体模拟体系。

（2）中药含油水体的无机盐预处理方法：向上一步制得的中药含油水体模拟体系中分别加入以下无机盐：①含不同阳离子的氯化钠（NaCl）、氯化钾（KCl）、氯化镁（$MgCl_2$）、氯化钙（$CaCl_2$）等无机盐各5 g；②含不同阴离子的氯化钠（NaCl）、硫酸钠（Na_2SO_4）、磷酸钠（Na_3PO_4）等无机盐各5 g；③不同量的最佳种类盐1 g、2.5 g、5 g、10 g。置于磁力搅拌器上搅拌15 min。

（3）中药含油水体的膜分离过程：参考前期试验结果，确定膜分离条件为0.10 μmNo.1亲水改性膜，压力0.04 MPa，温度40℃，转速0 r/min。

（4）膜通量的记录与截留油的收集：在膜分离过程中，随时间记录膜通量，每1 min记录1次，直至通量稳定，待油水分离结束后收集渗透液和截留油。

实时记录的膜通量单位为g/min，将其换算为L/(m^2·h)；膜平均通量为膜分离过程中不同时刻膜通量的平均值；截油率（%）= 100×截留油体积/原油体积，其中原油体积为2 mL。

2. 实验结果与讨论

（1）不同种类无机盐对膜通量和膜截油率的影响：不同种类无机盐条件下12味中药含油水体的膜平均通量和膜截油率分别见表13-19和表13-20。

表13-19 不同种类无机盐条件下12味中药含油水体的膜平均通量[L/(m^2·h)]

药名	加入盐品种及数量						
	无	NaCl(5 g)	KCl(5 g)	$MgCl_2$(5 g)	$CaCl_2$(5 g)	Na_2SO_4(5 g)	Na_3PO_4(5 g)
肉桂	257.58	489.56	305.81	134.61	61.02	368.37	273.57
香薷	474.90	984.49	835.30	702.11	586.32	880.48	290.48
八角茴香	522.29	1 000.76	804.22	715.97	682.53	870.00	638.99
辛夷	488.96	811.81	545.78	624.53	610.58	544.43	250.40
羌活	617.30	882.65	839.28	800.96	902.17	859.88	392.17
蛇床子	516.19	624.79	496.59	673.80	611.36	590.29	93.98
香附	110.65	579.44	573.80	556.40	581.93	482.33	24.55
肉豆蔻	388.55	557.31	498.79	437.89	525.23	474.70	96.43
侧柏	547.82	837.47	1 003.47	863.49	1 064.46	738.86	272.21

续表

药名	加入盐品种及数量						
	无	NaCl(5 g)	KCl(5 g)	$MgCl_2$(5 g)	$CaCl_2$(5 g)	Na_2SO_4(5 g)	Na_3PO_4(5 g)
青皮	364.16	433.55	343.37	654.22	684.94	446.56	166.33
当归	102.53	120.07	154.11	191.33	239.51	79.52	15.90
石菖蒲	353.40	444.76	362.35	450.54	540.59	625.30	51.27

表 13-20　不同种类无机盐条件下 12 味中药含油水体的膜截油率（%）

药名	加入盐品种及数量						
	无	NaCl(5 g)	KCl(5 g)	$MgCl_2$(5 g)	$CaCl_2$(5 g)	Na_2SO_4(5 g)	Na_3PO_4(5 g)
肉桂	62.50	60.00	65.00	57.50	60.00	70.00	60.00
香薷	55.00	60.00	60.00	55.00	55.00	60.00	45.00
八角茴香	75.00	80.00	82.50	82.50	72.50	82.50	80.00
辛夷	65.00	70.00	67.50	65.00	60.00	70.00	70.00
羌活	65.00	67.50	67.50	60.00	47.50	70.00	72.50
蛇床子	62.50	70.00	67.50	62.50	67.50	65.00	62.50
香附	72.50	70.00	67.50	65.00	40.00	67.50	-
肉豆蔻	67.50	57.50	57.50	65.00	40.00	55.00	67.50
侧柏	67.50	70.00	65.00	57.50	55.00	70.00	57.50
青皮	67.50	50.00	60.00	52.50	50.00	55.00	47.50
当归	37.50	72.50	65.00	65.00	-	65.00	-
石菖蒲	60.00	75.00	65.00	75.00	70.00	60.00	50.00

根据表 13-19、表 13-20 中的实验数据，进行分析与判断如下。

1）肉桂：由表 13-19 可知，在相同的膜分离条件下，加入不同种类无机盐后含油水体的膜平均通量大小顺序均为 NaCl（489.56）＞Na_2SO_4（368.37）＞KCl＞Na_3PO_4＞无（257.58）＞$MgCl_2$＞$CaCl_2$；结合表 13-20 发现，截油率大小顺序虽为 Na_2SO_4（70%）＞无（62.5%）＞NaCl（60%），但变化幅度不如膜通量显著，故确定最佳盐类为 NaCl。

2）香薷：由表 13-19 可知，在相同的膜分离条件下，加入不同种类无机盐后含油水体的膜平均通量大小顺序均为 NaCl（984.49）＞Na_2SO_4（880.48）＞KCl＞$MgCl_2$＞$CaCl_2$＞无（474.9）＞Na_3PO_4；结合表 13-20 发现，截油率大小顺序为 NaCl（60%）＝Na_2SO_4（60%）＞无（55%），故确定最佳盐类为 NaCl。

3）八角茴香：由表 13-19 可知，在相同的膜分离条件下，加入不同种类无机盐后含油水体的膜平均通量大小顺序均为 NaCl（1 000.76）＞Na_2SO_4（870）＞KCl＞$MgCl_2$＞$CaCl_2$＞Na_3PO_4＞无（522.29）。结合表 13-20 发现，截油率大小顺序虽为 Na_2SO_4（82.5%）＞NaCl（80%）＞无（75%），但变化幅度不如膜通量显著，综合考虑确定最佳盐为 NaCl。

4）辛夷：由表 13-19 可知，在相同的膜分离条件下，加入不同种类无机盐后含油水体的膜平均通量大小顺序均为 NaCl（811.81）＞$MgCl_2$（624.53）＞$CaCl_2$＞KCl≈Na_2SO_4＞无（488.96）＞Na_3PO_4；结合表 13-20 发现，截油率大小顺序为 NaCl（70%）＞$MgCl_2$（65%）＞无（65%），故确定最佳盐类为 NaCl。

5）羌活：由表 13-19 可知，在相同的膜分离条件下，加入不同种类无机盐后含油水体的膜平均通量大小顺序均为 $CaCl_2$（902.17）＞NaCl（882.65）＞Na_2SO_4＞KCl＞$MgCl_2$＞无（617.3）＞Na_3PO_4；结合表 13-20 发现，截油率为 NaCl（67.5%）＞无（65%）＞$CaCl_2$（47.5%），其变化幅度比膜通量显著，且加 $CaCl_2$ 后的截留油中含乳化液，综合考虑确定最佳盐类为 NaCl。

6）蛇床子：由表 13-19 可知，在相同的膜分离条件下，加入不同种类无机盐后含油水体的膜平均通量大小顺序均为 $MgCl_2$（673.8）＞NaCl（624.79）＞$CaCl_2$＞Na_2SO_4＞无（516.19）＞KCl＞Na_3PO_4；结合表 13-20 发现，截油率大小顺序为 NaCl（70%）＞$MgCl_2$（62.5%）= 无（62.5%），其变化幅度比膜通量略显著，综合考虑确定最佳盐类为 NaCl。

7）香附：由表 13-19 可知，在相同的膜分离条件下，加入不同种类无机盐后含油水体的膜平均通量大小顺序均为 $CaCl_2$（581.93）＞NaCl（579.44）＞KCl＞$MgCl_2$＞Na_2SO_4＞无（110.65）＞Na_3PO_4；结合表 13-20 发现，截油率大小顺序为无（72.5%）＞NaCl（70%）＞$CaCl_2$（40%），其变化幅度比膜通量显著，且加 $CaCl_2$ 后的截留油中含白色絮状沉淀，综合考虑确定最佳盐类为 NaCl。

8）肉豆蔻：由表 13-19 可知，在相同的膜分离条件下，加入不同种类无机盐后含油水体的膜平均通量大小顺序均为 NaCl（557.31）＞$CaCl_2$（525.23）＞KCl＞Na_2SO_4＞$MgCl_2$＞无（388.55）＞Na_3PO_4；结合表 13-20 发现，截油率大小顺序为无（67.5%）＞NaCl（57.5%）＞$CaCl_2$（40%），综合考虑确定最佳盐类为 NaCl。

9）侧柏：由表 13-19 可知，在相同的膜分离条件下，加入不同种类无机盐后含油水体的膜平均通量大小顺序均为 $CaCl_2$（1 064.46）＞KCl（1 003.47）＞$MgCl_2$＞NaCl＞Na_2SO_4＞无（547.82）＞Na_3PO_4；结合表 13-20 发现，截油率大小顺序为无（67.5%）＞KCl（65%）＞$CaCl_2$（55%），其变化幅度比膜通量显著，综合考虑确定最佳盐类为 KCl。

10）青皮：由表 13-19 可知，在相同的膜分离条件下，加入不同种类无机盐后含油水体的膜平均通量大小顺序均为 $CaCl_2$（684.94）＞$MgCl_2$（654.22）＞Na_2SO_4＞NaCl＞无（364.16）≈KCl＞Na_3PO_4；结合表 13-20 发现，截油率大小顺序为无（67.5%）＞$MgCl_2$（52.5%）＞$CaCl_2$（50%），且加 $CaCl_2$ 后的截留油底部略含絮片状沉淀，综合考虑确定最佳盐类为 $MgCl_2$。

11）当归：由表 13-19 可知，在相同的膜分离条件下，加入不同种类无机盐后含油水体的膜平均通量大小顺序均为 $CaCl_2$（239.51）＞$MgCl_2$（191.33）＞KCl＞NaCl＞无（102.53）＞Na_2SO_4＞Na_3PO_4；结合表 13-20 发现，截油率大小顺序为 $CaCl_2$（65%）= $MgCl_2$（65%）＞无（37.5%），但加 $CaCl_2$ 后的截留物非油而是黄白色沫状物，综合考虑确定最佳盐类为 $MgCl_2$。

12）石菖蒲：由表 13-19 可知，在相同的膜分离条件下，加入不同种类无机盐后含油水体的膜平均通量大小顺序均为 Na_2SO_4（625.3）＞$CaCl_2$（540.59）＞$MgCl_2$＞NaCl＞KCl＞无（353.4）＞Na_3PO_4；结合表 13-20 发现，截油率大小顺序为 $CaCl_2$（70%）＞Na_2SO_4（60%）= 无（60%），但变化幅度不如膜通量显著，因此综合考虑确定最佳盐类为 Na_2SO_4。

综上所述，加入无机盐能不同程度地提高中药含油水体的膜通量，还能提高大部分含油水体的截油率；其中肉桂、香薷、八角茴香、辛夷、羌活、蛇床子、香附、肉豆蔻含油水体的最佳盐类均为 NaCl，侧柏含油水体的最佳盐类为 KCl，青皮和当归含油水体的最佳盐类均为 $MgCl_2$，石菖蒲含油水体的最佳盐类为 Na_2SO_4；而由于氯化钙能与油中的某些成分反应生成沉淀物[24]，磷酸钠的强碱性易使油成分发生改变，因此均不宜使用。

（2）盐用量对膜通量和膜截油率的影响：根据上述筛选出的适用于不同含油水体的最佳盐类，本部分以膜平均通量和膜分离后的截油率为评判指标，对最佳盐用量进行考察。

最佳盐不同加入量条件下 12 味中药含油水体的膜平均通量和膜截油率分别见表 13-21 和表 13-22。

表 13-21　最佳盐不同加入量时 12 味中药含油水体的膜平均通量[L/(m²·h)]

药名	预处理条件				
	无	1 g	2.5 g	5 g	10 g
肉桂	257.58	357.38	521.16	489.56	338.23
香薷	474.90	622.20	780.36	984.49	866.02
八角茴香	522.29	682.83	884.10	1 000.76	727.71
辛夷	488.96	366.72	541.04	811.81	503.01
羌活	617.30	852.29	808.55	882.65	863.49
蛇床子	516.19	422.35	440.06	624.79	553.47
香附	110.65	579.44	555.72	579.44	582.83
肉豆蔻	388.55	445.78	433.92	557.31	483.13
侧柏	547.82	806.02	841.45	1 003.47	739.76
青皮	364.16	581.41	592.51	654.22	553.92
当归	102.53	207.83	209.19	191.33	180.50
石菖蒲	353.40	181.85	386.25	625.30	522.06

表 13-22　最佳盐不同加入量时 12 味中药含油水体的膜后截油率（%）

药名	预处理条件				
	无	1 g	2.5 g	5 g	10 g
肉桂	62.50	67.50	60.00	65.00	72.50
香薷	55.00	60.00	60.00	60.00	57.50
八角茴香	75.00	82.50	85.00	80.00	85.00
辛夷	65.00	70.00	67.50	70.00	62.50
羌活	65.00	65.00	65.00	67.50	57.50
蛇床子	62.50	67.50	65.00	70.00	62.50
香附	72.50	70.00	67.50	70.00	70.00
肉豆蔻	67.50	70.00	67.50	57.50	65.00
侧柏	67.50	62.50	52.50	65.00	62.50
青皮	67.50	60.00	52.50	52.50	55.00
当归	37.50	72.50	60.00	65.00	65.00
石菖蒲	60.00	75.00	57.50	60.00	60.00

根据表 13-21 和表 13-22 的实验数据，可作如下分析与判断。

1）肉桂：由表 13-21 可知，在相同的膜分离条件下，加入不同量 NaCl 后含油水体的膜平均通量大小顺序均为 2.5 g（521.16）＞5 g（489.56）＞1 g＞10 g＞无（257.58）；结合表 13-22 发现，截油率大小顺序为 5 g（65%）＞无（62.5%）＞2.5 g（60%），综合考虑确定 NaCl 最佳加入量为 5 g。

2）香薷：由表 13-21 可知，在相同的膜分离条件下，加入不同量 NaCl 后含油水体的膜平均通量大小顺序均为 5 g（984.49）＞10 g（866.02）＞2.5 g＞1 g＞无（474.9）；结合表 13-22 发现，截油率大小顺序为 5 g（60%）＞10 g（57.5%）＞无（55%），确定 NaCl 最佳加入量为 5 g。

3）八角茴香：由表 13-21 可知，在相同的膜分离条件下，加入不同量 NaCl 后含油水体的膜平均通量大小顺序均为 5 g（1 000.76）＞2.5 g（884.1）＞10 g＞1 g＞无（522.29）；结合表 13-22 发现，截油率大小顺序虽为 2.5 g（85%）＞5 g（80%）＞无（75%），但变化幅度不如膜通量显著，综合考虑确定 NaCl 最佳加入量为 5 g。

4）辛夷：由表 13-21 可知，在相同的膜分离条件下，加入不同量 NaCl 后含油水体的膜平均通量大小顺序均为 5 g（811.81）＞2.5 g（541.04）＞10 g＞无（488.96）＞1 g；结合表 13-22 发现，截油率大小顺序为 5 g（70%）＞2.5 g（67.5%）＞无（65%），确定 NaCl 最佳加入量为 5 g。

5）羌活：由表 13-21 可知，在相同的膜分离条件下，加入不同量 NaCl 后含油水体的膜平均通量大小顺序均为 5 g（882.65）＞10 g（863.49）＞1 g＞2.5 g＞无（617.3）；结合表 13-22 发现，截油率大小顺序为 5 g（67.5%）＞无（65%）＞10 g（57.5%），综合考虑确定 NaCl 最佳加入量为 5 g。

6）蛇床子：由表 13-21 可知，在相同的膜分离条件下，加入不同量 NaCl 后含油水体的膜平均通量大小顺序均为 5 g（624.79）＞10 g（553.47）＞无（516.19）＞2.5 g＞1 g；结合表 13-22 发现，截油率大小顺序为 5 g（70%）＞10 g（62.5%）= 无（62.5%），确定 NaCl 最佳加入量为 5 g。

7）香附：由表 13-21 可知，在相同的膜分离条件下，加入不同量 NaCl 后含油水体的膜平均通量大小顺序均为 10 g（582.83）＞5 g（579.44）＞1 g＞2.5 g＞无（110.65）；结合表 13-22 发现，截油率大小顺序为无（72.5%）＞10 g（70%）= 5 g（70%），综合考虑确定 NaCl 最佳加入量为 5 g。

8）肉豆蔻：由表 13-21 可知，在相同的膜分离条件下，加入不同量 NaCl 后含油水体的膜平均通量大小顺序均为 5 g（557.31）＞10 g（483.13）＞1 g＞2.5 g＞无（388.55）；结合表 13-22 发现，截油率大小顺序为无（67.5%）＞10 g（65%）＞5 g（57.5%），但变化幅度不如膜通量显著，综合考虑确定 NaCl 最佳加入量为 5 g。

9）侧柏：由表 13-21 可知，在相同的膜分离条件下，加入不同量 KCl 后含油水体的膜平均通量大小顺序均为 5 g（1 003.47）＞2.5 g（841.45）＞1 g＞10 g＞无（547.82）；结合表 13-22 发现，截油率大小顺序为无（67.5%）＞5 g（65%）＞2.5 g（52.5%），确定 KCl 最佳加入量为 5 g。

10）青皮：由表 13-21 可知，在相同的膜分离条件下，加入不同量 $MgCl_2$ 后含油水体的膜平均通量大小顺序均为 5 g（654.22）＞2.5 g（592.51）＞1 g＞10 g＞无（364.16）；结合表 13-22 发现，截油率大小顺序为无（67.5%）＞5 g（52.5%）= 2.5 g（52.5%），确定 $MgCl_2$ 最佳加入量为 5 g。

11）当归：由表 13-21 可知，在相同的膜分离条件下，加入不同量 $MgCl_2$ 后含油水体的膜平均通量大小顺序为 2.5 g（209.19）＞1 g（207.83）＞5 g＞10 g＞无（102.53）；结合表 13-22 发现，截油率大小顺序为 1 g（72.5%）＞2.5 g（60%）＞无（37.5%），确定 $MgCl_2$ 最佳加入量为 1 g。

12）石菖蒲：由表 13-21 可知，在相同的膜分离条件下，加入不同量 Na_2SO_4 后含油水体的膜平均通量大小顺序均为 5 g（625.3）＞10 g（522.06）＞2.5 g＞无（353.4）＞1 g；结合表 13-22 发现，截油率大小顺序为 5 g（60%）= 10 g（60%）= 无（60%），确定 Na_2SO_4 最佳加入量为 5 g。

综上所述，肉桂、香薷、八角茴香、辛夷、羌活、蛇床子、香附、肉豆蔻含油水体的 NaCl 加入量，侧柏含油水体的 KCl 加入量，青皮含油水体的 $MgCl_2$ 加入量，以及石菖蒲含油水体的 Na_2SO_4 加入量均为 5 g，相当于含油水体量的 2%；当归含油水体的 $MgCl_2$ 加入量为 1 g，相当于含油水体量的 0.4%。

（3）最佳加盐条件的膜工艺验证：为考察最佳加盐条件的重复性和稳定性，将 12 味中药含油水体按各自的最佳工艺分别重复 3 次，采集膜通量和截油率，结果见表 13-23。

表 13-23 最佳加盐条件的验证

药名	类别	1	2	3
肉桂	膜平均通量[L/(m²·h)]	460.71	494.26	488.92
	截油率（%）	65.00	55.00	60.00
香薷	膜平均通量[L/(m²·h)]	997.58	968.53	973.47
	截油率（%）	57.50	65.00	62.50
八角茴香	膜平均通量[L/(m²·h)]	983.97	999.31	1 020.14
	截油率（%）	77.50	80.00	80.00
辛夷	膜平均通量[L/(m²·h)]	834.62	800.95	825.54
	截油率（%）	67.50	72.50	67.50
羌活	膜平均通量[L/(m²·h)]	867.17	873.97	879.45
	截油率（%）	70.00	70.00	70.00
蛇床子	膜平均通量[L/(m²·h)]	635.78	641.93	630.13
	截油率（%）	67.50	65.00	70.00
香附	膜平均通量[L/(m²·h)]	564.63	581.39	569.47
	截油率（%）	75.00	67.50	72.50
肉豆蔻	膜平均通量[L/(m²·h)]	563.42	571.21	559.73
	截油率（%）	57.50	55.00	60.00
侧柏	膜平均通量[L/(m²·h)]	993.57	1 024.56	1 029.72
	截油率（%）	65.00	65.00	62.50
青皮	膜平均通量[L/(m²·h)]	645.93	663.56	670.01
	截油率（%）	52.50	50.00	50.00
当归	膜平均通量[L/(m²·h)]	218.19	221.02	199.89
	截油率（%）	72.50	70.00	75.00
石菖蒲	膜平均通量[L/(m²·h)]	634.91	619.79	628.63
	截油率（%）	60.00	62.50	60.00

由表 13-23 可知，3 次检测结果波动较小，且与前面筛选的最佳工艺结果吻合，说明该最佳加盐工艺稳定、可行。

二、无机盐破乳法优化中药挥发油含油水体膜过程的机制初探

本实验对中药含油水体加盐前后的外观状态、显微特征及物理化学性质、粒径分布等进行研究，通过比较加盐前后中药含油水体的理化性质变化，初步探索无机盐破乳法优化中药挥发油含油水体膜过程的机制。

1. 实验方法

（1）实验仪器与试剂：

1）实验仪器：88-1 型大功率磁力搅拌器（常州国华电器有限公司）；佳能数码相机 IXUS 8015；奥林巴斯 IX71 倒置显微镜（南京奥力科学仪器有限公司）；Microtrac S3500 粒径检测仪［瑞士华嘉（香港）有限公司］；雷磁 DDSJ-308A 电导率仪（上海精密科学仪器有限公司）；SZD-2 型智能化散射光浊度仪（上

海自来水给水设备工程公司）；雷磁 PHSJ-4A 实验室 pH 计（上海仪电科学仪器股份有限公司）；DV-Ⅱ+ Pro 型旋转黏度计（美国 Brookfield 仪器有限公司）。

2）实验试剂：NaCl、KCl、$MgCl_2$ 购自南京化学试剂有限公司，无水硫酸钠购自国药集团化学试剂有限公司，均为分析纯。12 味中药材购自河南聚仁中药饮片有限公司和安徽省亳州市中药饮片厂，经南京中医药大学吴启南教授鉴定，均符合《中华人民共和国药典》（2010 版）一部的规定。

（2）含油水体模拟体系样品液制备：按本节“1. 实验方法”项下的所述方法制备中药含油水体模拟体系，分别根据下述 5 项要求加入各自最佳盐品种，置于磁力搅拌器上搅拌 15 min。

1）肉桂、香薷、八角茴香、辛夷、羌活、蛇床子、香附、肉豆蔻：5 g NaCl，相当于含油水体量的 2%。

2）侧柏：5 gKCl，相当于含油水体量的 2%。

3）青皮：5 g$MgCl_2$，相当于含油水体量的 2%。

4）当归：1 g$MgCl_2$，相当于含油水体量的 0.4%。

5）石菖蒲：5 gNa_2SO_4，相当于含油水体量的 2%。

（3）中药含油水体加盐前后的外观状态、显微特征、物理化学性质及粒径分布的检测：

1）中药含油水体加盐前后的外观状态观察：用数码相机分别拍摄上述 12 味中药含油水体加盐前后的外观状态照片。

2）中药含油水体加盐前后的显微特征观察：利用倒置显微镜分别采集上述 12 味中药含油水体加盐前后的显微特征照片。

3）中药含油水体加盐前后的物理化学性质变化：按照前述中药溶液环境表征方法，分别采集上述 12 味中药含油水体加盐前后的电导率、浊度、pH、黏度等物理化学性质。检测温度为膜分离时体系的温度，即 40℃。

4）中药含油水体加盐前后的粒径比较：利用粒径检测仪分别检测上述 12 味中药含油水体加盐前后的粒径分布情况。

2. 实验结果与讨论

（1）中药含油水体加盐前后的外观状态观察：12 味中药含油水体在加盐前，除辛夷、石菖蒲较澄清外，其他均较混浊，呈乳白色，油水混合均匀；而加盐后，油水略有分层，表面漂有浮油，下部较之前略澄清，其中香薷、八角茴香、辛夷、侧柏明显变澄清，羌活、蛇床子、青皮、石菖蒲也变得较澄清。推测其原因：加盐可改变油滴表面的电性，破坏同性电荷油滴之间的排斥力，使其相互聚集，导致小油滴变成大油滴甚至整片漂浮于表面，造成油水分层。

（2）中药含油水体加盐前后的显微特征观察：12 味中药含油水体在未加盐前，除辛夷、石菖蒲的油滴较少外，其他中药含油滴均很多，满视野的细小油珠且分布均匀；而加盐后，显微镜下的油滴数量除蛇床子、石菖蒲略微变少外，其他均明显减少。其原因是加盐后明显降低了中药挥发油在水中的溶解度，导致原来水中均匀存在的小油滴在重力作用下上升，在此运动过程中，油滴相互碰撞而聚集，发生破乳，因此显微镜下可看到水中的油滴数量明显减少。

（3）中药含油水体加盐前后的物理化学性质变化：

1）电导率：中药含油水体中水相的导电性强而油相导电性弱[25]，其电导率的产生是带电油滴和水中其他带电微粒的综合结果。油滴因其带电性在水中形成双电层，带电油滴的数量越多、所带电荷越多、迁移速率越快，电导率值越大。在表 13-24 中对比盐水溶液与蒸馏水电导率的差异可知，加入的无机盐能在水中离解成自由移动的阴阳离子，从而增强体系的导电性，于是电导率也随之增大。因此，加入无机盐后的中药含油水体在带电油滴和带电离子的双重作用下，电导率明显增大甚至溢出。同时，极少量无机盐的存在有利于减少界面膜上的电荷密度，压缩双电层的厚度，降低液珠之间的电排斥力，因而有利于 O/W 型乳状液的破乳[26]。而不同种含油水体的带电油滴和带电离子由于电性的异同可能会发生中和或排斥，因此虽然电导率都明显升高，但涨幅不一，还有待于进一步研究。

2）pH：由表 13-24 可知，加入 NaCl、KCl、$MgCl_2$ 或 Na_2SO_4 后，12 味中药含油水体中有 6 种体系的 pH 增大，另外 6 种体系的 pH 减小，但增减幅度并不显著。

3）浊度：中药含油水体由于水中充满无数不同形态和大小的油滴而呈混浊状，表现出较大的浊度。由表 13-24 可知，12 味中药含油水体的浊度在未加盐前，除辛夷、石菖蒲较小外，其他均较大；而加盐后，除蛇床子、肉豆蔻略变小外，其他均明显减小。这进一步证明了加盐对中药含油水体具有较明显的破乳作用。

4）黏度：由表 13-24 可知，12 味中药含油水体在加盐后，除肉桂的黏度不变外，有 6 种体系的黏度增大，另外 5 种体系的黏度减小，但增减幅度并不显著。虽然黏度减小有利于破乳[27]，但由于加盐前的黏度就不大，因此即使加盐后，其黏度的减小也不明显甚至不变或反而增大，没有较好地体现这一规律。这可能是因为中药挥发油及其含油水体与一般的工业用油及其含油废水在性质等方面存在些许差异。

综上所述，无机盐的加入能显著升高中药含油水体的电导率，降低其浊度，略影响其 pH 和黏度，这解释了无机盐对中药挥发油含油水体的破乳作用，与前述的外观状态相吻合并互相补充。

（4）加盐前后中药含油水体的粒径比较：12 味中药含油水体的粒径主要分布在 1～100 μm，与普通乳剂液滴大小相符[28]，未加盐前的粒径呈正态分布，除八角茴香、蛇床子、香附、侧柏略窄外其他 8 种均较宽；而加盐后的粒径分布基本变窄，且香薷、羌活、香附、石菖蒲和当归明显变窄，分布更集中，小油滴的数量减小，大油滴的数量增加，中间大小的油滴数目也变多，而辛夷、八角茴香和侧柏虽变宽，但仍是小油滴的数目变少、大油滴的数目变多，分布范围总体上移。从而提示加盐能促进水中油滴的聚集，导致油滴粒径增大、分布集中。该结果从微观角度定量分析了无机盐对中药含油水体的破乳作用，与前述的显微特征相吻合并相互补充。

表 13-24　不同条件下中药含油水体在 40℃时的物理化学性质

名称	实验条件	电导率（μS/cm）	pH	浊度（NTU）	黏度（mPa·s）
肉桂	无	39.5	4.284	80.8	1.04
	NaCl(5 g)	溢出	4.203	70.9	1.04
香薷	无	16.4	4.660	82.7	0.66
	NaCl(5 g)	溢出	4.526	24.1	0.67
八角茴香	无	12.53	6.132	171	0.72
	NaCl(5 g)	溢出	6.005	33.2	0.85
辛夷	无	19.15	6.166	25.9	0.65
	NaCl(5 g)	溢出	5.694	10.8	0.84
羌活	无	18.8	5.600	189	0.73
	NaCl(5 g)	7 480	7.108	81.6	0.70
蛇床子	无	928	5.974	84.4	0.81
	NaCl(5 g)	2 550	7.260	81.5	0.87
香附	无	5.4	7.494	1 030	0.98
	NaCl(5 g)	2 120	6.990	387	0.89
肉豆蔻	无	54.5	7.647	132	1.03
	NaCl(5 g)	21 000	6.979	129	0.67
侧柏	无	15.64	5.617	175	0.67
	KCl(5 g)	11 900	7.213	50.6	0.78

续表

名称	实验条件	电导率（μS/cm）	pH	浊度（NTU）	黏度（mPa·s）
青皮	无	56.4	7.598	465	1.01
	$MgCl_2$(5 g)	14 090	6.836	98.6	0.98
当归	无	38.6	7.266	521	0.75
	$MgCl_2$(1 g)	2630	6.896	97.4	0.65
石菖蒲	无	15.15	5.670	27.6	0.68
	Na_2SO_4(5 g)	溢出	5.868	14.8	0.86
蒸馏水	无	43.2	7.640	0.59	0.72
2%NaCl 溶液	NaCl(5 g)	14 890	7.413	1.4	0.76
2%KCl 溶液	KCl(5 g)	21 000	7.384	1.44	1.15
2%$MgCl_2$ 溶液	$MgCl_2$(5 g)	12 480	7.280	0.45	1.00
0.4%$MgCl_2$ 溶液	$MgCl_2$(1 g)	5.67	7.295	0.24	1.13
2%Na_2SO_4 溶液	Na_2SO_4(5 g)	16 620	7.535	1.5	0.80

（5）无机盐破乳法优化中药挥发油含油水体膜过程的机制初探：本部分利用 SPSS18.0 统计软件进行数据挖掘，将本节采集的数据［①最佳盐的加入量；②含油水体的物理化学性质（电导率、pH、浊度、黏度）；③膜平均通量、截油率］进行相关性分析，以寻找加盐条件-溶液环境-膜通量/截油率之间的相关性，对膜前加盐破乳的机制开展初步探索。表 13-25 为所得到的皮尔逊（Pearson）相关系数。

表 13-25　加盐条件-溶液环境-膜通量/截油率的相关性考察结果

		加盐量	电导率	pH	浊度	黏度	膜时平均通量	截油率
加盐量	Pearson 相关性	1	0.563**	0.017	−0.338	0.103	0.712**	0.072
	显著性（双侧）		0.004	0.938	0.106	0.632	0.000	0.738
电导率	Pearson 相关性	0.563**	1	−0.476*	−0.321	0.140	0.482*	0.108
	显著性（双侧）	0.004		0.019	0.126	0.514	0.017	0.615
pH	Pearson 相关性	0.017	−0.476*	1	0.460*	0.108	−0.106	0.103
	显著性（双侧）	0.938	0.019		0.024	0.614	0.622	0.630
浊度	Pearson 相关性	−0.338	−0.321	0.460*	1	0.297	−0.421*	−0.130
	显著性（双侧）	0.106	0.126	0.024		0.159	0.041	0.544
黏度	Pearson 相关性	0.103	0.140	0.108	0.297	1	−0.206	0.145
	显著性（双侧）	0.632	0.514	0.614	0.159		0.333	0.498
膜时平均通量	Pearson 相关性	0.712**	0.482*	−0.106	−0.421*	−0.206	1	0.268
	显著性（双侧）	0.000	0.017	0.622	0.041	0.333		0.205
截油率	Pearson 相关性	0.072	0.108	0.103	−0.130	0.145	0.268	1
	显著性（双侧）	0.738	0.615	0.630	0.544	0.498	0.205	

**在 0.01 水平（双侧）上显著相关；*在 0.05 水平（双侧）上显著相关。

由表 13-25 可知，盐的加入量与电导率存在极显著的正相关性，而电导率与 pH、pH 与浊度分别存在显著的负相关性、正相关性，因此可知，盐的加入量与物理化学性质之间存在显著的线性关系。而电导率、浊度又分别与膜平均通量存在显著的正相关性、负相关性。由此可推理，无机盐破乳法优化中药挥发油含油水体膜过程的机制：加盐使油水混合体的溶液环境发生了改变，从而对膜分离过程产生影响。

三、无机盐对中药挥发油成分指纹图谱的影响

本实验对加盐前后的中药含油水体分别进行膜分离而得到截留油，利用气相色谱仪检测原油和截留油的指纹图谱，通过相似度软件评价其相似度，以考察无机盐对中药挥发油成分的影响。

1. 实验方法　将加盐前后的中药含油水体分别倒入微滤杯（300 mL，上海摩速科学器材有限公司）中，微滤杯通过蠕动泵外接特定温度条件下的恒温水浴进行循环，在相同的工艺条件（0.10 μmNo.1 亲水改性膜，压力 0.04 MPa，温度 40℃，转速 0 r/min）下进行膜分离，待油水分离结束后收集截留油。所用有机平板膜（上海名列化工科技有限公司）材质为 No.1 亲水改性，孔径为 0.10 μm，有效面积为 0.003 32 m^2。

分别精密吸取水蒸气蒸馏法提取的中药挥发油（原油）和上述膜富集的中药挥发油（截留油）0.10 mL 于 10 mL 容量瓶中，用乙酸乙酯稀释至刻度，摇匀，在下述色谱条件下进样 1 μL，采集相应的气相色谱图，并以峰面积计算相应的相似度。

气相色谱条件：色谱柱，HP-5 MS 毛细管柱（30 m×0.35 mm×0.65 μm）；检测器，氢焰离子化检测器（FID）；载气，氮气。

（1）肉桂：程序升温，起始柱温 100℃，2℃/min 升至 150℃保持 2 min，20℃/min 升至 250℃；进样口温度，250℃；检测温度，280℃。

（2）香薷：程序升温，起始柱温 60℃保持 2 min，5℃/min 升至 190℃保持 6 min，5℃/min 升至 250℃保持 5 min；进样口温度，250℃；检测温度，280℃。

（3）八角茴香：程序升温，起始柱温 80℃保持 1 min，10℃/min 升至 230℃保持 2 min；进样口温度，240℃；检测温度，250℃。

（4）辛夷：程序升温，起始柱温 40℃，5℃/min 升至 60℃，4℃/min 升至 90℃，10℃/min 升至 240℃保持 5 min；进样口温度，250℃；检测温度，280℃。

（5）羌活：程序升温，起始柱温 50℃，8℃/min 升至 85℃保持 12 min，4℃/min 升至 155℃保持 2 min，20℃/min 升至 250℃保持 1 min；进样口温度，250℃；检测温度，270℃。

（6）蛇床子：程序升温，起始柱温 40℃保持 2 min，10℃/min 升至 150℃保持 2 min，15℃/min 升至 250℃保持 5 min；进样口温度，250℃；检测温度，260℃。

（7）香附：程序升温，起始柱温 70℃保持 1 min，8℃/min 升至 250℃保持 20 min；进样口温度，260℃；检测温度，280℃。

（8）肉豆蔻：程序升温，起始柱温 60℃，4℃/min 升至 80℃，10℃/min 升至 220℃，3℃/min 升至 250℃保持 2 min；进样口温度，250℃；检测温度，260℃。

（9）侧柏：程序升温，起始柱温 60℃，5℃/min 升至 70℃保持 2 min，5℃/min 升至 150℃保持 2 min，5℃/min 升至 250℃保持 3 min；进样口温度，250℃；检测温度，280℃。

（10）青皮：程序升温，起始柱温 50℃，5℃/min 升至 65℃保持 2 min，3℃/min 升至 180℃，10℃/min 升至 280℃保持 5 min；进样口温度，280℃；检测温度，280℃。

（11）当归：程序升温，起始柱温 60℃，6℃/min 升至 120℃，20℃/min 升至 200℃，10℃/min 升至 260℃保持 10 min；进样口温度，250℃；检测温度，280℃。

（12）石菖蒲：程序升温，起始柱温 60℃保持 2 min，2℃/min 升至 80℃保持 2 min，15℃/min 升至 150℃保持 15 min，5℃/min 升至 220℃保持 2 min；进样口温度，250℃；检测温度，280℃。

2. 实验结果与讨论　此处略去12味中药挥发油气相指纹图谱的谱峰匹配结果。将上述各样品气相色谱图导入中药色谱指纹图谱相似度评价系统（2004 A版），进行谱峰匹配和相似度计算，相似度结果见表13-26。

表13-26　12味中药挥发油气相指纹图谱的相似度

名称	S1与S2	S1与S3	S2与S3
八角茴香	0.998	0.998	1.000
侧柏	0.975	0.973	0.999
当归	0.996	0.999	0.996
羌活	0.932	0.915	0.990
青皮	0.999	0.999	1.000
肉豆蔻	0.999	0.996	0.994
肉桂	1.000	1.000	1.000
蛇床子	0.973	0.976	0.999
石菖蒲	0.988	0.999	0.987
香附	0.999	0.998	0.999
香薷	0.970	0.983	0.997
辛夷	0.999	0.998	1.000

由表13-26可知，12味中药挥发油加入盐后的截留油与膜前原油及未处理所得截留油的气相指纹图谱相似度均大于0.9，从而表明，无机盐的加入只改变水中油滴的形态和大小，但未对中药挥发油所含化学成分的结构和性质产生影响。

本章根据中药挥发油在水中形成颗粒的中药溶液环境特征，利用膜分离技术截留微小油粒，从常规水蒸气提取中药挥发油生产工艺所产生的油水混合废水中回收中药挥发油：①以12个科50味常用中药及其含油水体为实验样本，系统考察膜种类、油水混合体系理化性质、操作工况和操作环境对油水分离过程的影响，建立了油水分离过程工艺参数数据库和数学模型，成功研制膜富集中药挥发油装置。②通过系统研究中药挥发油对膜的污染机制与防治方法，研制出专用膜清洗剂，建立了膜富集中药挥发油应用流程与集成技术。

该成果成功替代中药挥发油的溶剂萃取法，解决了工业生产中水蒸气蒸馏工艺收油率低、环境污染的问题，属国内外首创的基于膜分离技术的中药挥发油工业生产模式。

参考文献

[1] 靖会，佐建锋. 挥发油的药理研究进展. 西北药学杂志，2005，20（2）：3-7.
[2] 王万，原红果，陈博，等. 中药挥发油研究现状探讨. 时珍国医国药，2006，17（5）：848-850.
[3] 陈赟，田景奎，程翼宇. 中草药挥发油提取新技术——亚临界水萃取. 化学工程，2006，34（8）：59-62.
[4] 李希，谢守德，吕琳，等. 中药挥发油提取中存在的问题及解决办法. 中华中医药杂志，2006，21（3）：179-180.
[5] 丁金龙，施少斌，秦春梅，等. 克感利咽口服液中挥发油的超临界萃取工艺研究. 中草药，2006，37（9）：1325-1327.
[6] 李海波，胡筱敏，罗茜. 含油废水的膜处理技术. 过滤与分离，2000，1（4）：10-14.

[7] 桑义敏，张广远，陈家庆，等. 膜法处理含油废水研究进展. 化工环保，2006，26（2）：122-125.
[8] 刘精今，杨麒. 无机陶瓷膜分离技术在食用油脂废水处理中的应用. 中国油脂，2003，28（11）：68-70.
[9] 郭立玮. 中药分离原理与技术. 北京：人民卫生出版社，2010.
[10] 李博，曹桂萍，郭立玮，等. 用于中药含油水体分离的超滤膜化学清洗研究. 南京中医药大学学报，2008，24（3）：165-167，217-218.
[11] 曹桂萍，李博，郭立玮，等. 不同温度下超滤对中药含油水体物理化学参数影响的初步研究. 化工时刊，2008，22（9）：14-17.
[12] 曹桂萍，郭立玮. 五十味常用中药挥发油的理化性质研究. 化工时刊，2009，23（3）：23-29.
[13] Fan W L，Li L，Guo F，et al. Primary study of novel poly（acrylic sodium）/poly（ether sulfone）composite ultrafiltration membranes（Ⅰ）The preparation of composite membrane. Desalination，2009，249：1385-1389.
[14] 徐萍，郭立玮，韩志峰. 指纹图谱技术对中药含油水体超滤液反渗透工艺的评价. 中华中医药学刊，2009，27（12）：2513-2514.
[15] 徐萍，郭立玮，韩志峰. 中药含油水体超滤液理化参数与反渗透膜过程相关性实验研究. 中国实验方剂学杂志，2010，16（1）：1-3.
[16] 徐萍，郭立玮，韩志峰. 复方川芎胶囊含油水体超滤液反渗透过程工艺参数优化研究. 中国中医药信息杂志，2009，16（11）：50-53.
[17] 郭立玮，李博，付廷明，等. 膜分离杯. 实用新型专利，200920230799. 8.
[18] 郭立玮，李博，付廷明，等. 一种用于油水分离的离心膜分离耦合装置. 实用新型专利，200920043447. 1.
[19] 郭立玮，李玲娟，徐雪松，等. 含油水体膜过程数据管理与数据分析系统. 软件著作权，V1. 02010SR029199.
[20] 柏选正，任延成，徐春梅. 用盐析蒸馏法增高柴胡挥发油含量的实验（摘要）. 陕西医学杂志，1985，14（9）：29.
[21] 刘久清，黄顺德，许振良. 纳滤膜脱除高粘度两性表面活性剂中的盐. 华东理工大学学报，2005，31（5）：571-574.
[22] 吕静品，赵宜江. 盐泥除盐的膜清洗技术研究. 淮阴师范学院学报（自然科学版），2010，9（2）：134-137.
[23] 沈洁. 无机盐破乳法优化中药挥发油含油水体膜过程的研究. 南京：南京中医药大学，2011.
[24] 孙宁祥，唐金泉. 氯化钙在混合油处理中的应用. 中国油脂，2009，34（7）：62-63.
[25] 张维，李明远，林梅钦，等. 电导率与O/W乳状液的稳定性. 石油学报（石油加工），2008，24（5）：592-597.
[26] 夏立新，刘泉，张路，等. 微波辐射破乳研究进展. 化学研究与应用，2005，（5）：588-591.
[27] 李丽艳，朱肖晶，唐娜，等. 破乳剂对原油乳状液界面膜作用机理研究进展. 天津化工，2008，22（1）：6-9.
[28] 崔福德. 药剂学. 北京：人民卫生出版社，2007.

第十四章

基于膜过程的中药分离单元集成

以中药药效物质精制为目标的分离技术体系面临着原料液化学组成复杂、药效成分浓度低、回收率要求较高等难题。为了达到提高产品选择性和药效组分收率、实现过程优化的目的，常常利用已有的和新开发的分离技术进行有效组合，或者把两种以上的分离技术合成一种更有效的分离技术，这种多种技术的组合或合成称为集成或耦合。本章将介绍近年逐渐得到推广应用的若干基于膜过程的中药分离单元集成技术。

第一节 膜过程与膜过程的集成

一、基于筛分效应的膜技术（微滤与超滤）集成精制中药的研究

1. 微滤与超滤在应用方面的区别　微滤与超滤虽同属筛分效应，但微滤过程主要应用于分离大分子、胶体粒子、蛋白质及其他微粒，它们是根据分子或微粒的物理化学性能、所使用膜的物理化学性能和它们的相互作用（如大小、形状和电性能）不同的分离原理而实现分离的。其截留机制涉及机械截留作用、因吸附和电性能的影响产生的物理作用或吸附截留作用、微粒在膜孔入口处堆积形成的架桥作用、网络型膜的网络内部截留作用等。超滤则是通过膜的筛分作用将溶液中大于膜孔的大分子溶质截留，使它们与溶剂及小分子组分分离的过程。膜孔的大小和形状对分离效果起主要影响作用。由于超滤过程分离的对象是大小分子，所以超滤膜通常不以其孔径大小作为指标，而以截留分子量作为指标。当溶液中不同溶质的分子量相差较大时，可将不同分子量截留值的超滤膜串联而进行分级操作。串联式超滤装置如图 14-1 所示，按分子量截留值由大到小串联几个超滤器，各自保持一定体积，用 10～20 倍体积的缓冲液逐级洗下。较小分子量的物质相应下移，在各滤器中获得不同分子量范围的组分，从而使大分子得到分离和纯化，同时也进行了浓缩。例如，Pellicon Cassette 系统系统可用于胸腺素的脱热原、除盐及浓缩，并可成功地从释放出血红蛋白的红细胞系统中将红细胞膜、血红蛋白及无机盐分开。

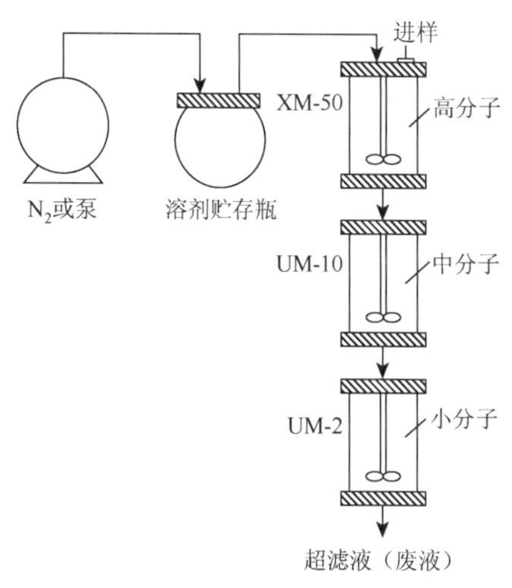

图 14-1　串联式超滤装置

2. 多级超滤探讨中药水提液中可溶性有机物分子量分布与膜通量的关系　溶解性有机物分子量分布是溶液体系重要的物理化学特征，也是影响膜分离过程的重要因素。水中溶解性有机物分子量的测定可用凝胶液相色谱法或超滤膜（UF）法，两种方法各有优缺点，而超滤膜法无需昂贵的分析设备，方法简单易行。

为探讨膜稳定通量与中药水提液的分子量分布的相关性，笔者课题组利用自身的实验室条件，参照类似体系[1-5]，借助紫外分光光度法，以 UV_{254}（在 254 nm 处的紫外吸光值）作为有机物指标，采用多级超滤膜对生地等 7 种药材和清络通痹复方共 8 种水提液的分子量分布进行了测定研究。实验方法与结果如下所示。

（1）实验方法：首先将中药原水提液通过 0.45 μm 微滤膜过滤，去除悬浮固体，得到的滤液作为用来测定可溶性有机物分子量分布的初始液。然后分别用截留分子量为 140 kDa、100 kDa、50 kDa、10 kDa 和 4 kDa 的超滤膜进行逐级分离，得一系列滤出液。超滤条件：压力驱动为高纯氮气，压力为 0.25 MPa。

采用紫外分光光度法进行含量分析，以 UV_{254} 作为有机物含量指标，得到各级滤过液样品在 254 nm 处的吸收值，该值的大小近似正比于其中的溶解性有机物含量，然后与初始液在该波长处的吸收值比较，得到每一分子量区间所占的百分比。

（2）实验结果：生地等 8 种中药水提液的各级滤过液在 254 nm 处的紫外吸收值见表 14-1。

表 14-1　生地等 8 种中药水提液的各级过滤液的 UV_{254}

过滤级数（*n*）	过滤液	样品							
		生地	陈皮	金银花	半夏	淫羊藿	大青叶	黄芩	清络通痹复方
6（0）	0.45 μm 微滤膜（初始液）	0.307	0.699	0.875	0.038	0.305	0.421	0.425	0.772
5	140 kDa 膜	0.298	0.529	0.811	0.024	0.299	0.415	0.395	0.740
4	100 kDa 膜	0.286	0.507	0.801	0.016	0.268	0.422	0.391	0.666
3	50 kDa 膜	0.229	0.484	0.778	0.013	0.184	0.353	0.372	0.643
2	10 kDa 膜	0.174	0.435	0.600	0.007	0.134	0.267	0.238	0.503
1	4 kDa 膜	0.085	0.284	0.430	0.006	0.098	0.180	0.133	0.374

由表 14-1 可知：①生地等 8 种中药水提液，除半夏、陈皮和淫羊藿外，在截留分子量大于 140 kDa 和 50～140 kDa 的可溶性有机物很少，表明大部分的溶解性有机物集中在截留分子量小于 50 kDa。②除半夏和生地的水提液外，分子质量小于 4 kDa 的溶解性有机物所占比例均超过 30%。金银花和清络通痹复方达到 50%左右。

从表 14-1 中的数据可知，滤过液在 254 nm 处的吸光度值逐级依次降低，这表明水提液中各分子量区间均存在可溶性有机物；不过，不同的水提液减少的幅度各不相同，显示出了差异。且随着截留分子量的减少，UV_{254} 随之下降，表明所采用的膜对有机物反应敏感。由于可溶性有机物的含量约正比于 UV_{254} 值的大小，则由式（14-1）可得第 *n* 级至第（*n*-1）级分子量区间所占的百分比，具体数据见表 14-2。

$$\text{所占比例}(\%) = [(UV_{254,n} - UV_{254,n-1})/UV_{254,0}] \times 100 \quad (14\text{-}1)$$

由表 14-2 结合表 14-3 的数据可知：①黄芩、大青叶的稳定通量最小。分子质量分布情况为在＞100 kDa 的分子质量区间，可溶性有机物含量几乎没有；在 4～10 kDa 分子质量区间，占有相当大的比例；在＜4 kDa 分子质量区间，相对较小。②半夏、清络通痹复方的通量下降程度较小。半夏的分子质量分布情况为在＞100 kDa 的分子质量区间，可溶性有机物含量占有相当大的比例；在其他分子质量区间比较小。而清络通痹复方的水提液在＜4 kDa 分子质量区间占有相当大的比例；在其他分子质量区间比较小。

表 14-2　生地等 8 种中药水提液中各分子质量区段（kDa）所占比例（%）

样品	＞140	100～140	50～100	10～50	4～10	＜4
生地	2.9	3.9	18.6	17.9	29.0	27.7
黄芩	7.1	0.9	4.5	31.5	24.7	31.3

续表

样品	>140	100～140	50～100	10～50	4～10	<4
半夏	36.8	21.1	7.9	15.8	2.6	15.8
淫羊藿	2.0	10.2	27.5	16.4	11.8	32.1
金银花	7.3	1.1	2.6	20.3	19.3	49.3
大青叶	7.0	0.9	4.6	31.5	24.7	31.3
陈皮	24.3	3.2	3.3	7.0	21.6	40.6
清络通痹复方	4.1	9.6	3.0	18.2	16.7	48.4

表 14-3 生地等 8 种中药水提液经 0.2 μm Al_2O_3 微滤陶瓷膜错流微滤的渗透性能情况

样品	稳定通量[L/(m²·h)]
生地	41.0
黄芩	21.0
半夏	112.1
淫羊藿	86.0
金银花	51.0
大青叶	25.0
陈皮	35.0
清络通痹复方	180.0

注：过滤条件，压力为 0.15 MPa；温度为 30℃；流速为 40 L/(m²·h)。

中药水提液中可溶性有机物分子量分布之所以对膜过程产生影响，一方面是由于不同分子量区间的可溶有机物与膜表面的吸附能力存在差异；另一方面是由于不同分子量区间的可溶有机物在水溶液中的存在形态也不同。文献报道，对于一定孔径的陶瓷膜，当处理的料液中颗粒平均粒径与膜孔径相近时，膜的堵塞阻力最大，堵塞最严重，膜通量最小[6]。据此可推测，分子质量大于 100 kDa 区间内的可溶性有机物在中药水提液中所形成的微粒的平均粒径大于膜孔径 0.2 μm，在错流微滤过程中不易堵塞膜孔。分子质量小于 4 kDa 区间内的可溶性有机物在中药水提液中所形成微粒的平均粒径小于膜孔径 0.2 μm，容易透过膜孔，因而也不会堵塞膜孔。以上两方面因素不会引起较大的通量下降，膜的稳定通量高。而分子质量在 4～100 kDa 的可溶性有机物在中药水提液中所形成的微粒的粒径与陶瓷膜孔径 0.2 μm 相近，对膜孔的堵塞最为严重，膜的稳定通量低。以上相关结论仍有待于在今后的研究工作中进一步验证和完善。

3. 微滤与超滤联用富集中药药效物质的研究　中药是由多种不同化学成分组成的混合物，其中分子质量小的化合物，如生物碱、黄酮、苷等，其分子质量大多数不超过 1 kDa，它们是构成中药药效物质基础的主体；而高分子量的化合物大多为淀粉、胶质、纤维素和多糖等成分，它们中的绝大多数对疾病的治疗并没有作用，需通过“精制”单元操作加以去除。采用基于筛分效应的膜（微滤与超滤）集成技术对分子量进行分级，有可能将分子量大小不同的组分进行分离，达到提高药效成分含量的目的。

生物在生理代谢过程中会产生多种活性氧（如 H_2O_2、OH·和 O_2^- 等），它们在机体内达到一定的浓度时，会对人体造成损害。实验证明，这些活性氧是诱发和促进人体衰老的原因之一。其中 O_2^- 的作用很重要，因为它会诱发其他自由基的生成。一旦消除了 O_2^-，则可防止活性氧对机体组织的损伤，延缓衰老的进程。故探讨药物抑制 O_2^- 的能力对抗衰老药物的研究具有重要的意义[7]。

由丹参、红花等活血类中草药为主构成的某活血化瘀方，在促进微循环、预防和治疗血栓等病症方面有明显的药理效应，在临床上也表现出一定的抗衰老疗效。为研究药物的不同分子量成分抑制O_2^-的能力，采用超滤技术首先对该方的煎煮液进行分子量分级。而为避免煎煮药液中含有的固体颗粒在超滤过程中对超滤膜带来不利的影响，中药煎煮液先用聚乙烯微孔滤管进行预处理，得到微滤液。然后用截留分子量为 70 kDa、50 kDa、30 kDa、10 kDa 的超滤膜分别对中药微滤液进行分离。由于用截留分子量为 50 kDa 的膜进行过滤未得到任何残留液，因此经上述膜分离后，最终只得到分子质量不同的 3 个组分，即分子质量＞70 kDa，10 kDa＜分子质量＜30 kDa，分子质量＜10 kDa。超滤后药液各个分子质量组分的固含量和它们的相对含量见表 14-4。

表 14-4　中药各分子质量组分的相对含量

样品编号	药液	*m*（g）	R^*（%）
1	生药煎煮液	49.4	100
	微孔滤液	38.8	78.5
2	分子质量＞70 kDa（超滤液）	8.5	17.2
3	10 kDa＜分子质量＜30 kDa（超滤液）	4.7	9.5
4	分子质量＜10 kDa（超滤液）	22.8	46.2

*R 代表各分子质量组分在总药液中所占的比例。

表 14-4 的结果表明，中药煎液中固体物的总含量约为生药重量的 1/3。经微孔过滤后，滤液中可溶解药物成分所占的比例约为煎煮液总固含量的 78.5%。经超滤膜分离后，分子质量小于 30 kDa 的药物成分约占药物总固含量的 56%。说明经微孔过滤和超滤处理后，可将药物中 40%以上的无效或低效成分除去，这对提高中药有效成分的浓度和含量是十分有益的。

图 14-2 中的 4 条曲线分别代表了未经超滤处理的生药溶液和 3 种经超滤后得到的不同分子质量组分对抑制超氧阴离子自由基的能力。图 14-2 表明，这 4 种样品中分子质量大于 70 kDa 的组分抑制O_2^-的能力最差。只有当 DMSO（二甲基亚砜）体系中的药液浓度高于 2 mg/mL 以上时，EPR（电子顺磁共振，一种专门用于研究自由基性质和浓度的分析方法，适用于药物增抑自由基能力的研究）才不能检出 DMSO

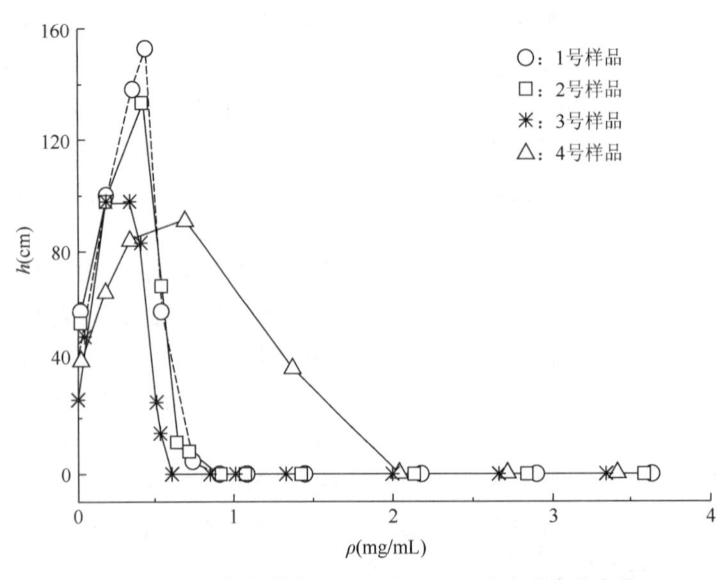

图 14-2　O_2^-抑制能力随不同分子质量药液浓度的变化

体系中 O_2^- 自由基的存在。其余各组样品抑制超氧自由基的能力相差都不大，它们均在药液浓度小于 1 mg/mL 时就能达到 100%抑制 O_2^- 的目的。其中，分子质量为 10～30 kDa 的组分清除超氧阴离子自由基的能力最强，在药液浓度为 0.6 mg/mL 时就能 100%地抑制 O_2^- 生成。这说明药液的有效成分主要存在于中药中分子质量低的部分。

4. 多级筛分效应的膜技术与水醇法醇沉浓度相关性的研究　为寻找可代替常规水醇法的中药制剂膜分离澄清过滤工艺，笔者课题组以复方山茱萸制剂抗厥注射液和单味山茱萸煎剂为例，比较研究了不同浓度水醇法与不同孔径膜分离澄清中药制剂对其所含成分的影响，主要方法如下[8]。

按抗厥注射液处方称取一定量的药材，按图 14-3 所示实验流程进行煎煮、过滤。合并滤液，一分为二，一份按药制剂常规进行不同浓度的乙醇沉淀实验；另一份以膜分离法进行处理。其中样品 B_0 为未做澄清处理的复方药液，样品 B_1～B_5 为分别以 40%～80%乙醇沉淀处理的复方药液，样品 B_{m_1}～B_{m_3} 分别为以 0.25 μm 瓷微滤膜、截留分子量为 10 kDa 和 1 kDa 的超膜处理的复方药液。

单味山茱萸样品液制备法同上，其中样品 A_0 为未做澄清处理的单味药液，样品 A_1～A_5 为分别以 40%～80%乙醇沉淀处理的单味药液，样品 A_{m_1}～A_{m_3} 分别为以 0.25 μm 陶瓷微滤膜、截留分子量为 10 kDa 和 1 kDa 的超滤膜处理的单味药液。$B^*_{m_1}$～$B^*_{m_3}$ 分别为经不同膜处理的截留液。上述各样品液均调整为相同浓度。

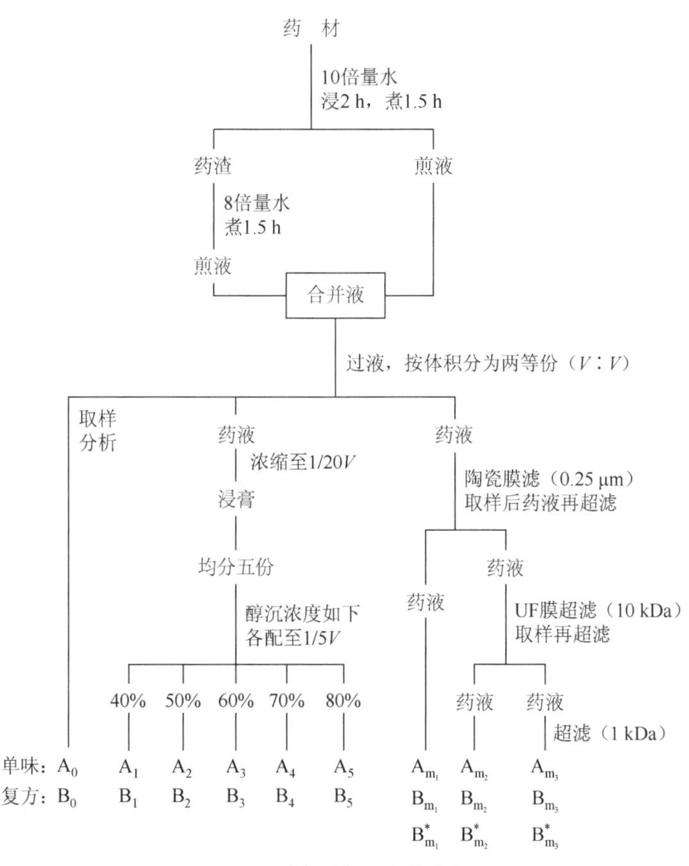

图 14-3　样品处理实验流程图

各样品以 HPLC 法测定山茱萸主要成分马钱素含量（峰面积对比）；以药典法测定总固体含量和总氮量；以硫酸-蒽酮法测定总糖含量。上述检测指标中，HPLC 峰面积用于分析有效成分的损失情况，总固体体现药物的精制程度，总氮和总糖用于分析蛋白质、多糖杂质的去除水平。实验结果见表 14-5。

表 14-5 各样品检测结果

样品号	HPLC 积分值	总固体（g/10 mL）	总氮（mg/10 mL）	总糖（g/100 mL）	样品号	HPLC 积分值	总固体（g/10 mL）	总氮（mg/10 mL）	总糖（g/100 mL）
A_0	2 456 873	0.271	5.91	1.2	B_0	1 244 920	0.45	36.21	2.2
A_1	2 427 038	0.258	4.16	1.1	B_1	1 231 839	0.41	30.74	2.1
A_2	2 440 478	0.253	3.72	1	B_2	1 201 147	0.347	28.27	2
A_3	2 400 247	0.248	3.46	1	B_3	1 165 098	0.284	24.21	1.6
A_4	2 395 371	0.228	2.71	1	B_4	1 142 842	0.285	23.44	1.5
A_5	2 334 227	0.218	1.07	0.8	B_5	1 141 940	0.262	21.16	1.4
A_{m_1}	2 240 867	0.268	4.82	0.6	B_{m_1}	1 233 907	0.436	31.78	0.9
A_{m_2}	2 124 848	0.256	3.57	0.5	B_{m_2}	1 228 012	0.379	27.04	0.8
A_{m_3}	1 087 356	0.204	1.71	0.3	B_{m_3}	647 564	0.31	22.46	0.5
					$B^*_{m_1}$	1 296 004	0.499	41.26	3
					$B^*_{m_2}$	1 249 017	0.396	32.56	2.2
					$B^*_{m_3}$	1 736 844	0.395	32.87	2.2

上述实验表明，用无机陶瓷微滤膜处理药液，其澄清效果相当于 40%乙醇溶液的处理效果，与 50%～70%乙醇溶液的处理效果相当的超滤膜截留分子量在 1～10 kDa。

5. 多级筛分效应的膜技术提纯粗蛋白的研究　蛋白质的用途与产品的纯度有密切关系，尤其当蛋白质用于临床时，对它的纯度和安全性要求就更高了。传统的蛋白质分离方法主要有萃取法和沉淀法，虽然它们有一定的优点，如沉淀法设备简单、成本低等。但是，萃取法所用有机溶剂容易引起蛋白质变性，蛋白质有可能失去活性。此外，有机试剂萃取常需要在低温下进行，而且有机溶剂使用量大，溶剂的使用和回收、储存比较困难或麻烦，废水污染严重且处理难度大。随着膜分离技术的兴起，人们利用具筛分效应的多级膜技术（微滤与超滤）分离蛋白质取得了很好的效果。蛋白质的尺寸范围为 5～10 nm，分子量可达几万至几十万以上，属大分子物质。因此，要从粗蛋白中提纯一种目标蛋白质，可以选用孔径不同的 A、B 两种膜，A 膜孔较小，能让小于目标产物的蛋白质透过，然后将被 A 膜截留的蛋白质用孔径较大的 B 膜处理，使所需的目标蛋白质透过，而大于目标成分的蛋白质则被截留，从而使蛋白质获得较高程度的提纯。以下以"全蝎不同提取工艺及其多级超滤对小分子核酸类物质的影响"[9]为例说明。

（1）提取工艺的比较：

1）水煎煮法：取干燥全蝎药材粗粉适量，第一次加入 8 倍量水浸泡 1 h，煎煮 20 min，过滤，残渣加入 8 倍量水煎煮 20 min，过滤，合并两次滤液，8 000 r/min 离心 10 min，取上清液备用。

2）冷浸法：取干燥全蝎药材粗粉适量，加入 8 倍量水浸泡 4 h，并不时搅拌，8 000 r/min 离心 10 min，取上清液备用。

3）湿法超微粉碎提取法：取干燥全蝎药材粗粉适量，加 12 倍水，浸泡 30 min，湿法超微粉碎 10 min，8 000 r/min 离心 10 min，取上清液备用。

4）酶解法：取干燥全蝎药材粗粉适量，加入 8 倍量人工胃液（3%胃蛋白酶溶液，用 1 mol/L HCl 调节 pH 至 2.0），放入摇床，37℃水浴 3 h，8 000 r/min 离心 10 min，得上清液即酶解液，备用。

按上述方法提取样品溶液。各样品溶液分别依次通过 100 kDa、50 kDa、10 kDa 和 5 kDa 的超滤平板膜，将蛋白质溶液分为五段。然后用考马斯亮蓝法分别测定每段的蛋白质含量，初步了解不同提取液中总蛋白质的分子质量分布比例情况，根据蛋白质分子质量的分布选用适宜的超滤膜孔径。

利用平板膜超滤法将各蛋白质溶液分为五段。初步了解不同工艺提取液中总蛋白质的分子质量分布情况，如图 14-4 所示。结果表明：水煎煮液的蛋白质分子质量主要集中在 50～100 kDa 及以上，冷浸液与湿法超微粉碎提取液主要分布在 50～100 kDa，均可利用 PES 6 kDa 的超滤膜截留。而酶解法大分子蛋白质几乎没有，50 kDa 左右可能有胃蛋白酶的存在，大多数蛋白质分布在 10 kDa 以下，因此酶解法提取液不适于 PES 6 kDa 的超滤膜进行超滤分离。

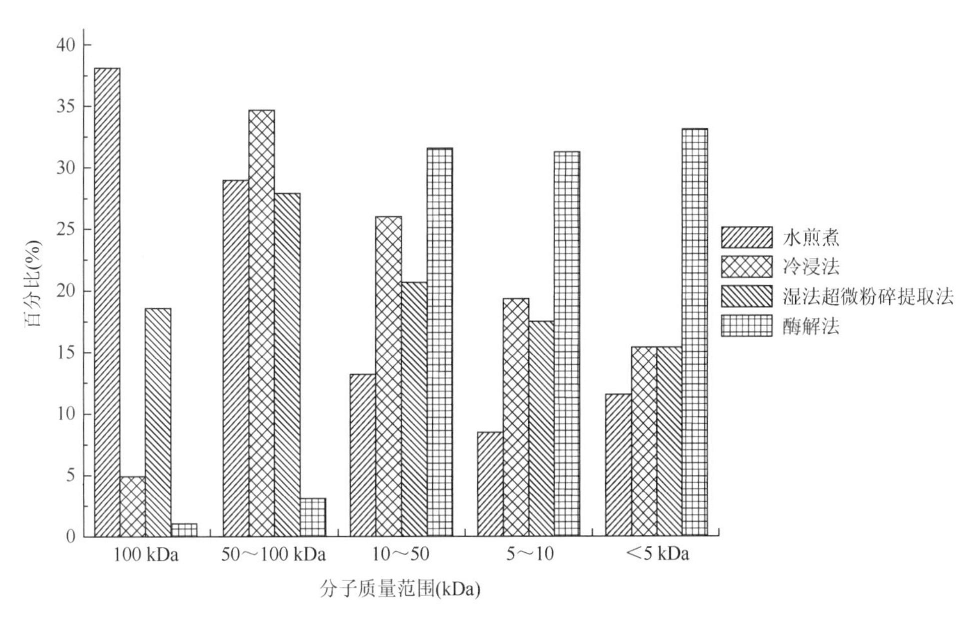

图 14-4　不同提取液超滤分离蛋白分子质量分布

（2）超滤前后小分子核酸类物质的变化：利用 PES-6 kDa 小孔径平板膜超滤湿法超微粉碎提取液前后小分子核酸类物质的变化如图 14-5 和图 14-6 所示。由两图对比可见，经 PES-6 kDa 超滤膜超滤后，湿法超微粉碎提取液中小分子核酸类物质被超滤除去，大分子核酸类物质经过核酸沉淀剂聚乙烯亚胺（PEI，0.2 mg/mL）后放置 1 h，12 000 r/min 离心也可除去。由此可见，超滤法应用于全蝎蛋白的浓缩与初步纯化都能取得较满意的效果。

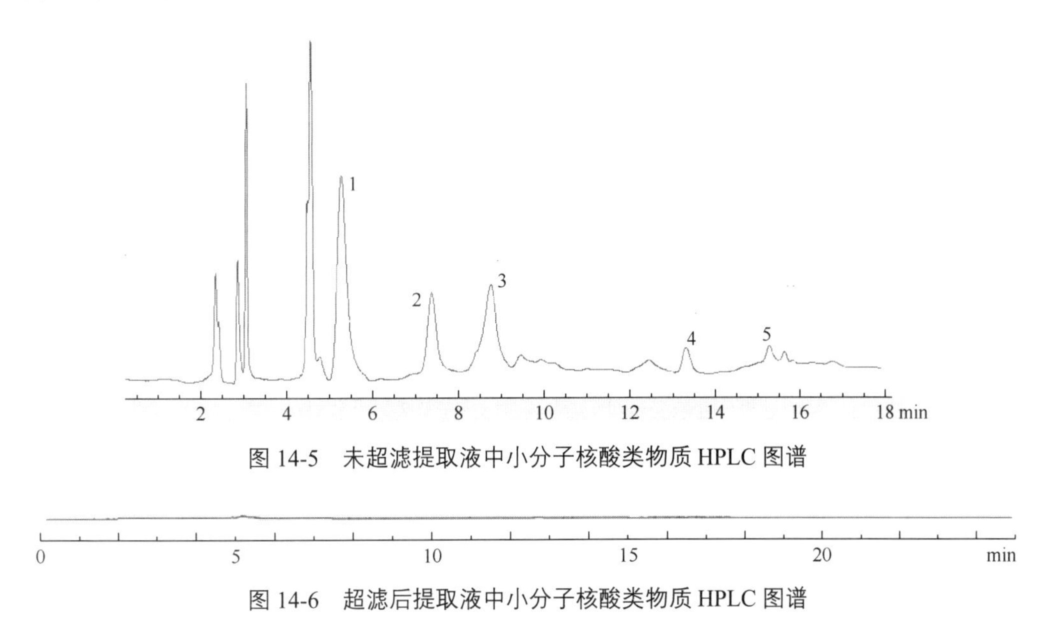

图 14-5　未超滤提取液中小分子核酸类物质 HPLC 图谱

图 14-6　超滤后提取液中小分子核酸类物质 HPLC 图谱

二、超滤、反渗透组合富集中药挥发性小分子的研究

水蒸气蒸馏法作为中药研发和生产单位最常用的中药挥发油提取技术，其工艺过程在获取挥发油的同时，也将中药中其他挥发性成分，如麻黄碱等小分子生物碱、苯醌、萘醌等醌类夹带出来。油水分离后，水中还残留一部分小分子物质，致使一些具有重要生物活性的小分子物质流失。为保证药效物质的完整性，提高药物疗效，在提取中药挥发油时，对小分子挥发性成分进行富集研究是一项很有意义的工作。本研究以膜集成技术为基本平台，采用超滤与反渗透串联技术，形成具有自主知识产权的中药挥发性小分子高效收集成套技术，为提高中药产品技术含量提供技术支撑[10]。

含油水体组成复杂，包括溶解状态、乳化状态、多种盐类，还含有具表面活性剂作用的高分子物质等，单一膜处理方法有其局限性。工业上一般采用超滤作为含油水体预处理[95]过程，而后续过程采用反渗透作为深度处理，保证油水分离完全。

之所以考虑采用超滤和反渗透结合处理，是因为超滤膜一般用于去除大分子物质，而不能去除界面活性成分和小分子物质；而反渗透可以弥补这种缺点，但单独采用反渗透方法则容易阻塞膜，这样会降低膜通量，增加膜的清洗次数，增加膜的损耗，不利于膜的持续工作。

目前已知的具有生物活性的挥发性小分子物质有小分子生物碱类：麻黄碱、烟碱、萧碱、槟榔碱、水苏碱；小分子香豆素类：七叶内酯、七叶苷、滨蒿内酯、当归内酯、瑞香内酯、蛇床子素；苯醌萘醌类：信筒子醌、辅酶 Q_{10}、胡桃醌、蓝雪醌、拉帕醌；有机酸类：肉桂酸、咖啡酸、阿魏酸、芥子酸等。中药挥发性小分子物质分子质量相对较小，一般为几百道尔顿，它们在水蒸气蒸馏工艺中将随挥发油类成分进入含油水体，此类物质适合用纳滤和反渗透膜进行富集、浓缩。

本研究以复方川芎胶囊为实验体系，该复方由川芎、当归两味药组成，具有活血化瘀、通脉止痛的功能，临床用于冠心病、心绞痛属心血瘀阻者。当归、川芎中的挥发油对复方疗效的发挥起着至关重要的作用。而在提取挥发油的工艺过程中常常只能收集芳香水，不能直接得到挥发油。采用超滤、纳滤及反渗透等膜集成技术，可在实现油水分离的同时富集阿魏酸等多元化挥发性成分。初步研究表明，反渗透技术对阿魏酸的截留率可达到90%左右。

本实验采用分子质量 50 kDa 的 PS 膜对含油水体进行超滤，超滤液用复合反渗透膜进行小分子浓缩实验，其中反渗透浓缩实验以膜通量为指标，综合考察不同药液温度、操作压力、pH、浓缩倍数等工艺参数对膜过程的影响，进行反渗透膜过程优化设计，探讨反渗透膜用于中药小分子物质浓缩的共性关键技术问题。工艺路线见图 14-7。

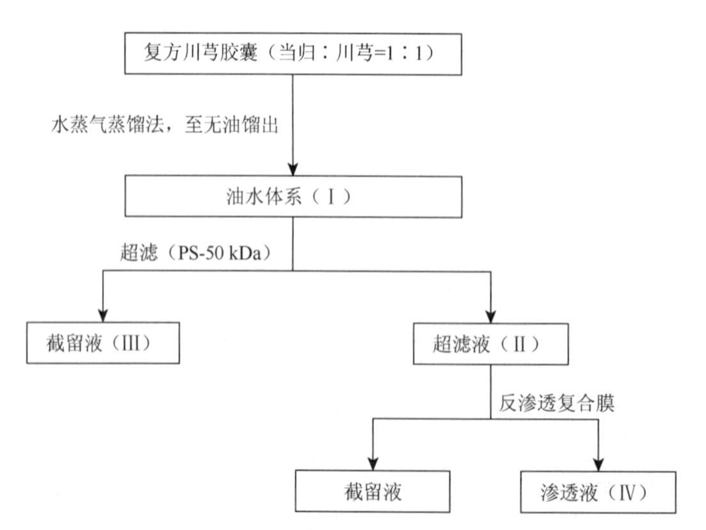

图 14-7　超滤与反渗透集成富集挥发油和小分子挥发性成分的技术路线

1. 压力和膜通量、截留率的关系　将复方超滤液用反渗透复合膜进行膜分离处理（分离过程中渗透液返入储料槽中，以保证料液浓度不变）。操作条件：操作温度为35℃，操作压差分别为1.0 MPa、1.2 MPa、1.4 MPa、1.6 MPa、1.8 MPa、2.0 MPa，记录各压力条件下稳定通量的数据。待膜通量稳定后，同时取渗透液和浓缩液，测指标成分含量，计算截留率（%），见表14-6。图14-8是不同压力下反渗透膜通量随时间的变化趋势，如图所示，膜通量随压力升高而增加。

表14-6　不同压力下截留率（%）的变化

中药品种（指标成分）	压力（MPa）					
	1.0	1.2	1.4	1.6	1.8	2.0
当归（阿魏酸）	94.5	95.8	95.9	96.3	95.7	95.7
复方（阿魏酸）	94.6	96.0	96.3	96.7	95.9	96.2
川芎（阿魏酸）	94.6	95.4	95.9	96.4	96.3	96.2
肉桂（桂皮醛）	94.1	94.9	95.7	96.8	96.6	96.1
麻黄（麻黄碱）	95.9	96.9	96.8	97.5	97.3	97.3
丹皮（丹皮酚）	96.5	97.0	97.4	98.3	98.1	97.8

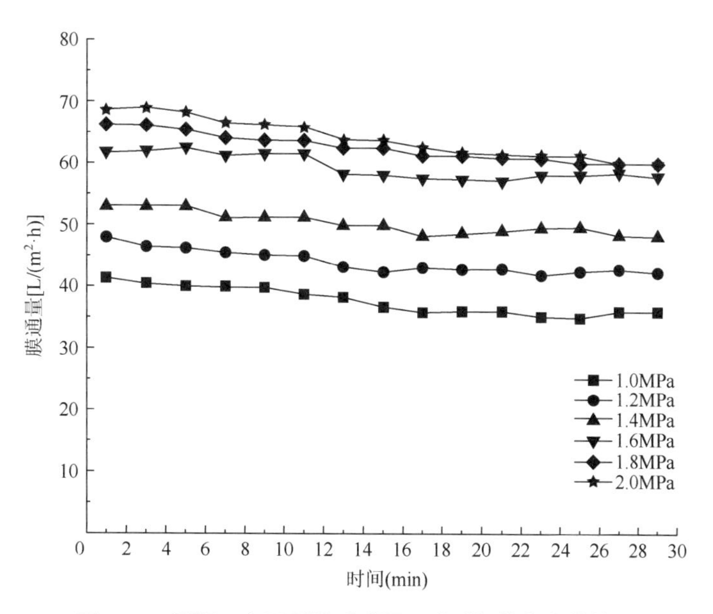

图14-8　不同压力下反渗透膜通量随时间的变化趋势图

图14-9为操作压差对膜通量的影响，操作条件为温度35℃。从图中可看出，膜通量是随压力的变化而变化的，当压力升高时，膜通量也在不断地升高；当压力在1.0～1.6 MPa时，膜通量升高的速度较快，之后逐渐趋于平缓，升高速度减慢，增幅不大。这可能是双重因素作用的结果。压差升高，一方面使渗透液透过速度加快，膜通量增加；另一方面引起凝胶层的压实，使过滤阻力增大，膜通量下降。在低压部分时，可能是前一因素起主要作用，压力升高则通量增大；在高压部分时，可能后一因素逐渐起主要作用，压力升高则稳定通量下降。在本体系中，以压力控制在1.6 MPa较为合适。图14-10给出料液在不同操作压力下反渗透过程的指标成分截留率，从图中可看出，随操作压力的增大，截留率略有增加，当达到1.6 MPa时，截留率达到最大值，随后又略有下降。

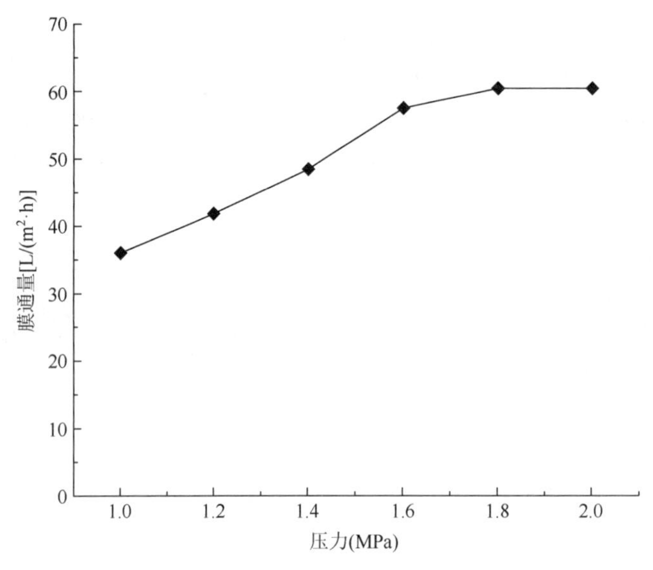

图 14-9　平均通量随压力的变化趋势图

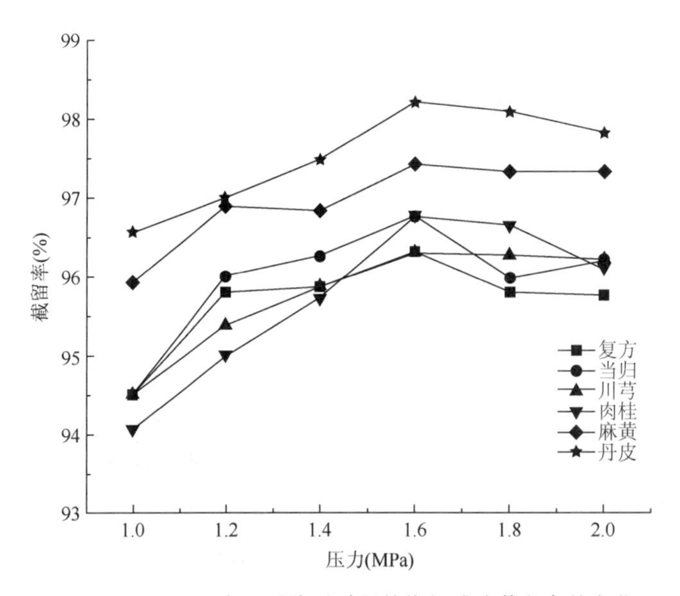

图 14-10　不同压力下反渗透过程的指标成分截留率的变化

2. 温度和膜通量、截留率的关系　温度对膜通量和中药稳定性有较重要的影响。将复方超滤液用反渗透复合膜进行膜分离处理（分离过程中渗透液返入储料槽中，以保证料液浓度不变）。操作条件：压力差为 1.2 MPa，操作温度从 20℃逐渐升至 40℃，过滤同时记录通量数据。待膜通量稳定后，同时取渗透液和浓缩液，测指标成分含量，计算截留率。

图 14-11 是在操作压力 1.2 MPa 的条件下药液通量与操作温度的关系曲线。由图可以看出温度是影响膜通量的显著因素，在压力、浓度、流速不变的情况下，反渗透膜浓缩复方超滤液的通量随温度升高也在不断地升高。这是由于温度的升高引起药液黏度的减小，传质扩散系数增大，促进膜表面溶质向主体运动，减薄了浓差极化层，从而增加膜通量。20～35℃时膜通量增长缓慢，温度达到 40℃时增幅较大。单纯从通量来看，温度高一点较好，但对生产而言，过高的温度会引起能耗增大，所以温度的选取须综合考虑设备投资、运行成本、对挥发油稳定性及膜的耐温性能（≤45℃），最终我们选择膜运行的最佳温度为 35～40℃。表 14-7、图 14-12 给出料液在不同操作温度下反渗透过程指标成分的截留率变化。从图 14-12 可以看出，随操作温度的升高，截留率略有增加，20～25℃时截留率相对较低，35～40℃时升高到一个较理想的水平。

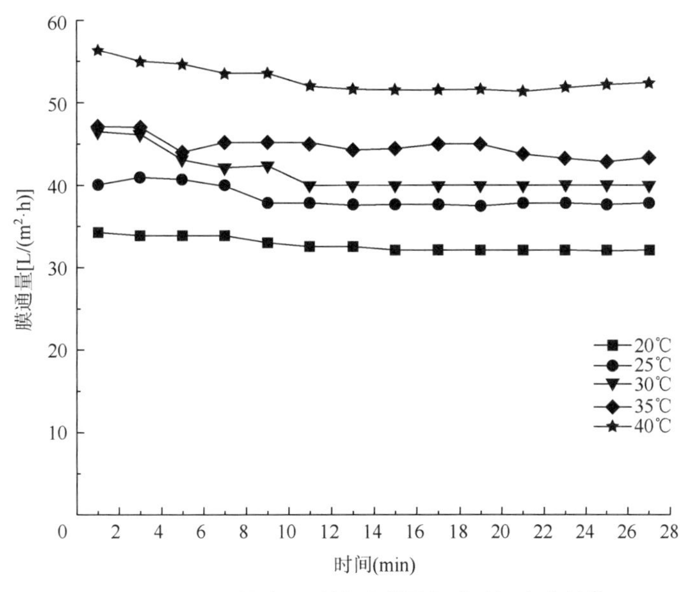

图 14-11　不同温度下反渗透膜通量随时间变化趋势

表 14-7　不同温度下截留率（%）的变化

中药品种（指标成分）	温度				
	20℃	25℃	30℃	35℃	40℃
当归（阿魏酸）	94.9	95.2	95.8	96.5	97.1
复方（阿魏酸）	95.7	95.9	96.0	96.4	96.9
川芎（阿魏酸）	94.9	95.1	95.4	95.9	96.6
肉桂（桂皮醛）	94.2	94.3	94.9	95.3	96.0
麻黄（麻黄碱）	96.1	96.2	96.9	97.0	97.5
丹皮（丹皮酚）	95.9	96.5	97.0	97.4	98.3

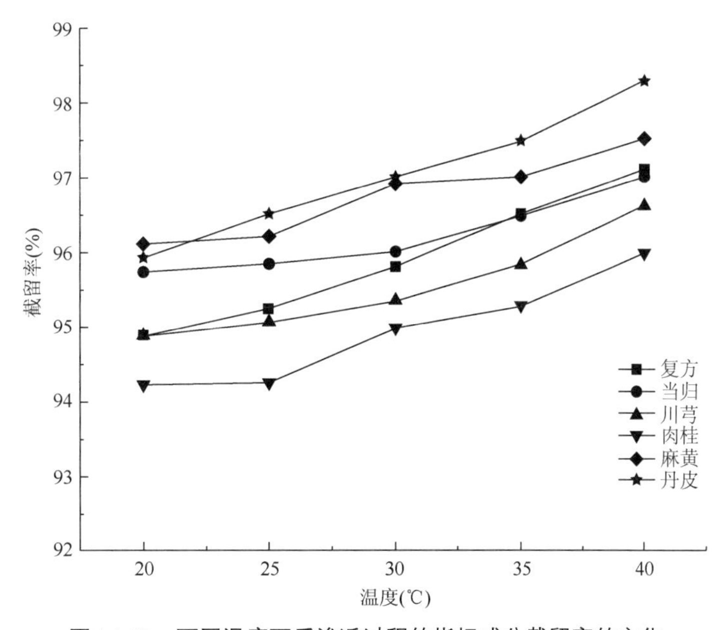

图 14-12　不同温度下反渗透过程的指标成分截留率的变化

3. 浓缩倍数和膜通量、截留率的关系（操作条件：0.3 m^2，1.4 MPa，40℃） 浓缩倍数对膜通量也存在一定的影响。在上述条件下将复方超滤液用反渗透复合膜进行膜分离处理，过滤的同时记录通量数据。待膜通量达到一定浓缩倍数时，同时取渗透液和浓缩液，测指标成分含量，计算截留率。不同浓缩倍数与截留率的关系见表 14-8。

表 14-8 不同浓缩倍数下截留率（%）的变化

中药品种（指标成分）	浓缩倍数			
	1	8/6	8/4	8/2
当归（阿魏酸）	94.4	95.9	96.1	96.2
复方（阿魏酸）	94.9	96.1	96.4	96.1
川芎（阿魏酸）	94.7	95.5	95.9	95.8
肉桂（桂皮醛）	94.1	94.8	95.2	94.9
麻黄（麻黄碱）	95.3	96.7	97.0	96.6
丹皮（丹皮酚）	96.2	97.1	97.3	97.1

图 14-13 是在压力保持 1.4 MPa，温度 40℃，有效膜面积 0.3 m^2 的情况下，浓缩倍数与通量的关系。图中曲线表明在浓缩过程中料液的浓度不断增高，通量不断下降。通量的下降将会加速膜污染，同时会增加渗透压，造成成本的增加，所以在实际生产过程中，需要控制料液的最大浓缩倍数。

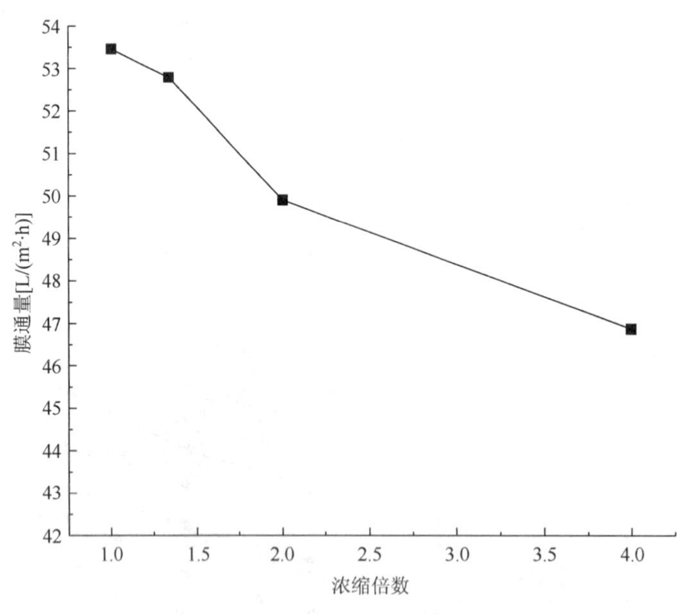

图 14-13 不同浓缩倍数对膜通量的影响

图 14-14 给出了料液在不同浓缩倍数下反渗透过程的指标成分截留率。从中可以看出，随浓缩倍数的升高，截留率逐渐升高，之后呈下降趋势。

4. pH 和膜通量、截留率的关系（操作条件：0.3 m^2，1.4 MPa，40℃） pH 对膜通量也存在一定的影响。在上述条件下将复方超滤液用反渗透复合膜进行膜分离处理，过滤的同时记录通量数据。待膜通量稳定后，同时取渗透液和浓缩液，测指标成分含量，计算截留率。不同 pH 下反渗透膜通量随时间变化的趋势见图 14-15。

在压力保持 1.4 MPa，温度 40℃，有效膜面积 0.3 m^2 的情况下，浓缩过程中 pH 9～10 料液的通量大于 pH 6～7 料液的通量。料液的 pH 不同，则膜过程也有较大差异，当然，对于料液的其他理化性质，如

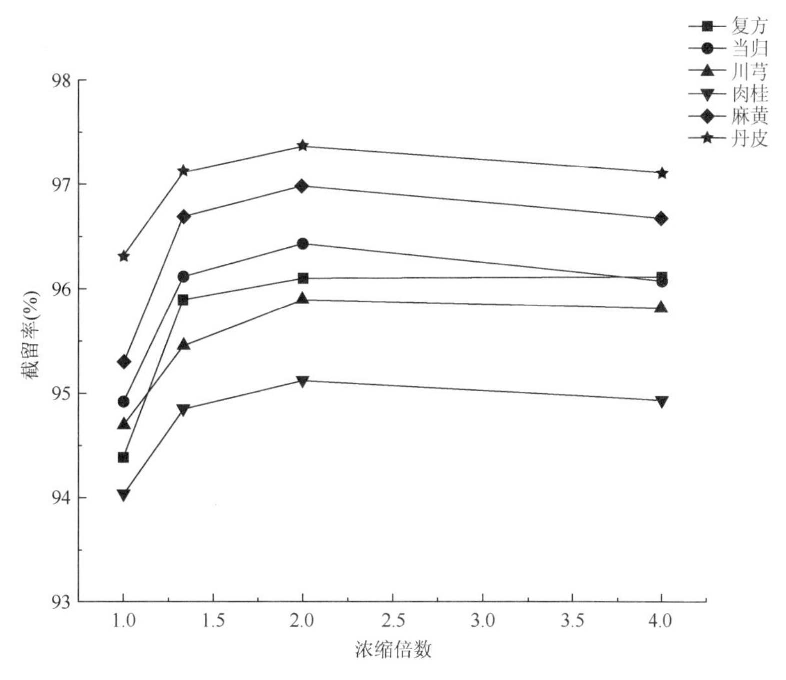

图 14-14　不同浓缩倍数下反渗透过程的指标成分截留率变化

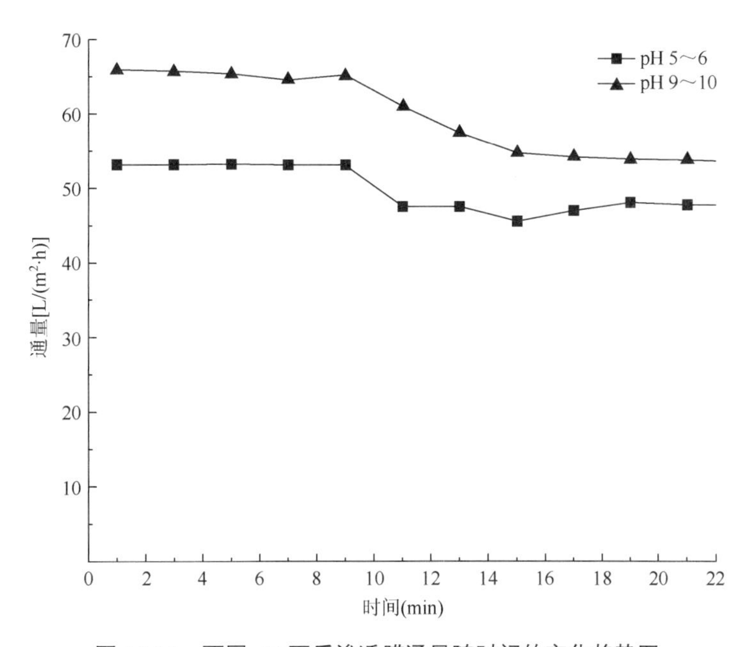

图 14-15　不同 pH 下反渗透膜通量随时间的变化趋势图

浊度、电导率、黏度等也会不等程度地影响膜过程。对于不同的料液体系，pH 调节的方向也不一致，需要通过实验来摸索膜过程的最佳 pH。

5. 小结与讨论

（1）在压力 1.2 MPa、温度 30℃的条件下，对当归、复方、川芎、肉桂、麻黄、丹皮含油水体超滤液进行反渗透浓缩实验。截留率分别为 95.8%、96.01%、95.41%、94.89%、96.89%、97.01%，收率分别为 85%、87.1%、86.8%、83.4%、81%、86%。

有机物的截留率与其分子量和特征参数（极性参数、非极性参数、位阻参数）有半定量的关系[11]，另外，分子形状对其也有一定影响。在一定的水溶液中，对于小分子有机物来说，其截留率与特征参数密切相关；对于大分子有机物来说，其截留率受特征参数的影响较小，即使受到的膜的排斥力很小，但由于机械筛除作用，截留率仍然很高。一般来说，分子量大、易离解或憎水性、支链多、分子形状为环状的有机物截留率较高，相反，分子量小、水溶性好而又不易离解、支链少、分子形状为链状的有机物截留率较低。在本实验中指标成分桂皮醛（132 Da）、阿魏酸（194 Da）、麻黄碱（165 Da）、丹皮酚（166 Da）结构中含有环状结构，且分子质量大于 100 Da，截留率较高。相关指标成分的结构式如图 14-16 所示。

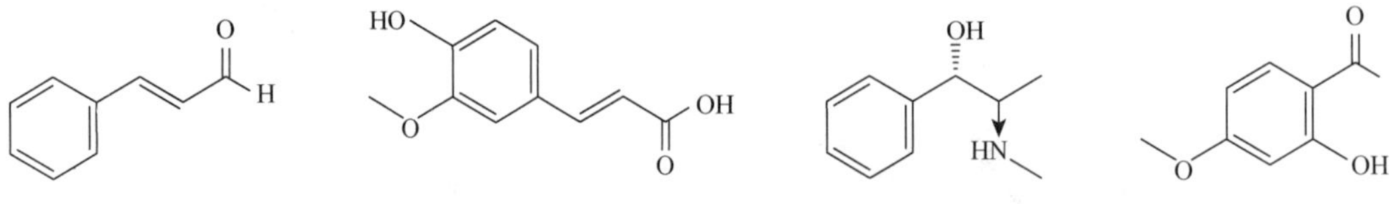

桂皮醛（132 Da）　阿魏酸（194 Da）　麻黄碱（165 Da）　丹皮酚（166 Da）

图 14-16　相关指标成分的结构式

（2）当压力小于 1.6 MPa 时，指标成分截留率随着压力的增加而上升；当压力大于 1.6 MPa 时，截留率随着压力增加呈下降趋势。这与优选的最佳压力通量吻合。

该现象的原因可根据“优先吸附-毛细孔流”模型来解释。压力升高，流速会降低，滞流层的厚度和浓度会增加。当压力小于 1.6 MPa 时，滞流层的指标成分浓度在细孔模型所允许的范围内，指标成分的透过量变化不大，其膜通量增加即导致截留率上升。当压力大于 1.6 MPa 时，滞流层厚度和浓度增加到一定值，有可能超过细孔模型所允许的范围，压力已经达到反渗透膜最佳运行压力范围的上限，此时，膜拦截溶质的能力已大为减弱，溶质开始大量透过膜片，导致其截留率呈下降趋势。从整体上来讲，反渗透膜对溶质溶液的截留率在一定压力范围内随溶液压力的变化不大。

（3）压力不变，在膜的运行温度范围内，随操作温度升高，截留率略有增加，20～25℃时截留率相对较低，其在 35～40℃时升高到一个较理想的水平。这与优选的最佳温度通量吻合。

该现象可用细孔模型和溶解扩散模型解释，温度升高，水和溶质在膜中的转移率都应该升高，但是操作压力控制在最佳运行压力范围内，膜拦截溶质形成滞流层，滞流层的指标成分浓度就在细孔模型所允许的范围内，指标成分的透过量变化不大，所以水的转移率升高占主导，由此造成膜通量增大，截留率增高。

（4）在浓缩 2 倍之前，截留率随浓缩倍数增大而上升，之后开始呈下降趋势。

该现象可用细孔理论解释。细孔理论的依据有两点：一是膜截留溶质分子主要考虑筛分作用的机制；二是视溶质分子为刚性球。反渗透过程截留溶质（中性分子和电解质）主要是依靠筛分机制，因此可用细孔理论来解释。细孔理论表明：在本实验中，浓缩 2 倍的浓度可能还未超出细孔理论所限定的范围，溶质浓度不断增加，滞流层厚度和浓度也不断增加，膜对溶质的截留能力略有升高，但溶质的透过量变化不很大。而同时，膜通量的下降导致截留能力降低，但下降趋势不很大。综合溶质透过量和膜通量两方面因素，截留率呈略微上升趋势。浓缩 2 倍后，该浓度值可能已超过细孔理论所限定的范围，溶质浓度的进一步增加导致其透过膜片的量开始逐步增加，因此截留率会呈下降趋势。整体上讲，反渗透膜对溶质的截留率在一定浓度范围内随溶液浓度的变化不大，可视为不变。浓缩 1 倍时截留率较低可能与膜未压实有关。

第二节
膜与色谱技术耦合纯化动物药活性蛋白研究

现代临床研究表明，动物类中药对于某些疑难病症，尤其是肿瘤、风湿病、心脑血管病、皮肤病等的治疗效果很显著。例如，斑蝥中的去甲斑蝥素可用于治疗肝癌等恶性肿瘤[12, 13]；乌梢蛇、蜈蚣、全蝎、白花蛇、蚂蚁可用于治疗类风湿关节炎、强直性脊柱炎的等疑难杂症[14]；水蛭体内的水蛭素、鲜地龙体内的蚓激酶等对于心血管疾病具有特殊的治疗效果[15-17]。本节主要介绍笔者课题组以继承与创新相结合的原则，对膜与色谱技术耦合技术分离、纯化动物药活性蛋白的研究。

一、中药动物药蛋白类活性物质及其分离纯化策略与技术概述

1. 动物药及其活性物质　古时动物药被称为“虫类药”。《周礼》有五药之说，郑玄注曰：“五药，草、木、虫、石、谷也。”所以虫类药是动物药的总称。我国应用动物药的历史悠久，远在4000年前的甲骨文中就记载了蛇、麝、犀牛等40余种药用动物，最早的本草专著《神农本草经》中收载了僵蚕、地龙等动物药67种，对其应用及疗效也有明确记载。《本草纲目》中动物药增至440种，并将其分为虫、鳞、介、禽、兽、人各部。近代《中国药用动物志》更是收载动物药多达1 581种，临床各科广为使用。清代医家唐容川在《本草问答》中说：“动物之功利，尤甚于植物，以其动物之本性能行，而且具有攻性。”叶天士曰：“久则邪正混处其间，草木不能见效，当以虫蚁疏逐，以搜剔络中混处之邪。”明确指出动物药的某些功效非一般植物药所能比拟。

动物药中常含蛋白质（酶）、多肽及氨基酸类。蛋白质作为动物药中的主要成分，常存在于复杂的混合体系中，稳定性较差，对温度、pH、有机试剂等非常敏感、易于变性，但其在疾病的治疗中却有独特的功用。例如，从全蝎提取的蝎毒素为一种含碳、氢、氧、氮、硫等元素的毒性蛋白，其除具有抗惊厥、抗癫痫和镇痛镇静作用外，尚可用于肿瘤等多种疾病的治疗[18, 19]；蚯蚓提取液中的蚓激酶能溶解纤维蛋白[20-22]；哺乳动物尿液中的尿激酶、胰脏中提取的活性蛋白酶等均可用于治疗心血管疾病，激肽释放酶可以作为活化因子，使纤溶酶原激活成纤溶酶，将不溶性的纤维蛋白水解成可溶性的小肽，从而对脑梗死、动脉粥样硬化等起到治疗作用，并用于治疗血栓、预防血栓再形成[23-27]；蜈蚣蛋白可改善心肌缺血，调节脂代谢，改善血液流变学，增加冠脉血流量[28-30]。

多肽是 α-氨基酸以肽链连接在一起而形成的化合物，是蛋白质水解的中间产物，普遍存在于动物药提取液中，是一类活性强、作用范围广的活性成分。水蛭素（hirudin）是水蛭（leech）及其唾液腺中已提取出的多种活性成分中活性最显著的一种成分，它是由65～66个氨基酸组成的小分子多肽。水蛭素对凝血酶有极强的抑制作用，是迄今为止所发现最强的凝血酶天然特异抑制剂[31, 32]。PESV是从东亚钳蝎的蝎毒中提取的多肽混合物，含有50～60个氨基酸残基，分子质量6～7 kDa。研究显示PESV可通过抑制内皮细胞增殖和诱导内皮细胞凋亡的机制直接发挥其抗血管生成作用，并借此抑制小鼠S180肉瘤和H22肝癌的肿瘤生长[33]。此外，越来越多的研究发现，一些动物分泌产生的毒液（如蛇毒、蜂毒等）中含有很强的抗肿瘤活性多肽类物质，其作为新型的抗肿瘤药物具有广泛的应用前景[34, 35]。

动物药含有人体必需氨基酸，这对治疗疾病也有一定的辅助作用。已有的药效研究资料显示，地龙、全蝎提取液中Gly（甘氨酸）、Arg（精氨酸）具有抑菌消炎作用，Gly、Arg、Ala（丙氨酸）、Val（缬氨酸）、Met（甲硫氨酸）具有通过降压、扩张血管、降低胆固醇而治疗动脉粥样硬化、改善心功能的作用；Asp（天冬氨酸）可刺激、促进及提高干扰素等化疗药物的效果，还可抑制肿瘤蛋白质合成，延缓肿瘤生长[36, 37]。牛磺酸（taurine），其化学名为2-氨基乙磺酸，是一种 β 型的含硫氨基酸，广泛存在于动物组织细胞内。牛磺酸具有广泛的生理药理作用，能调节机体的糖代谢和脂代谢[38]。

2. 色谱及凝胶层析技术　色谱分离技术包括凝胶过滤色谱、离子交换色谱、反相色谱、亲和色谱等。对于生物大分子的分离，只使用单一的色谱方法很难将待分离物质完全分离，通常将几种原理不同的色谱技术组合起来以获得理想的纯化效果。Phan等[39]利用硫酸铵盐析、超滤、多重离子交换、凝胶过滤，从赤子爱胜蚓体内分离纯化了6种不同活性的蚓激酶。许文博等[40]将全蝎用胃蛋白酶酶解后，经过凝胶过滤纯化得到一种抗凝活性多肽。Guan等[41]利用阳离子交换、凝胶过滤色谱从梅花鹿鹿茸中分离得到具

有抗肝纤维化作用的新型多肽。Zhen 等[42]采用丙酮分级沉淀、超滤、凝胶过滤色谱等方法从鲨鱼软骨中分离纯化得到一种新型抗血管生成的多肽。

凝胶层析色谱技术是蛋白质研究领域内一种高效的分离纯化手段，又称凝胶排阻、分子筛等，主要是利用网状结构凝胶的分子筛作用，根据被分离物质的分子大小不同来进行分离。其作用原理如下：当样品中的不同分子在洗脱液作用下通过凝胶柱时，大于凝胶孔径直径的分子不能进入凝胶的微孔中，只能通过凝胶颗粒间的孔隙与洗脱液保持同样的流速最先流出色谱柱。分子的直径如比凝胶的孔径小，则可进入凝胶的微孔中而后流出柱外。分子直径若介于两者之间则从中间流出，借此将不同大小的分子分离开来。常用的凝胶主要有葡聚糖凝胶、聚丙烯酰胺凝胶、琼脂糖凝胶等。

该技术具有操作方便、洗脱条件温和、重复性好、样品不易变性和回收率高的优点。近年来在研究中为了获得纯度较高的目标蛋白，通常将凝胶过滤色谱和离子交换色谱结合使用，但是凝胶层析法中蛋白质上样量较少，并要求其上样体积小于 2%，所以该技术通常不会应用于蛋白质的捕获阶段。一般在疏水层析、离子交换层析等方法之后，若还存在疏水性质或电荷性质非常接近的杂质蛋白干扰时，依据它们的分子量差异，利用凝胶层析能够有效地区分目标蛋白和杂质蛋白，从这个意义上来说，凝胶层析非常适用于蛋白质样品的精细分离。凝胶过滤由于上样量受柱床体积限制，常用在纯化路线的最后一步，此时的样品蛋白溶液杂质含量很低，经过凝胶过滤就可纯化。阎家麒等[43]在豆豉纤溶酶的提取过程中，最后两步用的凝胶是 Sephadex G-100 和 Sephacryl S-200。赵伟等[44]在纯化浙江尖吻蝮蛇蛇毒类凝血酶的过程中，也曾多次用到 Sephacryl S-200。李卫星等[45]在地鳖虫的研究中最后一步用的是 Sephadex G-75。倪莉等[46]将丝素经碱性蛋白酶水解后的酶解产物经凝胶过滤色谱 Sephadex G-15 分离纯化出丝素肽。许鸣摘等[47]将少棘蜈蚣冻干粉先后经过 SephadexG-25、SephadexG-150、Sephadex G-100，最后经 HPLC 制备层析才分离出该碱性蛋白。

凝胶层析技术在蛋白质研究中的应用主要有：①样品脱盐及缓冲液更换。适用于蛋白质和杂质分子大小差异大的情况，对系统和操作参数要求低。②蛋白质的分级分离。适用于各组分分子大小差异较小的情况，对系统要求高，分离相对困难。③蛋白质分子量的测定。应保证蛋白质结构的完整性，对球形蛋白质分子量的测定比较准确，对分离条件要求高。④复性研究。依据蛋白质在复性过程中空间结构的变化，不同时间段蛋白质在固定相和流动相之间的分配不同。

凝胶层析技术的应用还包括浓缩蛋白质溶液、去热原物质、更换蛋白质缓冲液、分析蛋白质结构等。

3. 蛋白质分离纯化的基本原则与策略　蛋白质在组织和细胞中一般都是以复杂的混合形式存在，各种不同类型细胞都含有上千种不同的蛋白质。显然，要从混杂、众多的蛋白质中获取目的蛋白质是一项艰巨的任务。所以，蛋白质分离纯化的总目标应是在保存蛋白质生物学活性的基础上增加蛋白质纯度，同时减少分离过程中的成本消耗，达到高效、低耗和优质的目的。因此在进行某一蛋白质分离之前，应针对以下多方面问题进行认真分析研究，如目的蛋白来源原材料的选择、目的蛋白的基本信息和生物学性质、目的蛋白活性的保持、选择适合的蛋白质提纯纯度和产量等[48]。

事实上，蛋白质的纯化过程往往是将若干纯化技术联合使用而实现的。在此过程中，选择合理的纯化技术很重要，但是目标蛋白成功分离纯化的关键却是如何将这些纯化技术按合理的顺序排列组合在一起。鲁伟[49]专门探讨了生物大分子纯化系统中色谱柱的种类、分离纯化方法、纯化中不同色谱技术的衔接及如何依据生物大分子的理化性质设计合理方案等，并阐述了该体系应用于生命科学的重要作用。王春晓等[50]采用 CM-Sephadex 离子交换色谱和 Sephadex G-50 凝胶过滤色谱分离纯化浙江产眼镜蛇蛇毒中的镇痛活性组分，经过 3 次柱色谱分离后才得到具有镇痛活性的单一组分。

经过蛋白质样品预处理和浓缩分离后获得目标蛋白的分离纯化，这主要取决于杂质蛋白之间的微小差别，如分子量、荷电性、溶解性、抗原抗体反应等[51]。根据这类性质，通常把蛋白质的高效层析纯化过程分为三个阶段：俘获、中度纯化和精制。但每一种方法对目的蛋白的分辨率、上样量、纯化速度等的适用性是不同的。例如，高分辨率可能会限制上样量，反之亦然。在亲和层析法中尤为突出，通常载量过大，多余目的蛋白不能与介质结合透过，损失蛋白质得率[52-54]。

二、膜与凝胶色谱耦合纯化地龙纤溶活性蛋白的研究

本研究将湿法超微粉碎系统、膜分离系统、凝胶电泳（分子排阻系统）三者耦合，尝试纯化获取高纯度纤溶活性蛋白[55]。

1. 仪器与试药

（1）仪器：湿法超微粉碎机（自制）；中空纤维膜组件，材质为PES，购自天津膜天膜科技有限公司；酶标仪（Thermo公司）；Sephadex G-75（Sigma公司）；蠕动泵（Millipore公司）；蛋白二维电泳系统（GE公司）；Hitachi S-3000N扫描电镜（日本日立公司）；冷冻干燥机（德国Christ公司）；96孔板（上海科兴生化试剂有限公司）。

（2）试药：地龙（亳州市永刚饮片厂有限公司，批号101030）；牛血清白蛋白（Sigma公司）；考马斯亮蓝G250（Ameresco公司）。

2. 实验方法

（1）地龙蛋白提取液的制备：EH（湿法超微粉碎提取液）制备，称取广地龙适量，粗粉过二号筛，加10倍量水浸泡4.7 h，料液比为1∶11（g/mL），操作温度17℃，湿法超微粉碎10 min，高速在线离心（4℃，20 000 r/min）后，取上清液，保存于4℃储备罐Ⅰ（图1-3a）。

（2）膜孔径选择：总蛋白提取。①吸取响应面法优化后制备的地龙湿法超微粉碎提取液适量，与含10%三氯乙酸（TCA）和0.07%二硫苏糖醇（DTT）的丙酮溶液在–20℃以1∶2充分混合，让蛋白质沉淀过夜，离心（4℃，40 000 g，1 h），弃上清液，取沉淀。②重悬沉淀浮于0.07%二硫苏糖醇（DTT）的预冷丙酮溶液里，离心（4℃，40 000 g，1 h），后真空干燥沉淀。③用裂解液溶液溶解沉淀，离心（4℃，40 000 g，1 h），取上清液。④采用Bradford法定量蛋白质，然后分装至离心管中，–80℃保存备用。

通过二维电泳技术测定总蛋白分布[56, 57]。

（3）膜与凝胶耦合纯化纤溶活性蛋白：纯化装置工作原理示意图，详见图1-3。纯化大体程序如下所示。

1）膜纯化蛋白：通过蠕动泵，将上述蛋白提取液输入截留分子量（MWCO）50 kDa的中空纤维膜内，截留液返回4℃储备罐中，透过液保存于下一个4℃储备罐Ⅱ。每隔5 min，储备罐Ⅰ需补入等量的透过液体积的去离子水。直至透过液在280 nm处无吸收，即可停止过滤。这一步骤主要是为了去除分子质量大小为50 kDa的物质（图1-3b）。

2）膜进一步纯化与浓缩蛋白：通过蠕动泵，将上述4℃储备罐Ⅱ透过液继续输入MWCO 6 kDa的中空纤维膜内，截留液保存于4℃储备罐Ⅲ中，透过液丢于废液瓶中。每隔5 min，储备罐Ⅱ需补入等量的透过液体积的去离子水。直至透过液在260 nm处无吸收时，即可停止加入去离子水，开始浓缩。浓缩至原来体积的1/10时，即可停止操作（图1-3b）。

3）将上述浓缩液冷冻干燥。

4）凝胶纯化蛋白：配制25 mg/mL蛋白溶液，通过Sephadex G-75的凝胶色谱柱（10 mm×100 mm），洗脱速度为1 mL/min，按每管4 mL收集。

5）每管中吸取部分于280 nm检测，部分进行酶活力检测（图1-3c）。

（4）酶活力测定：

1）溶解酪蛋白活力测定：以酪蛋白为底物的Folin-酚试剂法（劳里法）[58]。

A. 标准曲线的制备：取7支试管分成2组，分别加入0 mL、0.1 mL、0.2 mL、0.4 mL、0.6 mL、0.8 mL和1 mL酪氨酸溶液（100 μg/mL），然后各管补加蒸馏水至1.0 mL，加入5.0 mL Folin-酚试剂甲，混匀，于室温放置10 min，再加入0.5 mL Folin-酚试剂乙，立即混匀，室温放置30 min后于560 nm处比色，测定A值。以A_{560}值为横坐标，以酪氨酸浓度为纵坐标绘制标准曲线。得标准曲线公式：$Y = 100.95X–0.412\,3$。$R^2 = 0.998$。

B. 酶活力测定：取试管 4 支，设实验管 3 支，对照管 1 支，编号，每管加入 1.0%酪蛋白溶液（pH = 7.8）1.0 mL 和蒸馏水 0.9 mL，37℃水浴保温 10 min，然后于实验管中分别加入 0.1 mL 酶溶液迅速摇匀，37℃保温 15 min。取出后各加入 15%三氯乙酸 1.0 mL 终止反应，于对照管补加 0.1 mL 酶溶液，室温静置 30 min，3 000 r/min 离心。另取试管 4 支，分别加入离心上清液 1.0 mL，按 Folin-酚试剂法操作，以实验管 A 平均值查标准曲线得出相当于酪氨酸的微克数。酶活力相当 1 μg 酪氨酸的酶量为 1 个酶活力单位。

2）溶解纤维蛋白活力测定：采用纤溶蛋白平板实验[59]。

3）尿激酶标准曲线制备：由于目前国内没有蚓纤维蛋白溶酶的纯品，因而采用尿激酶来制备标准曲线。据报道，虽然尿激酶和蚓纤溶酶的溶栓机制不同，但该方法有较好的平行性，是一种较可信的测定方法[59]。

将稀释成 1 U/mL、10 U/mL、25 U/mL、40 U/mL、60 U/mL、80 U/mL、100 U/mL 的尿激酶溶液各取 20 μL 测定活性。平行做 3 次，计算平均值，以垂直直径相乘面积的对数为纵坐标，以尿激酶浓度的对数为横坐标，制备尿激酶标准曲线。根据纯化蛋白溶圈面积值的对数即可算出相当尿激酶活力大小。

（5）纯化蛋白组分纯度的鉴定及分子量确定：

1）纯度鉴定：精密称取纯化后的蛋白冻干粉适量，采用 Bradford 法检测蛋白含量[60]，计算蛋白纯度。蛋白纯度（%）= 冻干粉中蛋白质量/称取的冻干粉质量×100

2）分子量确定：用 SDS-PAGE 进行凝胶电泳，染色后的凝胶用 ImageScanner™ 扫描仪进行透射扫描。用 GIS 数码凝胶图像处理系统分析结果。最后以标准蛋白分子量对数为纵坐标，以迁移率为横坐标可得回归方程。根据纯化蛋白的迁移率即可算出该蛋白分子量。

（6）纤溶蛋白（LK1）氨基酸序列测定：

1）蛋白质点酶切：①用直径 1.5 mm 枪头从胶上取点，尽可能将目的点取完整。②取出的蛋白点置于 96 孔板中，每孔加入去离子水 50 μL，超声 3 次，每次 10 min。③3 000 r/min 离心 1 min，吸干水分后，加入乙腈（ACN）50 μL，涡旋 5 min。④3 000 r/min 离心 1 min，吸干 ACN，然后加入 10 mmol/L DTT/25 mmol/L 碳酸氢铵 50 μL，56℃水浴 1 h。⑤3 000 r/min 离心 1 min，吸干，然后加入 55 mmol/L IAA（吲哚乙酸）/25 mmol/L 碳酸氢铵 50 μL，置暗室 45 min。⑥3 000 r/min 离心 1 min，吸干，加入 50%ACN，逐级脱水，吸干后自然晾干 5 min，加入 5 ng/μL 序列修饰后胰酶/25 mmol/L 碳酸氢铵 2 μL，4℃放置 30 min。⑦加入 25 mmol/L 碳酸氢铵 7.5 μL，37℃放置 12 h。⑧加入 0.35 μL 2%TFA（三氟乙酸）终止。

2）质谱样品点样：①点样前，所用器械均用 75%乙醇消毒。②洗靶，50%甲醇超声 10 min，100%甲醇超声 10 min，晾干。③点样前样品处理，在抽干的样品管中加入 0.5%TFA 溶解多肽混合物。④基质配制，将 *α*-氰基-4-羟基肉桂酸（HCCA）溶解于 30%ACN/0.1%TFA 中，配成饱和溶液，充分振荡后高速离心。⑤点样，将样品和基质按 1∶1 等体积混合后吸取 1 μL 点样。

3）肽质量指纹图谱的检测：在延迟解吸和反射模式下进行谱图采集，激光波长为 337 nm，加速器电压设置为 19 kV。每一个肽谱图大约由 200 次轰击累加而成，外标采用布鲁克科技有限公司肽混合物标准品，内标采用胰蛋白酶的自切峰，分别为 *m*/*z* 843.50 和 *m*/*z* 2211.10。

4）数据库查询：肽质量指纹图谱是指蛋白质被特异性很高的蛋白水解酶水解后产生的肽片段混合物质量图谱。由于每一种蛋白质氨基酸序列不同，所以用蛋白水解酶水解后得到的肽片段混合物也不相同，其肽段混合物的质量数也具有特征，称为肽质量指纹谱（PMF），可用于蛋白质的鉴定。通过将实验得到的肽质量指纹图谱和数据库中理论的肽质量指纹图谱加以比较后，就可以鉴定蛋白质或者得出同源蛋白质。

3. 实验结果

（1）膜孔径选择：经过工艺优化后，湿法超微粉碎提取液中蛋白质的分布如图 14-17 所示。通过 ImageScanner™ 扫描仪进行透射扫描，数字化图像文件运用 Amersham Pharmacia 公司的 ImageMaster® 软件分析，对总蛋白按分子质量大小进行统计，结果见图 14-17、图 14-18。由图可知，提取液中分布着大量高分子质量蛋白质（＞50 kDa），然而根据相关文献报道及前期蛋白质组成分析结果综合分析，纤溶蛋白分子质量主要分布于 20～30 kDa。因此根据膜分离理论及前期实验室累积的理论基础，为了尽可能让目标蛋白

(20～30 kDa）通过膜，至少应该选取 MWCO 40 kDa 以上孔径的膜；为了保证纯化效率，又能保证获取较高纯度的蛋白质，经过多次的实验摸索，发现选用 MWCO 为 50 kDa 的 PES 膜可达到比较理想的效果。对于一些小分子物质（如尿嘧啶、黄嘌呤、次黄嘌呤等）的去除，因为分子质量与蛋白质相比相差较大，因此选用 MWCO 为 6 kDa 的 PES 膜，既可充分保证目标蛋白质不丢失，又可很好地去除小分子成分。

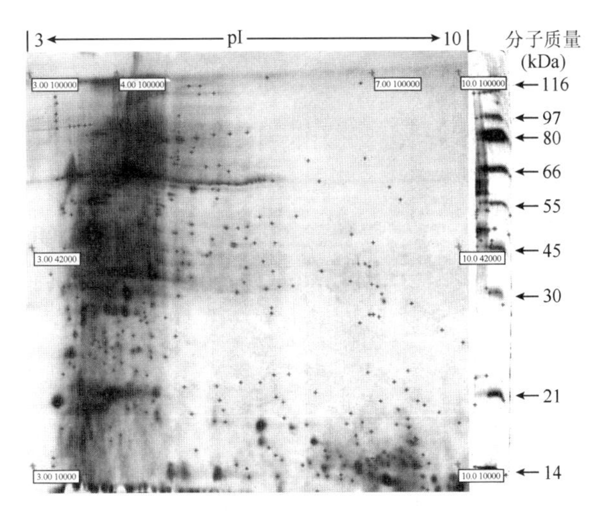

图 14-17 经过响应面法优化后地龙湿法超微粉碎提取液的蛋白质二维电泳图（$n=3$）

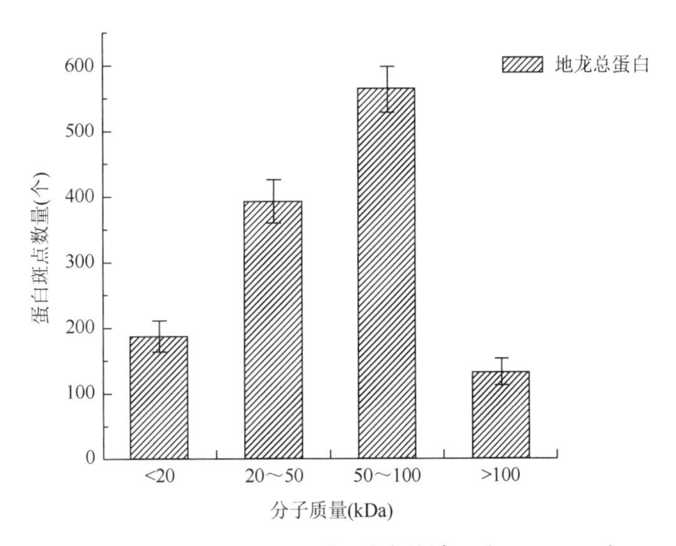

图 14-18 蛋白质点-分子质量分布统计图（$\pm s$，$n=3$）

（2）膜与凝胶耦合纯化纤溶活性蛋白：装置原理示意图如图 1-3 所示。第一步：通过湿法超微粉碎系统（图 1-3a）从 1 kg 地龙中大约可获取 150 g 粗提物，这些粗提物中，蛋白质占有率为 25.3%。蛋白质分布 SDS-PAGE 电泳图谱见图 14-19（A），其与图 14-17 二维电泳图结果一致。第二步：湿法超微粉碎提取液，首先通过 MWCO 50 kDa PES 中空纤维膜，主要目的是去除分子质量大于 50 kDa 的蛋白质。分离过程中，需要不断补充双蒸水，至透过液在 280 nm 无吸收时，即表明目标蛋白质已完全透过。纯化效果参照图 14-19（B），由图可知，蛋白质主要分布在 27 kDa 以下，说明 MWCO 50 kDa 可以有效地去除分子质量大于 50 kDa 的蛋白质。第三步：膜透过液继而通过 MWCO 6 kDa，当透过液在 260 nm 无吸收时，即表明溶液中已经几乎不存在核酸类物质。分离效果见图 14-19（C），与图 14-19（B）相比，涂布染色条带明显减轻，说明小分子杂质大部分已经被去除了。浓缩液经过冷冻干燥后，可获得 167 mg 的冻干粉末，其中蛋白质包含率高达 87.6%，通过膜分离系统后，蛋白质已经被纯化了约 3.5 倍。第四步：膜纯化后蛋白质经过

Sephadex G-75 的凝胶色谱柱（10 mm×100 mm）后，得到 3 个明显的色谱峰，各色谱峰（FⅠ，FⅡ，FⅢ）经过 SDS-PAGE 分析后，只得到单一蛋白质条带，见图 14-19（D、E、F）。通过 Bradford 法检测蛋白质含量[61]，其中峰蛋白质（FⅠ，FⅡ，FⅢ）包含率分别为 97.8%、93.56%、94.68%。综上所述，地龙湿法超微粉碎提取液经过膜与凝胶耦合系统纯化后，可获得 3 组高纯度蛋白质，见图 14-19（D、E、F）。

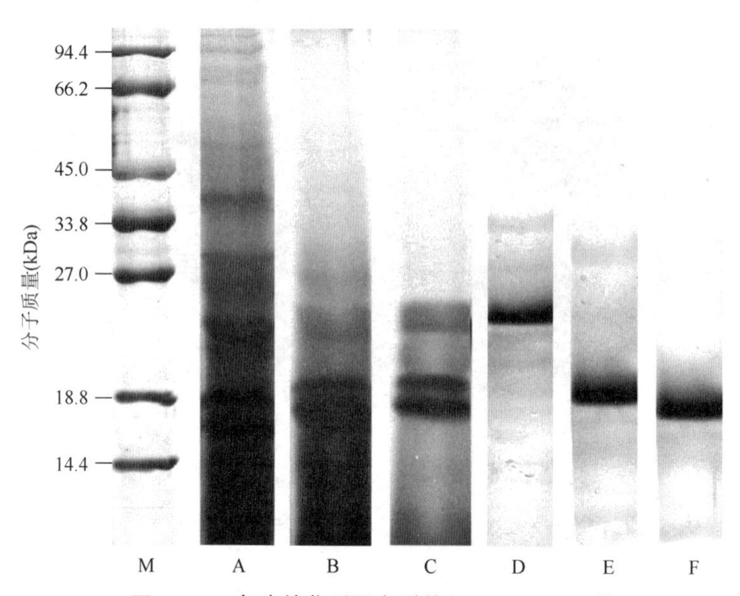

图 14-19　每步纯化后蛋白质的 SDS-PAGE 图谱

条带 M：标准混合蛋白质；条带 A：湿法超微粉碎后，提取液中总蛋白；条带 B：经过 MWCO 为 50 kDa 的膜纯化后的蛋白质；条带 C：提取液经过 MWCO 为 6 kDa 的膜纯化后的蛋白质；条带 D：经 Sephadex G-75 凝胶纯化后所得的峰Ⅰ（PeakⅠ，LK1）；条带 E：经 Sephadex G-75 凝胶纯化后所得的峰Ⅱ；条带 F：经 Sephadex G-75 凝胶纯化后所得的峰Ⅲ

（3）酶活力测定：

1）溶解酪蛋白活力测定：由图 14-20 可知，只有峰Ⅰ（命名为 LK1）具有水解酪蛋白的作用。

2）纤溶蛋白活力测定：纤溶蛋白平板实验如图 14-21 所示。所得回归方程为 $y = 1.312x + 0.338$，根据 LK1 的溶圈面积对数可得酶活力为 60 U/mL。

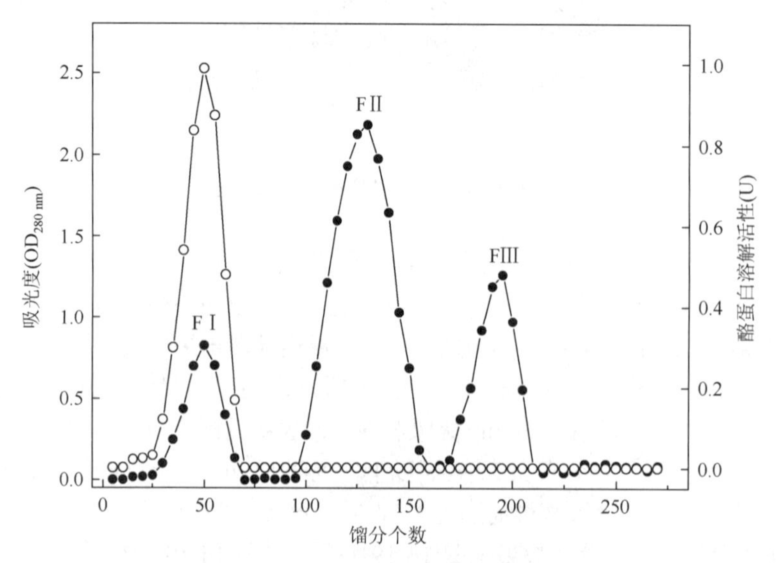

图 14-20　Sephadex G-75 凝胶排阻色谱

峰Ⅰ（FⅠ，LK1）具有水解酪蛋白作用；●代表各管在 280 nm 的吸收值；○代表水解酪蛋白活性大小

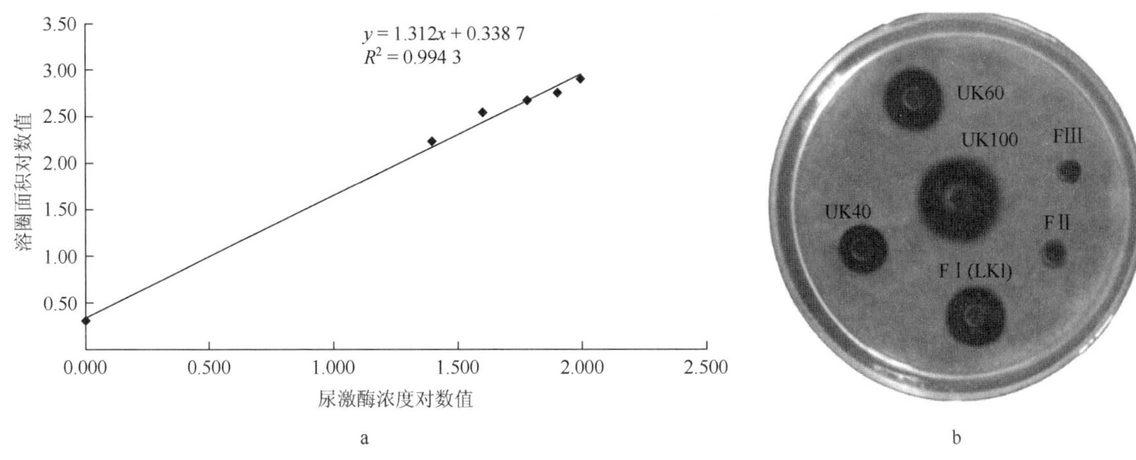

图 14-21　纤溶蛋白平板实验

a. 尿激酶标准曲线；b. 纤溶蛋白平板，溶圈大小与活性大小呈正相关

（4）纯化蛋白分子质量确定：纯化蛋白进行凝胶电泳，染色后用 ImageScanner™ 扫描仪进行透射扫描。用 GIS 数码凝胶图像处理系统分析结果。以标准蛋白质分子质量对数为纵坐标，以迁移率为横坐标可得回归方程：$y = 5.0731x - 0.9619$；$r = 0.9877$。Peak Ⅰ（LK1）分子质量为 25.8 kDa，Peak Ⅱ 分子质量为 20.1 kDa，Peak Ⅲ 分子质量为 19.4 kDa。

（5）纤溶蛋白（LK1）氨基酸序列测定：LK1 经过胰蛋白酶酶解后，其肽质量指纹图谱（PMF）如图 14-22 所示。经过与数据库（NCBI）中理论的肽质量指纹图谱加以比较后，并未鉴定出此蛋白，然而根据氨基酸序列匹配结果分析，推测其同源蛋白为 gi|157103994；即为黑斑蚊的占替诺烟酸盐磷酸核糖基转移酶。蛋白 gi|157103994 的氨基酸序列如下所示（下划线为 LK1 与其匹配的序列）。

1　RSGLLNFCAV ALALNDQGFR AVGIRIDSGD LAYLSCLARE TFERISEQFK

51 LPWFSKLTIV ASNDINEETI LSLNEQGHKI DCFGIGTHLV TCQRQPALGC

101 VYKMVEINAQ PRIKLSQDVV KVTMPGNKNV FRLYGADGHA LIDLLQR VDE

151 SPPEVGQKVL CRHPFQESKR AYVIPTHVEP LYDVYWADGR VTQAMPS LEE

201 VRDRVQNSLR TLRQDHKRTL NPTPYKV

4. 讨论　关于蚓激酶的分离纯化已有不少相关文献报道，但是因为各自所用实验材料和纯化方法的差异，得到的实验结果并不完全一致。另外，由于蚓激酶具有纤蛋白溶解活性多组分蛋白水解酶，理化性质比较接近，给分离纯化工作带来了一定的困难。与国内外其他方法相比，本文只采用膜与凝胶耦合纯化系统，纯化程序大大简化，因此对扩大至工业化生产带来了可行性。

笔者课题组前期研究发现，仅仅通过膜系统分级纯化蛋白收集不到高纯度蛋白，而且产率也很低。这可能是因为膜生产过程中，膜孔径主要是通过球形蛋白进行监测的，因此膜孔径分布有一定的范围。总之，膜孔径大小只是分离纯化过程中选择的一个重要参数，蛋白质分离纯化的实际应用中还需要不断的条件优化和预实验作为研究基础。然而凝胶排阻色谱是一种普遍的高分辨率纯化手段，因此本研究通过膜与凝胶耦合纯化蛋白，最终结果证实膜与凝胶耦合纯化系统纯化蛋白具有一定的可行性。

近年来，相关报道已经证实地龙（鲜品）提取液中含有至少 6 种纤溶活性蛋白。本次研究获得 1 种纤溶活性蛋白（LK1），经过比较研究，发现 LK1 与之前报道的 F4 比较吻合[62]。虽然只获取了单一活性成分，但是相比目前国内外蛋白质纯化方法，本次纯化效率得到了大大的提高。排除冷冻干燥时间，整个纯化过程只需要 2 h 左右，而且更重要的是，相比于单一成分，纤溶蛋白产率并不低于常规纯化方法。至于只获得单一纤溶成分，可能是因为本次研究采用地龙饮片为研究对象。地龙饮片在暴晒过程中，有些蛋白质可能已经受到破坏或者含量降低，因此在多次纯化过程中已经损失殆尽。此外，不同膜材料与膜组件对于纯化蛋白是否有显著影响还有待于进一步研究。

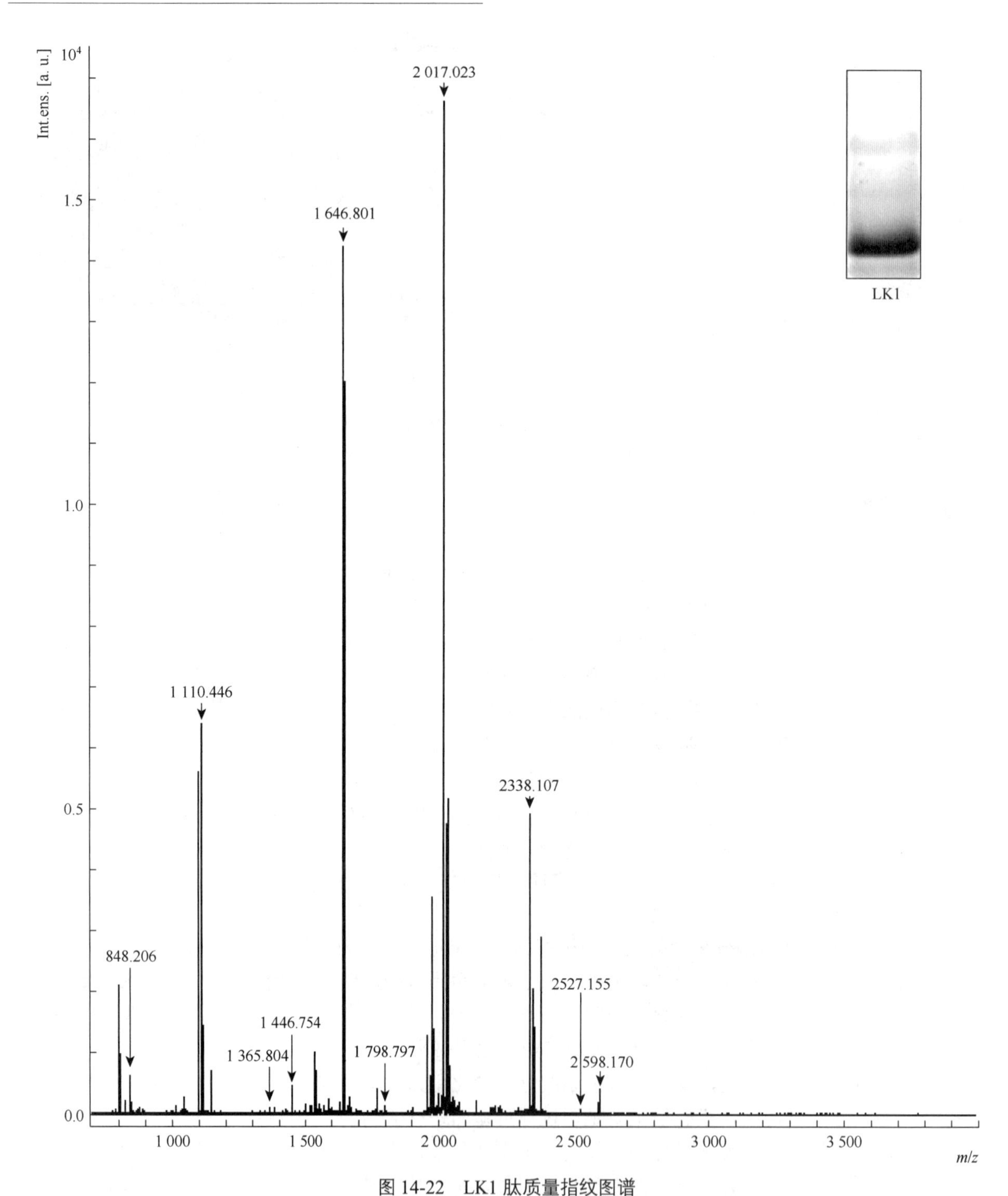

图 14-22　LK1 肽质量指纹图谱

LK1 经过 SDS-PAGE 分离后，取凝胶，经胰蛋白酶消化后，通过 MALDI-TOF Mass spectrometry 分析

三、膜与凝胶耦合分离纯化全蝎抗凝血、抗血栓活性物质的研究

血栓性疾病严重影响着人类的健康和生命，是人类最主要的疾病之一。我国传统中医医书上记载着许多关于治疗血栓类疾病的药物。现代研究表明，用中药中提取的蛋白质（如蚓激酶等）治疗血栓性疾病不容易出现免疫原性和过敏反应，可减少副作用。传统中药全蝎已有千年临床应用的历史，疗效确切，研究其物质基础有重要意义。本部分结合超滤、DEAE-Sepharose FF 离子交换层析技术、Sephadex G-75 和 Sephadex G-25 凝胶层析技术、RP-HPLC 反相层析技术及 LC/MS 质谱对活性组分进行分离纯化与鉴定。

同时，利用变性聚丙烯酰胺凝胶电泳法（SDS-PAGE）等研究纯化组分的抗血栓活性机制。结果表明：通过以上方法获得纯度较高的含有 16 种成分的多肽组分，其纯化倍数高达 1 836 倍[9]。该活性组分是通过降解纤维蛋白原和纤维蛋白发挥其抗血栓活性作用的。

1. 仪器与试药

（1）仪器：酶标仪（Thermo 公司）；WT600-1F 蠕动泵（Longerpump 公司）；色谱柱（Kromasil-C_{18}，4.6 nm×250 mm，5 μm）（瑞典 AKZO NOBEL 公司）；超滤装置（组装）；96 孔板（上海科兴生化试剂有限公司）；Spectra/Por® 6 Dialysis Membranes，再生纤维素透析袋（MWCO1000，18 mm/11.5 mm/1.1 mL/cm）[生工生物工程（上海）股份有限公司]。

（2）试药：聚乙烯亚胺（Alddin Chemistry Co.Ltd）；BCA 蛋白浓度测定试剂盒（碧云天生物技术研究所）；Tris 碱、苯甲酰-*DL*-精氨酸-*p*-硝基酞替苯胺（BApNA）、苯甲磺酰氟（PMSF）、乙二胺四乙酸（EDTA）（国药集团化学试剂有限公司）；DEAE Sepharose FF（GE Healthcare）；Sephadex G-75，Sephadex G-25（Pharmacia）。

2. 实验方法与结果

（1）酰胺水解活力测定方法：将 BApNA 用 20 mmol/L 的 Tris-HCl（pH 7.5）溶解配成 100 μmol/L 的母液。取 190 μL 底物缓冲液加入 96 孔板中，加入 10 μL 待测液（以相同体积的生理盐水作为对照），在 25℃孵育 10 min，测定其在 405 nm 处的吸光度值，以吸光度值每分钟增加 0.001（ΔA/min = 0.001）为 1 个酰胺水解活力单位。

（2）活性物质含量的测定：由于 Bradford 法无法测定低分子质量多肽（<1 kDa）的含量，因此多肽含量测定采用 BCA 试剂盒法。

按照 BCA 蛋白浓度测定试剂盒的使用说明，按 50 体积 BCA 试剂 A 加 1 体积 B（50∶1）配制适量 BCA 工作液，充分混匀，于 24 h 内测定样品。取蛋白质标准品 10 μL 用 0.9%NaCl 稀释至 100 μL，使终浓度为 0.5 mg/mL。将标准品按 0 μL、1 μL、2 μL、4 μL、8 μL、12 μL、16 μL、20 μL 加入 96 孔板标准品孔中，加 0.9%NaCl 补足 20 μL。样品加入 96 孔板样品孔中，并加 0.9%NaCl 补足 20 μL。各孔加入 200 μL BCA 工作液，37℃放置 2 h 后，测定其在 562 nm 处的吸光度值，并根据标准曲线（图 14-23）计算出蛋白质浓度。

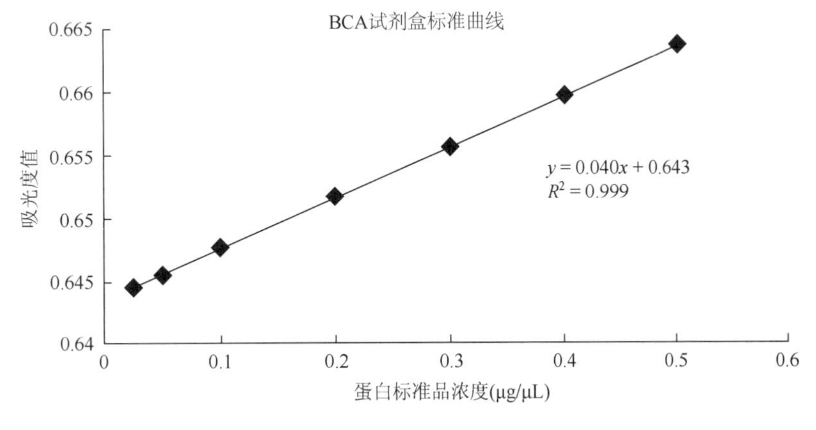

图 14-23　BCA 蛋白标准曲线

（3）活性物质的初步分离：全蝎药材若干，加水浸泡 30 min，湿法超微粉碎提取 10 min，提取液 8 000 r/min 离心 10 min。用 PES 6 kDa 分子质量超滤膜浓缩，并洗至其透过液中无小分子核酸类成分（HPLC 法检测）。截留液加入核酸沉淀剂聚乙烯亚胺（PEI）（0.2 mg/mL），放置 1 h 后，12 000 r/min 离心取上清液。加入饱和硫酸铵溶液至其浓度为 70%，放置过夜，溶液于 8 000 r/min 离心 10 min，沉淀复悬于 20 mL 人工胃液中（胃蛋白酶溶液，用 1 mol/L HCl 调节 pH 至 2.0）放入 37℃摇床，水浴 5 h，8 000 r/min 离心 10 min，得上清液即酶解液。冷冻干燥成冻干粉。

冻干粉溶于 3 mL 20 mmol/L Tris-HCl（pH7.4）中，用 0.45 μm 滤器过滤，留样 1 mL，测定总蛋白含量、酰胺水解活力。经测算可溶性上清蛋白样品总蛋白为 962.18 mg，总的酰胺水解活力为 181.85 U，比活力为 0.189 U/mg。

（4）活性物质的纯化及结果：

1）DEAE-Sepharose FF 离子交换层析：取上述粗蛋白提取液 2 mL，上样于 DEAE-Sepharose FF 柱（2.5 cm×20 cm），用缓冲液 A（20 mmol/L Tris-HCl 缓冲液，pH 7.4）平衡洗脱，使得 $OD_{280\ mm}$ 至基线位置，然后用缓冲液 B（20 mmol/L Tris-HCl 缓冲液，pH 7.4，2.0 mol/L NaCl）进行线性洗脱，NaCl 洗脱浓度为 0～1.0 mol/L，洗脱条件为 1 mL/min，140 min。每 2 mL 收集一管。测定各组分的酰胺水解活力。洗脱及活力曲线如图 14-24 所示。收集活性组分（F-Ⅰ），获得了 144.32 U 的蛋白质，比活力为 2.74 U/mg，回收率为 79.4%，纯化倍数为 14 倍。

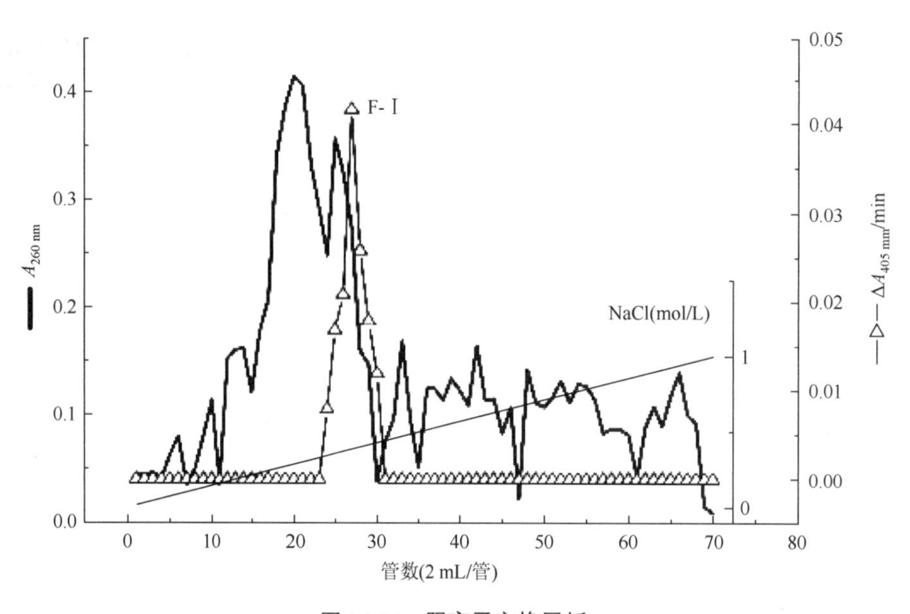

图 14-24 阴离子交换层析

2）脱盐：将 1.0 K 透析袋剪成 10 cm 段，用 2%Na_2CO_3 溶液煮沸 10 min，用蒸馏水彻底清洗。再用 1 mmol/L EDTA（pH 8.0）煮沸 10 min，蒸馏水洗净备用。将上一步有酰胺水解活力的组分用透析袋透析 8 h，透析溶液为缓冲液 A，不断更换缓冲液，直至 0.1 mol/L $AgNO_3$ 溶液测定透析液无白色沉淀为止，冻干。

3）第一次 Sephadex G-75 凝胶层析：Sephadex G-75 柱（1.5 cm×50 cm）经缓冲液 C（20 mmol/L Tris-HCl 缓冲液，pH 7.4，0.05 mol/L NaCl）平衡两个柱体积后，取上述活性组分冻干粉，用 1 mL 缓冲液 A 溶解后，上样，用流速为 0.8 mL/min 的缓冲液 C 洗脱，每 2 mL 收集一管，洗脱 5 个柱体积，约 100 mL。测定每管的酰胺水解活性，将有活性的组分汇集（F-Ⅱ），如图 14-25 所示。冻干，获得了 122.48 U 的蛋白质，比活力为 21.76 U/mg，回收率为 67.35%，纯化倍数为 115 倍。

4）第二次 Sephadex G-75 凝胶层析：由上述色谱结果分析，经过一次 Sephadex G-75 凝胶层析柱分离，分离活性峰附近仍然有一部分峰存在，增加一倍的填料量，即 1.5 cm×100 cm 柱，上样，洗脱。几个峰实现了更细致的分离（图 14-26），收集活性成分峰（F-Ⅲ），冻干。获得了 114.71 U 的蛋白质，比活力为 83.13 U/mg，回收率为 63.08%，纯化倍数为 440 倍。

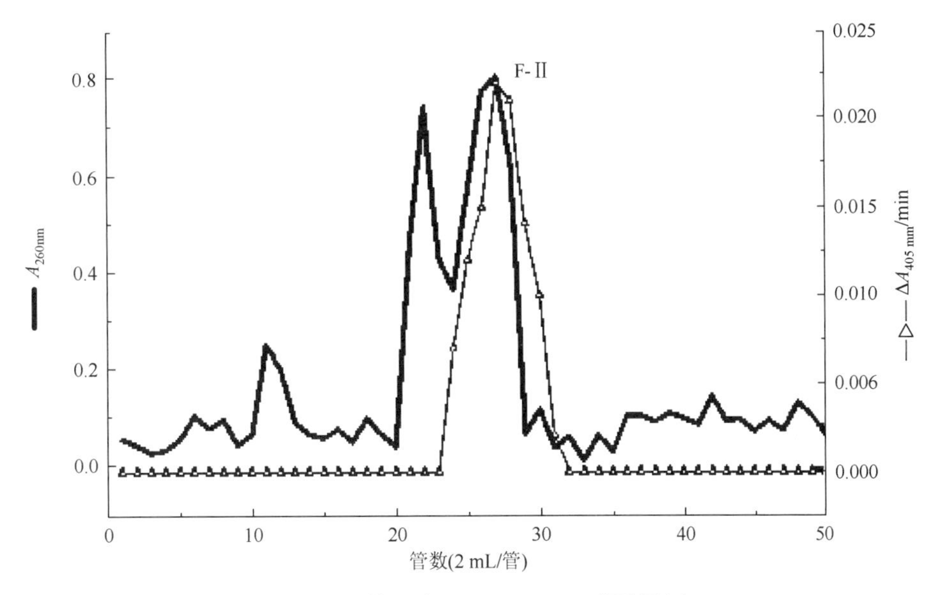

图 14-25　第一次 Sephadex G-75 凝胶层析

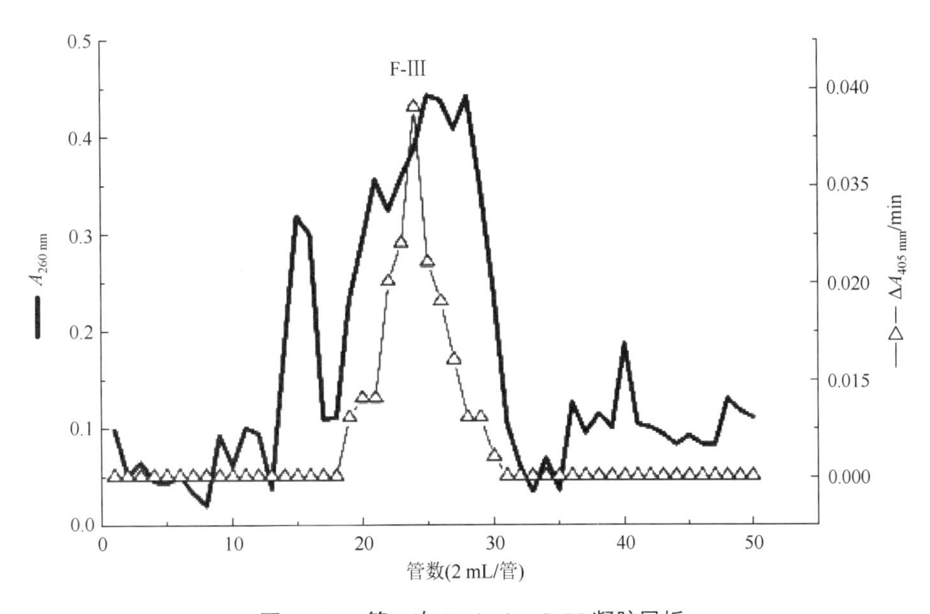

图 14-26　第二次 Sephadex G-75 凝胶层析

5）Sephadex G-25 凝胶层析：Sephadex G-25 柱（2.5 cm×50 cm）经缓冲液 C（20 mmol/L Tris-HCl 缓冲液，pH 7.4，0.05 mol/L NaCl）平衡两个柱体积后，取冻干粉用缓冲液 A 溶解 1 mL，上样，用流速为 1.0 mL/min 的缓冲液 C 洗脱，每 2 mL 收集一管，洗脱 120 mL。测定每管的酰胺水解活性，将有活性的组分汇集（F-Ⅳ），如图 14-27 所示。冻干，获得了 108.42 U 的蛋白质，比活力为 162.88 U/mg，回收率为 59.62%，纯化倍数为 862 倍。

6）RP-HPLC 层析：将上述冻干粉溶解于 0.05%乙腈-水中，取 10 μL 上样于洗脱平衡的 Kromasil-C_{18} 柱上，洗脱液为 A 和 B，其中 A 为 0.055%TFA 水溶液，B 为 0.05%TFA 乙腈溶液。流动相梯度：0～10 min，5%B；10～20 min，5%～15%B；20～30 min，15%～55%B；30～35 min，55%～5%B。洗脱流速为 0.8 mL/min。色谱图如图 14-28 所示。收集活性组分（F-Ⅴ）。多次上样，相同条件下制备活性组分，最终获得了 87.16 U 的蛋白质，比活力为 346.97 U/mg，回收率为 47.93%，纯化倍数为 1 836 倍。活性多肽的分离纯化过程见表 14-9。

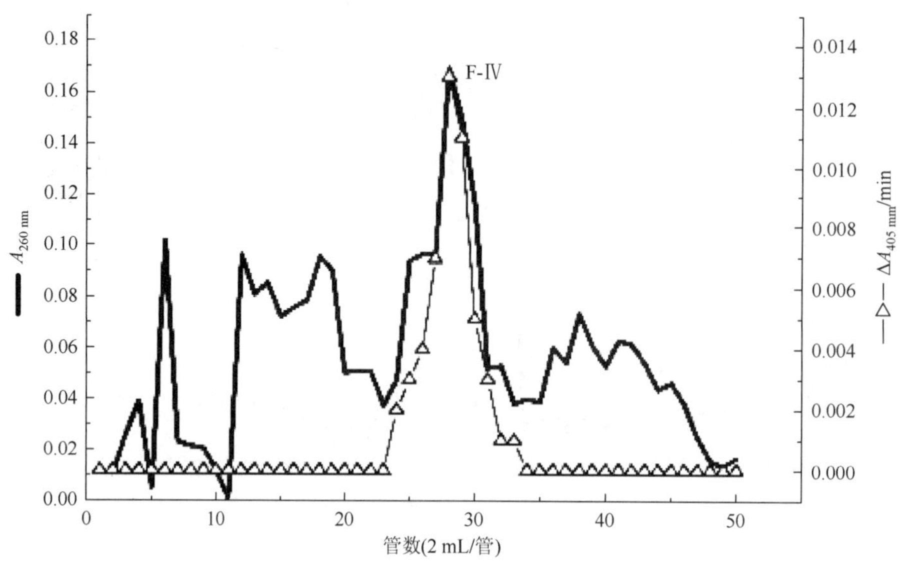

图 14-27 Sephadex G-25 凝胶层析

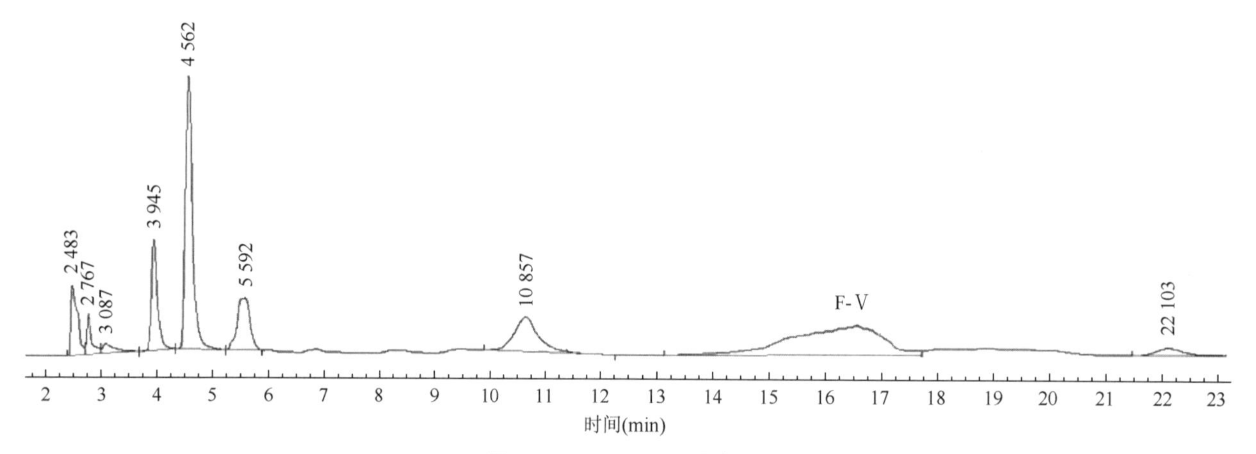

图 14-28 RP-HPLC 层析图

表 14-9 活性组分分离纯化表

纯化步骤	总蛋白（mg）	总效价（U）	比活力(U/mg)	纯化倍数	回收率（%）
粗蛋白提取液	962.18	181.85	0.19	1	100
DEAE-Sepharose FF 离子交换层析	52.67	144.32	2.74	14	79.4
Sephadex G-75 凝胶层析一	5.63	122.48	21.76	115	67.4
Sephadex G-75 凝胶层析二	1.38	114.71	83.13	440	63.1
Sephadex G-25 凝胶层析	0.67	108.42	162.88	862	59.6
RP-HPLC 层析	0.25	87.16	346.97	1 836	47.9

3. 活性物质的鉴定 采用液相质谱联用（LC-MS/MS）对 HPLC 反相层析活性峰进行检测，以确定其活性部位的分子量分布和范围。

全蝎蛋白活性部位的分离在 U3000 液相色谱仪（美国戴安）上进行，Waters Symmetry C_{18} 反相柱(1.0 mm×150 mm)，洗脱液为(0～45 min，5%～55%ACN; 45～60 min，80%ACN)，检测波长为 214 nm。色谱分离后直接进入 LTQ-离子肼（赛默飞世尔，美国）。MS/MS 质谱检测操作在正离子模式，流速调节至 200 nL/min。

利用 LTQ DataAnalysis 软件对质谱数据进行必要的处理，包括积分、背景去除、MS 信号标记等。肽指纹图谱测定（PMF）法利用测得肽段的 MS 数据与蛋白质库中蛋白质肽片段理论分子量试匹配，通过 Mascot 搜寻软件（http: //www.matrixscience.com）进行蛋白库搜寻鉴定匹配率最高者即为鉴定蛋白质，搜索范围为节肢动物门（Phylum Arthropoda）、蛛形纲（Class Arachricla）、蝎目（Order Scorpionida）。

理论上，PMF 法质谱测定能对蛋白质进行准确的鉴定，且为蛋白质组学中最常用的方法。但实际上，其受不同蛋白质本身的酶解程度不同、电喷雾质谱测定本身造成的误差及背景峰的干扰等因素制约。此外，蝎在质谱数据库中并不是一个典型物种，并且蛋白质本身分子量很小，这些都会影响利用该法搜索数据库时鉴定结果的可信度。

结果显示，该活性组分共鉴定出 16 种多肽成分。氨基酸组成为 8～11 个，分子质量范围分布在 1 029～1 434 Da。

肽段序列检测及匹配同源蛋白如表 14-10 所示。

表 14-10 肽段序列检测及匹配同源蛋白

肽段序列	Mass 数据	同源蛋白	注释
CVYNYSRECM	1 380	gi|51868615	|emb|CAE53437.1|CG9896-like protein
DLMTSSSCMQ	1 158	gi|52631660	|gb|AAU85255.1|orthodenticle protein，partial
DSFMLPLEEG	1 136	gi|71743768	|gb|AAZ40633.1|cytochrome oxidase subunit Ⅱ
GTPDMAFSWM	1 141	gi|28865094	|emb|CAD45339.1|cytochrome oxidase subunit Ⅰ
GVCDSHCRGM	1 177	gi|51869611	|emb|CAE55127.1|4 kD defensin
INMRSEGMSM	1 154	gi|37723906	|gb|AAO13528.1|cytochrome oxidase subunit Ⅰ
IUFMVMPUUI	1 356	gi|28865331	|emb|CAD45300.1|cytochrome oxidase subunit Ⅰ
MHTIAMAYCG	1 153	gi|262302527	|gb|ACY43856.1|proteasomenonATPase regulatory subunit
MKMYHSYH	1 095	gi|169649116	|gb|ACA62674.1|cytochrome oxidase subunit 3
MMKPNPNCDD	1 220	gi|262306657	|gb|ACY45921.1|hypothetical protein
MLNALNSLSE	1 090	gi|324497831	|gb|ADY39564.1|putative sarco/endoplasmic reticulum Ca^{2+}ATPase
MTGCMQHNLY	1 253	gi|366984571	|gb|AEX09190.1|hypothetical protein
PDWVGWASI	1 029	gi|51869483	|emb|CAE55063.1|lysozyme C precursor
VCDSHCRGMG	1 177	gi|51869611	|emb|CAE55127.1|4 kD defensin
SYFDYNSSML	1 225	gi|51573742	|gb|AAU07839.1|cytochome oxidase subunit Ⅰ
YKHLDHEPFSY	1 434	gi|242338960	|emb|CAZ66718.1|hemocyanin subunit 4

本部分建立了活性物质含量与活性测定方法，结合 DEAE-Sepharose FF 离子交换层析技术、Sephadex G-75 和 Sephadex G-25 凝胶层析技术、RP-HPLC 反相层析技术及 LC/MS 质谱检测对活性组分进行分离纯化与鉴定。结果表明：通过以上方法获得了纯度较高的活性多肽，共计 16 种，分子质量范围在 1 029～1 434 Da，其纯化倍数高达 1 836 倍。

第三节
膜过程与吸附过程的集成

膜过程是现代分离技术的一种，其利用膜孔径特征，用物理手段对不同大小的分子进行分离，被公认为 20 世纪末至 21 世纪中期最有发展前途的一项重大生产技术。

吸附是近年来国内外新发展的处理技术，并在医药领域（特别是天然药物精制）中广为运用，是提取分离中草药水溶性有效成分的一种有效方法。

固体物质表面对固体或液体分子的吸着现象称为吸附（adsorption）。就原理而言，吸附作用是两个不可混合的物相（固体、液体或气体）之间的界面性质，在这种两相界面上，其中一相的组分得到浓缩或者两相互相吸附形成界面薄膜。吸附作用基本上由界面上分子间或原子间作用力所产生的热力学性质决定。

吸附体系由吸附剂（adsorbent）和吸附质（adsorbate）组成。吸附剂一般指固体，吸附质一般指能够以分子、原子或离子的形式被吸附的固体、液体或气体。吸附分离法是指利用固态多孔性吸附剂对液态或气态物质中某些组分所具有的较强吸附能力，通过吸附操作达到分离该组分的方法。但大量植物类中药的多糖类成分及动物类（包括少量植物药）的多肽类成分在采用大孔树脂吸附技术时受到一定的限制。

膜技术与吸附分离联合应用可充分发挥各自的优势，互补对方的不足。其中，膜技术与树脂法联用的手段已经成为中药复方精制的一种基本方法。笔者课题组采用类似工艺技术精制中药，已获取12项发明专利（黄连解毒汤活性部位的提取方法及应用、假蒌包叶提取物及其制备方法和用途、夜香牛的黄酮类活性部位及其制备方法和应用等）。

一、膜与树脂集成技术应用流程设计

膜与树脂集成技术应用流程设计可参考图14-29与图14-30。图14-29流程是将原液先经过膜预处理，预处理得到的膜透过液再经树脂柱吸附分离，从而获得含量较高的期望的有效成分。图14-30流程则是将原液先经树脂柱分离，流出液再经膜分离得到相应的有效组分。

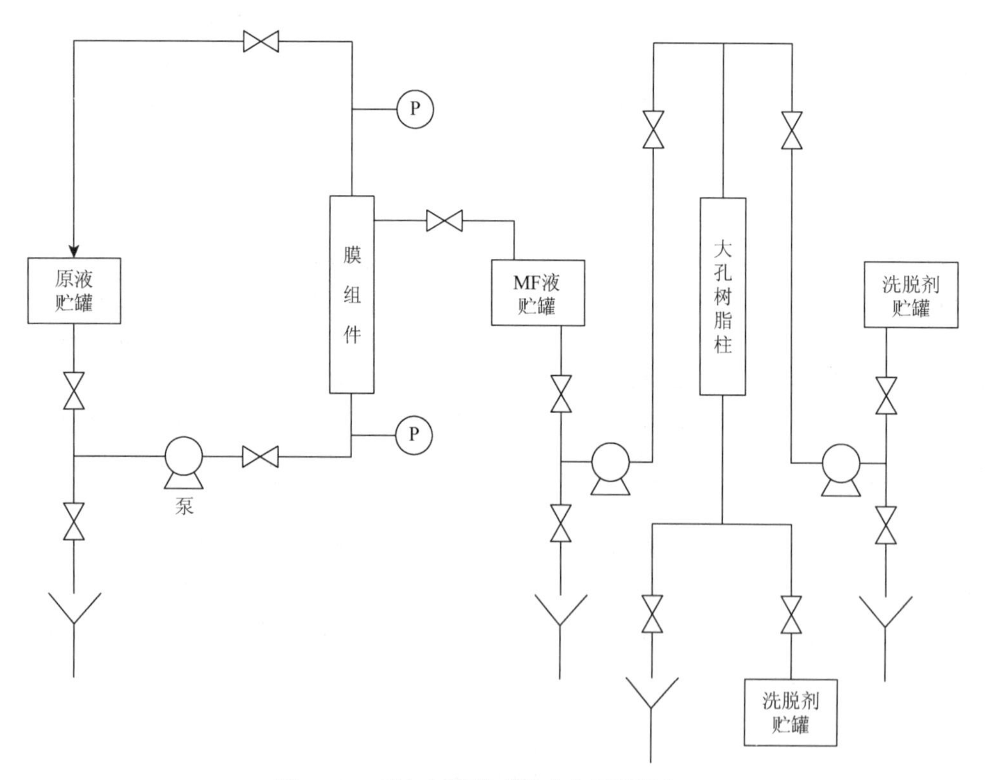

图14-29　膜与树脂集成技术应用流程之一

二、膜与树脂集成技术精制中药的研究

1. 大孔树脂吸附与超滤联用精制六味地黄丸的研究　采用大孔树脂吸附与超滤技术联用技术对六味地黄丸进行精制，结果表明，精制的提取物重量只有原药材的4.6%，而98%的丹皮酚与86%的马钱素被保留[63]。该联用技术可有效地减少服用量，保留小分子有效成分。

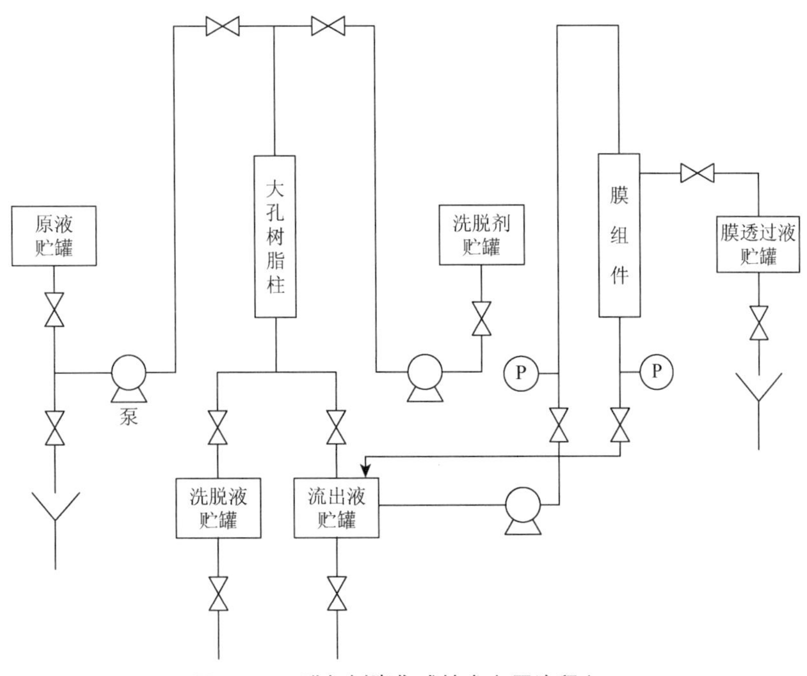

图 14-30 膜与树脂集成技术应用流程之二

（1）膜装置：陶瓷微滤膜（孔径 0.25 μm，南京工业大学膜科学技术研究所研制）；有机纤维素膜（截留分子量 100 kDa 和 10 kDa，美国 Millipore 公司产品）。

（2）实验流程：将六味地黄丸组方药材水煎液流经大孔树脂柱，以吸附精制药液中的有机小分子；而多糖类有效成分不能被树脂吸附，为保留多糖，将树脂柱流出液以超滤法截留多糖类成分。将提取物Ⅰ、Ⅱ、Ⅲ合并即得六味地黄丸的精制提取物。实验流程见图 14-31。

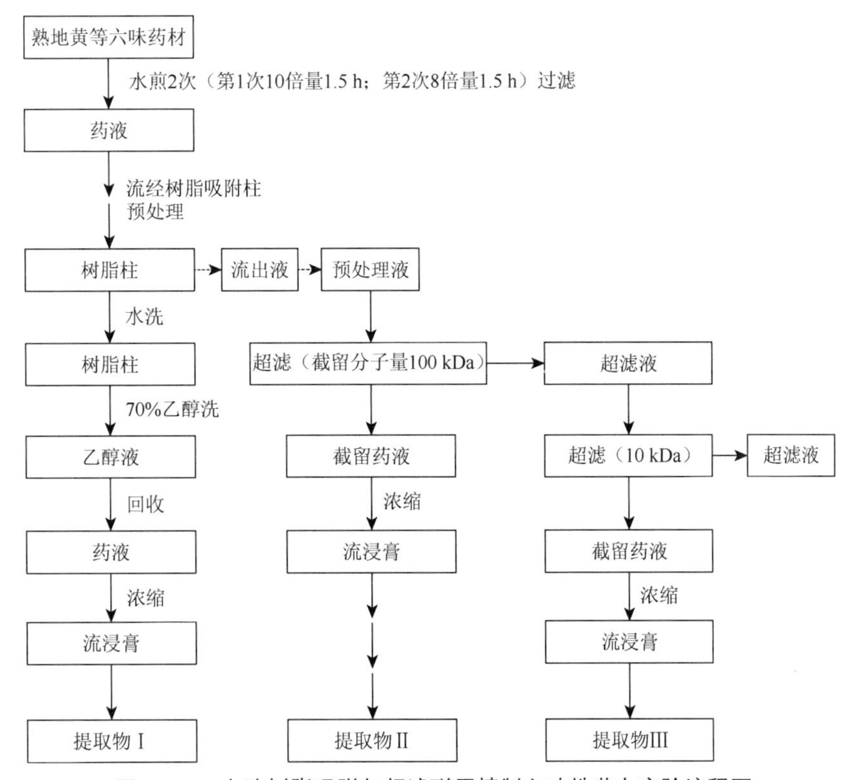

图 14-31 大孔树脂吸附与超滤联用精制六味地黄丸实验流程图

（3）实验结果：见表 14-11。

表 14-11　提取物中丹皮酚和马钱素的含量（%）

检测指标	组方药材	水煎物	提取物 I	提取物 II	提取物III
固形物重量（g）	500	71.4	10.2	9.5	3.1
丹皮酚含量（mg/g）	0.013	0.075	0.516	-	-
马钱素含量（mg/g）	0.032	0.19	1.15	-	-

六味地黄丸水煎提取固形物得率为 14.28%，水煎液流经大孔树脂柱后，其中的丹皮酚约 98%可被大孔树脂吸附，而马钱素则有 86%被大孔树脂吸附；超滤与树脂技术联用精制的提取物重量只有原药材的 4.6%。说明该联用精制技术可有效地减少服用量，保留小分子有效成分。

2. 膜与树脂联用技术精制黄连解毒汤有效部位的研究[64]

（1）技术方案：取黄连、黄芩、黄柏、栀子，按照 9∶6∶6∶9 的质量比投料 6 000 g，混合均匀，加水煎煮 2 次，第一次加水 60 L，煎煮 1.5 h，第二次加水 48 L，煎煮 1.5 h，过滤，合并两次的煎煮液；放冷至室温后入管式离心机，以 6 000 r/min 的转速高速分离，取药液，同时收集沉淀 I 备用；离心所得药液过 0.2 μm 的 Al_2O_3 陶瓷膜进行微滤，收集得微滤液；微滤液上 AB-8 大孔吸附树脂柱，树脂量为 2.5 倍药材量，蒸馏水 6 倍柱体积冲洗后，以质量百分浓度为 70%的乙醇洗脱，收集洗脱液，在 60～70℃下减压浓缩回收乙醇，减压浓缩至相对密度 1.02～1.10，得浸膏 II 备用；沉淀物 I 减压烘干后，以质量百分浓度为 70%的乙醇索氏提取，提取液在 60～70℃下减压浓缩回收乙醇，减压浓缩至相对密度 1.02～1.10，得浸膏III；合并浸膏 II 和III，混合均匀，低温（低于 80℃）减压干燥得黄连解毒汤的干浸膏，即为要提取的黄连解毒汤有效部位。

（2）主要效果：黄连解毒汤在传统的水煎煮提取时会产生大量的沉淀，如果简单地将沉淀作为杂质去除，则沉淀中存在的大量有效成分小檗碱、黄芩苷等也将被作为杂质去除，造成原料浪费和提取物药效的降低，因此，本发明在沉淀离心步骤后进行了醇提取处理，不仅保留了大量的有效成分，而且去除了沉淀中大分子蛋白质、淀粉和细微的药渣、泥沙等无效成分，合理地利用了沉淀中的药效成分。

同时，黄连解毒汤的传统水煎煮提取得膏率在 25%左右，如果制成片剂、胶囊、颗粒剂等现代用药剂型，提取物所含的大量无效杂质会使其最终产品临床服用量大，患者依从性较差；并且产品的吸湿性较强，不易保存；运用现代分析技术，如高效液相色谱法、薄层色谱法对产品进行有效成分的定量测定和定性鉴别时，需要大量的前处理工作，易造成检测结果偏差较大。考虑到上述原因对黄连解毒汤在临床应用上造成的限制，采用膜微滤、大孔树脂吸附等工业化的分离精制技术来提取复方黄连解毒汤的有效部位，突出效果表现在以下几点。

1）大大降低了制剂的得膏率，最大限度地保留了有效成分，尽可能地去除了水煎液中的大量高分子无效成分，如蛋白质、淀粉、树脂、鞣质等，以及许多微粒、亚微粒、絮状物等杂质，提高了原料药中有效成分的转移率及制剂中有效成分的纯度。试验表明，采用膜与树脂联用的方法，小檗碱、栀子苷转移率可达 85%，黄芩苷转移率可达 80%。

2）提取过程中以膜微滤技术取代传统的醇沉淀去除大分子杂质的流程，大大缩短了生产时间、降低了生产成本、节约了能源。

3）采用目前已实现工业化的膜微滤、大孔树脂吸附技术，便于由实验室技术转化为大生产工艺。

4）本方法制得的药物组合物纯度高，其得膏率在 6%左右，便于制成片剂、胶囊、颗粒剂等现代用药剂型，产品临床服用量小，患者依从性较强。

三、膜技术防治树脂残留物的研究

1. 膜对树脂残留物的截留作用[65]　本研究采用图 14-30 所示的膜与树脂集成技术应用流程进行。为了探讨膜分离技术对树脂残留物的截留效果，将苯乙烯加入经树脂吸附后的栀子洗脱液，作为含树脂残留物的阳性样品，结果提示，10 kDa 截留分子量的 CA 膜对苯乙烯有较好的截留作用，其对水溶液中苯乙烯的清除率大于 70%乙醇液。苯乙烯分子量为 104.15，理论上应能通过分子质量 10kDa 的醋酸纤维素膜，但在实际应用中，不同分子形状及其在溶液中的状态（如易于聚合、结团、溶解度小等）都会改变其通过率，还应通过实验加以考察。

2. 醋酸纤维素膜截留 AB-8 大孔吸附树脂残留物的研究　AB-8 树脂是一种具有孔穴结构的交联共聚体，它的制造原料包括单体、交联剂、添加剂（致孔剂、分散剂）。其单体为苯乙烯，交联剂为二乙烯苯，致孔剂为烃类，分散剂为明胶。AB-8 树脂中残留物有苯乙烯、二乙苯烯、芳烃（烷基苯、茚、萘、乙苯等）、脂肪烃、酯类。它的来源是未完全反应的单体、交联剂、添加剂及原料本身不纯引入的各种杂质。本实验根据国家药品监督管理局药品评审中心关于“大孔吸附树脂专题讨论会”会议纪要中的技术要求，开展以下研究工作：①AB-8 大孔吸附树脂乙醇、丙酮洗脱液中残留物含量测定；②栀子水提浓缩液通过树脂后的乙醇洗脱液中残留物含量测定；③一定浓度苯乙烯溶液通过醋酸纤维素膜后的含量变化。

（1）材料与仪器：

1）仪器：美国惠普公司 HP-5890A 气相色谱仪；HP-17 毛细管色谱柱（固定相为含有 50%苯基的聚甲基硅氧烷，内径 530 μm，长 10 m）；火焰离子化检测器。

2）试剂：AB-8 大孔吸附树脂（南开大学化工厂）；苯、甲苯、二甲苯、苯乙烯、乙醇、丙酮（均购于化学试剂店，分析纯）。

3）药材：栀子（购自亳州市京皖中药饮片厂），经鉴定为茜草科植物栀子（*Gardenia jasminoides* Ellis）的果实。

（2）实验方法与结果：

1）色谱条件：HP-17 毛细管色谱柱；载气，氢气；流量，6 mL/min；汽化温度，170℃。

2）最低检测限测定：以一定量试剂加水定容至 100 mL，超声混溶，取适量注入气相色谱仪，结果见表 14-12。

3）重量响应因子测定：以水为溶剂分别配制苯、甲苯、二甲苯、苯乙烯浓度为 500 nL/mL，取 0.5 μL 注入气相色谱仪，计算结果见表 14-12。

4）定位：以苯、甲苯、二甲苯、苯乙烯混合溶液适量注入气相色谱仪，各组分保留时间见表 14-12。

表 14-12　部分有机物残留检测结果 I

试剂	检测限（nL）	重量响应因子	保留时间（min）
苯	0.038 0	2.02×10^{-5}	1.21
甲苯	0.014 6	1.56×10^{-5}	2.69
二甲苯	0.026 7	1.58×10^{-5}	4.30
苯乙烯	0.026 8	1.17×10^{-5}	4.77

5）AB-8 大孔吸附树脂残留物含量测定：设 2 组对比，其中①取 0.3 g 未经任何处理的 AB-8 树脂 2 份，分别加入乙醇、丙酮 3 mL，于超声中提取 1 min，分别取 0.5 μL 注入气相色谱仪，测定残留物含量；②取经乙醇浸泡 24 h 后的 AB-8 树脂约 14 g 装柱（内径 14 mm，树脂柱长 150 mm），用水 120 mL 淋洗→50 mL 乙醇洗脱→5%HCl 40 mL 洗脱→水 60 mL 洗至流出液呈中性→5%NaOH 40 mL 洗脱→水 80 mL 洗至流出液呈中性→各取 0.3 g，分别加乙醇、丙酮 3 mL，超声提取 1 min，抽取 0.5 μL 注入气相色谱仪，两组对比数据见表 14-13。

表 14-13　部分有机物残留检测结果Ⅱ

浸出液		乙醇（μL）	丙酮（μL）
苯	处理前	-	-
	处理后	-	-
甲苯	处理前	10.7	14.7
	处理后	-	-
二甲苯	处理前	0.075 5	0.067 9
	处理后	-	-
苯乙烯	处理前	0.018 3	0.015 1
	处理后	-	-

6）栀子洗脱液中残留物的测定：将经清洗处理后的柱加样品 10 mL（相当于 2.3 g 栀子水提液），然后分别用 50%、70%、90%、100%乙醇 40 mL 淋洗，收集洗脱液，注入气相色谱仪，测定残留物含量，然后再清洗处理一次柱床，重复上样、洗脱、测定，观察二次洗脱液中残留物，结果均未见。

7）含有一定量苯乙烯溶液通过 CA 膜以后的含量变化：将含有一定量苯乙烯的经树脂吸附后的栀子洗脱液通过 CA 膜（截留分子量 10 kDa），取适量注入气相色谱仪，其前后变化如表 14-14。

表 14-14　苯乙烯含量变化

溶剂	通过前（nL/μL）	通过后（nL/μL）	膜清除率（%）
水	2.640	1.306	50.5
70%乙醇	0.085	0.052	39.3

四、膜分离作为预处理技术防治树脂毒化的研究

1. 膜对树脂毒化的防治作用　吸附树脂属于具有立体结构的多孔性海绵状热固性聚合物，其吸附能力以吸附量来表示。树脂使用过程中有时会发生中毒现象，其原因是被某些物质污染。树脂上的微粒沉积也会使其中毒。树脂被毒化后，吸附能力下降，用一般洗涤方法不能使其复原。而中药的水提液是一种十分复杂的混合体系，其中存在大量的鞣质、蛋白质、淀粉等大分子物质及许多微粒、亚微粒及絮状物等。

为防治药液中上述杂质对树脂造成的毒化作用，大孔吸附树脂上样前样品液通常采用高速离心、水提醇沉法或醇提法做预处理，但高速离心法效果较差；醇沉法有效成分损失严重、乙醇损耗量大、周期长、安全性差。研究表明，采用陶瓷膜微滤作为预处理技术对中药水提取液直接进行澄清处理，可有效地减少水提液中悬浮杂质对树脂的毒化作用，提高单位树脂的吸附容量。陶瓷膜微滤操作简单，单元操作周期短，省去了大量乙醇浓缩蒸发过程，适合于工业化生产。

2. 陶瓷微滤膜防治苦参水提液对 AB-8 树脂毒化作用的研究　本研究比较陶瓷膜微滤与高速离心、醇沉作为预处理手段对树脂吸附量及精制效果的影响[66]。

（1）材料与仪器：

1）药材：苦参药材（亳州市京皖中药饮片厂），符合《中华人民共和国药典》（2000 版）一部的规定。

2）仪器：JW-I 型陶瓷微滤膜装置（南京工业大学膜科学技术研究所）；膜材料，Al_2O_3；孔径，0.2 μm；膜面积，0.4 m^2；UV-754 型紫外可见分光光度计（上海分析仪器总厂）；Libror AEL-40SM 电子天平（Shimadzu）；R-114 旋转蒸发器（瑞士 BUCHI 公司）；SHZ-B 水溶恒温振荡器（上海跃进医疗仪器厂）。

3）对照品及高分子材料：芦丁对照品（中国药品生物制品检定所）；AB-8 大孔吸附树脂（南开大学化工厂）。

（2）实验方法：

1）树脂的预处理：AB-8 树脂用乙醇浸泡 24 h，充分溶胀，用适当浓度的乙醇洗至洗出液加适量蒸馏水无白色混浊现象，再用蒸馏水洗至无醇备用。

2）样品液的制备：苦参药材经先后加 12 倍、8 倍量水 2 次煎煮，过滤，合并滤液，分为 4 份。1 份按中药制剂常规进行醇沉（用 70%乙醇处理），再用大孔吸附树脂处理；另 1 份以微滤膜进行处理，再上大孔吸附树脂柱。微滤采用错流过滤方式。另 2 份分别为高速离心（10 000 r/min）上清液和原液。

3）树脂对苦参总黄酮的吸附实验：精确称取湿树脂 0.005 g，置于 250 mL 锥形瓶中，加入浓度为 0.285 mg/mL 的苦参微滤液 50 mL，置于恒温摇床中，24 h 后测定树脂的静态吸附效果。按下式计算吸附率。

$$Q=(c_0-c_e)\times V/W \tag{14-2}$$

$$E(\%)=(c_0-c_e)/c_0\times 100 \tag{14-3}$$

式中，c_0 为吸附前溶液浓度（mg/mL）；c_e 为吸附后溶液浓度（mg/mL）；W 为树脂干重（g）；V 为溶液体积（mL）；Q 为吸附量；E 为吸附率。

4）苦参总黄酮测定方法：精密称取在 120℃减压干燥至恒重的芦丁对照品，配成浓度为 0.44 mg/mL 的对照品溶液，分别取 1.0 mL、2.0 mL、3.0 mL、4.0 mL、5.0 mL、6.0 mL 于 25 mL 容量瓶中，加 5%$NaNO_2$1 mL，放置 6 min，加 10%$Al(NO_3)_3$1 mL，放置 6 min，加 5%NaOH 试液 10 mL，加水至刻度，摇匀，放置 10 min，以相应试剂作空白用 754 型分光光度计在 500 nm 处测定吸光度，求算得标准曲线方程为 $A=0.0182+9.2727c$，$r=0.9997$。

（3）实验结果：

1）陶瓷膜微滤与高速离心两种预处理方法对 AB-8 树脂吸附容量的影响：将浓度为 0.361 mg/mL，pH = 4 的苦参水提液；浓度为 0.285 mg/mL，pH = 4 的苦参微滤液；浓度为 0.344 mg/mL，pH = 4 的苦参离心液分别通入 3 根装有 150 mLAB-8 树脂的玻璃柱中，流速为 3 BV/h，测定流出液中总黄酮浓度，直至树脂吸附饱和为止，绘制吸附曲线，如图 14-32 所示。不同预处理法对 AB-8 树脂吸附容量的影响见表 14-15。结果表明陶瓷膜微滤法可改善树脂处理能力，提高树脂吸附容量。

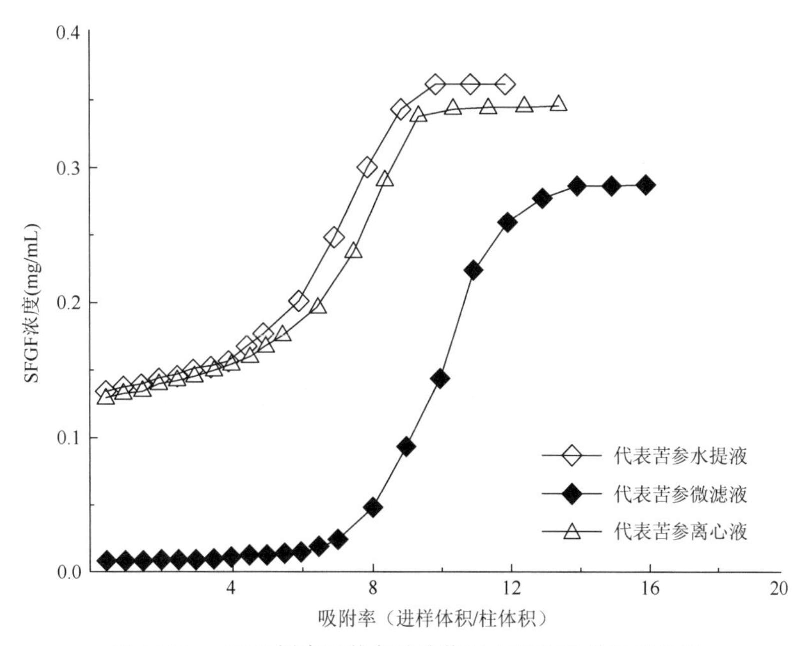

图 14-32　AB-8 树脂对苦参碱总黄酮（SFGF）的吸附曲线

2）微滤和醇沉预处理对树脂吸附精制效果的比较：

A. 两种预处理方法固形物及总黄酮得率的比较：微滤透过液和醇沉处理液采用紫外分光光度法测定总黄酮的含量，以《中华人民共和国药典》（2000 版）法测定固形物含量，其分析结果见表 14-16。结果表明微滤的澄清除杂效果与醇沉法基本相近，而有效成分的保留率优于醇沉法。

表 14-15 不同预处理方法对 AB-8 树脂吸附容量的影响（150 mL 树脂）

样品	湿态			饱和时	
	处理量（mL）	吸附总量（mg）	单位吸附量（mg/mL）	处理量（mL）	单位吸附量（mg/mL）
苦参水提液	600	216.6	1.44	1 500	3.61
苦参微滤液	900	256.5	1.71	2 100	3.99
苦参离心液	675	232.2	1.55	1 725	3.96

表 14-16 2 种预处理方法固形物及总黄酮得率的比较

样品	固形物/生药（g/g）	总黄酮得率（%）
原液	0.227	100
醇沉液	0.128	54.77
微滤液	0.131	77.23

B. 两种精制方法的结果：将醇沉处理液浓缩至浓度与微滤透过液浓度相近，上 AB-8 树脂柱，洗脱液采用紫外分光光度法测定总黄酮的含量，其分析结果见表 14-17。

表 14-17 2 种精制方法固形物及总黄酮含量的比较

样品	固形物/生药（g/g）	总黄酮得率（%）
原液	0.227	2.26
醇沉-树脂（AB-8）法	0.036 0	12.89
微滤-树脂（AB-8）法	0.033 7	14.46

结果表明，样液流经大孔吸附树脂后，微滤-树脂（AB-8）法的总黄酮含量（14.46%）优于醇沉-树脂（AB-8）法的总黄酮含量（12.89%），而微滤-树脂（AB-8）法的固形物重量少于醇沉-树脂（AB-8）法。

第四节
建立超声-膜耦合中药分离技术的研究

超声波和声波一样，是物质介质中的一种弹性机械波，只是频率不同。物理学规定高于 20 kHz 的是超声波，上限可高至与电磁波的微波区（＞10 GHz）重叠。20～100 kHz 的超声波具有能量作用，可用于清洗、塑料熔接及许多化工过程。

超声波技术的作用原理主要有热学机制、机械机制、空化作用等。在超声强化膜过程中起主要作用的是超声空化和声冲流，它们属于非线性声学现象。超声波产生的脉动和控制的空化作用可以大大增加湍流强度及相接触面积，从而强化传质过程。本部分将超声波作用引入陶瓷膜过滤工艺，以期通过强化膜传质和延缓膜污染来实现高膜通量和高分离因子的统一。实验分别以增液口服液和痹通药酒为应用体系，主要考察超声强化对膜通量、膜污染阻力分布及固含物去除率的影响[67]。

一、超声强化装置、样品制备与实验方法

1. 实验装置

（1）膜管：材质为 ZrO_2，孔径为 0.2 μm，管长 20 mm，通道内径 8 mm，通道外径 12 mm，单通道，由南京工业大学膜科学技术研究所制备。

（2）超声设备：型号为 YPSH285010 L（杭州成功超声设备有限公司）。实验装置及流程如图 14-33 所示。超声探头安装在膜管内的通道中，探头伸入膜管长度为 200 mm。将料液经离心泵加压至膜组件中进行错流过滤，渗透液透过膜层由膜组件外壳上的出口流出，截留液循环流回料槽。

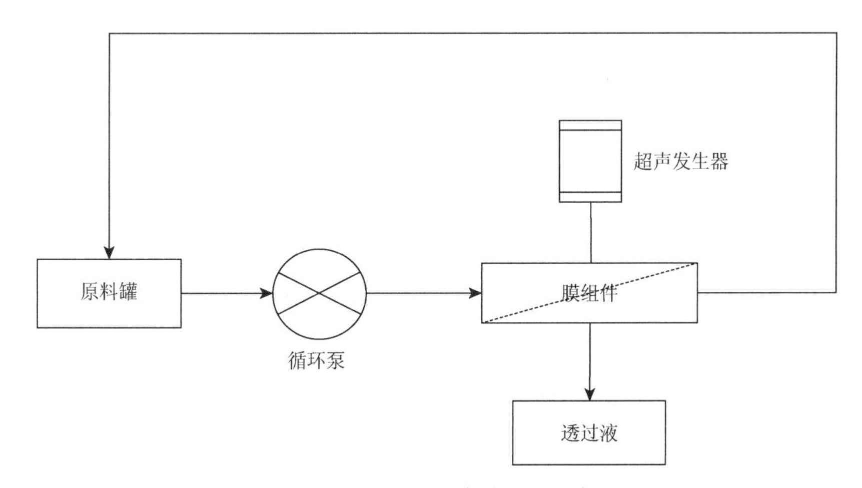

图 14-33 超声强化实验装置示意图

2. 样品制备 按照下述方法制备用于实验的中药样品。

（1）增液口服液：取黄芪、玄参、麦冬、生地黄［均购自安徽省亳州市中药饮片厂，经鉴定均符合《中华人民共和国药典》（2005 版）有关项下的规定］，按增液口服液处方配比各称取一定量，加 10 倍水煎煮，沸腾 2 h 后过滤得煎滤液Ⅰ；药渣中加入 8 倍量水，沸腾 1.5 h 后过滤得煎滤液Ⅱ，合并滤液。

（2）痹通药酒：取制草乌、当归、丁香、高良姜、防风、炙黄芪、牛膝［均购自安徽省亳州市中药饮片厂，经鉴定均符合《中华人民共和国药典》（2005 版）有关项下的规定］，按处方配比各称取一定量，分别粉碎成粗粉，加入 5 倍量的白酒，浸泡 2 h 后，加热回流提取 1.5 h，滤过，药渣再加 5 倍量的白酒回流提取 1.5 h，滤过，药渣再加 5 倍量的白酒回流提取 1.5 h，滤过，压榨药渣，合并滤液，加入白酒调整总量至 6 500 mL，离心、过滤、壳聚糖沉淀，取上清液即得。

3. 实验方法 实验分两组：一组采用在线超声强化膜过程；另一组不加入超声操作。超声方式的确定：连续超声即在微滤的整个过程均打开超声发生器；间歇超声即在初始微滤的 20 min 关闭超声发生器，当微滤操作进行了 20 min 后打开超声发生器，之后每 20 min 周期性地打开或关闭超声发生器。

二、超声强化陶瓷膜微滤增液口服液过程的研究

1. 不同超声方式对膜通量的影响 由图 14-34 可知，超声强化能显著提高膜通量，尤其对于连续超声，其最终的稳定通量达 509 L/(m^2·h)。按式（14-4）计算，通量提高率为 33.2%。

$$通量提高率 = (超声后的稳定通量 - 未超声的稳定通量)/未超声的稳定通量 \tag{14-4}$$

对于间歇超声，开始微滤的 20 min 内不加入超声，之后每 20 min 打开或关闭超声，实验发现在其开启超声的瞬间通量快速增加，高达 562 L/(m^2·h)，此后通量呈缓慢下降趋势。当 40 min 关闭超声时，膜通量急剧下降且趋于未加超声时的通量大小，而当 60 min 时再一次开启超声，此时超声波对通量的强化作用明显弱于第一次的超声作用，同样也弱于连续超声的作用。因此间歇超声对通量提高的优势并不显著。

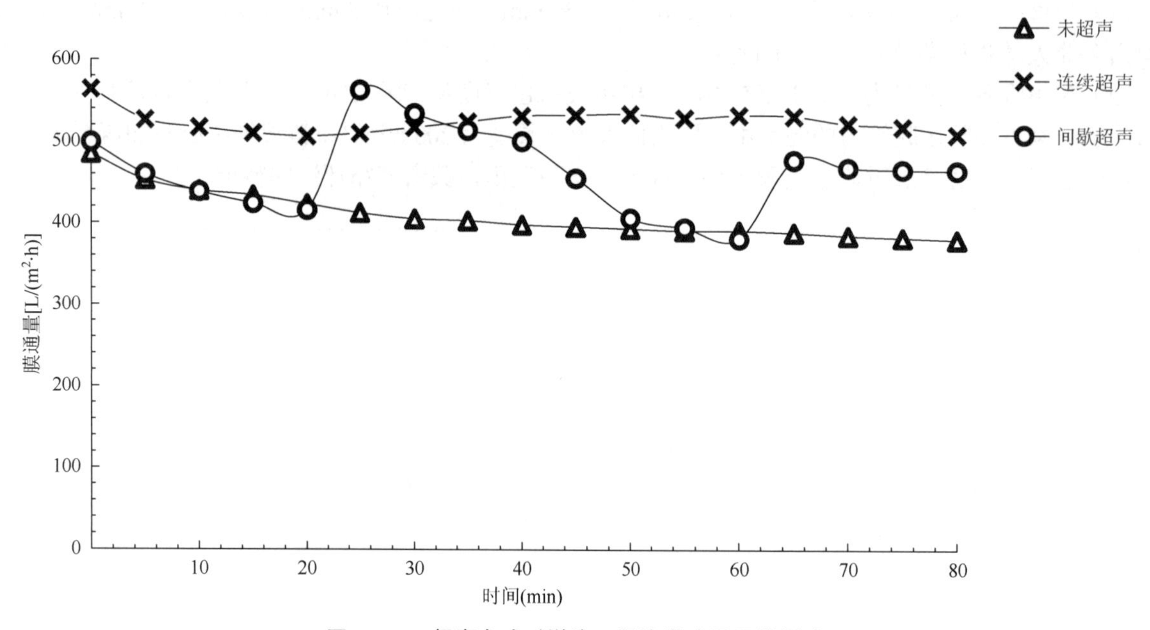

图 14-34　超声方式对增液口服液微滤通量的影响

2. 不同超声方式对阻力分布的影响　表 14-18 的数据表明，超声可以有效地降低膜污染总阻力，其中对表面沉积层的阻力降低最为明显。当加入连续超声作用时，其表面沉积层阻力 R_e 从 0.300 8×10^{12}/m 减小到 0.110 2×10^{12}/m，降幅达 63.4%；其次是浓差极化阻力 R_p 从 0.170 60×10^{12}/m 减小到 0.119 8×10^{12}/m，降幅达 29.8%，而膜本身阻力 R_m 和堵孔阻力 R_i 变化幅度较小。当加入间歇超声时，其表面沉积层阻力、浓差极化阻力均呈下降趋势，但堵孔阻力从 0.283 0×10^{12}/m 增加到 0.337 3×10^{12}/m。由此说明间歇超声反而加重膜孔污染，同时这也解释了间歇超声对膜通量变化的影响差异，推测其在 40～60 min 关闭超声的时间内产生了新的膜污染，尤其是堵孔污染。

表 14-18　增液口服液的膜污染阻力分布

阻力	未超声		连续超声		间歇超声	
	10^{12}/m	R/R_t（%）	10^{12}/m	R/R_t（%）	10^{12}/m	R/R_t（%）
R_m	0.460 9	38	0.465 0	48	0.455 8	45
R_e	0.300 8	25	0.110 2	11	0.114 1	11
R_i	0.283 0	23	0.281 3	29	0.337 3	33
R_p	0.170 6	14	0.119 8	12	0.114 4	11
R_t	1.215 0	100	0.976 3	100	1.022	100

3. 不同超声方式对固含物去除率的影响　从图 14-35 可看出，超声场能降低 ZrO_2 陶瓷膜对增液口服液固含物的去除作用，且连续超声的作用大于间歇超声。在超声强化膜分离过程中起主要作用的是超声

空化和声冲流，它一方面提高了浓差极化层的传质因子，另一方面微射流和冲击波在多微孔固体介质内产生的轻微扰动作用使微孔内物质扩散得到加强。这种传质强化和微扰效应的形成促使药液中的固含物透过膜孔的概率大大增加，因此可观察到连续超声和间歇超声对固含物的去除作用都有所降低。对于间歇超声，其膜孔壁上或吸附、沉积在膜表面上的颗粒在超声空化和声冲流的作用下“浮起”，而当关闭超声时部分颗粒反而增加了膜孔的被堵率，导致有效孔隙率降低，但这样却增大了固含物的去除作用。尽管固含物去除作用的降低在一定程度上削弱了陶瓷微滤膜对增液口服液的精制效果，但在以满足中药口服液质量的前提下，综合考虑整个微滤过程中超声波产生的作用，如通量的增加、膜污染阻力的降低、有效成分转移率的稳定等，认为连续超声更适合增液口服液体系。

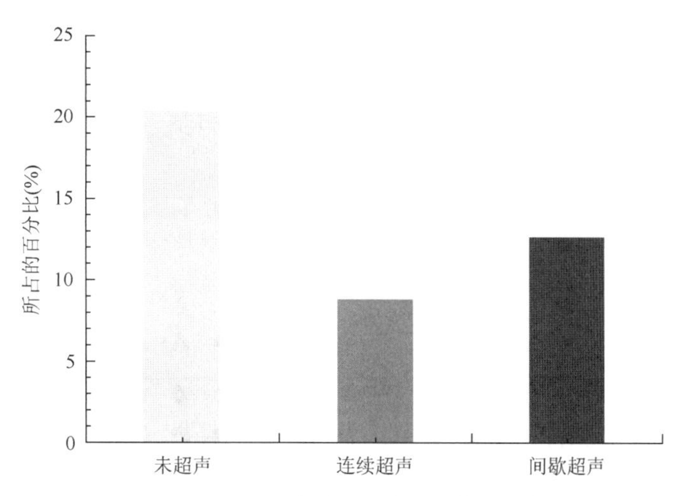

图 14-35 超声方式对增液口服液固含物去除率的影响

4. 操作压力对超声强化膜通量的影响 在超声强化膜过滤过程中，操作压力是一个比较重要的影响因素。压力的大小不仅影响膜表面的沉积行为，还会影响超声空化效应的强度。本实验考察了在操作压力 0.10 MPa、0.15 MPa、0.20 MPa 下，增液口服液膜通量随时间的变化曲线。实验结果见图 14-36。

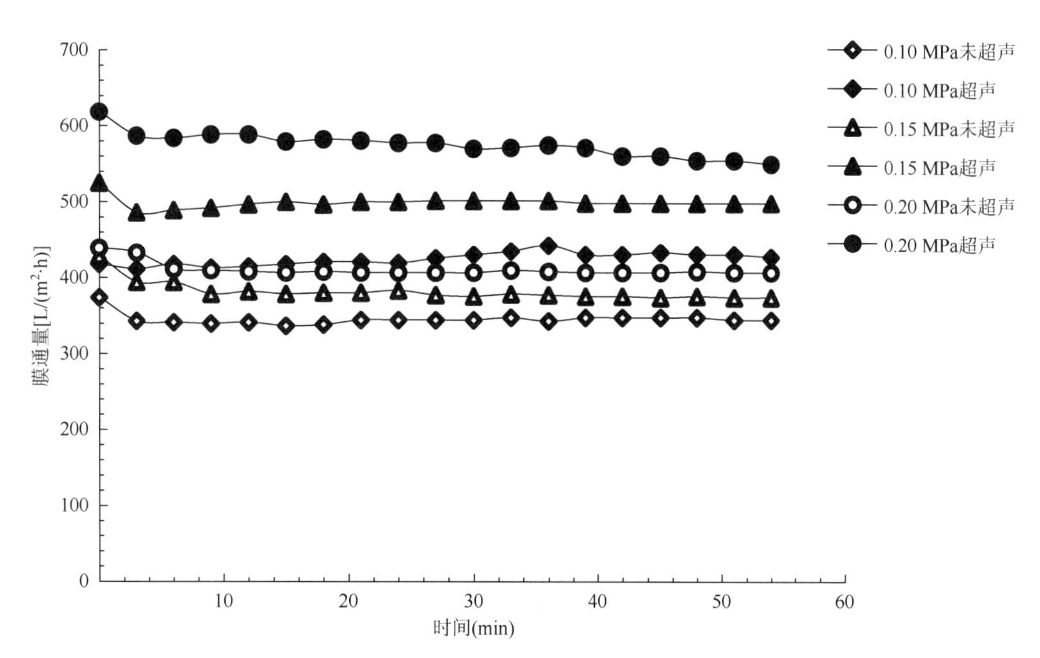

图 14-36 增液口服液在不同压力下的膜通量变化曲线

从图 14-36 可知，对于增液口服液，在一定压力范围内，超声波对通量的强化作用与压力成正比。在 0.10 MPa、0.15 MPa、0.20 MPa 三个操作压力下，超声作用对膜通量的提高率分别为 19%、27%、34%。对于膜污染程度小的体系如本实验的增液口服液，其压力作用是积极的；但对于膜污染严重的体系，尽管增大压力有利于增加微滤推动力，但同时压力的增大一方面导致凝胶层被压实，另一方面空化泡周围的压缩力也随之增大，从而使空化泡数量减少，造成通量提高率显著降低。

5. 操作温度对超声强化膜通量的影响　从图 14-37 可发现温度对超声作用效果的影响并无显著规律性。在 30℃、40℃、50℃三个操作温度下，超声作用对膜通量的提高率分别为 21.5%、16.0%、34.0%。推测可能存在某临界温度，在该温度之下超声空化效应与温度成反比，而超过此温度时该反比关系将被削弱，由此表现为空化效应增强、通量提高率增大等现象。但此临界温度是否确切存在需要更多的实验体系来验证。

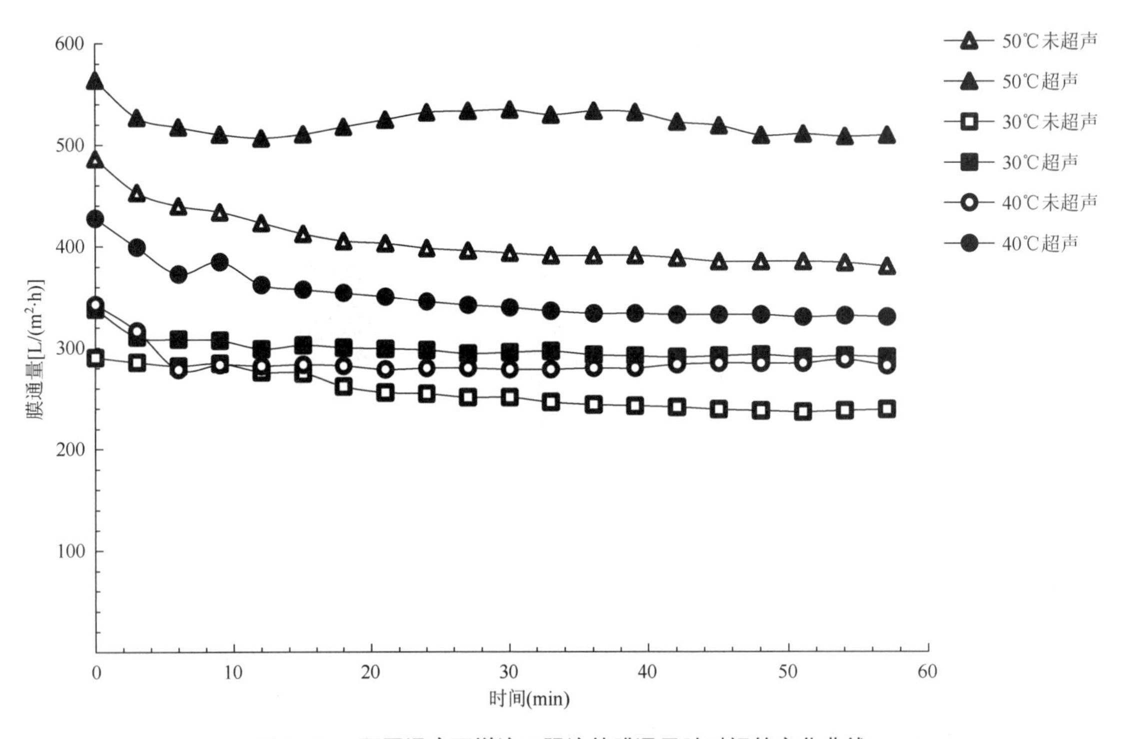

图 14-37　不同温度下增液口服液的膜通量随时间的变化曲线

三、超声强化陶瓷膜微滤痹通药酒过程的研究

1. 不同超声方式对膜通量的影响　由图 14-38 可知，连续超声强化能显著提高微滤通量，其最终稳定通量达 173 L/(m^2·h)，通量提高率为 31.6%。对于间歇超声，开始微滤的 20 min 内不加入超声，之后每 20 min 打开或关闭超声，实验发现在微滤前 20 min 膜通量衰减较为平缓，当加入超声时其瞬间通量高达 216 L/(m^2·h)，而之后通量有所下降。在 60 min 后继续加入超声，此时膜通量的提高并不显著。

这种不同超声方式对微滤效果的差异可能与超声空化效应的双重作用有关，空化作用形成的强烈冲击波和微射流一方面加强涡流扩散，冲击、剥离、侵蚀液-固界面，强化膜微滤过程；另一方面该作用力轻微扰动微孔内固体物质，使微孔内物质扩散得到加强。对于本实验，当加入超声时，尽管产生了一些微小颗粒，但由于超声波的扰动，使小颗粒不易进入膜孔，而当超声停止时，这些微小颗粒极易被压入膜孔造成膜孔堵塞，此时若再加入超声作用效果却并不显著。因此连续超声相比间歇超声更适用于痹通药酒。

2. 不同超声方式对污染阻力分布的影响　从表 14-19 可看出，当未加超声时，其阻力主要集中在膜

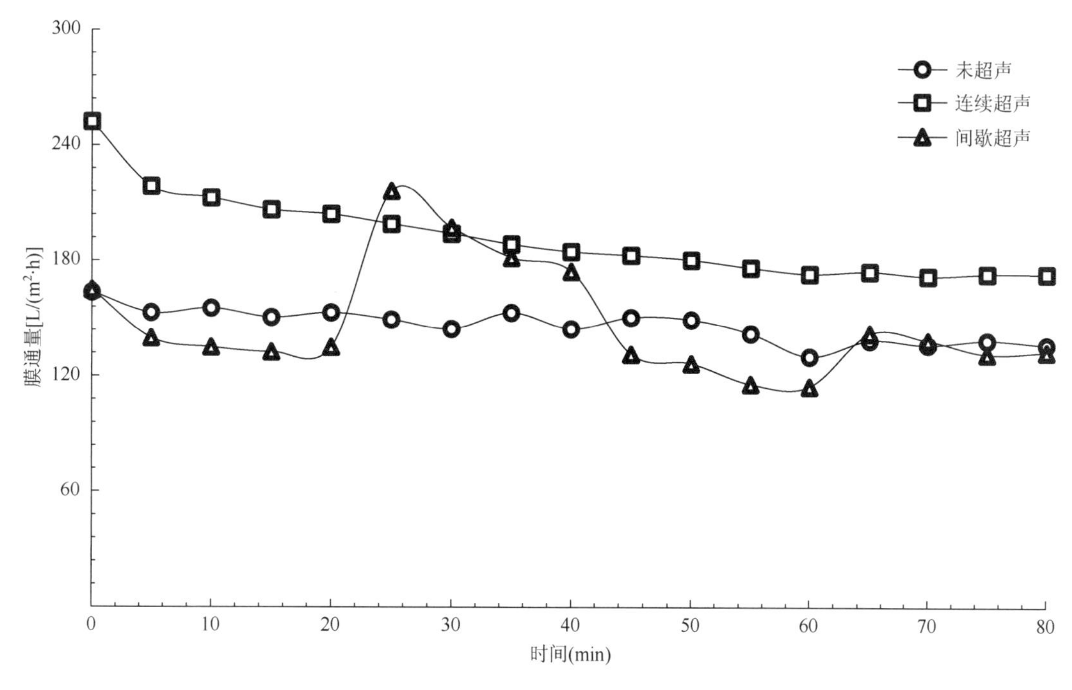

图 14-38 超声方式对痹通药酒微滤通量的影响

表面沉积层 R_e 和孔内堵塞阻力 R_i 上，分别占总阻力的 55%和 30%。当加入连续超声时，其总阻力显著降低，降幅达 20%，表面沉积层阻力从 1.55×10^{12}/m 降至 0.742×10^{12}/m，降幅高达 50%以上，而孔内堵塞阻力略有增加，浓差极化阻力基本没有变化。对于间歇超声，其总阻力略有下降，表面沉积层的阻力同样显著下降，堵孔阻力从 0.831×10^{12}/m 升至 1.40×10^{12}/m，浓差极化阻力呈增加趋势。

总体而言，超声作用对于控制膜表面污染效果比较显著，但在超声场作用下，膜孔不同程度地被堵塞，尤其间歇超声最为严重，这更证实了间歇超声对膜通量影响的差异。因此，认为间歇超声不适合用于本研究体系。

表 14-19 痹通药酒的膜污染阻力分布

阻力	未超声		连续超声		间歇超声	
	10^{12}/m	R/R_t（%）	10^{12}/m	R/R_t（%）	10^{12}/m	R/R_t（%）
R_m	0.371	13	0.472	21	0.405	15
R_e	1.55	55	0.742	33	0.759	28
R_i	0.831	30	0.966	43	1.40	51
R_p	0.043 2	2	0.043 1	2	0.185	7
R_t	2.79	100	2.22	100	2.75	100

3. 不同超声方式对固含物去除率的影响　对于痹通药酒，超声作用降低了微滤膜对药酒固含物的去除作用，其去除率大小顺序为未超声（25.2%）＞连续超声（16.2%）＞间歇超声（12.2%）（图 14-39）。这与前述的增液口服液略有差异，推测其可能与药酒体系具有较高的堵孔阻力有关，同时超声作用加剧了膜孔的被堵塞率。这一复杂现象还有待进一步探究。但在满足中药药酒质量的前提下，综合考虑在整个微滤过程中超声波产生的作用，如通量的增加、膜污染阻力的降低、有效成分转移率的稳定性等，认为连续超声更适合痹通药酒体系。

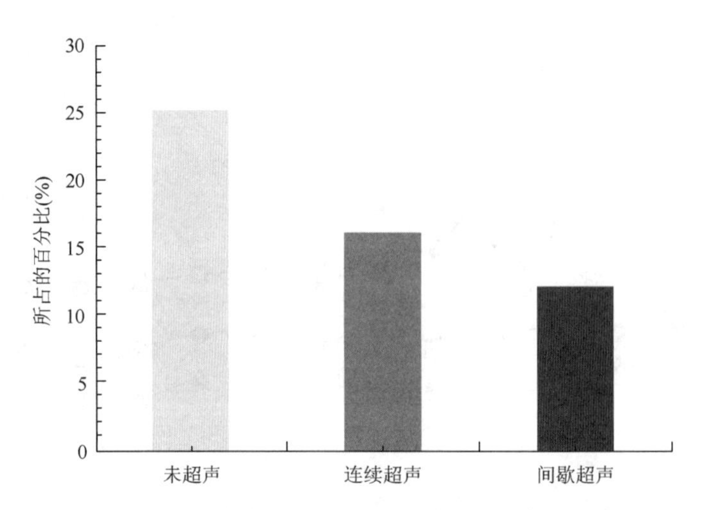

图 14-39　超声方式对痹通药酒固含物去除率的影响

4. 操作压力对超声强化膜通量的影响　从图 14-40 可知，在一定范围内，超声波对通量的强化作用与压力成正比。在 0.10 MPa、0.15 MPa、0.20 MPa 三个操作压力下，超声作用对膜通量的提高率分别为 18.6%、30.2%、34.2%。但过高的压力会增加空化泡周围的压缩力，从而使得超声波形成的空化泡数量减少，不利于超声强化膜微滤过程。

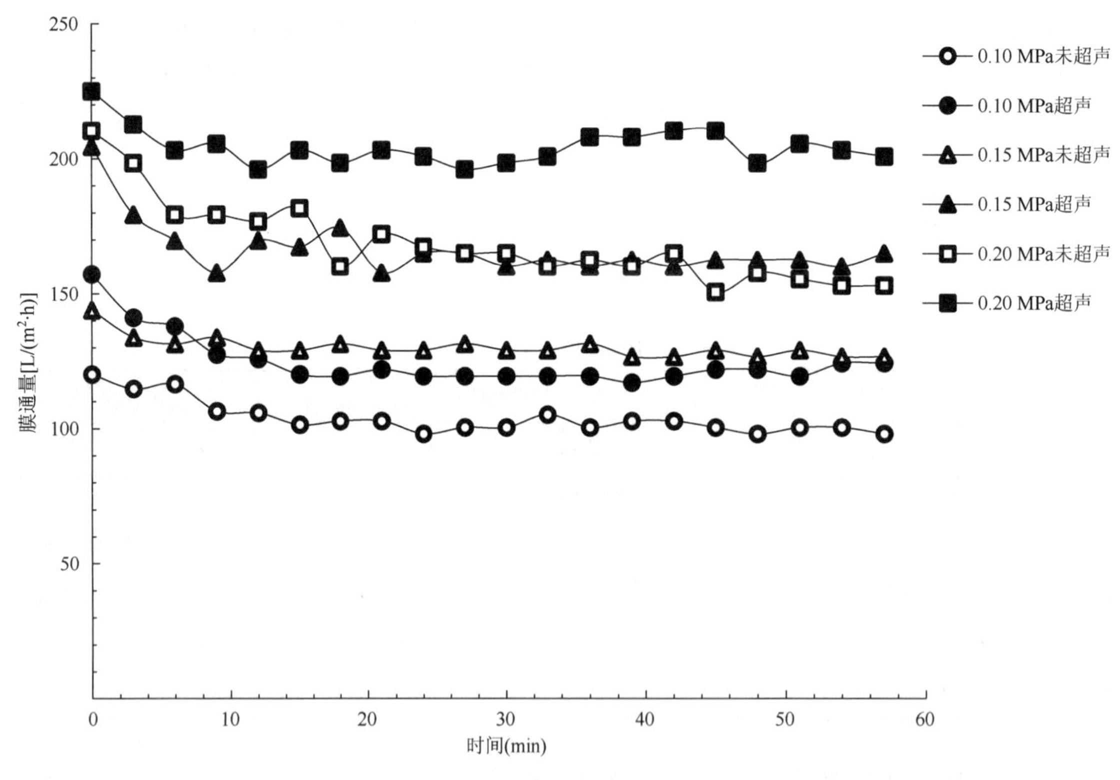

图 14-40　不同压力下膜通量随时间的变化曲线

5. 操作温度对超声强化膜通量的影响　从图 14-41 得知，操作温度能显著影响膜通量的提高。在本实验的 3 个操作温度下，膜通量提高率的大小顺序依次为 30℃＞35℃＞40℃。由此可见，对于本体系升高温度不利于超声强化膜过程。这是由于超声空化是超声波强化膜分离的主要原因，但温度较高时，空泡内的饱和蒸气压明显增大，从而使超声空化效果减弱。

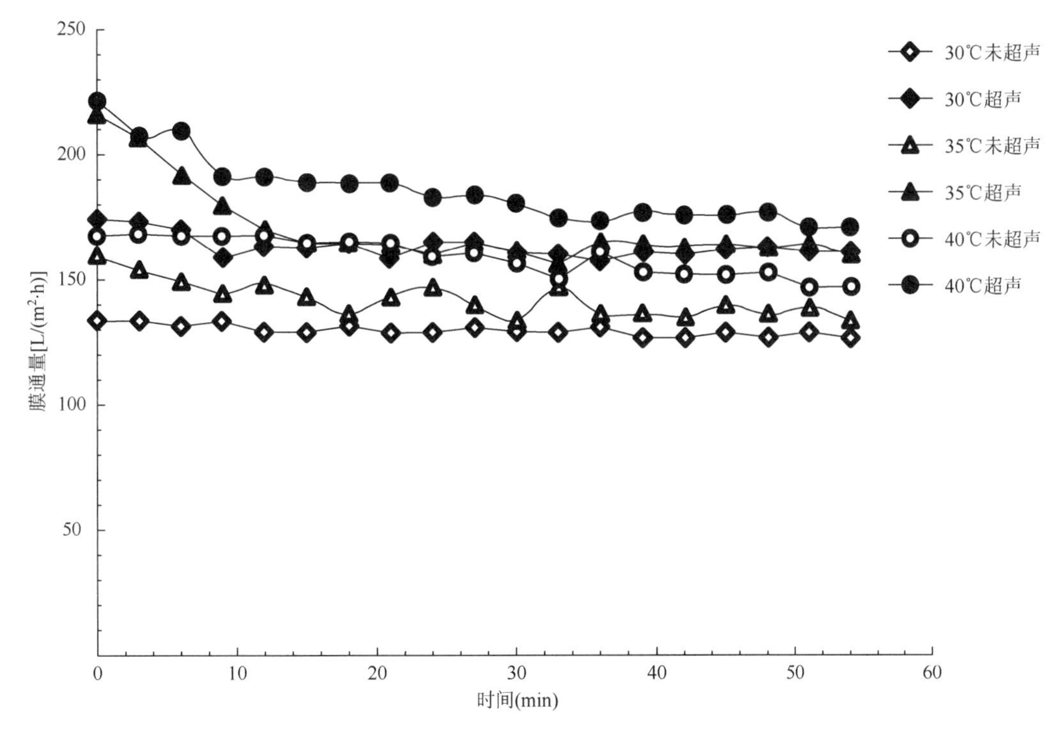

图 14-41　不同操作温度下膜通量随时间的变化曲线

通过采用外加超声场的方法，考察其对 0.2 μm ZrO_2 微滤增液口服液、痹通药酒膜过程的影响，初步得出以下结论。

（1）超声的加入能提高陶瓷膜微滤增液口服液、痹通药酒的膜通量，且发现连续超声的作用优于周期性间歇超声，其对以上两种实验体系的通量提高率分别为 33.2%、31.6%。

（2）超声场能有效降低膜污染总阻力，对于控制膜表面污染效果更为显著。但对于堵孔阻力，超声的加入在不同程度上增加了该部分阻力，在间歇超声方式下该现象尤为显著。因此认为连续超声更适合本实验的两种中药液体制剂。

（3）超声场降低了陶瓷膜对固含物的去除率。尽管这在一定程度上削弱了陶瓷微滤膜对增液口服液和痹通药酒的精制效果，但在以满足中药液体制剂质量的前提下综合考虑在整个微滤过程超声波产生的作用，如通量的增加、膜污染阻力的降低、有效成分转移率的稳定性等，认为超声尤其是连续超声强化膜过程是可取的。

（4）操作压力和操作温度对超声场的影响：过高的压力会使空化泡周围的压缩力增大，导致超声波形成的空化泡的数量减少，不利于超声强化膜过程；过高的温度使空泡内的饱和蒸气压明显增大，因此同样也不利于超声空化作用。

在超声强化膜过程中起主要作用的是超声空化和声冲流，它们属于非线性声学现象，在声学研究中也非常复杂和困难，因此其如下所述的应用价值仍需进一步挖掘：①丰富实验体系、膜材质和膜孔径，从经济和社会推广等角度探索超声强化膜过程的最佳应用方案。②重视超声波对膜的损伤作用，探索可行的防治手段。

为了推广超声波技术在中药分离领域的应用，今后应对超声作用原理、药物结构与超声作用的关系作进一步研究，以便建立较为通用的模型，为不同提取对象、操作条件提供可靠的依据。同时应注重有关工程问题研究，促使超声波在中药提取中的应用向工业化大规模生产的方向发展。

第五节
水蒸气蒸馏-蒸汽渗透耦合技术及其应用

一、基于“水蒸气蒸馏-膜过程”耦合的中药挥发油分离原理

1. 中药挥发油提取分离产业对新技术、新材料的迫切需求　中药挥发油（又称精油，essential oil）多为小分子化合物，其基本组成为脂肪族、芳香族和萜类化合物等，可随水蒸气蒸馏而自原药材中分离得到[68]。该类成分能被机体快速吸收，多具芳香开窍、引药上行的功用，在心脑血管系统、中枢神经系统、呼吸系统、胃肠道系统、促进药物吸收等方面都具有显著药效。现代生产可供选用的挥发油提取方法有蒸馏法、溶剂提取法、吸收法、压榨法、微波萃取法、精馏、析晶、层析分离、超临界流体萃取、亚临界水萃取等，虽然其各具优势，但鉴于难适应环保要求、投资大、技术难度高、需高压（高温）条件、处理量小、中药复方组成复杂及与中药企业目前通用生产流程不匹配等各种不同因素，可供大生产选用的方法非常有限。特别需要指出的是，为切实保证临床疗效，在评价中药挥发油提取与油水分离技术时，应将其产物能否较好地保持药效组成的完整与多元性放在首位。超临界萃取物能否代替传统挥发油还在探索中，它们在化学组成、药效学、毒副作用等方面的差异都有待深入研究[69-73]。

目前中药制药企业普遍采用水蒸气蒸馏法（steam distillation，SD）提取挥发油，该法传承了以煎服为主的中药传统用药方式，由此工艺得到的挥发油与其他提取物组合，能充分体现中医用药的整体性、安全性和有效性。但该工艺所得馏出物多以油水混合物形式（俗称“芳香水”）存在。后续工艺还需经过有机溶剂萃取、加盐冷藏、重蒸馏等技术实施油水分离，而再处理后挥发油的收率普遍偏低、所得油中药效成分含量不稳定。因此，其提取分离工艺一直是限制含挥发油制剂质量的瓶颈[70, 71]。

挥发油在植物来源的中药中分布非常广泛，已知我国有56科136属300余种植物中含有挥发油，而每个品种的挥发油均含有特定的多元药效成分，其整体所表现的物理化学性质有较大差异。如第十三章所述，挥发油主要以浮油（粒径较大，一般大于100 μm，以连续相的形式漂浮于水面，形成油膜或油层）、分散油（粒径在25～100 μm，以微小油滴悬浮于水中，不稳定，经一定时间后可能形成浮油）、乳化油（粒径一般在 0.1～25 μm，油粒之间难以合并，因为水中有表面活性物质使油滴乳化成稳定的乳化液分散于水中，表面形成一层荷电界膜，难以相互黏结，长期保持稳定，难以分离）、溶解油（粒径在0.1 μm以下，甚至可小至几纳米，以化学方式溶解于水中）这四种形态存在。依中药（单方或复方）品种不同，其挥发油的存在形态可以兼有上述四种形态，也可以只有其中若干形态。如何针对水蒸汽蒸馏的工艺产物——芳香水——中挥发油存在形态的多样性建立工业化高效分离挥发油的新方法和新技术，是中药制药领域所面临的共性关键问题。

在系统检索国内外相关文献的基础上[74-79]，笔者课题组发现涉及油水分离技术的行业很多，主要分布于食品油脂工业、石油开采加工、石油化工、冶金、机械工业及海上运输业等。其中一些行业因为引入了以先进分离材料为载体的膜科技，已顺利攻克了多年来困扰产业发展的“油水分离”难题。由此，笔者课题组深切体会到中药挥发油提取分离产业对新技术、新材料的迫切需求，因此将眼光转向现代分离科学领域中的佼佼者——膜技术，目的是实现对常用传统油水分离方法的突破，解决工业生产中水蒸气蒸馏工艺收油率低、环境污染的问题，创建国内外首创的基于膜分离技术的中药挥发油工业生产模式。

2. 膜科技用于中药挥发油分离的技术原理　膜技术的分离机制主要有两种。①机械过筛分离机制：依靠分离膜上的微孔，利用待分离混合物各组成成分在质量、体积和几何形态方面的差异，用过筛的方

法处理，大于微孔的组分很难通过，而小于微孔的组分容易通过，从而达到分离的目的，如微滤、超滤、纳滤和渗析。②膜扩散机制：利用待分离混合物各组分对膜亲和性的差异，用扩散的方法使那些与膜亲和性大的成分能溶解于膜中，并从膜的一侧扩散到另一侧，而与膜亲和性小的成分实现分离，如反渗透、气体分离、液膜分离、渗透蒸发等[80]。

采用机械过筛分离机制的中药挥发油油水分离技术，笔者已在第十三章作了介绍。本节主要介绍利用膜扩散机制的中药挥发油膜分离原理。如前所述，鉴于挥发油在芳香水液中存在形态的多样性，采用筛分机制难以将乳化油、溶解油与水成功分离。因此，寻找油与水在表面张力、密度等常规理化性质之外的差异，探索油与水在新型分离材料及其微结构之间因分子间相互作用而形成的传递关系势在必行。挥发油的主要药效成分是萜烯类化合物，其因对皮肤（生物膜）具有较强的穿透能力而常被用作透皮吸收促进剂[81]。从天然药物化学极性特点可以看出，挥发油多元成分对生物膜的穿透作用与其脂溶性密切相关，那么油与水是否可利用各自对某些特定材料的穿透、扩散作用差异来实现分离呢？而这正是蒸汽渗透技术的作用机制。

蒸汽渗透（vapour permeation，VP）作为膜技术家族渗透蒸发（pervaporation，PV）的一个分支，是由日本学者 Uragami 等提出的一种新的气相脱水膜分离过程。其基本原理是以蒸汽进料，在混合物各组分蒸气分压差的推动下，利用各组分在膜内溶解和扩散性能的差异，实现组分间的选择性分离。蒸汽渗透技术应用于近沸点、恒沸点及同分异构体的分离有其独特的优势，还可以同生物及化学反应耦合，将反应生成物不断脱除，使反应转化率明显提高，其技术性和经济性优势明显，在石油化工、医药、食品、环保等工业领域中有广阔的应用前景[82-85]。

笔者课题组通过与清华大学膜材料与工程北京市重点实验室李继定教授团队的合作，选择柴胡、当归等典型的乳化油和溶解油体系，利用疏水性高分子膜材料，将水蒸气蒸馏所得气态馏出物直接进行分离（实验装置与实验流程分别见图 14-42、图 14-43），得到了不含水的中药挥发油。经气相色谱-质谱联用技术（GC-MS）分析知，挥发油在膜分离前后化学成分基本保持一致。

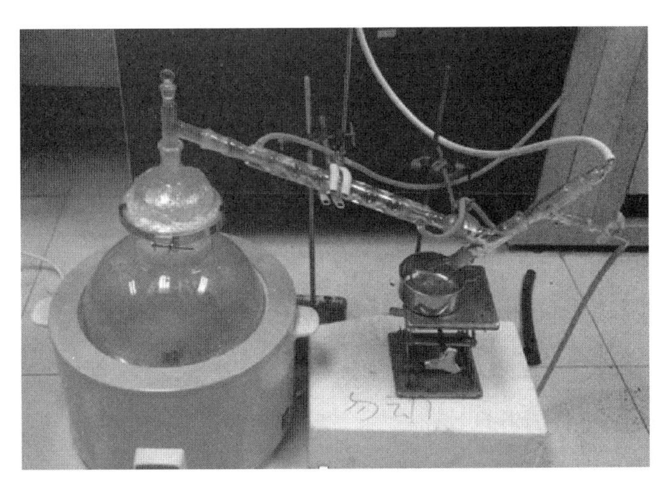

图 14-42 蒸汽渗透富集中药挥发油实验装置图

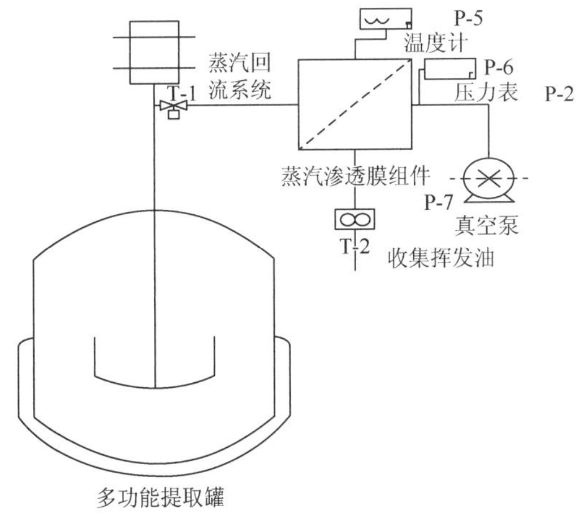

图 14-43 蒸汽渗透实验流程示意图

其中，柴胡挥发油蒸汽渗透分离结果见图 14-44，经中药色谱相似系统软件评价，蒸汽渗透的渗透物与原挥发油的相似度为 100%。

笔者课题组选用有机物优先透过 PDMS/PVDF 膜，以 27 种富含挥发油的中药——柴胡、肉豆蔻、陈皮、白芷、金银花、细辛、砂仁、野菊花、桉叶、牡荆、连翘、降香、香附、没药、荆芥、香薷、川芎、薄荷、苍术、蛇床子、当归、石菖蒲、杭白菊、菊花、肉桂、丁香、桂枝——为实验对象，对 PDMS/PVDF 膜蒸汽渗透的性能进行研究，采用 GC-MS 对膜分离前后中药挥发油的化学成分进行鉴定，验证蒸汽渗透 PDMS/PVDF 膜分离中药挥发油的有效性和可行性。

为了考察不同膜材料对挥发油成分蒸汽渗透作用的影响，笔者课题组又选择有机物优先透过 PVDF

膜，以柴胡、薄荷、丁香、川芎为实验对象，对 PVDF 膜蒸汽渗透的性能进行研究，采用 GC-MS 对膜分离前后中药挥发油的化学成分进行鉴定，验证蒸汽渗透 PVDF 膜分离中药挥发油的有效性和可行性。上述研究表明[86]，蒸汽渗透用于分离、富集中药挥发油切实、可行。该技术耦合水蒸气蒸馏与蒸汽渗透膜过程，为建立工业化高效分离挥发油的新方法和新技术迈出了关键的一步。

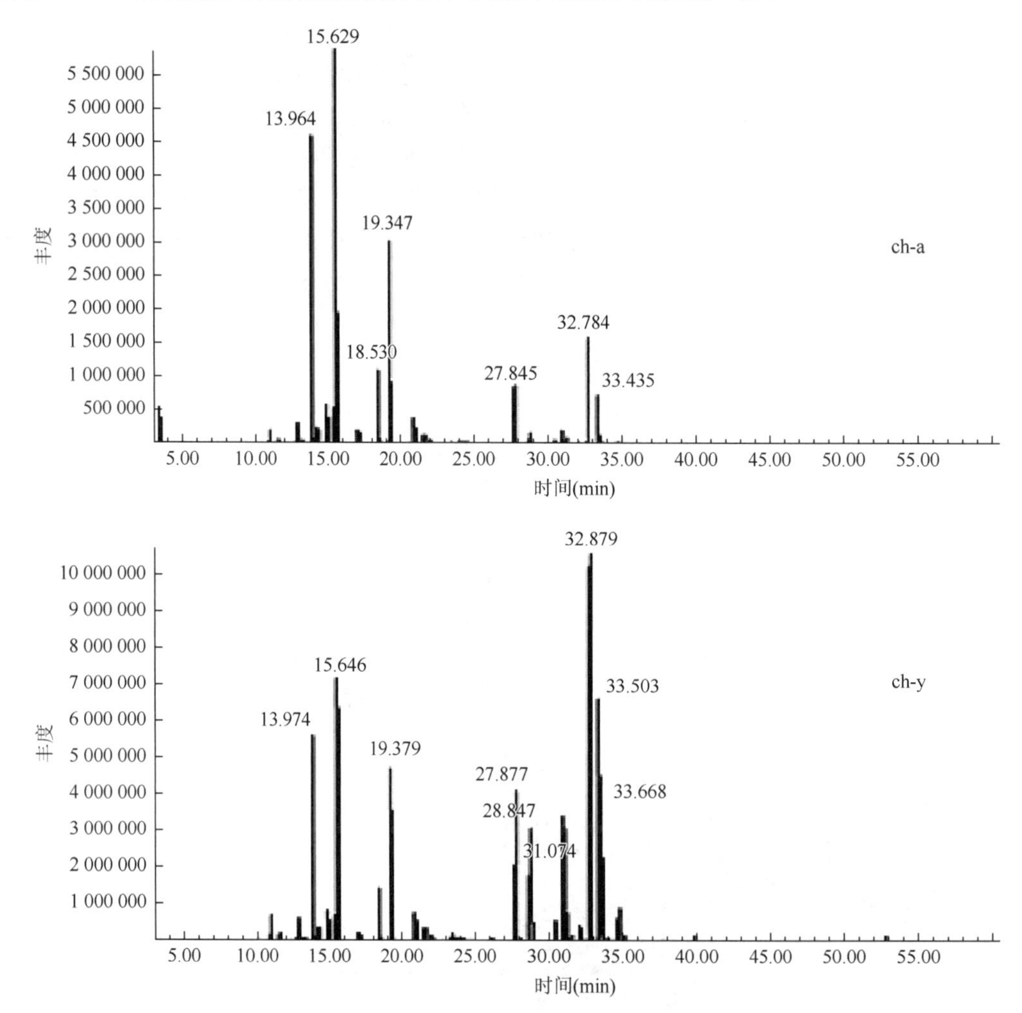

图 14-44　柴胡的气相色谱相似图

ch-a，柴胡挥发油透过液；ch-y，柴胡挥发油原液

二、构建中药挥发油蒸汽渗透膜法提取分离技术体系的研究

笔者课题组设想，本书第十三章所述基于筛分效应的挥发油膜分离技术作为第一代油水分离技术，直接接入现有水蒸气蒸馏提取挥发油工艺流程，用于该方法的改造；而基于扩散效应的中药挥发油膜分离技术作为第二代油水分离技术，可用于现有水蒸气蒸馏提取挥发油工艺的升级换代。

中药挥发油及其含油水体为化学组成多元的复杂体系，其宏观性质可以由表面张力、粒径分布、相对密度、浊度、黏度、电导率等主要物理化学参数表征[87]。通过 SD 法提取后，通常芳香水液中挥发油的含量较低，因此，油-水分离的过程可以看作是借助“平衡、速度差与反应”“场-流”及“溶解-扩散”等分离理论自水溶性溶剂中提取富集脂溶性多元组分的过程。

在这一学术思想指导下，笔者课题组开展了构建中药挥发油膜法提取分离技术体系的研究，其主要内容如下：①中药挥发油及含油水体体系的基本物理化学性质的研究；②适用于中药挥发油油水分离的膜工艺技术研究，包括膜材料筛选、膜过程优化等；③膜分离产物的安全性与有效性研究。

1. 中药挥发油及含油水体的物化特征研究　基于前期已通过数据挖掘技术建成的“中药挥发油膜基础数据库”，笔者课题组正在补充、完善与蒸汽渗透过程相关的物理化学数据，如溶解度参数、极性参数、接触角、渗透系数等，建立各参数的测试、分析方法，开展有关方法学研究。

通过上述系统研究，笔者课题组对常用中药挥发油及含油水体的基本物理化学性质有了全面的了解，为相关膜分离工艺的设计奠定了坚实的基础。

2. 适用于中药挥发油油水分离的蒸汽渗透膜工艺技术研究

（1）膜材料的筛选：用于油水分离的膜材料主要分为以下三大类。

1）有机膜：常用的亲水膜有纤维素酯、聚砜、聚醚砜、聚砜/聚醚砜、聚酰亚胺/聚醚酰亚胺、聚酯酰胺、聚丙烯腈等；疏水膜有聚四氟乙烯、聚偏二氟乙烯和聚乙烯等。

2）无机膜：常用的无机膜有氧化铝、氧化钛、氧化锆等。

3）有机/无机复合膜：是当前研究的新方向，如具有聚酰胺/聚乙烯醇复合表层的有机/无机复合膜。

油水混合体系中油的存在状态是选择膜的首要依据。若油水混合体系中的油以浮油、分散油为主，则采用具有筛分效应的膜技术，一般选择超滤或者微滤膜；若油水混合体系中的油以乳化油和溶解油为主，则需要采用具有扩散效应的膜技术——蒸汽渗透。蒸汽渗透膜作为一种先进的分离材料，其鲜明特征是具有介观尺度（纳米和微米之间）的结构。而理论与实验的研究报道表明，气体在纳米孔道内的扩散不再满足经典的克努森扩散方程，高通量和高选择性与纳米尺度流体的行为密切相关[88]。从而提示，决定挥发油蒸汽渗透膜过程高膜通量和高选择性的主要因素是纳米尺度下流体的微观特征和介观尺度下膜孔（界面）处流体的传递。其科学本质则为挥发油分子的微观特征及其与膜材料微结构、膜分离功能的相互作用，而膜材料微结构与膜分离功能关系的基础是膜的传递机制与传质模型——这成为笔者课题组筛选膜材料的基本依据。

（2）膜过程优化研究：鉴于笔者课题组对挥发油微滤、超滤膜过程及其优化研究已有较多的报道[89-96]，本部分主要阐述挥发油的蒸汽渗透膜过程及其优化机制。挥发油的蒸汽渗透膜过程本质上是挥发油多元组分与膜材料之间“溶解-扩散”相互作用的过程。该相互作用是传热机制与传质机制的耦合。

1）传热规律研究：以溶解速度系数、吸附系数、吸附（溶解）等温线、吸附（溶解）平衡方程等为考察指标，研究膜材料对不同挥发油体系的适应性。特别注意多组分在膜中的溶解过程可能产生的耦合效应作用及其与膜材料的相互作用。

而影响溶解过程的中药挥发油及膜材料的物理化学特征可描述如下：溶解过程不仅与渗透物小分子的形态、高聚物膜的种类有关，而且与膜的形态（玻璃态、橡胶态）密切相关。在一定的条件下，渗透物小分子在膜内和气相本体中的浓度存在一定的关系，可以用亨利（Henry）定律表示。

$$c_m = K_s c \tag{14-5}$$

式中，c_m 为渗透物小分子在膜中的浓度；c 为渗透物小分子在进料主体的浓度；K_s 为溶解度常数。它是一个与温度、压力及进料浓度有关的常数，需要通过实验来确定。

2）传质规律研究：以扩散系数、膜通量及指标成分保留率等为考察指标，研究膜材料对不同挥发油体系的适应性。特别注意挥发油与有机膜之间是否发生相互作用；系统考察膜材料的化学组成、交联程度、结晶度与挥发油渗透组分的极性、分子大小及操作温度在传质过程中的影响权重。

影响扩散过程的中药挥发油与膜材料的物理化学特征也可描述如下：扩散过程一般用菲克（Fick）定律描述，即

$$J_i = -D_i \frac{\mathrm{d}C_{m,i}}{\mathrm{d}x} \tag{14-6}$$

式中，D_i 为组分 i 在膜中的扩散系数。它是聚合物的特性，如聚合物的组成、自由体积、链段活动性、不饱和程度、交联程度、结晶度和取代基的性质等；也是渗透物的特性，如渗透物的极性、分子大小和形状等；也受操作条件影响，如温度等，也与组分浓度有关。

在获取上述基础数据的基础上，以分子模拟方法[97, 98]遴选微观尺度的关键控制因素，与关联的实验数据互动，改进和发展热力学方程，使之对挥发油成分的膜渗透过程具有可预测性。

通过上述研究，阐明蒸汽渗透过程中药挥发油组分溶解、扩散的规律及其机制，建立相关模型，用于指导膜过程的优化。

3. 膜分离产物安全性、有效性研究

（1）膜分离技术对挥发油化学组成的影响：以主要指标成分、指纹图谱、GS/MS 等手段对比常规水蒸气蒸馏、蒸汽渗透技术挥发油样品；特别注意是否存在所采用膜材料成分残留。

（2）膜分离技术对挥发油生物学效应的影响：以主要药效学指标对比常规水蒸气蒸馏、蒸汽渗透技术挥发油样品，验证分离方法的安全性和有效性。

第六节 超临界流体萃取与膜过程的耦合

超临界流体萃取技术（SFE）的发展有力地促进了分离纯化、材料制备、化学反应等领域的技术进步。值得特别关注的是，单独应用超临界流体技术会出现一些难以克服的缺点，而将超临界流体技术与某些化工过程耦合，可形成一些先进、高效、节能的复合过程。

由于天然产物组成复杂，近似化合组分多，因此单独采用超临界萃取技术常常满足不了对产品纯度的要求。为此人们开发了超临界萃取与其他分离手段的联用工艺技术。

在发达国家，随着对食品和药品中有机溶剂的残留限制标准不断提高，相关厂商不得不转而采用成本较高的超临界 CO_2 萃取技术。为拓展这一技术的应用领域，SFE 与其他技术耦合的研究方兴未艾，如络合萃取、微乳萃取、反胶团萃取、分馏萃取、亚临界萃取、超高压萃取、引进外场（超声物、电场）萃取等。

同时，由于中药成分复杂，同一味药中的各化学成分的极性、沸点、分子量、溶解度等特性各有不同，多重目标产品决定了需要采取多种提取分离的手段。SFE 与多种分离手段的耦合应运而生。例如，SFE 耦合分子蒸馏使姜辣素收率明显提高；SFE 耦合硅胶柱可提高莪术二酮的产品纯度；SFE 耦合反胶团技术明显缩短水溶性维生素的提取时间；SFE 耦合离子对试剂使麻黄碱提取率显著提高；SFE 耦合重结晶大大降低青蒿素制备成本等。本节主要介绍超临界流体技术与膜过程耦合。

超临界流体技术与膜过程耦合，可为复合型新工艺的开发和应用提供广阔空间，从而达到降低过程能耗、减小操作费用、实现精细分离、利于环境保护、提高产品质量等目的[99-101]。

一、超临界流体萃取与超滤过程的耦合

1. 提高目标成分收率及杂质去除率　采用国产 2×10 L 超临界 CO_2 萃取装置及平板超滤器等联合生产工艺设备，以外购含量为 10%～14%的银杏黄酮粗品为原料，经联合工艺处理，结果得到黄酮含量大于 30%，内酯为 6%～8%的产品，经高效液相色谱仪、原子吸收仪及微生物检验等测试，产品中的烷基酚、重金属、农药残留、细菌等指标均能达到国际质量标准。

2. 强化膜分离过程　对黏性较大的液体进行超滤操作，能量消耗大且透过率小，为了降低液体黏度，传统的方法是提高过滤温度（如高达 623 K）或添加化学剂（如表面活性剂）。其后果是增加生产成本和污染，还可能影响产品质量。超临界 CO_2 具有独特的溶解能力和黏度性能，可与许多极性化合物完全互溶，对其产生稀释作用。将超临界 CO_2 应用于黏性液体的超滤工艺是解决黏性较大的液体不易进行超滤操作的一条有效途径。

实验表明，超临界 CO_2 对过滤液体的黏性影响有如下特点：CO_2 压力越高，对黏性的降低作用越明显；操作温度越低，对黏性的降低作用越明显；滤液的分子量越大，对黏性的降低作用越明显。已有研究结果表明，加入超临界 CO_2 可以显著降低错流过滤的阻力，提高膜通量。

二、超临界流体萃取与纳滤过程的耦合

1. 提高超临界萃取的选择性　在超临界流体萃取中，高的萃取能力和选择性通常不能同时兼得。如果将超临界溶剂的溶解度提高，可以增加萃取量，但也会增加其他组分的溶解度，萃取选择性反而会降低，导致分离的困难。而超临界流体与膜过程耦合，既可以降低膜分离阻力又可以选择性地透过某些成分，在降低能耗和提高选择性上多方面获益。

将超临界萃取与纳滤过程结合，可以首先选择合适的条件以增大萃取能力，然后选择合适的纳滤膜，选择性地透过需要的萃取组分，从而使分离效率也得到提高。例如，鱼油中富含多种多烯不饱和脂肪酸，采用超临界 CO_2 萃取鱼油，萃取物中主要成分为三酸甘油酯，而三酸甘油酯中最有价值的是长链 ω-3 多不饱和脂肪酸，其中的二十碳五烯酸（简称 EPA）能防治心血管疾病，二十二碳六烯酸（简称 DHA）具有防治老年性痴呆、抑制脑肿瘤扩散等药理作用；之后采用纳滤过程，即可将三酸甘油酯中的长链不饱和脂肪酸和短链脂肪酸相分离。采用此种耦合技术也可将萝卜籽、胡萝卜油中的 β-胡萝卜素进行精制，得到纯化的产物。

2. 回收超临界 CO_2　为确保超临界萃取过程的经济性，超临界溶剂应该循环使用，而不是在萃取完成后简单地采用混合物卸压使 CO_2 气化的办法分离萃取产物。目前常用的使超临界二氧化碳与萃取物分离的降压分离法一般需消耗大量能量，从而使超临界萃取的操作费用大大增加。用纳滤代替降压分离过程有效地改变了这种状况。

纳滤是一种压力驱动的膜分离过程，它可以在压力变化不大、恒温和不改变分离物的热力学相态情况下达到理想的分离效果。用纳滤代替降压分离过程，在较小的跨膜压降（一般小于 1 MPa）情况下，CO_2 无须经历压力、温度和相态的循环变化（从而避免使用大型压缩和制冷系统），就能实现超临界 CO_2 与萃取物的分离。在近临界条件下使用平均孔径为 3 nm 的 ZrO_2-TiO_2 膜回收 CO_2，咖啡因的截留率可高达 100%，CO_2 的膜通量达到了 0.024 mol/(m^2·s)。

第七节
分子印迹膜技术及其在中药分离中的应用

一、分子印迹及分子印迹膜技术原理概述

1. 分子印迹和识别原理[102]　分子印迹技术（molecular imprinting technology），也称分子模板技术，是指以一定的目标分子为模板制备对该分子具有特异选择性聚合物的技术。早在 1949 年，Dickey 首先提出了“分子印迹”这一概念，但在很长一段时间内没有引起人们的重视。直到 1972 年，Wulff 研究小组首次报道了人工合成的有机分子印迹聚合物之后，这项技术才逐渐被人们认识，并于近 20 年内得到了飞速的发展。Wulff 等采用一种全新的被称作分子印迹（molecular imprinting）的技术合成了对糖类和氨基酸衍生物有识别作用的聚合物。此聚合物被称为分子印迹聚合物（又称分子模板聚合物）。概括地讲，分子印迹技术就是指以特定的分子为模板，制备对该分子有特殊识别功能和高选择性材料的技术，该技术在最近几年发展极为迅速。分子印迹聚合物的内部带有许多固定大小和形状的孔穴，孔穴内带有特定排列的功能基团。分子印迹聚合物对分子的识别作用就是基于这些孔穴和功能基团。

分子印迹和识别原理见图 14-45。将一个具有特定形状和大小的需要进行识别的分子（a）作为模板分子（又称印迹分子），把该模板分子溶于交联剂（b）中，再加入特定的功能单体（c）引发聚合后，形

成高度交联的聚合物（d），其内部包埋与功能单体相互作用的模板分子。然后利用物理或化学的方法将模板分子洗脱，这样聚合物母体上就留下了与模板分子形状相似的孔穴，且孔穴内各功能基团的位置与所用的模板分子互补，可与模板分子发生特殊的结合作用，从而实现对模板分子的识别。如果模板分子可以反复洗脱和吸附，则该分子印迹聚合物可以多次使用。

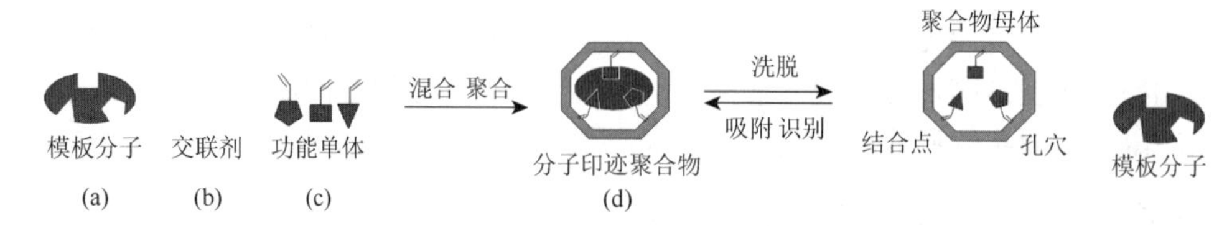

图 14-45　分子印迹和识别原理

2. 分子印迹聚合物与模板分子的结合作用　分子印迹聚合物与模板分子之间的结合作用主要是指这些固定排列的功能单体与模板分子间的共价键作用、非共价键作用和金属络合作用。不选用功能单体时，仅靠分子印迹聚合物上孔穴的特定形状和大小来识别分子，这时分子印迹聚合物与模板分子主要是通过分子间力相互结合的。

（1）共价结合作用：借助共价结合作用可在聚合物中获得空间精确固定的结合基团，对模板分子的选择性较好。如果模板分子能比较完全地被除去，共价结合方式就占有优势。目前，已使用共价结合作用制备了对糖类及其衍生物、芳香化合物、腺嘌呤等具有分离作用的分子印迹聚合物。所使用的结合基团主要包括硼酸酯、席夫碱、缩醛和缩酮类等。

（2）金属络合作用：通常是通过配位键产生的，这类键的优点是其强度可通过实验条件控制，聚合时有固定的相互作用，不需要过量的结合基团，且模板分子与聚合物的结合速度较快。

（3）非共价键作用：主要包括氢键作用和静电作用。氢键作用在许多有机化合物间容易产生，是最方便也是应用最多的结合方式。目前，氢键作用已被广泛用于二胺、维生素、氨基酸及其衍生物、缩氨酸、核苷和染料等的印迹过程中。同静电作用相比，其作用力较强，因而选择性较好。同共价键相比，其作用力较弱，但这恰恰为洗脱模板分子带来了方便，且通过选择多个相互作用点也可大大提高模板分子与分子印迹聚合物的相互作用力，使分子印迹聚合物具有很高的选择性。

静电作用力相对较弱，通常只和其他键合方式一起作用而不单独使用。例如，Sergey 等利用能产生氢键和静电作用的 *D*（*L*）-苯基丙氨酸为模板制得了分子印迹聚合物，将该聚合物用于色谱大大改善了苯基丙氨酸手性异构体的分离效果。

3. 分子印迹技术在中药分离中的应用　与常规和传统的分离或分析介质相比，基于分子识别的分子印迹聚合物的突出特点是对被分离物或分析物具有高度的选择性。同时分子印迹聚合物具有较好的物理和化学稳定性，能够耐受高温、高压、酸碱、有机溶剂等，制备简单，易于保存，较易实现工业化生产。因而，其在色谱分离与色谱分析、模拟酶、膜分离和固相萃取、药物分析、仿生传感器等方面得到了日益广泛的应用，展现出良好的前景。

将分子印迹技术应用于中药成分的分离纯化[103]，就是以待分离的化合物为印迹分子（也称模板、底物），制备对这类分子有选择性识别功能的分子印迹聚合物（molecular imprinted polymer，MIP），然后以 MIP 作为吸附材料用于中药成分的分离纯化。其最大的特点是分子识别性强、选择性高、成本低，而且制得的 MIP 有高度的交联性，不易变形，有良好的机械性能和较长的使用寿命，这无疑是一种高效的中药有效成分分离技术[104]。

分子印迹技术在中药活性成分中的应用已较为广泛，涉及生物碱、黄酮、多元酚、甾体、香豆素等多种结构类型化合物。

（1）分离生物碱：用（–）-麻黄碱作印迹分子、甲基丙烯酸作功能单体、季戊四醇三丙烯酸酯作交联剂，在三氯甲烷中合成了 MIP，以其作为色谱固定相，以 30%乙酸水溶液为流动相，可分离麻黄碱。以苦参碱为印迹分子制微球 MIP，从苦参提取物中分离苦参碱，回收率 71.4%。

（2）分离有机酸：用 MIP 分离天门冬中原儿茶酸、对羟基苯甲酸、香草酸、丁香酸等有机酸类化合物，回收率可达到 56.3%～82.1%。以绿原酸为印迹分子，以聚偏氟乙烯微孔滤膜为支撑，采用表面修饰法制备分子印迹复合膜，结果表明复合膜内存在两类结合位点，离解常数分别为 0.151 mmol/L 和 0.480 mmol/L，对绿原酸的结合量分别为 14.934 μmol/L 和 28.123 μmol/L。

（3）分离黄酮：槲皮素（quercetin，Qu）是一种具有多种生物活性的中药活性成分，属于黄酮类化合物，具有很高的药用价值。从结构上分析，槲皮素含有羟基，具备与功能单体形成氢键的条件，但分子中含有 5 个羟基，使其极性较大而难溶于非极性或弱极性溶剂。因此，非共价型槲皮素印迹聚合物的制备及其应用受到限制。以 Qu 与 Zn（Ⅱ）的配合物为印迹分子，4-乙烯基吡啶（4-Vp）为功能单体，二甲基丙烯酸乙二醇酯为交联剂，偶氮二异丁腈为引发剂，在甲醇溶液中制备金属配位分子印迹聚合物。图 14-46（a）表明以 Zn（Ⅱ）-Qu 配合物为印迹分子的 MIP（1）的吸附性能明显高于以 Qu 为模板的 MIP（2）和非印迹聚合物 NMIP（3）。由图 14-46（b）可知，如果只以 Qu 为溶质进行吸附，则 NMIP（3）吸附量高于 MIP-1，因此，分子识别过程中 Zn（Ⅱ）的存在是必要的。虽然 MIP-3 是以 Qu 为印迹分子制备，但其与 Qu 的结合量远小于 MIP-1 与 Qu-Zn^{2+}复合物的结合量。这是因为极性分子水的存在会削弱 Qu 与 4-Vp 之间的氢键作用，而 Qu-Zn（Ⅱ）-4-Vp 的配位键则不受影响。这一结果进一步验证在水/醇体系中，金属配位键比氢键和静电力等非共价作用力要强，且比较稳定，更适合在强极性溶剂中制备 MIP。MIP 制备过程如图 14-47 所示。

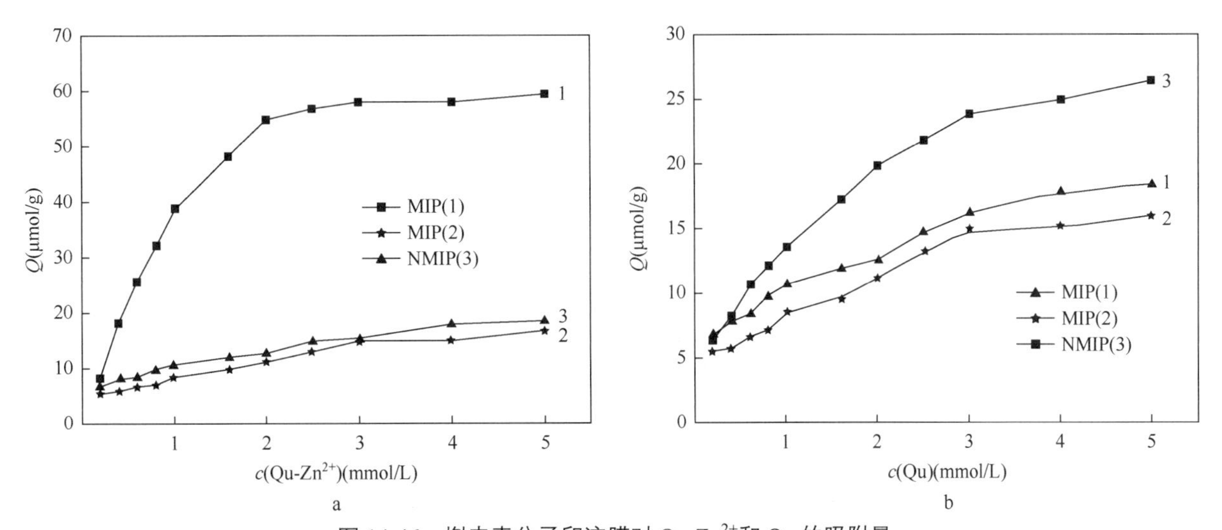

图 14-46　槲皮素分子印迹膜对 Qu-Zn^{2+}和 Qu 的吸附量

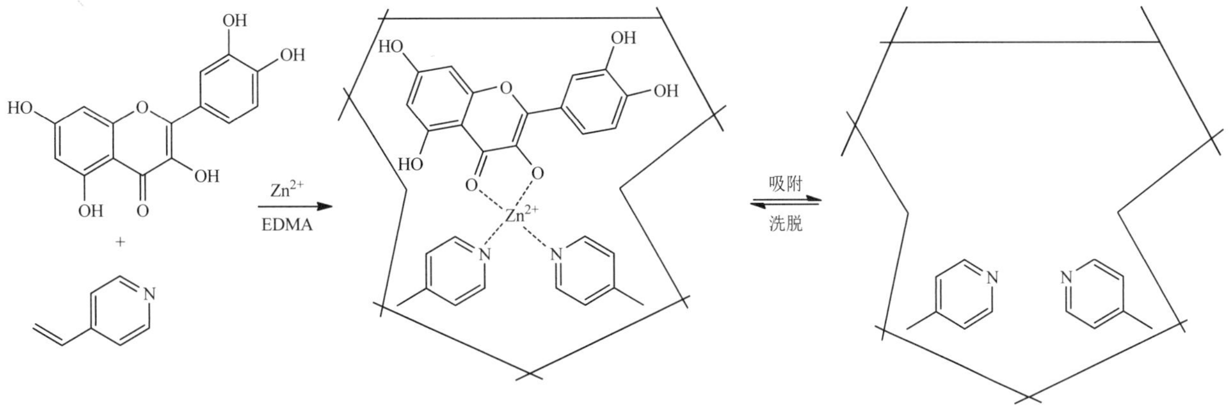

HO OH OH OH OH O Zn2+ EDMA 吸附 洗脱 N

图 14-47　槲皮素-Zn（Ⅱ）印迹分子的合成路线与识别机制

（4）分离多酚：厚朴酚与和厚朴酚都是从传统中药厚朴中分离得到的一种含有烯丙基的联苯二酚类化合物，分子结构见图 14-48。采用一般方法从厚朴中分离的是和厚朴酚及其同分异构体。以和厚朴酚为印迹分子、丙烯酰胺为功能单体、乙二醇二甲基丙烯酸酯为交联剂，以聚苯乙烯为种子微球，采用单步溶胀法制备和厚朴酚印迹微球，以厚朴酚为竞争底物，分离因子 $\alpha = 1.85$。以厚朴酚为印迹分子、丙烯酰胺为功能单体、丙烯酸乙二醇二甲酯为交联剂，在 SiO_2 微球表面制备核型分子印微球，色谱实验表明，分离度 $R = 2.21$，而没加印迹分子的印迹物不能实现二者的基线分离（图 14-49）。

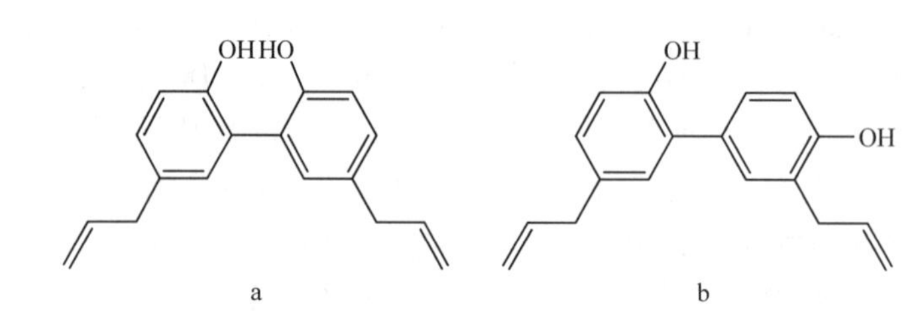

图 14-48 厚朴酚（a）与和厚朴酚（b）的分子结构

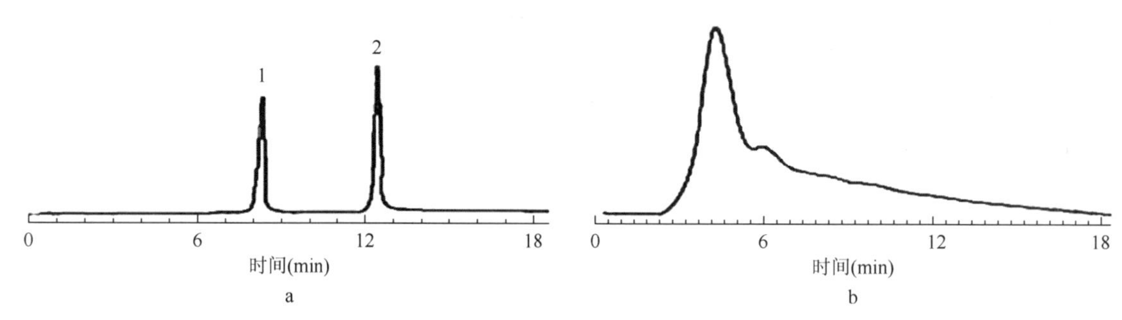

图 14-49 MIP（a）和 NIP（b）填充柱分离厚朴酚与和厚朴酚的色谱图

厚朴酚（a）/厚朴酚（b）的色谱条件：甲醇-水-磷酸为 66∶34∶0.05（V∶V∶V），流速为 1 mL/min，检测波长 $\lambda = 294$ nm

（5）分离萜类：紫杉醇是从太平洋短叶红豆杉树皮中分离得到的一种具有抗癌活性的四环二萜化合物。以紫杉醇为印迹分子、2-乙烯基吡啶为功能单体、乙二醇二甲基丙烯酸酯为交联剂、偶氮二异丁腈为引发剂，制备的 MIP 对紫杉醇具有较高的结合量，选择性较强，可将其用于色谱固定相，为紫杉醇的分离纯化提供一种新的富集材料。

4. 分子印迹技术问题与展望 MIP 作为一种新兴的分离材料，因其制备简单、选择性好、分离效率高，被广泛用于药学研究的很多领域。但其本身在理论和应用等方面还存在许多问题，如 MIP 识别过程的机制和定量描述，功能单体、交联剂的选择局限性等。此外，其在中药活性成分分离纯化的应用中也有一定的局限性：①合成在水中具有分子识别作用的 MIP 存在困难，中药提取液多为水提液或一定浓度的醇提液，而水和醇的存在会破坏或削弱印迹分子与功能单体的氢键作用；②有些印迹分子往往十分昂贵或难于得到，限制了 MIP 的应用规模；③由于结合位点的非均匀性和实际可利用官能团的数量有限，导致 MIP 吸附量较低，为达到较大规模的制备水平，需要进一步增加聚合物中的实际有效结合位点以扩大分离柱容量；④制备蛋白类大分子的 MIP 还有一定困难，现有的分子印迹方法还很难为生物活性大分子提供较高的吸附量和选择性。

二、印迹技术与膜技术的耦合

在分子印迹技术的研究中，分子印迹聚合物膜（MIP 膜）的开发应用是最具吸引力的课题之一。

分子印迹膜（MIM）是一种兼具分子印迹技术与膜分离技术优点的新兴技术，目前的商品膜如超滤、微滤及反渗透膜等都无法实现单个物质的选择性分离，而 MIM 为将特定目标分子从其结构类似物的混合物中分离出来提供了可行有效的解决途径[105, 106]。

分子印迹聚合物膜（MIP 膜）具有以下优点：①膜分离技术便于连续操作、易于放大、能耗低、能量利用率高；②目前的商售膜如超滤、微滤及反渗透膜等都无法实现单个物质的选择性分离，而 MIP 膜为将特定目标分子从其结构类似物的混合物中分离出来提供了可行且有效的解决途径；③MIP 膜比一般生物材料更稳定，抗恶劣环境能力更强，在传感器领域和生物活性材料领域具有很大的应用前景；④同传统粒子型 MIP 相比，MIP 膜具有不需要研磨等烦琐的制备过程、扩散阻力小、易于应用等独特的优点。目前，MIP 膜已应用于手性拆分、仿生传感器、固相萃取、渗透蒸发等领域。

1. 分子印迹膜的传质机制　模板分子与 MIM 中 MIP 位点的结合决定了其在膜中的选择传递性，从而达到分离目的。模板分子在膜间的传递通道是聚合物链间的自由空间，或是聚合物凝胶溶胀部分，或是固相聚合物中的孔隙。根据印迹分子在 MIM 中传递方式的不同，分子印迹膜的传质机制可分成两类。①优先渗透机制：在浓度梯度推动力下，与印迹位点结合的模板分子 A 被优先吸附渗透，而其他溶质 B 则缓慢扩散传递；②吸附滞留机制：模板分子 A 与印迹位点紧密结合，被吸附滞留，其他溶质 B 则快速穿透过膜，直到 MIP 结合位点饱和。

第一种情况，对于孔径为 2 nm 的微孔 MIM，基于模板分子的快速渗透分离，快速传递主要取决于膜结构和 MIP 位点的密度和分布。结合在印迹位点的模板在快速传递中充当固定载体作用，可以改变孔的网状结构，而且结合于微孔 MIM 中的模板可引起门效应增加或减小膜的渗透率。由于非选择性扩散，分离选择性只能通过直径相对小的传递膜孔得以体现。

第二种情况，对于孔径为 50～500 nm 的大孔 MIM，特异分子吸附膜，由于特异吸附产生了选择性，分离能力主要取决于 MIP 的结合能力。通过模板分子与印迹位点结合，吸附滞留在膜上，当结合能力饱和时将抑制模板分子的传递。

而且，模板分子的结合也改变了分子印迹膜的性能，如膜溶胀的变化影响了膜的渗透率，而溶胀作用的大小也取决于膜孔径的大小。

2. 分子印迹膜的制备与分类　制备 MIM 的基本思路是在聚合介质中加入印迹分子，成膜后将印迹分子除去，由此在聚合物网状结构中留下印迹分子的功能尺寸，同时生成的聚合物与印迹分子之间存在相互作用，将此分离膜用于分离由印迹分子与其他物质构成的混合物，分离膜能识别出印迹分子，从而有效地将混合物分开。MIM 的制备方法主要有以下三种类型。

（1）分步法：用预先合成的 MIP 制备类似“三明治”结构的 MIM，也称为分子印迹填充膜。

（2）同步法：印迹分子位点和膜孔结构同步形成的 MIM。

（3）复合法：在具有合适孔结构的支撑膜内部或表面接上 MIP 活性层，形成复合 MIM。

根据分子印迹膜制备方法的不同，可将分子印迹膜分为 3 种类型：分子印迹填充膜、分子印迹整体膜和分子印迹复合膜。填充膜是将纳米级的分子印迹聚合物填充在 2 块过滤板之间，根据其对底物的结合情况评价整体的识别性能。整体膜是将分子印迹聚合物自身作为支撑体制作的一类分子印迹膜。这两种分子印迹膜一般性脆且又易碎，印迹聚合物粉碎、研磨过程中，形态和结构会发生改变，影响到分子印迹聚合物的性能，因此很少使用。复合膜是将分子印迹聚合物镀在多孔支撑膜表面，由于其具有超滤或微滤支撑层，因此制备的分子印迹膜可获得大通量和高选择性。

三、分子印迹膜技术在药物分离领域中的应用

1. 活性成分的分离纯化　分子印迹技术目前多用于黄酮类、多元酚类、生物碱类、甾体类和香豆素类的分离纯化。例如，采用湿相转化技术制备的茶碱的 MIP 薄膜具有不对称结构，包含一致密表层与一多孔支撑亚层，对茶碱的吸附量远大于咖啡因，这表明在相转化的过程中，MIP 记录下了茶碱分子的形状。又如，以柚皮苷为模板分子，采用相转化法制备的丙烯腈-丙烯酸共聚物膜可通过聚合物中羧基与印迹分子中羟基间的相互作用来识别印迹分子。该膜对柚皮苷的吸附量达到每克干膜 0.13 μmol，而非印迹共聚物对柚皮苷几乎无吸附作用。再如，以苦参碱为模板制作的分子印迹膜可从槐属植物苦参中提取分离苦参碱，对苦参碱的回收率可达到 71.4%。

2. 富集复杂样品中的痕量被分析物　MIM 具有从复杂样品中选择性地吸附模板分子或与其结构相近的某一族化合物的能力，非常适合分离富集复杂样品中的痕量被分析物，可提高分析的精密度和准确性。

例如，以原位聚合法制备的士的宁分子印迹膜，在对中毒老鼠血清和尿液中士的宁富集的同时可进行定量测定，最低检测限为 4.9 ng，回收率、精密度良好，可用于法医毒物分析。又如，用奎宁作为模板分子，以醋酸纤维膜为支撑体，制备对奎宁及其类似物有特异选择性的分子印迹复合膜，膜结合性研究表明该膜对模板分子奎宁具有独特的结合能力，结合量可达到 20.6 μmol/g，分离因子为 5.6。膜透过实验表明非模板分子辛可宁透过印迹膜速率较大，这有利于奎宁和辛可宁的分离。通过测定模板分子和功能单体之间的结合常数和化学计量比，发现采用紫外光引发原位聚合的方法制备的具有支撑膜的邻香草醛分子印迹复合膜在干扰物存在时印迹膜对模板分子表现出良好的选择透过性能。

3. 对手性异构体及结构类似物的分离　由于分子印迹膜具有分子水平上的专一性识别，同时具有 MIP 良好的操作稳定性及识别性质，不受酸、碱、热、有机溶剂等各种环境因素影响的特点，因此决定了分子印迹膜在手性分离方面的应用。例如，采用原位聚合法直接在毛细管柱中合成辛可宁印迹填充膜，用压力辅助毛细管电色谱模式拆分非对映异构体辛可宁和辛可尼丁，结果柱效远高于其在高效液相色谱分离中的柱效。以中药延胡索中的 *L*-四氢巴马汀为模板分子，用原位分子印迹技术合成的 *L*-四氢巴马汀分子印迹填充膜用于固相萃取，在优化色谱条件下，模板分子具有特异的识别能力，使 *D*-四氢巴马汀和 *L*-四氢巴马汀手性对映体得到较好的分离。以（–）-伪麻黄碱和（–）-降麻黄碱为模板制得的 MIM 作为薄层色谱的手性固定相，不仅实现了对相应模板分子的识别，而且还能分离出结构类似的手性化合物——麻黄碱和肾上腺素。由此看出，以活性成分为模板分子合成相应的 MIM，可直接从中药中分离出与模板分子结构类似、生理活性相似的成分，避免了传统分离的低效性。目前该技术已广泛应用于临床药物的手性分离和分析，分离对象包括药物、氨基酸及衍生物、肽及有机酸等。

四、锌-槲皮素配位分子印迹聚合物膜渗透特性的研究

王志华等[106]以紫外光引发原位聚合法制备了以 Zn-槲皮素配合物为模板、聚偏氟乙烯微孔滤膜为支撑膜的金属配位分子印迹聚合物膜。该法制得的分子印迹聚合物膜有许多优点：由于它能形成金属配合物（特别是三元配合物），空间结构更具特殊性，所以对模板分子选择性比较高；既克服了棒状或块状分子印迹聚合物聚合时间长和需要筛分的缺点，又缩短了洗脱时间。

1. 实验部分

（1）仪器与试剂：EA-180 型紫外灯（波长 435 nm，功率 400 W，北京汇亿鑫电光源技术开发有限公司）；CHI660E 电化学分析仪（美国）；FA1104 型电子天平（上海精密科学仪器有限公司）；聚偏氟乙烯管状微孔滤膜（PVDF 膜，孔径为 0.45 μm，管状，上海亚东核级树脂有限公司）。槲皮素（Sigma 公司，含量大于 98%）；芦丁（Sigma 公司，含量不低于 95%）；乙酸锌（天津化学试剂一厂，分析纯）；*α*-甲基丙烯酸（分析纯）；偶氮二异丁腈（AIBN，上海化学试剂四厂，分析纯）；乙二醇二甲基丙烯酸酯（EDMA，Sigma 公司，含量不低于 95%）；无水甲醇（天津化学试剂一厂，化学纯，纯度大于 99.5%）；其他所用试剂均为分析纯，所用水均为二次蒸馏水。

（2）锌离子配位分子印迹聚合物膜的制备：将 0.2 mmol 乙酸锌和 0.2 mmol 槲皮素溶于四氢呋喃/甲醇（V∶V=1∶3）的混合溶剂中，然后加入 1.0 mmol 的 *α*-甲基丙烯酸、2.0 mmol EDMA 和 15 mg AIBN。超声波脱气并通氮 5 min。把 PVDF 膜放入该溶液中浸泡 60 min，然后将该膜固定在玻璃棒上，在旋转情况下用 400 W 紫外灯（435 nm）照射 1 h，合成分子印迹聚合物 MIP 膜。用以乙酸/甲醇（V∶V=1∶1）为混合溶剂的 0.1 mmol/L EDTA 溶液依次洗去槲皮素、未反应的单体、交联剂、引发剂和乙酸锌，再用水洗去膜上的 EDTA，最后将膜保存在含 1×10^{-6} mol/L Zn^{2+}的甲醇溶液中备用。

（3）膜渗透实验：先向烧杯中加入甲醇/水（$V:V=1:1$）5 mL，然后将管状 MIP 膜的一头封死，放入烧杯中。有关槲皮素的渗透实验如下所示。

1）时间差的实验：向 MIP 管状膜中加入事先等体积混合的槲皮素甲醇溶液（0.5 mmol/L）和乙酸锌水溶液（0.5 mmol/L）。再将 MIP 膜放入烧杯中，同时开始记时。应保持烧杯的液面与 MIP 膜内的液面相等。取 1～10 min 的渗透溶液，作超声通氮处理后，用差示脉冲伏安法（在 0.4 V 电位下）测定槲皮素渗透前后的浓度变化。

2）浓度差的实验：分别用体系浓度为 0.1～0.6 mmol/L 的槲皮素和乙酸锌溶液重复上述实验，使渗透时间为 10 min。取渗透溶液，作超声通氮处理后，用差示脉冲伏安法测定槲皮素渗透前后的浓度变化。芦丁渗透实验方法同上。

2. 结果与讨论

（1）实验条件对 MIP 膜性质的影响：研究了浸泡时间、光照时间对膜性质的影响。实验发现当浸泡时间少于 40 min 时，得到的膜重现性较差，反复使用 5 次以后，对模板分子的选择能力下降；当浸泡时间超过 1 h 后，得到的膜性能较好，可反复使用 20 次以上，因此选用浸泡时间为 1 h；当光照时间少于 30 min 时，得到的膜对模板分子的选择能力较差，超过 60 min 时，膜很容易变脆，本实验选用光照时间为 1 h。

（2）Zn-槲皮素与 α-甲基丙烯酸之间的作用模式：槲皮素为黄酮类化合物，它的红外光谱图在 3 381.94 cm^{-1} 和 3 298.29 cm^{-1} 处有 2 个羟基峰，在 1 656.90 cm^{-1} 处有一羰基峰（图 14-50 d），加入 Zn^{2+} 聚合后（图 14-50a），羟基峰减少为一个且向高波数方向移动，羰基峰向低波数方向移动且峰强度减弱，说明槲皮素羟基与羰基参与了配位反应；α-甲基丙烯酸在 3 428.46 cm^{-1} 处有羟基峰，加入槲皮素，Zn^{2+} 聚合后该峰消失（图 14-50b）。比较图 14-50a 和图 14-50b，可知 α-甲基丙烯酸的羟基参与了配位反应，形成了配位作用很强的配合物；当含有三元配合物的聚合物经过乙酸/甲醇、EDTA、二次水充分洗涤后得图 14-50c，比较图 14-50b 和图 14-50c，几乎没有差别，说明通过洗涤后，模板分子槲皮素-Zn^{2+}配合物可以除去，聚合物中形成完整的槲皮素-Zn^{2+}配合物的印迹空穴。因此根据红外光谱图，$Zn(OAc)_2$ 和槲皮素可以按图 14-50 所示形成 1∶1 配合物且被印迹在 α-甲基丙烯酸 EDMA 共聚物的母体中。当清洗去 $Zn(OAc)_2$ 和槲皮素后，三元配合物所形成的互补立体空穴与一般的分子印迹聚合物相比更具特点，所以以金属配合物为组分制备的分子印迹聚合物膜对模板分子的选择性比较高。

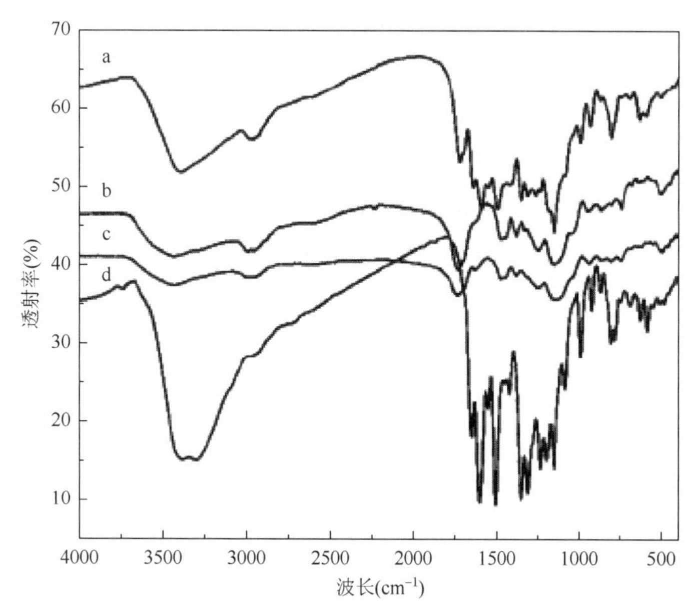

图 14-50　槲皮素及在紫外光照射下得到的聚合物的红外光谱图

a. 槲皮素 + Zn^{2+} + α-甲基丙烯酸 + EDMA；b. α-甲基丙烯酸 + EDMA；c. 从 a 中除去 Zn^{2+}-槲皮素配合物；d. 槲皮素

（3）MIP 膜对底物的渗透与浓度的关系：在乙酸锌存在下，考察 MIP 空穴膜对槲皮素和芦丁两种底物的透过量随浓度的变化曲线，结果见图 14-51 和图 14-52。从图 14-51 可知，当槲皮素浓度在 0.4 mmol/L 以下变化时，MIP 膜对槲皮素的渗透量基本保持不变，说明溶液中的槲皮素基本被膜表面吸附，而不能透过膜进入另一侧的溶液中，这也表明印迹膜空穴的立体结构与模板分子槲皮素的结构完全匹配且具有很强的配位作用。因此，印迹膜的空穴在未被模板分子槲皮素完全占据之前，其槲皮素的渗透量基本保持不变，其传质过程符合溶解-扩散机制。当槲皮素浓度超过 0.4 mmol/L 时，渗透量随浓度的增大而增大，表明随着模板分子浓度的增大，膜表面的配位作用位点已经全部与模板分子作用，过量的模板分子在浓差扩散作用下进入膜的另一侧溶液，其传质过程符合 Piletsky 的“门模型”。由此可见，在槲皮素浓度不同时，其传质过程不同，因此利用这种膜有可能实现中草药中槲皮素的富集分离。不同的是膜对芦丁的渗透量虽然一直随浓度的增大而增大，但是透过量很小，说明芦丁分子与印迹膜的空穴并不太匹配，不容易离开膜表面而渗透。因此，当槲皮素和芦丁的浓度较大时利用 MIP 膜可以实现槲皮素与芦丁的选择性分离。

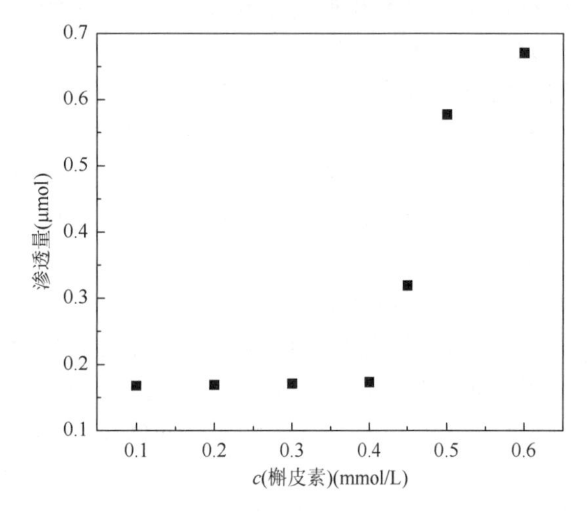

图 14-51 印迹膜对槲皮素渗透量随浓度的变化

$Zn(OAc)_2$ 浓度：0.5 mmol/L；渗透时间：4 min；温度：25℃

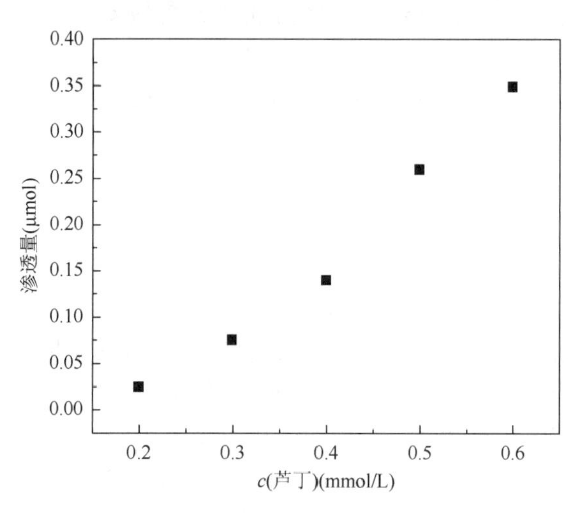

图 14-52 印迹膜对芦丁渗透量随浓度的变化

$Zn(OAc)_2$ 浓度：0.5 mmol/L；渗透时间：4 min；温度：25℃

（4）MIP 膜上底物的渗透与时间的关系：在乙酸锌存在下，选用与槲皮素分子结构相近的芦丁为底物，考察 MIP 膜上两种底物透过量随时间的变化曲线。从图 14-53 可知，当两种底物的浓度均为 0.5 mmol/L 时，在渗透前 4 min，槲皮素的渗透量随时间的增大而明显增大；4 min 之后，槲皮素的渗透量随时间的增大而减小。与图 14-51 结果相比，由于选用的底物浓度较大，膜内表面的配位作用位点在 Zn^{2+}的调节下，很容易与模板分子完全作用，过量的模板分子在浓差扩散作用下进入膜的另一侧溶液，但随着渗透时间的增长，透过的槲皮素又可被吸附在印迹膜上，因此渗透量反而减小，当渗透时间超过 10 min 之后，峰电流基本保持不变，说明已经达到渗透平衡。由此可见，印迹膜对模板分子槲皮素有富集作用。与传统的制备印迹聚合物方法相比，该方法既克服了棒状或块状分子印迹聚合物聚合时间长和需要筛分的缺点，又缩短了洗脱时间。芦丁的渗透量一直随渗透时间的增长而减小，表明这种印迹膜对结构类似物芦丁也有相似作用。比较图 14-53 和图 14-54 可知，对浓度较大的底物，通过控制渗透时间，可将它们的混合物进行选择性分离。

（5）P（槲皮素）[P（Qu）] 膜和非印迹膜对底物的渗透性质：非印迹 [P（Blank）] 膜对这两种底物的渗透量都很小。这是因为印迹膜在反应过程中有 Zn^{2+}的存在，模板分子能够与 Zn^{2+}形成配合物，与功能单体预组织结合，进而形成更具空间特点的三元配合物，洗脱完毕后就留下了与模板分子相匹配的孔穴和结合位点；由于在非印迹膜形成过程中没有模板分子的加入，形成的膜比较致密，故不可能留下与模板配合物相匹配的孔穴。虽然在致孔剂作用下，有一部分无规则孔穴形成，对模板分子也有一定的渗透量，但相对于印迹膜来说要少得多。P（Qu）膜虽然有槲皮素的加入，但由于没有 Zn^{2+}的存在，故不能形成相应的三元配合物。槲皮素与 α-甲基丙烯酸之间没有足够强的预组织结合作用，故模板分子印迹到膜的效果就不好。但由于槲皮素的存在，可能会形成少量无规则孔穴，从而可以渗透一定量的底物分子。因为这种孔穴是无规则的，所以底物渗透的选择性很低。三种膜对槲皮素的渗透量大小顺序为 MIP＞P（Qu）＞P（Blank）（表 14-20）。

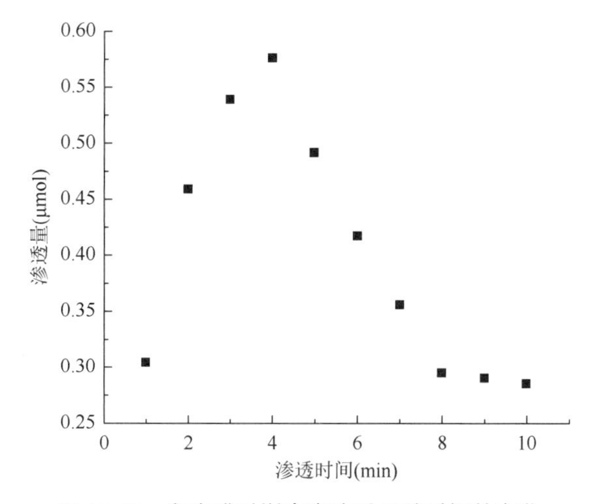

图 14-53　印迹膜对槲皮素渗透量随时间的变化

槲皮素初始浓度：0.5 mmol/L；$Zn(OAc)_2$浓度：0.5 mmol/L；温度：25℃

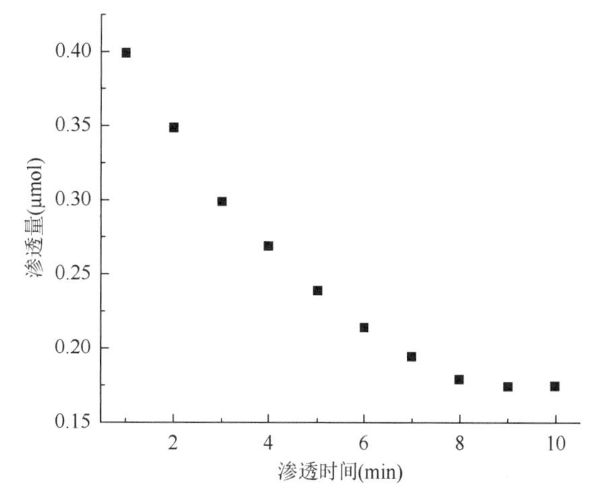

图 14-54　印迹膜对芦丁渗透量随时间的变化

芦丁初始浓度：0.5 mmol/L；$Zn(OAc)_2$浓度：0.5 mmol/L；温度：25℃

表 14-20　MIP、P（Qu）和 P（Blank）膜对底物渗透情况

底物	渗透量(μmol)		
	MIP	P（Qu）	P（Blank）
槲皮素	0.58	0.25	0.22
芦丁	0.27	0.035	0.012

注：芦丁初始浓度，0.5 mmol/L；$Zn(OAc)_2$浓度，0.5 mmol/L；渗透时间：4 min。

（6）阳离子和阴离子对印迹膜渗透槲皮素的影响：为了进一步验证金属配合物的分子印迹聚合物膜具有高度选择性，选用与制备分子印迹聚合物膜不同的阳离子（Cu^{2+}）和阴离子（Cl^-），研究它们对模板分子的渗透量的影响（图 14-55 和图 14-56）。实验发现，不论是改变阳离子还是阴离子，印迹聚合物膜的渗透能力都很弱。Cu^{2+}与 Zn^{2+}相比较，虽然也容易与 α-甲基丙烯酸和槲皮素形成含铜离子组分的三元配合物，但是 MIP 膜中分子印迹聚合物的特定空间仅对锌-槲皮素体系的三元配合物表现出高度的选择性，反之该空间将 Cu^{2+}纳入其中，形成 Cu-槲皮素-α-甲基丙烯酸的三元配合物就不大合适了。因此，Cu^{2+}对 MIP 膜体系中的槲皮素的结合能力减弱，从而对印迹分子的渗透能力近乎消失。当阴离子由 AcO^-换为 Cl^-，由于 Cl^-与 AcO^-在尺寸和形状上有差别，AcO^-也参与了分子印迹过程，所以 Zn^{2+}与 Cl^-、槲皮素及 α-甲基丙烯酸结合形成的配合物与印迹过程中所形成的配合物尺寸和形状不匹配，从而使印迹膜对模板分子的渗透能力很弱。由此可见，金属配合物的分子印迹聚合物膜具有高度选择性。

综上所述，本实验以聚偏氟乙烯微孔滤膜为支撑膜，制备了槲皮素配合物为模板的锌离子配位分子印迹聚合物膜。在金属离子的调节下，金属配位分子印迹聚合物膜具有很高的选择性，它能够根据底物分子体积大小及其官能团选择性识别印迹分子，利用这一特点可以对底物进行选择性富集分离，并有望被用于中草药中槲皮素的富集分离。

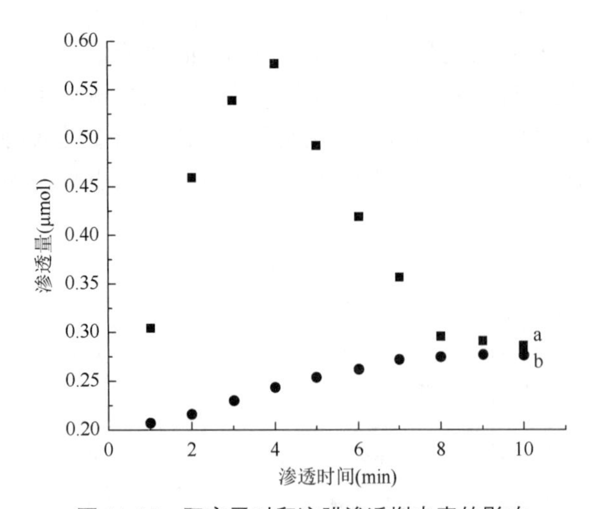

图 14-55 阳离子对印迹膜渗透槲皮素的影响

槲皮素和金属离子初始浓度均为 0.5 mmol/L；a. 乙酸锌 + 槲皮素；b. 乙酸铜 + 槲皮素

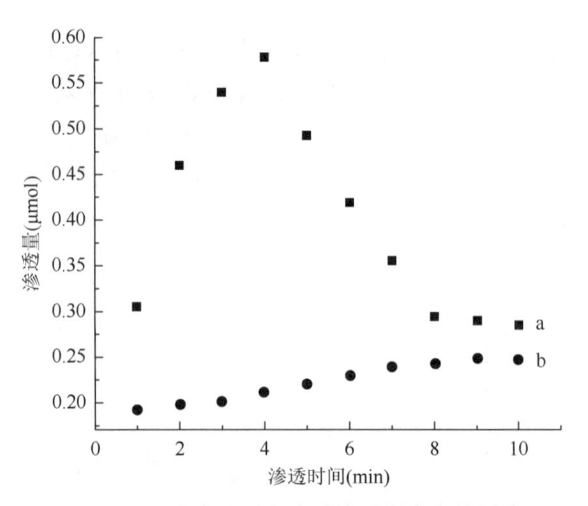

图 14-56 阴离子对印迹膜渗透槲皮素的影响

槲皮素初始浓度为 0.5 mmol/L，阴离子浓度 1 mmol/L；a. 乙酸锌 + 槲皮素；b. 氯化锌 + 槲皮素

MIM 因兼具分子印迹技术与膜分离技术的优点，近年来已成为分子印迹技术领域研究的热点。其最大的特点就是对模板分子的识别具有可预见性，对特定物质的分离极具针对性。其应用范围已从分离氨基酸、药物等小分子和超分子过渡到某些核苷酸、多肽、蛋白质等生物大分子。但目前这一技术距离工业应用还有一段距离，主要原因是对分子印迹膜的形态结构与分子识别关系的认识相对不足，对影响膜形态结构的因素仍需进一步研究，而且对分子印迹膜的传质和识别机制的研究相对滞后，因此分子印迹膜的潜在用途还有待进一步开发。

参 考 文 献

[1] 樊文玲，郭立玮，董洁. 中药水提液中可溶性有机物分子量分布及其对陶瓷膜通量的影响. 南京中医药大学学报，2004，20（5）：295-297.

[2] 岳舜琳，周云. 水中溶解性有机物分子量分布测定方法评价. 净水技术，2002，21（2）：37-40.

[3] 董秉直，曹达文，范瑾初，等. 黄浦江水源的溶解性有机物分子量分布变化的特点. 环境科学学报，2001，21（5）：553.

[4] 董秉直，曹达文，范瑾初，等. 天然原水有机物分子量分布的测定. 给水排水，2000，26（1）：30.

[5] 董秉直，李伟英，陈艳，等. 用有机物分子量分布变化评价不同处理方法去除有机物的效果. 水处理技术，2003，29（3）：155.

[6] 李卫星，赵宜江，刘飞，等. 面向过程的陶瓷膜材料设计理论与方法（Ⅱ）颗粒体系微滤过程中膜结构参数影响预测. 化工学报，2003，54（9）：1290.

[7] 乔向利，陈士明，严小敏，等. 中药的不同相对分子质量成分对抑制超氧阴离子自由基的 EPR 研究. 复旦学报（自然科学版），2000，39（4）：418-423.

[8] 郭立玮，彭国平，潘扬，等. 水醇法与膜分离法精制含山茱萸中药制剂的比较研究. 中成药，1999，21（2）：59-61.

[9] 田晓然. 全蝎湿法超微粉碎-超滤法提取分离与凝胶耦合纯化抗凝血、抗血栓活性物质的研究. 南京：南京中医院大学硕士论文，2013.

[10] 徐萍. 基于膜集成技术的中药挥发性小分子物质的富集研究——基于工业化生产的中药挥发油提取过程. 南京：南京中医院大学博士学位论文，2009.

[11] 董洁. 基于模拟体系定量构效（QSAR）与传质模型和动力学分析的黄连解毒汤超滤机理研究. 南京：南京中医药大学，2009.

[12] Chang C，Zhu Y Q，Mei J J，et al. Involvement of mitochondrial pathway in NCTD-induced cytotoxicity in human hepG2 cells. Journal of Experinmental & Clinical Cancer，2010，29（1）：145.

[13] Chen Y J，Chang W M，Liu Y W，et al. A small-molecule metastasis inhibitor，norcantharidin，downregulates matrix metalloproteinase-9 expression by inhibiting Sp1 transcriptional activity in colorectal cancer cells. Chemico-Biological Interactions，2009，181（3）：440-446.

[14] 陈明海. 灵仙蛇蝎膏及其制作方法. 中国专利：CN101934024A，2011-01-05.

[15] Alberio L. Proteins influencing the blood coagulation. Therapeutische Umschau，2011，68（11）：631-640.

[16] Trisina J，Sunardi F，Suhartono M T. DLBS1033，a protein extract from Lumbricus rubellus，possesses antithrombotic and thrombolytic activities. Journal of Biomedicine & Biotechology，2011，2011：1-7.

[17] Matausic P M，Tomicic M，Micek V. Influences of earthworm extract G-90 on haematological and haemostatic parameters in wistar rats. European Review for Medical & Pharmacological，2011，15：71-78.

[18] 王继红. 全蝎抗癌的研究进展. 现代中西医结合杂志. 2003，12（15）：1662-1663.

[19] 刘玉清，洪澜，吴宏美，等. 全蝎治疗恶性肿瘤的临床研究. 热带医学杂志，2003，3（4）：484-488.

[20] Wang B J，Won S J，Yu Z R，et al. Free radical scavenging and apoptotic effects of Cordyceps sinensis fractioned by supercritical carbon dioxide. Food and Chemical Toxicology，2005，43：543-552.

[21] Wang F，Wang C，Li M. Purification，characterization and crystallization of a group of earthworm fibrinolytic enzymes from Eisenia foetida. Biotechnology Letters，2003，25：1105-1109.

[22] Zhao R，Ji J G，Tong Y P，et al. Isolation and Identification of proteins with anti-tumor and fibrinolysogen kinase activities from Eisenia foetida. Acta Biochimica Et Biophysica Sinica，2002，34：576-582.

[23] Prasad S，Kashyap R S，Deopujari J Y，et al. Development of an in vitro model to study clot lysis activity of thrombolytic drugs. Thrombosis Journal，2006，4（1）：14.

[24] 周祖荫，蔡国强，陈浩然. 激肽释放酶、弹性蛋白酶和糜胰蛋白酶联产研究. 中国生化药物杂志，1992，61（3）：33-36.

[25] 朱振齐，张德安，苟仕金，等. 激肽释放酶联产工艺的研究. 中国生化药物杂志，1992，59（1）：5-8.

[26] 潘雪，李兆申. 胰酶与消化. 胰腺病学，2007，7（5）：345-347.

[27] Yousef G M，Diamandis E P. An overview of the kallikrein gene families in humans and other speices：emerging candidate tumour markers. Clinical Biochemistry，2003，36（6）：443-452.

[28] 赵志国，关胜江，张伟，等. 蜈蚣酸性蛋白对血管紧张素——II诱导心肌成纤维细胞增殖和胶原合成的影响. 中华中医药杂志，2008，23（1）：23-26.

[29] 陈少鹏，韩雅莉，郭桅，等. 少棘蜈蚣纤溶活性蛋白的抗血栓作用. 中国药理学通报，2007，23（8）：1088-1092.

[30] 赵志国. 蜈蚣酸性蛋白抗心肌肥厚的作用及机制研究. 河北：河北医科大学，2008.

[31] Lu W，Cai X，Gu Z，et al. Production and characterization of hirudin variant-1 by SUMO fusion technology in E. coli. Molecular Biotechnology，2012，28（1）：1-5.

[32] Kobsar A，Koessler J，Kehrer L，et al. The thrombin inhibitors hirudin and Refludan® activate the soluble guanylyl cyclase and the cGMP pathway in washed human platelets. Thrombosis and Haemostasis，2012，107（3）：521-529.

[33] 张维东，崔亚洲，姚成芳，等. 蝎毒多肽提取物抗肿瘤血管生成作用的实验研究. 中国药理学通报，2005，21（6）：708.

[34] 鲁珏，徐飞鹏. 白眉蝮蛇蛇毒细胞毒素对胃癌细胞的杀伤作用及对细胞超微结构的影响. 细胞与分子免疫学杂志，2009，25（4）：335.

[35] 高启龙，李玉梅，陈永强，等. 蜂毒素对骨肉瘤 UMR-106 细胞裸鼠移植瘤血管生成的影响. 中华中医药学刊，2008，26（3）：522.

[36] 陈可夫，王前新，朱德艳. 蚯蚓素 9201 平喘的实验研究和临床试验. 荆门职业技术学院学报，2002，14（1）：10-12.

[37] 李勇文，李梅. 地龙的研究进展. 广西医学，2004，26（5）：699-701.

[38] 王昆. 牛磺酸熊脱氧胆酸对过氧化氢诱导大鼠白内障的影响. 黑龙江医药科学，2011，34（6）：103-104.

[39] Phan T T，Ta T D，Nguyen D T，et al. Purification and characterization of novel fibrinolytic proteases as potential antithrombotic agents from earthworm perionyx excavates. AMB Express，2011，1：26.
[40] 许文博，王玉蓉，黄能听，等. 全蝎胃蛋白酶酶解混合多肽体外抗凝活性研究及其组成分析. 北京中医药大学学报，2010，133（2）：127-129.
[41] Guan S，Duan L X，Li Y Y. A novel polypeptide from Cervus nippon Temminck proliferation of epidermal cells and NIH3T3 cell line. Acta Biochimica Polonica，2006，53（2）：395-397.
[42] Zheng L H，Ling P，Wang Z. A novel polypeptide from shark cartilage with potent antiangiogenic activity. Cancer Biology & Therapy，2007，6（5）：775-780.
[43] 阎家麒，童岩，臧莹安. 豆豉纤溶酶的纯化及其性质研究. 药物生物技术，2000，7（3）：149-152.
[44] 赵伟，曹宇虹，徐宏江，等. 浙江尖吻蝮蛇蛇毒类凝血酶纯化及促凝活性. 中国药科大学学报，2011，42（6）：565-569.
[45] 李卫星，王中枢. 地鳖血纤维蛋白溶酶原激活物样成分的研究. 生物化学与生物物理学报，1989，21（4）：299-306.
[46] 倪莉，陶冠军，戴军，等. 血管紧张素转化酶活性抑制剂-丝素肽的分离、纯化和结构鉴定. 色谱，2001，19（3）：222-225.
[47] 许鸣摘，柳雪枚. 蜈蚣碱性蛋白 SSmp-d 的分离纯化及其部分理化性质的鉴定. 中国生物化学与分子生物学报，1997，13（5）：585-591.
[48] 陆健. 蛋白质纯化技术与应用. 北京：化学工业出版社，2005.
[49] 鲁伟. 生物大分子纯化系统的应用与管理. 实验科学与技术，2010，6（8）：11-13.
[50] 王春晓，李新宇，王起振，等. 浙江眼镜蛇蛇毒镇痛多肽的分离纯化及其性质的研究. 药物生物技术，2003，10（2）：159-164.
[51] 孙崇荣，李玉民. 蛋白质化学导论. 上海：复旦大学出版社，1991.
[52] 许建强. 基因重组大连蛇岛蝮蛇类凝血酶的制备与性质表征. 大连理工大学，2008.
[53] 药立波. 医学分子生物学实验技术. 北京：人民卫生出版社，2002.
[54] 孙志贤. 现代生物化学理论与研究技术. 北京：军事医学科学出版社，1999.
[55] 杨丰云. 地龙湿法超微提取及膜与凝胶耦合纯化地龙纤溶活性蛋白的研究. 南京中医药大学，2012.
[56] Holden R W. Plasminogen activators：pharmacology and therapy. Radiology，1990，174：993-1001.
[57] Lamy E，Da C G，Santos R. Sheep and goat saliva proteome analysis：a useful tool for ingestive behavior research. Physiology & Behavior，2009，98：393-401.
[58] Robbins K C，Summaria L. Plasminogen and plasmin. Methodsin Enzymology，1976，45：257-273.
[59] Merril C R，Goldman D，Sedman S A. Ultrasensitive stain for proteins in polyacrylamide gels shows regional variations in cerebrospinal fluid protein. Science，1981，211：1437-1438.
[60] Loffler B M，Kunze H. Refinement of the coomassie brilliant blue G assay for quantitative protein determination. Analytical Biochemistry，1989，177：100-102.
[61] Prasad S，Kashyap S R，Deopujari J Y，et al. Development of an in vitro model to study clot lysis activity of thrombolytic drugs. Thrombosis Journal，2006，4（1）：14.
[62] Cho I H L，Choi E S，Lim H G，et al. Purification and characterization of six fibrinolytic serine-proteases from earthworm Lumbricus rubellas. Journal of Biochemistry and Molecular Biology，2004，37（2）：199-205.
[63] 郭立玮，彭国平，王天山，等. 大孔树脂吸附与超滤联用对六味地黄丸中丹皮酚和马钱素含量的影响. 南京中医药大学学报，1999，15（2）：86-87.
[64] 黄山，高红宁，郭立玮. 膜分离与树脂联用制备黄连解毒汤中药固体制剂的研究. 南京中医药大学学报，2006，22（2）：42-43.
[65] 袁铸人，郭立玮，彭国平，等. 气相色谱法检测 AB-8 大孔吸附树脂残留物及醋酸纤维素膜截留残留物的研究. 南京中医药大学学报，2002，18（2）：96-97.
[66] 郭立玮，陈丹丹，高红宁，等. 陶瓷微滤膜防治苦参水提液对 AB-8 树脂毒化作用的研究. 南京中医药大学学报（自然科学版），2002，18（1）：24-26.
[67] 黄敏燕. 无机陶瓷膜用于中药液体制剂澄清过滤的共性技术研究. 南京：南京中医药大学硕士学位论文，

2010.
[68] 徐任生. 天然产物化学. 第二版. 北京：科学出版社，2004：166-193.
[69] 杨世林，杨学东，刘江云. 天然产物化学研究. 北京：科学出版社，2009：1-283.
[70] 伍振峰，王赛君，杨明，等. 中药挥发油提取工艺与装备现状及问题分析. 中国实验方剂学杂志，2014，20（14）：224-228.
[71] 严红梅，贾晓斌，张振海，等. 氧化石墨烯固化挥发油的研究. 药学学报，2015，50（2）：222-226.
[72] 陈赟，田景奎，程翼宇. 中草药挥发油提取新技术——亚临界水萃取. 化学工程，2006，34（8）：59-62.
[73] 丁金龙，施少斌，秦春梅，等. 克感利咽口服液中挥发油的超临界萃取工艺研究. 中草药，2006，37（9）：1325-1327.
[74] 杨维本，李爱民，张全兴，等. 含油废水处理技术研究进展. 离子交换与吸附，2004，20（5）：475-480.
[75] 桑义敏，张广远，陈家庆，等. 膜法处理含油废水研究进展. 化工环保，2006，26（2）：122-125.
[76] 刘精今，杨麒. 无机陶瓷膜分离技术在食用油脂废水处理中的应用. 中国油脂，2003，28（11）：68-70.
[77] 王枢，褚良银，陈文梅，等. 有机/无机复合型抗污染油水分离膜研究. 高校化学工程学报，2005，19（1）：11-16.
[78] Tirmizi N P，Raghuraman B，Wiencek J. Demulsification of Water/Oil/Solid Emulsions by Hollow Fiber Membranes. AIChE Journal，1996，42（5）：12632.
[79] Hyun S H，Kim G T. Synthesis of ceramic microfiltration membranes for oil/water separation. Separation Science and Technology，1997，32（18）：2927-2943.
[80] Parhi R，Suresh P，Mondal S，et al. Novel penetration enhancers for skin appliacation：a review. Curr Drug Deliv.，2012，9（2）：219-230.
[81] 陈翠仙，韩宾兵，Ranil W. 渗透蒸发和蒸汽渗透. 北京：化学工业出版社，2004.
[82] 李洪亮，姚银娇，冯健. 蒸汽渗透技术及其应用. 膜科学与技术，2009，29（4）：101-105.
[83] Lai Z，Bonilla G，Diaz I，et al. Microstructural optimization of a zeolite membrane for organic vapor separation. Science，2003，300：456-460.
[84] Sander U，Janssen H. Industrial application of vapour permeation. Journal of Membrane Science，1991，61：113-129.
[85] 龙观洪. 基于水蒸汽-蒸汽渗透耦合技术的中药挥发油分离. 南京：南京中医药大学硕士学位论文，2016.
[86] 曹桂萍，郭立玮. 五十味常用中药挥发油的理化性质研究. 化工时刊，2009，23（3）：23-29.
[87] 陆小华. 材料化学工程中的热力学与分子模拟研究. 北京：科学出版社，2011：1-25，200-276.
[88] De Luca G，Bisignano F，Paone F，et al. Multi-scale modeling of protein fouling in ultrafiltration process. Journal of Membrane Science，2014，452：400-414.
[89] 徐萍，郭立玮，韩志峰. 指纹图谱技术对中药含油水体超滤液反渗透工艺的评价. 中华中医药学刊，2009，27（12）：2513-2514.
[90] 韩志峰，沈 洁，樊文玲，等. 川芎等 4 种挥发油含油水体的超滤工艺参数与膜过程相关性研究. 中成药，2011，33（4）：590-594.
[91] 徐萍，郭立玮，韩志峰. 复方川芎胶囊含油水体超滤液反渗透过程工艺参数优化研究. 中国中医药信息杂志，2009，16（11）：50-53.
[92] 李博，曹桂萍，郭立玮，等. 用于中药含油水体分离的超滤膜化学清洗研究. 南京中医药大学学报，2008，（3）：165-167，217-218.
[93] 韩志峰，沈洁，郭立玮，等. 支持向量机算法用于中药挥发油含油水体超滤通量的预测. 中国医药工业杂志，2011，41（1）：21-24.
[94] Fan W L，Li L，Guo F，et al. Primary study of novel poly（acrylic sodium）/poly（ether sulfone）composite ultrafiltration membranes（Ⅰ）the preparation of composite membrane. Desalination，2009，249：1385-1389.
[95] Li B，Han Z F，Cao G P，et al. Enrichment of citrus reticulata blanco essential oil form oily waste water by ultrafiltration membranes. Desalination & Water Treatment，2013，51（19-21）：3768-3775.
[96] Minelli M，Cocchi G，Ansaloni L，et al. Vapor and liquid sorption in Matrimid polyimide：experimental characterization and modeling. Industrial & Engineering Chemistry Research，2013，52（26）：8936-8945.

[97] Joshi R K，Carbone P，Wang F C，et al. Precise and ultrafast molecular sieving through graphene oxide membranes. Science，2014，343（6172）：752-754.
[98] 李志义，刘学武，张晓冬，等. 超临界流体与膜过程的耦合技术. 过滤与分离，2003，13（4）：16-18.
[99] 张宝泉，刘丽丽，林跃生，等. 超临界流体与膜过程耦合技术的研究进展. 现代化工，2003，23（5）：9-12.
[100]郑美瑜，李国文. 超临界 CO_2 萃取鱼油中 EPA、DHA 的研究进展. 江苏大学学报（自然科学版），2002，23（3）：37-41.
[101]姚康德，成国祥. 智能材料. 北京：化学工业出版社，2002：122-123.
[102]张艳斌，崔元璐，何永志. 分子印迹技术与中药研究. 中药材，2008，31（4）：616-619.
[103]Chen X，Yi C，Yang X，et al. Liquid chromatography of active principles in Sophora flavescens root. Journal of Chromatography B，2004，812（122）：149-163.
[104]郭立玮. 制药分离工程. 北京：人民卫生出版社，2014.
[105]陈欢林. 新型分离技术. 北京：化学工业出版社，2005.
[106]王志华，康敬万，张会妮，等. 锌-槲皮素配位分子印迹聚合物膜渗透特性的研究. 化学学报，2007，65（18）：2019-2024.

第十五章

膜浓缩技术

中药工业能源的消耗是一个惊人的数字。中药制药一般包括提取、浓缩、纯化、干燥和制剂等。其中，提取液的浓缩是现代中药制药的关键单元操作之一。浓缩工段对大多数厂家来说是能耗（蒸汽）的重要环节（一般占全厂总蒸汽耗量的60%左右甚至更多）。目前常用的有三效或双效真空浓缩工艺，其高达 75～95℃的加热温度易使有效成分分解；固形物易粘附于加热管壁，不但造成传热速度减慢、能源浪费，而且会使垢层炭化造成滤液污染；第三效或第二效后蒸出的水蒸气还须冷凝冷却。按照能耗统计，蒸出 1 吨水需要消耗 1.2 吨蒸汽，冷凝冷却 1 吨水蒸气及其热水需要消耗 3～4 吨水，其能耗相当可观。

膜浓缩以膜为过滤介质，在一定的操作条件（如压力）下，当原液流过膜表面时，膜表面只允许水及小分子物质通过而成为透过液，而原液中体积大于膜表面微孔径或与膜材料不具亲和性的物质则被截留在膜的进液侧，成为浓缩液，因而实现对原液的分离、浓缩。与传统的蒸发浓缩相比，膜浓缩过程中无相变，可以在常温及低压下进行，因而能耗低；物质在浓缩分离过程中不发生质的变化，适合热敏物质的处理；能将不同分子量的物质分级分离；在使用过程中膜无杂质脱落，可以保证料液的纯净，并且整个膜浓缩过程操作简便，成本低廉，适用于工业化生产。

近年来膜技术的研究成果逐渐在中药提取液、牛奶、果汁、咖啡等溶液的浓缩中得到应用。反渗透、超滤、电渗析及膜蒸馏都是可替代传统蒸发/浓缩过程的膜分离技术。据报道，对于分离 1 000 kg 水的费用，反渗透、超滤、电渗析等膜法仅为其他工艺的 1.5%～30%，且特别适于热敏性成分的浓缩。

叶勇等[1]利用不同规格超滤膜对复方中药芎药丹参汤的水煎液进行分离和反渗透浓缩，考察其有效部位分离的最适条件参数和浓缩节能性。结果以 10 kDa 的超滤膜分离时获得的产品纯度高，损失小。最佳分离条件为pH 5，温度 40℃，操作压力 0.3 MPa。反渗透膜浓缩产品质量显著改善，有效成分的保留量高于减压浓缩的 1 倍以上，而其直接能耗只有减压浓缩的 1/10，时间为其 1/5。

杭州水处理技术研究开发中心[2]采用纳滤技术改造了处理量为 12 m^3/d 的中药醇提工艺和 24 m^3/d 的中药水提工艺。原生产工艺采用三效蒸馏提取液浓缩，乙醇损耗量为 20%～30%，且多级蒸馏效率低，蒸气耗量较大。采用纳滤膜浓缩后，纳滤透过液的乙醇浓度与进料液几乎相同，乙醇可直接回收使用。每天节约的乙醇量约为 1.5 吨，价值约 1 万元。纳滤对三七提取液中皂苷的截留率达 99.5%以上。由于膜分离属于常温无相变运行，药品的质量较稳定，生产周期缩短到原来的 1/5～1/3。24 m^3/d 中药水提工艺采用纳滤浓缩后，浓缩液体积仅为原工艺的 1/10，再用多效蒸馏浓缩为浸膏，能耗降低显著，其透过液可作为工艺用水直接回收用到生产中去。

蔡宇等[3]选用鲜益母草榨汁液，经过 300 目筛网过滤，除掉杂质和絮状凝结物，得到浓度为 3%的鲜益母草溶液。每次取 500 mL 溶液进行膜蒸馏浓缩试验。该研究针对中药提取液的膜蒸馏浓缩技术，考察了影响真空膜蒸馏过程的基本影响因素，并分析了浓差极化和温差极化问题。实验结果表明，益母草溶液浓度从 3%到 10%的过程中，益母草有效成分基本没有损失，蒸馏通量随原料温度和流速的增加而增加。

于健飞等[4]对直接接触式膜蒸馏浓缩中药提取液进行了研究，结果表明：由提取液中固体颗粒等污染物造成的膜污染及膜表面处水蒸气气压下降是浓缩过程跨膜通量下降的主要原因。在浓缩倍数较低（1.0～

4.0）的范围内，通量下降主要是由膜污染造成的；在浓缩倍数较高（4.0～16.0）的范围内，膜表面处水蒸气气压下降也显示其影响。药液温度和流速对浓缩过程的通量水平有重要影响：药液温度从 46℃升高到 60℃，通量从 13.88 kg/(m^2·h)升高到 30.82 kg/(m^2·h)。药液流速从 0.074 m/s 升高到 0.130 m/s，通量从 24.14 kg/(m^2·h)升高到 31.22 kg/(m^2·h)。

纳滤技术在中药浓缩中的应用与传统的真空减压浓缩相比，在浓缩的成本、时间、物料的损耗及效率上都更有优势，两种不同浓缩方式能耗的比较结果见图 15-1[5]。从图 15-1 可以看出，浓缩 16 倍的水，纳滤浓缩的能耗成本约为 33 元/吨，而真空浓缩的能耗成本约为 360 元/吨，纳滤浓缩的能耗成本约为真空减压浓缩成本的 1/12，这是由于纳滤浓缩只需要电和清洗用水，而真空减压浓缩需要锅炉产生的蒸汽加热、真空泵及冷却水系统等，因而纳滤膜浓缩比真空减压浓缩在经济成本方面更具有优势。

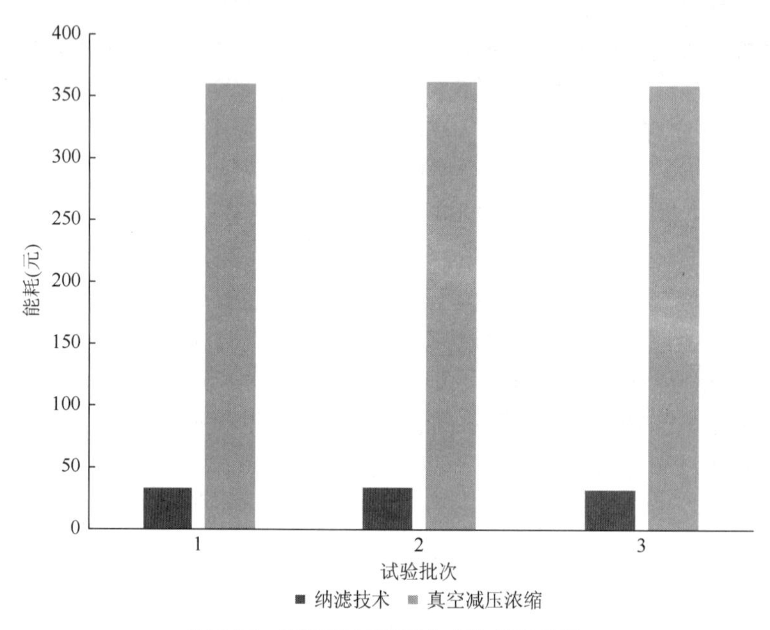

图 15-1　两种不同浓缩方式的能耗比较

洪宜斌等[6]将反渗透膜技术用于从胡芦巴提取液中浓缩药效物质 4-羟基异亮氨酸，结果表明：含固损失较小，一般都在 0.7%以下；而有效成分损失小于 0.2%，能充分保护热敏性有效成分不受破坏。其平均浓缩效率一般都在 100 L/h 以上，考虑到实验所用设备选用柱子尺寸仅为 120 mm×1 200 mm，属于中试型小柱，且只有一根，而生产中可选用大型柱并可以选择两根以上同时使用，因而平均浓缩效率应该可以大于 500 L/h，大于目前生产设备 400 L/h 的生产能力。

钟蕾等[7]采用截留分子量为 100 kDa 的超滤与纳滤结合对六味地黄方水提液中的活性多糖进行纯化浓缩，研究表明采用膜分离技术制成滴丸中的活性多糖含量为经传统工艺制得胶囊的 6.5 倍。

第一节 超 滤 浓 缩

一、超滤浓缩工艺流程

超滤过程的操作方式有间歇式和连续式两种，间歇式常用于小规模生产，浓缩速率快，所需面积小。间歇式操作又可分为截留液全循环和部分循环两种方式。

商用的错流超滤过程分成三种基本的形式（图 15-2）：单级连续超滤过程（single-pass）、单级部分循环间歇超滤过程（batch）及部分截流液循环连续超滤过程（feed-and-bleed）。单级连续超滤式的规模一般较小，具有渗透液流量小、浓缩比低、组分在系统中的定留时间短等特点，常用于某些水溶液的纯化；小规模的间歇式错流超滤是部分循环间歇超滤中最通用的一种形式，过程中的所有截留物循环返回到进料罐内，这种形式的特点是操作简单、浓缩速率快、所需膜面积小，料液全循环时泵的能耗高，采用部分循环可适当降低能耗；部分截流液循环连续超滤式将部分截留液返回循环，剩余的截留液被连续地收集或送入下一级，这种形式常用于大规模错流超滤过程中，也常被设计成多级过程（图 15-2d）。

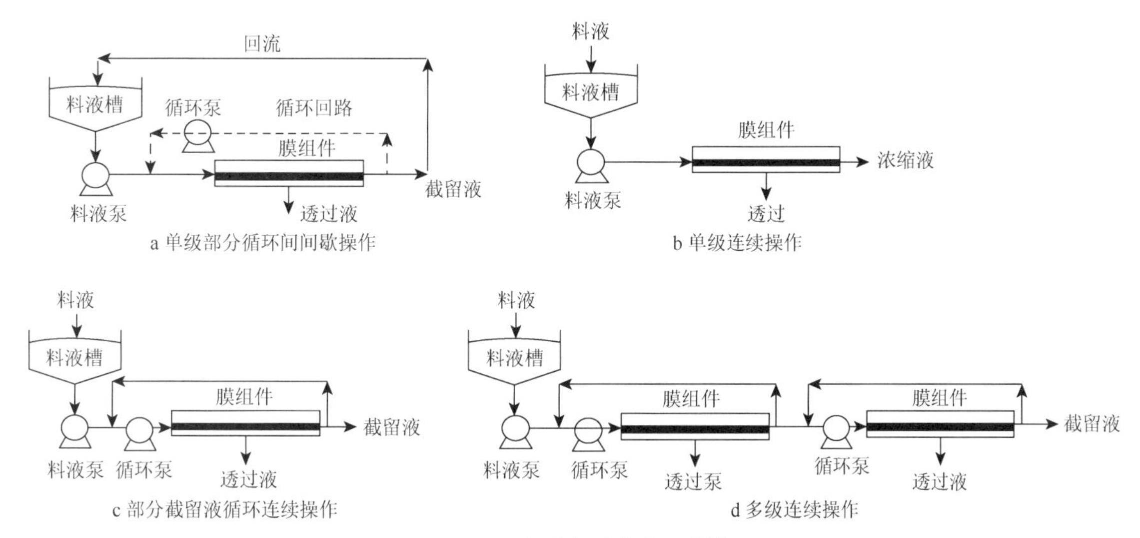

图 15-2　各种超滤操作工艺[4]

使用超滤方法对生物大分子溶液进行浓缩或脱盐的情况较为常见，其优点是不消耗试剂、无相转移、可在低温下进行、操作简便。浓缩的同时还可脱掉盐和其他小分子杂质，既节省了能源和溶剂，也提高了经济效益。浓缩的效果随具体样品而异，蛋白质的最终浓度可达 40%～50%。

脱盐的方法有稀释法和渗滤法两种。

（1）在稀释超滤法的操作过程中，盐离子等小分子杂质随溶剂（水）不断透过滤膜而除去，当浓缩到一定程度时再加入溶剂至原体积，如此反复多次，绝大部分小分子物质可被除去。其脱盐程度可按下式计算：

$$c_f = \left(\frac{V_i}{V_d}\right)^{n-1} \times c_i \tag{15-1}$$

式中，c_f 为超滤液中的最终盐浓度；c_i 为原样品溶液中的盐浓度；V_d 为原样品溶液的体积；V_i 为样品溶液的残余体积；n 为重复稀释次数。

稀释超滤是分批进行的，振动型、搅拌型及小棒型滤器均可使用。

（2）渗滤法脱盐是连续进行的，原理与稀释法相同，可自动进行脱盐操作。在整个超滤过程中大分子浓度始终不变，这对保持稳定性有利。

二、超滤浓缩过程的动力学分析

超滤用以浓缩溶液，一般是从含小分子的溶液中分离出分子量大的组分，即分离分子量为数千到数百万、微粒直径为 $1\times10^{-9}\sim100\times10^{-9}$ m 的混合物。超滤浓缩过程中，往往是水（或溶剂）与分子量低的组分一起通过膜，分子量较大的组分则截留于膜的高压侧。超滤浓缩动力学过程的一般分析可参阅本书第二章第三节“中药制药工程常用膜分离过程”，本部分以若干案例进行介绍。

【例 15-1】 鲜啤生产新工艺拟用超滤法从啤酒中分离出酵母，若过滤前啤酒的酵母含量为 0.1%（V/V），且酵母细胞均匀分散于酒中。当施加的外压力差为 1.0 MPa 时，处理量达 0.072 $m^3/(m^2·h)$。求：①穿透度 L_p；②水透过膜的流速。

解：根据本书第二章第三节“中药制药工程常用膜分离过程”中的有关论述，开展以下分析。因酵母细胞的分子量很高，故其摩尔浓度及渗透压很小，且其排斥系数 $\alpha \approx 1$。

（1）根据本书第二章式（2-5），有式（15-2）：

$$L_p = J_W / (\Delta p - \alpha\pi) = \frac{0.072}{(1.0-0)} = 0.072\text{m}^3 / (\text{m}^2 \cdot \text{h} \cdot \text{MPa}) \tag{15-2}$$

（2）水透过膜的流速为

$$V = J_W = 0.072 / 3\,600 = 2\times 10^{-5}\ \text{m/s}$$

超滤过程中的浓差极化：为了计算一定体积的样品超滤所需要的时间，必须对超滤过程进行分析。根据前述理论，如式（15-2）溶剂透过膜的速度为

$$J_W = L_p(\Delta p - \alpha \cdot \Delta\pi) \tag{15-3}$$

若溶质被滤膜排斥，则排斥系数 $\alpha \approx 1$；对于稀溶液，渗透压 $\pi = RTc$，代入式（15-2），得

$$J_W = L_p(\Delta p - RTc) \tag{15-4}$$

式中，R 为气体常数[8.31 J/(mol·K)]；T 为溶液的绝对温度（K）；c 为膜表面的溶质浓度。

因此，只要知道 c 就可算出渗透压 π 的值。

由于超滤是在外压作用下进行的。外源压力迫使分子量较小的溶质通过薄膜，而大分子被截留于膜表面，并逐渐形成浓度梯度，造成浓差极化现象（图 15-3）。越接近膜，大分子的浓度越高，由此构成一定的凝胶薄层或沉积层。浓差极化现象不但会引起流速下降，同时还影响膜的透过选择性。在超滤开始时，透过单位薄膜面积的流量因膜两侧压力差的增高而增大，但由于沉积层也随之增厚，当沉积层达到一个临界值时，滤速不再增加，甚至反而下降。这个沉积层又称边界层，其阻力往往超过膜本身的阻力，就像在超滤膜上又附加了一层“次级膜”。对于各向同性膜，大分子的堆积常造成堵塞而完全丧失透过能力，所以克服浓差极化、提高透过选择性和流率是设计超滤装置时必须考虑的重要因素。

克服浓差极化的主要措施有震动、搅拌、错流、切流等技术，但应注意，过于激烈的措施易使蛋白质等生物大分子变性失活。此外，还可将某种水解酶类固定于膜上，由此能降解造成极化现象的大分子，提高流速，但这种措施只适用于一些特殊情况。

可根据质量守衡原理对超滤操作过程进行分析，由于大分子溶质不能透过膜，从液流主体传递到膜表面的大分子溶质量应等于该溶质从壁面通过扩散回到液流主体的量，即

$$cJ_W = -D\frac{\text{d}c}{\text{d}z} \tag{15-5}$$

上述微分方程边界层条件为

$$\begin{cases} x = 0, c = c_0 \\ x = l, c = c_s \end{cases} \tag{15-6}$$

式中，l 为膜表面存在的滞流边界层；c_0 为液流主体的溶质浓度；c_s 为膜表面的溶质浓度。其边界层浓度变化如图 15-3 所示。

应用式（15-6）的边界层条件，对式（15-5）积分，得

$$J_W = \frac{D}{l}\ln\frac{c_s}{c_0} \tag{15-7}$$

由式（15-7）可知，对一定的过滤系统，超过滤速度与浓差系数（c_s/c_0）的对数值成正比。

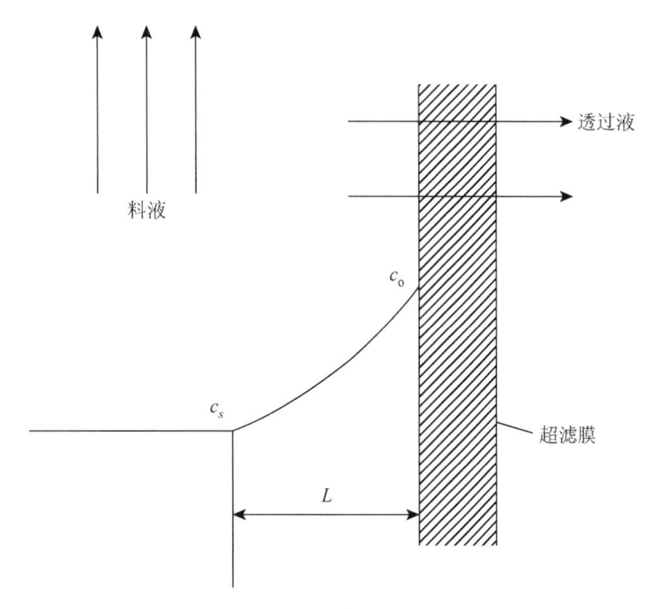

图 15-3　超滤的浓差极化示意图

对于蛋白质大分子稀溶液，浓差极化可忽略，即 $c_s = c_0$，结合式（15-4）对溶剂进行质量衡算，可得超滤系统的过滤速度为

$$\frac{\mathrm{d}V}{\mathrm{d}t} = -AJ_W = -AL_p\Delta p\left(1-\frac{RTc_0}{\Delta p}\right) \tag{15-8}$$

式中，V 为透过液体积（m^3）。

对于间歇超滤系统，大分子溶质数 N 在浓缩前后维持不变，即

$$c_0 = N/V \tag{15-9}$$

故式（15-8）可变为

$$\frac{\mathrm{d}V}{\mathrm{d}t} = -AL_p\Delta p\left(1-\frac{RTN/\Delta p}{V}\right) \tag{15-10}$$

式（15-10）微分方程的初始条件为

$$t = t_0\text{时，}\ V = V_0 \tag{15-11}$$

以式（15-11）的初始条件代入，对式（15-10）微分方程积分并整理，可得出料液体积从超滤开始时的 V_0 减少至 V 时所经历的间歇操作时间为

$$t = \frac{1}{AL_p\Delta p}\left[(V_0 - V) + \frac{RTN}{\Delta p}\ln\left(\frac{V_0\Delta p - RTN}{V\Delta p - RTN}\right)\right] \tag{15-12}$$

【例 15-2】　用平板式超滤装置精制浓缩木瓜蛋白酶溶液，其重量体积浓度为 0.5%，此蛋白酶的扩散系数 $D = 1.45\times10^{-10}\ m^2/s$，滤膜表面的滞流边界层厚度为 1.7×10^{-5} m。求滞流边界层滤膜表面的蛋白酶浓度。

解：根据式（15-7），可得边界层滤膜表面的蛋白酶浓度 c_s 与主体浓度 c_0 的比值

$$\begin{aligned}\frac{c_s}{c_0} &= \exp\left(\frac{J_W l}{D}\right)\\ &= \exp\left(\frac{9.2\times10^{-6}\times1.7\times10^{-5}}{1.45\times10^{-10}}\right)\\ &= 2.94\end{aligned}$$

故膜表面的蛋白酶浓度为

$$c_s = 2.94c_0 = 2.94 \times 0.5\% = 1.47\%$$

可见，在料液含蛋白酶0.5%时，超滤过程已产生明显的浓差极化。

【例 15-3】 应用中空纤维膜超滤器精制牛痘疫苗溶液，使原浓度为0.08%的疫苗增至2.1%（W/V），其分子量为$M = 18\,000$，扩散系数$D = 1\times10^{-10}\,\mathrm{m^2/s}$。超滤器过滤面积为10 $\mathrm{m^2}$，操作温度为4℃，超滤压力差3.0 MPa。经实验测定，超滤的初始滤速为$2.16\times10^{-3}\,\mathrm{m^3/(m^2\cdot h)}$。求：

（1）若忽略浓差极化，估算超滤处理1.0 $\mathrm{m^3}$疫苗原液所需的时间t。

（2）估算浓差极化对超滤时间的影响。

解：（1）根据式（15-12），忽略浓差极化，则超滤时间为

$$\begin{aligned} t &= \frac{1}{AL_p\Delta p}(V_0 - V) \\ &= \frac{1}{(10\times2.16\times10^{-3})/3\,600}\left(1 - \frac{1.0\times0.08\%}{2.1\%}\right) \\ &= 1.6\times10^5\mathrm{s} \approx 44.5\mathrm{h} \end{aligned}$$

（2）考虑浓差极化，则超滤时间为

$$t = \frac{1}{AL_p\Delta p}\left[(V_0 - V) + \frac{RTN}{\Delta p}\ln\left(\frac{V_0 - RTN/\Delta p}{V - RTN/\Delta p}\right)\right]$$

而$$\begin{aligned} \frac{RTN}{\Delta p} &= \frac{8.31\times277.2(1\times10^6\times0.08\%/18\,000)}{3\times10^6} \\ &= 3.41\times10^{-5}\mathrm{m^3} \end{aligned}$$

$$V = V_0\times c_0/c = (1.0\times0.08\%)/2.1\% = 0.038\mathrm{m^3}$$

故$$\begin{aligned} t &= \frac{\left[1 - 0.038 + 3.41\times10^{-5}\ln\left(\frac{1-3.41\times10^{-5}}{0.038 - 3.41\times10^{-5}}\right)\right]}{(10\times2.16\times10^{-3})/3\,600} \\ &= 1.600\,2\times10^5\mathrm{s} \end{aligned}$$

由计算结果可见，这种情况下浓差极化对超滤几乎没有影响，这是因为溶质是大分子蛋白质。

三、超滤浓缩技术的应用研究

超滤技术在中药及其相应产物的浓缩过程中具有收率高、免加热、能耗低、保证生物的有效活性等优点，适合工业化生产。

膜分离是拆分、提取、分析芦荟原汁中各种有效成分的最佳方法之一。厦门某香化实业有限公司从1996年开始试用膜分离技术浓缩芦荟原汁[8]，为了使实验能按预定的目标进行，研究者做了大量的分析测试工作，直至找到认为最佳的工艺条件。同样是膜分离，微滤、超滤、反渗透都可考虑用于芦荟原汁的加工过程中，它们之间存在相互重叠的现象，反渗透与超滤之间也有交叉。

上述研究[8]对膜截留分子量、超滤压力、温度进行三因素正交试验，考察了芦荟原汁分离浓缩的最佳条件和方案。在以截留分子量为1～20 kDa的超滤膜，操作压力为0.6 MPa、温度为35～45℃的操作参数下，能够很好地将芦荟原汁分为三部分：芦荟水、芦荟苷浓缩液、芦荟多糖浓缩液。

袁亮等[9]开展了常温下微滤-超滤-纳滤多级膜浓缩黄芩苷提取液的研究。实验首先采用聚丙烯滤膜对黄芩苷提取液进行预处理，主要是为了除去大分子物质和大分子胶体物质；然后运用截留分子量为1 kDa的PAN/PS共混超滤膜对其微滤液进行有效成分的分离与浓缩，获得超滤过液和浓缩液；再用芳香族酰胺纳滤膜对超滤过液进行浓缩，最后将纳滤浓缩液与超滤浓缩液合并。采用HPLC法测定了不同膜过程透过液与浓缩液中的分布情况。研究结果表明：多级膜浓缩分离黄芩苷提取液是可行有效的，可以除去黄芩苷提取液中55%的水分，黄芩苷的有效保留率可达96%，浓缩比可为2.4倍。

顾春雷等[10]采用陶瓷膜、有机膜进行了茶皂素提纯浓缩的小试和中试研究。结果表明：0.5 μm 的陶瓷膜预处理加 PW 超滤膜浓缩提纯的工艺适宜用于茶皂素的提纯浓缩。最终浓缩液为 46%，浓缩液的茶皂素纯度为 93%，茶皂素最终得率为 72%。

韩骁等[11]在解决浸泡产生的单宁废水液直接排放对环境造成严重污染的问题时，运用了超声耦合膜技术。对单宁的水提取液先进行粗滤，然后通过一级膜过滤，对所得的滤过液进行二级膜浓缩，然后将所得到的浓缩液进行喷雾干燥，制得单宁，对其二级滤过液进行检测，若达到国家排放标准即可排放，或者用于重复浸提。

超滤技术还广泛运用于各类多糖的浓缩，包括银耳多糖、姬松茸多糖、六味地黄汤多糖、人参多糖、灵芝多糖等。例如，左勇等[12]采用超滤浓缩银耳多糖的方法，研究了超滤膜品种、预处理方法、料液温度、压力和 pH 对超滤的影响。结果表明采用 70 kDa 内压式中空醋酸纤维素超滤膜，在温度为 25℃及压力为 0.12～0.15 MPa 的中性水溶液环境下，与通常的浓缩方法相比，其银耳多糖产率提高 22.4%。韩永萍等[13]应用超滤膜浓缩姬松茸多糖，在室温，操作压力为 0.08～1 MPa 条件下，姬松茸多糖可浓缩至 35 g/L。钟蕾等[14]成功采用截留分子量 100 kDa 超滤膜与纳滤膜联用技术对六味地黄丸水提液中的活性多糖进行纯化浓缩。祝新德等[15]采用中空纤维超滤膜从人参残渣中分离和浓缩了人参多糖。张钰等[16]发现，在截留分子量 10 kDa，压差 0.2 MPa，料液浓度 12.20 mg/mL 的操作条件下，超滤浓缩法与传统减压浓缩法相比，灵芝多糖得率比后者高，且所得多糖的品质也较高。

第二节
纳 滤 浓 缩

一、纳滤浓缩技术特点

纳滤（nanofiltration，NF）膜技术是一种新型的膜分离技术，其分离范围介于超滤和反渗透之间。其孔径范围在纳米级，截留分子量范围为 200～1 000 Da。

由于纳滤与反渗透相比，过程渗透压低、操作压力低、省能，并具有选择透过性，因此，在特种分离领域中纳滤正越来越受到重视和关注。应用纳滤膜分离技术对医药中间体进行浓缩可以取得良好效果。

与其他膜分离过程比较，纳滤的一个优点是既能截留透过超滤膜的那部分小分子量的有机物，又能透析反渗透膜所截留的无机盐——也就是能使浓缩与脱盐同步进行。另外，在同等的外加压力下，纳滤的通量要比反渗透大得多；而在通量一定时，纳滤则比反渗透所需的压力低得多，所以用纳滤代替反渗透时，浓缩过程可更有效、快速地进行，并达到较大的浓缩倍数。

林翔云等[17]采用纳滤膜[MD150/90]（对分子质量大于 150 Da 的有机溶质有 90%以上的截留能力）以常规方法处理芦荟原汁（库拉索芦荟凝胶原汁、中国芦荟全叶汁各 50%混合而成）。该工艺把芦荟原汁拆分成两个组分——芦荟浓缩液与芦荟水。经测定，这两个组分中含有的各种成分如表 15-1 所示。

表 15-1　芦荟原汁被纳滤膜拆分成的两个组分及其比例

测试项目	芦荟浓缩液（A）	芦荟水（B）	A/B
多糖	12.3 mg/mL	0.080 7 mg/mL	152.4
芦荟素	3.34 mg/mL	0.052 mg/mL	64.23
天冬氨酸	0.273 mg/mL	0.013 2 mg/mL	20.68
谷氨酸	0.583 mg/mL	0.002 96 mg/mL	197.0

续表

测试项目	芦荟浓缩液（A）	芦荟水（B）	A/B
丝氨酸	0.122 mg/mL	0.001 89 mg/mL	64.55
甘氨酸	0.24 mg/mL	0.006 56 mg/mL	36.59
脯氨酸＋丙氨酸	0.248 mg/mL	0.097 3 mg/mL	2.55
精氨酸	0.149 mg/mL	0.007 19 mg/mL	20.72
缬氨酸	0.034 9 mg/mL	0.001 4 mg/mL	24.93
甲硫氨酸	-	0.007 14 mg/mL	-
异亮氨酸	0.032 7 mg/mL	0.052 6 mg/mL	0.62
亮氨酸	0.179 mg/mL	0.090 7 mg/mL	1.97
苯丙氨酸	1.285 mg/mL	0.519 mg/mL	2.48
组氨酸	-	0.003 55 mg/mL	-
酪氨酸	-	0.008 74 mg/mL	-
β-胡萝卜素	1.19 μg/mL	＜0.1 μg/mL	＞11
维生素 B_1	0.281 μg/mL	0.033 μg/mL	8.521
维生素 B_2	3.26 μg/mL	0.337 μg/mL	9.67
烟酸	11.83 μg/mL	0.498 μg/mL	23.76
叶酸	1.49 μg/mL	0.15 μg/mL	9.93
锌	104.3 μg/mL	1.13 μg/mL	92.30
钙	3 388 μg/mL	17.32 μg/mL	195.6
铁	970.2 μg/mL	37.02 μg/mL	26.21
镁	1 457 μg/mL	5.17 μg/mL	281.8
铜	2.83 μg/mL	＜0.01 μg/mL	＞283
钠	349.6 μg/mL	23.67 μg/mL	47.77
钾	110 μg/mL	40.0 μg/mL	2.75
磷	496 μg/mL	46.02 μg/mL	10.78
硫	29.06 μg/mL	0.237 μg/mL	122.6
硼	5.88 μg/mL	2.28 μg/mL	2.58
铅	＜0.01 μg/mL	＜0.01 μg/mL	-
汞	＜0.005 μg/mL	＜0.005 μg/mL	-
砷	0.086 μg/mL	＜0.01 μg/mL	＞8

从表 15-1 中可看出，芦荟原汁通过纳滤的膜分离过程后，多糖、芦荟素、各种氨基酸、维生素、微量元素等富集于芦荟浓缩液中，其中多糖在芦荟浓缩液中的含量是芦荟水中的 152.4 倍，芦荟素在芦荟浓缩液中的含量是芦荟水中的 64.23 倍，天冬氨酸、谷氨酸、丝氨酸、甘氨酸、精氨酸、缬氨酸、烟酸、锌、钙、铁、镁、硫在芦荟浓缩液中的含量分别是芦荟水中的 20.68 倍、197.0 倍、64.55 倍、36.59 倍、20.72 倍、24.93 倍、23.76 倍、92.30 倍、195.6 倍、26.21 倍、281.8 倍、122.6 倍，维生素 B_1、维生素 B_2、叶酸、钠、磷在芦荟浓缩液中的含量分别是在芦荟水中的 8.52 倍、9.67 倍、9.93 倍、14.77 倍、10.78 倍。

基本上显示出“分子量大的成分‘浓缩’倍数（截留率）也大”的规律。较为反常的是钾，其在芦荟浓缩液中的含量仅是在芦荟水中含量的 2.75 倍，而钠在芦荟浓缩液中的含量却是在芦荟水中含量的 14.77 倍，产生这个现象的原因可能要从膜材料的成分去找答案。

上述工艺其实与纳滤浓缩的技术经济问题密切相关。芦荟浓缩液（A）含芦荟多糖 12.3 mg/mL，约占 1.23%，相当于芦荟凝胶原汁含量的 20 倍，所以可把芦荟浓缩液（A）作为 20 倍芦荟原汁浓缩液直接出售给化妆品厂、制皂厂、牙膏厂、食品厂、制药厂等作添加剂。从表 15-1 中还可看出，芦荟原汁通过膜浓缩以后，芦荟多糖有 89%保留在浓缩液中，11%保留在芦荟水中；而芦荟素有 77%保留在浓缩液中，23%保留在芦荟水中；其他各种有效成分也都有部分残留在芦荟水中。所以芦荟水还有很高的利用价值，不能轻易抛弃，最好在当地找到利用途径。福建已有多家食品厂、化妆品厂对这种芦荟水感兴趣，购去配制各种饮料（复配果汁、可乐、酸奶、啤酒等）、果冻、软糖、化妆水、洗发水等。

虽然芦荟水带走了部分有效成分，但芦荟浓缩液中大部分有效成分仍为芦荟凝胶的 20 倍左右。对原来直接使用芦荟原汁作为添加剂的厂家来说，购买这种经膜分离的 20 倍芦荟原汁浓缩液可以节省大量的包装费、运费，经济上还是相当合算的。而对某些制造业（如香皂、牙膏等）来说，则不仅仅是经济上的好处，因为有的配方不允许带进太多的水分——如直接使用芦荟原汁的话，由于加入量受到限制，则无法充分发挥芦荟的优良效果。

用芦荟浓缩液（A）进一步再加工成芦荟粉后，由于水分已经去除 95%左右，物料处理量只有原来的 1/20，采用喷雾干燥、冷冻干燥或其他方法能耗都可降低 90%以上，同时所需设备简化，工艺流程紧凑，车间面积只需原来的 10%左右就够了——这都是膜分离技术带来的好处。当然，膜分离法带来的更大好处还在于整个浓缩过程都是在常温下进行的，芦荟原汁中各种有效成分在这个过程中基本上没有任何质的变化。

二、纳滤浓缩工艺研究

纳滤浓缩工艺研究步骤与要求以下述某应用实例[18]加以说明。

1. 纳滤膜浓缩工艺小试研究

（1）装置：小试装置由膜、高压泵、预过滤、控制系统、测量仪表等组成。

（2）试验目的：小试的试验目的主要是选择合适的纳滤膜，观察有效成分的损失情况及物料在膜面上有可能形成的污染状况，为生产装置的设计提供依据。

2. 试验结果

（1）运行时间对膜通量的影响：物料在试验所选膜上连续运行 8 h 的结果见图 15-4，从图 15-4 可看出，物料对所选膜通量的影响在 8 h 内衰减不多。

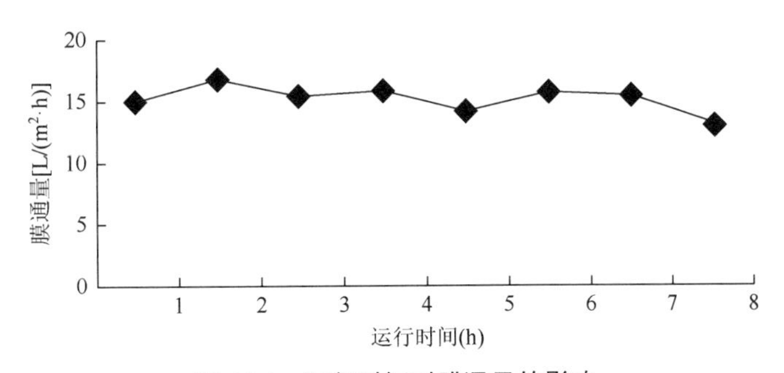

图 15-4　运行时间对膜通量的影响

（2）浓缩倍数对膜透水量的影响：一般生产厂的要求是采用膜技术浓缩物料，并在有可能的条件下除去物料中的小分子杂质，从而既节约后段蒸发浓缩干燥所需设备的投资，又可减少能耗，降低生产成本。因此，小试部分同时试验了浓缩情况下对膜透水量的影响。

物料在不同浓缩倍数时，所选膜透水量的测试结果见图 15-5。由图 15-5 知，在浓缩 10 倍的情况下，只要稍微增加膜面的操作压力，就能保持膜的透水量不变。因此可以认为浓缩情况下膜透水量的衰减不是很明显。分析结果表明，所选纯水通量膜对物料的截留率在 98%以上，可以达到生产厂的要求。

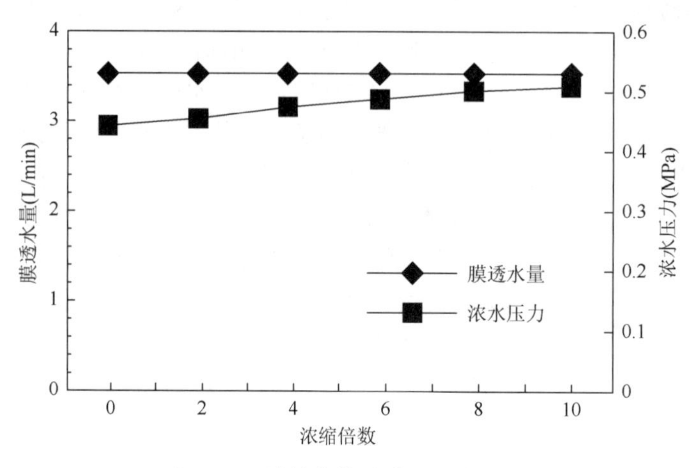

图 15-5 浓缩倍数对膜通量的影响

3. 生产系统 基于小试结果，最终确定生产性装置的工艺流程如图 15-6 所示。

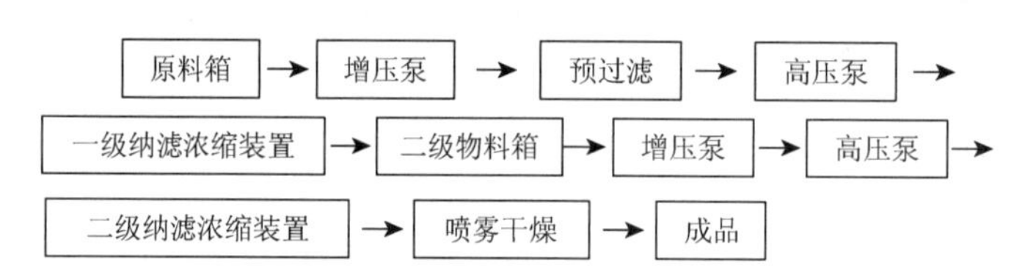

图 15-6 纳滤膜浓缩工艺流程框图

工艺采用批量式操作运行方式。物料经一级纳滤膜浓缩装置浓缩 10 倍后进入二级纳滤膜浓缩装置，再浓缩 10 倍后进入喷雾干燥系统制成干品。经膜系统浓缩后，物料体积从开始的 8 m^3 削减到 0.08 m^3，即浓缩了 100 倍，大大降低了常规方法浓缩所需的能耗。整套膜法浓缩系统处理 1 m^3 物料的运行能耗仅为 7(kW·h)/m^3。并且，膜技术的浓缩过程在常温下进行，由此避免了高温对物料中有效成分的破坏引起的损失。

（1）运行压力的选择：一级膜装置和二级膜装置对纯水的透过速率与操作压力的关系分别见图 15-7 和图 15-8。

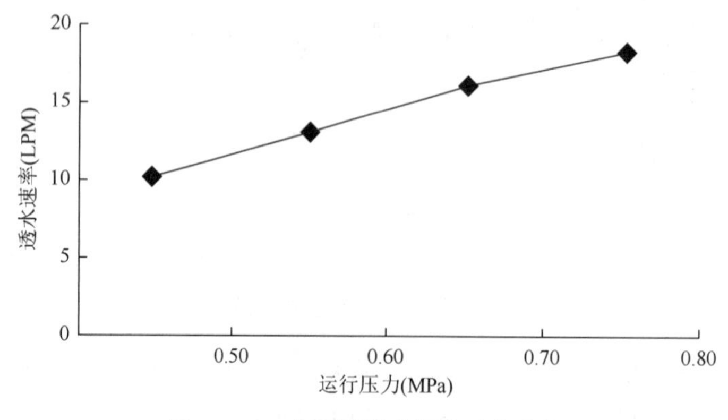

图 15-7 一级膜浓缩装置的透水速率

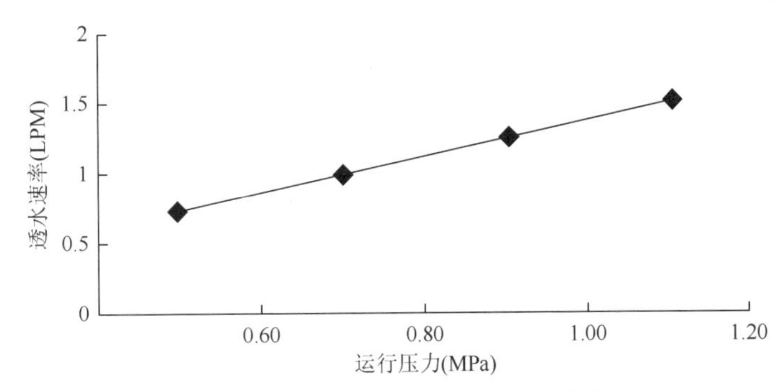

图 15-8 二级膜浓缩装置的透水速率

一级膜浓缩装置对物料的运行在操作压力 0.58 MPa 时透水速率为 11 LPM（liter per minute，L/min，流量单位），是纯水的 87.7%，相差不是很大，这可能是因为物料的含盐量很低。因此，实际运行时，控制一级膜装置运行压力在 0.6 MPa 左右。二级膜浓缩装置，实际运行压力控制在 1.0 MPa 左右，此时透水速率为 1.2 LPM，为纯水通量的 80%，也相差不多，均与设计相符合。

（2）每批物料的处理状况：第一级膜装置每批可处理 2 m^3 物料，需时约 3 h，物料经第一级膜装置浓缩，物料体积降到设定的体积后进入第二级膜装置，第二级膜装置将物料进一步浓缩到设定的体积，然后喷雾干燥制为成品。

整套膜浓缩装置在 16 h 内可处理完 8 m^3 物料，完全达到设计要求。

第一级膜装置处理 2 m^3 物料的典型运行状况见图 15-9。

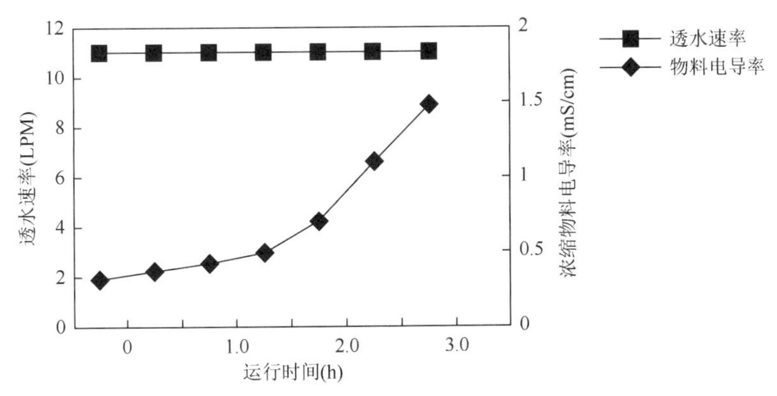

图 15-9 第一级装置每批典型运行状态

从图 15-9 可看出，第一级膜装置的透水速率在每批物料的处理过程中几乎不变，物料箱中物料的电导率不断增加，说明物料不断浓缩。

第二级膜装置处理每批料液的典型运行状况见图 15-10。

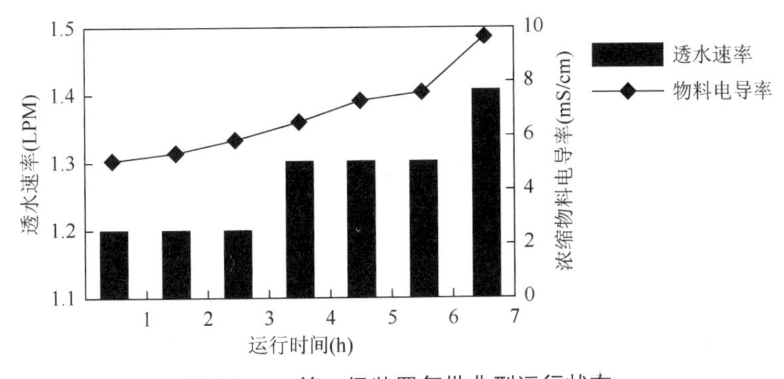

图 15-10 第二级装置每批典型运行状态

从图 15-10 可知，第二级膜装置的透水速率随运行时间增加，透水速率有所增加。这是因为二级膜装置的物料体积少，尤其在接近浓缩终点时，最终物料体积仅 100 L 左右，在高压泵的不断循环下，物料温度有所上升。二级纳滤装置对不同批次物料的浓缩结果见表 15-2。

表 15-2 二级纳滤装置对物料的浓缩结果

批次	进膜物料		浓缩液		透过液	
	效价（U/mL）	pH	效价（U/mL）	pH	效价（U/mL）	pH
1	246	6.48	3 294	7.82	0	6.0
2	200	7.42	2 789	8.02	0	6.5
3	3 155	9.97	10 385	9.09	0	8.5
4	3 513	9.95	18 850	8.75	18	7.2

从表 15-2 可以看出，物料经膜装置浓缩后，物料的 pH 改变很小，物料的效价明显提高，膜透过水的效价多数为零。只在浓缩液效价近 2 万 U/mL 时，透过水才能测到物料的有效成分，膜对有效成分的截留率达 99%以上，完全符合厂方的要求。

（3）系统运行参数变化情况：二套膜装置投入使用后，每次运行时均对运行参数进行记录，平均每 1 h 记录一次。表 15-3 为二套膜装置的部分运行参数。

表 15-3 膜装置运行参数变化情况

	运行日期	运行压力（MPa）	浓缩液流量（LPM）	膜透水速率（LPM）
一级纳滤浓缩装置	1 月 22 日	0.58	34	11
	2 月 7 日	0.59	35	11
	2 月 17 日	0.59	35	11
	2 月 24 日	0.55	35	10
	3 月 5 日	0.55	35	10
二级纳滤浓缩装置	1 月 22 日	1.05	15	1.4
	2 月 7 日	1.00	15	1.2
	2 月 17 日	1.00	14	1.2
	2 月 24 日	1.00	14	1.2
	3 月 5 日	0.99	14	1.2

从表 15-3 可看出，在近 40 天的运行时间内，二套膜装置运行参数变化很小。在这段时间内，膜没有进行过化学清洗。

本系统的纳滤膜浓缩工艺中设计了自动冲洗系统，每隔一定时间冲洗系统自动启动，用膜装置的透过液对膜组件进行快速冲洗，尽可能地减少物料对膜污染的累积，延长膜元件的使用寿命。从装置的运行状况看，这种设计在防止物料对膜的污染方面还是有效的。

4. 结论　在小试的基础上建立了浓缩医药中间体的纳滤膜浓缩系统。系统采用批量式运行方式。系统处理量为在 16 h 内将 8 m^3 物料浓缩 100 倍，最终物料体积为 80 L。

膜浓缩系统对物料的收率高于 96%。经一个多月的运行使用，膜系统的运行参数变化很小，说明膜系统的设计是合理的。

三、纳滤浓缩技术在制药领域的应用

1. 纳滤浓缩在中药提取液中的应用　董坤等[19]采用连续浓缩与间歇式浓缩两种操作方式，研究了绿茶提取液的纳滤浓缩过程。在连续式浓缩的实验中，通过测定不同操作压力下的膜通量、水脱除率和对茶多酚的截留率来分析纳滤过程的特点。结果表明，在 0.4～0.8 MPa 工艺条件下，对茶多酚的平均截留率为 97.3%。并在间歇式浓缩实验中测定了膜对不同茶水比浸取所得的茶汤的截留性能，实验值与预测值比较吻合，表明浓缩模型对茶多酚的纳滤浓缩过程具有较好的适用性。

黄芪的主要有效成分为黄芪皂苷与黄芪多糖，其多糖的分子质量多在 10 kDa 以上，黄芪甲苷则为小分子，分子质量为 784 Da。司丹丹等[20]运用截留分子量为 200 Da 的纳滤膜对黄芪提取液进行浓缩，研究了膜对提取液总糖的截留率、透过通量、水脱除率与操作压力的关系，分别测定了沉淀物中多糖和上清液中总糖的含量。发现膜对提取液中总糖的平均截留率为 99.6%，蒸发浓缩中的醇沉杂质多于纳滤浓缩，上清液中总糖少于纳滤浓缩。由此可见，取传统水煮醇沉的上清液部分或醇沉部分进行精制，不但操作烦琐，工艺过程在蒸发浓缩去除大量水时耗能大，而且还需要大量的乙醇，成本也在无形中增高。而纳滤浓缩在分离过程中具有无须加热、无任何的化学反应、无相变等优点。

周锦珂等[21]探索采用纳滤膜技术进行丹酚酸 B 提取液浓缩的新工艺研究。以水为溶剂从丹参药材中提取活性成分丹酚酸 B，以膜通量及截留率为指标，考察了料液的预处理及操作压力、温度、时间等因素对纳滤膜性能的影响，并与传统的热浓缩进行比较。结果表明，提取料液需经过 1 μm 的精细过滤进行预处理，纳滤膜的透析通量随着操作压力的增大而增加，随着浓缩时间的延长而减小，采用纳滤技术丹酚酸 B 活性成分可富集 10 倍以上，干燥成品中丹酚酸 B 的含量比传统热浓缩提高 4.79%，因此纳滤膜技术可用于丹酚酸 B 提取液的浓缩。杨继住等[22]将纳滤浓缩成功地运用于金花茶的提取液，与传统多效真空浓缩相比，其在简化工艺、节约能耗、缩短生产周期和提高效率方面均显示出明显的优势。冉艳红等[23]对凉茶中草药水提取液进行了纳滤浓缩有效成分的研究，证明纳滤浓缩凉茶中草药提取液是可行的，可提高产品的收率和质量。林翔云等[17]对芦荟原汁采用纳滤膜分离，对芦荟浓缩液与芦荟水两个组分中的各种成分含量进行了分析比较，为膜分离法在芦荟原汁加工中的应用提供了理论依据。王士勇等[24]对银杏叶提取物（GBE）生产中大孔树脂洗脱液中的银杏叶提取物（GBE）浓缩过程进行了试验研究，结果表明，采用纳滤浓缩技术替代原生产中的低温真空蒸发工艺可节约能耗、降低生产成本。

2. 纳滤浓缩在食品行业中的应用　许莉等[25]考察了 D 膜和 G2 种纳滤膜对麦芽糖醇的提纯和浓缩。对于 D 膜，在压力 1.2～1.5 MPa，循环流量 60～100 L/h，温度 40～45℃的操作条件下对山梨糖醇截留率小于 45%，对麦芽糖醇的截留率在 85%以上，能够有效去除山梨糖醇而截留麦芽糖醇。在压力 1.2～1.5 MPa，循环流量 40～60 L/h，温度 40～45℃的操作条件下对多糖醇的截留可达 80%以上，可以有效地去除多糖醇。

伍军等[26]研究了操作条件对纳滤膜分离无机盐水溶液及蔗糖水溶液的影响，并对大豆黄浆水超滤透过液进行了纳滤浓缩试验。结果表明，操作条件对 NaCl、KCl、$CaCl_2$ 的截留率影响较大，而对 $MgCl_2$、Na_2SO_4 和蔗糖水溶液基本没有影响。纳滤浓缩大豆黄浆水超滤透过液适宜的操作条件为压强 0.15 MPa，温度 40℃，浓缩倍数越大，无机盐的截留率就越低，脱盐效果越好；总糖的截留基本上与浓缩倍数无关，均在 90%左右；随着浓缩倍数的增大，膜通量急剧衰减，当浓缩倍数大于 3 后，通量趋于稳定，浓缩倍数可达 10 倍以上。王磊等[27]利用纳滤膜来连续浓缩大豆低聚糖，该工艺流程经济适用、运行稳定可靠、自动化程度高，能够满足连续生产的要求、提高了膜分离装置的运行效率。

3. 纳滤浓缩在微生物制药中的应用　多数抗生素的分子质量在 300～1 200 Da，存在于胞外，从发酵液中提取。其原料液含量较少，浓度较低，用传统的结晶方法回收率低，损失大，真空浓缩又会破坏其抗菌活性。而纳滤浓缩则具有不破坏产品结构、污染少等特点，且可在常温下连续操作、特别适合用于热敏性物料。

吴麟华等[28]对6-氨基青霉烷酸（6-APA）进行了纳滤分离，采用两根截留分子量约为200 Da的AFC30型管式纳滤膜并联操作，每根膜面积1.2 m^2，膜的平均截留率在99%以上，而透析损失率小于1%，浓缩效果比较理想。另外，纳滤浓缩技术还成功地应用于多种抗生素，如金霉素、红霉素。楼永通等[29]从不同型号的纳滤膜元件中选出一种用于卡那霉素浓缩，运用DK4040 F纳滤膜将卡那霉素浓缩近20倍，对无机盐的截留率约为50%，对卡那霉素的截留率均在98%以上。为生产节约了大量的能源，同时提高了产品收率和纯度。由于其有较高的截留率，减少了废水和其他污染物的排放量，保护了环境，带来了显著的经济和社会效益。毕可英等[30]还进行了1, 6-二磷酸果糖（FDP）的纳滤浓缩与纯化，也取得了满意的结果。

由此可见，纳滤浓缩技术不仅浓缩速度快，而且与传统热浓缩相比，具有无须加热、节能、活性成分保存良好等方面的优点，在制药、食品行业、生物化工等诸多领域中表现出良好的应用前景。

第三节
其他膜浓缩技术

一、反渗透浓缩

1. 反渗透浓缩特点及应用　反渗透（reverse osmosis）是利用反渗透膜选择性地透过溶剂（通常是水）而截留离子物质，以膜两侧静压差为动力，克服溶剂的渗透压，使溶剂通过反渗透膜而实现对液体混合物进行分离的膜过程。实现反渗透有两个条件：一是外加压力必须大于溶液的渗透压；二是必须有一种高选择性、高透水性的半透膜。用于反渗透的半透膜表面微孔尺寸一般在1 nm左右，能去除绝大部分离子、质量分数90%～95%的溶解固形物、95%以上的溶解有机物、生物和胶体及80%～90%的硅酸。利用反渗透原理可将溶液中的不同组分分离，因此反渗透技术广泛应用于医药工程、食品工业、海水淡化等领域。本部分将针对反渗透在中药及其相关产物中的应用进行阐述。

陈莹等[31]首先将麻黄草进行液态发酵，发酵后的麻黄草在60℃常压下水提3次，每次料液比均为1 g∶10 mL、每次2.5 h，过滤，合并3次的滤液。再将滤液用两级膜进行处理。第一级膜为纳滤膜，其作用是除杂，结果为麻黄碱透过率高达98%，杂质截留率达25%。纳滤膜滤液过二级膜（反渗透膜）浓缩分离，麻黄碱被完全截留，滤液无颜色，电导率指标接近生活用水，可循环利用于水提工艺流程。上述整套工艺解决了麻黄碱传统生产工艺中高温高压提取、使用NaOH和二甲苯的用量大及污水排放等严重问题，且膜设备操作简单、易于清洗，可实现自动化、连续化生产。

张凌晶等[32]研究了利用超滤和反渗透浓缩技术纯化天然牛磺酸的工艺条件。首先将牛磺酸提取液经泵加压后进入Ultra-flo超滤分离系统进行一级超滤，该过程截留了大部分的蛋白质、多糖、悬浮颗粒等杂质；然后将一级透析液以泵加压进入卷式膜超滤分离系统，以除去小分子蛋白质和其他一些杂质；最后将牛磺酸收集液加压进入卷式反渗透系统进行浓缩。结果表明：经两级超滤，蛋白质质量分数可降至0.2%以下，滤液质量高，利于后续工艺。经过离子交换工艺后，牛磺酸收集液用反渗透技术可浓缩35倍左右。与酸碱沉淀法除蛋白质相比，此法避免了引入大量Na^+、Cl^-、SO_4^{2-}，提高了牛磺酸的质量，具有广阔的市场前景和可观的经济效益。

叶勇等[1]利用不同规格超滤膜对复方中药芍药丹参汤水煎液进行分离和反渗透浓缩。采用正交设计，以复方有效成分丹参酚酸和芍药苷转移率为指标，考察提取液pH、温度、操作压力对膜分离过程的影响，并比较反渗透膜浓缩与减压浓缩对其质量和能量消耗的影响。结果表明，在pH 5、温度40℃、操作压力0.3 MPa的工艺条件下，反渗透膜浓缩的丹酚酸浓度可达0.347 8 mg/g，而真空浓缩的丹酚酸浓度仅为

0.148 6 mg/g；芍药苷反渗透浓缩浓度为 1.976 mg/g，用真空浓缩则为 0.890 9 mg/g，由此可见反渗透膜浓缩产品质量显著改善，有效成分的保留量高于减压浓缩的 1 倍以上，而其直接能耗只有其 1/10，时间为其 1/5。从而证明，膜分离技术用于复方中药的浓缩是可行的，可显著改善产品品质，节约资源。

张鹏[33]采用管式反渗透膜系统对番茄汁（原浆）进行脱水浓缩处理。考察了压力、温度及浓度对膜通量的影响，并考察了长期运转下的膜通量衰减情况及膜清洗恢复情况。结果表明，膜系统对白利糖度具有 100%的截留率，膜通量衰减后的清洗恢复效果好。武治昌等[34]成功运用反渗透膜浓缩-真空冷冻干燥制备芦荟活性凝胶；苏小建等[35]运用微滤（MF）和反渗透（RO）膜组合工艺浓缩罗汉果汁等均取得显著效益。张远志等[36]运用反渗透膜浓缩绿茶汁，证明反渗透膜低温浓缩绿茶汁对物理护色、减弱熟汤味有明显效果。

2. 反渗透浓缩操作条件对截留率的影响　笔者课题组针对反渗透膜分离技术在当归川芎复方（当归：川芎＝1：1）、肉桂、麻黄、丹皮等中药含油水体超滤液浓缩过程中的应用，以各自中药指标成分截留率为指标，考察反渗透膜对各中药含油水体的浓缩效果（指标成分截留率、收率）、膜分离操作终点的判定及药液温度、操作压力、浓缩倍数等参数对截留率的影响，并进行反渗透膜过程优化设计[37]。关于压力对反渗透浓缩过程指标成分截留率的影响、温度对反渗透浓缩过程指标成分截留率的影响、浓缩倍数对反渗透浓缩过程指标成分截留率的影响等研究内容，请参见第十四章第一节“二、超滤、反渗透组合富集中药挥发性小分子的研究”项下有关内容。

二、渗透蒸馏浓缩

渗透蒸馏是指被处理物料中易挥发性组分选择性地透过疏水性的膜，在膜的另一侧被脱除剂吸收的膜分离操作。渗透蒸馏包括三个连续的过程：被处理物料中易挥发组分的汽化、易挥发组分选择性地通过疏水性膜、透过疏水性膜的易挥发性组分被脱除剂吸收。渗透蒸馏除了一般膜分离技术所具有的投资省、能耗低的特点以外，还具有优良的导热性能、适宜高倍浓缩及良好的选择性等优点，其克服了常规分离技术所引起的被处理物料的热损失与机械损失，特别适合处理热敏性物料，中药一些活性成分在高温下易失活变性，自然渗透蒸馏也可以成功地运用于中药浓缩。

王林等[38]制备了高浓度的羟基柠檬酸（HCA）藤黄提取物，将干燥大果藤黄果的果皮切成小块，用去离子水按 1：4 体积比提取果皮 15～35 min，得提取液。用滤布过滤滤液，再经渗透膜蒸馏法（OMD）处理。在带有疏水膜的平板膜组件中循环蒸馏浓缩，膜的一侧用多级压缩泵，另一侧用疏水膜渗透剂和多级压缩泵，进行 OMD 操作，直至浓缩物达到要求。这种单一的浓缩方法使藤黄提取物中的量比常用方法提高了 4～6 倍，而且是以原来的形式（非衍生物）存在，也不形成内酯，从而提高了该藤黄提取物的商业价值和营养价值。

于伯杉[39]以 NaCl-柠檬酸稀溶液为研究体系，对渗透蒸馏的浓缩柠檬酸的传质过程进行了研究。实验结果表明，水通量大于 67 kg/(m^2·d)，柠檬酸可由 300 g/L 浓缩到 500 g/L 以上。

三、膜蒸馏浓缩

膜蒸馏是将膜与蒸馏过程相结合的分离方法。膜蒸馏就是用疏水性微孔膜将两种不同温度的溶液分开，较高温度侧溶液中易挥发的物质以气体状态透过膜进入另一侧并冷凝的分离过程。膜蒸馏与传统蒸馏相比，不需复杂的蒸馏系统，且能得到更纯净的馏出液；与一般的蒸发过程比，它的单位体积的蒸发面积大；与反渗透比较，它对设备的要求低且过程中溶液浓度变化的影响小。另外，膜蒸馏过程能在常压和较低温度下操作，被认为是一种节能高效的分离技术。如今膜蒸馏技术在中药方面的研究也非常广泛。

李建梅等[40]运用真空膜蒸馏法浓缩了益母草及赤芍提取液。将其中药水提取液以一定的流速流经中空纤维膜内侧，然后再回流至恒温水浴中，往复循环，膜的外侧抽真空，只有中药提取液中的水蒸气分子可从膜壁中扩散出来，经冷凝装置冷凝。随着水蒸气的不断扩散、冷凝，中药提取液便被浓缩至所需浓度。用膜蒸馏方法对益母草及赤芍提取液进行浓缩，其指标成分的保留率较高。馏出液中水苏碱及芍药苷的含量为0，由此可见膜蒸馏过程对两者的截留率为100%。膜蒸馏过程温度较低（≤60℃），有效成分不会因温度过高而分解。将真空膜蒸馏法用于益母草及赤芍提取液的浓缩是可行的，具有效率高、耗能少、操作方便的优点。黄荣荣等[41]以真空膜蒸馏浓缩枇杷叶提取液，实验表明枇杷叶的有效成分熊果酸没有损失，利用真空膜蒸馏的方法进行枇杷叶提取液的浓缩是可行的。孙宏伟等[42]运用气隙式膜蒸馏法分离浓缩透明质酸水溶液，使用膜孔径为 0.2 μm 的聚四氟乙烯微孔疏水膜可使原料液的浓度提高 1.6 倍以上，透明质酸截留率为 80%以上，显示了常温浓缩的优越性。此外，膜蒸馏技术还成功地运用于青霉素[43]、维生素水溶液的浓缩[44]，并成功地运用于反渗透浓盐水的真空膜蒸馏[45]。

第四节
不同膜浓缩方法比较及集成膜浓缩技术

一、不同膜浓缩方法比较

由于中药煎煮提取液中载带多量微粒，在实际生产中连续运行会堵塞超滤器的流道，因此为保证超滤、纳滤等工艺在中药生产中得以顺利进行，须进行精密的预过滤，而精密过滤又是一项繁杂的工艺过程。

反渗透浓缩的主要问题是浓缩倍数较小。浓缩倍数取决于浓缩液的渗透压。在浓缩过程中，随着待浓缩液浓度的提高，其渗透压也增高。同时，浓差极化现象的存在也使膜表面处的渗透压更高。当渗透压增至一定值时，所需的操作压力将很高，浓缩将无法继续进行。所以，很难一步把待浓缩液浓缩到蒸发浓缩所能达到的浓度。这一缺陷使反渗透浓缩的工业化进展缓慢。

与反渗透相比，膜蒸馏和渗透蒸馏这两个过程不需要加压，在低温常压下即可运行，特别是渗透蒸馏也能在室温下进行。这样可避免待浓缩液受高温或高压的影响，也可减少膜污染程度。尤其在高倍浓缩时，膜蒸馏的透水速率明显高于反渗透。但是，膜蒸馏过程中膜的通量不稳定，在长期使用某一膜组件后，堵塞无法解决。

膜浓缩的最大局限性是浓缩倍数低，高倍浓缩不经济，该技术如与蒸发浓缩设备配套使用较为经济合理[46]。

二、集成膜浓缩技术

单一膜分离浓缩过程中，由于操作压力的限制，其提取液很难达到蒸发浓缩的浓度。此外，单一膜的浓缩不可逆污染严重，各种膜过程均有各自的优点和局限性，而且实际的工业生产会受到各种复杂因素的制约。为了使整个生产过程达到优化，采用任何单一膜过程都不能解决复杂的生产问题，需要把各种不同的膜过程合理地集成在一个生产循环中。因此在生产过程中采用的不是一个简单的膜分离步骤，而是一个膜分离系统。该系统可以包括不同的膜过程，也可以包括非膜过程，故称其为集成膜过程。

袁亮等[47]开展了室温下微滤-超滤-纳滤多级膜浓缩黄芩苷提取液的研究，采用 HPLC 法测定了黄芩苷在不同膜过程的透过液和浓缩液中的分布情况。研究结果表明：多级膜分离浓缩法可以去除黄芩苷提取液 55%的水分，黄芩苷的保留率为 96%，浓缩比为 2.4 倍，在常温下多级膜浓缩分离黄芩苷提取液是可行的。

张育荣[48]对天然牛磺酸提取工艺进行了研究，以经过预处理的真蛸（*Octopus vulgaris*）内脏下脚料为研究对象，探讨陶瓷微滤膜、卷式超滤膜、卷式反渗透膜组成的集成膜系统分离提取天然牛磺酸的工艺。结果表明，此系统可以有效地将内脏下脚料中丰富的天然牛磺酸（1.030 g）提取出来，总收率在 80%

以上。并且对杂质有相当的去除效果，结晶品纯度达 99.54%。为天然牛磺酸大规模生产开发和其他天然海洋生物活性物质的提取分离提供了重要的参考依据。

蔡邦肖等[49]针对灵芝提取液的特性，依据微孔过滤（MF）、超滤（UF）、纳滤（NF）各种膜对特定物质的选择分离性能，设计了新型膜集成工艺，即筛网和滤纸粗过滤除杂和 MF 净化处理，进而用不同切割分子量 UF 膜进行两级处理，最后用 NF 净化浓缩灵芝水提液的创新技术。其浓缩倍数可达 6 倍，纳滤渗透液的色度在浓缩过程中稳定，有效成分截留率高。

单一膜浓缩技术的应用存在很多问题，如用单一的反渗透膜浓缩果汁时，其浓缩倍数取决于果汁的渗透压。为了使膜分离过程具有较高的效率，膜分离的使用压力通常为数倍原果汁的渗透压，但由于当前分离设备承压能力的限制，不能将操作压力无限增加。如果采用二级浓缩（即第一级先用对糖截留率高的膜浓缩至 2～3 倍，第二级再用糖截留率低的膜），最终可以浓缩到 4～5 倍。这样虽能实现高倍率的浓缩，但经济成本高。因此，一般反渗透膜浓缩果汁的浓缩限度为 25～30°Bx（白利糖度），纤维素类膜和新发展的聚酰胺膜均能获得较高的透水速率及果汁组分的保持率。同样，由于高渗透压的限制，很难以一级方式把果汁浓缩到蒸发法所达到的浓度[50]。此外，单一膜浓缩工艺不可逆污染严重，这些问题的存在都限制了单一膜浓缩的工业化应用。利用集成膜技术可克服单一膜的缺点，不仅能解决浓缩倍数的限制，而且能节约成本。20 世纪 80 年代人们开始利用集成膜分离浓缩果汁，Nabetanit[51]用反渗透与纳滤膜串联进行果汁浓缩，在操作压力均为 7 MPa 时能得到渗透压为 10.2 MPa、浓度为 40%的浓缩液。这个系统适用于各种果汁的浓缩，既可以保证果汁在浓缩过程中色、香、味不变，又可以节省大量的能源。利用此装置可以将果汁浓缩到 40°Bx。

意大利的 Cassano 等报道了利用 UF、RO、OD 集成膜浓缩胡萝卜汁和雪橙汁的研究[52]，其生产工艺流程如下：果汁首先经 UF 过程除去果胶、蛋白质、纤维素等大分子物质，再经 RO 过程浓缩到 15～20°Bx。由于操作压力的限制，RO 过程果汁浓缩度不能太高，否则膜的不可逆污染严重。最后果汁经 OD 过程浓缩到 60～63°Bx。OD 过程是在常温、常压下操作，所以能进一步将果汁浓缩到较高的浓度。经检测，总抗氧化成分仅 RO 过程有少量的减少，其减少的机制还不完全清楚，据推测可能是 RO 过程操作压力对果汁成分造成了一定的影响。其他如果汁的香气成分等都得到了良好的保留，证明利用集成膜浓缩果汁可以减少澄清时间，简化生产工艺，增加澄清果汁的体积，并可在室温下操作，有利于提高产品的最终质量。

三、Freshnote 系统

据报道，FMC 公司和杜邦公司的合资企业 Sepa-rasystems LP 研制出一套集成的膜分离装置，称为 Freshnote 系统[51]，能把橙汁浓缩到 60°Bx 以上，而且几乎完全保持了鲜果汁的风味芳香成分。Freshnote 系统的生产工艺流程包括超滤、反渗透、杀菌和调配等步骤。利用该装置生产的浓缩汁用水稀释复原后，经气相色谱和感官鉴定证明，其风味同鲜果汁的风味几乎没有区别。

Freshnote 系统的生产工艺流程如图 15-11 所示，将橙汁加压送到超滤装置中（所用的是一组板框式膜组件）。此步骤将原汁分成两部分：一部分是澄清果汁，大约为原来体积的 95%，另一部分是浓缩的果浆，大约为原来体积的 5%。果浆中几乎包括了所有的悬浮性固形物、果胶、细菌等，这些组分需要及时杀菌，迅速冷却，以保证产品的稳定性。将澄清果汁在一系列反渗透装置中进行浓缩，操作压力为 10.2～13.5 MPa，所用的膜是芳香性聚酰胺中空式反渗透膜，能有效地截留果汁中的糖、酸、维生素 C、矿物质元素及风味芳香成分，而且中空纤维组件在单位体积内装填密度大，并且耐高压，在浓缩过程中，只要控制好操作条件，很容易就能把果汁浓缩到 60°Bx 以上。最后一步是将杀菌后的果浆和浓缩汁混合，得到最终的浓缩产品。利用该装置生产的浓缩汁用水稀释复原后，经气相色谱和感官鉴定证明，其风味同鲜果汁的风味几乎没有区别。该装置的研制成功为工业化应用集成膜法加工浓缩果汁展现了广阔的前景。

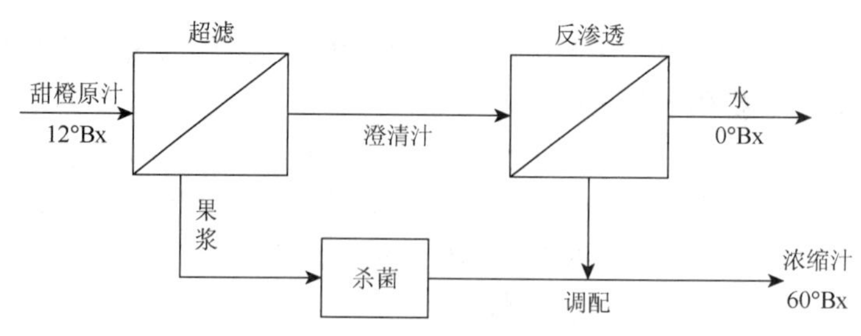

图 15-11 Freshnote 系统的生产工艺流程图

参 考 文 献

[1] 叶勇，张永波. 复方中药膜分离工艺和节能性研究. 时珍国医国药，2008，19（8）：1884-1885.

[2] 刘明言，余根，王红. 中药提取液浓缩新工艺和新技术进展. 中国中药杂志，2006，31（3）：184-187.

[3] 蔡宇，高增梁，陈冰冰，等. 益母草提取液真空膜蒸馏浓缩实验研究. 浙江工业大学学报，2003，31（6）：658-669.

[4] 于健飞，丁忠伟，龙秉文，等. 用直接接触式膜蒸馏浓缩中药提取液. 北京化工大学学报（自然科学版），2008，35（2）：10-13.

[5] 杨祖金，袁雨婕，葛发欢，等. 纳滤技术在中药浓缩中的应用. 中药材，2008，31（6）：910-912.

[6] 洪宜斌，曹礼群，李五洲，等. 反渗透膜过滤在胡芦巴提取中的应用. 现代中药研究与实践，2003，17（6）：41-43.

[7] 钟蕾，赵汉臣，闫荟，等. 膜分离技术与传统工艺对六味地黄活性多糖富集效果的比较. 药学实践杂志，2007，25（6）：386.

[8] 彭银仙，蔡国兴，顾香玉，等. 膜分离浓缩芦荟原汁. 生物技术，2003，13（5）：35-37.

[9] 周显宏，袁亮，王静，等. 应用膜技术浓缩黄芩苷提取液的研究. 东莞理工学院学报，2008，15（1）：46-51.

[10] 顾春雷，于奕峰. 膜法提纯浓缩茶皂素. 日用化学工业，2007，37（1）：58-60.

[11] 韩骁，陈莹，夏炎，等. 超声耦合技术提取橡子中单宁的研究. 化学与生物工程，2008，25，（10）：52-53.

[12] 左勇，罗惠波，吴华昌，等. 超滤浓缩银耳多糖的研究. 中国医药工业杂志，2004，35（12）：718-720.

[13] 韩永萍，何江川，缪刚. 超滤提纯姬松茸多糖的研究. 中国食用菌，2004，24（2）：44-47.

[14] 钟蕾，赵汉臣，闫荟，等. 膜分离技术与传统工艺对六味地黄活性多糖富集效果的比较. 药学实践杂志，2007，25（6）：386-390.

[15] 祝新德，陈灵. 中空纤维超滤技术在提纯人参多糖中的研究. 实验室研究与探索，1997，2：46-49.

[16] 张钰，章克昌. 灵芝发酵液的超滤提取及其抗氧化活性的研究. 食品研究与开发，2005，26（5）：60-63.

[17] 林翔云，江崇基，林君如，等. 用纳滤膜“浓缩”芦荟原汁的实验分析. 香料香精化妆品，2001，（5）：5-6.

[18] 罗菊芬，王寿根，蔡惠如，等. 纳滤膜在医药中间体浓缩中的应用. 医药工程设计，2001，（03）：18-21.

[19] 董坤，顾正荣，孟烨，等. 纳滤浓缩绿茶提取液的研究和浓缩模型. 膜科学与技术，2007，27（5）：69-73.

[20] 司丹丹，顾正荣，徐伟，等. 黄芪提取液纳滤浓缩的实验研究. 中成药，2007，29（12）：1854-1857.

[21] 周锦珂，黄裕，葛发欢，等. 纳滤技术在丹酚酸B提取液浓缩的应用研究. 今日药学，2009，19（9）：26-28.

[22] 杨继住，秦小明，宁恩创，等. 纳滤在金花茶提取液浓缩中的应用. 广西热带农业，2006，（3）：23-26.

[23] 冉艳红，陈万群. 纳滤浓缩凉茶提取液研究. 食品科技，2005，（10）：19-22.

[24] 王士勇，都丽红，许莉. 纳滤分离技术在银杏叶提取物生产中的试验研究. 化工装备技术，2008，29（3）：15-18.

[25] 许莉，王士勇，曾宪友，等. 麦芽糖醇的纳滤浓缩. 化学工程，2006，34（6）：41-44.

[26] 伍军，艾启俊，于同泉. 应用纳滤膜分离大豆黄浆水的研究. 粮油加工与食品机械，2004，（3）：56-60.

[27] 王磊，邵诚，王海. 大豆低聚糖纳滤连续浓缩过程的控制. 膜科学与技术，2009，29（1）：79-82.

[28] 吴麟华. 分离膜中的新成员——纳滤膜及其在制药工业中的应用. 膜科学与技术，1997，17（5）：11-14.

[29] 楼永通，张来红，陶洁. 纳滤应用于卡那霉素浓缩. 水处理技术，2003，29（2）：106-107.
[30] 毕可英，刘玉荣. 纳滤技术浓缩分离 1 • 6-二磷酸果糖氯化钠水溶液的研究. 水处理技术，1995，21（5）：271-273.
[31] 陈莹，万端极. 麻黄碱膜提取的方法研究. 应用化工，2008，37（8）：964-966.
[32] 张凌晶，翁凌，曹敏杰，等. 膜分离法纯化天然牛磺酸的研究. 集美大学学报（自然版），2009，14（2）：141-144.
[33] 张鹏. 管式反渗透膜法浓缩番茄汁实验研究. 甘肃科技纵横，2007，36（3）：39.
[34] 武治昌，刘玉环. 反渗透膜浓缩——真空冷冻干燥制备芦荟活性凝胶的工艺的研究. 中国食物与营养，2009（6）：53-54.
[35] 苏小建，黄丽婕. 微滤和反渗透膜组合工艺浓缩罗汉果汁的研究. 膜科学与技术，2009，29（1）：66-68.
[36] 张远志，欧阳晓江，逯河元. 反渗透膜浓缩绿茶汁的研究. 食品科学，2004，25（6）：127-129.
[37] 徐萍. 基于膜集成技术的中药挥发性小分子物质的富集研究——基于工业化生产的中药挥发油提取过程. 南京：南京中医药大学，2009.
[38] 王林. 用渗透膜蒸馏法制备藤黄提取物. 国外医药 • 植物药分册，2008，23（6）：284.
[39] 于伯杉. 渗透蒸馏浓缩柠檬酸. 盐湖研究，1994，2（2）：70-75.
[40] 李建梅，王树源，徐志康，等. 真空膜蒸馏法浓缩益母草及赤芍提取液的实验研究. 中成药，2004，26（5）：423-424.
[41] 黄荣荣，贾琰，周全生，等. 真空膜蒸馏浓缩枇杷叶提取液的可行性研究. 江苏工业学院学报，2007，19（4）：25-28.
[42] 孙宏伟，任佚凯，李家玲. 气隙式膜蒸馏法分离浓缩透明质酸水溶液的研究. 北京化工大学学报（自然科学版），1999，26（2）：1-3.
[43] 贠延滨，李平，王艳辉，等. 膜蒸馏浓缩青霉素水溶液的实验研究. 北京化工大学学报（自然科学版），2002，29（5）：5-7.
[44] 郑聚东. 用膜蒸馏法浓缩维生素溶液. 化工与医药工程，1995，（2）：9-10.
[45] 陈利，沈江南，阮慧敏. 真空膜蒸馏浓缩反渗透浓盐水的工艺研究. 过滤与分离，2009，19（3）：4-21.
[46] 刘明言，余根，王红. 中药提取液浓缩新工艺和新技术进展. 中国中药杂志，2006，31（3）：184-187.
[47] 袁亮，周显宏，肖凯军，等. 多级膜浓缩黄芩苷提取液的研究. 现代食品科技，2008，24（3）：237-240.
[48] 张育荣. 集成膜系统真蛸下脚料中提取天然牛磺酸工艺的研究. 中国科技信息，2008（21）：176-177.
[49] 蔡邦肖，高玉琼. 膜集成工艺浓缩灵芝水提液的研究. 食品与发酵工业，2008，34（1）：129-134.
[50] 李全宏，蔡同一，倪元颖，等. 膜分离技术在果蔬汁浓缩中应用研究进展. 莱阳农学院学报，2002，19（1）：44-46.
[51] Nabetani H. Development of a membrane system for highly concentrated fruit juice. Membrane，1996，21（2）：102-108.
[52] Cassano A，Jiao B，Drioli E，et al. Production of concentrated kiwifruit juice by integrated membrane process. Food Research International，2004，37：139-148.

第十六章

膜生物反应器及其在中药领域的应用

膜生物反应器（membrane bio-reactor，MBR）是近年发展起来的基于膜过程的生物反应（微生物或酶产生的生物反应）与分离耦合的新型技术，近年来其在污水防治，特别是中药与生物制药、发酵等行业的废水防治领域得到了大力推广。

第一节
膜生物反应器概述

为使一项特定的工艺过程达到较高的选择性或较高的转化率，将两个或两个以上的反应过程或反应-分离过程相互有机地结合在一起进行的联合操作，称为过程耦合（processes coupling）或集成。过程耦合有助于提高反应过程中目标产物的收率或纯度，有助于减少副产物的生成或改善过程排放物的质量，使过程向有益于环境的方向发展。膜生物反应器就是把生物反应和膜分离“有机耦合”为一体进行的操作。膜分离与反应耦合的优点：反应产物不断在线移出，消除平衡对转化率的限制，从而最大限度地提高反应转化率；提高反应选择性，可省去全部或部分产物分离过程和未反应物的循环过程，从而简化工艺流程。

在膜生物反应器中，膜的主要作用在于提供有效接触反应面积、固定微生物或酶、分相、分离和充当界面支撑体。膜生物反应器之所以可在污水防治，特别是中药与生物制药、发酵等行业的废水防治领域大有用武之地，是与此类行业废水的性质密切相关的。中药与生物制药产生的废水主要来源于各生产工序，属高浓度有机废水，一般都采用厌氧-好氧联合处理。但厌氧处理对温度、pH 等环境因素较敏感，操作范围很窄，构筑物停留时间长。而常规好氧生化法处理工艺存在占地面积大、停留时间长、运行管理不方便等缺点。制药企业的工艺用水量占总用水量的 70%左右，所产生的工业废水因药物产品、生产工艺的不同而差异较大。需要指出的是，中药制药工业废水水质成分复杂、有机污染物种类多、浓度高；COD（chemical oxygen demand，化学需氧量）浓度高，一般为 14 000～100 000 mg/L，有些浓渣水甚至更高；BOD（biochemical oxygen demand，生化需氧量）/COD 一般在 0.5 以上，适宜进行生物处理；SS（suspended solids，悬浮固体）浓度高，色度深；NH_3-N（氨-氮）浓度高、pH 波动较大。我国 2010 年颁布实施的《中药类制药工业水污染物排放标准》除了常规综合性控制指标外，还将总氰化物与急性毒性 96 h LC_{50} 值（半致死浓度）作为废水毒性的控制指标。膜生物反应器技术可为实现上述排放标准提供有力的技术支撑[1]。

一、膜生物反应器技术原理及分类

（一）技术原理[3]

目前在污水处理行业得到广泛应用的膜生物反应器技术实际是污水生物处理技术与膜科技的结合。

所谓污水生物处理，是指利用生物将溶解于或浮游于排水中的有机物气化，或者是利用这些有机物使微生物增殖，然后有机物被纳入微生物体内而使其从排水中分离的处理方法。增殖的微生物还可作为固体，利用固液分离方法进行回收。在这个过程中，与固体化、气体化有关的主要元素是碳、氢、氧、氮、硫，磷等。其中碳和氮可分别变为CO_2、CH_4及N_2等气体，同时也可以被纳入微生物体内而固化。磷不可能被气化所以只能被固化。

污水处理所利用的生物由微生物群组成，包括细菌群、小型的后生动物、原生动物等。生物中又分为好气性生物和嫌气性生物。膜在此处起的主要作用之一是固定微生物群。常见的利用好气性生物处理排水的流程是在微生物反应池（称为曝气槽）中，使有机物在有氧情况下通过好气性微生物的作用，或被氧化分解，或被微生物增殖所利用，使其变为污泥从排水中分离除去。

有机物首先被细菌摄取，有报告表明，1 g 有机物中可以变换成细菌的比例：城市下水为 73%，石油精炼排水为 49%～62%，石油化工业排水为 31%～72%，制药业排水为 72%～77%，其余部分则变为气体或水。当小型后生动物吞食这些细菌时，变换比例约为 50%。然而被动物摄取后引发出一串食物链，先是小型后生动物，再是小型原生动物、大型原生动物蚯蚓、轮虫等，使得真正进入固液分离装置中的固形物量大大减少。

排水中若含有磷酸及有机物，处理时应先将活性污泥保持在嫌气条件下，然后再切换到好气条件下。微生物将增殖所需的磷酸以聚磷酸的形式纳入细胞体内，其量可达干燥菌体重量的 20%以上，这种利用微生物的性质除去并回收磷酸的方法称为嫌气-好气式活性污泥法。

MBR 一般由膜分离组件和生物反应器组成，由膜组件代替二次沉淀池进行固液分离。由于膜能将全部的生物量截留在反应器内，可以获得长泥龄和高悬浮固体浓度，有利于生长缓慢的固氮菌和硝化菌的增殖，不需进行延时曝气就能实现同步硝化和反硝化，从而强化了活性污泥的硝化能力，膜分离还能使剩余污泥产率远小于活性污泥工艺，且系统运行更加灵活和稳定。

最早出现的是分置式 MBR，即膜组件与生物反应器分开设置，生物反应器内的混合液经一定的 HRT（hydraulic retention time，即水力停留时间，指待处理污水在反应器内的平均停留时间，也就是污水与生物反应器内微生物作用的平均反应时间），在工艺泵的增压作用下进入膜组件，其中，混合液中的水透过膜成为可回用水，其余物质随浓缩液回流到生物反应器内。为了减缓膜污染和膜的更换与清洗，需要用工艺泵将混合液以较高的流速（3～6 m/s）压入膜组件，在膜表面形成错流冲刷，由此存在动力费用较高的问题。

近年兴起的一种新型工艺是将膜组件置于生物反应器中，通过工艺泵的负压抽吸作用得到膜过滤出水，即浸没式膜生物反应器（submerged membrane bio-reactor，SMBR）。由于其不需要混合液的循环系统，故能耗较低。另外，SMBR 易于从现有的传统活性污泥工艺进行改造，其在污水的处理与回收中的技术研究备受关注。但 SMBR 在反应器的运行稳定性、操作管理和膜清理方面还有许多工作需要进一步研究解决。

酶膜反应器作为膜生物反应器的一种，可将酶高效专一的催化特性与膜分离技术有效集成。它借助膜的介质特性和传质特性，在具体操作中可根据不同的方法来实现反应与分离的同步强化和优化，集反应、分离、纯化和回收等过程于一体。其在现代化工与制药生产领域扮演着越来越重要的角色。

（二）分类

膜生物反应器的应用相当广泛，为了适应不同的场合、条件和目的，膜生物反应器也有相当繁复的种类。

1. 根据功能进行分类　目前的研究中包括以下三种膜生物反应器[4, 5]。

（1）膜分离生物反应器（membrane separation bio-reactor）：利用膜截留分离固体，用于污水处理中的固液分离。膜在此处的作用相当于二沉池。

（2）膜曝气生物反应器（membrane aeration bio-reactor，MABR，又称膜充氧生物反应器）：用于无泡曝气，提高好氧生物反应的氧传递效率和接触时间，适用于需氧量较高的废水处理。

（3）萃取膜生物反应器（extractive membrane bio-reactor，EMBR）：用于工业废水中优先污染物的处理，选择性透过膜被用于萃取特定的污染物，可防止高酸碱度及对生物有害物质与微生物的直接接触。

目前，膜分离生物反应器已在废水处理中投入使用，MABR 和 EMBR 两种反应器还处在实验室研究阶段。因此，业界对 MBR 分类方式的研究主要针对膜分离生物反应器。

2. 根据不同的方式进行分类　用于污水处理的 MBR 可分为以下几类。

（1）根据膜组件与生物反应器的组合方式分类：分为分置式 MBR（recirculated membrane bio-reactor，RMBR）和浸没式 MBR（SMBR）。RMBR 将膜组件与生物反应器作为两个独立的单元，生物反应器的混合液经泵作用（增压或打入高位水箱）后进入膜组件，透过膜后得到出水，活性污泥则作为浓缩液中的溶质被截留，并随浓缩液回流到生物反应器内。在 RMBR 中，膜组件作为二沉池的替代单元。由于流程中仍利用了循环泵回流的过程，会带来较高的能耗和设备磨损，因此也把 RMBR 称为第一代 MBR。目前 RMBR 多用于工业废水的处理[5]。SMBR 则是将膜组件直接置于生物反应器内。进水有机污染物质在生物反应器中分解与转化后，利用膜进行污水的固液分离。SMBR 中 HRT 和污泥停留时间（SRT，sludge retention time）完全分离，占地省、能耗少，使得 MBR 在大型污水厂的应用成为可能，又称为第二代 MBR。但它也存在单位膜的处理能力小、膜污染较重、透水率较低的缺点[5]。较长的 SRT 也使世代时间较长的硝化菌等得以繁殖，提高了硝化能力。

（2）根据生物处理方式分类：分为好氧 MBR 和厌氧 MBR。好氧 MBR 一般用于生活污水的处理，使出水达到回用要求。也有人将好氧膜生物反应器分成活性污泥-膜生物反应器、生物膜-膜生物反应器、复合式膜生物反应器三种。现有膜生物反应器的工艺多为活性污泥-MBR，付婉霞等的实验也认为活性污泥-MBR 膜污染较小[6]。由于 MBR 中污泥浓度较高，一般要求有较高的气量。曝气造成的紊流和剪切力都使污泥难以积聚。厌氧 MBR 一般用于高浓度或难降解有机废水的处理，传统的厌氧生物处理技术希望通过维持较高的污泥浓度、较短的 HRT 和较长的 SRT 以实现降低投资与运行费用的目的，较高的产酸菌浓度和较长的 SRT 也能加强对难降解有机物的降解能力。由于厌氧膜生物反应器没有曝气气泡的搅拌作用，为使污泥处于悬浮状态，反应器一般采用分置式；王志伟[7]等则通过利用污泥循环泵来保持污泥悬浮。有时为达到特定的处理目标，也会将厌氧和好氧方式结合［如 A/O（Anoxic/Oxic）缺氧-好氧活性污泥法］，再配以膜组件一起使用。

3. 酶膜反应器的分类　可以根据酶与底物的接触机制、酶的存在状态、膜的类型、膜组件形式等进行分类。

（1）根据酶与底物的接触机制，酶膜反应器可分为直接接触式酶膜反应器（酶与底物直接接触，一旦底物进入反应器，可溶性酶便与之直接作用）、扩散式酶膜反应器（底物必须经过一个正向扩散作用后与酶相接触反应）和多相酶膜反应器（酶与底物在膜界面相接触，反应器中底物与产物处于不同相中，扩散步骤为速度控制步骤，膜常充当分隔储存产物或底物的容器的两相界面支撑体）三类。

（2）根据酶的存在状态，酶膜反应器可分为游离态酶膜反应器和固定化酶膜反应器。在游离态酶膜反应器中，酶以游离态均匀分布于反应物相中，从而有利于酶和底物的充分接触，酶促反应在接近甚至等于本征动力学的状态下进行，但游离的酶容易发生剪切失活或泡沫变性。同时，浓差极化和膜污染也会显著影响反应器本身的性能。在固定化酶膜反应器中，酶通过吸附、交联、包埋、化学键合等物理、化学方法固定在膜上，反应器的稳定性和生产能力相对于游离态酶膜反应器明显增强，产品的纯度和质量也较高。但酶往往分布不均，扩散阻力较大，传质往往成为控制速率的步骤。

（3）根据反应体系相数的不同，酶膜反应器可分为单液相（超滤式）和双液相酶膜反应器。单液相酶膜反应器多用于底物分子量远大于产物分子量，并且产物和底物具有类似溶解行为（能溶解于同一相中）的场合，此时膜主要起过滤作用。双液相酶膜反应器则适用于酶促反应涉及两种或两种以上底物，而底物之间或者底物与产物之间的溶解行为差别很大的场合。此时，膜往往还起到分隔两相并提供足够大的相界面的作用。

二、膜生物反应器中的传质过程[8]

1. 底物、产物及氧气在膜反应器内的传递　对于膜反应器，底物、产物及氧气透过膜的扩散速度，或其在固定化细胞或酶间的扩散速度往往是整个过程的控制因素。人们对这个问题所进行的大量研究工作主要可归结为以下几个方面：①发展新型的膜材料或膜器结构以增大物料通过膜及固定化细胞或酶时的传质速度；②建立在各种不同情况下的数学模型；③测定各类传质参数和模型参数。

关于液体、气体通过膜的传质模型已有较多论著发表。建立膜内传质模型主要有两种方法：一是根据不可逆过程的热力学进行推导，其中较著名的模型有迁移模型、非线性模型、线性模型和双层模型；二是根据膜-溶液系统的物理化学结构模型进行推导，如溶解-扩散模型、孔隙流动迁移模型、微孔模型、黏性流动与阻力结合模型、扩散-流动模型及优先吸附-毛细管流动模型等。

在固定化酶或细胞内部的传质阻力通常不能忽略。处理这类扩散问题多采用有效因子的方法。把葡萄糖氧化酶固定在多孔玻璃珠内，当粒径大于 125 μm 时，有明显的内扩散效应。把木瓜蛋白酶固定在胶体膜内，当膜厚为 49～470 μm 时，内扩散阻力有较大影响。因此，在较厚的贴壁细胞层内部或中空纤维膜器中包埋细胞的反应区，内传质阻力都是不能忽视的，这方面已有较多的文献报道。

2. 膜传递过程的强化　近年来这一研究领域十分活跃，并已取得较大的进展。强化膜传递主要有以下措施。

（1）减小膜厚度，但应维持其必要的强度。采用非对称膜是一种好方法，即选用大孔支撑体与很薄的膜皮相结合制成非对称膜。这种膜既能保持足够的强度，又具有必需的过滤选择性和较大的通量。

（2）合成或选择更好的膜材料，或对膜进行化学改性。对膜进行化学改性即设法将某些化学基团引入膜上，以改变膜的性能。例如，对醋酸纤维膜导入极性很强的酯基可以增大膜的吸水率，但若把季胺基引入醋酸纤维膜中，则膜对盐的截留率将下降，而通量增大。

（3）利用物理或化学方法在膜的表面附上一层其他化合物。这种方法可以改变某些组分通过膜的选择性和透过速率。

三、膜生物反应器的功能与特点

MBR 是一种将膜分离技术与生物处理单元相结合的新型技术。MBR 工艺可以广泛地应用于污水处理与回用的各个领域。膜生物反应器的优越性主要表现在以下几点。

（1）对污染物的去除率高，抗污泥膨胀能力强，出水水质稳定可靠，出水中没有悬浮物。

（2）膜生物反应器实现了反应器 SRT 和 HRT 的分别控制，因而其设计和操作大大简化。

（3）膜的机械截留作用避免了微生物的流失，生物反应器内可保持高的污泥浓度，从而能提高体积负荷，降低污泥负荷，具有极强的抗冲击能力。

（4）由于 SRT 很长，生物反应器又起到了“污泥硝化池”的作用，可显著减少污泥产量，因此可使剩余污泥产量低，污泥处理费用低。

（5）由于膜的截流作用使 SRT 延长，营造了有利于增殖缓慢微生物（如硝化细菌）生长的环境，可以提高系统的硝化能力，同时有利于提高难降解大分子有机物的处理效率并促使其彻底分解。

（6）MBR 曝气池的活性污泥不会随出水流失，在运行过程中，活性污泥会因进入有机物浓度的变化而变化，并达到一种动态平衡，这使系统出水稳定并有耐冲击负荷的特点。

（7）较大的水力循环导致了污水的均匀混合，因而使活性污泥有很好的分散性，大大提高了活性污泥的比表面积。MBR 系统中活性污泥的高度分散是提高水处理效果的又一个原因，这是普通生化法水处理技术形成的较大菌胶团所难以相比的。

（8）膜生物反应器易于一体化，易于实现自动控制，操作管理方便。

（9）MBR 工艺省略了二沉池，可减少占地面积。

第二节 膜生物反应器中酶的固定化方法

酶固定化技术是当今酶工程的研究热点之一。所谓酶固定化就是通过化学或物理的方法将酶约束在特定的空间内，使其保持一定的活性并可连续重复使用[9]。

一、物理吸附法

物理吸附法是一种最经济、方便的方法，只要将酶溶液与膜表面结合就能达到吸附结合。有些膜材料对蛋白质具有很强的吸附力，脂肪酶比其他蛋白质更易吸附到膜上。Pronk W[10]将脂肪酶溶液超滤，借助浓差极化现象在膜表面制成相对稳定的凝胶层，从而实现脂肪酶的膜固定化。这种方法已被其他研究者采用，其固定的脂肪酶保留了酶的专一性和选择性，并且具有再生的可能性，吸附的酶是稳定的，几乎没有酶被洗出。吸附曲线符合经典的朗缪尔（Langmuir）吸附等温线：

$$c_{\text{lip, ads}} = c_{\text{lip, max}} K_{\text{lip}} c_{\text{lip, free}} (1 + K_{\text{lip}} c_{\text{lip, free}}) \tag{16-1}$$

式中，$c_{\text{lip, ads}}$ 是吸附的脂肪酶的浓度；K_{lip} 是吸附平衡常数；$c_{\text{lip, max}}$ 是吸附的脂肪酶的最大浓度。

二、化学交联法

化学交联法的实质是在膜材料表面不必存在反应基团的情况下，通过双功能或多功能试剂的架桥作用，使酶与功能试剂间形成共价键而实现固定化。常用的固定化试剂有戊二醛、己撑二异氰酸酯、双重氮联苯胺和乙烯-马来酸酐共聚物等。戊二醛最初作为分子间的交联剂，现在广泛应用于酶在各种载体上的固定化，其既可直接参与酶分子的交联，使形成酶的蛋白质聚结态；也可先与含伯胺的聚合物合成与戊二醛功能相同的多醛基聚合物载体，使酶交联固定。功能试剂与酶的交联作用常伴随着酶的高级结构的改变。为避免或减少在交联过程中因化学修饰而引起的酶失活，可在待交联的酶溶液中加入一定比例的惰性蛋白质，如牛血清白蛋白和明胶等。

三、其他方法

其他方法如包埋法，曾有把脂肪酶包埋在光交联树脂上的报道。一种用于包埋酶的固定化新技术被 G.L.Lye 等报道，他们把脂肪酶固定化到胶态 Aphrons（CLAs）上，保留在 CLAs 内的脂肪酶由蛋白质表面电荷与加入到载体中的阴离子表面活性剂的表面电荷之间的静电作用决定。

第三节 膜生物反应器运行条件研究

膜生物反应器的设计与工艺参数的确定直接关系到 MBR 的运行及处理效果[11]。在设计时，要综合考虑进出水水质要求和系统造价、运行能耗等各方面因素，同时设计应有利于减轻膜污染，能保持系统较长时间的运行可靠性和稳定性。所以，对 MBR 系统进行整体优化设计是非常重要的。

一、MLSS 值

MLSS（mixed liquid suspended solid，混合液悬浮固体，又称为混合液污泥）值表示的是在曝气池单位容积混合液内所含有的活性污泥固体物的总重量（mg/L）。提高 MLSS 值可以缩小生物反应器容积，降低污泥负荷率，提高处理效率。但 MLSS 的提高意味着 SRT 的增加，也就要求有更高的氧传递速率。因为对于每一种曝气设备，一旦超出了它的合理氧传递范围，其充氧动力效率将明显降低。同时 MLSS 值的提高还会增大混合液黏滞度，降低膜通量，进而影响出水水质。根据膜过滤凝胶极化模型，当过滤达到稳态时，膜表面污泥浓度达到临界值而不再变化，即

$$J = k\lg(X_g/X) \tag{16-2}$$

式中，J 为膜通量[$m^3/(m^2\cdot d)$]；X_g 为膜表面污泥浓度（mg/L）；X 为混合液污泥浓度（mg/L）；k 为传质系数[$m^3/(m^2\cdot d)$]。

无论是分置式还是淹没式膜生物反应器，膜通量 J 与污泥浓度 X 的对数均呈负线性相关关系，但系数差异较大。例如，膜材质为聚砜（PS）和聚丙烯腈（PAN）共混的外压管式分置式膜生物反应器，则

$$J = -182\lg X + 8.68 \tag{16-3}$$

虽然较高的 MLSS 能减小 MBR 的体积，延长污泥泥龄，有利于系统中硝化细菌的生长，但过高的 MLSS 对于 MBR 正常运行是不利的。在运行时应根据具体的水质、膜组件及膜生物反应器处理能力探求合理的 MLSS 值。一般处理低浓度污水宜控制较低的污泥浓度，以尽量提高膜通量；而处理高浓度污水宜控制较高的污泥浓度，以尽量增大有机物去除能力。但由于 MBR 处理污水的整体效应明显好于传统活性污泥法（conventional activated sludge method，CAS），所以 MBR 中活性污泥的浓度仍高于 CAS。例如，文献报道的大多数 MBR 的 MLSS 值为 5～20 g/L，而 CAS 的 MLSS 值为 2 g/L；MBR 与 CAS 处理生活污水的比较试验表明，随运行时间的延长，MBR 中污泥浓度持续增长，而 CAS 经常发生污泥膨胀，MLSS 波动很大，其值经常＜1 g/L。

二、水力停留时间

由于 MBR 系统可实现 HRT 和 SRT 的单独控制，当选定膜组件后，HRT 也就决定了生物反应器容积的大小和 MBR 的产水量。过长的 HRT 将直接增大生物反应器的容积，过短的 HRT 将会导致系统内溶解性有机物（SMP）的积累，进而引起膜通量的下降。所以，考虑到 MBR 系统要获得硝化处理效果，同时生物反应器不可能设计得很大，为充分利用设备的充氧能力，HRT 值可设计得长一些，以尽量维持系统内溶解性有机物的平衡。设计时应考虑曝气池容积有一定的调节容量，这样可降低剩余活性污泥量，系统更能适应冲击负荷。张绍园等[12]探讨了分置式膜生物反应器 HRT 的影响因素，推导了 HRT 的计算公式并给出了简化式，即

$$\mathrm{HRT} = 1.1\times(1/\beta-1)(K_s + L)/KS_0 \tag{16-4}$$

式中，β 为出水与进水有机物的浓度比；K_s 为饱和常数（mg/L）；L 为出水有机物浓度（mg/L）；K 为底物最大比降解速度常数（h^{-1}）；S_0 为回流污泥浓度［以 MLVSS（挥发性污泥浓度）计］（mg/L）。

从上式可以看出，影响 HRT 的主要因素是进出水水质和生物反应器污泥浓度，所以在分置式 MBR 系统中应适当加大回流污泥量，以缩短 HRT，提高有机物的去除率。外压管式 MBR 处理生活污水的试验研究表明，当 HRT 在 1.5～3 h 变化时，BOD_5（5 天生化需氧量）去除率都在 95%以上，说明 HRT 的变化对 BOD_5 去除率影响不大。

三、污泥停留时间

选取了一定的有机负荷和污泥浓度 MLSS，就相应地决定了污泥停留时间（SRT 值），所以污泥浓度与 SRT 存在内在的联系。由于膜分离延长了生物反应器的 SRT，降低了污泥产率，提高了容积硝化及有机物去除能力。但由于膜的机械截留作用很强，随着 SRT 的延长，其出水水质存在波动但变化不大。SRT 越长，微生物被循环次数越多，失活的可能性越大，使 MLVSS/MLSS 比下降。为提高污泥活性，需定期适量排泥，以减轻膜负荷。当然，SRT 值的大小对 MBR 的处理行为及生物反应器内微生物的特征都会产生影响，仍需要继续进行试验研究。

四、生物反应器的构造

处理水量小的 MBR，其生物反应器宜设计成完全混合式的圆形池，其底部做成锥形，因为根据流体力学原理，这样有利于反应器内混合液处于良好的紊动状态并能保持悬浮，减小因剪切造成的污泥颗粒破解，并提高曝气设备的充氧速率。圆形池与方形池相比，有利于混合液旋转并防止死角，减小水头损失。

五、恒压控制或恒流控制

一般的 MBR 均采用恒压控制的办法研究膜通量随运行时间的变化情况。相比于采用恒压控制，若在膜生物反应器中采用恒流控制，不仅能控制膜污染，延长膜的清洗周期，还能使膜保持较高的通量，系统从而得以长时间稳定运行。

六、出水动力

为进一步降低 MBR 的运行能耗，在淹没式 MBR 设计中省略真空泵而用膜出水端的压力水头使膜出水。国外的试验研究表明，该系统稳定运行了 371 天而没有进行膜清洗，且膜清洗后其过滤压力仍维持在原来的水头。

第四节 膜生物反应器在中药制药分离工程中的应用

膜生物反应器通常用于发酵过程[13]，所用膜生物反应器可分为两类，一类是中空纤维固定化细胞反应器（图 16-1a），另一类是发酵罐与膜分离组件相结合的细胞循环膜发酵系统（图 16-1b）。前者将微生物固定在中空纤维组件的壳程或膜的支撑层内，营养物则从膜管内流过。而在细胞循环发酵系统中，细胞从发酵罐中被泵入膜组件后再循环返回发酵罐，代谢产物透过膜取出。膜可以是透析膜、超滤膜和渗透蒸发膜。利用细胞循环膜发酵系统生产乙醇、乳酸、丙酮、丁醇都取得了一定成功。

酶膜生物反应器在生物、医药、化工、食品、环保等方面具有广阔的应用前景。

一、生物大分子的酶解

可用于酶膜反应器的生物大分子包括蛋白质、多糖等，酶膜反应器的主要工作集中在淀粉、纤维素、蛋白质等的水解。利用膜的筛分作用可以实现分子量较大的生物大分子与水解产物的分离，部分甚至全部消除产物抑制的影响。此外，酶膜反应器还可以用来控制反应的深度。生物大分子酶解的应用实例在中药制药过程中比比皆是[14-20]。

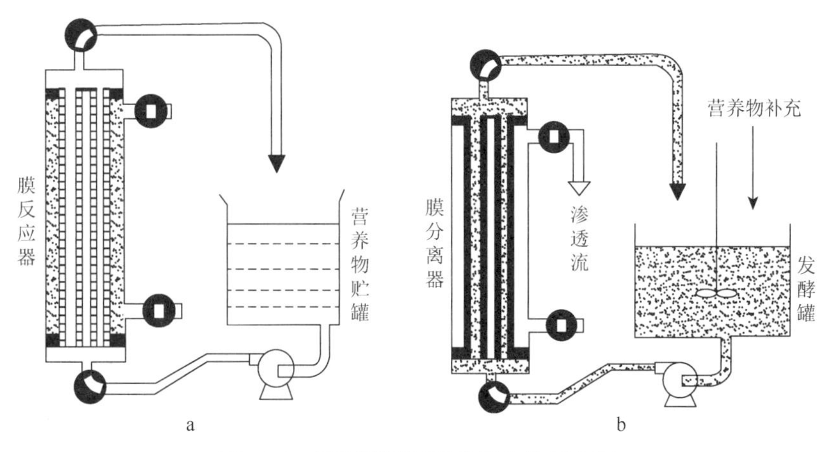

图 16-1　用于发酵过程的膜生物反应器

a. 中空纤维固定化细胞反应器；b. 细胞循环膜发酵系统

1. 破坏植物细胞壁，加速目标成分的释放、溶出　植物药的多数生物活性物质存在于植物细胞壁内部，只有少量存在于细胞间隙，因此植物细胞壁是中药有效成分溶出的主要屏障。植物细胞壁的主要成分是纤维素，干燥植物体中纤维素占 1/3～1/2，其是形成植物细胞壁的框架。纤维素是 *O*-葡萄糖以 β-1, 4-糖苷键连成的直链分子，而纤维素酶可降解 β-1, 4-糖苷键从而破坏植物细胞壁。研究表明，纤维素酶可显著提高有效成分的提取率。例如，茶多糖是茶叶中的重要生物活性成分之一，传统提取方法通常采用水或有机溶剂浸出，但多糖难以从胞内释放，得率低且成本高。将复合酶（Viscozyme L，含纤维素酶、半纤维素酶和果胶酶等）和果胶酶用于茶多糖的提取，茶多糖的提取率可达 3.29%，是水提法的 2.7 倍。其作用原理为复合酶和果胶酶可使茶叶细胞壁破裂，从而促进多糖的溶出。例如，刘佳佳等[21]在金银花以乙醇回流提取前，用纤维素酶和果胶酶分别或联合处理。结果表明采用纤维素酶处理能显著提高金银花提取物中绿原酸得率（8.15 g/100 g），最适温度 40～50℃，且酶用量和处理时间对绿原酸得率有显著影响；联合处理对绿原酸得率影响不明显，但能显著提高提取物得率。

工业生产薯蓣皂苷元一般须先经自然发酵，再进行酸水解和溶剂浸取，此法虽可提取 25%的皂苷元，但自然发酵条件不宜控制，产品质量不稳定。若在体系中加入纤维素酶、果胶酶、苦杏仁酶和葡萄糖苷酶，则可多获得 25%的薯蓣皂苷元[22]。

郑立颖[23]等将黄芪在 pH 4.5～6.0、温度 40～60℃的条件下，分别用 0.3%、0.4%和 0.5%纤维素酶预处理后常规水提。结果表明：黄芪有效成分的提取过程加入不同浓度的纤维素酶能够显著提高黄芪甲苷和黄芪多糖的收率，其中黄芪多糖的收率较对照组分别增加了 314.8%、392.6%、342.6%，黄芪甲苷的收率分别增加了 83.4%、61.8%、56.8%。

李元波等[24]将冷浸法与复合酶解提取法结合，在显著提高三七总皂苷提取率和提取物得率的同时，使三七素等水溶性有效成分溶出，保持三七止血而不留瘀的功效。提取工艺：纤维素酶、果胶酶用量分别为 15 U/g、140 U/g 生药，酶解 pH 4.5，温度 50℃，乙醇浓度 80%，提取 2.5 h。所得提取液中的皂苷含量为 12.0%，提取物得率为 35.8%，显著高于传统的乙醇回流法和渗滤法。

但也有例外，如甘草，由于纤维素酶对其目标成分甘草酸有降解作用，从而导致酶处理后甘草酸的提取量低于未加酶处理的对照组。因此，利用纤维素酶强化植物提取的前提是目标成分不受所选酶种类的影响。

2. 降解溶于水中的植物组织高分子物质，提高过滤分离效率　由于植物细胞初生壁中除了纤维素外还有半纤维素和果胶质，这些组分的存在使提取液的黏稠性增加，提取率较低，并且给提取液的过滤分离带来困难。李国文等[25]采用木瓜蛋白酶对中药材（茯苓、牡丹皮）煮出液中的蛋白质进行降解。结果表明，在 pH 5.5、45℃的最佳酶解条件下，茯苓和牡丹皮的浊度分别降低了 14%和 25%。考虑到中药煮出液中尚有其他影响浊度的成分，上述结果表明木瓜蛋白酶的酶解效果显著，有望将其用于工业化生产。

在动物药的提取中，由于干燥后的药材质地坚硬，传统方法难以浸出。采用碱法提取海参中多糖蛋白质成分时，多糖得率仅为鲜品海参的 0.06%。张彧等[26]采用胃胰蛋白酶提取得到的海参多糖则为鲜品的 1.45%～1.61%。

另外，许多动物胶原具有很多生物功能，并有免疫原性低、生物相容性高和生物降解性好等优点。在阿胶的提炼中将猪皮用胃蛋白酶处理可使动物胶原蛋白提取更彻底[27]。甲鱼具有补血、强骨、益智、抗疲劳、抗氧化作用，乐坚等[28]采用胰蛋白酶对其进行提取研究，结果不仅可使甲鱼水解很彻底，还可提高所得制剂的色泽和口感。

在山楂黄酮类化合物的提取中，加入纤维素酶的同时加入果胶酶，总黄酮的提取率提高了 16.9%；在银杏叶总黄酮的提取中通过纤维素酶和果胶酶复合使用，总黄酮提取率提高了 55.69%。在中药补骨脂的提取过程中，含量丰富的蛋白质在煎煮过程中会遇热凝固。采用木瓜蛋白酶将蛋白质水解成多肽及氨基酸，其总氮量和磷脂含量比普通煎煮法分别提高了 2 倍和 4 倍，补骨脂素、异补骨脂素含量提高了 1 倍。结果显示，酶解可促进磷脂的溶出，而磷脂对补骨脂素、异补骨脂素也有增溶作用。

3. 作为生物催化剂，对中药化学成分进行生物转化　天然化合物结构复杂，常有多个不对称碳原子，合成难度大，酶工程技术为获得复杂结构的单一天然活性产物提供了新途径。利用酶作为生物催化剂，可对中药化学成分进行生物转化，修饰其结构或活性位点，从而获得新活性化合物。同时，酶催化反应具有反应选择性强（立体选择性和区域选择性）、条件温、且副产物少、不造成环境污染及后处理简单等优点。例如，以黄芪为诱导物，从 Absida sp.A3 r、A84 r、A9 r、A8 r、A38 r、ARr 等 6 株菌中筛出能够产水解黄芪皂苷糖基的酶的菌株，将多糖基的皂苷降解成低糖基的皂苷，从而提高该类物质的活性。

部分中药有效成分的水溶性或稳定性不佳，或不良反应大，影响应用。可对它们进行结构转化，从而改善性质。例如，葛根素是葛根中含量最丰富的异黄酮，也是其主要有效成分。葛根素水溶性差，故不能通过注射给药，为提高其水溶性，利用多种酶进行结构改造。试验发现来源于嗜热脂肪芽孢杆菌的麦芽糖淀粉酶最有效，可得到两种主要产物：*α-D*-葡萄糖基-（1→6）-葛根素和 *α-D*-麦芽糖基-（1→6）-葛根素，溶解度分别为葛根素的 14 倍和 168 倍[29]。

通过结构修饰可获得更有效的成分以提高治疗效果。淫羊藿为常用中药，主要成分为淫羊藿苷，其有增强内分泌、促进骨髓细胞 DNA 合成和骨细胞生长的作用。淫羊藿苷有 3 个糖基，研究表明低糖基淫羊藿苷和淫羊藿苷元的活性均明显高于淫羊藿苷。利用曲霉属霉菌产生的诱导酶水解淫羊藿苷可制得低糖基淫羊藿苷或淫羊藿苷元，转化率较高[30]。

甘草皂苷是甘草的主要活性成分，具有多种生理活性。近年来研究发现，甘草皂苷对 HIV 病毒增殖有显著的抑制效果[31]，但因其有排钾阻钠的不良反应，过多服用将导致人体电解质平衡失调，因而限制了临床应用。研究表明，甘草甜素去除 1 个葡萄糖醛酸基，可生成单葡萄糖醛酸基甘草皂苷元（MGGA），甜度为蔗糖的 1 000 倍，同时明显改善甜味，并有可能去除排钾阻钠的作用[32]。吴少杰等[33]采用生物转化方法，利用葡萄糖醛酸苷酶水解甘草苷葡萄糖醛酸基，获得了甜度极高的 MGGA。

中药中很多高活性成分属于痕量物质，而中药有效成分的生理活性与其结构紧密相关。在中药提取过程中通过某些酶的加入将一些生理活性不高或没有生理活性的高含量成分的结构转变为高活性分子结构，可以大大提高提取物的生理活性及应用价值，降低生产成本。因此，在中药提取过程中，利用酶催化作用将其有效成分转化为高活性状态的研究具有重要的意义。

人参的有效成分为皂苷类，在红参与野山参中含量仅为十万分之几的人参皂苷 Rh_2 等稀有成分[34]对肿瘤细胞具有分化诱导、增殖抑制、诱导细胞凋亡等作用，对人体无毒且具有较高的保健功能，具有潜在开发价值。但人参皂苷 Rh_2 结构复杂，以化学方法制备的难度高、污染大、收率低。金凤燮[35]采用皂苷酶处理人参中常见组分 R_b、R_c、R_d 等二醇类皂苷生产 Rh_2 等稀有皂苷。酶处理生产 Rh_2 等的转化率在 60%以上，比从红参中直接提取提高了 500～700 倍。

4. 模拟药物体外生物药剂学过程，筛选中药活性成分　中药以口服为主，在消化道中将与肠道菌接触，有些成分可被直接吸收；而有些成分在代谢过程中转变为无活性物质，导致其药理效应失活；另一些成分可能需要人体的消化酶或肠道菌代谢后才能起作用。故肠道菌的代谢对中药的作用不容忽视，只有能被吸收的中药成分才是活性成分研究的目标。

通过研究肠道菌对中药的转化作用，有望开发出能被人体直接利用的中药制剂，满足特殊的用药需求。某些替代性消化酶能模拟中药肠道代谢过程。例如，替代性 β-糖苷酶 SG，它由 3 种专一性不完全相同的 β-糖苷酶组成，三者对同一底物表现出不同活力。调整三者比例，即可对不同的 β-糖苷化合物进行肠道代谢模拟。此法克服了肠道代谢个体差异大、肠道菌代谢活力有限、受环境影响大的缺陷。替代性消化酶用于中药次生代谢产物的研究，在新药开发上具有肠道代谢难以比拟的优势。

以多种不同催化功能的酶体系对中药化学成分进行生物转化，可产生新的天然化合物库，再与药理筛选相结合，有望从中找到新的高活性低毒性的天然先导化合物。

雷公藤可治疗风湿性关节炎、肾炎、系统性红斑狼疮和皮肤病，也可用于男性节育。雷公藤内酯是其主要活性成分，但肾毒性大，临床应用受限。Ning 等[36]用短刺小克银汉霉菌 AS3.970 转化雷公藤内酯，获得了 4 个新化合物，均对人肿瘤细胞株有细胞毒效应。青蒿素是我国学者从传统中药青蒿中分离的高效、低毒、对脑型疟疾和抗氯喹恶性疟疾有特殊疗效的抗疟药物。Zhan 等[37]对青蒿素进行生物转化，得到 5 个产物，分别为去氧青蒿素、3β-羟基去氧青蒿素、1α-羟基去氧青蒿素、9β-羟基青蒿素及 3β-羟基青蒿素，其中后 3 种均为新化合物。

二、低聚肽的合成[2]

低聚肽在自然界分布广且含量丰富，并具有重要生理功能。目前低聚肽可通过天然产物提取、化学合成、发酵法三条途径获得。其中酶法的选择性和专一性强，条件温和，环境友好，在低聚肽合成中占据重要地位。用蛋白质合成低聚肽与传统的合成方法比较，可避免消旋作用，并能保护具有功能性的氨基酸侧链。酶膜反应器为蛋白质催化的合成反应提供了广阔的发展空间。酶法的主要缺点是常常伴随不利的酶促反应动力学，并且合成的低聚肽常常被酶水解。

三、手性化合物的合成与拆分[2]

手性化合物的制备有手性合成与手性拆分两大途径。酶法拆分是其中比较理想的方法。因为酶本身就是一个手性催化剂，而且反应副产物少、产率高、反应条件温和。利用酶膜反应器实现对映体的快速拆分在手性化合物的制备生产中具有很好的发展前景。例如，辛嘉英、李树本等[38]在碱催化连续原位消旋条件下，利用脂肪酶催化的萘普生甲酯立体选择性反应动态拆分制备 *S*-萘普生的过程中，使用疏水硅橡胶膜隔离酶催化拆分和碱催化消旋反应，解决了常规动态拆分中酶催化剂容易变性失活的问题。为了从水-有机相乳化体系中分离产物以克服产物抑制，将亲水性膜引入搅拌槽反应器，在该膜反应器中进行动态拆分，当转化率超过 60%时，产物的对映体过量值仍在 5%以上。姜忠义等以溶解于正辛乙醇中的 *N*-乙酰-*D*, *L*-苯丙氨酸乙酯消旋混合物为底物，以磷酸盐缓冲溶液为萃取剂，将提取的氨基酰化酶固定于聚丙烯腈中空纤维膜上作为催化剂，通过膜萃取过程实现了 *L*-苯丙氨酸的高效手性合成。

第五节
膜生物反应器在中药制药污水领域中的应用

膜生物反应器（MBR）由 MF、UF 或 NF 膜组件与生物反应器组成，在污水处理中用得比较多的是通过活性污泥法与膜过程相组合，将活性污泥和已净化的水分开。与常规二沉池相比，MBR 不但装置紧凑，且可通过活性污泥回用，使反应器中微生物浓度高达 20 g/L（常规 AS 工艺为 3～6 g/L）。因此，COD（化学需氧量）脱除率可大于 98%，SS（悬浮物）脱除率达 100%，并可回收水资源，大大减少总用水量。

一、膜生物反应器治理制药污水的基本流程

生物制药产生的废水主要来源于各生产工序，属高浓度有机废水，一般都采用厌氧-好氧联合处理。但由于厌氧处理对温度、pH 等环境因素较敏感，操作范围很窄，构筑物停留时间长。而常规好氧生化法处理工艺存在占地面积大、停留时间长、运行管理不方便等缺点。因此在该废水处理工程中选用了膜分离活性污泥处理技术，使用的膜是网眼极为细小的合成高分子材质的中空纤维膜。

其基本工艺流程如下：废水先经过细格栅去除悬浮物后进入调节池均衡水质水量，然后用泵输入混凝反应池，加入适量 PAC（絮凝剂）、PAM（助凝剂）搅拌形成絮状体后进入沉淀池进行固液分离。经过上述预处理后的废水上清液溢流进入 SM（浸没式）中空纤维膜处理池（简称 SM 处理池）。SM 膜系统就是一种生物反应器，能将污泥完全截流在反应器中，在充氧曝气和微生物的作用下进行生物降解和硝化，并由膜组件进行固液分离，处理后的废水流入渣滤池，达标后排放。

SM 采用的是外进内出式中空纤维膜，操作压力仅为 0.15～0.2 kg/cm^2（1 kg/cm^2 = 1×10^5 Pa），与传统的内进外出式膜处理单元相比，其能耗大大降低。中空纤维膜能保留各种新生的活性好、沉淀性能差的菌种，生物相丰富，处理效率高，抗有机负荷冲击能力强，处理出水水质稳定。按每天 200 吨废水计算，运行费为 4.46 元/立方米。该处理方法运行费用低廉，操作和维护管理方便，运行性能稳定可靠，特别是与常规生化处理方法相比，其具有设施占地小、污泥产生量少等优点，在制药发酵高浓度废水治理行业具有较高的推广价值。

二、膜生物反应器在制药污水治理中的应用

据报道[39]，浙江省某生物制药有限公司每年排放制药发酵废水 7 万 m^3。为了治理污染，该公司 2000 年初总投资 352 万元，建成了一套 200 m^3/d 高浓度有机发酵废水膜分离式活性污泥处理工程。经过多年的运行，现在该处理系统效果显著且运行稳定，水质均达到国家排放标准。

图 16-2 所示为一体式膜生物反应器处理中药厂混合废水的工艺流程，经过前处理的废水中的有机物在 MBR 中被微生物分解，并通过微孔滤膜实现泥水分离。该系统废水处理规模为 150 m^3/d。MBR 内设 40 片孔径为 0.2 μm 的中空纤维微孔过滤膜，总膜面积为 500 m^2。系统运行费用为 1.55 元/立方米（包括 1.04 元/立方米的折旧）[40]。

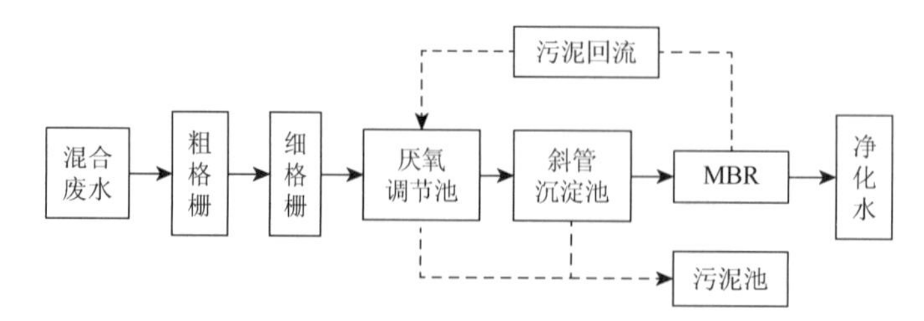

图 16-2　一体式膜生物反应器处理中药厂混合废水的工艺流程

迟娟等[41]采用内电解-MBR 工艺对抗生素制药废水进行处理研究，原水 COD 为 12 000 mg/L 时，MBR 的出水 COD＜300 mg/L；进水 COD 浓度在 6 000～8 000 mg/L 变化时，系统能保持稳定运行。李莹等[42]在中试研究中采用一体式厌氧折流板反应器、移动床生物膜反应器和 MBR 处理制药废水，当原水 COD、氨氮和 SS 平均值为 10 000 mg/L、500 mg/L 和 1 000 mg/L 时，出水 COD、氨氮和浊度分别为 500 mg/L、小于 10 mg/L 和 3 NTU，去除率分别为 95%、大于 98%和 98%，试验中还采取了一系列减缓膜污染的措

施，清洗后膜比通量恢复可达 98%。贾宝琼等[43]采用水解酸化-MBR-臭氧脱色处理某中药加工厂生产的废水，进水 COD、BOD 和色度分别为 4 120 mg/L、2 060 mg/L 和 1 000 倍时，出水分别为 100 mg/L、45 mg/L 和小于 60 倍，去除率分别达 97.6%、97.8%和 94.4%，有效克服了传统工艺管理困难、出水不稳定的缺点。

参考文献

[1] 郭立玮. 中药分离原理与技术. 北京：人民卫生出版社，2010.
[2] 戴猷元. 新型萃取分离技术的发展及应用. 北京：化学工业出版社，2007.
[3] 张颖，张铁峰，王爱杰，等. 膜生物反应器（MBR）技术关键及应用. 东北农业大学学报，2002，33（1）：1-7.
[4] 魏源送，郑祥，刘俊新. 国外膜生物反应器在污水处理中的研究进展. 工业水处理，2003，23（1）：1-7.
[5] 白玲，蓝伟光，严滨. 废水处理中膜生物反应器的研究进展. 膜科学与技术，2008，28（1）：91-96.
[6] 付婉霞，张璐璐，吕柏超. 三种一体式 MBR 的膜污染趋势比较. 中国给水排水，2005，21（2）：50-52.
[7] 王志伟. 浸没式平板膜-生物反应器长期运行特性研究. 同济大学，2007.
[8] 袁乃驹，丁富新，张春洁. 膜反应器及其在生物工程中的应用. 高校化学工程学报，1991，5（1）：1-7.
[9] 彭立凤，谭天伟. 脂肪酶的膜固定化和酶膜反应器. 中国油脂，1998，23（4）：48-51.
[10] Pronk W，Boswinkel G，van't Riet K. Parameters influencing hydrolysis kinetics of lipase in a hydrophilic membrane bioreactor. Enzyme and Microbial Technology，1992，14：214.
[11] 曹斌，袁宏林，王晓昌，等. 膜生物反应器设计中工艺参数的探讨. 环境工程，2004，22（5）：24-26.
[12] 张绍园，王菊思，姜兆春. 膜生物反应器水力停留时间的确定及其影响因素分析. 环境科学，1997（6）：36-39.
[13] 欧阳平凯，胡永红，姚忠. 生物分离原理及技术. 北京：化学工业出版社，1999：317-336.
[14] 申彦晶，赵树进. 酶工程在中药有效成分提取及转化中的应用. 中国医药工业杂志，2007，38（4）：309-312.
[15] 许明淑，罗明芳，邢新会，等. 酶法强化中药提取的研究进展. 中国中医药信息杂志，2005，12（12）：37-39.
[16] 王元凤，金征宇. 酶法提取茶多糖工艺的研究. 江苏农业科学，2005，3：122-124.
[17] 王晓，张红侠，王其亮，等. 酶法提取山楂叶中总黄酮的研究. 工艺技术，2002，23（3）：37-39.
[18] 王晖，刘佳佳. 银杏黄酮的酶法提取工艺研究. 中药材，2003，26（12）：887-888.
[19] 曾惠芳，苏子仁，肖省娥，等. 木瓜蛋白酶对补骨脂有效成分煎出的影响. 时珍国医国药，1998，9（4）：312-313.
[20] 毛羽，鱼红闪，金凤燮. 黄芪皂苷糖苷酶产生菌的筛选及其酶反应条件. 大连轻工学院学报，2005，24（1）：19-21.
[21] 刘佳佳，赵国玲，章晓骅，等. 金银花绿原酸酶法提取新工艺研究. 中成药，2002，24（6）：416-418.
[22] 宋发军. 甾体药物源植物薯蓣属植物中薯蓣皂苷元的研究及生产状况. 中成药，2003，25（3）：232-234.
[23] 郑立颖，魏彦明，陈龙. 纤维素酶在黄芪有效成分提取中的应用. 甘肃农业大学学报，2005，40（1）：94-96.
[24] 李元波，殷辉安，唐明林，等. 复合酶解法提取三七皂苷的实验研究. 天然产物研究与开发，2005，17（4）：488-492.
[25] 李国文，李刚，苏艳. 木瓜蛋白酶在中药加工中的应用研究. 农业与技术，1996，5：9-11.
[26] 张彧，农绍庄，徐龙权，等. 海参蛋白酶解工艺条件的优化. 大连轻工业学院学报，2001，20（2）：105-108.
[27] 施辉阳，张鹏. 酶法提取生猪皮胶原工艺条件的研究. 食品工业科技，2004，25（7）：93-95.
[28] 乐坚，黎铭. 酶法水解甲鱼蛋白的研究. 食品工业科技，1997，（6）：46-47.
[29] 赵越，苏适. 人参皂甙 Rh_2 抗肿瘤作用的研究. 微生物学杂志，2003，23（2）：61-63.
[30] 金凤燮. 酶法改变人参皂苷糖基制备稀有人参皂苷的方法. 中国专利：99112764. 1999-09-22.
[31] Li D，Park S H，Shim J H，et al. In vitro enzymaticmodification of puerarinto puerarin glycosides by maltogenic amylase. Carbohydrate Research，2004，339（17）：2789-2797.

[32] 吴少杰，杨志娟，朱丽华，等. 甘草皂苷生物转化的研究. 中草药，2003，34（6）：516-518.
[33] Sasaki H，Takei M，Kobayashi M，et al. Effect of glycyrrhizin，an active component of licorice roots，on HIV replication in cultures of peripheral blood mononuclear cells from HIV-seropositive patients. Pathobiology，2002，70（4）：229-236.
[34] Kimura S. The revelation of toxicity which is caused by some poisonons substances derived from foodstuffs and its modification under nutrional conditions. Yakugaku Zasshi Journal of the Pharmaceutical Society of Japan，1998，104（5）：423-429.
[35] 金凤燮. 酶法水解淫羊藿苷糖基制备低糖淫羊藿苷或苷元的方法. 中国专利：03133635. 2004-02-11.
[36] Ning L L，Zhan J X，Qu G Q，et al. Biotransformation of triptolide by Cunninghamella blakesleana. Tetrahedron，2003，59（23）：4209-4213.
[37] Zhan J X，Zhang Y X，Guo H Z，et al. Microbial metabolism of artemisinin by Mucor polymorphosporus and Aspergillusniger. Journal of Natural Products，2002，65（11）：1693-1695.
[38] 辛嘉英，李树本，徐毅，等. 膜反应器中萘普生甲酯的动态拆分. 分子催化，2001，15（1）：42-46.
[39] 顾辽萍. 膜法处理高浓度制药发酵废水技术. 水处理技术，2005，31（8）：78-79.
[40] 刘茉娥，蔡邦肖，陈益棠. 膜技术在污水治理及回用中的应用. 北京：化学工业出版社，2005：196-197，195.
[41] 迟娟，黄全辉，李敏哲，等. 内电解-MBR 工艺处理制药废水的研究. 工业水处理，2006，26（1）：27-29.
[42] 李莹，张宏伟，朱文亭. 厌氧-好氧工艺处理制药废水的中试研究. 环境工程学报，2007（9）：50-53.
[43] 贾宝琼. 膜生物反应器处理中药加工厂生产废水. 工业用水与废水，2007（4）：118-120.